U0288830

Third Edition | 原书第 3 版

CURRENT Diagnosis & Treatment
Geriatrics

现代老年医学
诊断与治疗

原　著　[美] Louise C. Walter　　[美] Anna Chang

合　著　[美] Pei Chen　　　　　　[美] G. Michael Harper

　　　　[美] Josette Rivera　　　　[美] Rebecca Conant

　　　　[美] Daphne Lo　　　　　　[美] Michi Yukawa

主　译　张存泰

副主译　凃　玲　郑　凯　高红宇　殷铁军　王　玫

中国科学技术出版社

·北　京·

图书在版编目（CIP）数据

现代老年医学：诊断与治疗：原书第 3 版 /（美）路易丝·C. 沃尔特（Louise C. Walter），（美）安娜·张（Anna Chang）原著；张存泰主译 . — 北京：中国科学技术出版社，2023.11

书名原文：Current Diagnosis & Treatment: Geriatrics, 3e

ISBN 978-7-5236-0041-2

Ⅰ . ①现… Ⅱ . ①路… ②安… ③张… Ⅲ . ①老年病学 Ⅳ . ① R592

中国国家版本馆 CIP 数据核字（2023）第 153430 号

著作权合同登记号：01-2023-4567

策划编辑　　延　锦　孙　超
责任编辑　　延　锦
文字编辑　　韩　放
装帧设计　　佳木水轩
责任印制　　李晓霖

出　　版　　中国科学技术出版社
发　　行　　中国科学技术出版社有限公司发行部
地　　址　　北京市海淀区中关村南大街 16 号
邮　　编　　100081
发行电话　　010-62173865
传　　真　　010-62179148
网　　址　　http://www.cspbooks.com.cn

开　　本　　889mm×1194mm　　1/16
字　　数　　1176 千字
印　　张　　42
版　　次　　2023 年 11 月第 1 版
印　　次　　2023 年 11 月第 1 次印刷
印　　刷　　北京盛通印刷股份有限公司
书　　号　　ISBN 978-7-5236-0041-2 / R·3124
定　　价　　228.00 元

（凡购买本社图书，如有缺页、倒页、脱页者，本社发行部负责调换）

版权声明

Louise C. Walter, Anna Chang

Current Diagnosis & Treatment: Geriatrics, 3e

ISBN: 978-1-260-45708-7

Copyright © 2021 by McGraw-Hill.

All Rights reserved. No part of this publication may be reproduced or transmitted in any form or by any means, electronic or mechanical, including without limitation photocopying, recording, taping, or any database, information or retrieval system, without the prior written permission of the publisher.

This authorized Chinese translation edition is published by Chinese Science and Technology Press (CSTP) in arrangement with McGraw-Hill Education (Singapore) Pte. Ltd. This edition is authorized for sale in the People's Republic of China only, excluding Hong Kong, Macao SAR and Taiwan.

Translation Copyright © 2023 by McGraw-Hill Education (Singapore) Pte. Ltd and Chinese Science and Technology Press (CSTP).

版权所有。未经出版人事先书面许可，对本出版物的任何部分不得以任何方式或途径复制传播，包括但不限于复印、录制、录音，或通过任何数据库、信息或可检索的系统。

此中文简体翻译版本经授权仅限在中华人民共和国境内（不包括香港特别行政区、澳门特别行政区和台湾）销售。

翻译版权 © 2023 由麦格劳 – 希尔教育（新加坡）有限公司与中国科学技术出版社所有。

本书封面贴有 McGraw-Hill Education 公司防伪标签，无标签者不得销售。

译校者名单

主　　译　张存泰

副 主 译　涂　玲　郑　凯　高红宇　殷铁军　王　玫

译 校 者　（以姓氏笔画为序）

王　玫　王　冠　王　超　王　静　王金丽　孔　婵
邓宇蕾　左培媛　叶　涛　乐　霄　成　玲　乔礼芬
刘　畅　刘　建　刘　莹　刘　彧　刘　漫　刘青青
关玉琪　江　红　阮　磊　孙丽凯　严金华　李　红
李　君　李　海　李崇健　李彩萍　李瑞超　杨　艺
杨　艳　杨　臻　杨柏怡　杨思思　吴晓芬　吴晓涵
余维巍　张　乐　张　茵　张　艳　张　珺　张存泰
张宇聪　陈　园　陈　勤　陈俊春　范　阳　易　维
罗　剑　罗鹏程　周　仑　郑　凯　郑　轶　胡　芬
饶才俊　涂　玲　姚济华　聂　昊　夏　秦　晏　丹
徐嘉琦　殷铁军　凌慧芬　高　翔　高红宇　黄　葵
黄靖雯　曹　红　彭　阳　彭　颖　程　冕　鲁先娥
曾　卓　窦　磊　廖文慧　缪建萍　颜　奇　操　明
魏秀先　糜　涛

学术秘书　杨　臻

内容提要

本书引进自 McGraw Hill 出版社，由国际老年医学领域权威专家 Louise C. Walter 教授和 Anna Chang 教授联合主编，是一部实用的老年医学诊疗参考书。本书为全新第 3 版，共五篇 79 章，以影响老年患者的因素为基础，以患者的功能和认知状态、预后和社会背景为指导，提出了不同医疗条件下老年病的诊断和治疗主题，生动讲解了有关谵妄、认知障碍、痴呆、跌倒和运动障碍、帕金森病、睡眠障碍和骨关节炎等临床常见问题的诊疗要点及相关护理措施。书中内容全面立体，阐述清晰，为老年病科和内科临床医生提供了更多的视角、赋予了更强的实践性。

主译简介

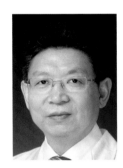

张存泰

　　二级教授，主任医师，博士研究生导师，湖北省政协委员，华中科技大学同济医学院附属同济医院老年医学科主任，血管衰老教育部重点实验室主任。享受国务院政府特殊津贴，中华医学会老年医学分会候任主任委员，中国医师协会老年医学科医师分会副会长，中国老年保健协会常务理事，湖北省医学会常务理事、老年医学分会主任委员，湖北省老年保健协会会长、保健健康教育专业委员会主任委员，湖北省老年医学中心主任，湖北省老年病防治与保健医学临床研究中心主任，武汉市老年多器官功能不全救治与康复临床研究中心主任。《中华老年医学杂志》副总编辑，*Aging Medicine*、*Current Medical Science*等 10 余种期刊常务编委或编委。

　　长期从事血管衰老与血管退行性疾病的基础与临床研究，在血管衰老的分子机制、小分子化合物防治血管衰老研发等方面取得了重要的进展，带领团队建立了血管衰老临床评估体系，牵头建立了标准化血管衰老管理中心（VMC）。国家重点研发计划项目首席科学家，承担国家重点研发计划项目 1 项、国家自然科学基金项目 6 项、省部级课题 13 项，获国家卫计委突出贡献中青年专家、第三届国之名医盛典·卓越建树奖、湖北省第二届医学领军人才、湖北省五一劳动奖章、湖北省保健工作杰出专家等荣誉，获省部级科技成果奖 2 项。主持编写共识 4 项，主编五年制本科临床医学专业第十轮规划教材《老年医学》，主编专著 6 本，发表学术论文 393 篇（其中 SCI 收载 109 篇）。

中文版序一

在全球人口老龄化程度日益加深的趋势下，我国也面临着老年人口规模大、老化程度深、增长速度快的严峻挑战。积极应对人口老龄化，加强老年医学人才队伍建设尤为重要。

"他山之石，可以攻玉。" *Current Diagnosis & Treatment : Geriatrics* 英文原著一经出版，就被许多国家的住院医师及老年医学专科医生所推崇。在我国老年医学是一门朝阳学科，张存泰教授组织翻译了本书，为我国老年医学及相关专业医师提供了权威的参考指南。本书的翻译出版有助于我国老年医学专科医生进一步学习和了解美国老年医学的学科发展，指导我国老年医学专科医生的临床及科研工作，对推进老年医学学科发展和实现健康老龄化有着重要意义。

本书为全新第 3 版，不仅延续了前两版的优势，还进行了与时俱进的修订。全书共五篇，包括老年评估和照护的原则、照护机构、老年常见疾病、老年常见症状和问题的管理、老龄化社会的特殊人群和卫生政策，全面阐述了老年医学日常诊疗的核心理念，拓展了老年常见症状与疾病范围，旨在更新老年医学实践知识以满足当下老年患者的临床需求。本书形式丰富，内容充实，对老年医学的发展和完善具有重要价值。

中华医学会老年医学分会第九届主任委员　于普林

中文版序二

　　本书是一部非常实用的老年医学诊治著作，是老年医学实践者的良师益友，也是老年朋友的福祉。

　　根据国家卫生健康委员会、全国老龄工作委员会办公室、国家中医药管理局联合发布的《关于全面加强老年健康服务工作的通知》，人口老龄化是我国今后相当长一个时期的基本国情，持续提升老年健康服务水平、加强老年医学队伍建设是老年健康服务工作的重要内容。当前，我国人均预期寿命明显高于健康预期寿命，带病生存成了许多老年人的现状。积极应对人口老龄化，改善老年人的生活质量，提升老年人的幸福感，必须重视健康老龄化。

　　重视老年健康不仅包括关注老年人的生理健康、心理健康，还包括提升老年人的社会适应能力。本书内容系统翔实，极具老年医学特色，除了对临床上常见的老年疾病及症状做了详尽的介绍，还系统介绍了老年照护相关原则、体系等内容，涵盖了老年人社会适应、沟通等功能层面，这些都是值得广大老年医学相关医疗工作者学习的参考资料。

　　我相信此中译本的出版发行，将有助于提升我要老年医学工作者的理论基础和实践水平、推动老年医学的国际学术交流与合作，对实现健康老龄化具有积极作用。

中华医学会老年医学分会第十届主任委员　王建业

主译前言

我国已步入老龄化社会，正面临着严峻的社会挑战与医疗负担。随着老龄化程度的加深，越来越多的老年人存在衰弱、失能或慢性疾病，老年相关性疾病带来的问题和挑战日益突出。这不仅影响老年人健康寿命、降低老年人生活质量，还给其家庭及社会带来沉重的负担。在国家实施积极应对人口老龄化战略的情形下，正确识别老年患者的医疗需求，规范处理老年常见问题，科学有效管理慢性疾病，对减轻医疗负担、实现健康老龄化、推进健康中国建设具有重要的社会意义。

我国老年人口数量庞大，但老年医学领域相对年轻。提升老年医学临床工作者诊疗水平，培养新一代老年医学接班人，积极推动老年医学学科发展是老年医学领域的重要任务。相较于传统的以疾病为中心的医学模式，老年医学临床诊疗和医学教育强调老年医学原则，重视老年评估，其评价内容包括健康、功能状态、营养、认知、社会、经济和情感等多个维度。这对从事老年医学的临床工作者们提出了特殊要求。

本书内容简明且高度综合，是老年医学实践的经典著作，特别适用于老年医学临床工作者，也适用于非老年医学专业的照护者。全新第3版在延续前两版的基础上，修订了老年疾病防治规范，更新了老年医学研究前沿进展，并以崭新的视角探讨了人口老龄化的应对策略。

我们期望该中译本的面世能使读者了解老年医学的发展现状及动态，启发临床思维。我们也期待该中译本能助力人口老龄化国家战略，为提升我国老年人健康水平与生活质量起到积极作用。

最后，真诚感谢所有参与翻译的临床工作者们。需要说明的是，尽管我们全体译者都进行了认真细致的翻译校对，但中文译版仍可能遗有不足或疏漏之处。恳请广大专家及读者批评指正。

华中科技大学同济医学院附属同济医院老年医学科主任　张存泰

原著前言

Current Diagnosis & Treatment: Geriatrics,3e 是为给老年人提供诊疗服务的临床医生而著。在人口迅速老龄化的背景下，临床医生也在不断调整临床实践以满足老年患者的需求。本书利用患者的功能认知状态、预后和社会背景来构建框架，并用其指导疾病的诊断和治疗。在全新第 3 版中，著者在不同的医疗环境中应用老年医学原则处理老年常见疾病，并管理相关症状。

第一篇"老年评估和照护的原则"重点分析了老年人照护与面向年轻人的以疾病或器官为中心的照护之间的差异。开篇先介绍了老年照护的理论框架，随后的每一章都对照护的基本组成部分进行了深入的综述，包括老年评估概述和老年评估各组成部分的详细信息。此外，还包括老年医学和姑息治疗间的交叉讨论，并涉及照护、法律问题和托管等新内容。最后讨论了循证照护在老年人中的应用。

第二篇"照护机构"介绍了临床工作者为老年人提供照护的不同医疗机构。开篇先概述了门诊照护和不同机构间照护的过渡和转换，重点介绍了老年人照护的基础体系，包括门诊、急诊科、医院、居家养老服务中心、养老院和康复机构、家庭照护机构。此外，介绍了一些特殊情况，如解决老年患者的围术期需求、使用远程医疗等技术加强老年照护。

第三篇"老年常见疾病"则应用和整合现有知识库指导决策，讨论了老年人医疗状况和疾病的管理策略。其中的一些临床挑战包括评估谵妄、脑血管病和慢性肺疾病，管理胃肠道疾病和常见皮肤病，以及有关老年人的人类免疫缺陷病毒和获得性免疫缺陷综合征的新内容。

第四篇"老年常见症状和问题的管理"介绍了临床实践中的老年常见症状和独特问题，常见的症状包括睡眠障碍、慢性疼痛、下尿路症状和便秘。此外，还介绍了驾驶安全等新内容。

第五篇"老龄化社会的特殊人群和卫生政策"，指导临床医生治疗老年人中的弱势亚群（如 LGBT 人群、健康素养有限的人群、刑事司法系统中的人群和无家可归者），不仅包括有关老年旅行者和老年移民独特需求的新内容，还在最后以更广阔的视角探讨了临床系统如何应对人口老龄化，以及老年友好卫生系统。

在此我们要感谢所有著者对 *Current Diagnosis & Treatment: Geriatrics,3e* 的贡献，期待共同推动老年医学事业的进步。

Louise C. Walter, MD & Anna Chang, MD

Pei Chen, MD

Rebecca Conant, MD

G. Michael Harper, MD

Daphne Lo, MD, MAEd

Josette Rivera, MD

Michi Yukawa, MD, MPH

致　谢

非常感谢美国加利福尼亚大学旧金山分校和旧金山退伍军人事务部医疗中心的患者、同事、导师和学习者的激励与教导。

感谢所有著者，他们是本领域的专业临床医生、研究员、教育家和开拓者。正是因为他们的慷慨，我们才能够与读者分享这些最新且基于循证的实用建议。我们希望这项工作能够改善全球老年人的照护。

特别感谢出色的编辑项目经理 Bryony Mearns 博士。在过去的 1 年里，Mearns 博士以其高超的专业知识、友好且熟练地帮助我们完成了本书。与 Mearns 博士成为合作伙伴，我们感到非常幸运。

Louise C. Walter, MD

Anna Chang, MD

Pei Chen, MD

Rebecca Conant, MD

G. Michael Harper, MD

Daphne Lo, MD, MAEd

Josette Rivera, MD

Michi Yukawa, MD, MPH

目　录

第一篇　老年评估和照护的原则

第 1 章　老年人照护方式的转变 ……………………………………………………………………… 002

第 2 章　老年评估概述 ………………………………………………………………………………… 005

第 3 章　跨专业团队 …………………………………………………………………………………… 011

第 4 章　照护目标和预后考虑 ………………………………………………………………………… 017

第 5 章　功能评估和功能衰退 ………………………………………………………………………… 023

第 6 章　跌倒和行动障碍 ……………………………………………………………………………… 029

第 7 章　视力障碍的管理 ……………………………………………………………………………… 038

第 8 章　老年人听力障碍的管理 ……………………………………………………………………… 048

第 9 章　认知障碍和痴呆 ……………………………………………………………………………… 057

第 10 章　尿失禁 ……………………………………………………………………………………… 070

第 11 章　性健康与性功能障碍 ……………………………………………………………………… 079

第 12 章　抑郁症和其他心理健康问题 ……………………………………………………………… 088

第 13 章　老年营养 …………………………………………………………………………………… 101

第 14 章　处方原则和依从性 ………………………………………………………………………… 110

第 15 章　解决多发病 ………………………………………………………………………………… 124

第 16 章　疾病的非典型症状 ………………………………………………………………………… 129

第 17 章　照护和照护支持 …………………………………………………………………………… 134

第 18 章　老年人的社会环境 ………………………………………………………………………… 141

第 19 章　虐待老年人的检测评估和应对 …………………………………………………………… 147

第 20 章　预防和健康促进 …………………………………………………………………………… 157

第 21 章　伦理与知情决策 …………………………………………………………………………… 170

第 22 章　老年姑息治疗 ……………………………………………………………………………… 175

第 23 章　老年科学：衰老生物学作为治疗目标 …………………………………………………… 181

第 24 章　为老年人提供循证照护 …………………………………………………………………… 189

第二篇　照护机构

第 25 章　门诊护理和护理协调 ……………………………………………………………………… 194

第 26 章　过渡期护理和延续护理 ………………………………………………………… 198

第 27 章　急诊科护理 ……………………………………………………………………… 204

第 28 章　住院护理 ………………………………………………………………………… 208

第 29 章　老年外科患者的围术期护理 …………………………………………………… 216

第 30 章　居家照护 ………………………………………………………………………… 222

第 31 章　住宿照护和辅助生活 …………………………………………………………… 227

第 32 章　养老院照护与康复 ……………………………………………………………… 232

第 33 章　老年人照护智能辅助技术 ……………………………………………………… 239

第三篇　老年常见疾病

第 34 章　骨关节炎 ………………………………………………………………………… 246

第 35 章　骨质疏松症和髋部骨折 ………………………………………………………… 254

第 36 章　谵妄 ……………………………………………………………………………… 264

第 37 章　帕金森病与原发性震颤 ………………………………………………………… 272

第 38 章　脑血管病 ………………………………………………………………………… 281

第 39 章　冠状动脉疾病 …………………………………………………………………… 287

第 40 章　心力衰竭和心律失常 …………………………………………………………… 303

第 41 章　高血压 …………………………………………………………………………… 316

第 42 章　瓣膜病 …………………………………………………………………………… 328

第 43 章　外周动脉疾病和静脉血栓栓塞 ………………………………………………… 344

第 44 章　抗凝治疗 ………………………………………………………………………… 354

第 45 章　慢性静脉功能不全 ……………………………………………………………… 366

第 46 章　慢性肺疾病 ……………………………………………………………………… 372

第 47 章　胃肠道疾病 ……………………………………………………………………… 387

第 48 章　体液和电解质平衡失调 ………………………………………………………… 399

第 49 章　慢性肾脏病 ……………………………………………………………………… 407

第 50 章　甲状腺、甲状旁腺、肾上腺疾病 ……………………………………………… 413

第 51 章　糖尿病 …………………………………………………………………………… 430

第 52 章　贫血 ……………………………………………………………………………… 440

第 53 章　老年常见癌症 …………………………………………………………………… 452

第 54 章　常见感染 ………………………………………………………………………… 461

第 55 章　人类免疫缺陷病毒和获得性免疫缺陷综合征 ………………………………… 472

第 56 章　常见的皮肤疾病 ………………………………………………………………… 481

第 57 章　常见口腔疾病 …………………………………………………………………… 499

第 58 章　常见风湿疾病 ··· 506

第四篇　老年常见症状和问题的管理

第 59 章　睡眠障碍 ··· 514

第 60 章　精神错乱 ··· 522

第 61 章　便秘 ··· 528

第 62 章　良性前列腺增生及下尿路症状 ··· 533

第 63 章　持续性疼痛 ··· 541

第 64 章　头痛 ··· 555

第 65 章　胸痛 ··· 560

第 66 章　呼吸困难 ··· 565

第 67 章　晕厥 ··· 571

第 68 章　压疮 ··· 575

第 69 章　老年人的驾驶问题 ··· 584

第 70 章　不健康饮酒 ··· 592

第 71 章　综合老年医学 ··· 603

第 72 章　鼓励老年人适当锻炼 ··· 612

第五篇　老龄化社会的特殊人群和卫生政策

第 73 章　满足老年 LGBT 人群的特殊需求 ··· 620

第 74 章　健康素养有限老年人的优化照护 ··· 629

第 75 章　无家可归和住房不稳定对老年人的影响 ······································· 634

第 76 章　帮助刑事司法系统中的老年人 ··· 641

第 77 章　老年旅行者 ··· 644

第 78 章　老年移民的独特需求 ··· 650

第 79 章　老年友好卫生系统 ··· 656

第一篇　老年评估和照护的原则
Principles of Geriatric Assessment and Care

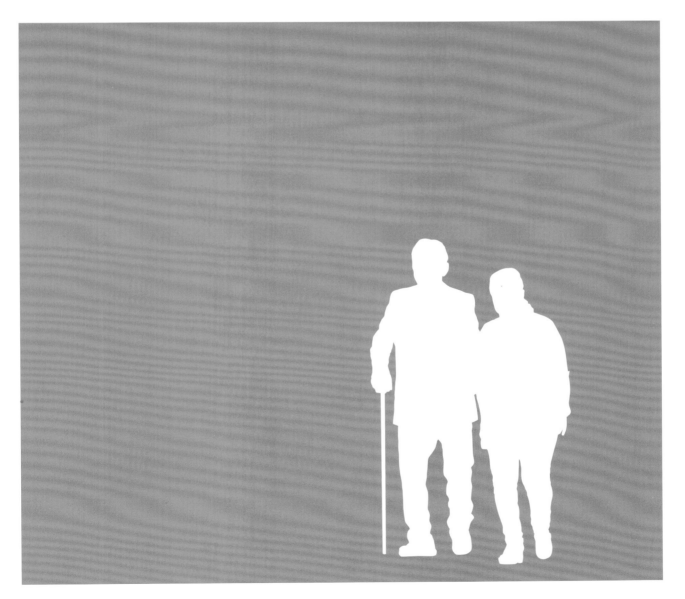

第1章 老年人照护方式的转变
Transforming the Care of Older Persons

Anna Chang　Louise C. Walter　著
王　玫　译　郑　凯　校

人口老龄化问题正席卷全球，这种人口结构的变化，将主导着 21 世纪医疗健康照护发展的蓝图。随着老年人口数量的不断增长，如何实现健康老龄化，帮助老年人有尊严地走完人生最后的旅途，显得尤为重要。作为健康照护提供者，我们应全面掌握老年人的医疗照护特点，以最大限度地提高老年人的健康状况。

随着科教的深入发展和卫生系统的不断改革，老年医疗和社会照护方面取得了许多进步。这些进步指导我们如何进行老年人慢性疾病及其照护者负担的管理。例如，我们现在有多重用药管理、医疗转介服务和跌倒预防措施的最佳实践。我们也逐渐意识到孤独、医源性因素和照护者负担对患者的影响。这些进展还指导我们通过健康促进活动，优化健康状况良好的老年人的健康和福祉。此外，我们在避免医疗照护风险方面也具备了丰富的经验。例如，老年急诊照护（acute care for elders，ACE）等模型旨在提高医院周转效率，同时预防谵妄，以便更多的老年人在住院后可以直接归家。

然而，在改善老年人的健康和福祉方面仍有许多待完善的地方。目前，美国老年病学医生不足 7000 名，加之科研结果、临床实践情况和患者需求，这三者间仍存在一定的差距。在全球范围内，世界卫生组织为未来十年的全球健康老龄化行动制订了 10 个优先事项，其中包括支持创新、收集数据、推广促进研究、调整卫生保健系统、打击老年歧视、发展老年友好城市和社区等。老年医学旨在支持这些行动、弥合差距，并帮助临床医生将老年医学的基本原则融入进对老年人的照护中。在本章，我们将阐述指导原则和临床实践框架，以帮助所有在家庭护理、门诊、医院、长期照护和临终机构中照护老年人的临床医生。

一、指导原则

老年人照护包括以下三项原则。

（一）复杂性、多病性和生理储备变化

在照护具有复杂的社会心理和多种医疗状况的老年人时，需要采取多学科团队协作的方式。老年人各器官系统的生理储备均较年轻人低，这使他们在面临急性或慢性疾病时更易出现衰弱状态，如肌肉含量和肌力、骨密度、运动能力、呼吸功能、渴觉和营养状况，以及有效的免疫应答能力的下降。正因如此，老年人通常更易受卧床不起、活动受限、气温骤变的影响，发生常见传染性疾病时也更容易出现并发症。虽然接种疫苗等预防措施可能有益，但生理储备下降也可能损害老年人对疫苗产生有效反应的能力。同时，也会延迟或损害其经历严重事件或疾病的恢复能力，如髋部骨折或肺炎。因此，老年人容易发展为谵妄、跌倒等复杂的老年综合征。

（二）认知状态与功能的重要性

对老年人而言，其认知状况和躯体功能往往比个别疾病或年龄更能预测其健康状况、发病率、死亡率和卫生保健利用情况。认知状态包括执行功能、记忆、定向和视觉空间能力。功能状态则包括在其个人环境中保持独立所必需的生理要求，通常使用日常生活活动（activities of daily living，ADL）和

工具性日常生活活动（instrumental activities of daily living，IADL）量表进行评估。认知障碍使老年人面临功能衰退、用药错误和环境危险等问题，并给照护人员带来巨大的压力。功能障碍本身也会极大地影响其健康状况。例如，在医院环境下，独立活动的能力缺失，将会增加其被安置在养老院和出院后死亡的风险。因此，认知和功能状况的评估对于提供全面的医疗保健至关重要，对于准确预测预后，规划家庭和社会支持以优化每个老年人的老龄化也至关重要。通过早期评估，我们可以提供更好的照护策略来保持躯体功能，以最大限度提升其生活质量。

（三）照护目标与预后在临床决策制订中的作用

临床接触的有效性，在很大程度上基于临床医生对老年人照护目标及可能预后的了解。个性化的方法为诊断和治疗提供了信息，可最大限度有益于老年人的康复，同时最大限度地减少对老年人的伤害。一部分老年人可能会优先考虑减轻疼痛和缓解症状，另一部分老年人可能会优先考虑躯体功能的独立性，还有一部分老年人则希望与他们所爱的人保持亲密的关系，而不是成为负担。此外，对于临终期的老年人，有些干预措施可能只会造成负担，而不会达到预期的效果。医务人员应在充分考虑患者的照护及预后目标的前提下，结合诊断方案为其提供个性化的临床决策和治疗计划。

二、临床医生：老年 5M 框架

上述三项指导原则须应用于临床医生、社区和医疗卫生系统。例如，老年 5M 框架帮助临床医生将指导原则融入临床实践：①认知（mind），提醒我们评估老年人谵妄、痴呆和抑郁的情况，以及指导适当的健脑活动；②活动能力（mobility），提示我们应准确评估 ADL 和 IADL，以及居家或社区活动是否需要辅助设备，或者已经跌倒；③药物（medication），要求我们严格管理多重用药，以减少不必要的药物摄入；④共病（multimorbidity），指导我们应考虑整合性的治疗方法，注意权衡利弊，以避免针对一种疾病的诊疗措施，却可能恶化另外几种疾病的情况；⑤最重要的事情（matter most），建

议我们在制订临床决策时，应充分考虑老年人照护目标及可能的预后。

三、社会：拥抱老年人

健康老龄化也需建立在老年人的家人、朋友和社会的大背景下。老年人的社会交际网影响着他们的偏好，在每个人的福祉中发挥着重要作用，并在需要的时候提供资源和支持。在管理一个复杂的居家治疗方案（如涉及管理多种药物、换药）时，治疗的有效性可能取决于家人或朋友的援助程度。此外，慢性疾病老年人的幸福感往往取决于照护者适当的照护和支持，而照护者也经常因照护负担、压力和自身的健康状况而承受痛苦。即使没有患慢性疾病，孤独也会导致老年人功能衰退和死亡等不良结局。老年人的生存状况可能取决于其与社会交际网的日常接触。因此，老年人的最佳医疗照护计划应充分考虑老年人的社会背景。

四、医疗照护系统：照护老年人

老年人的医疗照护系统面临着临床原则、照护模式和财政等多因素相互冲突的挑战。因此，老年人在接受不同照护机构照护间的转介服务时，往往会出现新的症状和状况。在转介的过渡期，如从急诊机构到医院再到疗养院，老年人特别容易遭受因药物治疗过程交接的不完整或缺失而造成的不良后果。其他潜在的危险，包括在医院过长时间卧床而导致的压疮、输液通道损害、陌生环境中缺少感觉辅助设备（如眼镜或助听器）时使用医疗设备易致跌倒等。因此，医疗照护系统应实施基于证据的最佳实践护理模式，以更好地保护老年人。

随着年龄的增长，与医疗系统的交互作用往往成为人们生活中更大的部分。然而，老年人及其照护者遭遇痛苦的状况比比皆是，并且在目前的医疗系统中未得到有效解决。例如，为患有急性疾病的年轻人制订的典型医疗服务，往往不能满足具有多种医疗状况和社会复杂性的老年人。提倡大家积极采纳以上指导原则和框架，促进医疗照护系统的改革，以推进健康老龄化。

参考文献

Creditor MC. Hazards of hospitalization of the elderly. *Ann Intern Med*. 1993;118:219–223.

Friedman SM, Shah K, Hall WJ. Failing to focus on healthy aging: a frailty of our discipline? *J Am Geriatr Soc*. 2015;63:1459–1462.

Perissinotto CM, Stijacic Cenzer I, Covinsky KE. Loneliness in older persons: a predictor of functional decline and death. *Arch Intern Med*. 2012;172:1078–1084.

Reuben DB. Medical care for the final years of life: "when you're 83, it's not going to be 20 years." *JAMA*. 2009;302(24):2686–2694.

Tinetti M. Mainstream or extinction: can defining who we are save geriatrics? *J Am Geriatr Soc*. 2016;64:1400–1404.

Tinetti M, Huang A, Molnar F. The Geriatrics 5M's: a new way of communicating what we do. *J Am Geriatr Soc*. 2017;65:2115.

第 2 章　老年评估概述
Overview of Geriatric Assessment

Albert Bui　David B. Reuben　Bree Johnston　著
郑　凯　译

一、概述

老年评估是一个广义的概念，它描述了一种针对老年患者的临床方法，这个方法超越了传统的病史采集和体格检查，包括了影响幸福感和生活质量的功能、心理和社会领域。老年医学框架（图 2-1）是一个有组织的框架，可以帮助临床医生理解这些领域是如何联系和重叠在一起。该框架分为老年评估的三个主要层面：预后、治疗目标和功能状态。功能状态包括了影响老年患者健康的核心要素，包括医疗、认知、心理、社会和沟通障碍。本章将通过该框架的三个主要层面和它的核心要素，进行老年评估的概述。我们还将讨论老年评估如何受到临床医疗场所的影响。

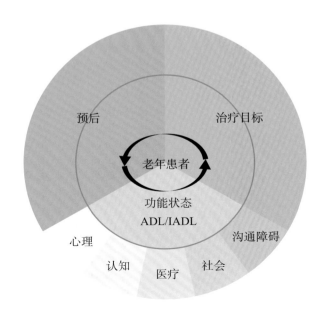

▲ 图 2-1　老年医学框架

ADL. 日常生活活动；IADL. 工具性日常生活活动

二、团队和临床医疗场所

尽管老年评估可能是综合性的，涉及多个团队参与（如社会工作者、护士、医生、康复治疗师、药剂师等），但它也可能只需要一个临床医生，方法也简单得多。一般来说，采用多学科方法、多专业人士共同为患者制订一个综合治疗方案的团队，最常见于主要接诊衰弱、复杂患者的场所，如住院病房、康复病房、全包式老年护理院和长期护理机构。在门诊，团队不太可能是正式的组织形式，如果是，则更可能是虚拟的、非同步的和多学科的（每个学科的团队制订自己的评估和治疗计划），而不是整合多个学科（更多相关信息见第 3 章）。

无论团队组成如何，接诊患者的场所和功能层次将决定哪些评估工具是最合适的。例如，长期护理机构可能关注基本日常生活活动能力（如洗澡）。而门诊团队可能更关注更高水平的功能（如灵活性和做饭的能力）。在住院环境中，重点是防止功能失调，提供医疗支持（如营养支持）和出院计划，包括评估康复潜力和出院的最佳时机。不管团队的组成、场所和使用的工具如何，老年评估的许多原则是相同的。

三、预后

老年人的预后很重要，因为这可以用来判断哪些干预措施可能对个体有益处或危害。在社区居住的老年人中，预后可以通过生命表来初步估计，这个表包括患者的年龄、性别和一般健康状况。当老年患者的临床状况以单一疾病过程为主时，如肺癌脑转移，使用疾病专用仪器可能更好地预测预后。

即使获得了该疾病的预后信息，其生存范围也很大。而且，预后通常会随着年龄的增长（尤其是年龄＞90 岁）和严重的年龄相关性疾病而恶化，如痴呆、营养不良或功能障碍（第 4 章可获得更全面的方法预测老年患者的预后）。

当一个老年人的预期寿命超过 10 年时，制订的检查和治疗通常与年轻人相同。当预期寿命低于 10 年，甚至是更短的时候，应当根据该患者的预期寿命和医疗目标，以患者改善预后或生活质量的能力为基础来选择检查和治疗。检查和治疗的相对益处和危害通常会随着预后恶化而改变。

任何生命垂危的重病患者都应考虑姑息治疗，特别是当预期寿命低于 1 年、症状负担高和（或）治疗目标不明确时。如果预期寿命为 6 个月或更短，应考虑临终关怀（如果与患者的治疗目标一致的话）。

四、患者目标

对于那些治疗老年人，尤其是衰弱的老年人的临床医生而言，开展治疗目标讨论是一个重要的方法。尽管患者的价值观和偏好不同，但可以合理假设，大多数患者都看重在没有致残性疾病的情况下长寿。对许多老年人而言，并非所有目标都能实现，需要进行权衡考虑（如在寿命和生活质量之间）。老年人可能会优先考虑保持他们的独立性或缓解疼痛，或其他症状，而不是延长生存时间。

在评估患者的总体治疗目标时，询问价值观和偏好通常比不了解背景的干预效果更好，如询问"您需要升压药吗？"一旦临床医生更详细地了解了患者的价值观，他们就更容易在该患者的特定医疗和社会地位背景下讨论患者目标。例如，如果经常跌倒的患者非常重视居家生活，那么目标可能是使居家环境更安全并调整其适应残疾人居住或雇用照护者。了解患者的价值观也有助于提出针对该患者的建议；例如，"我认为透析不会帮您实现设定的目标，因为……"患者的价值观可能会影响临床决策，如继续延长生命的治疗是因为希望看到孙子毕业或出生。同样，了解患者的价值观可能会促进额外的治疗，包括建议患者在医疗津贴用完后继续自费购买物理治疗。患者的偏好通常会随着时间而改变。例如，一些之前经历过残疾的患者更容易接受残疾。

重病对话指南（www.ariadnelabs.org/resources/）、重要谈话（www.vitaltalk.org）和目标达成评级等工具可以帮助临床医生提高他们进行讨论的能力。

应鼓励每位老年人指定一名决策代理人，完成医疗（如 prepareforyourcare.org）和财务的事前指示，并与他们的代理人和保健医生讨论他们的价值观和偏好。美国许多州采用由患者和医生共同签署的表格，作为干预措施偏好的医嘱单，从而方便在不同的医疗地点间携带（如生命支持治疗的医嘱）。

参考文献

Kale MS, Ornstein KA, Smith CB, Kelley AS. End-of-life discussions with older adults. *J Am Geriatr Soc*. 2016;64(10):1962–1967.
Reuben DB, Tinetti ME. Goal oriented patient care: an alternative health outcomes paradigm. *N Engl J Med*. 2012;366:777–779.

五、功能状态

功能状态是指根据患者的物理环境和社会心理环境对其健康状况的总体影响、其完成 ADL 和 IADL 的情况，从而对患者的健康状况进行总体评价（表 2-1）。

表 2-1 ADL 和 IADL 清单	
ADL	**IADL**
●洗澡	●使用电话
●穿衣	●购物
●如厕	●食物储备
●移位	●家务
●大小便控制	●洗衣
●进食	●驾驶
	●服药
	●理财

功能状态对于制订医疗计划、监测对治疗的反应和明确预后很重要。功能障碍在老年人中很常见，并且有许多潜在因素，包括与年龄相关的生理和认知变化、废用、疾病、社会因素，以及这些因素之间的相互作用。我们将会列出患者功能状态的组成部分，包括医学、认知、心理、社会和沟通领域。功能状态应该在最初和此后定期评估，特别是在住院、重病、

丧偶或失去照护者之后。功能状态的意外改变应提倡全面评估以寻找原因。如果在医学研究后未发现导致功能衰退的可逆原因或无法完全逆转衰退，临床医生应注重支持性治疗，并在必要时给患者换一个生活环境。有关老年人功能能力和评估的更多信息参考第5 章。

六、ADL 和 IADL

2016 年，据美国人口普查局统计，65 岁及以上的社区居民中有 8% 的人难以自理，有 15% 的人难以独立生活。ADL 和 IADL 的丧失通常预示着疾病的恶化或多种慢性病的共同影响。通常由自我评定或客观评定来确定 ADL 和 IADL 损伤的程度，但应尽可能加以证实。物理或职业治疗师的直接观察是非常有用的，因为准确的功能状态信息对于规划一些事物来帮助患者是非常重要的，如自适应设备或更多照护者的帮助。

对于功能高度独立的老年人，基本的功能筛查方法不能发现细微的功能障碍。对这些老年人而言，可能有用的一种方法是发现并定期询问患者喜欢并确定参加的活动［高级日常生活活动（advanced activities of daily living，AADL）］，如打桥牌、打高尔夫球或钓鱼。尽管其中许多活动反映了患者的偏好，这些偏好可能会随着时间而改变，但如果患者参加活动的次数开始变少，可能预示了早期功能受损，如痴呆、失禁、视力下降或听力丧失。

重要的是尽可能判断 ADL/IADL 的损伤是否主要由认知功能下降、残疾、文化或家风造成的，因为这将有助于指导管理，包括康复、自适应设备和增加个人帮助。

七、医学领域

（一）跌倒、力量、平衡和步态障碍

另一项重要的评估是跌倒风险的评估。跌倒是老年人非致命性伤害、非故意伤害和死亡的主要原因。应当至少每年向每一位老年人询问跌倒情况。由于力量、步态和平衡障碍通常会导致跌倒，因此评估这几项，以及其他风险因素（包括视力障碍、用药和居家安全）非常重要。

力量和步态的检查内容包括观察患者是否可以不借助手从椅子上站起来，这测试的是股四头肌的力量，并观察步态的对称性、步长、台阶高度和步伐宽度。平衡可以通过观察稳定性来测试：闭上眼睛，轻推胸骨，旋转 360°，能够维持双足并齐站立、半支撑站立、无支撑站立各 10s。起立 – 行走计时测试是测量一个人：从椅子上站起来，步行 3m，转身，然后坐下的能力。尽管该测试有多个界限值，但无法在 <15s 完成测试通常被认为是异常的，并且时间越长，发生功能障碍和跌倒的风险越高。步态评估异常的患者应进一步评估潜在的可逆原因（见第 6 章和第 67 章）。

参考文献

Guirguis-Blake JM, Michael YL, Perdue LA, et al. Interventions to prevent falls in older adults: updated evidence report and systematic review for the US Preventive Services Task Force. *JAMA*. 2018;319(16):1705–1716.

（二）合理用药

虽然老年人与年轻人可能有许多相同的疾病，包括糖尿病、心力衰竭和慢性肾脏病，但老年人患有多种慢性病的比例更高，反过来会导致更多的用药，因此，药物不良反应和药物相互作用发生的风险更高。老年人平均服用 4～5 种药物，许多老年人不止由一位临床医生开药，这增加了用药差异和药物不良事件的发生风险。应鼓励患者每次就诊时携带所有药物，包括非处方药（"自带药评估"），并与基层医生、药剂师或护士一起检查。定期药房审查、市售药物管理计划和电子健康记录，有助于基层医生监测潜在的错误和潜在的药物相互作用（见第 14 章）。老年人处方筛查工具（Screening Tool of Older Person's Prescriptions，STOPP）/ 警惕正确治疗的筛查工具（Screening Tool to Alert to Right Treatment，START）和 Beers 标准等工具有助于指导临床医生为老年人开具合适的处方。

参考文献

Koronkowski MJ, Semla TP, Schmader KE, Hanlon JT. Recent literature update on medication risk in older adults, 2015–2016. *J Am Geriatr Soc.* 2017;65(7):1401–1405.

Merel SE, Paauw DS. Common drug side effects and drug-drug interactions in elderly adults in primary care. *J Am Geriatr Soc.* 2017;65(7):1578–1585.

（三）营养

营养相关的具体内容参见第 13 章。老年人的营养问题包括肥胖、营养不良、特定的维生素和营养缺乏。1 个月内体重减轻 5% 或 6 个月以上体重减轻 10% 会增加发病率和死亡率，应进一步评估。评估包括考虑口腔健康问题（如义齿丢失）、疾病（如痴呆或恶性肿瘤）和社会问题（如交通不便），还有可能是治疗目标。

肥胖逐渐成为越来越多老年人的问题，它与多种疾病相关，包括糖尿病、骨关节炎、行动不便和阻塞性睡眠呼吸暂停。传统上，老年人的肥胖是指体重指数（body mass index，BMI）≥30kg/m^2。然而，越来越多的证据表明，在某些种族（包括亚洲人、西班牙裔、拉丁裔和印第安人）中使用较低的肥胖 BMI 临界值比使用传统的 BMI 临界值可以更准确地反映风险。

（四）预防服务

预防服务包括健康行为咨询、无症状疾病筛查和疫苗接种。患者个人的特定预防干预措施应基于循证指南、患者的预期寿命、患者的价值观和患者目标。美国预防服务工作组有一个互动网站，其中包含基于患者年龄、性别、烟草使用和性生活的具体建议（http://epss.ahrq.gov/PDA/about.jsp）（见第 20 章）。

（五）失禁

老年人失禁很常见，但往往未被患者提及。女性失禁的可能性是老年男性的 2 倍；总的来说，6%～14% 的老年女性每天都会发生失禁。问一个简单的问题，例如，"无法控制排尿困扰您吗？"或"您是否因为漏尿而必须使用护垫、纸尿裤？"如果回答是肯定的，之后应根据患者的目标和偏好进行更全面的评估。例如，不同的患者可能偏向行为干预、用药、手术或护垫来治疗失禁（见第 10 章）。失禁可能会导致跌倒，尤其是夜间失禁，光线暗加上有视力障碍会增加跌倒风险。

八、认知领域和痴呆

认知功能的评估是用来区分正常和异常的大脑衰老。在正常的大脑衰老中，反应时间、心智运算速度、名字和词汇提取、多任务处理可能会变得更慢或更难，这仍被认为是与年龄相关的正常认知功能减退。相反，更严重的损害引起了对轻度认知功能障碍或痴呆的怀疑，这是老年人的常见问题，但在早期阶段，基层医生通常未发现。在基层医疗中筛查痴呆人群尚未得到证实是否可以改善他们的预后。然而，早期识别阿尔茨海默病和相关疾病可能有助于发现潜在的可治疗因素（这些因素并不常见），并让患者参与预立医疗自主计划的医疗保健和财务。Mini-Cog 是一个由 3 个回忆条目和画钟试验组成的短暂检查，对筛查痴呆人群很敏感。未通过 Mini-Cog 的患者应进行进一步的精神状态检查，如蒙特利尔认知评估（Montreal Cognitive Assessment，MoCA）或更深入的神经心理学检查来评估功能状态的下降。简易精神状态检查（Mini-Mental Status Exam，MMSE）有助于筛查更严重的认知障碍，但通常对筛查轻度认知功能障碍不太敏感。罗兰通用痴呆评估量表（Rowland Universal Dementia Assessment Scale，RUDAS）是另一种认知评估工具，是为尽可能减少文化或语言多样性的影响而设计的。因为认知障碍严重到足以影响患者先前的功能水平，引起了对痴呆的关注。

值得注意的是，应考虑患者评估时的医疗场所（如住院患者与门诊患者）。对认知障碍的住院患者的评估应慎重考虑，以区分痴呆和谵妄。意识模糊评估方法（Confusion Assessment Method，CAM）是急诊科、医院和养老院筛查谵妄的有效工具。

对诊断为痴呆或相关疾病的患者，还应进一步评估他们是否有遗嘱、决策能力、管理和保护他们财务的流程（见第 9 章和第 60 章）。

参考文献

Lin JS, O'Connor E, Rossom RC, Perdue LA, Eckstrom E. Screening for cognitive impairment in older adults: an evidence update for the U.S. Preventive Services Task Force. *Ann Intern Med.* 2013;159(9):601–612.

McMinn J, Steel C, Bowman A. Investigation and management of unintentional weight loss in older adults. *BMJ.* 2011;342:d1732.

九、心理领域和抑郁

许多老年人觉得晚年是一个充实而幸福的时期。然而，个人损失、疾病和其他困难可能会导致悲伤、痛苦、焦虑或抑郁。因此，与情绪相关的问题应该成为老年评估的一部分。尽管在老年人中，重度抑郁症患者并不比在年轻人中多见，但抑郁症状更为常见。在患病和住院的老年患者中，抑郁症的患病率可能超过 25%。患者健康问卷（PHQ-2）是一种敏感的筛查抑郁症工具。如果结果是阳性的，应继续进行更广泛的筛查（如 PHQ-9），如果还是阳性的，应进行综合性询问（见第 12 章）。

参 考 文 献

US Preventive Services Task Force (USPSTF); Siu AL, Bibbins- Domingo K, et al. Screening for depression in adults: US Preventive Service Task Force recommendations. *JAMA.* 2016;315:380–387.

十、沟通障碍

（一）视力障碍

白内障、年龄相关性黄斑变性、青光眼的患病率和对矫正镜片的需求随着年龄的增长而增加。考虑到这一点，以及大多数基层医生的诊所无法实施高质量、全面的眼科检查，应由验光师或眼科医生定期检查（特别是对于糖尿病患者或青光眼高风险人群，如非洲裔美国人）。

基层医疗机构中的视力筛查，包括用于远视力的 Snellen 视力表和用于近视力的 Jaeger 卡视力表，可为医生提供有价值的现场信息。视力筛查问题包括："您是否因为视力原因，即使戴着眼镜也难以驾驶、看电视、阅读或进行任何日常活动"。这些问题是有帮助的，但可能由于敏感性不足无法取代正式的视力评估（见第 7 章）。

对于有平衡障碍和跌倒危险因素的个体，应劝阻使用双焦距镜片，因为这种镜片会使深度感知更困难，特别是在走路或楼梯时增加跌倒的风险。

（二）听力障碍

超过 33% 的 65 岁以上老年人和 50% 的 85 岁以上老年人有听力损失。听力损失与社会孤立、情感疏离、临床抑郁症、认知功能下降的加速和活动受限有关。

老年人听力损失的最佳筛查方法尚未确定。耳语试验简单易用，如果是阳性的，有必要进一步正式检查；敏感性和特异性的范围是 70%～100%。如果在一个安静的环境中实施，手持的美国 Welch-Allyn 听力筛查仪可以提高筛查的准确性。美国筛查和预防工作组建议在老年人中使用听力损失筛查问题。结构式问卷（如老年人听力障碍筛查问卷）用来评估听力损失对功能的影响程度是最有用的（见第 8 章）。用于听力损失者的技术设备正在飞速发展，包括智能手机应用程序和放大标准听力的低成本替代品。

参 考 文 献

Goman AM, Lin FR. Prevalence of hearing loss by severity in the United States. *Am J Public Health.* 2016;106(10):1820–1822.

十一、社会领域

（一）照护者支持

由于患者和照护者的健康和幸福息息相关，家庭照护者和患者应关注为衰弱的老年人提供基层医疗。功能上的高度依赖给照护者带来了巨大的负担。照护者负担重可能导致他们倦怠、抑郁和自理能力差。向照护者询问压力、倦怠、愤怒和内疚通常对他们是有益的。修改后的照护者压力问卷包括 13 个条目，可用于评估照护者压力的严重程度。这些指标针对压力的财务、生理、心理和社会方面。对于压力大的照护者，社会工作者通常会找到有用的资源，如照护者支持小组、暂缓计划、成人日托和雇用家庭保健助理。

（二）财务、环境和社会资源

老年期是社会和财务资源减少的时期。老年人尤其面临社会孤立和贫困的风险。与社交交往和财政资源相关的筛查问题通常有助于指导服务人员设计实际的治疗和社会服务计划。应鼓励每位老年人在完成遗嘱时进行预先财务规划。

对患者环境的评估包括患者自身（或通过代理人）获得所需的社区资源（如银行、杂货店、药房）的能力、家庭安全性、社交水平、驾驶和驾驶安全、潜在的不安全行为（如烟草使用、高危性行为）、环境对其功能水平的适宜性。当家庭安全存在问题时，应当由家庭保健机构进行家庭安全评估。

（三）受虐

老年受虐的可能线索包括观察照护者在场时老年人的行为变化，受伤与寻求治疗之间的延误，观察到的受伤与相关解释的不一致性，缺乏合适的衣服或卫生不干净，空白的处方。"有人伤害过你吗？"这个简单的问题是一个合理的初始筛选（见第 19 章）。如果怀疑被虐待，老年人应有单独接受采访的机会。特别是在照护者负担重的情况下，直接询问老年人关于受虐和被忽视的问题也许是有效的。

参考文献

Burnes D, Henderson CR Jr, Sheppard C, et al. Prevalence of financial fraud and scams among older adults in the United States: a systematic review and meta-analysis. *Am J Public Health.* 2017;107(8):1295.

Rosay AB, Mulford CF. Prevalence estimates and correlates of elder abuse in the United States: the National Intimate Partner and Sexual Violence Survey. *J Elder Abuse Negl.* 2017;29(1):1–14.

Thornton M, Travis SS. Analysis of the reliability of the modified caregiver strain index. *J Gerontol B Psychol Sci Soc Sci.* 2003;58: S127–S132.

十二、基层医疗中的老年评估

许多策略有助于在忙碌的基层医疗实践中提高老年评估的效率，如使用访问前筛查问卷，让非执业医师协助进行标准的老年评估，制订标准化协议以跟进阳性结果。有许多精心设计的针对老年人的访问前问卷。医疗保险年度健康访问还可以在单独访问中促进这些评估的执行，而不需要解决患者正在进行的医疗问题。

参考文献

Agency for Healthcare Research and Quality. Search for recom-mendations. http://epss.ahrq.gov/ePSS/search.jsp. Accessed March 4, 2020.

American College of Physicians. Annual wellness visit. https:// www.acponline.org/practice-resources/business-resources/ payment/medicare-payment-and-regulations-resources/how-to-bill-medicares-annual-wellness-visit-awv. Accessed March 4, 2020.

Centers for Disease Control and Prevention. http://www.cdc.gov/ mmwr/ PDF/wk/mm753–Immunization.pdf

Centers for Medicare and Medicaid Services. Annual wellness visit. https://www.cms.gov/Outreach-and-Education/Medicare- Learning-Network-MLN/MLNProducts/MLN-Publications- Items/CMS1246474.html. Accessed March 4, 2020.

Social Security Administration. Life expectancy tables. http://www. ssa.gov/OACT/STATS/table4c6.html. Accessed March 4, 2020.

UCLA GeroNet. Healthcare office forms. http://geronet.ucla.edu/ centers/acove/office_forms.htm https://www.uclahealth.org/ geriatrics/workfiles/education/clinical-skills/handouts/PVQ .pdf

US Preventive Services Task Force. Home page. http://www.uspreventiveser-vicestaskforce. org/. Accessed March 4, 2020.

第3章 跨专业团队
The Interprofessional Team

Pei Chen　Crystal Burkhardt　Josette A. Rivera　著

吴晓芬 译　　郑 凯 校

一、概述

在全国和世界范围内，跨专业团队合作越来越被认为是应对目前医疗保健体系中各种挑战的一种手段。问题复杂且需求多样化的患者需要不同卫生专业人员的专业知识及其相互间的合作。在美国，一系列具有里程碑意义的医学报告提出，团队中所有医疗保健专业人员的跨专业合作及培训是提高医疗保健工作质量和安全性的关键。其他能有效促进团队合作的因素包括患者的期望，基本照护人力的短缺，一个全新的能彰显高效、低成本且优化成果的医疗保健系统，以及激励创建跨专业合作模式的国家政策变化。例如，患者保护与平价医疗法案（Affordable Care Act，ACA）的通过促进了相应专注于跨专业团队合作来促进人群健康的照护机构的发展。

老年人患多种慢性疾病、功能衰退、老年综合征和终末期疾病的概率增加，是健康照护系统及其团队的高利用率人群。美国老年病学会制定了两个立场声明，强调了跨专业团队照护对老年人的好处，以及支持对所有专业的人员进行跨专业团队培训。本章定义了健康照护中跨专业工作的多种类型，描述了美国基于实践的跨专业老年医学创新，回顾了老年人照护中跨专业合作的证据，为建立跨专业技能和团队提供了资源，并讨论了提高老年医学跨专业团队合作所遇到的障碍和未来计划。

参考文献

Mion L, Odegard PS, Resnick B, et al. Interdisciplinary care for older adults with complex needs: American Geriatrics Society position statement. *J Am Geriatr Soc*. 2009;57(10):1917.

Partnership for Health in Aging Workgroup on Interdisciplinary Team Training. Position Statement on interdisciplinary team training in geriatrics: an essential component of quality healthcare for older adults. *J Am Geriatr Soc*. 2014:62(5):961-965.

二、关键定义和概念

用于描述团队合作的术语非常广泛，经常互换使用，包括跨学科、多学科和跨专业。除了这个术语上的不确定，不同的作者在描述"团队"和"团队合作"时会由于团队的组成、功能及成果不同而采用不同的概念。第一个要区分的是学科和专业。"学科"是指学习的不同领域，如经济学、人类学、医学，而一个"专业"通常是指需要许可证和（或）监管要求的领域。尽管在过去的至少40年中，跨学科和多学科的提法在美国健康照护领域（包括老年病学）一直很流行，但学者们越来越多地认为，在健康照护方面使用这些术语在概念上是不正确的，"跨专业"合作的概念更精确地描述了来自不同领域的健康照护专家一起工作并提供相应的服务。第二个要区分的是跨专业合作和专业内协作。跨专业合作是指不同类型的健康照护专家（如牙科、护理、医学、药学）一起工作，而专业内的协作代表在同一专业内不同专长的人一起工作。专业内协作的例子包括外科医生和心脏科医生一起工作，或者老年医学护理从业者与老年科临床护士一起工作。鉴于跨专业团队在老年人照护方面的普遍性和有效性，我们在本章重点讨论跨专业的工作。

在健康照护过程中，除了要确定所涉及的不同专业之外，重要的是还要区分跨专业实践的类型。Reeves 及其同事根据解决共享身份、各自的角色、相互依赖和整合程度等问题的因素，提出了一个区分四种跨专业实践类型的框架（团队合作、合作、协作和网络化工作）。跨专业团队合作是一种"更紧密"、综合的工作形式，其成员共享团队身份，角色明确，并以一种综合的、相互依赖的方式为患者提供照护。跨专业团队合作的例子包括老年病学团队、重症监护团队和急诊科团队。这和跨专业合作是不同的，跨专业合作是一种更"松散"的工作形式，其成员的流动性更强，并且共享身份也不是那么重要。这种类型的例子可能发生在初级照护和一般医疗环境中，团队的核心成员可能并不处在同一位置。与合作一样，跨专业协作对成员共享身份的重视程度较低，其成员工作的一体化和相互依赖性则更低。网络化工作是最不正式的一种工作形式，这种形式中各专业小组分享共同感兴趣的信息，但不一定提供联合患者照护。当独立使用这些术语（团队合作、合作、协作和网络化工作）且没有跨专业关联时，人们更多关注的是行为本身，而不是参与行为的个人。

最后，把跨专业教育（interprofessional education, IPE）和跨专业实践区分开很重要。IPE 是指两个或两个以上的健康照护专业人员（包括学生）共同学习，相互学习，以促进跨专业团队合作和提供照护服务的活动。跨专业实践是指"来自不同专业背景的多个健康照护工作者通过与患者、患者家庭、照护人员和社区合作提供综合的健康服务，以达到最高质量的照护"。美国国家跨专业实践和教育中心正在将这两个概念合并为一个工作定义：跨专业实践和教育（"新 IPE"）。新 IPE 将 IPE 和跨专业实践联系了起来，强调教育对促进健康、建立支持系统和测试不同实践模式的重要性。

参考文献

Reeves S, Lewin S, Espin S, et al. Interprofessional Teamwork for Health and Social Care. London, United Kingdom: Blackwell-Wiley; 2010.

World Health Organization. Framework for Action on Interprofessional Education and Collaborative Practice. Geneva, Switzerland: WHO Press; 2010.

三、老年病学跨专业团队创新

在美国，对老年人的照护已成为推动跨专业实践和教育创新的主要动力。因此，有许多以团队合

作为基础的老年照护模式（表 3-1）。这些团队在其目标、程序、设置、专业人员的数量、类型、成员的稳定性上具有很大的差异。

表 3-1　老年医学团队照护示例	
特定疾病	● 痴呆症 ● 糖尿病 ● 预防跌倒 ● 心力衰竭 ● 脑卒中后
特定项目	● 年度健康访问 ● 老年评估 / 咨询诊所 ● 老年评估和照护资源 ● 临终关怀 ● 老年人医疗法律合作 ● 姑息治疗 ● 老年人全纳照护计划 ● 过渡期照护
特定地点	● 老年急诊照护单元 ● 成人日间保健中心 ● 急诊部 ● 家庭照护 ● 长期照护疗养机构 ● 短期康复

退伍军人事务部在 20 世纪 70 年代制订了最早的培训计划，即老年医学跨学科团队培训。随后，隶属于美国健康与公众服务部的卫生资源和服务管理局（Health Resources and Services Administration, HRSA）创立的三个项目得以建立。第一，老年病学教育中心（Geriatrics Education Centers, GEC）成立于 20 世纪 80 年代，支持卫生专业学校与健康照护诊所、机构之间的合作，支持老年病学培训体系，以及面向四个或以上专业的团队照护。第二，老年病学术职业奖（Geriatric Academic Career Awards, GACA）起源于 20 世纪 90 年代，支持初级员工的职业发展，使他们成为老年病学家，并为跨专业团队提供临床老年病学培训。第三，2015 年，HRSA 以老年病学人力资源增强计划（Geriatric Workforce Enhancement Programs, GWEP）取代了 GEC，通过

整合老年病学与初级保健、提高患者及其家庭的参与度、与社区合作缩小老年人健康照护方面的差距，推进了跨专业老年病学人力资源的发展。

除了联邦政府的支持，John A. Hartford 基金会还大力支持团队培训和老年人照护模式的发展。1997 年，Hartford 老年跨学科团队培训（Geriatric Interdisciplinary Team Training，GITT）主动资助了 8 家机构以开发正式团队培训的新模式，最终形成了一个教学材料资源库，包括集体制作的课程和将在其他章中详细描述的实施指南。2000 年，Hartford 资助了老年跨学科团队实践，该实践支持对老年慢性病患者跨专业团队照护模式的设计和测试。在日常实践中，5 种模式的团队照护显示出了对患者的效果和成本方面有积极影响，其中包括：①过渡期照护干预，由美国科罗拉多大学健康科学中心开发，通过一名过渡期教练与患者和家庭照护人员在自我管理技能方面的合作，促进从医院到家庭更安全的过渡；②照护管理＋模式，由山间健康照护和俄勒冈健康科学大学开发，通过一个照护管理人员和一个电子信息技术系统来改善健康照护临床医生之间的沟通；③老年卫生和健康诊所模式，由俄勒冈和平健康开发，提供全面的老年初级照护，重点是慢病管理；④虚拟整合实践模式，由拉什大学医学中心开发，通过使用电子邮件、语音邮件和电子医疗记录来促进跨专业成员之间的工作关系和沟通；⑤老年资源团队模式，由健康合作组织普吉特海峡开发，该模式在初级照护实践中加入了一个老年咨询团队。在这 5 种模式中，过渡期照护干预和照护管理＋模式使用比较广泛。

在医疗保险和医疗补助基金的支持下，老年病学还在以团队为基础的照护模式中引领了其他的创新。在门诊照护单元，老年人全纳照护计划（Programs of All-Inclusive Care for the Elderly，PACE）是一个重要的、联合了医疗保险和医疗补助的计划，该计划为生活在社区中衰弱的、符合养老院标准的老年人提供全面的团队照护。在住院的情况下，老年急诊照护单元为住院的老年人提供一个跨专业团队，旨在维持功能，避免不必要的操作和药物。截至 2019 年，在 31 个州有 126 个 PACE 项目，全国大约有 200 个 ACE 单位。PACE 和 ACE 模式已被证明可以在降低成本的同时改善患者的预后。自 2013 年

以来，美国医疗保险和医疗补助服务中心认可跨专业团队合作，并支付创新的跨专业照护模式的费用，包括年度健康访问、过渡期照护管理、慢性病照护管理、痴呆照护和高级照护计划活动。

参考文献

Coleman EA, Parry C, Chalmers S, Min SJ. The care transitions intervention: results of a randomized controlled trial. *Arch Intern Med.* 2006;166(17):1822–1828.

Fox MT, Persaud M, Maimets I, et al. Effectiveness of an acute geriatric unit care using acute care for elders components: a systematic review and meta-analysis. *J Am Geriatr Soc.* 2012; 60(12):2237–2245.

Hirth V, Baskins J, Dever-Bumba M. Program of all-inclusive care (PACE): past, present, and future. *J Am Med Dir Assoc.* 2009; 10(3):155–160.

Stock R, Mahoney ER, Reese D, Cesario L. Developing a senior healthcare practice using the chronic care model: effect on physical function and health-related quality of life. *J Am Geriatr Soc.* 2008; 56(7):1342–1348.

Wieland D, Kinosian B, Stallard E, Boland R. Does Medicaid pay more to a program of all-inclusive care for the elderly (PACE) than for fee-for-service long term care? *J Gerontol A Biol Sci Med Sci.* 2013;68(1):47–55.

四、跨专业团队在老年人照护中的证据

大量研究表明，对于特定疾病和老年综合征而言，无论哪种照护模式，无论是在急诊、专业照护机构还是在康复和门诊诊所，老年跨专业团队照护都是有益处的。以团队为基础的照护模式，如PACE、老年评估和照护资源（Geriatric Resources for Assessment and Care of Elders，GRACE），已经展现出照护质量的提高和服务利用率的下降。团队照护降低了脑卒中后的发病率和死亡率，在改善阿尔茨海默病患者行为和心理症状的同时并没有显著增加其用药量。以团队为基础的方法可减少谵妄的发生率，以及减少跌倒和相关伤害的概率。跨专业团队还可以改善患者的药物依从性，减少药物不良反应。

虽然跨专业团队合作在健康照护特定领域有令人鼓舞的证据，但跨专业团队在降低健康服务利用率和成本的能力方面，总体结果好坏参半。Boult 及其同事为此提供了可能的解释，在具有多发病的老年人中降低健康服务利用率和成本是有困难的，这是因为多种慢性病共存的患者病情会有不可避免的急性加重，从而需要急诊照护，这就无法判断哪些患者能从团队照护中获益最多，哪方面的团队照护减少了利用率和成本。此外，为了提高高危患者的生活质量，识别并缩小照护上的差距会提高高质量

团队照护的利用率。最后，临床试验的周期可能太短，以至于无法剩下多少"下游"成本用以抵消团队基础模式的初始成本和运营成本。

Tsakitzidis 及其同事拓展了跨专业团队的成果，指出成果评估应该超越合作和成本，落脚于患者层面的有效成果。患者层面的结果指标包括疼痛、跌倒发生率、生活质量、日常生活活动的独立性，以及抑郁和焦虑行为。在组织和研究跨专业合作和（或）IPE 时，除了健康服务利用率和成本之外，患者层面的结果指标也是应该考虑的重要方面。

除了团队合作的新证据之外，还有一个深刻而直观的逻辑来解释为什么有效的团队合作是必要的：患者经常出现状况，而且存在多种原因。这就需要具有不同技能和专业知识的一系列健康照护专业人员提供多种治疗方法。由一个专业孤立地提供完整的照护是不可能的，高质量的照护依赖于跨专业团队的共同合作。一般来说，当一个团队运行良好时，是因为每个团队成员都发挥了自己的作用。每个成员不仅知道且以高超的技巧和创造力执行自己的角色，而且还知道团队中其他每个角色的责任和活动，并能理解每个人为其角色带来的细微差别。正如军事训练和航空工业所表现的那样，当团队中的每个人知道彼此的角色时，团队合作有助于减少浪费、更好协作、提高安全性和取得高质量的成果。

参考文献

Boult C, Reider L, Leff B, et al. The effect of guided care teams on the use of health services: results from a cluster-randomized controlled trial. *Arch Intern Med.* 2011;171(5):460–466.

Callahan CM, Boustani MA, Unverzagt FW, et al. Effectiveness of collaborative care for older adults with Alzheimer disease in primary care: a randomized controlled trial. *JAMA.* 2006;295(18):2148–2157.

Counsell SR, Callahan CM, Clark DO, et al. Geriatric care management for low-income seniors: a randomized controlled trial. *JAMA.* 2007;298(22):2623–2633.

Farrell TW, Luptak MK, Supiano KP, Pacala JT, Lisser R. State of the science: interprofessional approaches to aging, dementia, and mental health. *J Am Geriatr Soc.* 2018;66:S40–S47.

Tsakitzidis G, Timmermans O, Callewaert N, et al. Outcome indicators on interprofessional collaboration interventions for elderly. *Int J Integr Care.* 2016;16(2):5.

五、团队合作的资源和工具

近年来，IPE 和团队培训得到了越来越多的认可。2016 年，由 15 个国家健康专业教育协会组成的跨专业教育合作组织（Interprofessional Education Cooperation，IPEC）更新了跨专业合作实践的核心能力，为推进 IPE 和实现健康照护的四个目标提供了一个框架，这四个目标分别是改善人群健康，增强个人照护经验，降低健康照护成本，并获得工作乐趣。核心能力如下。

- 跨专业实践的价值观 / 道德观。
- 合作实践的角色 / 责任。
- 跨专业沟通实践。
- 跨专业团队合作和团队实践。

能力识别的行为反映了有效的、以患者为中心的团队合作所必需的基本态度、知识和价值观。所涉及的范畴为个人学习和实践的改进、课程和项目的开发、学校和专业人员设定认证和许可标准均提供了指导。

Salas 及其同事详细阐述了团队培训的原则，其中包括利用团队合作能力来聚焦培训内容，使之与预期的结果和当地资源保持一致；聚焦于团队合作，排除个人层面的任务；在尽可能真实的环境中提供实践练习；提供详细、及时的团队技术专家反馈；评估知识、行为和患者层面的结果；通过持续的指导、激励和绩效评估来维持团队合作。

Salas 及其同事还提供了实用的指导方针和技巧，来促进他们以沟通、协调和合作的框架为基础的团队合作。一个首要主题是创造一个鼓励所有成员参与和进行公开讨论的环境。这就包括确保成员有时间共同反思他们的团队表现，并提供描述性和具体的"过程反馈"。团队成员也应该反思自己和其他成员的行为，同时引出并提供建设性的反馈和改进的想法。此外，健康照护团队可以明确聚焦于创造一种充满包容性和安全感的氛围来促进团队合作，在这种氛围中，每个人都能感受到自己的价值，能够畅所欲言而不用担心受到批评或惩罚。

两个成熟的团队培训项目为团队合作提供了在线实践指南和工具。老年病跨学科团队培训 2.0（Geriatric Interdisciplinary Team Training 2.0，GITT 2.0）计划目前是由 Hartford 老年护理研究所的顾问 Geri 提供的一系列老年病学教育材料的一部分。与第一个 GITT 不同，GITT 是一个包含病例和视频并以书面为载体的课程，而 GITT 2.0 是一个基于网络的课程，其中涵盖最新的病例和视频，重点是通过跨专业合作改善以患者和照护人员为中心的质量结果。尽管是为受训人员设计的，但内容是与参与实践的跨专业成员相关的。一套六个互补的跨专业教育与实践（Interprofessional Education and Practice，IPEP）电子书提供了指导互动活动的工具，用以传授跨专业能力的核心领域。由国防部开发的团队加强性能和患者安全的策略和工具（Team STEPPS）项目并非老年病学特有，也为卫生专业人员提供了一个以证据为基础的团队合作培训系统。像 GITT 2.0 一样，它提供了一个可以在线获取的课程和实施指南，但是材料更加广泛，包含有演讲者笔记、讲义、视频、评估和评估工具的幻灯片集。培训系统提供了其三个步骤的详细指导，包括当地的需求评估、规划和培训、维护。实践交流工具和策略是课程的重要组成部分。Team STEPPS 还在全国范围内为高级培训师提供网络研讨会和面对面的培训课程。

成立于 2014 年的卫生专业认证合作组织（Health Professions Accreditor Collaborative，HPAC）创建了一个平台，用于分享一系列跨专业主题的信息，规范认证人之间的互动，并解决卫生系统中新出现的挑战。为了满足质量和成本效益照护所必需的跨专业合作的迫切需求，HPAC 实施了一个由 24 个健康照护专业培训计划认可的多年多阶段程序，以创建用于优质 IPE 的开发、实施和评估的指南。

由公立部门和私营机构合作创建的美国国家跨专业实践与教育中心（National Center for Interprofessional Practice and Education，NEXUS）为教育工作者、临床医生和管理者搭建了一座连接卫生专业教育和卫生保健服务之间的桥梁。NEXUS 通知、连接和促进教育工作者与临床医生去推进四大目标，并且其网站也拥有讨论板和一个包含各种资源的数字图书馆。

本部分中讨论的资源和工具的列表见表 3-2。

参考文献

Health Professions Accreditors Collaborative. *Guidance on Developing Quality Interprofessional Education for the Health Professions*. Chicago, IL: Health Professions Accreditors Collaborative; 2019.

Interprofessional Education Collaborative. *Core Competencies for Interprofessional Collaborative Practice: 2016 Update*. Washington, DC: Interprofessional Education Collaborative; 2016.

表 3-2　团队合作的资源和工具

老年病跨学科团队培训 2.0（GITT 2.0）	https://consultgeri.org/gitt-2.0-toolkit
卫生专业认证合作组织（HPAC）	https://healthprofessionsaccreditors.org/
跨专业教育与实践（IPEP）电子书	https://consultgeri.org/educationtraining/e-learning-resources/interprofessional-education-and-practice-ipep-ebooks
跨专业教育合作组织（IPEC）	https://www.ipecollaborative.org/
美国国家跨专业实践与教育中心（NEXUS）	https://nexusipe.org/
团队加强性能和患者安全的策略和工具（Team STEPPS）	https://www.ahrq.gov/teamstepps/index.html

参考文献

Salas E, Almeida SA, Salisbury M, et al. What are the critical success factors for team training in health care? *Jt Comm J Qual Patient Saf.* 2009;35(8):398-405.

Salas E, Wilson KA, Murphy CE, King H, Salisbury M. Communicating, coordinating, and cooperating when lives depend on it: tips for teamwork. *Jt Comm J Qual Patient Saf.* 2008;34(6):333-341.

The National Center for Interprofessional Practice and Education. https://nexusipe.org. Accessed April 11, 2019.

六、团队合作发展的障碍

虽然数据支持跨专业团队合作对患者和卫生专业人员都有益处，但是大多数参与实践的专业人员很少甚至没有接受过相关的培训，而增加跨专业团队合作的努力往往遇到态度、教育和财政上的阻碍。其中一个挑战涉及医疗行业一直以来不容挑战的权威和对团队的态度。医生对团队合作的态度尤其成问题。原因可能包括医学培训需要自主性和个人努力，缺乏团队合作的感知价值，以及个人在权力、时间和金钱上的损失。由于缺乏榜样和强大的文化影响力，医学受训人员对团队合作益处的评价低于护理、药学和社会工作专业的人也就不足为奇了。

改善专业间团队合作的其他障碍在于系统和基

础设施。首先，尽管健康照护团队无处不在，但在美国，对执业临床医生的正规团队合作教育普遍滞后。因此，由于团队在实践中没有践行团队合作的原则，所以极少有正在进行的团队培训。其次，实施或改进 IPE 及实践的激励措施很少，因为目前对于实施创新和合作教育计划或者由执业卫生专业人员提供的团队服务的报销机会有限。此外，很少有医学院校或医疗实践会认可团队合作技能用于个人晋升。最后，后勤障碍是一个普遍存在的问题，往往集中在寻找教学或参与团队合作的时间上。在专业前层面，阻碍包括相互冲突的学术日程和培训地点，同时在实践安排上的矛盾集中在既要保证小组培训的时间，又要满足医院和患者照护诊所的人员配备需求。最后，当前的基础设施并不支持以患者为中心，以促进临床医生之间的沟通和问责制的临床工作流程。

参考文献

Boyd C, Smith CD, Masoudi FA, et al. Decision making for older adults with multiple chronic conditions: executive summary for the American Geriatrics Society guiding principles on the care for older adults with multimorbidity. *J Am Geriatr Soc.* 2019;65:665–674.

Leipzig, RM, Hyer K, Ek K, et al. Attitudes toward working on interdisciplinary health care teams: a comparison by discipline. *J Am Geriatr Soc.* 2002;50(6):1141–1148.

Young HM, Siegel EO, McCormick WC, Fulmer T, Harootyan LK, Dorr DA. Interdisciplinary collaboration in geriatrics: advancing health for older adults. *Nurs Outlook.* 2011;59(4):243–250.

七、未来的举措

正如其历史和现状所证明的那样，跨专业实践对于实现人口老龄化所期望的以患者为中心的结果至关重要。随着新的跨专业实践模式的发展和传播，IPE 和学习环境必须定位于应对发展未来健康照护专业人员的挑战。为了改变现行的照护标准，使跨专业实践和教育同步发展很有必要。

在美国，医疗保险和医疗补助服务创新中心成立于 2010 年，作为 ACA 的一部分，其主要测试了能够提升照护质量、降低照护成本、更好地调整支付系统的模式，用以支持以患者为中心的实践。创新中心在实施优质支付计划中发挥着关键作用，该计划是 2015 年国会创建的医疗保险获取和 CHIP 重新授权法案（*Medicare Access and CHIP Reauthorization Act*, *MACRA*）的一部分，以替代先前的支付结构。在优质支付计划中，临床医生在足额参与高级替代支付模式（Advanced Alternative Payment Models, APM）后可能获得奖励性经费。在先进的 APM 中，临床医生对于患者质量和支付结果需要承担一些风险，也必须满足一些其他特定标准。许多这样的照护模式，例如责任照护组织（Accountable Care Organizations, ACO）中的医疗保险共享储蓄计划和初级照护转型中的综合初级照护 +（Comprehensive Primary Care+, CPC+），通过创新中心开发，纳入了跨专业照护。这些针对创新的跨专业照护模式的发展、实施和测试的步骤必须在未来持续进行，以便真正改变向老年人提供医疗服务。

实施和传播跨专业实践与教育的创新模式将需要不断的文化发展，以及时间和资源的投入。专业身份和文化的差异必须调和，也必须认识到每个人，从早期的学习者到经验丰富的专业人士，都存在偏见、刻板印象，以及对其他专业知识的欠缺。卫生系统和学术带头人需要解决卫生专业人员和学生的实际问题，主要体现在角色、优先权、服务需求、结构性障碍、时间安排、对执照和认证要求方面的差异。持续的研究将指导理解最有效时机、教学策略、方法、环境和评估工具的理解，以培养具备团队精神的专业人员。此外，必须说明跨专业实践和教育对"四大目标"的影响，特别强调以患者为中心的结果，来确保以团队为基础的高质量健康照护得以持续。专业和教师发展课程应该培养一支有效教授和使用团队合作技能的卫生专业骨干队伍。执照、法规和认证也是促进以患者为中心的老年人照护跨专业实践和教育的有力途径。

第 4 章 照护目标和预后考虑
Goals of Care & Consideration of Prognosis

Eric Widera　Alexander K. Smith　著

徐嘉琦　王　玫　译　郑　凯　校

一、商议照护目标的一般原则

商议照护目标为临床决策提供了一个广泛框架，以帮助患者个人价值观与期望同当前医疗条件下可实现的治疗方案保持统一。然而，这并不是一件容易的事。因为患者和家属可能同时表达对于医疗照护的多重目标，例如，保持生活独立性、预防疾病、延长寿命、减轻痛苦或是尽可能多地陪伴家人与朋友。这些目标的重要性也可能会随时间而改变，例如，当患者或家属得知了一个新诊断或是预后恶化。照护目标应作为指引，以便患者和医生可以在应对急性或慢性疾病时制订具体的治疗计划。

二、商议照护目标的实用指南

照护目标可以为各种决策提供指引，包括维持生命治疗的即时决定、预防性治疗偏好的决定（如癌症筛查）、预先指示。我们在协商照护目标时，并没有既定的正确方式，下文概述了商议照护目标的 7 个实用步骤（可供使用的表达，见表 4-1；需避免使用的表达，见表 4-2）。

(1) 准备工作：临床医生应准备一个适宜的会谈环境，房间宜安静且足够容纳所有参与者。确定合适的参与者，包括患者的家庭成员、其他顾问或医疗团队成员，如社工或牧师。当超过一名临床医生或医疗团队成员在场时，应提前确定一名主持人。同时确保会议时间充裕，必要时准备好翻译人员。

(2) 创建会议框架：在会议开始时，所有参会成员应进行自我介绍。临床医生需说明会议的目的，并询问患者及家属对于信息共享和决策的偏好。

(3) 探索对疾病现状和潜在价值的理解：有效的决策依赖于医护人员和患者对疾病现状及预后的了解。临床医生应挖掘患者和家属对疾病及预后的了解程度，在传达信息时，陈述方式应简洁易懂，并多次评估患者及家属对信息的理解情况。这也是一个探索的过程，通过讨论能够了解患者和家属期望得到什么样的结果，他们想要避免哪些结果，以及他们生活中最重要的是什么，最想实现的又是什么。讨论过程中可能会引发各种情绪反应，如愤怒、怀疑、解脱或是震惊。在给出更多的事实信息之前，一定要先了解患者的情绪状态。

(4) 确定总体目标：基于对患者和家属期望的了解，临床医生可以尝试提出有关总体目标的建议。考虑到患者的疾病现状与预后，在此过程中，临床医生可能还需要处理患者和家属一些不合理或不切实际的期望与目标。

(5) 基于患者的信念和价值观协助做出决策：通过与患者讨论与其照护目标一致的治疗方案以实现目标的制订。讨论内容应包括各种治疗方法的潜在益处、危害和负担，以及所提议的干预措施实现既定目标的可能性。

(6) 追踪计划：目标和偏好可能会随着时间而改变，因此关于照护目标的讨论应被视为临床实践过程中持续进行的一部分。

(7) 记录目标和决定：这可能包括书面记录和预先指示，如果明确了延长生命的治疗方案，则被记录在每个州授权的便携式医嘱单中，如生命维持治疗医嘱（physician orders for life-sustaining treatments, POLST）。有关预先护理计划的更多信息，见第 21 章。

表 4–1	讨论照护目标时可供使用的表达	
(1)	准备工作	"在下次访谈时，我想谈谈您的健康状况，以及我们可以继续为您提供的照护方式。有没有您认为应该参加这次会议的人选？"
(2)	创建会议框架	"一些患者认为了解他们疾病现状、预后和治疗方案的所有细节很重要；其他人则不这么认为，他们更希望他人为自己做决定。您感觉如何？"
(3)	探索对疾病现状和潜在价值的理解	"告诉我您的情况如何？" "您对自己目前的健康状况了解多少？" "考虑到我们对您健康状况和预后的了解，哪些事情对您来说最重要？你的希望是什么？又恐惧什么？" "当您想到病重时，您最担心的是什么？"
(4)	确定总体目标	"在我看来，对您来说最重要的是保持舒适，我们会让您回家。您认同吗？"
(5)	基于患者的信念和价值观协助做出决策	"考虑到无痛和回家对您来说这么重要，我建议我们……"
(6)	追踪计划	"听起来您可以多花一些时间来考虑这些问题，并与家人讨论。明天下午我们可以再多谈谈吗？" "我相信您以后还会有很多疑问，这是我的联系方式。"
(7)	记录目标和决定	"考虑到您的意愿，我认为通过使用生命维持治疗医嘱（POLST）表格记录这一点很重要，这有助于确保遵循您对临终护理的偏好。"

表 4–2 讨论照护目标时应避免的表达	
应避免的表达	**依　据**
"我们已经无能为力了"	总是有更多的事情可以做，包括缓解症状，以及为患者及家属提供社会心理支持
"我们计划取消护理"	护理从不撤回。我们总在持续关怀
"英雄的措施"	术语太模糊。谁不想成为英雄
"您的诊断是终末期"	听起来很冷漠（就像终结者一样），好像切断了患者所有的选择
"您想让我们尽一切可能吗"	"一切可能"表达过于含糊，并可能是相互矛盾的治疗。例如，临终关怀和重症监护室护理都是可能的

三、代理决策者的重要性

25% 的老年人在临终前可能需要委托代理人做出或协助其做出医疗决策。临床医生有责任帮助这些代理人做出符合患者照护偏好、价值观和目标的决策。然而，由于疾病的不确定性和不可预期性，即使在预先指示中已经列出了具体的偏好，现实中仍有可能遇到未涉及的处境，需要代理人做出决策。此外，使问题更加复杂化的是老年人可能希望未来的决定是基于家庭成员的意愿和利益，而不仅仅是依据他自己的护理偏好。

在患者丧失决策能力之前，让代理人提前参与照护计划的讨论，可能有助于增加代理人对患者意愿的了解，减轻决策时的负担。在讨论照护计划时，应侧重于为未来决策预备代理人，包括指定一名医疗照护代理人在患者丧失决策能力的情况下阐明患者的价值观和偏好，以及代理决策者可行使的决策空间。

四、预后预测

预后预测分为两个部分：一个是临床医生对患

者预后的评估，另一个是与患者和（或）家属沟通预后。研究表明，老年人往往更关心他们能否保持生活独立和认知完整，而不是他们的生存预后。然而，当谈及"预后"时，通常会暗示生死预测。临床医生应询问患者所担心的结局。

（一）预测老年人预后的重要性

评估和沟通患者疾病预后是临床决策的重要组成部分。预后预测为患者和家属制订现实可行的照护目标提供了参考信息，帮助预期生存期内能有所获益的患者获得治疗，明确了患者应该获得临终关怀或是更高级别的疾病管理方案。同时，它还影响医疗之外的决策，包括如何度过余下的时光，以及如何支配他们的金钱。

在基于照护目标的临床决策中，一个关键部分是需要明确医疗干预的预期结果。如果只是简单地询问患者对于心肺复苏的偏好是没有意义的，提出的干预措施应该是能够帮助患者实现与个人目标一致的理想结果。此外，如果临床医生没有明确与患者讨论干预结果，患者可能会对治疗结果抱有错误想法。相反，如果通过讨论，错误想法得以纠正，患者可能会改变他们对某些干预措施的偏好，使其更符合潜在价值观。例如，如果患者被告知实施心肺复苏后存活的可能性，他们更有可能会表达对心肺复苏的偏好。

在考虑老年人的预后时，需要记住三个重要概念。第一，评估老年人的预后更加复杂，因为他们可能患有多种影响预期寿命的慢性进行性疾病。评估预后时若仅关注一个问题是不够的，还应考虑医疗问题的相互作用。第二，大多数针对年轻患者研制的预后评估工具都是基于特定疾病的；然而，在年长老年人中，功能限制比慢性病更能预测死亡率。大多数疾病特异性预后评估工具尚不能充分考虑到功能状态的影响。第三，临床决策必须考虑到患者在预期生存期内能从所提议的干预措施中获益。例如，癌症筛查、血压管理和血糖控制等预防性措施均已被证实对更健康、功能更好的老年人群有效。由于这些治疗措施的疗效往往需要很多年才会呈现，对于衰弱的老年人，可能还未体验到益处就已经离世了。与此同时，他们所面临干预带来的风险和危害往往会比延迟的益处发生得早得多。

（二）评估预后

最常见的预后预测方式是简单地使用临床医生的判断和经验。基于临床医生判断的预后与实际生存率相关，然而，这种预测方式也存在各种缺点，限制了预测的准确性。临床医生更可能是乐观的，倾向于高估患者的生存率 3～5 倍。临床预测对短期预后也往往较长期预后更准确。医患关系的时间长短也容易增加医生做出错误预后预测的概率。通过将临床预测与其他形式的预后评估（如生命表或预后指标）相结合，可以提高临床医生预测的准确性。

生命表是通过与年龄、性别、种族相似个体的全国平均水平进行比较来估计剩余寿命（有关生命表的范例，参见第 20 章）。这些估计数提供了中位预期寿命的信息，尽管同龄老年人健康状况和预后的异质性显著降低了其预测价值。利用共病和功能状态等临床特征来估计患者的预期寿命，可能有助于临床环境中个体化的预后评估。

预后指标是预测预后的有效辅助指标。临床医生应选择能够预测一段时间内死亡率的指数，该时间与干预的受益时间相同。临床医生还应该选择那些在类似患者临床环境中测试过的指标，这些指标在预测风险方面具有合理的准确性，并使用现成的数据作为变量。在 www.ePrognosis.org 网站上可以找到已发表的老年病学预后指标的实用资料库。使用预后指标的目的在于补充，而不是取代临床医生根据其对患者病情的评估得出的临床判断。当使用这些方法评估预后时，重要的是要知道这不是一次性事件。相反，它是一个涉及定期重新评估的过程。

（三）非疾病特异性预后

许多老年人并不是死于单一疾病，而是死于多种慢性疾病、功能障碍和认知功能下降的相互作用。鉴于此，目前已经创建了一些非疾病特异性的预后指标。这些指数来源系统评价，下文中我们列出了一些最高质量的指标，并注解了它们在临床环境中的实际应用。

(1) 针对社区居住老年人的 5 年和 9 年 Schonberg 指数：该指数是基于一项具有全国代表性老年人的调查研制而来，包含的风险测量指标除自评健康状况外，大多数是老年人照护者能够获取的一般临床信息，包括糖尿病史、癌症、工具性日常生活功能（independence in instrumental activities of daily living，IADL）的独立性和活动能力。其中，9 年指数对于长期筛查决策更有意义。

(2) 针对社区居住老年人的 4 年和 10 年 Lee 指数：与 Schonberg 指数类似，该指数也是由一项具有全国老年人代表性调查研制而来。涵盖的风险测量指标同样是临床可获取的。值得注意的是，Lee 指数和 Schonberg 指数已被合并为 www.ePrognosis.org 网站上的一个单一指数，以帮助临床医生快速实现多种预后评估。

(3) 针对住院老年患者的 1 年 Walter 指数：该指数是基于俄亥俄州克利夫兰市两家医院的老年人急性护理数据集研发而来。所有的风险测量指标都很容易在患者的医疗记录中获取，包括入院时的肌酐值、白蛋白值和出院时的日常生活活动缺陷等。对于出院时是否符合临终关怀资格，最高风险组 6 个月内的死亡风险超过了 50% 的阈值。

(4) 针对养老院老年人的 6 个月 Porock 指数：所有风险测量指标均来自最小数据集，临床医生应该容易获取。

五、与特定疾病相关的预后

（一）晚期痴呆

由于晚期痴呆的临床病程较长，因此很难准确估计其短期预后。晚期痴呆患者可能在严重功能和认知障碍的情况下存活较长时间。他们同时存在突然或危及生命的晚期痴呆并发症风险，如肺炎和尿路感染。这些并发症可以作为短期生存率的较低标志。在一项针对养老院晚期痴呆患者的前瞻性研究中，老年患者发生肺炎、发热和饮食问题后，6 个月内死亡率分别为 47%、45% 和 39%。晚期痴呆患者因肺炎或髋部骨折入院的短期生存率相似，6 个月死亡率超过 50%。

目前已经研发了一些有效的指标来预测晚期痴呆患者的生存率，然而，这些指标预测 6 个月内死亡风险的能力很差。晚期痴呆预后工具（Advanced Dementia Prognostic Tool，ADEPT）是一个可用于养老院阿尔茨海默病患者的死亡率指数，该工具同样

可以在 ePrognosis.org 网站上找到。尽管阿尔茨海默病预后工具仅略优于目前的临终关怀资格指南，该方法可以帮助识别 6 个月内存在较高死亡风险的养老院晚期痴呆患者。

（二）充血性心力衰竭

大多数晚期心力衰竭患者死于进行性心力衰竭导致的症状恶化、功能下降和反复住院。尽管心力衰竭的治疗取得了显著进展，但患者预后仍然很差，出院后 1 年内死亡率达 20%～47%。反复住院会恶化患者的预后。在一项前瞻性研究中，第 1 次、第 2 次、第 3 次和第 4 次住院后患者的中位生存时间分别为 2.4 年、1.4 年、1.0 年和 0.6 年。高龄也会恶化预后，85 岁患者住院后的中位生存期下降至 1 年，两次住院后下降约 6 个月。

心力衰竭预后不良的其他指标包括患者人口统计学因素、心力衰竭程度、共病、体格检查结果和实验室指标。心力衰竭特异性预后指标通常结合这些因素来帮助确定短期死亡率高的患者。西雅图心力衰竭模型是一个经过充分验证的指数，由 14 个连续变量和 10 个分类变量组成，它为社区居住心力衰竭患者的 1 年、2 年和 5 年死亡率及干预前后的平均预期寿命提供了准确的估计。在 http://depts.washington.edu/shfm/ 网站上有一个在线计算器。对于住院患者，医护人员可以使用心力衰竭死亡率预测工具（Heart Failure Mortality Prediction Tool），该工具可以在 http://www.ccort.ca/Research/CHFRiskModel.html 网站上获取。

（三）慢性阻塞性肺疾病

疾病的严重程度、并发症及疾病轻微程度的急性加重都会影响慢性阻塞性肺疾病（chronic obstructive pulmonary disease，COPD）患者的预后。在 COPD 患者中，应用最广泛的死亡率指数是 BODE 指数（表 4-3）。它包括四个已知的影响 COPD 死亡率的变量：体重［体重指数（BMI）］、气道阻塞［1s 用力呼气量（forced expiratory volume at 1 second，FEV_1）］、呼吸困难（改良医学研究委员会呼吸困难评分）和运动能力（6min 步行距离）。BODE 指数已被证实比仅基于 FEV_1 预测的死亡率更准确。然而，BODE 指数无法预测数周或数月内的短期预期寿命。

变　量	BODE 指数得分			
	0	**1**	**2**	**3**
FEV$_1$[a]（%，预测值）	≥65	50～64	36～49	≤35
6min 步行试验（m）	≥350	250～349	150～249	≤149
MMRC[b] 呼吸困难评分	0～1	2	3	4
BMI（kg/m^2）	>21	≤21		

表 4-3　BODE 指数 *

BODE 指数得分	4 年预期生存率
0～2	80%
3～4	67%
4～6	57%
7～10	18%

*. BODE 指数得分越高，死亡风险越高

a. 1s 用力呼气量；b. 改良医学研究委员会

引自 Celli BR, Cote CG, Marin JM, et al. The body–mass index, airflow obstruction, dyspnea, and exercise capacity index in chronic obstructive pulmonary disease, *N Engl J Med* 2004 Mar 4;350(10):1005–1012.

（四）癌症

早期癌症的预后主要基于肿瘤类型、疾病负担和临床症状、影像学、实验室、病理及分子特征提示的侵袭性。对于晚期癌症患者，肿瘤特异性因子已经失去了预后意义，而与患者相关的因素（如体能状态和临床症状）对短期死亡率的预测意义更大。体能状态一直被认为是癌症患者生存的一个强有力的预测因素。目前已经研发了几种不同的体能状态测量方法，包括美国东部肿瘤协作组（Eastern Cooperative Oncology Group，ECOG）的体能状态评估表和 Karnofsky 体能状态评估表（Karnofsky performance status，KPS）。但与包括 ADL 和 IADL 评估的老年综合评估相比，这些都是粗略的体能测量方法。高体能状态评分并不一定能预测较长的生存期，但低体能状态已被证实在预测不良短期预后方面是可靠的。与晚期癌症患者不良短期预后相关的症状包括呼吸困难、吞咽困难、体重减轻、口干、厌食和认知障碍。例如，姑息预后指数（palliative prognostic index，PPI）即是通过结合功能状态、水肿、谵妄、静息时呼吸困难和经口进食等症状来预测接受姑息治疗晚期癌症患者的短期生存。列线图可以用来预测各种不同常见癌症的预后。有关癌症列线图的实用信息可以在 https://www.mskcc.org/nomograms 网站上获取。

六、与患者或代理人沟通预后

向患者或家属传达坏消息，如不良预后，是医学实践中最困难的任务之一。大多数医生没有接受过预后沟通的相关培训，认为自己在预后沟通培训方面存在不足，并且临床医生在沟通预后时往往过于乐观。尽管存在不确定性，大多数患者和家属仍然更愿意与医生讨论预后。未能与患者及代理人沟通预后的后果是巨大的。例如，当患者对自己的预后了解不足时，他们更有可能期望积极的临终照护，而不是接受以缓解症状为导向的护理。

与前文中提到的护理目标讨论框架相似，"SPIKES"助记符能帮助医护人员记忆传达不良预后等坏消息时的关键步骤（表 4-4）。在沟通过程中，应避免使用专业术语。例如，大多数人无法理解医生所说的"中位生存率"的概念。同样，像"好的"或"差的"生存机会这样的模糊语言也可能导致误解。结合使用定性和数字定量的语言表达可以提高患者及家属对预后陈述的理解。

021

表 4-4　传达坏消息的 SPIKES 助记符	
S	谈话准备
P	患者的看法（评估患者对于疾病和预后的理解）
I	取得患者同意（询问是否准备好讨论预后信息）
K	提供知识和信息（根据患者的病情给出预后预测）
E	用同理心回应患者的情绪
S	策略与总结（总结并制订一个明确的照护计划）

在讨论时，有必要探索患者和代理人对预后的理解及个人信念。很少有代理人会仅根据医生的预后评估来表达他们对亲人预后的看法。相反，大多数代理人试图平衡医生的预后判断与其他因素，包括：①他们对患者内在品质和生存意愿的了解；②对患者的观察；③他们相信他们的支持和存在会给予患者力量；④乐观、直觉和信念。此外，即使面对较差的预后信息，患者和代理人仍然保持乐观和高估生存率。

七、结论

准确的预测使临床医生能够根据当前的医疗情况为患者和家属提供现实的护理选择，并帮助确定哪些干预措施由于发病率和死亡率的竞争风险而获益机会很小。使用结构化方法，如 SPIKES 助记符，是确保以有效和同理心的方式传递此信息的一种方式。预后信息应与其他健康优先事项（如保持生活独立性）一起使用，作为与老年人及其家人共同决策的一部分。

参考文献

Abadir PM, Finucane TE, McNabney MK. When doctors and daughters disagree: twenty-two days and two blinks of an eye. *J Am Geriatr Soc.* 2011;59(12):2337–2340.

Baile WF, Buckman R, Lenzi R, et al. SPIKES: a six-step protocol for delivering bad news: application to the patient with cancer. *Oncologist.* 2000;5(4):302–311.

DeForest A. Better words for better deaths. *N Engl J Med.* 2019;380(3):211–213.

Feudtner C. The breadth of hopes. *N Engl J Med.* 2009;361(24):2306–2307.

Glare P. A systematic review of physicians' survival predictions in terminally ill cancer patients. *BMJ.* 2003;327(7408):195–198.

Lee DS, Austin PC, Rouleau JL, Liu PP, Naimark D, Tu JV. Predicting mortality among patients hospitalized for heart failure: derivation and validation of a clinical model. *JAMA.* 2003;290(19):2581–2587.

Lee SJ, Go AS, Lindquist K, Bertenthal D, Covinsky KE. Chronic conditions and mortality among the oldest old. *Am J Public Health.* 2008;98(7):1209–1214.

Mack JW, Weeks JC, Wright AA, Block SD, Prigerson HG. End-of-life discussions, goal attainment, and distress at the end of life: predictors and outcomes of receipt of care consistent with preferences. *J Clin Oncol.* 2010;28(7):1203–1208.

Mitchell SL, Miller SC, Teno JM, Kiely DK, Davis RB, Shaffer ML. Prediction of 6-month survival of nursing home residents with advanced dementia using ADEPT vs hospice eligibility guidelines. *JAMA.* 2010;304(17):1929–1935.

Setoguchi S, Stevenson LW, Schneeweiss S. Repeated hospitalizations predict mortality in the community population with heart failure. *Am Heart J.* 2007;154(2):260–266.

Silveira MJ, Kim SY LK. Advance directives and surrogate decision making before death. *N Engl J Med.* 2010;362(13):1211–1218.

Yourman LC, Lee SJ, Schonberg MA, Widera EW, Smith AK. Prognostic indices for older adults: a systematic review. *JAMA.* 2012;307(2):182–192.

相关网站

EFFECT Heart Failure Mortality Prediction tool. http://www.ccort .ca/Research/CHFRiskModel.html. Accessed March 5, 2020.

ePrognosis. www.eprognosis.org (a repository of geriatric prognostic indices). Accessed March 5, 2020.

Palliative Care Fast Facts and Concepts. https://www.mypcnow .org/fast-facts/ (accessible and clinically relevant monographs on palliative care topics). Accessed March 5, 2020.

Seattle Heart Failure Model. http://depts.washington.edu/shfm/. Accessed March 5, 2020.

Marlon J. R. Aliberti　Kenneth E. Covinsky　著
王　冠　译　郑　凯　校

一、功能衰退的发生过程

老年人始终认为他们的首要任务是保持生活独立。不管是否存在慢性疾病，能够尽量不费力地完成日常生活意味着良好的健康和生活质量，也是健康衰老的一个重要因素。然而对于大多数人，衰老带来的功能障碍最终引起老年人独立性减退。随着人们年龄的增长，慢性和急性疾病越来越常见，往往导致功能衰退的发生。这些情况往往先导致某一身体系统受损，随后功能受限，最终导致功能衰退（图 5-1）。功能衰退的定义指由于健康或身体原因，不能或需要帮助进行生活（包括个人护理及个人习惯）。例如，糖尿病（慢性病）导致外周神经损伤，引起平衡及移动能力受限（功能受损），最终导致不能沐浴（功能衰退）。

对于糖尿病、高血压等慢性病，功能衰退与疾病的关系并不直接，往往间隔数十年。对于痴呆和膝关节炎等其他慢性病，功能衰退与疾病的关系更为直接，仅间隔数月到数年。对于感染、跌倒所致的损伤等急性病，疾病往往直接导致功能衰退。

功能衰退过程往往受内在因素（社会经济地位、生活方式、精神状态）和环境因素（获得护理、药物、治疗方案、医疗设备、无障碍结构改造的难易度）影响。尽管有些危险因素是无法改变的，如年龄、女性，但大部分因素［包括吸烟、过度饮酒、久坐不动的生活方式、难以获得医疗和社区服务、多重用药、可能存在的用药不当（如抗胆碱药和苯二氮䓬类药）、屋内设施问题（如地板破损及楼梯缺乏扶手）］是可以改变的。

功能衰退应该被视为个人能力不能满足环境需求，而不是一个人的性格特点。应该将固有功能衰退和实际功能衰退区分开来。固有功能衰退指患者在没有环境和设备辅助下表现功能衰退，但是一旦给予相关辅助，患者就能恢复相关能力。而实际功能衰退指即使有相关辅助，患者仍表现为相关功能衰退。这种区别说明了发现可改变因素的重要性，即影响一个人保持其功能的能力，特别是那些个人

023

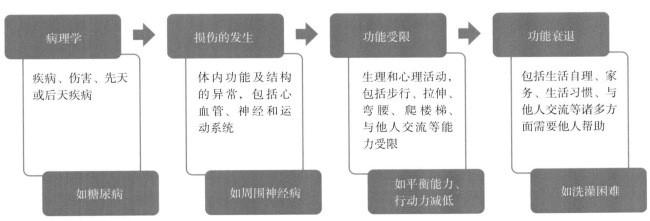

▲ 图 5-1　功能衰退的发生过程

的外部因素。例如，糖尿病伴周围神经受损的患者可能有沐浴困难，但是给予护理、物理康复训练和简单的室内设置（如浴室中添加扶手）可以帮助他们在更长的时间内保持独立。

二、功能衰退的流行病学

在日常生活中，老年人的功能衰退非常常见，往往引起患者的生活质量下降及预期寿命缩短。近 1/3 的美国老年人（约 1700 万人）在一个或多个基本的 ADL 方面有困难或接受帮助。日常生活活动包括洗澡、如厕、穿衣、吃饭、起立坐下、在室内行走等对个人护理和独立至关重要的任务（框 5-1）。在 85 岁及以上人群中，ADL 功能衰退患者增加到 50% 或更多，导致该问题越来越严峻，因为高龄老年患者在一般人群中的比例越来越大。工具性日常生活活动的功能衰退比例也越来越大。IADL 指个体能独立在社区中生存的基本技能，包括管理金钱、打电话、购物、搭载交通工具、做饭、清洁房屋（框 5-1）。无论评估的活动类型如何，我们发现女性患者 IADL 功能衰退发病率更高（图 5-2）。

尽管老年人的功能衰退通常被认为是进行性和永久性的，但近期更多的研究表明，许多患者在经历一次功能衰退后至少能暂时恢复功能。功能衰退是一个动态的过程，这个过程往往是暂时的。大概 1/3 在社区居住的无 ADL 功能衰退人群在 1 年的动态随访中至少报告一次 ADL 功能衰退。在那些出现 ADL 功能衰退的新发患者中，81% 的患者在随后 1 年中摆脱了功能衰退的困扰。即使在那些连续 3 个月功能衰退的患者中，也有 60% 的患者在随后 1 年中摆脱了功能衰退。尽管大部分患者在功能衰退后可以康复，但是这些患者仍有再发功能衰退的风险。

一般认为，功能衰退往往困扰 65 岁或以上人群，尤其是高龄老年人（≥85 岁）。然而实际上，它在中年人群中的发病率也很高。一项纳入了长期患病或新近患者的中年人群的研究表明，接近 15% 的 55—64 岁的成年人表现为至少一项 ADL 功能衰退。

值得注意的是，功能衰退即使只持续 1～2 个月，往往也会导致多种影响健康的后果，包括抑郁、社交孤立、反复入院、生活质量减低、入住疗养院，最终导致疾病进展直到死亡。相比无 ADL 功能衰退

框 5-1	日常生活活动和工具性日常生活活动示例		
日常生活活动			
活动类型	自 理	依 赖	示 例
更衣			需要任何穿衣用具的帮助
沐浴			进出浴缸需要帮助
如厕			需要他人帮助如厕和清洗
移动			需要他人帮助从床移至椅子
清洁			需要他人帮助完成日常卫生
饮食			需要他人帮助进食
工具性日常生活活动			
活动类型	自 理	依 赖	示 例
上街购物			需要他人陪伴
家务劳动			不进行任何家务活动
交通工具			需要他人辅助旅行
使用电话			不用电话
财务管理			不能处理日常花销
服用药物			药物需提前准备

人群，ADL 功能衰退的患者再次入院的发生率是前者的 5 倍，2 年内过世的概率是前者的 3 倍。而且在美国，照护功能衰退老年人的花费每年最少要 5531 美元，而对于大部分需要全职家庭护理的功能衰退老年人，每年费用多于 46 480 美元。估计有 4500 亿美元的无偿护理是由家庭或非正规护理人员提供的，帮助老年人完成日常自我护理任务。在养老机构，功能衰退老年人每年额外花费了 3500 亿美元。而随着人口老龄化，ADL 功能衰退所带来的花销持续增长。此外，即使在 50—64 岁人群中，难以完成 ADL 往往提示患者再入院、入住养老院、死亡风险升高。因此，护理的重点应该从疾病管理转变为预防功能衰退和恢复功能。把关注点放在功能恢复上有利于老年人的健康衰老，以及尽可能长地维持独立生活能力。

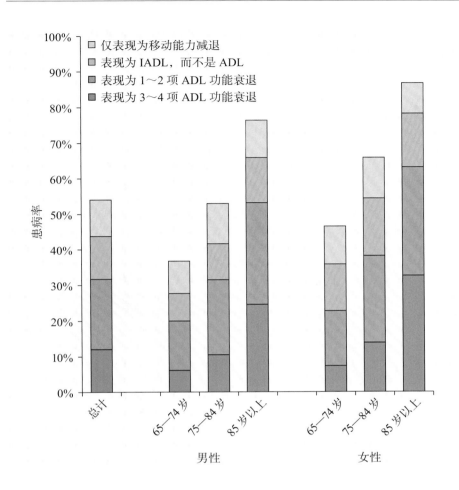

日常生活活动功能衰退指无法完成或需要他人帮助下完成包括洗澡、穿衣、进食、上下轮椅、步行或如厕等相关活动。工具性日常生活活动能力指无法完成或需要他人帮助下完成接打电话、维持家务、做饭、上街购物、处理财务等相关活动。移动能力相关功能衰退指无法完成或需要他人帮助下步行 250m

三、功能状态评估

老年人功能状态评估可以自行开展或借由他人帮助，评估方式包括运动能力评估或直接观察评估。这些不同的评估方式往往可以给我们带来互补的信息。最实用的筛查往往从门诊观察患者的活动能力开始。而且临床医师在门诊时也可以提一些简单的问题：①"你沐浴时需要他人帮助吗"；②"你是否有穿衣困难呢"；③"你服药时需要他人帮助吗"。临床医师在询问患者问题时需要覆盖有关日常生活活动和工具性日常生活活动方面。针对存在认知功能受损的患者，应该向照护者及其他知情人确认患者参与 ADL 评估的能力。这些转述者往往夸大了患者的功能衰退状态，但他们的优势在于能帮助临床医师更好地与患者沟通。

对临床医师来说，有些可靠的功能评估方法对于监测和评估关于 ADL 和 IADL 功能衰退非常有效。这些方法的可靠性往往已经得到了照护计划制订者

和执行者等所有照护人员的认可。表 5-1 列出了一些老年人常用的功能评估方法。在某些特殊情境下，针对养老院老年人采用最小数据集（Minimum Data Set，MDS）-ADL、结果和信息评估集（Outcome and Assessment Information Set，OASIS），以及针对家庭护理的老年人采用包括 ADL 和 IADL 的功能评估，这些形成了标准化流程的一部分。

简单功能表现的筛查在不同情况下可帮助我们识别有较高风险新发功能衰退的老年人。早期识别功能衰退的发生具有重要意义，因为针对功能衰退，进行早期处理效果更佳。在不同国家不同情境下的临床实践中均发现包括实行衰弱症表型定义、简易机体功能筛查（Short Physical Performance Battery，SPPB）和步速测量等是评估功能衰退的可靠工具。衰弱症表型定义可分为 5 级（0～5 级），包括体重的减轻、疲惫感、衰弱、行走缓慢、活动量减少，并将老年人划分为健康（0 级）、衰弱前期（1～2 级）和衰弱（3～5 级）。如果个体表现为生理意义上的衰

工具类型	描　述	参考文献
Barthel 指数	该量表通过评估日常生活自理能力的 10 个方面（具体包括进食、沐浴、做家务、穿衣、大便失禁、小便失禁、如厕、上下轮椅、步行、爬楼梯等）判断患者的功能独立性。上述各方面可以自评，也可以由他人进行评价。该量表发明于 1965 年，分值为 0~100分，在 1988 年该量表进行了修订，分值范围变为 0 分（完全依赖）~20 分（完全独立），评分等级以 1 分为单位递增。在最新版本中，评分大于 4 分提示有临床意义的显著差异。该量表首次评估了患者功能独立性，而且其有效性也在医院、家庭护理、康复机构、社区等不同情境下均得到了证实	Barthel（1965）Collin（1988）
Katz 指数	该量表的功能是评估日常生活自理能力。它可以精确评估包括沐浴、穿衣、如厕、转移、大小便失禁及进食 6 个方面。上述 6 个方面可通过选择"是或否"进行自评或由他人进行评价。该量表可在不同情境下评估患者是否需要个人护理或功能的变化	Katz（1970）
Lawton 指数	该量表主要评估患者独立生活能力（即使用工具完成日常生活的能力），该能力相比日常生活活动更为复杂。主要包括使用电话、购物、做饭、家政服务、洗衣、交通、医药管理和财务管理能力 8 个方面。可针对患者上述 8 个方面能力进行自评或他人评价。独立生活能力越高得分越高，总分范围是 0 分（能力较差，依赖型）~8 分（能力较强，独立型）。该量表广泛应用于医院及社区之中	Lawton（1971）
功能独立性测量（FIM）	功能独立性测量包括生理、心理、社会功能等 18 个方面，其作用为评估患者在进行诊治或康复后状态变化及功能衰退的评估。该量表可评估患者括约肌控制、移动能力、定位能力、交流能力、社会认知能力及日常生活自理能力（进食、做家务、洗澡、穿衣、如厕）。该量表每一方面的评分范围为 1 分（完全依赖他人）~7 分（完全独立）。该量表总分的多少可评估患者的独立性，以及进行护理的工作量。研究表明，该量表可以帮助评估患者从住院或开始康复到未来功能的变化	Dodds（1993）

表 5-1　功能评估的常用工具

026

弱，那么尽管该个体没有功能衰退，仍然容易发生包括日常生活活动衰退、反复住院、长期入住养老机构、死亡等多种不良后果。SPPB 主要评估下肢运动功能，可分为三部分：①步速测量；②扶椅站立检测；③平衡检测。其检测结果被定义为 0~12 分，分数越高提示患者运动功能越好。该评估系统可以用于评估和识别社区与医院老年人的衰弱程度。5~8分提示患者有中度的功能衰退和死亡风险，0~4 分提示患者有高度的功能衰退和死亡风险。步速测量方法简单，只需要秒表和 2m 的地面标尺，该方法所测结果与患者功能衰退和死亡风险密切相关。步速测量的临床界值易于解读：步速大于 1m/s 提示患者行动能力未受损，步速在 0.6~1m/s 提示发生不良后果风险较高，步速小于 0.6m/s 的患者已经发生 ADL功能衰退。

四、导致功能衰退发生的危险因素

除了高龄和女性等人口学特征外，还有许多其

他危险因素和功能衰退的发生密切相关，包括教育程度低、医疗保障差和社会支持差等社会经济因素均为功能衰退的重要危险因素。老年患者如果共病较多、抑郁程度较重、存在认知障碍、肥胖、营养不良、听力和视力损害更容易导致功能衰退。在患者多病共存情况下，如果其患有关节炎、慢性心血管、呼吸系统疾病、神经系统疾病或慢性疼痛，往往更容易发生功能衰退。多重用药，特别是潜在的用药不当（如抗胆碱药物、苯二氮䓬类药物的用药不当）与功能衰退的发生密切相关。老年人的生活习惯，如吸烟、酗酒、体育活动少、与他人交流的减少也容易导致发生功能衰退的风险升高。

特别是运动能力减退，如步行 0.25 英里（402m）、爬楼梯或者上肢运动障碍（包括无法将物品举过头顶、抓取小物品）往往先于日常生活活动减退的发生，并提示功能衰退发生的可能性。跌倒，尽管没有产生任何损伤，但是会引起患者对跌倒的恐惧，最终导致运动的减少甚至功能衰退。而对运动能力减退

和上肢力量减低或其他方面的衰弱进行早期监测，如进行步速测量、握力测定，可以帮助临床医生早期筛查日常生活活动功能衰退的可能人群。

应充分认识到影响功能衰退进展的关键因素在于环境因素，如家庭特征、社会支持以及服务的可获得性，另一方面在于老年人的自我能力。对于老年人，家中环境因素的影响（如扶梯、楼梯过滑、浴缸、设施使用不方便）和居住社区环境因素的影响（如斜坡、路不平、没有轮椅专用步道）都是与功能衰退发生密切相关的危险因素。

既往短暂的功能衰退与未来再发日常生活活动功能衰退密切相关。与近期没有发生功能衰退的老年人相比，已经发生过日常生活活动功能衰退的老年人近期发生功能衰退的可能性是前者的 2 倍。

急症的发作，特别是需要入院加以治疗的发作，往往与患者功能衰退发生密切相关。超过 1/3 的老年患者承认在他们急症入院时或之后，日常生活活动发生减退。住院时，老年患者活动的减少、营养不良、脱水，以及谵妄往往引起老年人功能衰退的风险升高。老年患者急症住院时，活动受限，如卧床或日常活动的减少是导致功能衰退发生的最重要的危险因素。

五、功能衰退的预防

（一）社区居住的老年人

对老年人来说，加强锻炼是预防功能衰退的发生和提高老年人功能状态的最有效方法。研究证明，渐进式阻力训练、有氧锻炼和平衡训练可以预防功能衰退的发生。美国国家衰老研究所制作了一份手册，为老年人提供了有关运动有益健康的信息，以及帮助启动和维持身体活动的安全计划等有关信息。除非有心血管急症，一般老年人在开始体育锻炼前无须额外评估。虽然标准组的训练对功能较强的老年人是有益的，但对于年老体弱的人，最成功的干预措施应该是包含物理治疗师或其他训练有素的专业人士所开发的个体化运动项目。

研究表明，老年综合评估因为涵盖了评估老年功能衰退的各方面危险因素及随访，在预防功能衰退的发生中起到了重要作用。首先，积极处理患者的心血管危险因素可以预防相对健康的老年人发生功能衰退。同时，积极处理包括糖尿病、高血压、

骨关节炎、骨质疏松等与功能衰退发生密切相关的疾病也有利于患者的功能。应常规检查老年人的视力听力并及时提供合适的辅助设备（如听力辅助设备和全面眼部的护理）。针对记忆力减退的患者，应该进行认知功能的筛查，给予合适的认知刺激（如读报纸、用便利贴和报警装置进行方向训练、用电子游戏训练记忆和沟通能力）可以帮助老年人更好地应对认知功能的减退。尽管仍然存在一定争议，相关研究表明，食物的摄取对居家老年人预防功能衰退的发生没有帮助。最后，家庭设施的安全评估和适当的调整改进（如斜坡、扶手、防滑地板）可有效减少环境需求，从而改善患者功能。周围环境的改进不仅包括家庭环境，也包括所居住的社区环境，具体措施包括提供足够的步行距离、保证就诊的便利性、社区内的同龄人一起参加运动、定期与家人朋友一起参加运动等。

（二）住院老年患者

目前已经有很多措施可用来预防住院老年患者功能衰退的发生（见第 28 章）。上述有效措施的关键在于评估功能衰退的危险因素，施行能提高患者自理能力、戒除不良习惯、改善营养状况和移动能力、调整睡眠状态、加强皮肤护理和认知能力的护理方案，开展跨专业团队日常工作，仔细关注补水和营养状况，使导尿可能性、潜在不合适用药、活动性限制（线、管及限制性器具）的最小化，注意环境安全（扶手、整洁的走廊、大钟和日历、高架马桶座），鼓励下床和行走。研究表明，针对老年患者给予包括上述措施的护理及评估方案可以有效地减少住院老年患者发生功能衰退。例如，"住院老年患者生命计划"这一旨在预防老年发生谵妄的计划，被证明可以有效地预防功能衰退发生。

六、康复：功能衰退的治疗

功能衰退和其他老年综合征一样，受到多重因素的影响，因此针对功能衰退的康复必须强调包括医疗、心理状态和社会因素等多个因素。因此，临床医师必须进行综合评估识别潜在的疾病、症状、损伤，以及影响功能衰退的个人和环境因素等。治疗方案必须满足患者的特定需要。例如，对心力衰

竭导致功能衰退的患者进行强化医疗管理，给予针对心力衰竭的对症治疗、心脏康复、理疗往往获益更大；而针对洗澡、如厕困难的患者，提供将浴池改为淋浴、安装量身定制的浴室安全设备和增高马桶高度等措施往往获益更大。

给患者提供何种康复护理措施取决于患者的情况和需求。存在功能衰退风险的老年患者需在门诊进行老年综合评估并提供相关居家或门诊专业疗法。出院前，患者可在院内专业团队指导下进行康复训练，出院后或门诊就诊时应在家庭护理机构继续康复训练。无论何种情况下，康复治疗都是跨专业合作进行的。

跨专业团队的每一个成员在康复训练中均起到重要作用。除了能处理临床难以预料的急症或慢性病外，康复患者的医疗评估应该包括可能阻碍功能恢复的因素，如直立性低血压、疼痛控制不佳、谵妄和抑郁症状。药剂师的帮助很有价值，他们可以通过回顾药物治疗方案来识别潜在不适当的药物治疗或导致谵妄、疲劳或行走不便的药物。物理和职业治疗师评估和治疗平衡、力量、运动范围和耐力

的缺陷。他们还利用热刺激、冷刺激、电刺激、超声波刺激等来治疗疼痛，并作为治疗性锻炼的辅助。治疗师也为每个人确定最适当的辅助设备，并进行正确使用辅助器具的培训。职业治疗师更为关注的是日常生活中任务的完成，并可为此提供合适的装备和改善环境的建议（包括安装扶手、减低家居用品的放置高度，使该物品易于拿取），以帮助患者安全、独立的生活。营养师可以评估患者的营养状态并提供膳食建议。言语治疗师可以通过评估患者进食的机制来保证患者营养的摄取，并且为存在认知障碍的患者提供认知训练。

针对需要照顾的老年人，跨专业团队还必须包括家庭成员和其他依赖护理的老年人的非正式护理人员。针对老年功能衰退患者的照护者，特别是当他们照护的工作量大而复杂、压力加大时，应给予他们心理上的恰当支持、治疗和训练。

致谢：感谢本书第 2 版时撰写本章的 Susan E. Hardy 博士。她的工作为本版内容做出了巨大贡献。

参考文献

Chatterji S, Byles J, Cutler D, Seeman T, Verdes E. Health, functioning, and disability in older adults—present status and future implications. *Lancet.* 2015;385(9967):563–575.

Collin C, Wade DT, Davies S, Horne V. The Barthel ADL Index: a reliability study. *Int Disabil Stud.* 1988;10(2):61–63.

Dodds TA, Martin DP, Stolov WC, Deyo RA. A validation of the functional independence measurement and its performance among rehabilitation inpatients. *Arch Phys Med Rehabil.* 1993;74:531–536.

Gill TM. Disentangling the disabling process: insights from the precipitating events project. *Gerontologist.* 2014;54(4):533–549.

Katz S, Downs TD, Cash HR, Grotz RC. Progress in development of the index of ADL. *Gerontologist.* 1970;10(1):20–30.

Kogan AC, Wilber K, Mosqueda L. Person-centered care for older adults with chronic conditions and functional impairment: a systematic literature review. *J Am Geriatr Soc.* 2016;64(1):e1–e7.

Lawton MP. The functional assessment of elderly people. *J Am Geriatr Soc.* 1971;19(6):465–481.

Schulz R, Eden J, eds. *Families Caring for an Aging America.* Washington, DC: National Academies Press; 2016.

Szanton SL, Xue QL, Leff B, et al. Effect of a biobehavioral environmental approach on disability among low-income older adults: a randomized clinical trial. *JAMA Intern Med.* 2019;179(2):204–211.

Verbrugge LM, Jette AM. The disablement process. *Soc Sci Med.* 1994;38(1):1–14.

相关网站

Go4Life. An exercise and physical activity campaign from the National Institute on Aging that offers exercises, motivational tips, and free resources to help older adults get ready, start exercising, and keep going. The Go4Life campaign includes an evidence-based exercise guide in both English and Spanish, an exercise video, and many other resources. http://go4life.nia.nih .gov/. Accessed March 5, 2020.

Hartford Institute for Geriatric Nursing. ConsultGeri. Assess-ment Tools: Try This. A series of articles describing assessment tools for use in older adults, many with videos demonstrating their use. https://consultgeri.org/tools/try-this-series. Accessed March 5, 2020.

The Hospital Elder Life Program (HELP). http://www.hospitalelderlifeprogram.org/public/public-main.php. Accessed March 5, 2020.

World Health Organization (WHO). WHO provides recommendations that consider different starting points and levels of capacity for physical activity to maintain health. https://www.who.int/dietphysicalactivity/factsheet_adults/en/. Accessed March 5, 2020.

World Health Organization (WHO). WHO Guidelines on Inte-grated Care for Older People (ICOPE): Ageing and life-course. https://www.who.int/ageing/publications/guidelines-icope/en/. Accessed March 5, 2020.

第 6 章　跌倒和行动障碍
Falls & Mobility Impairment

Deborah M. Kado　Daniel Slater　Jean Y. Guan　著

吴晓涵　王　静　译　　郑　凯　校

诊断要点

- 老年人在过去 1 年中多次跌倒或一次跌倒并受伤或有步态和平衡问题，未来跌倒和受伤的风险增加。

- 急性因素（感染性、中毒性、代谢性、缺血性或医源性）可能导致跌倒和行动障碍。跌倒可能是身体疾病的征兆，通常是老年人的主要症状。

- 药物治疗，特别是精神药物治疗，会增加跌倒的风险。

- 需要考虑的常见可改变的跌倒风险因素包括视力、家庭环境危害和鞋类。

一、概述

随着年龄的增长，跌倒的风险也会增加。约30% 的 65 岁以上的老年人和 50% 的 80 岁以上的老年人每年都会发生跌倒。在过去一年有跌倒史的人中，近 60% 的人随后会继续跌倒。高达 50% 的跌倒会导致某种类型的损伤，其中最严重的包括髋部骨折、头部创伤和颈椎骨折。在美国，跌倒造成的伤害在与事故相关的死亡原因中排名第七。这一数字还在继续上升，2007—2016 年，老年人的跌倒死亡率增加了 30%。如果这种趋势继续下去，预计到2030 年，每小时都会发生几起跌倒死亡事件。多种危险因素导致老年人跌倒的概率增加，因此跌倒被认为是一种老年综合征。

跌倒的一个主要风险因素为行动障碍。患行动障碍的风险随着年龄的增长而增加。行动障碍的范围由症状不明显到症状明显，在这个范围内，跌倒的风险随之增加。由于老年人行动障碍和跌倒的风险增加，临床医生应该特别意识到如何预防和治疗这两种疾病。本章主要讨论跌倒和相关的行动障碍，包括背景、流行病学、危险因素、临床评估、预防、治疗和预后，涉及可能有危险或已出现行动不便和反复跌倒的老年人。

一个国际跌倒共识小组，即欧洲预防跌倒网络（ Prevention of Falls Network Europe，ProFaNE ），将跌倒定义为"参与者落在地面、地板或更低的楼层上的意外事件"。大多数跌倒不会造成严重的身体伤害，但那些已经跌倒的人反复跌倒的可能性是普通人的 2 倍。此外，许多经历了最初跌倒的人产生了对跌倒的恐惧，这本身就会导致跌倒风险的增加。因此，在评估老年患者时询问跌倒病史尤为重要，以便在发生重大损伤之前做出适当的评估、预防和治疗建议。

行动障碍是指任何偏离正常行走的行为。为了正常行走，在休息和运动时控制平衡和姿势是必要的。因此，正常的步态需要有足够的力量、感觉和协调性的复杂整合。对于一个正常健康的成年人来说，走路几乎是自然而然的。然而，步态和姿势的控制是复杂和多因素的，任何水平的缺陷都可能导致行动问题。

跌倒的发生率和对健康的影响取决于年龄、性别和生活状况。如前所述，发生率随着年龄的增长而增加。在过去一年的报告中，65 岁以上人口中约有 30%、80 岁以上人口中有 50% 的人都发生过跌倒。男性和女性跌倒的比例往往相等，但女性更有可能受伤。与 80 岁以上的老年人类似，每年约有50% 的受长期照护的居民摔倒。在导致严重受伤的

10%～20% 的跌倒中，最常见的并发症包括重大撕裂伤、头部创伤和骨折。

临床医生需要敏锐地意识到，与跌倒相关的损伤是影响老年患者普遍问题的主要原因。虽然大多数跌倒不会导致严重的身体伤害，但在 65 岁及以上的人群中，跌倒占导致美国急诊就诊的非致命伤害的 62%，约 5% 导致住院。遭受跌倒相关损伤的患者更有可能发生功能状态的下降和就医率的增加。此外，他们被长期安置在养老院的可能性也在增加。

需要特别注意髋关节骨折，因为它们是老年人中最常见和最昂贵的跌倒相关损伤。超过 90% 的髋部骨折由跌倒引起，通常是侧向摔倒。与没有髋部骨折的老年人相比，跌倒导致髋部骨折的 1 年死亡率为 12%～37%，大约是前者的 2 倍。大约一半跌倒合并髋部骨折的人无法恢复独立生活的能力。

约 15% 的 60 岁及以上的老年人和 80% 的 85 岁及以上的老年人会受到行动障碍的影响。一种简单的行动测量方法是评估步行速度；在一项对约 900 名老年男性和女性（平均年龄 75 岁，范围为 71—82 岁）进行的观察性研究中，步态速度平均为 1.2m/s，在 3 年内下降了约 5%。一般来说，步态速度较慢是老年人跌倒的一个危险因素，但步态速度较快（≥1.3m/s）的人跌倒发生率也会升高，因此存在 U 型关系。老年人中约 17% 的跌倒可归因于平衡、腿部无力或步态问题。在那些有行动障碍的人中，其原因是多因素的，其中感觉障碍、脊髓病和多发性脑梗死是研究报道的前三类。

二、预防

根据 Cochrane 合作组织最近发布的系统全面审查，预防跌倒的战略似乎在机构和社区环境中都有成效。已经进行了单因素和多因素干预的随机对照试验，虽然结果并不一致，但大量证据显示出干预的益处和跌倒率的下降。然而，这些干预措施对跌倒相关结局的影响尚不清楚。多因素干预通常包括锻炼（即步态训练、平衡和力量锻炼）和有针对性的物理治疗，似乎具有最大的益处。此外，如果这些预防跌倒的策略能够在有跌倒受伤风险的人群中实施，社会总体上将享受到节省成本的益处。

因此，许多组织已将跌倒视为一种可预防的健康状况，并已投入资源实施预防跌倒计划。自 2004 年以来，美国国家老龄委员会（National Council on Aging，NCOA）一直在领导美国的零跌倒倡议，通过合作领导来解决老年人中日益增长的跌倒和跌倒相关伤害这一公共卫生问题。最初，来自 58 个国家组织、专业协会和联邦机构的代表，合作制定了一份减少跌倒和跌倒相关伤害的蓝图，其中包括 36 项战略。自成立以来，NCOA 建立了联合工作组，其中一个工作组负责让美国参议院代表将秋季的第一天作为国家预防跌倒意识日，最初设定于 2009 年。同年，美国老年医学会（American Geriatrics Society，AGS）和英国老年医学会（British Geriatrics Society，BGS）预防跌倒专家小组提供了最新建议，要求卫生保健提供者需遵循循序渐进的决策和干预过程，来管理被评估为跌倒高风险的老年人（图 6-1）。

为了使预防策略最具成本效益，它们应该针对那些跌倒风险最高的人群。多项研究表明，跌倒的最大危险因素包括：①以前发生过跌倒；②肌肉力量下降；③步态和平衡受损；④特殊用药。除了这 4 类主因，其他潜在可改变的危险因素包括视力受损、抑郁、疼痛和头晕。难以改变或不可改变的跌倒危险因素包括年龄、女性、日常生活活动障碍、体重指数低、尿失禁、认知障碍、关节炎和糖尿病。

尽管总体而言，高龄是发生行动障碍的一个风险因素，但没有特别的风险因素可以作为致残性步态障碍的根本原因。在病因上，步态障碍通常是未知和（或）多因素的。例如，导致行动问题的虚弱可能源于上运动神经元［脊髓和（或）更高中枢运动通路的功能障碍］、下运动神经元（脊髓运动神经元或周围神经系统问题）或原发肌病问题。一些最致残的步态障碍是由严重的神经系统疾病引起的，不在本章讨论范围之内。然而，由于这些疾病中的每一种也与跌倒风险的增加相关，因此为了完整起见，将它们列出：①锥体外系障碍（如帕金森病）；②小脑性共济失调（如脑血管疾病）；③前庭功能障碍（如听神经瘤）；④额叶功能障碍（如正常压力性脑积水）。

除了导致肌肉无力和行动问题的衰老和（或）失调，还有其他非神经医学问题可以导致行动能力障碍。这些例子包括视力丧失、病态肥胖、矫形问题、风湿病、疼痛、药物和心肺疾病。因此，在对老年

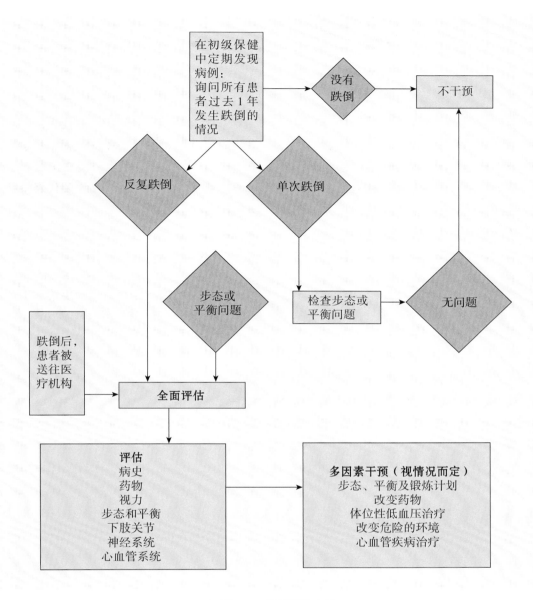

▲ 图 6-1 跌倒评估方法

经许可转载，引自 Guideline for the prevention of falls in older persons. American Geriatrics Society, British Geriatrics Society, and American Academy of Orthopaedic Surgeons Panel on Falls Prevention, *J Am Geriatr Soc* 2001 May;49(5):664-72.

患者进行临床评估时，重要的是要考虑到这些潜在的系统性疾病，这些疾病可能会对行动能力产生不利影响，从而导致不必要的跌倒。

三、临床表现

（一）症状和体征

在老年患者的临床评估中，重要的是牢记已确定的跌倒独立危险因素（表 6-1）。此外，老年人的跌倒通常不是由于单一原因，而是在额外的压力下发生的，如急性疾病、新药物或环境危害，使老年人无法像年轻人一样得到补偿，因此更有可能发生跌倒。老年人的行动情况也会影响他们跌倒的风险。久坐的人可能有多种跌倒的危险因素，但不会发生危险，因为他们改变了自己的行为，以避免跌倒的发生。更活跃的老年人可能就不那么谨慎，导致跌倒的风险增加，因为他们可能无法像年轻人那样保持姿势的稳定性。

为了帮助老年人预防跌倒，AGS/BGS 和其他组

表 6-1　在社区居住的老年人中跌倒的独立风险因素

风险因素 *	可否改变
以前的跌倒	否
平衡障碍	是
肌肉力量下降	是
视力障碍	可能
四种以上的药物或精神活性药物的使用	是
步态障碍或行走困难	可能
抑郁	可能
头晕或直立位	可能
功能限制（ADL 重度依赖）	不太可能
年龄>80 岁	否
女性	否
低体重指数	不太可能
尿失禁	可能
认知障碍	不太可能
关节炎	可能
糖尿病	不太可能
疼痛	可能

*. 风险因素按预测强度排列，最强的在顶部，最弱的在底部
ADL. 日常生活活动
引自 Tinetti ME, Kumar C: The patient who falls: "It's always a trade-off", *JAMA* 2010 Jan 20;303(3):258–266.

织倡导进行多因素风险评估。这些评估从基本的跌倒病史开始，询问患者在过去 1 年中是否经历过跌倒。ProFaNE 共识小组建议使用以下措辞询问个人关于跌倒的情况："你有过跌倒的经历，包括滑倒或绊倒，导致你失去平衡，落在地板、地面或更低的水平吗？"如果报告了发生跌倒，应获得有关导致跌倒的活动、任何前驱症状（如头晕、身体不平衡）、跌倒发生地点和时间的重要细节。应该询问患者在过去 1 年中跌倒的次数，是否因任何跌倒而受伤，以及他们是否害怕跌倒。最后，应该询问患者是否有行走或平衡方面的困难。以上所有问题都很重要，因为任何一个肯定的回答，都表明未来再次跌倒的

高风险。

当询问具体的跌倒情况时，如果有相关的意识丧失，则直立性低血压或潜在的心脏或神经系统原因应被视为诱发因素。应考虑与跌倒风险增加相关的其他慢性疾病，包括认知障碍、痴呆、慢性肌肉骨骼疼痛、膝骨关节炎、尿失禁、脑卒中、帕金森病和糖尿病。对于跌倒风险较高的老年人来说，病史的另一个重要部分包括日常生活技能活动的功能评估，包括使用适应性设备和助行器具。对于报告多次跌倒的患者，有必要对饮酒情况进行调查，因为大多数患者不会自愿提供这一信息，而且频繁饮酒会增加跌倒风险。最后，医生应该对患者的药物清单进行更新和仔细审查，包括当前的处方和非处方药。一项对 4260 名社区老年男性的大型观察性研究表明，82.3% 的参与者报告了不适当的药物使用（如多种药物、不适当的药物消耗、利用不足）。此外，多种药物（5 种或更多药物）和服用 1 种或多种潜在不适当的药物都与过去 1 年中的跌倒有关，这凸显了解决药物不当使用作为可改变的跌倒风险因素的重要性。

一旦获得病史，临床医生应确保将立位生命体征、视力、认知状态和心血管系统包括在基本体格检查中。最重要的是步态和平衡的评估。有相当多的平衡和行动能力评估在评估跌倒风险方面是有效的，但在繁忙的临床环境中并不实用。这些测试包括平衡与步态量表（Performance-Oriented Mobility Assessment，POMA）（表 6-2）、简易机体功能筛查（SPPB）、Berg 平衡量表（Berg Balance Scale，BBS）和安全功能运动试验。POMA（有时称为 Tinetti 测试或 Tinetti 评估工具）是一种经过验证的、全面的步态和平衡评估工具，需要 10~15min 才能完成。每项任务的评分从 0（最严重的损害）到 2（独立性）。<19 分表示高跌倒风险，19~24 分表示中跌倒风险，25~28 分表示低跌倒风险。然而，另外两项测试，即起立 - 行走测试和功能伸展测试，使用得更为频繁，因为每一项评估都只需不到 1min 的时间。在起立和行走测试中，医生应该要求患者从标准的扶手椅上站起来（如果可以，不要使用手臂），在房间里走一段固定的距离（3m），转身，走回椅子，然后坐下来。除了观察患者的不稳定状态外，如果完成这

动　作	反　馈		
	正常	自适应	不正常
坐姿	平衡，稳定	抓住椅子保持直立	倾斜，从椅子上滑下
从椅子上站起来	不需要用胳膊就能站起来	用手臂（在椅子或助行器上）拉或推和（或）在试图站起来之前在椅子上向前移动	需要多次尝试，或者在没有人工协助的情况下无法站起
即时静态平衡（前 3～5s）	稳定，不抓住助行器或其他支撑物	稳定，但使用助行器或其他物体支持	任何不稳定的迹象[b]
静态平衡	稳定，能够双脚并拢站立，无须支撑物体	稳定，但不能把脚合拢在一起	任何不稳定的迹象，无论是姿势还是抓住物体的方式
闭着眼睛保持平衡（双脚尽可能并拢）	双脚并拢，不抓住任何物体	双脚分开保持稳定	任何不稳定或需要抓住物体的迹象
旋转平衡（360°）	不需要抓东西或摇晃；不需要抓住任何物体；步伐是连续的（转弯是一种流畅的运动）	步伐不连续（患者将一只脚完全放在地板上，然后抬起另一只脚）	任何不稳定或抓住物体的迹象
轻推胸骨（患者双脚尽可能并拢站立，检查者轻推胸骨 3 次；反映承受位移的能力）	稳定，能承受压力	需要移动双脚，但能够保持平衡	将要跌倒，或者必须考官帮助保持平衡
转颈（要求患者将头侧转到另一侧并抬头，同时双脚尽可能并拢站立）	能够将头部至少转向一半，能够向后转颈看天花板；没有摇晃、抓东西或头晕、不稳或疼痛的症状	左右转动伸展颈部的能力下降，但没有摇晃、抓取或头晕、不稳或疼痛的症状	在转动头部或伸展颈部时出现任何不稳定症状的迹象
单腿站立平衡	能够单腿站立 5s，无须靠物体支撑	—	不能
背部伸展（要求患者尽可能向后倾斜，如果可以，不要抓住物体）	良好的延展性，无须握持物体或发生摇晃	尝试伸展，但活动范围减小（与其他同龄患者相比）或需要握住物体来尝试伸展	不会尝试或不能伸展或摇晃
向上伸展（让患者尝试从足够高的架子上取下一个物体，以进行伸展或踮起脚尖）	能够取下物体，不需要抓住其他物体支撑，也不会变得不稳定	能够获取目标，但需要通过抓住支撑物来稳定自己	不能或不稳定
弯腰（要求患者从地板上捡起小物件，如钢笔）	能够弯腰拾起物体，并且能够在单次尝试中容易地站起来，而不需要用手臂支撑自己站起来	能够在一次尝试中获得物体并直立起来，但需要用手臂或抓住某物支撑自己	无法弯腰或弯腰后无法直立或多次尝试直立
坐下	能够一步到位地坐下	需要用手臂帮助自己坐进椅子或不平稳的运动	跌入椅子，错误判断距离（偏离中心着陆）

表 6-2　平衡与步态量表[a]

a. 患者坐在一把坚硬、直背、无扶手的椅子上开始评估

b. 不稳定定义为抓住物体支撑，摇晃，移动脚，或超过最小的躯干摇摆

经许可转载，引自 Tinetti ME: Performance-oriented Assessment of Mobility Problems in Elderly Patients, *J Am Geriatr Soc* 1986 Feb;34(2):119-126.

项任务的时间>13.5s，患者未来跌倒的风险也会增加。功能伸展测试（functional reach test，FRT）（图6-2）要求在与肩齐高的墙面上安装标尺，患者以舒适的姿势贴近墙壁站立，手臂伸直，肩部与尺子垂直。指导患者尽可能向前伸展手臂，不要迈步或失去平衡；功能范围以厘米（cm）为单位进行测量，如果男性<25.4cm，据报道跌倒的风险会增加2倍。如果有足够的时间进行多项评估，最近的Meta分析表明，结合使用两种评估工具，最好是一种具有良好的敏感性（如POMA或起立和行走测试），另一种具有良好的特异性（如BBS），将最大限度地提高每次测试的可预测性。

最后，与体格检查同样重要的是脚和鞋的检查。高跟鞋、松软的拖鞋和鞋底光滑的鞋子容易让人绊倒。不合脚的鞋子、没有足够的抓地力、太大的摩擦力和（或）没有适当的固定（未系紧或系得松的鞋子）也会增加跌倒的风险。选鞋时，鞋面要柔软有弹性，内衬光滑。脚趾部位应该足够深，以允许脚趾摆动的空间。鞋底应该结实而有弹性，以获得良好的抓地力。脚跟应该为稳定性提供一个宽广的基础，并且不高于4cm。最后，连接件应该提供稳定的配合，并具有一定的灵活性，以适应不规则形状的脚或肿胀。

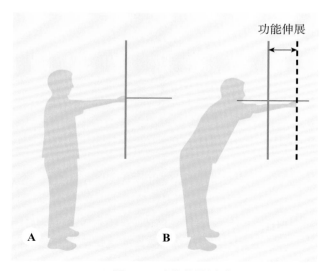

▲ 图6-2　功能伸展测试

A. 要求患者以舒适的姿势靠近墙壁站立，肩膀垂直于标尺，手臂伸出；B. 指示患者在不迈步或失去平衡的情况下尽可能向前伸展手臂。功能伸展范围是实线和虚线之间的距离，以厘米（cm）为单位沿标尺测量

（二）诊断测试

在为跌倒或被确定为跌倒风险增加的老年患者完成体检时，除了一般的医学检查外，没有标准的诊断评估。然而，实验室检测血红蛋白以排除有临床意义的贫血，生化检查以排除电解质紊乱和（或）高或低渗透状态，促甲状腺激素（thyroid-stimulating hormone，TSH）以排除甲状腺功能减退，以及维生素B_12水平以排除维生素B_12缺乏（与本体感觉问题有关），可以被认为是合适的。此外，跌倒可能是身体疾病的征兆，老年患者在急诊室跌倒，后来被诊断为潜在的尿路感染或肺炎的情况并不少见。根据临床情况，基础实验室检查（即以全血细胞计数和基础代谢指标为起点）、标准尿检或胸部X线片可能是合适的，特别是如果患者患有严重的认知障碍或痴呆。

不到10%的跌倒由意识丧失引起，但是如果有这样的病史，可能需要不同的评估和预防方法。应包括评估重要心脏病理的心电图；常规动态心电图监测并未显示出有效性。然而，如果在胸骨右上缘出现渐强-渐弱的收缩期杂音，那么超声心动图将提示排除有临床意义的主动脉狭窄，当该病情严重时，可出现晕厥。颈动脉窦敏感性也与跌倒有关，对于颈动脉窦按摩导致心率暂停>3s的患者，可以考虑安装起搏器。颈动脉窦按摩的禁忌证包括颈动脉杂音、近期心肌缺血或脑缺血、既往室性心动过速。

对于出现跌倒的患者，如果在检查中发现新的或无法解释的神经病学发现，可以使用头部计算机断层扫描（computed tomography，CT）或磁共振成像（magnetic resonance imaging，MRI）来排除脑卒中、肿块、正常压力脑积水或其他结构异常。如果患者有明显的步态异常，那么脊柱X线甚至磁共振成像可能有助于排除颈椎病或腰椎管狭窄症作为跌倒的原因。与颈椎病一致的临床症状包括颈部僵硬、颈部深度疼痛、手臂和肩膀疼痛，以及可能的行走僵硬或笨拙。如果病情是慢性进行性的，可能会有明显的相关肌肉萎缩。脊髓型颈椎病的标志性症状是腿部无力或僵硬，患者可能会出现步态不稳；典型的是，应该有反射亢进的证据，晚期病例可能会出现僵硬或痉挛的步态。腰椎管狭窄症通常表现为疼痛，肌肉无力，$L_4 \sim S_1$分布的腿部刺痛，伴有假性跛行的经典症状，最近被称为神经源性跛行（坐位时疼痛减轻，站立或走路时疼痛加重）。

四、治疗

可以实施多种干预措施来降低患者跌倒的风险，每种干预措施都需要根据特定患者的需求进行量身定制。总体而言，应采用多因素方法，因为患者内部和外部的可改变因素已被证明可降低跌倒率。在干预措施中，药物减少、物理治疗和家庭安全改进在预防跌倒方面表现出了最好的效果。

从内部可改变的跌倒风险因素（表 6-3）开始，如果可以的话，应该矫正视力障碍。支持视力问题治疗作为单一干预措施的证据并不是决定性的，但白内障通常会影响老年患者，矫正视力不仅有助于降低跌倒的风险，还可以提高生活质量。对于反复跌倒的心脏抑制性颈动脉窦超敏反应患者，可能需要放置双腔起搏器。对于所有患者，尤其是体位性低血压患者，应仔细检查药物。目标应该是减少药物的总数和（或）单个药物的剂量。精神药物，包括镇静催眠药、抗焦虑药、抗抑郁药和抗精神病药，应尽可能减少使用并适当减量和停用。如果在停用诱发性药物后，患者仍有体位性低血压，则可考虑建议充分饮水，建议缓慢改变体位，并增加氟氢可的松等药物。对于年龄超过 65 岁且无骨质疏松或维生素 D 缺乏的患者，不再常规推荐补充维生素 D 预防跌倒。

外部可改变因素包括检查家庭环境以消除明显的跌倒危险，并确保穿着合适的鞋子。在评估家庭环境时，清除杂物（如松散的地毯）以减少绊倒的危险，确保有足够的照明，并安装安全防护装置，如淋浴杆和（或）升高的马桶座圈，都有助于降低跌倒风险。在评估鞋子的时候，足部问题也可以被检查出来，必要时还可以将患者转诊治疗。应建议患者穿低跟、高表面的合脚鞋。

除了检查和治疗内部及外部可改变的跌倒风险

表 6-3　对可改变的风险因素的推荐管理

风险因素	管　理
内部因素	
视觉	检查视力和白内障，如有需要，请咨询眼科；建议在行走时避免戴多焦镜片
体位性低血压	减少药物治疗，排除脱水现象，建议缓慢改变体位，如果前三种干预措施都无效，请考虑氟氢可的松
心血管疾病	医疗管理，如果颈动脉诱发的超敏反应 >3s 停搏，考虑双腔心脏起搏
神经系统	考虑使用 MRI/CT 进行神经成像，根据需要进行医疗管理
关节炎	医疗管理，考虑适当的物理治疗 / 推荐的职业治疗和使用辅助设备
平衡或步态障碍	接受物理和（或）职业治疗以进行渐进性力量、平衡和步态训练
其他疾病（如认知障碍、抑郁）	根据指示进行医疗管理
精神活性药物	尽可能消除或减少镇静药、抗抑郁药、抗焦虑药和抗精神病药的剂量，因为这些药物会增加跌倒风险
其他药物	尽可能停用或减少药物剂量，密切注意：①抗高血压药，可导致直立 / 头晕；②抗组胺药、抗惊厥药和阿片类药物，它们可导致精神错乱或警觉性受损
外部因素	
家庭环境危害	理想情况下，物理治疗 / 职业疗法转诊可以评估家庭安全并提出安全改进建议（如淋浴间扶手杆、取东西设备、充足的照明）
鞋类	建议穿合脚的鞋子，低鞋跟、高表面接触面积大

因素，患者教育和信息计划在跌倒预防中是有帮助的。例如，简单的建议，如在走路或上楼梯时摘除多焦镜片，可以降低跌倒的风险。也许最重要的是关于体育活动的教育和建议。尽管公众可以获得许多关于适当饮食、锻炼和健康的信息，但许多人可能不会将这些有益的信息与降低跌倒风险直接联系起来。因此，临床医生应提出关于锻炼和降低跌倒风险的具体建议，因为这是降低跌倒率的最佳证据。国家衰老研究所建议每周至少锻炼 150min。

如果在临床评估期间患者表现出平衡不稳定或步态不稳定，则需要进行物理治疗。物理治疗应包括渐进的站立平衡和力量练习、转移练习和步态干预，包括使用适当的辅助设备。患者还应该接受有关如何在跌倒后从地板上站起来的培训。一旦掌握了这些技能，就应该鼓励专注于维护和培养耐力。对于所有居住在社区的老年患者，临床医生应该推荐一个个性化的锻炼方案，以维持功能，可能增加耐力，并降低他们跌倒的风险。在最近关于这一主题的系统综述中，43 项试验测试了运动对跌倒的影响。在采用步态训练、平衡和强化的运动课程试验中，跌倒的风险降低了 17%（n=14 次试验，2364 名参与者，95%CI 0.72～0.97）。最近一项关于太极对跌倒风险和发生率影响的 10 项试验的 Meta 分析显示，练习太极可降低 43% 的风险。然而，太极对第一次跌倒时间的影响还有待进一步证实。

单独提及急性和长期护理环境中的治疗是有必要的，因为这类患者群体显然会面临更高的跌倒风险，然而对这些患者进行的干预研究并未显示出明显的益处。使用床栏、约束装置、跌倒报警手镯和床警报器并未显示出可以降低跌倒率，反而可能增加跌倒风险。尽管如此，AGS/BGS 仍然建议在长期护理环境中考虑多因素 / 多组分干预；在该建议中，也建议了进行锻炼计划，但应谨慎实施，因为身体虚弱的人有受伤的风险。

五、预后

老年人跌倒的发病率和死亡率很高。单次跌倒的预后没有反复跌倒那么严重。那些在过去 3 个月内在家中跌倒一次或多次的人，在接下来的 1 年内需要住院治疗的可能性是没有跌倒的人的 3 倍以上。跌倒者继发骨折的总体风险增加了 3 倍，60—74 岁的复发性跌倒者继发骨折的风险增加了 8 倍。此外，年龄超过 60 岁的反复跌倒者的总体死亡风险约为未跌倒者的 2 倍。这并不是简单的骨折风险的函数。事实上，年龄在 60—74 岁的复发性跌倒者与骨折无关的死亡率增加了 5 倍。

除了反复跌倒，不能从跌倒中恢复起来也预示着预后不良。在康涅狄格州纽黑文的 1103 名社区居民中，有 313 名未受伤的跌倒者，其中 47% 的人无法自己站起来。即使他们没有因为跌倒而受伤，那些在没有帮助的情况下无法站起来的人更有可能遭受日常生活活动的持续下降（35% vs. 26%）。不足为奇的是，在平均 16 个月的随访中，与未跌倒者相比，这些人更有可能住院。

跌倒的老年人生活质量也会下降。在反复跌倒的患者中，困惑和悲伤的发生率是没有跌倒的患者的 4 倍，而且他们似乎是出于对未来跌倒和无法站起来的恐惧，而不是实际表现的残疾，才决定进入专业机构接受照护。害怕跌倒的负面影响不可小觑。另一项研究报道称，与跌倒和骨折相比，对跌倒的恐惧导致健康相关生活质量的负面影响最大。

尽管反复跌倒、跌倒后无法站起来、跌倒后的心理暗示都与预后不良有关，但每一种都有潜在的可改变性。应特别注意可能导致个人跌倒风险的潜在疾病。在一项随机对照试验中，执业护士在跌倒后进行有重点的病史和身体评估，发现并确定了可改变的医疗状况，并在 2 年的随访中降低了住院率。

在本章中，我们讨论了老年人跌倒的潜在易感危险因素、临床评估、预防和治疗。虽然年龄增长身体老化是不可避免的，但我们防止老年患者跌倒的能力却不是。敏锐的意识到跌倒风险因素的医生会花费时间进行适当的评估，并了解治疗方法，这可以帮助老年人避免跌倒及其相关健康的不良后果。

参 考 文 献

Bringole M, Moya A, de Lange FJ, et al. 2018 ESC Guidelines for the diagnosis and management of syncope. *Eur Heart J.* 2018;39(21):1883.

Centers for Disease Control and Prevention. Important facts about falls. https://www.cdc.gov/homeandrecreationalsafety/falls/ adultfalls.html. Accessed February 1, 2018.

Davis JC, Robertson MC, Ashe MC, Liu-Ambrose T, Khan KM, Marra CA. Does a home-based strength and balance programme in people aged > 80 years provide the best value for money to prevent falls? A systematic review of economic evaluations of falls prevention interventions. *Br J Sports Med.* 2010;44(2):80–89.

Delbaere K, Crombez G, Vanderstraeten G, Willems T, Cambier D. Fear-related avoidance of activities, falls and physical frailty. A prospective community-based cohort study. *Age Ageing.* 2004;33(4):368–373.

Hopewell S, Adedire O, Copsey BJ, et al. Multifactorial and multiple component interventions for preventing falls in older people living in the community. *Cochrane Database Syst Rev.* 2018;7:CD012221.

National Institute on Aging. Prevent falls and fractures. https:// www.nia.nih.gov/health/prevent-falls-and-fractures. Accessed February 1, 2018.

Panel on Prevention of Falls in Older Persons, American Geriatrics Society, British Geriatrics Society. Summary of the updated American Geriatrics Society/British Geriatrics Society clinical practice guideline for prevention of falls in older persons. *J Am Geriatr Soc.* 2011;59(1):148–157.

Park SH. Tools for assessing fall risk in the elderly: as systematic review and meta-analysis. *Aging Clin Exp Res.* 2018;30(1):1–16.

Quach L, Galica AM, Jones RN, et al. The nonlinear relationship between gait speed and falls: the maintenance of balance, independent living, intellect, and zest in the Elderly of Boston Study. *J Am Geriatr Soc.* 2011;59(6):1069–1073.

Tolea MI, Costa PT Jr, Terracciano A, et al. Associations of openness and conscientiousness with walking speed decline: findings from the Health, Aging, and Body Composition Study. *J Gerontol B Psychol Sci Soc Sci.* 2012;67(6):705–711.

US Preventative Services Task Force. Interventions to prevent falls in community-dwelling older adults: US Preventative Services Task Force recommendation statement. *JAMA.* 2018;319(16):1696–1704.

第 7 章 视力障碍的管理
Managing Vision Impairment

Meredith M. Whiteside　Tonse A. Kini　Andrew G. Lee　著

魏秀先　译　郑　凯　校

一、一般原则

65 岁以下人群很少发生视力损害，但 80 岁及以上的老年人发病率达 24%。视觉障碍会对患者的生活质量产生重大影响不足为奇。它与孤僻、焦虑、抑郁和丧失独立性有关。视觉障碍可影响身体的平衡导致频繁的跌倒，并已证实视觉障碍对身体活动带来负面影响。

下面是视力丧失 ❶ 严重程度的 3 个分级 ❷。

1. 正常视力：视力≥20/40。

2. 视力障碍：视力<20/40 且>20/200。

3. 法定盲：较好眼视力≤20/200，或总视野<20°。

二、眼睛的正常老化改变

（一）临床表现

虽然达不到视力障碍的标准，但眼睛的衰老改变也会导致视力下降。老年人屈光不正的变化可能降低视力。随着年龄的增长，晶状体的弹性降低并出现屈光度调节障碍。晶状体屈光度调节受损可导致老花眼，患者无法看清近物。对比灵敏度是指当物体的亮度相似时，将物体与背景区分开来的能力，这种能力会随着年龄的增长而略有下降。对比灵敏度的生活例子是，当人行道的颜色和亮度相似时看到路缘的能力。在没有明显病理改变的眼睛中，随着年龄的增长，存在对比灵敏度的损失，但不至于在光线充足的条件下出现看不清路缘的问题。值得注意的是，在昏暗的光线下视物清晰的能力在老年人中也会降低。当这与对比灵敏度降低相结合，昏暗照明下对比灵敏度的降低可能解释了为什么年长的司机在夜间难以看到行人。由于瞳孔直径的逐渐缩小和晶状体吸光度的增加，老年人的对比灵敏度和暗视力降低。随着年龄的增加，视网膜照度明显减少。一个 60 岁老年人视网膜接收的光大约是 20 岁的 1/3。由于老化的晶状体和角膜有形成混浊的趋势，老年人易出现由于散光导致的眩晕。此外，由于视网膜神经调节的改变，导致光照突然改变的适应能力随着年龄增加逐渐降低。最后，老年女性更常见干眼症，症状包括轻微异物感、烧灼感、视力改变，甚至因为轻度角膜刺激（反射性）引起的流泪。表 7-1 为建议老年人的视力筛查试验。

（二）治疗及预后

尽管有大量与年龄相关的正常变化对视力造成负面影响，但也可通过简单的办法来缓解。从 40 岁起，老花眼患者需要佩戴老花镜。流行病学研究发现，40%～60% 的老年人由于错误佩戴眼镜导致其视力<20/40，这一问题可以通过定期眼科检查避免。

正确选择眼镜以纠正屈光不正很重要。流行病学研究表明，尤其是在进行户外活动时，佩戴多焦点渐进眼镜或双焦点眼镜的人跌倒的可能性是佩戴单视眼镜者的 2 倍。因此，老年人在不熟悉的区域或主要从事户外活动时，建议使用单视眼镜。对于在室内活动时间更多的人来说，使用可矫正距离和

---

❶ 假设患者佩戴了最合适的矫正眼镜（或隐形眼镜）。

❷ 译者注：本章视力数值的表示为英制，这种分数表示 20/40 等价的国际单位表示应为 6/12，即等价于我国视力"小数记录法"的视力 0.5。

步 骤	方法描述	结果异常的原因
视力	• 分别测试左眼、右眼 • 使用习惯的眼镜来测试距离 • 在明亮环境下	• 白内障，未矫正的屈光不正，视网膜或视神经疾病，其他神经系统疾病
对侧视野	• 分别测量左眼和右眼视野 • 嘱患者注视与患者相对的检查者的眼睛 • 检查者分别在 4 个象限中伸出手指并由患者指出	• 单眼视野缺损 = 视网膜，视神经疾病 • 双眼视野缺损 = 视交叉，视皮质或双侧眼病
瞳孔	• 直接和间接对光反射 • 应用手电筒检查	• 反应不对称 = 视神经或自主神经系统紊乱
眼球运动	• 患者睁眼斜视测试 • 分别检测左眼和右眼：患者头部固定，眼睛向上 / 下、左 / 右方向转动	• 偏差或运动受限 = 双眼视力障碍，神经麻痹，创伤或既往有眼外科手术
外观	• 观察眼睑、睫毛、结膜、角膜 • 用直接检眼镜通过钴蓝荧光素染色的方法检查	• 渗出、结痂或结膜充血 = 感染或过敏 • 角膜显著染色 = 磨损或异物
直接眼底镜检	• 调暗室内照明 • 观察瞳孔红光反射 • 检查视盘、黄斑和血管	• 暗红色反光往往由白内障引起 • 视杯扩大 = 青光眼可能 • 视盘苍白 = 视萎缩或晚期青光眼 • 出血 = 糖尿病或高血压性视网膜病变 • 白色斑点 = 糖尿病或高血压导致的黄斑变性或渗出

表 7-1 老年人视力筛查试验

中间视力的多焦点眼镜有助于保持室内安全。补偿与年龄相关的正常视力损失的其他方法包括提供明亮的间接（即非眩光）照明、在书籍和电子设备中使用较大的字体、使物体与背景的对比度尽可能高。这些策略可以显著改善大多数老年人的视觉功能。最后，由于干眼症往往是慢性的，并且与老年人使用的许多药物有关，因此睡前使用非处方人工泪液、液体凝胶或软膏可以帮助缓解症状。如果眼药水含有防腐剂（大多数瓶装眼药水都是如此），一般建议每天使用不超过 4 次，因为长期接触防腐剂会导致中毒性角膜炎。相反，不含防腐剂的滴眼液通常装在一次性小瓶中，可以根据需要使用（如每小时1~2 次）。

参考文献

Elliott DB. The Glenn A. Fry award lecture 2013: blurred vision, spectacle correction, and falls in older adults. *Optom Vis Sci.* 2014;91(6):593–601.
Owsley C. Vision and aging. *Annu Rev Vis Sci.* 2016;2:255–271.

三、需要紧急转诊给眼科专家的视觉症状

红色袖带表示需要紧急转诊，包括视力显著变化、中度或更糟的眼痛。视力变化可能包括突然发作的视力下降（即使矫正）、视力扭曲（在变性视物中，直线出现弯曲或不规则），或者突然出现暗点或视野缺损。仔细询问眼部既往病史是非常重要的。在既往史中，应询问患者哪只眼睛受到损伤，以及疼痛、视力下降或畏光等症状的发作时间和持续时间。如果主要症状是疼痛，询问最近的眼科手术史、外伤史、化学损伤、畏光或最近使用的隐形眼镜。如果有视力降低，询问有关视觉损失的位置。中心视觉的降低提示黄斑受累，可能是黄斑变性、糖尿病性视网膜病变、血管闭塞性疾病或视神经病变等原因导致。如果视力减退是外周的，应确定其是单眼还是双眼。如果是单眼，怀疑是视网膜或视神经病变。如果视觉双侧丧失，考虑神经系统原因，较

少可能伴随双侧眼病（表 7-2）。

表 7-2 需要转诊的视觉症状		
表　现	可能的病因	需要转诊
中央视觉下降 ● 显著下降 ● 起病急骤 ● 单眼（通常）	● 年龄相关的湿性黄斑变性 ● 糖尿病引起的黄斑水肿或出血 ● 血管闭塞 ● 缺血性视神经病变 　– 动脉炎性 = 患者有颞动脉炎 　– 非动脉炎性 = 患者往往有糖尿病或高血压	ASAP[a]
中央视觉下降 ● 轻度下降 ● 起病缓慢 ● 双侧（通常）	● 年龄相关的干性黄斑变性 ● 白内障 ● 糖尿病性视网膜病变 ● 屈光度变化	较不紧急 （4～6 周）
眼痛 ● 单眼 ● 中到重度畏光（可能）	● 感染（如疱疹性角膜炎） ● 角膜擦伤 ● 葡萄膜炎 ● 眼内炎（通常视觉也降低） ● 化学或机械性创伤 ● 闭角型青光眼	ASAP[a]
外周视力下降 ● 单眼	● 视网膜脱离[a] ● 青光眼（通常是双侧，但不对称）	ASAP[a] 或紧急
外周视力下降 ● 双眼	● 中央视觉通路病变（从视交叉到皮质）	紧急

a. ASAP［尽快执行（as soon as possible）］：在 1h 内电话咨询或通过眼科专家现场指导评估患者

四、眼睛老化的异常改变

导致老年人视力障碍的主要异常眼部变化有白内障、年龄相关性黄斑变性、糖尿病视网膜病变和青光眼等。

（一）白内障

1. 一般概述

白内障是晶状体变混浊，在美国和全球范围内都是导致视觉障碍的主要原因。白内障是逐步进展的，最终可能需要手术摘除。在美国超过 80 岁的老年人中有 50% 患有白内障或接受过白内障手术。白内障的危险因素包括高龄、糖尿病、长期暴露于紫外线（ultraviolet，UV）B 辐射、吸烟、当前或既往长期使用糖皮质激素史、眼科手术史或眼外伤史等。

2. 预防

通过戴太阳镜和遮阳帽以减少紫外线辐射，鼓励戒烟和控制血糖可能延缓白内障的发病和进展。目前，没有证据表明药物或营养补充剂能够预防、延缓白内障进展或者治愈白内障。

3. 临床表现

白内障的典型症状包括渐进性的视物模糊和对光的敏感性增加（特别是在黄昏或晚上驾驶时）。视力受限性白内障的一个常见症状是对细微的色差不敏感，如衣着整洁的患者衣服上的食物污渍。在瞳孔查体时发现瞳孔呈混浊性白色表明白内障进展到了中度或重度。在散瞳的情况下，用直接检眼镜或裂隙灯观察时，红光反射可能会出现局灶性或弥散性的暗区。

4. 鉴别诊断

典型的白内障患者通常没有眼部疼痛史，伴有渐进的视力减退，眼睛外观正常。需鉴别的疾病包括未矫正的屈光不正、黄斑或视神经疾病、糖尿病眼病等。如果出现视力突然下降，单侧且无痛的情况，最常见的鉴别诊断包括血管/缺血性疾病，如非动脉炎性缺血性视神经病变或视网膜中央动脉或静脉阻塞。当突然的视力丧失与头皮压痛、头痛、下颌跛行、体重减轻和（或）不适等身体症状相关时，应考虑巨细胞动脉炎，属于眼科急症，需要及时评估和治疗。

5. 管理和治疗

白内障通常进展缓慢，在早期如果进行屈光矫正视力可得到明显提升。应对环境的改变，通过避免眩光（如夜间驾驶），使用防眩光太阳镜和提高周围环境亮度。白内障的唯一有效治疗方法是手术摘除。尽管进行了视力矫正，但当患者的日常活动因视力下降（通常约为 20/40）而受到影响时，需要进行手术处理。手术应考虑到其他疾病，如黄斑变性或糖尿病性视网膜病变，这可能会影响术后的视力。

（1）术前和术后护理：大多数的老年人能够耐受白内障手术。患者需病情稳定并且能够仰卧 30min。术后护理通常需要使用抗生素和消炎眼药水，以及后续进行随访。对于患有慢性阻塞性肺疾病、血压控制不佳、冠状动脉疾病或糖尿病等并发症的患者，眼科医生通常会要求患者的初级保健医生进行相应的手术风险评估。尽管对于病史和体格检查发现的任何病理问题进行术前实验室检查是合理的，但研究表明，白内障手术前的常规医学检查并不能改善预后。

白内障手术通常是一个门诊手术。患者需具有健康角膜，手术切口通过角膜进行，几乎没有出血，通常只需要局部麻醉和很少的全身药物。因此，根据眼科医生和初级保健医生的选择，术前可以不需要停止抗凝或抗血小板治疗。

（2）并发症：白内障手术引起的严重并发症很少见（＜1.5%）。如果出现术后几天疼痛或视力下降的症状，表明可能存在眼内感染（眼内炎）；若出现飞蚊症或闪光感，则预示视网膜脱离的可能。这两种情况都需要紧急眼科会诊。虽然很少影响视力，如果出现两种常见并发症（黄斑囊样水肿和后囊膜混浊）也应及时就诊咨询，因为这可能会降低视敏度。囊样黄斑水肿多在术后 4~6 周发生，在白内障摘除后的几周内发生率为 1.2%~11%。虽然患者在白内障手术后视力改善，但随着囊样黄斑水肿的发展，他们会注意到视力在 1 周后逐渐下降。一旦发现，需要使用局部抗炎药物。后囊膜混浊（有时称继发性白内障）可在晶状体切除手术后数月至数年发生，发生率为 12%~28%。随着混浊的增长，视力在几个月内会慢慢退化。一旦视力丧失严重，就需要进行激光消融。

6. 预后

年龄相关性白内障通常随着时间的推移缓慢进展。通过定期评估，验光师或眼科医生可以监控白内障的进展，权衡白内障手术的风险何时是合理的，确保患者的视觉能力满足日常生活需求。如果没有其他眼部疾病，白内障手术的结果非常好，视力可恢复正常。研究表明，白内障手术可以改善与视力相关的生活质量，能够完成日常生活活动，如阅读和驾驶。

参考文献

Liu YC, Wilkins M, Kim T, Malyugin B, Mehta JS. Cataracts. *Lancet.* 2017;390(10094):600–612.

（二）年龄相关性黄斑变性

1. 一般概述

年龄相关性黄斑变性（age-related macular degeneration，AMD）是一种逐渐破坏黄斑，损害中心视力的疾病。它约占所有法定失明患者的 54%，并且是 65 岁以上老年人不可逆性视力丧失的首要原因。虽然 AMD 的病因尚不清楚，但很可能是一种与环境因素有关的遗传性疾病。危险因素包括高龄、白色人种、AMD 家族史、吸烟。AMD 主要有两种形式：非神经血管性（也称为非渗出性或干性）和新生血管性（也称为渗出性或湿性）。约 90% 的患者是干性 AMD，导致视力逐渐丧失。尽管湿性 AMD 不常见，但是由于新生血管的渗漏可导致视力的急剧下降，是大多数发生法定失明患者的主要原因。

2. 预防

虽然对于干性或湿性 AMD 目前没有有效治疗方法，但是研究表明多吃新鲜绿色蔬菜和鱼类可降低 AMD 的发生风险。吸烟会使 AMD 的发生风险加倍。因为严重的视力丧失通常与湿性 AMD 有关，因此预防失明最好的措施是早期诊断和治疗新生血管形成。

3. 临床表现

AMD 的早期阶段往往没有明显症状。随着干性 AMD 的进展，患者逐渐出现中心视力下降，增加了阅读、面部识别、辨别路牌等难度。相比之下，湿性 AMD 往往表现为中心视力迅速丧失，伴有视物变形（即图像出现扭曲）或中心暗点。即使干性或湿性 AMD 进展，患者仍能保持自主活动的灵活性。在干性 AMD 中，视网膜黄斑区可见玻璃膜疣（代谢废物堆积的结果）。其他症状包括色素变化或黄斑部脉络膜萎缩。在湿性 AMD 中，由于异常新生血管和出血，导致黄斑水肿、视网膜功能受损，以及出现瘢痕。

4. 鉴别诊断

其他引起黄斑病变并导致视力下降的疾病包括糖尿病、高血压等，都可以造成视网膜的出血和（或）渗出，但病变并不一定都发生于黄斑。

5. 并发症、治疗和预后

中心视力丧失是 AMD 的主要并发症。湿性 AMD 进展快且视力急剧下降，需要眼科急诊治疗。湿性 AMD 可以用荧光素血管造影观察视网膜脉管系统，然后应用激光凝固异常新生血管。虽然激光治疗可控制出血渗出和破坏新生血管，但也会破坏深层视网膜。抗血管内皮生长因子（anti-vascular endothelial growth factor，anti-VEGF）药物（如贝伐单抗）可抑制新生血管的进展，能显著改善湿性 AMD 的治疗。这些药物经玻璃体内注射，可单独使用也可与激光治疗结合使用。随着 AMD 的及时识别和专业转诊，许多接受抗 VEGF 玻璃体内注射治疗的患者可维持甚至轻度改善视力。发生单侧湿性 AMD 的患者 6 年内进展到对侧眼的风险率接近 30%，因此定期随访及评估是必要的。

干性 AMD 患者视力减退往往进展缓慢，轻度患者可无须治疗。对于中度或重度干性 AMD，为期 10 年的临床试验年龄相关性眼病研究（Age-Related Eye Disease Study，AREDS）表明，抗氧化剂的特定配方（通常称为 AREDS2 维生素，包括维生素 C 和维生素 E、叶黄素和玉米黄质等）能有效延缓 AMD 进展，并有效降低远期视力丧失的风险。但 AREDS 配方并不能治愈和恢复 AMD 引起的视力丧失，只能延缓病程进展并暂时稳定视力。

参考文献

Mitchell P, Liew G, Gopinath B, Wong TY. Age-related macular degeneration. *Lancet.* 2018;392(10153):1147–1159.

Wu J, Cho E, Willett WC, Sastry SM, Schaumberg DA. Intakes of lutein, zeaxanthin, and other carotenoids and age-related macular degeneration during 2 decades of prospective follow-up. *JAMA Ophthalmol.* 2015;133(12):1415–1424.

（三）糖尿病视网膜病变

1. 一般概述

糖尿病性视网膜病变的特征是进行性视网膜微血管异常改变。视网膜病变早期为非增殖性（或背景性）视网膜病变。微脉管系统的变化导致小血管周围细胞和内皮损伤，导致血管通透性增加，从而导致微动脉瘤形成和出血。如果病情进展，视网膜缺氧可引起血管增殖性生长因子的上调，发展到增殖性视网膜病变期。在这一时期，脆弱的视网膜血管发生病理性传播，可能出现广泛性视网膜血管破裂出血。总体而言，约 35% 的糖尿病患者伴有糖尿病性视网膜病变。糖尿病的时间越长，糖尿病性视网膜病变的可能性也越大。

在缺乏眼科护理专家的地区，可以通过远程医疗检查眼底照片进行筛查，识别需要优先转诊至专科眼科护理的糖尿病性视网膜病变患者。专业的糖尿病眼科检查通常包括视网膜检查以发现黄斑水肿的细微征兆，评估出血的位置和数量，以及评估有助于区分非增殖性或增殖性视网膜病变严重程度的血管异常。

2. 预防

良好的血糖和血压控制可减缓糖尿病性视网膜病变的发生和进展。虽然糖尿病性视网膜病变不能完全避免，但研究表明约有 90% 的严重视力丧失是可以预防的。因此，美国眼科学会和美国验光协会建议，所有糖尿病患者均应该每年进行一次散瞳眼底镜检查。

3. 临床表现

糖尿病性视网膜病变早期可无明显症状，更容易治疗。如果有黄斑水肿，则可能会出现视物模糊，但如果对侧眼未受影响，视力改变往往不明显，容易被患者所忽略。增殖性视网膜病变期，新生血管可广泛出血，造成视物模糊、视觉盲点或视力丧失。增殖期接受激光凝固治疗的患者可出现视野的整体性收缩。糖尿病性视网膜病变最好通过散瞳眼底镜检查进行评估，包括出血、渗出、血管改变，如血管串珠状或血管新生。

糖尿病性视网膜病变引起的视力丧失主要由黄斑水肿和增殖性视网膜病变引起，以及一定程度的视网膜黄斑区毛细血管无灌注。当液体渗入中央视网膜时，会发生黄斑水肿，在非增殖性或增殖性视网膜病变均可发生。

4. 鉴别诊断

高血压性视网膜病变、静脉闭塞、缺血性疾病、炎症或感染性疾病或其他疾病都可引起视网膜出血，需与糖尿病性视网膜改变相鉴别。

5. 并发症和治疗

非增殖期糖尿病性视网膜病变（无黄斑水肿）的治疗通常由验光师或眼科医生通过眼底的扩张立体检查进行观察。在无黄斑水肿的非增殖性视网膜病变的早期阶段，治疗包括强调血糖控制的重要性和及时随访评估。在更晚期可能需要玻璃体内注射药物、激光治疗或其他药物。如果存在黄斑水肿及增殖性病变的可能（如严重非增殖性视网膜病变），应及时进行专业眼科转诊（最好是专门研究视网膜的眼科医生）。临床研究表明，及时治疗特定的黄斑水肿亚型［临床意义的黄斑水肿（clinically significant macular edema，CSME）］可有效降低中度视力丧失的风险。在增殖性视网膜病变期，新生血管可进入玻璃体和（或）发生纤维增生，引起玻璃体视网膜牵拉及撕裂。CSME 和增殖性视网膜病变的治疗包括激光和玻璃体内注射抗VEGF 药。

6. 预后

大多数糖尿病眼病传统治疗方法通常不能恢复视力，因此主要目的是防止视力的进一步丧失。最近的研究表明，玻璃体内注射抗 VEGF 治疗的 CSME患者在视力方面获得了轻微改善。及时发现和治疗CSME 仍然至关重要。无论改善视力的能力如何，激光治疗和（或）玻璃体内注射 CSME 可将中度视力丧失的风险降低 50% 或更多。而全视网膜激光光凝术可降低增殖性或严重非增殖性糖尿病视网膜病变严重视力丧失风险的 50%。

参考文献

Hendrick AM, Gibson MV, Kulshreshtha A. Diabetic retinopathy. *Prim Care*. 2015;42(3):451–464.

Weingessel B, Miháltz K, Gleiss A, et al. Treatment of diabetic macular edema with intravitreal antivascular endothelial growth factor and prompt versus deferred focal laser during long-term follow-up and identification of prognostic retinal markers. *J Ophthalmol*. 2018;2018:3082560.

（四）青光眼

1. 一般概述

青光眼是一种渐进性慢性视神经病变。眼压（intraocular pressure，IOP）及其他一些未知的因素造成视神经萎缩，病情进展会导致视野缺损。青光眼

主要分为两种类型：开角型青光眼，眼内引流系统是开放的；闭角型青光眼，眼内引流系统是阻塞的。青光眼最常见的类型是原发性开角型青光眼（primary open-angle glaucoma，POAG）。青光眼引起的视野损失首先发生在周边视野，但随着病情进展，中心视力也会丧失。青光眼是全球失明的第二大原因，其中约有 50% 的患者没有意识到自己患病。

除了眼压升高外，种族和年龄是青光眼的两个重要危险因素。在美国，青光眼是非洲裔美国人不可逆性失明的主要原因。从中年早期（约 45 岁）开始，非洲裔美国人的 POAG 患病率是同龄欧裔美国人和西班牙裔 / 拉丁裔的 3 倍。高龄是青光眼的另一个危险因素。尽管所有种族的青光眼患病率都随着年龄的增长而增加，但到 80 岁及以上，西班牙裔 /拉丁裔患者的患病率最高，为 12.7%。

2. 临床表现

预防青光眼视力丧失依赖于早期诊断和治疗。不幸的是，因为青光眼常无症状，大多数患者未能注意到视觉的变化，直至疾病晚期。因此，对老年高危人群建议每年做眼部检查（表 7-3）。对另一些人来说，建议每 1～2 年进行一次眼部检查。青光眼临床检查包括检测眼压（张力测定法）、视神经盘评估、视野评估和前房角镜检查，从而评估眼内引流系统是否"打开"或"关闭"。前房角镜检查中，在患者的角膜上放置一个特殊透镜，位于角膜和虹膜之间的虹膜角膜角，是房水的通道。眼压的范围通常在 10～21mmHg，眼压在这个范围之外并不是青光眼的特异性指征，它仅仅是疾病发生和（或）进

表 7–3　转诊验光师或眼科医生进行青光眼筛查的适应证

患青光眼的高风险患者	• 非洲血统，尤其是 40 岁以上 • 年龄超过 60 岁，尤其是墨西哥裔美国人 • 有青光眼家族史 • 长期使用皮质类固醇 • 眼压升高 • 眼外伤史
青光眼可能的表现	• 视神经杯盘比>0.5 • 视杯不对称，特别是两眼间杯盘的不对称

展的危险因素。在闭角型青光眼中，眼内引流通道变窄会导致眼压升高，并导致视网膜神经纤维减少，在早期导致垂直视杯增大及相应的视野缺陷，这与水平脉络缺陷有关。如果眼压快速上升，患者可能会发生疼痛。眼压逐渐升高可能无症状。在正常眼压青光眼中，青光眼性视神经萎缩发生时没有眼压升高。

视盘检查是评估青光眼的重要方式之一。青光眼性萎缩引起视杯变大。尽管大多数青光眼是双侧的，但是两眼的视杯表现可能不同，因此两眼视杯的不对称提示青光眼。在青光眼早期，视盘的改变早于视野丧失。尽管如此，使用标准视野测量法定期进行视野评估对诊断、分期和监控疾病的进展非常重要。

3. 鉴别诊断

青光眼的鉴别诊断包括各种影响视神经的疾病，可能包括视网膜血管疾病、缺血性视神经病变、包括肿瘤在内的压迫性病变、炎症性或脱髓鞘疾病，以及毒性、代谢性或营养性视神经病变引起的视神经萎缩。这些疾病可以与青光眼萎缩相鉴别，因为它们通常引起视神经苍白，以及较少的视杯改变。出现中央暗点、水平方向神经纤维丢失、垂直中线的视野缺损和颞侧视野缺损可能是非青光眼引起的，需要进一步检查以确定潜在原因。

4. 并发症和治疗

青光眼视力丧失通常从外周开始，向内延伸，最终破坏中心视力直至完全失明。原发性开角型和正常眼压型青光眼的治疗包括降低眼压，通过减缓视网膜神经纤维损失和青光眼相关视神经萎缩防止进行性视野丧失。降眼压的疗法包括局部或口服药物；激光手术，如虹膜切开术、虹膜成形术或小梁成形术；切口外科手术，如小梁切除术包含或不包含虹膜切除术，以及管成形术或引流阀植入术。一线治疗首选局部用药，通过减少房水产生或增加房水流出来降低眼压。由于前列腺素类似物（如拉坦前列腺素）可有效降低眼压，给药简单，每天 1 次，并且全身不良反应少，是治疗青光眼的一线药物。所有用于治疗青光眼的药物可能有显著的局限性和全身作用，应纳入老年患者的慢性药物清单（局部和全身不良反应汇总见表 7-4）。

当两种或两种以上局部治疗不能充分控制眼压或局部药物耐受性不佳时，可考虑手术治疗。青光眼手术治疗的其他适应证包括由于记忆障碍导致的药物依从性差，或者因手部灵巧性差导致无法使用眼药水。最后，与手术费用相比，每年的药物费用可能会让一些人望而却步。

5. 预后

如果不进行治疗，青光眼使得视力逐渐丧失，最终将导致完全失明。在广泛性青光眼视神经萎缩之前被诊断并能达到良好的眼压控制的患者视力预后良好。

参考文献

Biousse V, Newman NJ. Diagnosis and clinical features of common optic neuropathies. *Lancet Neurol.* 2016;15(13):1355–1367.

Weinreb RN, Aung T, Medeiros FA. The pathophysiology and treatment of glaucoma: a review. *JAMA.* 2014;311(18):1901–1911.

（五）老年人的神经 - 视觉表现

患有心血管疾病伴随受累视盘水肿的老年人发生单侧无痛性视力丧失的最常见原因是非动脉炎性前部缺血性视神经病变（nonarteritic anterior ischemic optic neuropathy，NA-AION）。当前，还没有公认的 NA-AION 治疗方法，但是正在进行的临床试验已显示出一些有希望的结果。由于 NA-AION 患者在未来 5 年内另一只眼睛受累的风险为 15%，因此控制心血管危险因素［包括高血压和糖尿病（如果适用）］，以及饮食控制、运动、低剂量阿司匹林（如果没有禁忌证）和阻塞性睡眠呼吸暂停的管理都非常重要。

参考文献

Berry S, Lin WV, Sadaka A, Lee AG. Nonarteritic anterior ischemic optic neuropathy: cause, effect, and management. *Eye Brain.* 2017;9:23–28.

1. 前部缺血性视神经病变

导致老年人急性疼痛性视力丧失的一个不太常见但最影响视觉的原因是巨细胞动脉炎，它会导致动脉炎性前部缺血性视神经病变（arteritic anterior ischemic optic neuropathy，A-AION）。常见症状包括头痛、下颌跛行、发热、体重减轻、颞部压痛和风湿性多肌痛病史。不太常见的症状包括复视或短暂的视力丧失。与 NA-AION 不同，A-AION 是一种眼

表 7-4　降低眼压（IOP）的常用药物

药物类别	作用机制	示例药物	IOP 降低水平	局部不良反应	全身不良反应
前列腺素类似物	增加流出	拉坦前列素、曲伏前列素、比马前列素、他氟前列素、拉坦前列烯布诺德	25%～33%	●结膜充血 ●眼睫毛增长 ●睫毛和虹膜色素沉着 ●上眼睑沟加深 ●葡萄膜炎 ●黄斑水肿	●全身不良反应小
β 受体拮抗药	减少产生	替马洛尔、倍他洛尔、左布诺洛尔	20%～25%	●眼睛刺激和眼睛干涩	●哮喘、慢性阻塞性肺疾病和心动过缓患者禁用 ●抑郁 ●阳痿
α 受体激动药	减少产生增加流出	溴莫尼定、安普乐定	14%～19%	●眼部刺激，干燥过敏	●脑功能或冠状动脉功能不全、体位性低血压、肾衰竭或肝衰竭的患者慎用 ●小儿中枢神经系统效应和呼吸停止
碳酸酐酶抑制药	减少产生	布林佐胺、多佐胺	15%～20%	●角膜内皮受损 ●眼部刺激、干燥 ●灼烧感	●全身效应很少见，可能包括 Stevens-Johnson 综合征 ●中毒性表皮坏死
胆碱能激动药	增加流出	毛果芸香碱、卡巴胆碱	20%～25%	●眼部刺激 ●年轻患者因瞳孔缩小和（或）睫状动脉痉挛导致夜间视力下降或视力不佳	年轻患者因睫状动脉痉挛引起的头痛
Rho 激酶抑制药	增加流出	奈他地尔	20%～25%	●结膜充血 ●角膜沉积物（通常看不出来） ●结膜下轻度出血	●全身不良反应小
联合用药	根据具体药物不同	溴莫尼定和替马洛尔，多佐胺和替马洛尔，布林佐胺和溴莫尼定	根据具体药物不同	●根据具体药物不同	●根据具体药物不同

045

引自 Weinreb RN, Aung T, Medeiros FA. The pathophysiology and treatment of glaucoma: a review. *JAMA*. 2014;311(18):1901–1911; Mantravadi AV, Vadhar N. Glaucoma. *Prim Care*. 2015;42(3):437–449; and Konstas AGP, Katsanos A, Quarantet L, et al. Twenty-four hour efficacy of glaucoma medications. In: Bagetta G, Nucci C, eds. *Progress in Brain Research: New Trends in Basic and Clinical Research of Glaucoma: A Neurodegenerative Disease of the Visual System, Part B*. New York, NY: Elsevier; 2015;221:297–318.

科急症，需要住院并及时给予大剂量静脉注射类固醇，如果治疗不及时，对侧眼受累的风险很高。患者检查时可能会发现患眼视力较差，伴有相对传入性瞳孔障碍。眼底镜检查显示视神经苍白和肿胀。实验室检查显示红细胞沉降率和 C 反应蛋白升高。可根据颞动脉活检的特征性病理结果做出明确诊断。活检阳性的患者要接受长期类固醇治疗，也可考虑使用保留类固醇替代方案。

2. 视网膜中央动脉阻塞

视网膜中央动脉闭塞可导致突然无痛性视力丧失，这是心源性或血管的栓子引起的。动脉阻塞前的症状可能包括短暂失明或黑蒙，每次持续数秒，随后视力完全恢复。识别这些症状很重要，因为这些患者发生脑血管发作（cerebrovascular attack，CVA）的风险很高，需要紧急入院进行 CVA 评估。

（六）神经退行性疾病与眼睛

与年龄相关神经退行性疾病的患者可能有相关的眼部表现。视觉变异性阿尔茨海默病也称为后皮质萎缩（posterior cortical atrophy，PCA），是一种主要在大脑后皮质区域萎缩的疾病，导致视觉认知障碍，如模拟失认症（无法理解整个场景，但可以看到场景的各个部分）、面容失认症（无法识别面部）和视觉定向障碍。由于患者能够看到 20/20 大小的字母，但无法阅读和（或）无法驾驶，临床医生通常会对这种表现感到困惑。这些患者可能有相同的视野缺损，但与视野变化没有结构相关性。这些症状会干扰日常生活活动，让患者非常痛苦。临床医生对该疾病认识不足可能导致诊断不足。用于阿尔茨海默病治疗的药物，如多奈哌齐、卡巴拉汀、加兰他敏和美金刚，在 PCA 治疗中取得了一些成功，如果怀疑患者有 PCA，应转诊至神经科医生进行进一步评估。

帕金森病是一种与年龄相关的神经退行性疾病，患者可能出现视力障碍，包括视力正常下阅读、写作和驾驶困难。这些患者的聚焦不足发生率较高，表现为眼睛疲劳、头痛、阅读时出现复视、难以集中注意力在离患者较近的物体上。此外，这些患者可能出现干眼症、睑缘炎和眨眼率降低。治疗干眼症和睑缘炎，并为聚焦不足提供专门的眼镜，有助于缓解症状。患有 PCA 或帕金森病的视觉认知功能

障碍的患者除了视觉康复外，还可以接受低视力服务，以帮助他们进行日常生活活动，并可能恢复一些驾驶能力。

参考文献

Ekker MS, Janssen S, Seppi K, et al. Ocular and visual disorders in Parkinson's disease: Common but frequently overlooked. *Parkinsonism Relat Disord.* 2017;40:1-10.

Maia da Silva MN, Millington RS, Bridge H, James-Galton M, Plant GT. Visual dysfunction in posterior cortical atrophy. *Front Neurol.* 2017;8:389.

五、系统性疾病和眼部疾病之间的相互作用

（一）全身用药与青光眼

使用皮质类固醇（如可的松和泼尼松龙）可以增加眼压。尽管大多数服用皮质类固醇的患者没有伴随眼压升高，但眼压升高的危险因素包括个人或家族青光眼病史、疑似青光眼的目前状态、皮质类固醇治疗的给药途径和持续时间。局部或玻璃体内应用皮质类固醇带来的风险最高。按风险由低到高顺序排列的给药途径是静脉注射、肠外给药和吸入途径。使用皮质类固醇的时间 <2 周，一般不需要特殊监测眼压。然而，长期服用皮质类固醇的患者都有发生青光眼的风险，应至少每年进行一次眼部评估。

大多数将青光眼列为禁忌证或不良反应的药物与相对少见的闭角型青光眼有关，即前房角排水系统狭窄。这些药物可进一步缩小排水系统，有时甚至闭合，引起眼压上升。可能诱发前房角关闭的药物有抗组胺药、抗帕金森病药、抗精神病药、解痉药（如莨菪碱）、三环类抗抑郁药、单胺氧化酶抑制药和局部散瞳药（如去氧肾上腺素）。请眼科专家会诊后才可安全使用上述药物。这些药物对大多数原发性开角型青光眼患者禁用。

（二）眼部药物的全身效应

用于眼部疾病治疗的药物可能具有显著的全身效应，因为老年人通过肾脏和肝脏的药物清除速度较慢。因此，尽管某些药物对年轻患者可能是安全的，但在老年人中应避免使用或减少剂量。使用抗青光眼药物替马洛尔时，尤于老年人外用眼科药物没有意识到联合用药的风险，这会导致最大的用药

风险。替马洛尔是一种非选择性 β 受体拮抗药，可用于开角型和闭角型青光眼，可以减少房水生成，从而降低眼压。替马洛尔会增加老年人因心动过缓、体位性低血压、心力衰竭和可能的晕厥而跌倒的风险。这种影响可能是由于药物进入鼻泪管并到达鼻黏膜后，药物通过绕过第一次代谢而立即被吸收进入循环，从而增加心率和血液发生急性变化的风险。因此，应仔细权衡，对于有跌倒、心动过缓、心脏传导阻滞或直立性低血压病史的老年人，应考虑使用全身性心血管影响较小的替代性抗青光眼药物。在使用适应证超过风险的情况下，指导患者在滴注眼药水后闭上眼睛，并阻断泪点 3～5min 这将大大减少全身吸收。

参考文献

Mäenpää J, Pelkonen O. Cardiac safety of ophthalmic timolol. *Expert Opin Drug Saf.* 2016;15(11):1549-1561.

（三）影响眼睛的全身性药物

用于治疗全身性疾病的多种药物可能会影响眼睛。一个例子是苯海拉明（Benadryl），这是第一代镇静抗组胺药，可用于治疗过敏。由于其镇静作用，以及导致眼睛干涩的倾向，应避免使用这种药物。用于治疗类风湿关节炎的羟氯喹与黄斑病变有关。用于治疗结核病的乙胺丁醇与视神经病变有关。应密切监测使用这些药物的患者是否有眼部不良反应，如果有迹象或症状表明眼部受累，应考虑停止用药。胺碘酮是一种用于治疗室性心律失常的全身性药物，并与眼部毒性有关。一种影响可能是称为角膜轮状的良性角膜沉积物，不需要停药。另一个影响是胺碘酮相关的视神经病变（amiodarone-associated optic neuropathy，AAON），这是一种潜在可逆的视神经病变，表现为进行性单侧或双侧视力丧失。对于 AAON 患者，建议立即转诊眼科医生进行进一步评估。应考虑咨询患者的心脏病专家后停用胺碘酮，因为超过一半的 AAON 患者在停用后视力有所恢复。最后，治疗勃起功能障碍的药物，如磷酸二酯酶抑制药，单独使用或与其他降血压药物联合使用，会增加 NA-AION 的发病风险，导致永久性视力丧失。尽管证据不确凿，但这些药物应谨慎用于患

有糖尿病和高血压等慢性病的患者，并应告知患者风险。

参考文献

Liu B, Zhu L, Zhong J, Zeng G, Deng T. The association between phosphodiesterase type 5 inhibitor use and risk of non-arteritic anterior ischemic optic neuropathy: a systematic review and meta-analysis. *Sex Med.* 2018;6(3):185-192.

Passman RS, Bennett CL, Purpura JM, et al. Amiodarone-associated optic neuropathy: a critical review. *Am J Med.* 2012;125(5):447-453.

Wasinska-Borowiec W, Aghdam KA, Saari JM, Grzybowski A. An updated review on the most common agents causing toxic optic neuropathies. *Curr Pharm Des.* 2017;23(4):586-595.

六、视障老年人的注意事项

在治疗老年患者有或无视觉障碍时，有两个简单的方法可以最大限度地提高他们的视力，即提高对比度和提供充足的照明。如前所述，对比灵敏度是指从它的背景区别物体的能力。低对比度的物体对老年人来说难以察觉，但对视力受损的人来说，察觉这些物体明显更困难。患者在使用高对比度黑白视力表进行测试时可能表现出足够的敏锐度，但在阅读白底浅灰色字母的低对比度视力表时表现不佳。后一种测试更近似于老年人试图走下路边人行道边缘时所面对的日常情况。为这些患者提供足够的照明是指用光源照亮，发亮的物体不直接照射到眼睛或产生过量的反射。这通常涉及使用间接高功率的光源。

除了接受眼科医疗护理外，视力障碍的患者往往得益于就诊于低视力专家。这些眼科医生通过定制化的光学器件最大限度地提高患者的剩余视力功能，如强老花镜、望远镜、放大镜和将阅读材料放大并投射到视频屏幕上的电子设备。他们的努力通常包括与康复专家协作，康复专家除了直接治疗视障患者，还可以推荐使用非光学辅助工具，如大型印刷书籍和报纸、免费的图书馆有声读物，以及配备大、高对比度数字的特殊电话、时钟，或刻度盘（如烤箱或炉灶）。

相关网站

Lighthouse (provides more information on visual rehabilitation services, education, research, prevention, and advocacy). http://www.lighthouseguild.org. Accessed March 8, 2020.

第 8 章　老年人听力障碍的管理
Managing Hearing Impairment

Lindsey Merrihew Haddock　Margaret I. Wallhagen　著

邓宇蕾　译　　郑　凯　校

诊断要点

- 听力损失是老年人中常见但未被充分认识的医疗问题。
- 筛查可以且应该在常规门诊中进行，只需几分钟的时间。
- 筛查结果呈阳性的患者应被转介给听力学家，并就听力损失对整体健康的影响进行咨询。
- 医疗服务的提供者可以采取简单的措施来改善与听力损失者的沟通，包括通过轻微的修改使他们的环境对听力友好。

一、一般原则

听力损失在老年人中非常普遍，但却常常被忽视，因为它隐匿发病，不易被诊断。在美国，估计有 2670 万 50 岁或以上的成年人患有 25dB 或以上的双侧听力损失。听力损失的发生率随着年龄的增长而急剧增加，约 45% 的 70 岁以上的成年人和 80% 的 85 岁以上的成年人受到影响。有趣的是，自我认定为听力受损的老年人的比例要低得多；在生命的最后 2 年里，只有约 1/3 的老年人报告说听力一般或不好。虽然这些人中许多人的听力可以通过目前的技术得到帮助，但有证据表明，这一人群接受的治疗还远远不够。例如，在美国，有 67%～86% 的成年人可能从助听器中受益，但他们并未使用助听器。与听力损失和助听器使用相关的耻辱感影响了获得护理和使用助听器的机会，并加强了医疗保健提供者在帮助个人认识到听力损失是一个健康问题方面的作用的重要性。

听力损失会影响个人的有效沟通能力，但患者和医疗服务提供者往往错误地将其视为衰老的正常部分。然而，目前的证据指出了它对健康的负面影响。研究表明，听力损失会导致社会孤立、抑郁和认知能力的下降。它还与较差的认知功能和跌倒增加有关。在生命的最后 2 年，自我报告有听力损失的老年人与同龄人相比，其生活满意度也较低。由于存在如此重大的负面结果，值得对患者的听力损失进行常规筛查和治疗。

二、干预

老年人的老年性听力损失（age-related hearing loss，ARHL）是多种损伤的后遗症，这些损伤会随着时间的推移逐渐损害耳蜗，并与年龄相关的变化叠加。虽然这些因素中有许多是无法改变的（如耳蜗的内在老化、性别、遗传倾向），但有几个因素（如噪声暴露、耳毒性药物的使用、心血管健康）是可以控制的，并在以下部分中讨论。

三、临床发现

（一）症状和体征

1. 与患者会谈

患者往往没有意识到自己的听力损失，尤其是在多年来逐渐发展的情况下。询问患者在大群体中或在嘈杂拥挤的场所是否有听觉障碍，是否在打电话时有困难，是否经常要求别人重复他们所说的话，或者其他人是否暗示他们可能有听觉障碍是非常有用的。受访者可能会注意到，他们能听到，但人们说话含糊不清或说话声音太小。对这些问题的回答可以提供有关听力损失存在的线索。如果患者意识到了听力损失，那么其进展的时间过程和性质可以提供关于病因学的见解。为了获得有助于区分 ARHL 和其他以听力损失为并发症的疾病的信息，必须询问耳鸣或嗡嗡声（耳鸣）、耳痛、耳流（耳漏）、头晕（眩晕、不平衡）、其他神经系统的缺损和脑神经病。询问是否有强烈和（或）长时间的噪声暴露、化疗暴露、耳部创伤、头部创伤、耳部手术或耳部感染史（即使是在儿童或青少年时期的远期感染）是任何访谈的重要组成部分，可以帮助确定可能的听力损失风险因素。

2. 家庭成员 / 朋友会谈

与听力损失有关的就诊动机可能是一位有见地的家庭成员或朋友。他们往往是第一个注意到患者要求别人重复自己的话或误解单词或整个对话的人。他们可能会注意到，他们必须说得更大声才能与患者互动，患者在不同的房间里说话时可能听不到他们，或者患者将收音机或电视的音量调到对其他听众来说太大声的程度。采访与患者相处的人，可以帮助发现更细微的听力障碍。

3. 体格检查发现

应该用耳镜检查耳朵，充分观察外耳道（external auditory canal，EAC）和鼓膜（tympanic membrane，TM）。耵聍会积聚在 EAC 中，如果它完全堵塞 EAC，会导致一些听力损失。值得注意的是，耵聍会因人的背景而不同。白人或黑人的耵聍往往是黄色和黏稠的，而亚裔或美国本土人的耵聍往往是干燥和白色的。然而，一般来说，随着年龄的增长，耳道

会变得更加狭窄，耵聍也会变得更加干燥，流动性更差；这些变化会增加老年人发生耵聍堵塞的可能性。外耳道也可能被其他肿块堵塞，如肿瘤、肉芽组织、囊肿、息肉，甚至是异物。鼓膜应该是半透明的，颜色偏灰。任何鼓膜穿孔、鼓膜或中耳的漏液、鼓膜后面（中耳）的肿块、中耳积水或鼓膜明显增厚都是不正常的，可能导致听力损失。还应进行两种技术的音叉检查，最好是用 512Hz 的音叉。Weber 测试是将音叉放在中线的骨质突起上，最常见的是放在前额，以确定声音的任何侧向。正常的测试结果是两只耳朵都能听到同等强度的声音。Rinne 测试比较每只耳朵的骨传导和空气传导，首先将音叉放在耳后乳突顶端的骨质突起上（骨传导），并与将音叉放在患者耳朵外侧时的声音进行比较（空气传导）。正常（阳性）的 Rinne 测试表明空气传导大于骨传导。表 8-1 说明了如何解释音叉测试的结果。

（二）特殊检查

1. 筛查试验

筛查可以通过问一个简单的问题来完成："你的听力有困难吗？"由于个人往往不知道自己的听力损失程度，因此将这个单项问题与标准化耳语试验或手指摩擦试验结合起来是很有帮助的（框 8-1）。老年人听力障碍量表筛查版（Hearing Handicap Inventory for the Elderly-Screening Version，HHIE-S）（框 8-2）是一份经过验证的、更详细的问卷，可以评估听力损失的社会影响和情感影响。不过值得注意的是，有些患者可能会觉得问题很过时。数据表

表 8-1　音叉测试结果的意义

Weber 试验结果	Rinne 试验结果	意　义
响度无偏向	双侧空气传导大于骨传导	无听力受损或双侧同等感音性听力受损
响度无偏向	双侧骨传导大于空气传导	双侧同等传导性听力受损
响度偏向一侧	双侧空气传导大于骨传导	对侧感音性听力受损
响度偏向一侧	偏向侧骨传导大于空气传导	同侧传导性听力受损
响度偏向一侧	双侧骨传导大于空气传导	双侧传导性听力受损（同侧大于对侧）

框 8-1　标准化耳语和手指摩擦测试	
患者坐在安静的检查室，并留出空间让检查者站在身后	
耳语试验	**手指摩擦测试**
• 告诉患者，你将用非常柔和的声音说出一个由字母和数字组成的三项词组，并要求他们重复 • 用正常的声音说 "4K2" 来做示范（确保患者知道你实际上是在轻声说这一序列） • 让患者闭上眼睛，按压耳屏，使未测试的一侧的耳道闭塞 • 站在患者身后一臂的距离 • 静静地呼气，然后轻声说 "8M3"，并要求受试者重复刚才所说的内容 • 如果回答正确，测试就完成了，如果不正确，则小声说 "K5R" • 对于第二只耳朵，如果需要的话，在第一次测试中使用 "2J7"，在第二次测试中使用 "S4G" • 如果一只耳朵有两个或更少的项目被正确识别，那么患者的那只耳朵就有损失的风险	• 为了发出这个声音，用大拇指在同一只手的中指上摩擦 • 示范这个声音，并让患者在听到这个声音时，举起感知信号一侧的手 • 让患者闭上眼睛，并站在患者身后。握住两只手臂横向伸展，与检查者和患者的耳朵等距［距耳朵约 27 英寸（69cm）］ • 尽可能强烈地揉搓手指，而不扣动手指，在一侧进行约 5s • 如果患者报告说听到了声音，那么该耳朵的测试就完成了，如果没有，则进行第二次测试。如果患者在第二次听到了则进行第三次 • 在两只耳朵上进行 • 没有听到第一次手指摩擦的患者被认为有可能出现该耳的听力损失，除非他们在第二次和第三次尝试时都能听到摩擦声，否则该耳可能会有听力损失

引自 Pirozzo S, Papinczak T, Glasziou P. Whispered voice test for screening for hearing impairment in adults and children: systematic review. BMJ 2003 Oct 25;327(7421):967 and Torres-Russotto D, Landau WM, Harding GW, et al. Calibrated finger rub auditory screening test (CALFRAST), 2009 May 5;72(18):1595–1600.

框 8-2　老年人听力障碍量表筛查版
说明：如果您因为听力问题而回避某种情况，请不要跳过该问题。如果您使用助听器，请根据您在没有助听器的情况下的听力情况来回答 可能的回答是 "是"、"有时" 和 "不是"，分别计为 4、2 和 0 分
• 听力问题是否使您在认识新朋友时感到尴尬 • 听力问题是否使您在与家人交谈时感到沮丧 • 当有人用低沉的声音说话时，您是否难以听清 • 您是否觉得听力问题是一种障碍 • 在拜访朋友、亲戚或邻居时，听力问题是否给您带来困难 • 听力问题是否导致您不太愿意参加社会活动 • 听力问题是否导致您与家人发生争执 • 听力问题是否导致您在收听电视或广播时出现困难 • 您是否觉得您的听力问题限制或阻碍了您的个人或社会生活 • 听力问题是否使您在与亲戚或朋友在餐厅吃饭时遇到困难

评分标准：0～8 分，无障碍；10～24 分，轻度 / 中度障碍；36～40 分，严重障碍

经许可转载，引自 Ventry IM, Weinstein BE. Identification of elderly people with hearing problems, ASHA 1983 Jul;25(7):37–42.

明，在 HHIE-S 中得分高的人比得分低的人更容易接受治疗和使用助听器。筛查也可以用手持式仪器进行，如内置听力计的耳镜，而且手机上也开始有听力筛查的应用程序。2012 年 8 月，美国预防服务工作组报告说，当前的证据不足以评估对 50 岁及以上无症状成年人进行听力损失筛查的益处和危害的平衡；不过，目前正在更新这一主题。虽然没有什么公开的证据显示对无症状者进行筛查的好处，但筛查可以帮助患者认识到听力问题，并提供一个机会来提供关于辅助技术和沟通技巧价值的咨询和教育。筛查对于听力损失的高风险人群，如服用耳毒性药物或有噪声暴露史的人，也可能很有价值。此外，随着数据越来越多地记录了听力损失对健康的负面影响，筛查的价值也越来越明显。

2. 转诊到听力学和耳鼻咽喉科

承认自己有听力损失或被确定为有听力损失风险的患者，应转诊到受过硕士或博士培训的听力学专家那里进行正式的听力测试，也可以考虑转诊给助听器验配师（或助听器专家）。这些人的培训因地区而异，有些人只有高中学历。当存在医学问题时，应转诊给耳鼻咽喉科医生（表 8-2）。

表 8-2　需转诊耳鼻咽喉科的适应证

- 不能除去的耵聍栓塞
- 外耳道包块
- 严重耳漏
- 持续耳痛
- 持续鼓膜穿孔
- 持续中耳积液
- 中耳包块
- 外耳道或中耳的严重感染
- 相关的眩晕或失衡
- 相关的脑神经病变
- 不对称听力下降
- 波动性听力下降
- 听力图不能解释的听力损失

四、鉴别诊断

感音神经性听力损失（sensorineural hearing loss，SNHL）占老年人听力损失的 92%，其余的是传导性或混合性（既有感音神经性又有传导性）。在绝大多数情况下，老年人的听力损失是多因素造成的，许多病因同时导致了听力损失。值得注意的是，主观的耳鸣，即在没有外部来源的情况下对声音或噪声的感觉，可以伴随任何类型的听力损失。这种声音通常被认为是某种形式的嗡嗡声、铃声或嘶嘶声，但也可能被认为与其他噪声相似，而且对个人的困扰程度也大不相同。由于耳鸣会对个人的生活质量和功能能力产生重大影响，所以评估它的困扰程度，以及它对个人生活的干扰程度是很重要的，并根据需要进行进一步评估和治疗。

（一）感音性听力损失（内耳疾病）

1. 老年性聋

老年性聋的典型听力图显示了一个向下倾斜的 SNHL，其中高频率（接近 8kHz）比低频率（接近 250Hz）受到更严重的影响（图 8-1）。这对语言理解有重要意义，因为辅音往往频率较高，赋予语言意义，而元音往往频率较低，赋予语言可听性。因此，患者往往不知道自己的听力障碍程度，因为它是多年来逐渐发展的，也因为他们能"听到"部分话语，但可能被掩盖或误解，从而导致误解。在一些患者中，由于遗传因素，听力损失可能会加速。

2. 噪声伤害

噪声引起的听力损失可能是由长期暴露在噪声中造成的，在这种情况下，听力损失将是永久性的，并在数月至数年内逐渐发展；也可能是由于短暂、突然暴露在强烈的噪声中造成的，在这种情况下，听力损失可能是即时的，但也可能是暂时性或永久性的。然而，即使在短暂暴露于非常大的声音后，如在音乐会或体育赛事中，听力恢复到基线，仍有数据表明，可能发生的内耳持续损伤对听力能力产生长期影响。噪声引起的听力损失可以通过避免和使用耳塞和其他听力保护装置来预防或减少。

3. 其他医学原因

有许多医学问题可以导致或促成听力损失，包括感染、自身免疫性内耳疾病、全身和血管疾病、糖尿病和获得性免疫缺陷综合征等慢性病、创伤和听神经瘤。对于单侧听力损失的患者，应排除听神经瘤。

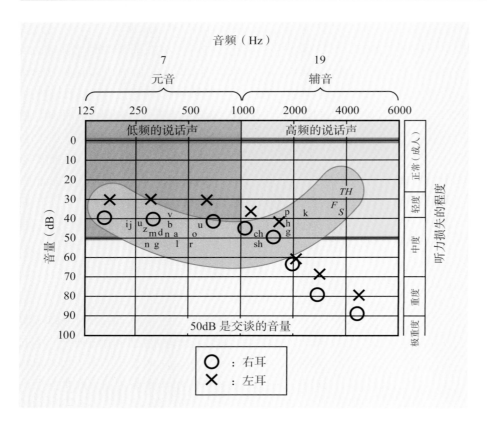

◀ 图 8-1 老年性聋（年龄相关听力损失）的听力图
显示了不同说话声音被听到的频率。高频比低频声音更容易受到年龄相关听力损失的影响，由于辅音往往频率较高，赋予语言意义，年龄相关听力损失会显著损害患者理解语意的能力

4. 耳毒性药物

患者可能出现耳毒性作用的迹象和症状包括出现新的耳鸣、眩晕或无法保持平衡、听力困难。如果出现这些症状，应该对患者进行评估，如果可能的话，应该立即停止用药。此外，如果患者正在服用耳毒性药物或最近接触过耳毒性药物（如化疗），建议定期筛查听力损失。表 8-3 列出了一些最常见的耳毒性药物。

5. 梅尼埃病

该病的特点是发作性旋转性眩晕，通常使人衰弱持续 20min 至 24h，但通常是 1~2h。它与波动性低频听力损失、耳内饱胀和耳鸣有关。症状几乎总是从单侧开始，但随着时间的推移，多达 50% 的患者的对侧耳朵可能受累。自然史是一个复发和缓解的过程，疾病往往随着时间的推移而暴发性发作。反复发作可导致永久性的 SNHL。

6. 突发性感音神经性听力损失

突发性 SNHL 是指在 72h 内发生的三个连续测听频率的听力阈值突然下降 30dB 或更大。这是一种耳科急症，估计每年每 10 万人中有 5~20 人发生。

表 8-3 常见耳毒性药物	
氨基糖苷类抗生素	• 庆大霉素 • 阿米卡星 • 新霉素 • 链霉素 • 万古霉素 • 红霉素
抗疟疾药	• 氯喹 • 奎宁
铂类化疗药	• 顺铂 • 卡铂
襻利尿药	• 呋塞米 • 托拉塞米
非甾体抗炎药	• 阿司匹林 • 酮咯酸

管理这些患者的主要目标是通过及时转诊到耳鼻咽喉科医生处进行确认，并在 24～48h 内用类固醇药物治疗，防止永久性 SNHL。区分突发性 SNHL（需要立即转诊）和中耳炎或中耳积水引起的急性传导性耳聋（用简单的抗生素或鼻腔类固醇喷雾治疗，不需要紧急转诊）通常可以用前面描述的音叉试验和仔细的耳部检查进行鉴别。

7. 辐射

头部或颈部的辐射史，无论是肿瘤过程还是环境暴露的结果，都可以通过对内耳和听神经的直接损害而导致 SNHL。

（二）传导性听力损失（中耳或外耳疾病）

在老年人中，传导性听力损失比 SNHL 要少得多，在临床上通常可以通过耳镜检查或音叉测试来诊断。常见的原因包括 EAC 阻塞（如耵聍）、TM 穿孔、中耳积水和听骨链病变。由咽鼓管功能障碍引起的中耳积水通常可以用鼻内类固醇和口服抗生素治疗（如果有急性中耳炎的担忧），并保守随访 2 个月。如果传导性听力损失没有得到解决或担心有其他病因，则应转诊到耳鼻咽喉科。

五、并发症

听力损失损害了语言交流，可能导致较差的社会功能和孤立，并使伴侣和家庭成员之间的关系紧张。伴侣在意识到对方有听力损失之前，最初可能会感到被忽视。他们经常因为不得不一直重复而感到沮丧，不知道或忘记使用有效的沟通策略。由于需要努力倾听和理解，伴侣双方都会感到疲劳。

除了损害口头交流外，流行病学证据表明，ARHL 与老年人的认知和身体功能独立相关，并开始浮现出来。现在已经发现，ARHL 与执行功能和记忆的语言和非语言测试中较差的神经认知功能、加速的认知衰退和附带的痴呆都有独立的联系。认知资源对步态、平衡和其他任务（如驾驶）也很关键。最近的研究表明，ARHL 与较差的平衡、跌倒和驾驶能力受损有关。这些关系可能是通过听力对认知负荷的影响或对听觉环境的意识降低而介导的。此外，ARHL 损害了一个人听到用于传达危险的高频声音的能力，如警报器和烟雾报警器，因此影响了有听力损失的老年人的安全。

听力损失不仅影响了老年人的安全和身体、认知和社会功能，而且还对他们的医疗费用有影响。最近的研究表明，与没有听力损失的人相比，患有听力损失而未得到治疗的成年人的医疗费用和医疗利用率明显较高，而且 30 天的再住院率也较高。

六、治疗方案

最常见的情况是，治疗或试图解决老年人的听力损失的困难在于说服他们。首先，他们有听力损失，而且对健康老龄化有潜在的重大影响；其次，目前的治疗可以帮助他们听得更好，改善他们生活质量。

（一）适应性技巧

有许多适应性技巧可以用来改善与听力损失者的沟通，表 8-4 中列出了提供者在与听力损失者沟通时可以使用的策略。听力损失者应直接面对与之交谈的人，站立时灯光应在其身后，并照到与之交谈的人的脸上。可以鼓励家庭成员和朋友以正常的音量说话，发音清晰，手和其他物品不要放在嘴前，并在被问时及时重新表述句子而不是重复。此外，言语阅读、单词识别和主动倾听方面的训练对这些患者也有一些好处。个人也可以从听觉康复课程和当地的支持团体中受益，如美国听力损失协会的当地分会。

（二）环境改造

听力损失者应将自己置于谈话的中心，远离背景噪声。如果可能的话，应该选择一个背景噪声最小的环境进行聚会或谈话。选择一张桌子，背对墙壁而坐，也可以将背景噪声降到最低。照明应该足够，以便看清说话者的脸。

照顾听力损失患者的临床医生应考虑通过安排检查室使他们的诊所成为"听力友好型"诊所，使服务提供者能够持续面对患者，不必转过身去使用电脑或查阅医疗记录。大多数听力损失的患者注意到在候诊室里很难听到叫他们的名字，所以工作人员应该接受培训，让听力损失的患者坐在离叫他们名字最近的地方。其他的策略包括"环形"签到柜台，供有 T 型线圈的人使用，以及使用可以给此人的设备，当他

表 8-4 改善与听力损失者的沟通技巧

摆放位置
- 直接面对患者
- 保持说话者的嘴是可见的；说话时不要用手捂住嘴、低头或转过身去（尤其是在电脑上打字时）

照明
- 使用足够的照明；灯光应照在说话者的脸上，而不是在你的背后

纠正视觉障碍
- 确保在需要时佩戴眼镜

注意力
- 确保你得到患者的注意
- 引入话题或主题，并指明主题是否吸引注意力

讲话
- 以正常音量说话，不要大喊大叫
- 发音清晰，不要使用夸张的嘴唇动作
- 如果可能的话，当说话者的声调变高了，就降低音调

复述
- 重述句子，而不是重复句子，如果当事人说"什么？"或表示他们不明白，就用不同的词来表达以便能听得更清楚

辅助性听觉设备
- 使用袖珍通话器（个人扩音器）
- 如果使用助听器，请确保助听器已安装到位，并且电池已充电；电池的寿命相对较短，只有几天，特别是在大量使用助听器或积极使用流量和蓝牙时

评估理解
- 小心可能被视为认知障碍的误解
- 提供书面信息
- 让当事人重复他们听到和理解的内容

家庭安全
- 就沟通紧急情况的最佳方式征求意见
- 考虑推荐低频率的家庭警报器和有字幕的电话

们的名字被叫到时，会闪烁灯光或振动。如果打电话讨论治疗或确认或预约，应该为打电话有困难的人做出安排。与重要的测试结果、治疗和随访有关的信息应以书面形式提供。

（三）助听设备

有多种设备可以通过个人扩音来改善交流，而不需要助听器。这些设备对那些希望使用助听器但又无力支付或管理助听器的患者很有用。助听设备（assistive listening devices，ALD）通常使用一个靠近所需声音的麦克风，并将该声音传送给患者。有一种设备是个人放大器或"口袋说话器"，它可以放大附近的声音，并通过耳机传送给使用者。所有与听力损失患者打交道的服务提供者都应该有机会使用口袋通话器，并熟悉其使用方法。许多公共场所也有收听系统，通过红外线或频率调制（frequency modulation，FM）信号将声音从扬声器或感兴趣的区域发送给使用者。其他设备包括扩音电话、聋人电信设备（也称为文字电话）、电视闭路字幕、振动闹钟和可视警报系统（如门铃和烟雾报警器）。听力损失者也可能有资格使用家庭字幕电话。这些电话的屏幕可以让听力损失的人阅读和聆听所讲的内容。现在也可以使用其他屏幕，如电脑。这是一项免费服务，由所有电话账单中的费用来支付。此外，手机上也有越来越多的应用程序来提供字幕。

（四）听力学评估

听力学家或助听器专家的目标不是简单地装配助听器，而是要确保患者在所有场合都能有效地交流。因此，听力康复过程包括咨询、正确选配助听器和扩音设备、康复，以及使用其他系统的培训，如 ALD、扩音电话和听力回路感应系统。为了确定与这些目标相同的听力学家或助听器专家，请询问以下内容：他们是否为患者提供定期的听力康复课程？他们的办公室里是否安装了感应圈系统？他们是否是专注于听力损失的综合管理的康复性听力学学会的成员？鉴于大多数听觉服务的收费模式很少被保险覆盖，因此，区分致力于全面康复护理的听觉专家和只关注助听器的听觉专家至关重要。

（五）助听器

在美国，有高达 67%～86% 的成年人可能会从助听器的使用中受益，但他们并没有使用助听器，尽管有证据表明言语感知、理解和与听力相关的生活质量（包括社交、情感和精神健康）通过使用助听器得到了改善。这可能是由助听器的成本、外观、舒适度和在不同环境中的表现造成的。一方面，许多患者没有意识到这需要一个适应期，他们需要与

听力学家密切合作，以使助听器使用的好处最大化。向患者强调他们的大脑必须重新学习如何聆听，特别是如果他们的听力损失已经有一段时间且没有得到治疗，而且助听器只是一种辅助工具，它不能治愈或修复内耳发生的潜在损伤。另一方面，在美国大多数保险公司不承担助听器的费用，平均每台助听器的价格约为 1500 美元，高级型号的助听器价格为 3000～5000 美元。对个人来说，检查价格是很重要的，因为不同的环境导致做法会有很大的不同。越来越多的大型药店和其他企业，如 CVS 或 Costco，正在以较低的价格提供听力服务。2017 年，美国国会通过了非处方助听器法案（Over-the-Counter Hearing Aid Act），该法案将允许轻度至中度听力损失的成年人在柜台购买助听器。一旦标准、指南和标签最终确定，这些设备将上市。不是每个人都有资格购买这些设备，所以在开始销售时需要给予指导。

1. 助听器的类型

数字助听器在过去 10 年中已经形成标准，与 10 年前常用的笨重模拟助听器相比，它在尺寸和性能上都有优势。主要有四种类型：耳背式、耳内式、耳道式和完全耳道式。

2. 助听器的选择和验配

当患者被转到听力科时，应向他们说明预期的调整过程和多次就诊的必要性，以优化助听器的性能。一般来说，在进行了全面的听力评估后，听力学家会将助听器调整到适合的水平。听力学家会根据患者的具体听力损失类型调整助听器。在考虑到患者对外观、功能和成本偏好的情况下，努力使患者在他们认为对其功能行使最重要的环境中，最大限度地提高听力能力。然而，最重要的是个人要选择最能解决其听力损失的助听器，而不是根据助听器的知名度来选择。一旦选择并安装了助听器，患者应参加听力康复训练，听力学家应向所有患者提供这种训练。在听力康复训练中，患者会接受以下教育：正确使用助听器及其在不同环境中的管理，加强语言感知和交流的有效策略，以及应对和处理使用过程中可能出现的困难的策略。成功的扩音需要听力学家和患者在多次就诊中不断努力。患者还需要了解电池的寿命有限，需要经常更换，这取决于使用情况和与助听器一起使用的辅助设备类型。

3. 与助听器一起使用的辅助听觉设备

尽管当声源在 6 英尺（1.8m）半径内时，助听器表现良好，但在更远的距离上，它们的表现就不那么好了。一些公共场所配备了可以通过调频、红外线或感应圈系统将声音直接传送给助听器的技术。这些技术通过提高信噪比来改善声音质量。也就是说，信号（即人们想要听到的东西）要比背景或干扰的声音（噪声）明显更响亮或更突出。特别值得注意的是，感应圈或"听觉圈"直接将声音传送到目前配备有耳蜗的 2/3 的助听器上，极大地改善了声音质量。该系统涉及一根细线，放置在一个房间或区域的外围，允许声音通过感应传输到耳蜗。这种系统被安装在音乐厅、火车站的售票处、宗教场所，以及任何背景噪声或感兴趣的声音附近可能干扰通信的地方。购买助听器的人应该讨论哪些类型的辅助设备更合适，而且还能与助听器兼容。应告诉他们，要保证他们购买的任何手机与助听器兼容，并有权测试兼容性。

4. 人工耳蜗

人工耳蜗是通过手术植入的神经假体，用于治疗那些不能从优化助听器中获得明显好处的患者的深度 SNHL。该手术通常是一个 2h 的门诊手术，由耳鼻咽喉科医生通过乳突切除术将电极阵列植入耳蜗内。电极阵列是一种将电信号从植入设备直接发送到耳蜗的技术形式。与助听器不同，人工耳蜗直接刺激听觉神经，在功能上取代了受损耳蜗的作用。人工耳蜗的植入可以大大改善老年人的交流能力。许多老年人从术前的无字理解力（没有视觉线索的帮助）提高到术后几个月的 100% 理解力。人工耳蜗手术没有年龄禁忌证，许多植入中心经常为 80 岁以上和 90 岁以上的成年人进行人工耳蜗植入手术。人工耳蜗的候选者是那些即使在使用优化的双侧助听器时也有严重到重症的 SNHL。通常情况下，即使有最大限度的辅助，这些患者在单词或句子识别测试中的得分也低于 40%～50%。在植入人工耳蜗后，应劝告患者需要进行听力康复，以适应不同的音质；从这种手术中受益最多的患者有认知能力和动机来进行听力康复。

七、预后

ARHL 通常会随着时间推移而进展，如果不治疗，会导致老年人的社会孤立、认知负荷和发病率。尽管目前还没有明确的证据表明治疗听力损失是否可以减轻这些负面后果，但数据表明，使用助听器可以提高生活质量、社会参与度和人际关系。此外，越来越多的数据表明，治疗听力损失可以降低医疗成本并改善患者在医疗环境中的体验。医生可以通过意识到听力损失的普遍性和对健康的重要性，使用简单的筛查措施，并将筛查阳性或承认听力损失的患者转诊给合格的听力护理专家进行治疗，从而在促进听力保健方面发挥重要作用。

八、结论

听力损失在老年人中是一种常见但未得到充分认识的情况，通常被错误地视为正常衰老的一部分。

然而，听力损失对老年人的认知和身体功能、生活质量都有重要影响。医生可以通过筛查患者，然后将筛查阳性的患者转诊给听力科医生进行进一步治疗，从而帮助识别听力损失。医疗机构在减少听力损失的耻辱感、教育患者治疗听力损失以改善功能和生活质量的重要性方面也发挥着关键作用。通过简单的适应性技术、环境改变和 ALD，可以改善与听力损失患者的沟通。所有听力损失患者应由听力学家进行评估，以确定使用助听器是否合适，患者应转诊给提供全面听力康复的听力学家，以帮助患者适应助听器，进而从使用助听器中获得最大益处。

致谢：感谢本书第 2 版时撰写本章的 Dane J. Genther 博士和 Frank R. Lin 博士，经过修订以创建当前章节。

参考文献

Bainbridge KE, Ramachandran V. Hearing aid use among older U.S. adults; the national health and nutrition examination survey, 2005–2006 and 2009–2010. *Ear Hear*. 2014;35(3):289–294.

Chang J, Weinstein B, Chodosh J, Blustein J. Hospital readmission risk for patients with self-reported hearing loss and communication trouble. *J Am Geriatr Soc*. 2018;66(11):2227–2228.

Loughrey DG, Kelly ME, Kelley GA, Brennan S, Lawlor BA. Association of age-related hearing loss with cognitive function, cognitive impairment, and dementia: a systematic review and meta-analysis. *JAMA Otolaryngol Head Neck Surg*. 2018;144(2):115–126.

National Academies of Sciences, Engineering, and Medicine, Blazer D, Liverman C, Domnitz S, eds. *Hearing Health Care: Priorities for Improving Access and Affordability*. Washington, DC: National Academies Press; June 2, 2016.

Reed NS, Altan A, Deal JA, Yeh C, Kravetz AD, Wallhagen M, Lin FR. Trends in health care costs and utilization associated with untreated hearing loss over 10 years. *JAMA Otolaryngol Head Neck Surg*. 2019;145(1):27–34.

Smith AK, Ritchie CS, Miao Y, Boscardin WJ, Wallhagen ML. Self-reported hearing in the last 2 years of life in older adults. *J Am Geriatr Soc*. 2016;64(7):1486–1491.

Strawbridge WJ, Wallhagen MI. Simple tests compare well with a hand-held audiometer for hearing loss screening in primary care. *J Am Geriatr Soc*. 2017;65(10):2282–2284.

US Preventive Services Task Force. Final update summary: hearing loss in older adults: screening. September 2016. https:// www.uspreventiveservicestaskforce.org/ Page/Document/ UpdateSummaryFinal/hearing-loss-in-older-adults-screening. Accessed March 8, 2020.

Wallhagen MS. Stigma: what does the literature say? *Hear J*. 2018;71(9):14–16.

第9章 认知障碍和痴呆
Cognitive Impairment & Dementia

Kaycee M. Sink　Kristine Yaffe　著

江　红　译　　郑　凯　校

诊断要点

- 至少以下两个认知领域受损：记忆、执行功能、语言、视觉空间功能和个性/行为。
- 社会或职业功能严重受损。
- 从以前的功能水平显著下降。
- 不仅仅出现在谵妄或主要精神障碍中的缺陷。

一、概述

60 岁后，痴呆的患病率大约每 5 年翻一番。在 85 岁以上的社区老年人中，患病率估计为 25%～45%。养老院的患病率甚至更高（＞50%）。60%～70% 的痴呆病例可归因于阿尔茨海默病（Alzheimer disease，AD），单独或混合有路易体痴呆（dementia with Lewy body，DLB）或血管性痴呆（vascular dementia，VaD），后两种是老年人中最常见的痴呆类型。额颞叶痴呆（fronto-temporal dementia，FTD）通常被认为是精神分裂症（发病年龄＜65 岁）的常见原因，在老年人中不太常见，尽管可能未被充分诊断。

老年人的认知功能被认为是一种特殊现象，其范围从正常衰老中的认知变化到轻度认知障碍（mild cognitive impairment，MCI）到痴呆。与年轻人相比，老年人通常在定时任务上表现得更慢，反应时间也更慢。轻度的记忆改变可能伴随着主观问题，如难以回忆起名字或物体被放在哪里。然而，在正常衰老的情况下，这个人通常会在晚些时候记住信息，并保持完整的学习能力，记忆功能的任何缺陷都是微妙的、相对稳定的，而且不会造成功能障碍。

MCI 是一种认知功能低于患者年龄和受教育程度正常限度的疾病，但没有严重到足以被定性为痴呆。MCI 的特征是主观的认知抱怨，最好能得到他人的证实；一个或多个认知领域（如记忆、语言、执行功能）存在客观认知障碍的证据；完整的功能状态。当 MCI 涉及记忆（遗忘型 MCI）时，它与 AD 风险增加相关，并且通常代表非常早期的 AD 过程。在遗忘型 MCI 患者中，每年有 10%～15% 转化为 AD，而年龄匹配的对照组只有 1%～2%。尽管许多 MCI 患者会随着时间的推移发展到 AD，但这是一个临床异质性群体，一些患者发展成其他类型的痴呆，其他人保持认知稳定。最严重的认知障碍是痴呆。这种诊断要求认知功能的多个领域（至少两个）存在缺陷，这些缺陷代表与基线相比的显著变化，并且严重到足以导致日常功能障碍（见"诊断要点"）。

在初级保健机构中，痴呆往往得不到诊断或没有记录，尤其是在疾病的早期。应该尽早发现老年患者的认知障碍和痴呆，以便识别和解决认知障碍的继发原因。AD 的药物治疗仍然是症状性的（不是疾病改善），并且可能改善患者的生活质量，延长相对良好功能的时期，并且推迟安置疗养院。此外，早期诊断使患者和护理人员能够计划未来的需求，并使初级医师能够调整药物治疗方案和评估治疗目标。

参考文献

McKhann GM, Knopman DS, Chertkow H, et al. The diagnosis of dementia due to Alzheimer's disease: recommendations from the National Institute on Aging-Alzheimer's Association workgroups on diagnostic guidelines for Alzheimer's disease. *Alzheimers Dement.* 2011;7(3):263–269.

二、预防

目前，还没有有效的策略来预防轻度认知障碍或痴呆。然而，控制高血压、高脂血症和糖尿病等血管危险因素可能会降低 AD 和 VaD 的风险。一项大型高血压治疗试验（SPRINT）的最新结果显示，在平均治疗 3.3 年后，将收缩压治疗至 <120mmHg 的目标可显著降低 MCI 风险（HR=0.81）和 MCI 或全因性痴呆的综合结果（HR=0.85）。此外，越来越多的证据表明，有规律的身体活动（包括散步）可能是降低认知障碍和痴呆风险的重要行为策略。认知活动（如脑力锻炼）、适度饮酒和营养策略也可能降低风险，但需要更多的数据证实。抑郁和吸烟都与患痴呆的风险增加有关，应该对老年人进行筛查。银杏、非甾体抗炎药（nonsteroidal anti-inflammatory drugs，NSAID）、他汀类药物、雌激素和维生素 E 不推荐用于预防，因为它们在大型临床试验中未能延迟或预防痴呆，在某些情况下，还可能会造成伤害。

参考文献

Livingston G, Summerland A, Ortega V, et al. Dementia prevention, intervention, and care. *Lancet*. 2017;390:2673–2734.
The SPRINT-MIND Investigators for the SPRINT Research Group. Effect of intensive vs standard blood pressure control on probable dementia: a randomized clinical trial. *JAMA*. 2019;321(6):553–561.
Yaffe K. Modifiable risk factors and prevention of dementia: what is the latest evidence? *JAMA Intern Med*. 2018;178(2):281–282.

三、临床表现

（一）患者病史

病史是评估可能患有认知障碍或痴呆患者的最重要部分。尽管这可能不可靠，但首先从患者那里获得病史非常有用。允许患者讲述他们的病史也有助于评估近期和远期记忆。询问他们的医疗和手术史、目前的药物治疗可能有助于评估近期和远期记忆。例如，如果一个患者否认任何医疗或手术史，检查时发现一个大的腹部手术瘢痕是非常有用的。

由于认知障碍患者的病史可能不完整和不正确，因此从家庭成员、护理人员或其他来源获得病史也很重要。病史应着重于症状出现的时间，是逐渐开始还是突然开始，以及进展的速度和性质（逐步下降还是持续下降）。重点关注的具体领域包括患者学习新事物的能力（如使用微波炉或遥控器）、语言问题（如单词查找困难或缺乏内容）、复杂任务（如结算支票簿、准备一顿饭）、空间能力（如在熟悉的地方迷路），以及性格变化、行为问题或精神症状（如错觉、幻觉、偏执）。获得良好的功能评估（见第 2 章）将有助于确定损伤的严重程度和对照护者支持的需求，或者在没有照护者的患者中，对更受监督的生活环境的需求。这应包括对日常生活活动和工具性日常生活活动的评估，如烹饪、清洁、购物、管理财务、使用电话、管理药物、驾驶或安排交通。此外，临床医生应该评估患者的家庭和社会状况，因为所获得的信息可能对制订治疗计划很重要。

获得详细的药物治疗史和共病史是至关重要的，包括抑郁症状、酒精及其他物质的使用。尽管潜在的可逆性痴呆病因占病例的 1% 以下，但大部分检查是针对这些病因的识别和治疗。表 9-1 总结了病史和体检的关键要素。

（二）症状和体征

医生和家人经常会忽略痴呆的早期迹象和症状，尤其是在 AD 中，社交体面通常会保留到疾病的中度阶段。早期痴呆或轻度认知障碍的细微迹象可能包括经常重复相同的问题或故事，减少对以前爱好的参与，增加事故，财务错误或未付账单，以及错过约会。控制不佳的慢性疾病可能表明由于记忆问题而缺乏对药物处方的坚持，特别是如果这些疾病以前控制得很好。自我忽视、理财困难和迷路是更明显的迹象。

1. 阿尔茨海默病

阿尔茨海默病的典型三联症表现为记忆障碍［学习和回忆信息（尤其是新信息）困难］、视觉空间问题和语言障碍，这些综合起来严重到足以干扰社交、职业或日常功能。通常，AD 患者很少或根本不了解他们的问题，这可能是他们的执行功能（规划、洞察力和判断力）受损的结果。在病程的早期，AD 患者通常保留其社会功能和完成过度学习的熟悉任务的能力，但通常在更复杂的任务上有困难，如平衡支票簿或做出复杂的决定。由于症状不明显，而且

表 9-1　病史和体检的要素

病史
- 症状的持续时间和症状发展的性质
- 出现与以下方面相关的特定症状：
  - 记忆（近期和远期）和学习
  - 语言（找词困难，自我表达困难）
  - 视觉空间能力（迷路）
  - 执行功能（计算、计划、执行多步任务）
  - 失用症（不能做以前学过的运动任务，如切面包）
  - 行为或性格的改变
  - 精神症状（冷漠、幻觉、妄想、偏执）
- 功能评估（日常生活活动和工具性日常生活活动）
- 社会支持评估
- 用药史，共病
- 彻底的用药回顾，包括非处方药、草药制品
- 家族史
- 系统性回顾，包括筛查抑郁症和酒精 / 药物滥用

身体检查
- 认知测验
- 一般身体检查，应特别注意：
  - 神经病学检查，寻找病灶，锥体外系体征、步态和平衡评估
  - 心血管检查
  - 虐待或忽视的迹象
- 听力和视力障碍筛查

家庭成员通常将短期记忆丧失视为正常衰老而不予考虑，因此患者可能需要几年时间才能接受治疗。在患有 AD 的患者中常见迷失方向，典型地病例开始于对时间的定向障碍，然后是对地点的定向障碍，最终是对人的定向障碍。患者出现进行性语言障碍，开始时为轻微的命名性失语症，最终发展为流利性失语症，并可能在疾病晚期变得无语言能力。他们在视觉空间任务上有困难，甚至在熟悉的环境中也容易迷路。这种疾病进展缓慢，患者保持独立的能力持续下降。

与大多数痴呆亚型一样，行为改变在 AD 中很见，特征性的表现是没有神经精神症状或行为障碍。早期变化可能表现为冷漠和易怒（高达 70% 的患者），以及抑郁（30%～50% 的患者）。随着疾病的发展，躁动变得更加常见，在仪容整洁和着装方面尤

其明显。精神病症状（如妄想、幻觉和偏执狂）也很常见，影响到高达 50% 的中晚期患者。

2. 路易体痴呆

DLB 是痴呆的另一种常见形式，影响多达 20% 的痴呆患者。DLB 的核心特征是帕金森症状，以及认知障碍波动、复发性视觉幻觉和伴随痴呆的快速动眼期（rapid eye movement，REM）睡眠障碍。这些症状应该在没有其他因素可以解释它们的情况下出现。其中 1 个特征的存在表明可能是 DLB，2～3 个特征的存在表明很可能是 DLB。对抗精神病药物高度敏感、严重自主神经功能障碍、晕厥和反复跌倒是一些支持性特征。诊断 DLB 病不需要生物标志物证据，但指示性生物标志物包括多导睡眠图证实有快速动眼期睡眠障碍无弛缓和基底神经节多巴胺转运体摄取减少，由单光子发射计算机断层扫描（CT）或正电子发射断层扫描（positron emission tomography，PET）成像（DaTscan）证实。

DLB 患者的帕金森综合征通常在痴呆发作后或同时出现。这与帕金森病（Parkinson disease，PD）相关的痴呆形成对比，后者通常发生在疾病的后期。DLB 的帕金森综合征主要表现为僵硬和运动迟缓，震颤不太常见（在一个大型系列中＜10%～25% 的患者）。在痴呆晚期出现帕金森综合征并不是 DLB 特有的，因为许多晚期 AD 患者也会出现紧张度增加、运动迟缓和震颤。

像 AD 一样，DLB 起病隐匿，进行性发展，尽管其典型特征是每天都有波动。这种波动表现在警觉性、认知功能和功能状态的水平上。在病程的早期，记忆和语言缺陷没有 AD 那么突出。相比之下，视觉空间能力、问题解决和处理速度比同一阶段的 AD 患者受损更严重。60%～85% 的 DLB 患者出现幻视，相比之下，11%～28% 的 AD 患者出现幻视，它们典型且生动，内容通常是关于动物、人或神秘事物的。与典型的精神病不同，在疾病的早期，许多 DLB 患者能够区分幻觉和现实，并且往往不会受到幻觉的干扰。建议谨慎使用抗精神病药物治疗幻觉或妄想，因为 DLB 患者对精神抑制药（即使是非典型抗精神病药物）非常敏感，并且可能出现锥体外系症状的急剧恶化。神经安定药不应作为诊断测试，因为已有 DLB 患者死亡的报道。

3. 血管性痴呆

一般来说，血管性痴呆（VaD）的诊断是基于痴呆患者存在脑血管疾病的临床或影像学证据。脑卒中后痴呆的突然发作或逐步而非持续的衰退支持脑皮质卒中的诊断和检查中局灶性神经病学发现。然而，由于相当比例的患者患有皮质下血管疾病，该病程可能会显得更加缓慢。此外，许多患者患有混合型 AD 和 VaD，而轻度进行性非 VaD 可能会因脑卒中的发生而突然暴露。

VaD 的记忆损伤通常没有 AD 严重。与 AD 患者相比，VaD 患者具有受损的回忆能力，但通常有更好的识别能力，并从提示中受益。在正式的神经精神测试中，可能会发现"不完整"的缺陷，通常在快速任务和执行功能测试中表现出明显的困难。与 AD 一样，行为和心理症状也很常见。VaD 患者的抑郁可能更严重。

4. 额颞叶痴呆

额颞叶痴呆（FTD），以前称为皮克病，在相对年轻的时候发病（平均发病年龄在 50 岁以上）。据估计，FTD 约占精神分裂症的 25%。FTD 在临床上（和神经病理学上）具有三种主要亚型：行为变异、进行性非流利性失语症的语言变异、语义性痴呆。

行为变异型 FTD（behavioral variant FTD，bvFTD）的特征是早期的人格和行为改变，记忆相对下降，经常被误诊为精神疾病。然而，一些症状对 bvFTD 具有高度特异性［如过度增生、个性和行为的早期变化、社会意识的早期丧失（去抑制）、强迫性或重复性行为、言语能力的进行性减少（早期）和视觉空间能力的保留］，并能可靠地将其与 AD 区分开来。过度饮食可能表现为食物偏好的显著变化（通常倾向于垃圾食品和糖类）或仅仅是过量进食。

FTD 病患者的认知测试可能揭示疾病早期正常的 MMSE 评分。更正式的神经精神病学测试揭示了额叶系统任务的缺陷，如语言流畅性和其他语言能力、抽象和执行功能，这些缺陷比典型的 AD 患者更早出现。与 AD 患者相比，FTD 患者倾向于表现出保留的视觉空间能力和相对保留的记忆，尤其是再认或线索记忆。

5. 其他痴呆

许多其他疾病都与认知障碍和痴呆有关，如

帕金森病及其相关疾病、亨廷顿病（Huntington disease，HD）、人类免疫缺陷病毒和酒精中毒。大约 30% 的 PD 患者发展为痴呆。这通常发生在帕金森病病程的晚期，其特征为思维处理速度减慢、回忆受损（但通常保留识别记忆）、执行功能障碍和视觉空间问题。HD 是一种罕见的自体显性疾病，以运动（舞蹈病、肌张力障碍）、行为和认知障碍为特征。随着 HIV 治疗的进步和长期存活者数量的增加，HIV 相关的神经认知障碍应该被考虑到认知障碍的鉴别诊断中。随着联合抗反转录病毒疗法的使用，人类免疫缺陷病毒相关痴呆的患病率有所下降，但高达 60% 的人类免疫缺陷病毒感染者可能患有某种程度的认知障碍。虽然慢性酒精滥用会损害认知功能，关于是否存在与酒精相关的原发痴呆综合征（独立于硫胺素缺乏症和头部创伤）存在争议，部分原因没有大规模的研究。

6. 晚期和终末期疾病

大多数痴呆的晚期症状看起来相似，在晚期，几乎不可能区分不同类型的痴呆。在晚期痴呆中（通常有一个分数在 10），语言能力明显受损，可能很少有有意义的讲话，理解能力也很差。有些患者会发展到缄默症的程度。晚期痴呆患者甚至在最基本的 ADL 方面都有进展性困难，如自己进食，并且可能进展到大小便失禁，并且完全依赖所有 ADL。帕金森综合征的症状（如僵硬）常见。步态受损，最终患者可能不能行走，导致卧床不起。癫痫发作的风险随着疾病的严重程度而增加，但在整个病程中，AD 患者的癫痫发作风险通常高于无 AD 的老年人。未死于其他共病的患者往往会出现并发症（如营养不良、压疮、反复感染）。晚期痴呆最常见的死亡原因是肺炎。

参考文献

Bang J, Spina S, Miller BL. Frontotemporal dementia. *Lancet.* 2015;386(10004):1672–1682.

McKeith IG, Boeve BF, Dickson DW, et al. Diagnosis and management of dementia with Lewy bodies: fourth consensus report of the DLB Consortium. *Neurology.* 2017;89(1):88–100.

McKhann GM, Knopman DS, Chertkow H, et al. The diagnosis of dementia due to Alzheimer's disease: recommendations from the National Institute on Aging-Alzheimer's Association workgroups on diagnostic guidelines for Alzheimer's disease. *Alzheimers Dement.* 2011;7(3):263–269.

（三）身体和精神状态检查

对认知障碍或痴呆患者的体检重点在于识别痴呆病因的线索、共病情况、可能加剧认知障碍的情况（如感觉障碍或酒精中毒）、虐待或忽视的迹象。神经病学检查应旨在识别既往脑卒中的证据，如局灶性体征；眼球运动；帕金森综合征的证据，如强直、运动徐缓或震颤。在痴呆病程的后期，紧张度增加和快速反射是非特异性的。步态和平衡是检查的重要部分，应该定期评估。仔细的心血管评估（包括测量血压和检查颈动脉疾病和外周血管疾病）可能有助于支持 VaD 的诊断。一些没有痴呆但有明显听力或视觉障碍的患者可能表现出痴呆的行为，并有精神状态测试的低分。因此，在诊断痴呆之前，如果可能的话，识别和纠正感觉障碍是非常重要的。

（四）筛选测试

对无症状痴呆患者进行筛查的公共卫生益处是有争议的。然而，对于具有患痴呆高风险的患者（如80 岁及以上的患者）或那些报告有记忆障碍的患者，建议使用标准化且有效的工具进行筛查。

1. 简易精神状态检查（MMSE）

MMSE 是一种 30 分的工具，测试定向、即时回忆、延迟回忆、注意力/计算、语言和视觉空间领域，是使用最广泛的认知筛选测试。然而，MMSE 受版权保护，表格需从心理评估资源购买。像许多筛选测试一样，MMSE 是一个在文化和语言上有偏见的测试，应该根据年龄和教育水平进行调整。当分数根据年龄和教育程度进行调整后，MMSE 检测痴呆的敏感性和特异性都很高（分别为82% 和99%）。因为它是口头进行的，并且要求患者书写和绘画，听觉、视觉或其他身体损伤可能会使评分不太有效。早期认知障碍患者的得分可能在年龄和教育的正常范围内；然而，如果每 6~12 个月重复一次测试，MMSE 可以检测出认知能力下降，并建议诊断为轻度认知障碍或痴呆。在 AD 患者中，MMSE评分平均每年下降 3 分，对于 MCI 患者，每年下降1 分更典型。在正常衰老的患者中，MMSE 评分不应逐年下降太多。作为一般指南，高于 26 分是正常的，24~26 分可能提示 MCI，<24 分则为痴呆。然而，最好将每个患者的得分与年龄和教育调整后的中位得分进行比较，并监测除评估功能衰退之外的变化。

2. 蒙特利尔认知评估（MoCA）

蒙特利尔认知评估是另一种常用的认知障碍筛查测试。与 MMSE 类似，这是一个 30 分的筛选测试，评估各种认知领域，包括记忆（五个词的回忆任务）、定向、视觉空间功能、集中、计算、注意力、抽象、语言和执行功能（在 MMSE 上没有得到很好的体现）。它比 MMSE 更敏感，尤其是在检测轻度认知障碍方面。测试和说明可以从 www.mocatest.org网址免费下载多种语言版本及盲人版本。表格显示，临界分数为 26 分（≤25 分表示受损），但这个值对大多数美国人来说可能太高了。例如，在达拉斯心脏研究中的一个大型、多种族的成人样本中，一个70 岁的受过高中教育的人的平均分数大约是 21 分。MoCA 受教育程度的影响很大。规范数据正在积累，提供者应参考文献中的表格，为与受试患者相似的人群提供年龄和教育分层均值和标准差。

3. Mini-Cog

人们已尝试创建比 MMSE 或 MoCA（通常需要10min 左右）耗时更少且免费提供的简短、重点突出的筛查工具。两种常用的测试是画钟测试（clock draw test，CDT）和三项回忆；当一起使用时，这被称为"Mini-Cog"。在 Mini-Cog 中，患者被要求画一个时针设置在指定时间的钟面。有几种 CDT 可供选择，每种都有不同的评分系统。然而，证据表明，正常和异常时钟之间的简单二分法对于检测痴呆具有相对较好的灵敏度（约 80%），即使对于没有经验的评定者也是如此。普通时钟的所有数字都在正确的位置上，指针也正确放置以显示所需的时间。使用 Mini-Cog 又快又简单，如果两部分都正常，就基本上排除了痴呆。Mini-Cog 可能对教育程度低或不会说英语的患者特别有用，因为 MMSE 和 MoCA 对他们没有太大帮助。

（五）"床边"认知评估

对认知障碍或痴呆患者的认知评估应与医学和体格检查相结合。如果将认知能力问题作为体检的一部分，患者就不太可能受到威胁或被冒犯。除了管理标准化评估工具（如 MMSE 或 MoCA）之外，提供者还应评估 MMSE 或 MoCA 中未充分体现的认知功能领域，如判断和洞察力。痴呆的诊断需要存在两种或多种认知功能的损害，如记忆、语言、视觉空间功能和执行功能。语言可以通过简单地聆听患者对话中缺乏的内容或使用模糊的术语代替名词来评估，如"事物"或"它"；如果语言看起来正常，让患者说出房间里常见的东西可能会有帮助。执行功能受损的证据通常在病史中被发现，也可以在检查中进行评估。例如，如果患者不能非常详细地描述一个复杂的功能，而这个功能是患者通常会做的（或者曾经会做的），那么可能是执行功能有问题。

本章稍后将讨论何时让患者接受正式的神经心理学测试。

参考文献

Borson S, Scanlan J, Brush M, Vitaliano P, Dokmak A. The mini-cog: a cognitive "vital signs" measure for dementia screening the multilingual elderly. *Int J Geriatr Psychiatry*. 2000;15(11):1021–1027.

Nasreddine ZS, Phillips NA, Bédirian V, et al. The Montreal Cognitive Assessment, MoCA: a brief tool for mild cognitive impairment. *J Am Geriatr Soc*. 2005;53(4):695–699.

Rossetti HC, Lacritz LH, Cullum CM, Weiner MF. Normative data for the Montreal Cognitive Assessment (MoCA) in a population-based sample. *Neurology*. 2011;77(13):1272–1275.

（六）实验室检查

在对认知障碍或新诊断的痴呆患者进行评估时，实验室研究通常用于排除潜在的可治疗的痴呆原因（表 9–2）。维生素 B_{12} 缺乏和甲状腺功能减退在老年人中很常见，会影响认知功能。尽管很少有痴呆病例是由维生素 B_{12} 缺乏或甲状腺功能减退引起的（或通过治疗得到改善），但这些疾病的治疗是必要的。大多数临床医生还会进行全面的血细胞计数、电解质、肌酐、葡萄糖、钙和肝功能检查。如果怀疑这些情况的指数很高，应该筛查潜伏梅毒和人类免疫缺陷病毒。

表 9–2　认知障碍的潜在可治疗原因	
• 维生素 B_{12} 缺乏症	• 硬膜下血肿
• 甲状腺疾病	• 正常压力脑积水
• 血钙过多	• 中枢神经系统肿瘤
• 抑郁	• 药物效应
• 酗酒	• 重金属

（七）成像

使用非对比磁共振成像的结构脑成像（在 MRI 禁忌证或不可用的情况下进行非增强 CT 检查），以排除可治疗的痴呆原因，如硬膜下血肿、正常压力脑积水和肿瘤。除了寻找结构性病变外，影像学可能有助于特定类型痴呆的诊断，MRI 对血管变化和海马体积的测量更敏感。对于具有典型 AD 临床表现且症状已存在 1~2 年以上的患者，神经影像学检查的结果可能较低。

可以与患者及家属讨论神经影像学的优缺点。VaD 的影像学研究是非特异性的。这是因为许多老年患者在 CT 或 MRI 上会有一定程度的小血管缺血性疾病。事实上，到 85 岁时，几乎 100% 的患者在影像学检查中均会出现白质高信号。因此，仅仅看到血管疾病的证据并不能明确 VaD 的诊断。如果在病史或神经心理学发现与 VaD 一致的患者中，关键解剖位置（如丘脑）有广泛的疾病、多发性梗死或梗死，影像学发现可能与临床相关。在 FTD，与 AD 患者的整体萎缩相比，额叶或前颞叶存在典型的不对称体积损失。

氟脱氧葡萄糖 PET（fluorodeoxyglucose PET，FDG-PET）扫描测量大脑特定区域的葡萄糖代谢，可能有助于区分早期 AD 与 FTD 或 DLB。尽管 FDG-PET 已被证明能提高病理确诊的阿尔茨海默病的诊断准确性，但它并不被认为是阿尔茨海默病检查的标准，通常也不需要进行诊断。此外，医疗保险目前仅支付用于区分 AD 和 FTD 的 FDG-PET。几种淀粉样蛋白结合的 PET 示踪剂现在已经可用于临床，淀粉样蛋白 PET 扫描可以用于检测脑内淀粉样蛋白。虽然淀粉样蛋白 PET 成像通常用于阿尔茨海默病临床试验，但并不在医疗保险范围内，因此，其在阿尔茨海默病临床诊断中的作用仍有待确定。值得注意的是，尽管它可能有助于鉴别诊断认知障碍，但不建议将其作为无症状个体的筛查测试，部分原因是高达 30% 的认知"正常"老年人的脑淀粉样蛋白测试呈阳性，且目前没有延迟或预防症状发作的治疗方法。靶向 tau 蛋白的新配体和其他过程正在研究中，但尚未确定可用于临床实践。

参考文献

Rabinovici GD, Gatsonis C, Apgar C, et al. Association of amyloid positron emission tomography with subsequent change in clinical management among Medicare beneficiaries with mild cognitive impairment or dementia. *JAMA*. 2019;321(13):1286–1294.

（八）特殊测试和检查

1. 神经心理学测试

神经心理学测试通常由神经心理学家进行，由一系列深入的标准化测试组成，一般测试智力和多个认知领域，包括记忆、语言、视觉空间能力、注意力、推理和问题解决能力，以及其他执行功能测量。痴呆的诊断通常可以通过详细的病史和体格检查（包括简短的认知评估）来进行，并且不需要神经心理学测试。然而，在某些情况下，正式的神经心理学测试会特别有帮助（例如，当患者出现早期或轻度症状时，尤其是如果他们具有较高的病前智力，并且在 MMSE 等工具上表现"正常"）。神经心理学测试对智力低下或受教育程度低的患者，以及患有抑郁症、精神分裂症或其他精神疾病的患者也有帮助，在这些患者中，可能很难确定这种状况在多大程度上导致了明显的认知缺陷。同样，在具有非典型特征的患者中，例如早期语言神经心理学测试可能有助于鉴别诊断一种罕见类型痴呆。此外，一个更全面的认知能力测试可以识别出对患者和他们的照护者来说重要的相对优势，并有助于建立一个重新评估的基线。

2. Kohlman 生活技能评估

Kohlman 生活技能评估（Kohlman Evaluation of Living Skills，KELS）通常由职业治疗师进行，评估患者执行安全独立生活所需任务的能力。例如，患者被要求写一张模拟账单的支票，使用电话，或在图片中识别危险的情况并说明他或她会怎么做。当已知或疑似痴呆的患者独自生活，并且担心患者是否需要转移到更受监督的环境（如辅助生活）时，这种评估可能是有帮助的。

3. 基因检测

在阐明 AD 的遗传学方面已经取得了巨大的进步。已经定义了两类遗传缺陷：导致经典常染色体显性家族性 AD 的遗传缺陷，涉及晚发型或散发性 AD 的遗传缺陷。家族性 AD 罕见，占所有 AD 病例的＜5%。家族性 AD 患者通常在 40—50 岁发展为痴呆性短暂性脑缺血发作，并且总是在 65 岁之前。因为早发型 AD 通常是家族性的，所以以获得详细的痴呆家族史非常重要。家族性 AD 以常染色体显性方式遗传。到目前为止，已经在三个基因中鉴定出导致早发型 AD 的突变，即早老素 1（*PSEN1*）、早老素 2（*PSEN2*）和淀粉样前体蛋白（*APP*），分别位于 14、1 和 21 号染色体上。*PSEN1* 突变是最常见的。对早发型 AD 患者进行基因突变检测在临床上没有意义，因为它不会改变疾病的治疗。然而，如果患者的孩子希望知道他们是否遗传了导致 AD 的基因，那么这个家庭应该接受遗传咨询。此外，对早发型 AD 患者的基因检测可能具有研究价值。

与早发型 AD 相反，晚发型 / 散发性 AD（60—65 岁）与增加 AD 风险的基因相关，但不是以常染色体显性方式遗传。患者或家庭成员可能会要求物理学家进行"阿尔茨海默病血液测试"，最有可能是指载脂蛋白 E（*APOE*）基因分型，最近发现许多其他基因与 AD 风险增加有关，多基因风险评分正在开发中。*APOE* 和阿尔茨海默病风险之间的联系已得到充分证实，并且是迄今为止发现的最强的遗传风险因素（不包括早先提到的导致家族性阿尔茨海默病的突变）。一个 ε4 等位基因的存在使 AD 的风险增加了 2~3 倍，而 ε2 等位基因可能是保护性的。重要的是要记住，*APOE*-ε4 只是 AD 的一个遗传风险因素，因此，ε4 等位基因的缺失不能排除诊断，ε4/ε4 纯合子的存在也不能排除诊断。事实上，大多数 AD 患者都有不携带 ε4 等位基因。人们普遍认为，*APOE* 检测只能用于研究目的，尽管这种检测现在已经可以通过家用基因检测试剂盒直接向消费者出售。

参考文献

Brothers KB, Knapp EE. How should primary care physicians respond to direct-to-consumer genetic test results? *AMA J Ethics*. 2018;20(9):E812–E818.

Marshe VS, Gorbovskaya I, Kanji S, et al. Clinical implications of APOE genotyping for late-onset Alzheimer's disease (LOAD) risk estimation: a review of the literature. *J Neural Transm (Vienna)*. 2019;126(1):65–85.

四、鉴别诊断

痴呆的鉴别诊断包括表 9-2 中列出的痴呆潜在可治疗原因，其中包括代谢异常、结构性脑损伤、药物、酒精中毒和抑郁。鉴别诊断还包括谵妄、未矫正的感觉缺陷、遗忘障碍和其他精神疾病。

（一）抑郁

抑郁症通常与痴呆并存（高达 30%～50% 的患者），但它也可能是认知障碍的唯一原因，因此必须在做出痴呆诊断之前排除或治疗。与客观缺陷不相称的患者记忆抱怨应该提醒医生抑郁症的可能性。这与痴呆形成对比，在痴呆中，患者倾向于最小化（或意识不到）他们的缺陷。重要的是要记住，患有可逆性认知障碍的老年抑郁症患者在未来几年内患痴呆的风险较高。

（二）精神错乱

谵妄是老年人困惑的一个常见原因，尤其是那些住院的老年人，可能被不恰当地贴上痴呆的标签。与痴呆相反，谵妄的特征是突然出现认知和意识改变、注意力下降、知觉障碍（通常为幻视）和令人印象深刻的症状波动。表 60-4 对比了谵妄、抑郁和痴呆。如果怀疑有谵妄，应寻找潜在原因并进行治疗。痴呆是谵妄的主要危险因素之一。如果谵妄消退后认知障碍持续存在，则应进一步检查痴呆情况。

（三）药物和感觉缺陷

药物治疗通常与老年人的意识模糊有关。许多种类的药物都牵涉其中，包括阿片类药物、苯二氮䓬类药物、神经安定药、抗胆碱药物（许多未被怀疑的药物具有显著的抗胆碱能特性）、H$_2$ 受体拮抗药和皮质类固醇。临床医生应要求患者或护理人员携带所有药物（包括非处方药）进行检查。应评估药物相互作用和剂量的适当性。此外，任何不必要的药物都应该停止使用。对患者的重新评估可能提示认知和功能的显著改善。同样，对被误诊为痴呆的患者进行感官缺陷（视觉或听觉损伤）的矫正也同样有益。

（四）酗酒

患有认知障碍、混乱、事故频发或家庭或工作失败的患者应接受酒精滥用筛查。多年大量饮酒可能会导致永久性认知障碍，可能通过对大脑的直接毒性作用或硫胺素缺乏，或由酒精滥用的并发症（如与跌倒或暴力有关的头部创伤）引起。然而，酒精滥用也可能是患者功能水平下降更严重的原因，戒酒后可观察到认知和功能的改善。

（五）其他精神疾病

慢性精神疾病（如精神分裂症或双相情感障碍）也可能包括在痴呆的鉴别诊断中，尤其是当行为改变和精神症状（如妄想和幻觉）占主导地位时。此外，患有慢性精神分裂症的老年患者比未受影响的成年人更容易患痴呆。老年精神分裂症患者的认知障碍与 AD 不同，尸检证实 AD 不能解释认知障碍。

五、并发症

（一）精神错乱

谵妄，已经被考虑在痴呆的鉴别诊断中，其也是痴呆的一个主要并发症。谵妄的危险因素包括认知障碍、严重的内科疾病、多种药物、血尿素氮（blood urea nitrogen，BUN）与肌酐比值升高、视觉或听觉障碍等。当痴呆患者住院时，关键是要意识到他们发生谵妄的高风险，并采取措施避免诱发因素，如使用身体约束和膀胱导管、营养不良和使用多种新药物。

（二）痴呆的行为和心理症状

痴呆的行为和心理症状（behavioral and psychological symptoms of dementia，BPSD）非常普遍，最终几乎影响到所有的痴呆患者，通常随着疾病的发生而进展（尽管它们可能是 FTD 和 LBD 的早期表现）。这些症状与更差的预后、更早的疗养院转诊、更高的费用和增加的护理负担相关，包括以下内容。

- 躁动和攻击。
- 破坏性发声。
- 精神病特征（妄想、幻觉、偏执）。
- 抑郁症状。
- 冷漠。
- 睡眠障碍。
- 徘徊或踱步。
- 抗拒个人护理（洗澡和梳洗）。

尽管躁动和精神病在痴呆性短暂性脑缺血发作中很常见，尤其是随着疾病的进展，任何新的行为症状都应在被单独归因于痴呆之前进行评估。新激发的诱因可能包括谵妄、未治疗的疼痛、粪便嵌塞、尿潴留、新药、感觉障碍和环境因素（如新环境、过度刺激）。

AD 患者的妄想通常不像精神分裂症患者那样复杂或怪异。表 9-3 列出了一些常见的痴呆错觉。超过 50% 的 AD 患者在某个时候会出现精神病，有时需要药物治疗。然而，在许多患者中，精神病是自限性的。因此，重要的是要定期尝试停止任何用于控制焦虑或精神病的药物治疗。事实上，有联邦法规管理按需用药的持续时间（PRN）和居住在疗养院的患者每天使用此类药物，因此他们不会无意中无限期地开出此类药物。

表 9-3　痴呆患者常见错觉	
偏执妄想	**误　认**
• 人们在偷东西	• 误认熟悉的人（如认为女儿是妻子）
• 对不忠的指控	• 现在的家不是他们的家
• 认为有人试图伤害他们	• 冒名顶替（如配偶是冒名顶替者）

（三）与照护者压力相关的并发症

非正规护理人员以可观的经济和个人成本为痴呆患者提供大部分护理。照护者压力的风险随着患者痴呆严重程度的加深、ADL 依赖性的增加、问题行为的出现而增加。临床医生应该评估护理人员的压力，因为压力与不良结果有关。对于患者和护理人员来说，包括增加被安置在疗养院的风险，增加患者被忽视或虐待的风险，以及增加护理人员患抑郁症的风险（据报道影响 30%~50%）。压力可以通过治疗干预来减轻，如临时护理和护理支持（见第 17 章）。

六、治疗

在患有认知障碍或痴呆的患者管理中，目标是尽可能长时间地保持功能和自主性，并维持患者和护理者的生活质量。目前可用的药物提供适度的症状益处。尽管在过去的 20 年里做出了巨大的努力，但目前市场上还没有缓解疾病的药物。

（一）认知障碍

1. 胆碱酯酶抑制药

胆碱酯酶抑制药（cholinesterase inhibitors，ChEI）是目前治疗任何严重程度（轻度至重度）AD 的主要药物，包括多奈哌齐、利伐斯的明和加兰他敏。所有这些药物都被证明能适度改善轻度至中度 AD 患者的认知功能，延缓功能衰退，甚至对中度至重度痴呆患者也有益处。未经核准使用 ChEI 在轻度认知障碍中很常见，特别是对于遗忘型，但未被美国食品药品管理局（Food and Drug Administration，FDA）批准。临床试验表明，MCI 可能有一些症状上的好处，尽管它们不能防止进展为 AD。此外，虽然 ChEI 仅被 FDA 批准用于 AD 和 PD 痴呆，但对 DLB 病和混合型 AD 加 VaD 患者也有益处。所有 ChEI 在 AD 中具有相同的相对疗效，并且通常仅在它们的半衰期（以及因此的给药方案）和对受体的特异性方面不同（卡巴拉汀也抑制丁酰胆碱酯酶）。胃肠道不良反应包括恶心、呕吐和腹泻，是最常见的停药原因。这些不良反应通常可以通过 8~12 周的缓慢滴定药物来缓解。患者还报告了睡眠障碍和噩梦。此外，ChEI 似乎增加了晕厥的风险。给心动过缓患者开处方时应谨慎。表 9-4 列出了每种 ChEI 的推荐初始剂量和目标剂量。多奈哌齐 23mg 不推荐超过 10mg 剂量，因为不良反应增加，并且缺乏额外的临床益处。

在临床实践中，对个体患者 ChEI 治疗效果的评估还没有标准化。在临床试验中，效果大小适中，只有 40%~50% 的患者在认知功能、ADL 评分或主观临床评分方面表现出改善的迹象。6~12 个月内稳定或改善的 MMSE 或 MoCA 评分表明该药物可能有效。尽管因为缺乏效力或不可忍受的不良反应而转换 ChEI 可能对一些患者有益，但很少有证据支持这样做。

ChEI 治疗的适当时间仍然未知，但许多专家建议，如果发现改善或稳定，应无限期地继续治疗（或直到没有功能丧失）。如果停用 ChEI，临床医生和护理人员可能会注意到功能下降。如果患者已经病入膏肓，无法再安全地吞服药片或胶囊，停止治疗进行谈话是合理的。然而，如果需要继续治疗，片剂和胶囊不应被粉碎；非填充配方是可用的（表 9-4）。

2. 美金刚

美金刚是一种 N- 甲基 –D- 天冬氨酸（N-methyl-D-aspartate，NMDA）拮抗药，被 FDA 批准用于治疗中度至重度 AD。当痴呆达到中度严重程度时，它通常被加入 ChEI 治疗。美金刚通常耐受性良好。头痛是对照临床试验中报道的唯一不良反应，至少有 5% 的患者出现头痛，发生率是安慰剂组的 2 倍（美金刚组为 6%，而安慰剂组为 3%）。头晕、意识模糊和便秘也偶尔被报道。

3. 其他治疗

人们对治疗痴呆的抗氧化剂，如银杏和维生素 E（α- 生育酚）很感兴趣，因为它们具有合理的作用机制。对银杏的研究表明，它可能对痴呆有轻微好处，但证据并不一致。大规模、高质量、随机对照试验发现，无论是银杏还是维生素 E，都不能有效预防认知正常或轻度认知障碍的老年人痴呆。

尽管在观察性研究中，非甾体抗炎药、他汀类药物和雌激素有望成为治疗 AD 的药物，但随机对照试验未能显示这些药物治疗有 AD 的益处。

膳食补充剂（如 B 族维生素、椰子油和鱼油）尚未在随机临床试验中显示对痴呆的治疗有益。此外，一般来说，最好吃抗氧化剂（新鲜水果和蔬菜）、维生素、健康脂肪（ω-3 脂肪酸，在鲑鱼、亚麻籽、核桃等食物中含量高），而不是把它们作为补充剂。地中海饮食富含水果、蔬菜、全谷物、坚果和种子，以及鱼类和健康油脂，是目前对大脑健康最有希望的饮食。

（二）血管性痴呆

当前没有药物疗法被特别批准用于治疗 VaD。VaD 的治疗原则依赖于脑卒中危险因素的治疗，如吸烟、糖尿病、高脂血症和高血压。然而，对于 VaD 患者合适的目标血压并没有达成共识，由于缺乏可靠的临床试验数据和一些观察数据表明，一旦出现痴呆，允许轻度高血压（收缩压在 150mmHg 以内的升高）可能比低血压对认知功能更好，因此。ChEI 和美金刚对 VaD 可能有一定的益处。

参考文献

Kaviragan H, Schneider LS. Efficacy and adverse effects of cholinesterase inhibitors and memantine in vascular dementia: a meta-analysis of randomized controlled trials. *Lancet Neurol*. 2007;6(9):782–792.

（三）问题行为

1. 非药物方法

由于 BPSD 很常见，可能会对患者和护理者的生活质量产生不利影响，因此像处理认知症状一样尽职尽责地处理它们非常重要。一旦新行为问题的诱发原因（如谵妄、疼痛、粪便嵌塞、助听器损坏）得到治疗或排除，尝试确定该行为可能代表什么就变得至关重要。当患者情绪激动或表现出其他问题行为时，通常是因为他们没有表达自己需求的语言

药物	起始剂量	目标剂量
多奈哌齐[a]	2.5～5.0mg/d	10mg/d（每 4 周增加 1 次）[b]
卡巴拉汀[c]	每天 2 次，每次 1.5mg	每天 2 次，每次 6mg（每 2 周增加，每天 2 次，每次 1.5mg）[d]
加兰他敏[e]	每天 2 次，每次 4mg	每天 2 次，每次 8～12mg（每 4 周增加 1 次）

表 9-4　胆碱酯酶抑制药

a. 有口服溶解片和与美金刚合用

b. 尚未证明 23mg 的多奈哌齐比 10mg 更有效，并且不良反应风险更大

c. 可以贴片形式提供。起始剂量为 4.6mg/24h。4 周后增加到 9.5mg

d. 如果卡巴拉汀治疗中断超过数天，从 1.5mg（口服）或 4.6mg（贴片）开始滴定

e. 可用于每天 1 次给药的缓释形式。从 8mg/d 开始，每 4 周增加 8mg，达到 16～24mg 的最大值。可用口服溶液（每天 2 次）

技能。医生和照护者应该努力了解痴呆患者的行为可能代表什么，然后努力解决潜在的需求。保持行为日志可能是有用的。联邦法规要求首先为疗养院居民尝试行为问题最少限制的方法。对于所有患者，在开始药物治疗前，应尝试非药物治疗。

一些策略可能有助于减少痴呆患者焦虑，包括音乐、回忆疗法、接触宠物、户外散步和阳光照射。这些策略中有一个统一的主题。如果这种疗法是为患者量身定做的，效果会最好。例如，在音乐治疗中，播放与患者先前偏好一致的音乐似乎优于播放每个人的标准选择。一项研究证实了一个直观的假设，为护理助理或护理提供者提供关于理解和治疗BPSD 的强化教育和培训，也可以显著减少养老院中痴呆患者的焦虑。

表 9-5 为痴呆相关困难行为患者的护理者和医疗提供者提供了较少基于证据但更实用的提示。

2. 药物治疗

如果非药物治疗失败，可能需要增加药物治疗。然而，对于 BPSD 来说，还没有被认可的药物疗法，适度的益处必须与潜在的危害相权衡。有几类药物用于 BPSD，包括抗精神病药、抗抑郁药、情绪稳定剂和 ChEI。表 9-6 列出了常用于治疗 BPSD 的药物和剂量。

(1) 抗精神病药：非典型抗精神病药奥氮平和利培酮有最好的有效性证据（这是适度的），但应考虑不良反应和风险，并权衡潜在的益处。所有非典型抗精神病药物在用于痴呆患者时都有增加死亡风险的黑框警告，因此应谨慎使用这些药物，仅

表 9-5　痴呆相关的困难行为：护理者和医疗提供者的实用提示

尽可能保持熟悉和日常生活习惯

- 日常生活的任何改变都会给痴呆患者带来焦虑和痛苦。生活安排的改变、去度假或住院可能会引发焦虑和其他不良行为。

减少选择的数量

- 痴呆患者可能会因选择过多而不知所措，并因无力理清头绪而感到沮丧。限制选择可能会有帮助。一个很好的例子就是一个患者拒绝换衣服或者坚持每天穿同样的衣服。在这种情况下，对护理人员来说，只展示一套衣服或者给患者两个选择可能是有帮助的，如"你想穿蓝色上衣还是红色上衣？"同样，简化对话和环境也很重要。太多的输入通常会让人不知所措或被误解。

讲述，别问

- 乍一看，这个建议可能会让一些人感到不舒服。然而，由于通常与痴呆有关的冷漠，让痴呆患者同意做任何事情都可能是一场斗争。问"你现在想去吃饭吗？"往往会导致一个"不"的回答，然后是一场争论，但说"现在该去吃饭了"可能更有效。同样，如果事情是以积极的方式而不是消极的方式来描述，患者可能会更容易接受，如使用"跟我来"而不是"不要去那里"。

理解他们不能，而不是他们不愿意

- 家庭成员和护理人员通常认为痴呆患者顽固不化，故意刁难。护理人员可能会浪费很多时间和精力试图"教"有学习困难的患者一些东西。帮助照护者理解他们所爱的人的局限性可能会提高双方的生活质量。

不要尝试逻辑或推理

- 由于痴呆伴随的执行功能障碍，推理和逻辑运用能力的丧失相对较早，随着疾病的发展，这种丧失变得更加严重。试图与痴呆患者讲道理往往会导致双方都感到沮丧。对于妄想来说尤其如此。如果患者有非威胁性错觉，与患者争论并试图让患者明白这是没有意义的，通常对双方来说都是徒劳和令人沮丧的。

永远把目标记在心里

- 如果奶奶认为现在是在 1954 年或者她的女儿是她姐妹会的姐妹，这真的很重要吗？如果她想的话，为什么不能在家里穿那件雨衣呢？通过牢记目标和"大局"，可以避免一些冲突。同样重要的是，护理人员和医生要记住，大多数行为不是无限期持续的，而是暂时的阶段。

表 9-6 痴呆的行为和心理症状的适应证外药物治疗

药 物	起始剂量	最大推荐剂量 [a]
氟哌啶醇 [b, c]	0.25～0.5mg/d	2～3mg/d
利培酮 [c, d]	每天 2 次，每次 0.25mg	1～1.5mg/d
奥氮平 [c, e]	2.5mg/d	5～10mg/d
曲唑酮	每晚睡前 25mg	每晚睡前服用 50～100mg
西酞普兰	10mg/d	20mg/d
双丙戊酸钠 [f]	每天 2 次，每次 125mg	约 1000mg/d

a. 使用达到获益的最低剂量
b. 也可用于静脉注射
c. 警告：美国食品药品管理局警告抗精神病药物会增加死亡风险。使用应限于难治性病例或对自己或他人造成伤害的紧迫风险
d. 有液体剂型（不要与可乐或茶混合）和口服溶解片剂
e. 可通过肌内注射和口服溶解片剂获得
f. 可用于喷剂

在难治性病例或患者有严重伤害自己或他人风险的情况下使用，在尽可能短的时间内使用尽可能低的剂量。应记录与患者决策者关于使用抗精神病药物的风险和益处的讨论。除了脑卒中和死亡率，要考虑的不良反应包括锥体外系症状和迟发性运动障碍（在较高剂量下）、镇静、体重增加、糖尿病和高催乳素血症。低剂量的典型抗精神病药物（如氟哌啶醇）可用于急性护理环境，但应避免作为慢性药物，因为有不可逆的迟发性运动障碍的风险。在一项研究中，即使是低剂量的口服氟哌啶醇（1.5mg/d）也会导致 30% 的老年患者在 1 年后出现迟发性运动障碍，超过 60% 的患者在 3 年后出现迟发性运动障碍。

(2) 选择性 5- 羟色胺再摄取抑制药：与安慰剂相比，选择性 5- 羟色胺再摄取抑制药（selective serotonin reuptake inhibitor，SSRI）西酞普兰已被证明可以显著改善 AD 患者的焦虑不安，这是通过几个不同的结果来衡量的。然而，该试验是以 30mg/d

的剂量进行的，由于剂量依赖性 QT 间期延长的风险，FDA 已经建议老年人不要使用＞20mg/d 的剂量。目前正在进行艾司西酞普兰（高达 15mg/d）治疗 AD 的大型Ⅲ期试验，预计将于 2022 年得出结果。

(3) 情绪稳定药：情绪稳定药（如卡马西平和丙戊酸）在小规模试验中显示对一些次要结果有益。然而，由于不良反应、药物相互作用和必要的血液检测监测，这些药物不推荐作为一线治疗使用。如果尝试非药物方法和使用更常见的药物治疗失败，应考虑转介给老年医学专家或老年精神病学专家。

苯二氮䓬类药物不推荐用于 BPSD 的慢性治疗，还没有发现它们比其他种类的药物更有效。此外，与苯二氮䓬类药物使用相关的不良反应，如跌倒风险增加、镇静、戒断和偶尔的反常兴奋，使其成为特别差的选择。

参考文献

Lanctôt KL, Amatniek J, Ancoli-Israel S, et al. Neuropsychiatric signs and symptoms of Alzheimer's disease: new treatment paradigms. *Alzheimers Dement.* 2017;3(3):440–449.

Porsteinsson AP, Drye LT, Pollock BG, et al. Effect of citalopram on agitation in Alzheimer disease: the CitAD randomized clinical trial. *JAMA.* 2014;311(7):682–691.

七、管理

(一)预设指示

建立预设指示并让患者指定一份持久的健康护理委托书（durable power of attorney，DPOA）应该是痴呆患者管理计划的一部分。尽早进行这种讨论尤为重要，这样患者就可以参与指导他们临终护理的决策。即使是中度痴呆患者也可能坚持陈述偏好和选择，包括指定 DPOA。除了对复苏的偏好外，还应提出并纳入特定的干预措施，如使用人工水化和营养。患者可能还想为财务指定一个 DPOA。咨询年长的律师或遗产规划者可能会有帮助。

(二)安全问题

1. 驾驶

认知障碍已被证明会对驾驶能力产生不利影响，甚至在轻度痴呆患者中也是如此。一些州要

求向公共卫生部或州机动车辆部报告 AD 和"相关情况"。初级保健提供者应该熟悉他们国家的法律报告。假如一个痴呆患者卷入了一场机动车事故，如果没有按照要求进行报告，医生可能要承担责任。

2. 家庭安全

家庭安全应该通过访问可靠的信息提供者来评估，或者更好的是通过巡回护士或职业治疗师的家访来评估。要考虑实施的具体安全措施包括浴室的扶手杆、良好的照明、房间内畅通的通道，减少杂乱；如果担心潜在的厨房火灾，禁用炉灶。如果有任何迹象表明患者在家中可能不安全，或者有证据表明自己疏忽或担心他人虐待老年人，提供者应联系成人保护服务机构，这些机构拥有各种资源，可以迅速制订确保患者安全的计划。

3. 徘徊

痴呆患者可能会徘徊和迷路。建议使用某种形式的身份证明（如名牌缝在衣服上，身份识别手环）。阿尔茨海默病协会有一个名为医疗警报＋安全返回的计划。注册后，患者会收到身份识别产品，包括钱包卡和饰品。医疗警报＋安全返回计划开通了一条 24h 免费紧急热线，帮助寻找失踪患者并让他们与亲人团聚。可以通过阿尔茨海默病协会进行登记，象征性收费。

4. 照护者的帮助

照顾一个患有痴呆性短暂性脑缺血发作的患者可能会令人筋疲力尽，压力很大，导致照护者的身体和精神健康出现问题，并给患者带来虐待的风险。在做出痴呆的诊断后，初级保健提供者应该向一个有知识的社会工作者或老龄问题办公室推荐一系列资源来帮助照护者。此外，每次随访时都要对照护者进行评估。如果发现照护者有压力，应询问照护者对资源的使用情况，并根据需要提供额外的转诊。如果照护者的压力很大，转介到 24h 休息计划（疗养院或辅助生活设施）可能会有帮助。参见第 17 章，了解更多关于护理和照护者健康的信息。

参考文献

Lee L, Molnar F. Driving and dementia: efficient approach to driving safety concerns in family practice. *Can Fam Physician.* 2017;63(1):27–31.

Moye J, Sabatino CP, Weintraub Brendel R. Evaluation of the capacity to appoint a healthcare proxy. *Am J Geriatr Psychiatry.* 2013;21(4):326–336.

八、预后

痴呆的预后因共病的原因和存在而异。从 AD 发病或诊断的时间来看，对存活率的估计一直很宽泛。平均寿命是 3～15 年。发病年龄较早的患者往往生存期较长，而 VaD 患者的生存期可能稍短。死亡通常是退行性变患者的终末期肺炎和 VaD 患者的心血管事件的结果。使用分期量表，如 AD 的功能评估分期（快速分期），可能有助于家庭了解疾病的进展。在快速分期系统中有七个阶段，其中第 7 阶段是晚期痴呆。这种量表在网上随处可见，阿尔茨海默病协会网站也为患者和家庭提供了这种量表。当患者达到第 7 阶段时，可能需要转介临终关怀。

多达 90% 的痴呆患者最终被送进了精神病院，这取决于社会文化因素、财政资源和其他因素，具有很大的可变性。从确诊到入住疗养院的中位时间是 3～6 年。痴呆的严重程度、对日常生活活动的依赖性、困难行为、照护者的年龄和负担是安置的重要危险因素。包括护理在内的干预措施，在管理困难行为方面给予支持和教育可能会延长疗养院安置时间。

相关网站

Alzheimer's Association (extensive informational materials for patients and caregivers as well as a link to clinical trials in your area). www.alz.org. Accessed March 8, 2020.

Alzheimer's Disease Education and Referral Center (of the National Institutes of Health and National Institute on Aging). www.nia.nih.gov/health/alzheimers. Accessed March 8, 2020.

Family Caregiver Alliance (provides information, support, and guidance for family and professional caregivers; includes topic-specific newsletters, information on care facilities and legal issues, and online discussion lists). www.caregiver.org. Accessed March 8, 2020.

Montreal Cognitive Assessment (download the MoCA test form and directions in many languages for free). www.mocatest.org. Accessed March 8, 2020.

第 10 章　尿失禁
Urinary Incontinence

Anne Suskind　G. Michael Harper　著

刘　畅　译　郑　凯　校

诊断要点

• 尿失禁是指无意识地排尿现象。
• 尿失禁的原因常合并出现，包括医源性、药源性、下尿路疾病和功能障碍、功能及感觉的异常。

一、一般原则

老年女性及男性比年轻人更容易出现尿失禁（urinary incontinence，UI）；然而，它并不是随着衰老而必然发生的。15%～30% 的社区居住的老年人有漏尿经历。在体弱多病的社区居民中，其患病率接近 50%；而在疗养院的老年人群中，这一比例在50%～75%。在大多数年龄组中，尿失禁在女性中的发生率高于男性，但其患病率随年龄增长趋势变化与性别无关。老年人尿失禁的主要危险因素包括高龄、女性、认知障碍、泌尿生殖手术、肥胖、行动障碍。

患者通常不报告尿失禁，一方面由于患者自觉尴尬而隐瞒相关病情和症状，他们误认为这是衰老的正常现象；另一方面是由于临床医生缺乏相关的诊疗知识而忽略对相关症状的问询。仅仅不到 20%的尿失禁患者由基层医师评估出来。造成漏诊的原因包括时间限制、对发病率认识不足、对诊疗措施的不确定性。

尿失禁对经济的影响是巨大的。其当前的直接经济花费难以评估。现有较为准确的数据是 20 多年前的，1995 年，美国每年用于尿失禁的直接费用就超过约 160 亿美元，包括尿失禁用品、诊断评估、药物及手术治疗的开支及并发症的相关费用。根据老年人口的增长和尿失禁发病率的增长，当前用于尿失禁的费用可能会大大增加。

长期以来，尿失禁一直被归类为一种老年综合征，其病因往往是多方面的，因而其治疗也需要从多角度和多方面进行考虑。为了了解如何准确地预防、诊断和治疗这种疾病，了解排尿的正常生理结构和异常病理过程是很重要的。

二、正常排尿

一个人的正常自我控制排尿功能必须依赖完整的意识、神经、肌肉、泌尿系统。在适当的时间和地点且有顺序的步骤排尿，需要意识、动机、理解力和注意力都做出准确判断。一些疾病（如痴呆、抑郁症、脑卒中和谵妄等）会破坏控制排尿所需的意识功能。穿脱衣服、使用厕所物品、顺利达到厕所或便池等方面则需要有灵活的肌肉。因为关节炎和肌肉受损等疾病可能影响行走和关节活动，以至于尿失禁发生。

从神经系统方面上讲，排尿是由脊髓交感神经和副交感神经（图 10-1）与大脑信号共同控制的。脑桥排尿中枢协调有意识的抑制 / 去抑制，从而进行排尿，而脊髓对尿路刺激进行反馈。支配逼尿肌和远端尿道 / 盆底肌的神经主要来自 S_2～S_4 神经根，支配近端尿道的神经则主要来自 T_{11}～L_2 神经根。交感神经系统通过收缩尿道括约肌和舒张逼尿肌来实现储尿，而副交感神经系统通过收缩逼尿肌和舒张尿道括约肌实现排尿。一些疾病（如脊髓损伤和多发性硬化症等）会损伤膀胱和括约肌的神经系统平衡。泌尿生殖器官和相关组织患病或受损也可一定程度

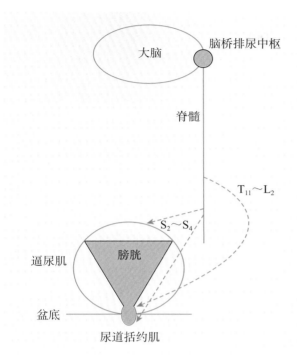

▲ 图 10-1　尿失禁的神经机制

上影响对排尿的控制。前列腺肥大、膀胱脱垂、尿道狭窄、膀胱结石、雌激素缺乏引起的组织萎缩都可能导致解剖结构异常，从而导致尿失禁。

三、预防

由于尿失禁有不同的病因、诱因和危险因素，因此其症状的时间、频率、严重程度也是非常多样的。因此，其预防的重点在于减少慢性疾病导致尿失禁相关风险的增加，以及预防尿失禁本身的进展。完全阻止尿失禁几乎不可能，但采取措施减少尿失禁的影响及发生频率是合理的目标。尿失禁的预防通常是多方面的，目的是消除导致尿失禁发作的高危因素。

针对尿失禁的一级预防的研究很少。大多数治疗试验的目标是二级预防，以试图减少已经有一定程度尿失禁患者的发作次数。在一项针对脑卒中后患者的一级预防研究中，发现了一种包括专门康复和护理团队在内的多维治疗方法，可以减少尿失禁的发生和进展。在另一项关于欧洲大陆老年女性的研究显示，盆底锻炼可以减少尿失禁的发生。一个小型研究表明，减肥可以减少一些肥胖患者尿失禁

的发生，但增加运动可致使另一部分患者尿失禁发生概率增加。糖尿病与较高的尿失禁发生率相关。在一项关于患有糖尿病前期的肥胖女性（平均年龄50 岁）的研究中显示，强化生活方式疗法，包括健康饮食、减轻体重、增加活动、戒烟等，可减少压力性尿失禁症状，但不是立即见效的。而在 60 岁及以上的亚组中，上述健康生活方式并未获益，这可能是因为样本量较小，从而限制了确切结论的得出。

四、临床表现

（一）症状及病因

尿失禁是指无意识的排尿症状，被认为是一种老年综合征。最常见的类型为急迫性尿失禁、压力性尿失禁和混合性尿失禁。在老年人中，其他不常见的尿失禁类型包括功能性尿失禁（由于身体或认知障碍而难以如厕排尿）和充溢性尿失禁〔可能是由膀胱活动不足和（或）膀胱出口阻塞而引起的〕。

1. 急迫性尿失禁

症状：伴随急迫感的尿流不自主排出。

潜在原因：特发性或与神经系统疾病（如脑卒中、多发性硬化症、帕金森等）、膀胱刺激征、膀胱结石、感染或肿瘤相关。

2. 压力性尿失禁

症状：由于腹压增加（如咳嗽、打喷嚏等）而引起的漏尿。

潜在原因：尿道括约肌功能下降、女性盆底功能下降或男性前列腺手术。

3. 混合性尿失禁

症状：与急迫性及腹压增加（如咳嗽、打喷嚏）均相关的尿失禁症状。

潜在原因：结合上述两者原因。

（二）病史

所有尿失禁患者均应该被询问相关病史，这包括膀胱储尿期症状（如尿频、尿急、夜尿情况等）和排尿期症状（如尿踌躇、尿线变细、尿潴留病史、排尿困难、排尿中断等）。评估尿失禁类型时应问"你是否曾因咳嗽、大笑或打喷嚏而漏尿？"（提示压力性尿失禁）或"你是否曾有强烈的尿意而不能及时去卫生间，如果是，这是否会导致漏尿？"（提示急

迫性尿失禁）。了解尿失禁的发生频率、持续时间、严重程度也很重要，因为对于尿失禁的治疗策略应该根据患者的不同情况而制订和实施。膀胱问卷可以评价患者的主观症状，其无论是在初始评价还是后续随访中都是有所帮助的，也有利于治疗效果的随访和反馈。液体摄入量也应该被纳入评估。这既包括要了解白天和晚上患者摄入液体的类型和剂量，也包括记录患者是否摄入了加重膀胱刺激征的物质，如咖啡因和酒精等。此外，了解是否存在影响患者上厕所的生理或心理的疾病同样很重要。

了解所有尿失禁患者的泌尿系统疾病、药物史、手术史、妇科和产科病史也很重要。泌尿系统病史中排除血尿及肾结石，并且获得相关的肿瘤病史和放疗史很重要。某些内科和神经科疾病也会导致急迫性尿失禁，如糖尿病、脑卒中、帕金森病、腰椎间盘疾病等，而一些疾病可能导致或加重压力性尿失禁，如慢性肺部疾病所导致的剧烈咳嗽等。了解尿失禁患者的大便情况也很重要，因为治疗如便秘或腹泻等肠道病症同样有利于改善排尿症状。

对药物的全面检查也是很必要的，特别是对于经常服用多种药物的老年人，因为其中一些药物可能导致尿失禁或可能与尿失禁的治疗存在相互作用（表 10-1）。

（三）体格检查

体格检查应包括一般检查、神经系统检查、生殖 / 妇科检查。心血管检查应该包括评估有无充血性心力衰竭或外周水肿，因为这可能会导致夜尿症。腹部检查如触诊到膀胱，可能提示尿潴留或排尿不完全。简要的神经系统检查应包括评估患者的精神状态，并评估可能与膀胱功能障碍相关的运动和感觉障碍。对于男性患者，直肠指诊可以了解患者前列腺的大小、质地、有无结节、直肠张力等。评估患者有无包皮过长、包茎、龟头炎、尿道狭窄（如瘢痕形成）同样重要。对于女性，盆腔检查有助于我们了解患者有无阴道萎缩、盆腔器官脱垂、盆底力量情况、尿道过度活动、压力性尿失禁等。对于压力性尿失禁，仰卧排空压力试验是有必要的，即嘱患者取截石位，充盈膀胱后令患者咳嗽或增加腹压。如患者出现漏尿，即提示患者存在压力性尿失

表 10-1　可导致尿失禁的药物	
药物 / 类别	**机　制**
抗组胺类药物	
抗毒蕈碱类药物	
解痉药	
抗精神病类药物	膀胱壁 / 括约肌的抗胆碱能作用
抗帕金森药物	
肌肉松弛药	
三环类抗抑郁药	
利尿药	增加尿量及利尿作用
镇静催眠类药物	镇静、认知功能障碍
苯二氮䓬类药物	
阿片类药物	阿片类受体导致膀胱功能障碍
α 受体激动药	尿道括约肌收缩
α 受体拮抗药	尿道括约肌松弛
钙通道阻滞药	降低膀胱平滑肌的收缩性

禁。无论男女患者都应该检查会阴部皮肤，以评估患者是否有皮疹或皮肤破损。

（四）尿常规

尿常规作为美国泌尿学协会（American Urological Association，AUA）诊断和治疗膀胱过度活动症的指南的一部分，在尿失禁的诊疗中也应该被实施。如果在尿试纸条上发现血尿，则应将尿液送至实验室进行正式的显微镜下尿液分析。在镜下尿检中如果发现至少 3 个红细胞时，需要泌尿科医生进行进一步检查和评估有无泌尿生殖系统疾病，如癌症或肾结石等，这通常需要进行上尿路影像学检查和膀胱镜检查。如果怀疑存在泌尿道感染，则应该送检尿细菌培养和药敏，并进行相应的治疗。无症状的菌尿症与尿失禁无关，不应使用抗生素治疗。

（五）残余尿

残余尿也是重要的评估内容，其为了排除尿失禁患者是否存在排尿不完全的情况。残余尿可以在患者排尿后通过导尿管或超声（侵入性更小）立即评

估。虽然目前诊断残余尿增多尚无准确阈值，但尿排空不完全是一个危险信号，这需要医生进一步的检查和评估。

（六）排尿日记

排尿日记有助于记录某些患者的液体摄入情况和排尿情况，特别是那些难以描述排尿习惯的患者。通常建议患者完成至少 3 天的排尿日记记录（包括 3 个完整的 24h 周期），其中也包括其每次排尿和尿失禁发作的时间和量。排尿日记也有助于评估治疗后的效果和夜尿增多的情况。排尿日记样本可以从国家卫生研究院网站获取（www.niddk.nih.gov/~/media/Files/Urologic-Diseases/diary_508.pdf.episode.）。

（七）进一步评估

进一步评估包括尿动力学检查，这应由专家医生根据患者情况决定是否进行，不推荐给所有尿失禁患者使用。尿动力学是对患者膀胱储尿及排尿情况的动态评估。它是临床医生和患者之间的一种互动的测试，其有助于在病史和体格检查不充分的某些患者中获得更客观的功能性信息。该检查是微创的，包括放置两个导管，一个在膀胱，而另一个在直肠，并进行会阴肌电图记录以评估盆底活动。通过导尿管使膀胱充盈并记录储尿期及排尿期的膀胱内压力变化。

对于急迫性尿失禁患者，有以下几种情况可以行尿动力学检查：①多次治疗失败；②需确定患者是否存在膀胱顺应性改变、逼尿肌过度活动或其他异常；③正在考虑进行潜在的不可逆治疗的患者；④需排除膀胱出口梗阻；⑤鉴别压力性尿失禁和混合性尿失禁。对于压力性尿失禁患者，有以下几种情况可以行尿动力学检查：①评估尿道功能；②评估残余尿增多的患者；③评估正在考虑进行侵入性治疗的患者。

五、鉴别诊断

尿失禁通常是原发性泌尿生殖器官或组织功能障碍所导致的，然而，某些疾病或状况可能会继发导致尿失禁（表 10-2）。在多数情况下，继发性原因会影响神经支配、泌尿生殖组织的结构完整性或尿量，从而影响膀胱的正常功能。DIAPPERS 助记表是

表 10-2　加重尿失禁的疾病	
疾病 / 症状	机　制
便秘	
大便嵌塞	
膀胱膨出	包块阻塞膀胱颈及尿道
脱肛	
子宫脱垂	
脱水	
复发性尿路感染	刺激尿道和膀胱壁
肾结石	
肺水肿	
外周水肿	尿量增加
高钙血症	
高血糖	
COPD/ 哮喘	咳嗽引起的盆腔肌减弱
慢性支气管炎	
谵妄	
痴呆	认知障碍、意识障碍和行动障碍
抑郁症	
脊髓损伤	
多发性硬化病	
帕金森病	膀胱 / 括约肌的神经协调紊乱
椎管狭窄	
脑血管意外	
震颤	
骨关节炎 / 类风湿关节炎	行动能力和灵活性受损
脑血管意外	
虚弱	
泌尿生殖系统萎缩	组织中雌激素流失

COPD. 慢性阻塞性肺疾病

对短暂性病因进行分类的一种简便方法（框 10-1）。谵妄导致患者知晓何时何地排尿的能力丧失，这在住院的老年人中很常见。尿路感染虽然不是尿失禁的常见原因，但在排尿困难和突然发作尿失禁的患者中应该考虑。萎缩性阴道炎或尿道炎也可以引起各种泌尿生殖系统症状，包括干燥、灼热感、瘙痒、尿频、尿失禁。许多药物也可能引起尿失禁（表 10-1）。心理障碍性疾病，特别是抑郁症，与尿失禁相关，但其机制尚不清楚。引起尿量增多的原因很多，如心力衰竭、高血糖、过量液体摄入。行动上的限制阻碍患者及时上厕所的能力，从而导致尿失禁，而大便嵌塞也可导致尿失禁和大便失禁的情况。

框 10-1　尿失禁短暂性病因的 DIAPPERS 助记表	
D	谵妄（delirium）
I	感染（infection）
A	萎缩性阴道炎 / 尿道炎（atrophic vaginitis/urethritis）
P	药物（pharmaceuticals）
P	心理障碍（特别是抑郁症）[psychological disorders（particularly depression）]
E	尿量过多（excess urine output）
R	活动受限（restricted mobility）
S	大便嵌塞（stool impaction）

引自 Resnick NM, Yalla SV. Management of urinary incontinence in the elderly, *N Engl J Med* 1985 Sep 26;313(13):800-805.

六、并发症

尿失禁会对老年人产生较大的生理和心理上的影响。患尿失禁的老年人更有可能自认为整体健康状况较差。有研究表明，抑郁症在大小便失禁的老年人中更为普遍，抑郁症状的严重程度与尿失禁的严重程度呈正相关。有下尿道症状的男性发生焦虑、抑郁和性功能障碍的概率更高。患有尿失禁的女性也报道对性功能有负性影响，尤其是患有混合性尿失禁的患者。尿失禁也会导致尴尬和社交障碍。老年人可能会因为害怕大小便失禁而避免出门或减少社交活动。利尿药等药物也可能加重尿失禁症状，

这会降低患者对药物的坚持和对共病的控制。尿失禁也会造成慢性皮肤潮湿，进而造成皮肤的完整性破坏。皮肤的反复潮湿也可能引发皮炎、念珠菌感染、蜂窝织炎和皮肤破损。

尿失禁的类型不同，常见并发症也不同。有一项系统综述表明，急迫性尿失禁（而不是压力性尿失禁）与跌倒的增加有关。夜尿溢出和急迫性尿失禁会导致睡眠中断，特别是在夜间过度利尿的情况下。严重的尿潴留会导致充溢性尿失禁，进而导致肾盂积水和肾功能下降。尿潴留也是老年人发生谵妄的一个危险因素。

七、治疗

尿失禁的治疗首先要改变生活方式，其次为行为干预，最后是药物治疗和器械治疗或手术治疗。对于所有类型的尿失禁，尽可能治疗可能会加重泌尿系统症状的共病也很重要。若情况允许，应更改可能导致膀胱功能障碍和多尿的药物（表 10-1）。

（一）改变生活方式

减少利尿性饮食（如咖啡因和酒精）、膀胱刺激性食物（如辛辣食物或酸性水果）可以减轻排尿症状。避免在一天中某些时刻摄入过多液体也是有效的治疗方法。对于压力性尿失禁的肥胖女性患者，有证据表明减轻体重也是治疗手段之一。

（二）行为治疗

有证据表明，膀胱功能锻炼和盆底肌锻炼是治疗急迫性尿失禁、压力性尿失禁和混合性尿失禁的有效手段。

1. 膀胱功能锻炼

在此训练过程中，计划性的排尿和放松技巧应相互结合，这有利于缓解患者的紧张感和急迫感。治疗的目标是逐渐延长患者的排尿间隔时间，并减少尿失禁发作的频率。起始的排尿间隔时间应基于排尿日记制订，应为保持膀胱干燥的最短排尿间隔，通常为约 2h。要告知患者当有尿意时要放松，减少这种冲动，然后再去厕所。其方法包括缓慢的深呼吸和专注于平静的思想。排尿间隔通常可以每周增加 15~30min。这种治疗要求患者有完整的认知能力和动力，因为这种治疗方式需要时间、耐心和鼓励。

2. 盆底肌锻炼

盆底肌锻炼已被证明可以减少尿失禁发作，以及改善女性尿失禁患者的生活质量。关键是患者要像控制骨骼肌一样去训练盆底肌，使盆底肌肉收缩8～10次，每次6～8s。另一种锻炼方式需要患者在排尿时有意识地控制盆底肌和尿道括约肌闭合，以抑制排尿过程，延长排尿时间。进行盆底肌肉收缩锻炼后可以逐步延长排尿时间至10s。每天应进行3～4次这样的排尿锻炼以增加盆底 – 尿道括约肌的收缩闭合能力。经过专门培训的妇科理疗师可以帮助女性适当的锻炼盆底肌群。有一些技术手段也可以提高盆底肌群力量，如生物反馈、电刺激、置入加重阴道锥。

（三）药物治疗

药物可有效治疗急迫性尿失禁和可能导致充溢性尿失禁的尿路梗阻（表 10–3）。目前，美国食品药品管理局没有批准任何适用于治疗压力性尿失禁的药物。在一些情况下，药物可以通过交感及副交感神经通路中的抗毒蕈碱或抗胆碱能作用来调节膀胱壁和括约肌功能。许多老年人患有混合性尿失禁，所以用药需谨慎，因为有些药物可能在改善一种尿失禁（如急迫性尿失禁）的同时，导致另一种尿失禁（如充溢性尿失禁）加重。

外用雌激素可以改善阴道萎缩的女性患者的尿失禁症状，但这一手段尚缺乏有力证据，专家建议需进行进一步的相关试验。外用雌激素通常是阴道栓剂或乳膏制剂。然而，对于一些女性患者来说，植入性雌激素装置可以放置于阴道3个月之久，这比每天使用雌激素更为方便实用。全身（口服）雌激素对尿失禁的控制没有好处，事实上，这还有可能会加重泌尿系统症状。

1. 抗毒蕈碱药物

治疗急迫性尿失禁的主要药物机制是抑制膀胱壁上毒蕈碱神经节后胆碱能受体而发挥抗胆碱能作用，从而减少膀胱壁的收缩，增加膀胱容量。这一类别的药物现在有很多。这些药物有口服制剂和透皮缓释制剂，缓释制剂耐受性通常较好，但疗效可能稍逊速释制剂。由于各类研究的异质性和临床测量结果不同，即使有 Meta 分析数据，但也很难确定

表 10–3　用于治疗尿失禁的药物		
药　物	剂　量	适用的尿失禁类型
雌激素		压力性，急迫性
雌二醇环	每环 2mg，每 90 天 1 次	
雌激素阴道乳膏	0.5～2g，每天 1 次～每周 2 次	
抗毒蕈碱类药物		急迫性
达非那新（IR/ER）	7.5～15mg，每天 1 次	
非索罗定（IR/ER）	4～8mg，每天 1 次	
奥昔布宁		
口服 IR	2.5～5mg，每天 2～3 次	
口服 ER	5～30mg，每天 1 次	
透皮贴	3.9mg，每天 1 次	
局部凝胶	1g，每天 1 次	
索利那新	5～10mg，每天 1 次	
托特罗定		
口服 IR	1～2mg，每天 2 次	
口服 ER	2～4mg，每天 1 次	
托斯培尔		
口服 IR	20mg，每天 2 次	
口服 ER	60mg，每天 1 次	
β₃ 受体激动药		急迫性
米拉贝隆	25～50mg，每天 1 次	
α₁ 受体拮抗药		充溢性
多沙唑嗪	1～8mg，每天 1 次	
特拉唑嗪	1～20mg，每天 1 次	
阿夫唑嗪	10mg，每天 1 次	
西洛多辛	8mg，每天 1 次	
坦索罗辛	0.4～0.8mg，每天 1 次	

ER. 缓释剂型；IR. 速释剂型

地说何种药物优劣。这一类药物的抗胆碱能作用对老年人可能会造成一些不良反应，如口眼干燥、便秘、头痛、头晕、直立性低血压、精神错乱。

2. β₃ 受体激动药

米拉贝隆已被批准用于治疗急迫性尿失禁，机制是通过舒张逼尿肌来增加膀胱容量。它的疗效和安全性与抗胆碱类药物相似。该类药物可能会使血压升高，因此高血压患者慎用，特别是在高血压控制不良时禁用。

3. α 受体拮抗药

前列腺、膀胱颈、尿道均存在 α 受体，并在刺激下进行收缩。α 受体拮抗药可以松弛上述组织，从而改善排尿状况。这类药物最常用于良性前列腺增生（benign prostatic hyperplasia，BPH）引起的膀胱出口梗阻的男性患者。很多文献均证实了 α 受体拮抗药治疗这一人群尿潴留的积极疗效。该类药物可选性很多，这些药物大多对尿路组织"非选择性"，还会阻断血管系统上的 α 受体，从而导致血管舒张和低血压的发生。坦索罗辛和西洛多辛是选择性 α₁ 受体拮抗药，与非尿道阻止结合率最小，从而降低造成低血压的可能性。这类药物因为其不良反应较小，因此被认为是老年男性的优先选择。

由于 α 受体的阻滞作用会导致尿道舒张，因此这类药物可能被用于非前列腺增生造成的充溢性尿失禁的神经源性膀胱患者、尿道梗阻患者、尿道顺应性失调造成的尿失禁患者。有研究表明，上述情况使用 α 受体拮抗药可改善排尿症状和排尿流量。

4. 其他药物

有研究显示，5-羟色胺-去甲肾上腺素再摄取抑制药度洛西汀在治疗压力性尿失禁方面与安慰剂相比并未使症状明显改善。另外，老年人应尽量避免使用抗利尿激素治疗夜尿增多，因为这有造成低钠血症的风险。

（四）医用物品

尿失禁垫和一次性可吸收内衣常用于男性和女性尿失禁患者。据估计，除了洗衣服务和其他失禁护理费用外，美国养老院每年仅在这些产品上的花费就达 44 亿美元。由于留置导尿管可能造成尿路感染和尿道糜烂，因此对于尿失禁的患者不建议行留置导尿治疗。然而，外置阴茎尿袋可以用于男性尿失禁患者，但与单独使用一次性可吸收内衣相比，仍会增加尿路感染的风险。阴茎夹也适用于男性尿失禁患者，其中最常用的是坎宁安夹。阴茎夹是舒适且有效的治疗手段，但是，在某些情况下它也会导致阴茎皮肤破裂，因此使用时应密切监护，特别是合并意识障碍的老年男性患者。值得注意的是，这类治疗需要患者有一定程度的认知能力和手的灵巧度。

对于患有压力性尿失禁的女性患者，一个带有失禁旋钮的子宫托也是一种选择。经验丰富的临床医生可以成功置入该装置且保证一定的舒适度。该装置的原理是压迫膀胱颈和尿道，从而减少漏尿。该装置需要临床医师的定期冲洗和检查，往往需要经常到诊所进行适当的清洁和维护。

（五）微创手术

1. 急迫性尿失禁

急迫性尿失禁的侵入性治疗适用于保守治疗和药物治疗失败且排除其他疾病的患者。外周胫神经刺激（peripheral tibial nerve stimulation，PTNS）是一种微创的神经调节，可以在办公室中进行。该方式是以细针电极插入小腿内侧的内踝内侧至胫神经，放置接地垫后，将针与脉冲发生器连接。该治疗一般持续 30min，每周进行 1 次，持续 12 周。研究表明，其主客观成功率约为 60%，这与药物治疗相当，但鲜有不良反应。但这种疗法在老年人中还没有广泛的研究报道；然而，不良反应小可能使这种治疗对许多老年人有吸引力。这种疗法的主要局限性是在 12 周的疗程中每周都要进行治疗，并且之后可能还要进行维持治疗。

骶神经调节是另一种用于急迫性尿失禁的神经调节方式治疗。其通常包括两个门诊手术，这些手术可以在有监护的麻醉护理和（或）局部麻醉下进行。手术需通过 S₃ 神经孔放置尖电极，直接且持续地刺激支配膀胱的骶神经根。该设备的控制和设置需要患者有完整的认知能力，或要有家庭成员或陪护人员的帮助。有少量研究报道了老年人通过该治疗得到症状的改善，但这一比例与年轻患者（<65 岁）相比略有降低。

肌内注射肉毒素 A 可直接作用于逼尿肌，机制是阻止其释放来自突触前神经囊泡内的乙酰胆碱，进而影响下游神经支配导致逼尿肌松弛。这种治疗剂量为 100～300U，治疗要持续 3～12 个月。注射可以在办公室或手术室进行。注射肉毒素 A 的主要缺点是有导致泌尿道感染和尿潴留的风险，或者因逼尿肌去神经支配而导致膀胱排空不完全。虽然在接受 100U 剂量的患者中仅有 6%～10% 的患者出现尿潴留，但那些不适合或不愿实施间歇导尿的患者不应接受这种治疗。该类治疗在老年人群中的研究有限。与接受这种治疗的年轻人相比，老年人的收益降低，尿路感染率略高，残余尿也有所升高。虽然这些研究结果确实令人欣喜，但仍需要更多关于外周胫神经刺激、骶神经调节和肉毒素 A 在老年人中的相关研究结果，从而评估这些疗法是否适用于老年患者群体。

2. 女性压力性尿失禁

女性压力性尿失禁的外科治疗包括尿道膨胀剂和吊带术。尿道膨胀剂是一种可以在办公室或手术室通过内镜进行的微创治疗。其目的是恢复尿道的正常黏膜接合性。理想的膨胀剂需满足以下条件：容易注射，性价比高，生物相容性好，不易迁移且不易造成组织炎症。目前最常用的药剂是聚二甲基硅氧烷（Macroplastique）、聚丙烯酰胺水凝胶（Bulkmaid）和羟基磷灰石钙（Coaptite）。其成功率为 25%～73%。尿道膨胀剂最常见的不良反应是尿路感染。该治疗的另一个限制是其非永久性，往往随着时间的推移而疗效下降。然而，因其具有的微创性，对于患有压力性尿失禁且不愿进行复杂外科手术的老年女性患者来说，该治疗可能是一个很好的选择。

虽然尿道膨胀剂的侵入性较小，但治疗女性压力性尿失禁的金标准治疗方法仍是尿道中段悬吊术。该手术通常可在门诊进行，适用于尿道过度活动的压力性尿失禁患者。该吊带的目的是使用一小块聚丙烯网片来加强耻骨尿道韧带的功能，并将尿道中段适当固定在骨盆上。与非网状吊带相比，网状吊带的侵入性更小，手术时间更短，手术疼痛较轻，住院时间更短，排尿功能障碍的发生率更低。与补片相关的并发症较低且可被接受（<3%）。该手术通常有一个阴道切口和两个下腹切口（耻骨后途径）或两个腹股沟 / 大腿内侧切口（经闭孔途径）。还有一种通过一个阴道切口进行的"迷你吊带"手术，但其疗效和安全性的证据尚不成熟。虽然在所有年龄段中，尿道中段悬吊术的主观成功率都很高，但老年女性患者满意度略低：急迫性尿失禁症状（既往存在的和新发的）加重，间歇导尿率较高，并发症发生率较高。尽管有上述结论，但其总体并发症发生率很低，因此对于老年女性压力性尿失禁患者，尿道中段悬吊术仍然是一个很好的选择。

3. 男性压力性尿失禁

男性压力性尿失禁的主要手术类型有两种，即男性尿道悬吊术和人工尿道括约肌（artificial urinary sphincter，AUS）。男性尿道悬吊术是一种基于尿道外加压概念的合成网片吊带。该手术适宜于轻度至中度压力性尿失禁患者，以及不愿行 AUS 的患者。

AUS 仍然是男性压力性尿失禁最有效的治疗方法。AUS 是一种外科植入装置，用于治疗中重度压力性尿失禁。它的作用是补充尿道括约肌的功能，从而限制尿流。该装置包括一个尿道袖带、一个泵和一个气球，并安排在一个封闭的系统里。尿道袖带包裹着尿道，当它充满液体时就"闭合"。而位于阴囊的泵在被打开时可将液体从尿道袖带移除，使尿道打开，尿液就可以流出。气囊通常置于耻骨后间隙，在袖带失活打开时作为储液器来保存液体（液体从袖带转移到储液器以使袖带打开）。当患者想小便时，他就挤压阴囊内的泵，这样就能将尿道袖带内的液体输送到储液器中，从而使尿道开放。尿道保持开放 3min 后会自动关闭。

与男性尿道悬吊术相比，AUS 要求患者在操作中发挥更积极的作用，需要完整的认知能力和良好的手灵巧性。AUS 的主要缺点是可能存在机械故障、导致尿道萎缩、感染、侵蚀，应需要定期进行维护。这也是老年人在选择上述两种治疗时需要考虑的重要因素。有认知和（或）身体障碍的男性可能不是 AUS 的适用者，他们或可以选择男性尿道悬吊术，尽管男性尿道悬吊术是一种不太有效的手术。

八、预后

尿失禁的治疗效果会受到多种因素的影响，包括尿失禁的类型、症状的严重程度和潜在的共病。一般来说，通过适当的治疗可以显著减轻症状。如果可以确定并减轻尿失禁的诱因，那么临床治愈是有可能的。手术干预治疗尿失禁效果较佳，但通常仅适用于压力性尿失禁。行为干预可能是有帮助的，需要患者或护理人员积极持续的努力。药物治疗也可以大大减轻患者症状，但通常无法达到临床治愈所有尿路症状的预期。完全治愈尿失禁可能是不可能的，但减少发作的次数，降低尿失禁严重程度可以提高生活质量和降低照护者的负担。

参考文献

American Urological Association (AUA). AUA Position statement on the use of vaginal mesh for the surgical treatment of stress urinary incontinence (SUI). AUA Website. October 2018 (revised). https://www.auanet.org/guidelines/ use-of-vaginal-mesh-for-the-surgical-treatment-of-stress-urinary-incontinence. Accessed March 15, 2019.

Cody JD, Jacobs ML, Richardson K, et al. Oestrogen therapy for urinary incontinence in post-menopausal women. *Cochrane Database Syst Rev.* 2012;10:CD001405.

Culbertson S, Davis AM. Nonsurgical management of urinary incontinence in women. *JAMA.* 2017;317(1):79–80.

Engen M, Svenningsen R, Schiotz HA, Kulseng-Hanssen S. Midurethral slings in young, middle-aged, and older women. *Neurourol Urodyn.* 2018;37:2578–2585.

Gormley EA, Lightner DJ, Faraday M, Vasavada SP. Diagnosis and treatment of overactive bladder (non-neurogenic) in adults: AUA/SUFU guideline amendment. *J Urol.* 2015;193(5):1572–1580.

Kobashi KC, Albo ME, Dmochowski RR, et al. Surgical treatment of female stress urinary incontinence: AUA/SUFU guideline. *J Urol.* 2017;198(4):875–883.

Lukacz ES, Santiago-Lastra Y, Albo ME, Brubaker L. Urinary incontinence in women: a review. *JAMA.* 2017;318(16):1592–1604.

Madhuvrata P, Cody JD, Ellis G, Herbison GP, Hay-Smith EJ. Which anticholinergic drug for overactive bladder symptoms in adults. *Cochrane Database Syst Rev.* 2012;1:CD005429.

Natalin R, Lorenzetti F, Dambros M. Management of OAB in those over age 65. *Curr Urol Rep.* 2013;14:379–385.

Pratt TS, Suskind AM. Management of overactive bladder in older women. *Curr Urol Rep.* 2018;19:92.

Qaseem A, Dallas P, Forciea MA, et al. Nonsurgical management of urinary incontinence in women: a clinical practice guideline from the American College of Physicians. *Ann Intern Med.* 2014;161(6):429–440.

Siddiqui ZA, Abboudi H, Crawford R, Shah S. Intraurethral bulking agents for the management of female stress urinary incontinence: a systematic review. *Int Urogynecol J.* 2017;28:1275–1284.

Sung VW, Borello-France D, Newman DK, et al. Effect of behavioral and pelvic floor muscle therapy combined with surgery vs surgery alone on incontinence symptoms among women with mixed urinary incontinence: the ESTEEM randomized clinical trial. *JAMA.* 2019;322(11):1066–1076.

Vaughan CP, Goode PS, Burgio KL, Markland AD. Urinary incontinence in older adults. *Mt Sinai J Med.* 2011;78:558–570.

Winters JC, Dmochowski RR, Goldman HB, et al. Urodynamic studies in adults: AUA/SUFU guideline. *J Urol.* 2012;188(6 suppl):2464–2472.

第 11 章　性健康与性功能障碍
Sexual Health & Dysfunction

Elizabeth Waring　Angela Gentili　Michael Godschalk　著
刘　漫　译　郑　凯　校

诊断要点

- 性功能障碍在老年男性和老年女性中比较常见，它是由生理变化、生活习惯、心理因素和年龄相关疾病共同引起的。
- 老年男性性功能障碍的最常见类型是勃起功能障碍，多由血管疾病引起。
- 老年女性性功能障碍的发生常是多种因素共同影响的结果，包括雌激素缺乏导致阴道干涩，睾酮缺乏导致性欲降低等。
- 性功能障碍的评估包含完整的性史、用药回顾评估、针对性体格检查和实验室检测。

一、一般原则

虽然老年男性和女性仍然对性有兴趣，但随着年龄的增加，他们的性行为也随之减少。在国家生活、健康和衰老项目（National Social Life, Health, and Aging Project, NSHAP）中，Lindau 等发现在受访者的自述中，他们的性活动随年龄的增加而减少。57—64 岁受访者中有 73% 的人评价自己性行为活跃，相比之下，75—85 岁的受访者中只有 26%。有趣的是，老年性行为活跃者的性活动频率与年轻者类似，其中54% 的人报告每月至少有 2～3 次性行为，25% 的人报告至少每周有性行为。这些发现与人们对老年人的刻板印象背道而驰，老年人经常被错误地贴上无性和对亲密关系不感兴趣的标签。

在男性中，与年龄相关的生理变化会影响性功能。垂体 – 下丘脑 – 性腺轴的改变可能会导致性腺功能减退和性欲下降。阴茎神经支配的变化降低了阴茎对触摸的敏感性，使阴茎更难实现勃起并增加男性达到高潮射精所需的时间，减少射精的力度和射精量，延长不应期（射精后再次勃起所需的时间）。对于有早泄病史的男性来说，增加达到高潮射精所需的时间这一点反而可能是有益的，有助于改善早泄情况。

Masters 和 Johnson 在 1966 年首次将性反应描述为四个不同的阶段：兴奋期、平台期、高潮期和消退期。在绝经后雌激素低下的环境中，女性的性反应可能随着年龄的增长而改变。在兴奋阶段，生殖器充血减少，阴道润滑减少，需要更长时间的爱抚或使用润滑剂来帮助进行性交；在平台期，阴道的扩张和血管充血较少；在性高潮期间，尽管女性依旧能实现多次性高潮，但会阴肌收缩的强度和频率都有所减弱；在消退阶段，血管充血消失加快。

对于部分女性，她们的性反应阶段可能不是这么典型，某些阶段会重叠或者根本没有，将典型的性反应描述用于评价性亲密关系的好坏程度是很局限的。一些老年人的性行为可能不是出于对性的渴望，而是与伴侣亲近的渴望。好的性行为体验会增加下一次的性行为动机，而坏的体验（如性交困难）可能会降低其对性的兴趣。如果把性行为的目标重新进行定义，由性高潮改为性接触和性亲密，那么大家对性健康的总体满意度会大大提高。

除了随衰老而发生的生理变化外，生活习惯、心理因素、伴侣的配合、伴侣的健康状况、与衰老相关的疾病及其治疗等都可能会影响老年人的性功能和性行为。在一项针对 75—85 岁老年人群的调查中，78% 的男性确定有性行为伴侣，但这一数字在女性中则只有 40%，这可能也反映了男女预期寿命的差异。

二、预防

（一）男性

老年男性中性功能障碍最常见的原因是勃起功能障碍（erectile dysfunction，ED）。美国国立卫生研究院（National Institutes of Health，NIH）定义 ED 为阴茎持续不能和（或）维持勃起以完成令人满意的性行为，超过 60% 的 70 岁男性无法达到足够硬度的勃起。ED 是老年男性最常见的慢性疾病之一，其最常见原因是血管性疾病。

血管疾病的危险因素包括缺乏锻炼、糖尿病（diabetes mellitus，DM）、高脂血症、高血压和吸烟。在许多情况下，这些疾病通过改变饮食和生活方式是可以预防的。另外，ED 与心血管疾病之间具有相关性，其可以作为发生脑卒中、心肌梗死等心脑血管意外事件的标志。在年龄小于 60 岁的男性和糖尿病患者中，ED 是心脑血管疾病的一个有效预测指标。

老年人 ED 的第二个最常见原因是神经源性的。糖尿病和帕金森病患者的自主神经功能障碍影响了阴茎血管的正常扩张和阴茎的勃起。神经源性 ED 常见于前列腺癌切除术后或前列腺癌放射治疗后。在治疗前列腺癌时，神经保留手术降低了这种风险。

DM 对男性性功能的影响最大，因为它可能导致血管性和神经源性 ED。年龄大于 60 岁的男性糖尿病患者约有 2/3 患有 ED。患 ED 的风险与糖尿病病程、糖化血红蛋白水平、年龄增长直接相关。早期积极控制 DM 可预防 ED 或延缓其发病。

ED 的另一个常见原因是药物。抗胆碱药物，如抗精神病药和奥昔布宁，会阻断副交感神经介导的血管舒张功能。抗高血压药物，包括 β 受体拮抗药和噻嗪类利尿药，也会增加 ED 的风险。而血管紧张素转换酶抑制药和钙通道阻滞药对勃起则没有不利影响。除 ED 外，用于降压或治疗下尿路症状（lower urinary tract symptom，LUTS）的 α 受体拮抗药等药物也可能导致性功能障碍中的射精障碍。抗抑郁药，如选择性 5- 羟色胺再摄取抑制药，与 ED、性欲下降、射精延迟、无高潮有关。安非他酮和米氮平这两种抗抑郁药引起性功能障碍的可能性最小。

心理性 ED 是老年男性 ED 中最不常见的病因。心理性 ED 患者通常描述 ED 的突然发病与他们生活中的某一事件（如与伴侣争吵、失业）有关。值得注意的是，由非心理病因引起的 ED 男性可能会因 ED 而出现焦虑和（或）抑郁症状。

睾酮在 ED 中的作用是有争议的。低水平的睾酮与性欲下降有关，但性腺功能减退的男性仍然可以实现勃起，大多数 ED 男性的睾酮水平正常。动物实验研究表明，维持足够硬度的勃起需要雄激素。另外，研究还表明，使用睾酮替代治疗的性腺功能减退的男性患者，其对磷酸二酯酶 5 型抑制药的反应增强。

早泄（premature ejaculation，PE）在男性中的发病率约为 30%，这些男性也被称为"快速射精者"。PE 被定义为在最低限度的刺激下即可达到性高潮。最常见的原因是神经生理性的，也有心理因素在其中发挥作用。大多数早泄是慢性的，突然发生 PE 的患者可能有前列腺感染（前列腺炎）。PE 经常和心理负担关联，并可能导致伴侣间亲密关系下降。随着男性年龄的增长，阴茎神经支配的改变导致阴茎的敏感度下降，PE 的问题也会有所改善。

逆行射精是患有糖尿病或曾接受经尿道前列腺电切术的男性的常见就诊主诉。在这两种情况下，近端括约肌在射精时不能闭合导致精液进入膀胱。

无法达到性高潮在男性中并不常见，其发生可能是神经损伤（前列腺癌、根治性前列腺切除术或糖尿病）或药物诱导（加巴喷丁）的原因。此时若不停用加巴喷丁，治疗通常无效。

（二）女性

性功能随年龄增长而发生的生理变化只有在给女性造成显著困扰时才应该被称作是"功能障碍"。鉴于女性的平均寿命水平，其将在绝经后的状态中度过近 30 年，所以最重要的是将雌激素水平低下相关的生理变化作为一种正常变化来解决，而不是作为一种功能障碍。因此，国际妇女性健康研究学会和北美更年期学会于 2014 年使用更年期泌尿生殖系统综合征（genitourinary syndrome of menopause，GSM）取代了之前的外阴阴道萎缩或萎缩性阴道炎的术语，用于描述与雌激素水平低相关的泌尿生殖系统相关症状。

女性生殖器和部分泌尿系统器官（包括尿道和膀胱）具有共同的胚胎发育起源，因此也具有共同的雌激素受体功能。阴道和尿道上皮由非角化的复层鳞状上皮组成，雌激素的作用让其储存糖原，增加顺应性和弹性。阴道壁释放储存的糖原，然后被水解成葡萄糖。正是这种葡萄糖维持了阴道的自然菌群，其被乳酸菌分解代谢为乳酸和醋酸，维持着阴道的酸性内环境。阴道的酸性内环境反过来又为减少尿路感染和阴道炎提供了天然的保护。虽然葡萄糖在维持阴道健康方面发挥作用，但只有在雌激素的生理水平调节下，葡萄糖才是有益的，在血糖控制不佳的老年糖尿病女性患者中，则容易出现慢性糖尿病所致的复发性和顽固性外阴阴道念珠菌病和（或）膀胱炎。

在缺乏足够的雌激素情况下，阴道内酸性环境改变，pH 升高，阴道菌群组成可发生显著变化，导致出现分泌恶臭分泌物的阴道炎；外阴阴道微血管内的血流量减少，导致润滑减少；阴道上皮变薄，苍白易破，容易出现裂隙和撕裂，导致性交困难。

与 GSM 相关的患病率和疾病负担都非常显著。在最近的"阴道健康：洞察、观点和态度（Vaginal Health：Insights，Views，and Attitudes，VIVA）"国际调查中，63% 的绝经后女性报告了与绝经有关的阴道症状。在这些女性中，48% 的人认为阴道不适或疼痛是她们的主要症状，干燥（83%）和性交困难（42%）被认为是她们产生阴道不适的最常见原因。在报告阴道不适的女性中，80% 的人认为阴道不适对她们的生活有负面影响，对性亲密（75%）、恋爱能力（33%）、自尊（26%）和生活质量（25%）有负面影响。尽管这些症状造成的压力很大，但 40% 受GSM 影响的女性报告说，她们的初次就诊时间与发病时间，已经间隔了 1 年以上。

一旦女性 GSM 和性功能障碍被确诊，重要的是询问患者对进一步治疗的选择。GSM 是一种可进展的慢性疾病，早期识别、局部激素或非激素治疗干预可以对患者余生的性健康有重要意义。

在与 GSM 无关的老年女性中观察到的另一个性功能变化是性欲下降。和男性一样，雄激素被认为在女性的性欲中起着重要作用。卵巢和肾上腺是雄激素的主要来源，随着年龄的增长，雄激素和脱氢表雄酮产生的减少会导致性欲、性唤起和生殖器感觉的下降。女性性功能和雄激素水平之间的关联较弱，临床意义有限。由于没有关于女性血浆总睾酮和游离睾酮的标准数据，也没有明确定义雄激素缺乏相关的临床综合征，内分泌学会不建议对女性进行雄激素缺乏的诊断。

性交疼痛或性交困难，可由心理和（或）器质性因素引起。导致性交困难最常见的原因是 GSM，其他原因还包括阴道痉挛（不自觉肌肉痉挛）、阴道感染、膀胱炎和性创伤史。一旦经历过性交疼痛，对疼痛的畏惧可能会使症状永久化，从而产生一个反馈循环，这需要医生、患者和其伴侣共同找到病因，进行针对性的解决。

三、临床表现

（一）症状和体征

1. 男性

对男性性功能障碍的评估包括了解性史、体格检查和一些实验室检查。患者可能羞于谈及他们的性功能，国际勃起功能指数（International Index of Erectile Function，IIEF-5）可以在问诊开始前帮助医生了解性功能。IIEF-5 是自填的调查表，由在过去1 个月内性功能表现的五个问题组成，IIEF-5 可以给男性患者让其在就诊前填写。

获得完整的病史是评估性功能障碍最重要的部分。第一步是确定疾病的诊断，患者是否有性欲减退、难以诱导和（或）维持勃起、PE、逆行射精、性高潮障碍等。

然后，应该询问疾病发作的问题（慢性或急性），是否有睡眠相关勃起（sleep-associated erections，SAE），有无尝试过治疗方法（处方或非处方药物治疗）。在患有 ED 的男性中，睡眠相关勃起的存在与否及发作特点有助于区分心理性 ED、药物性 ED 和器质性 ED（血管性 ED、神经源性 ED 和内分泌性 ED）。心理性 ED 患者会描述突然发病，但仍会有SAE；患有药物性 ED 的男性也会报告突然发病，但会否认有 SAE；最后，器质性 ED 患者是慢性的发病过程，而且也无 SAE。

体格检查的目的是观察性腺功能减退和血管神

经疾病的体征。性腺功能减退的体征包括男性乳房发育、体毛减少、阴毛稀疏和其他女性化特征。血管检查包括听诊杂音和触诊足背动脉。神经系统检查包括直肠括约肌张力、球海绵体反射（挤压龟头则肛门括约肌收缩）和深腱反射。在直肠检查时，还应触诊前列腺是否有结节。最后，检查阴茎是否有硬结（阴茎硬结症）。

2. 女性

与男性一样，详细的性史对女性来说同样至关重要。询问与性健康和功能相关的具体问题可以减轻患者讨论症状的心理负担。阴道润滑性的变化、大小便失禁的发生率变化、性唤起、性高潮和性欲的变化都是需要了解的，这是获得详细和准确病史的第一步。表 11-1 提供了这种具体询问的示例。

表 11-1　老年女性的性行为史问诊举例	
问　题	**基本原理**
1. 你目前性行为是否活跃	确定目前的性行为和性伴侣的状态
2. 你是和男性、女性还是两种性别都有性行为	解决对应性别特有的伴侣性功能障碍问题 对同性和异性性行为（接触体液、共用性玩具、口腔生殖器接触、插入性行为）相关的性传播疾病进行科普教育
3. 有注意到润滑或者性高潮是否有困难	评估与雌激素水平低下（更年期泌尿生殖综合征）有关的症状
4. 你有没有失去对肠道或膀胱的控制过？性行为时是否发生过这种情况	是否有大小便失禁的情况及评估其对性行为、健康的影响
5. 你是否有过插入性行为时的疼痛或出血	评估性行为困难是否和阴道前庭痛、阴道痉挛等有关，鉴别可能会导致性交出血的恶性肿瘤与 GSM 相关症状等
6. 你是否被强迫进行性行为	
7. 你是否有过在未经你同意情况下被带有性目的地触摸过	筛查以往的性创伤经历

这些问题中的每一个都涵盖后续检查诊断的路径，可以关注到患者的需求，同时鼓励患者在减轻心理负担的情况下描述她们的症状。

准确全面的病史也很重要，因为一些慢性疾病可能导致性功能障碍：糖尿病和风湿性疾病可能导致衰弱和身体功能的下降；乳腺癌的乳腺切除、盆腔器官脱垂、大小便失禁可能有损女性形象。性交尿失禁，定义为在性唤起、性交过程和性高潮时发生的非自愿排尿。在有潜在压力或急迫性尿失禁的女性中，有 24%～66% 会出现这种情况。大便失禁影响了 15% 的老年女性，但其中仅有不到 30% 的人和医生讲了病史，大便失禁对性健康和功能都有更严重的负面影响。

临床医生应该获得完整的药物史，因为有几种药物可能导致性功能障碍，包括 SSRI、抗精神病药、抗高血压药、抗雌激素药、抗雄激素药、乙醇和几种非法药物（毒品）。长期使用阿片类药物可通过引起阿片样物质诱导的雄激素缺乏而影响性功能；抗胆碱药物常用于膀胱过度活动综合征和急迫性尿失禁，但会减少阴道润滑，并可能加重性交困难。

在老年女性患者中，体格检查是根据病史描述的症状来针对进行的，这对于没有接受定期医疗保健的老年女性来说尤为重要。应该考虑为每一位女性患者做外阴检查，而只有在怀疑有 GSM 的阴道干燥或性交困难的情况下才考虑做阴道内检查。检查还应包括血压和外周脉搏的测量（血管疾病会影响性唤起）、肌肉骨骼检查（风湿性疾病会导致疼痛和性交困难）、甲状腺检查（甲状腺功能减退会导致性欲、性快感的缺乏）和神经系统疾病的筛查（神经疾病会导致性欲和性唤起下降或无高潮）。

（二）实验室检查

1. 男性

对男性性功能障碍实验室检查评估应包括糖化血红蛋白、胆固醇和总睾酮［如果有性腺功能减退的症状和（或）体征］。由于睾酮的昼夜分泌规律，应该在上午 8—10 点进行检测。如果睾酮偏低，应重复测量并检测黄体生成素（luteinizing hormone，LH）水平。如果睾酮低而 LH 高，需考虑睾丸疾病；如果睾酮低，LH 低或正常，要考虑患者有下丘脑或垂体的疾病，则需要进一步检查。

2. 女性

常规的实验室检查对女性性功能障碍的评估意义不大。女性睾酮水平与性功能无关。只有在病史或体格检查时发现有异常时，才检测催乳素和促甲状腺激素水平。

四、治疗

1. 男性

男性治疗的选择取决于性功能障碍的病因。对于患有心理性 ED 的男性，心理疏导通常是有效的，如果患者病情无好转，有必要转诊到性治疗师。

对于性腺功能减退导致性欲减退的患者，睾酮替代治疗（testosterone replacement therapy，TRT）可能有助于提高性欲。该治疗的禁忌证包括前列腺癌、乳腺癌、红细胞增多症、严重的 LUT、阻塞性睡眠呼吸暂停综合征。关于 TRT 是否会增加性腺功能减退男性患者的心血管风险仍然存在着争议。值得注意的是，2015 年，美国食品药品管理局要求睾酮的制造商在说明书上添加关于心脏病发作和脑卒中风险可能增加的信息。

神经生理 PE 可采用延缓射精的行为疗法（"暂停 – 开始"和"挤压"）和药物治疗。其中药物包括 SSRI、α 受体拮抗药和局部麻醉药。如果早泄患者有前列腺炎，可使用抗生素治疗。对于患有心理性 PE 的男性，心理治疗可能有所帮助。

逆行射精是一种良性情况，主要的治疗方法是心理疏导安慰。但应该提醒患者，即使无肉眼可见的射精，仍有可能会导致有生育能力的伴侣受孕。

男性性功能障碍中最常见的是 ED。然而，在治疗 ED 之前，临床医生需要确定患者进行性行为是否是安全的。在性行为过程中，体位在上的人消耗的能量相当于爬上两层楼梯所耗的能量。如果患者日常生活中久坐不动，并有心血管疾病危险因素（高血压、DM、高脂血症、吸烟）和（或）心血管疾病，在开始 ED 治疗前可能需要进行负荷试验在内的心脏功能评估。

对于药物引起的 ED，如果可以的话，应停用药物或改用另一种药物 / 不同类别的药物。例如，用能保留勃起功能的钙通道阻滞药代替 β 受体拮抗药。另

外，值得注意的是，药物性 ED 患者经常有潜在的心血管系统疾病，ED 并非由服用的药物所致，故患者长期存在的 ED 问题，可能不会随着药物的改变而得到改善。

然而，在大多数情况下，ED 是由血管和（或）神经系统疾病引起的。FDA 批准的治疗 ED 的方法只有真空缩窄装置（vacuum constrictive device，VCD）、磷酸二酯酶 5 型抑制药（phosphodiesterase type 5 inhibitors，PDE5i）、经尿道栓剂或海绵体内注射（intracavernosal injection，ICI）前列地尔（前列腺素 E_1）（表 11-2）。

（1）真空缩窄装置（VCD）：它于 1917 年获得专利，工作原理是把患者的阴茎插入到连接泵的塑料管中，然后将空气从塑料管中抽出，由此产生的真空将血液拉入阴茎使其勃起。橡胶环从管子上滑到阴茎的底部并固定，阻止阴茎血液回流，从而维持勃起。患者及其伴侣可能不愿意尝试 VCD，因为每一次的机械干预妨碍了性行为的自发性。不可否认，VCD 在 70%～80% 的患者中效果是显著的。应该告知患者不可连续超过 30min 使用橡胶环，这容易导致阴茎组织受损甚至坏死。带有电池驱动泵的 VCD 可用于患有关节炎或其他限制其使用手动用泵疾病的患者。

（2）磷酸二酯酶 5 型抑制药（PDE5i）：当男性性兴奋时，一氧化氮合酶激活，催化 L- 精氨酸产生一氧化氮。一氧化氮扩散进入阴茎平滑肌细胞，激活鸟苷酸环化酶，生成环磷酸鸟苷（cyclic guanosine monophosphate，cGMP），cGMP 使平滑肌松弛，导致血管扩张和勃起。cGMP 由 PDE5 代谢，PDE5i 减少 cGMP 的分解，从而增加血管舒张和促进勃起。

FDA 批准的 PDE5i 有四种：阿伐那非（阿伐那非®）、西地那非（万艾可®）、他达拉非（希爱力®）和伐地那非（艾力达®）。阿伐那非、西地那非和伐地那非是按需服用的。他达拉非既有按需服用，也有每天长期服用。即除了可每天服用他达拉非外，其他药物需在开始性行为前 30～60min 服用。阿伐那非起始剂量为 100mg，西地那非 25mg，他达拉非 10mg，伐地那非 5mg。长期服用时，他达拉非每天起始剂量为 2.5mg。

这些药物的不良反应通常较轻微，多与平滑肌松弛有关，包括头痛、面色潮红、食管反流和鼻炎。

治疗方案	用药途径	剂量	成本/剂	常见的不良反应	严重的不良反应
真空设备	EXT	—	$95～$350	阴茎触感凉，橡胶环可能会导致阴道刺激	橡胶环捆扎时间>30min 可能导致阴茎缺血，镰状细胞贫血患者不能使用
西地那非	PO	25～100mg	$85	皮肤红斑、潮红，消化不良，头痛，失眠，视觉障碍，鼻出血，鼻充血，鼻炎	心肌梗死，镰状细胞贫血伴有血管闭塞危象，非动脉炎性缺血性视神经病变，突发性耳聋，阴茎异常勃起
伐地那非	PO	5～20mg	$62	皮肤潮红，头晕，头痛，鼻炎	胸痛，心肌梗死，QT 间期延长，癫痫，非动脉炎性缺血性视神经病变，突发性耳聋，阴茎异常勃起
他达拉非	PO	2.5～20mg	$12～$76	皮肤潮红，消化不良，恶心，背痛，肌肉痛，头痛，鼻咽炎	心绞痛，Stevens-Johnson 综合征，心脑血管意外，癫痫，非动脉炎性缺血性视神经病变，突发性耳聋
阿伐那非	PO	50～200mg	$75	皮肤潮红，背痛，头痛，鼻塞，鼻咽炎	阴茎异常勃起，非动脉炎性缺血性视神经病变，突发性耳聋
前列地尔	TU	125～1000μg	$71～$86	尿道不适，阴茎疼痛，睾丸疼痛	阴茎异常勃起
前列地尔	ICI	10～40μg	$92～$156	阴茎疼痛，睾丸疼痛，阴茎纤维化	阴茎异常勃起

表 11-2　男性勃起功能障碍的非手术治疗

EXT. 外用；ICI. 海绵体内；PO. 口服；TU. 经尿道
药物成本数据引自 UpToDate；真空设备成本数据引自互联网；药物不良事件数据引自 MicroMedex®.

西地那非可能会引起"蓝雾"现象，这是由于其影响视网膜内 PDE6 而产生的一种短暂色觉障碍。他达拉非因其对 PDE11 的影响而导致肌肉疼痛和背部痛。据报道，少数服用 PDE5i 的男性因非动脉炎性前部缺血导致突发性的视力下降和听力下降。这些不良事件与 PDE5i 用药之间的关系尚不清楚。然而，如果出现这些症状，应该告知患者立即停止服用 PDE5i，并就医诊治。

由于 PDE5i 的作用机制会增强硝酸酯类药物的作用，其可能导致严重的低血压，甚至死亡。因此禁止 PDE5i 与任何含硝酸酯类药物联合使用。此外，由于 PDE5i 是血管扩张药，可能增强降压药物的降压效果，应告知患者可能出现直立性低血压。在有严重肝肾疾病或服用 P_{450} 抑制药的患者中，应减少 PDE5i 的使用剂量。

还有许多非 FDA 批准的治疗 ED 的非处方口服药。育亨宾是治疗 ED 最常用的非处方药之一，它通过阻断突触前 α_2 受体，可能改善性欲和增加阴茎的血流量。但根据患者的反馈，育亨宾对治疗 ED 的效果不佳。

如果患者使用 VCD 和 PDE5i 治疗失败，下一步可能是经尿道给药前列地尔。前列地尔（前列腺素 E_1）增加环磷酸腺苷，促进血管扩张和勃起。前列地尔可以使用尿道栓剂或阴茎注射给药，将栓剂插入尿道，它会溶解并被周围组织吸收而产生勃起。这种方法在大约 50% 的老年患者中有效，其不良反应包括尿道灼伤、阴茎异常勃起和低血压。

海绵体内注射前列地尔（Caverject® 或 Edex®）是一种治疗 ED 非常有效的方法，但却是最不受欢迎的治疗手段，因为这种治疗需要患者在每次想要性行为前向阴茎注射，其不良反应是阴茎疼痛、阴茎异常勃起和阴茎纤维化（Peyronie 病）。

2. 女性

如前所述，GSM 是一种慢性进行性疾病，易发生在更年期后雌激素水平降低的时候。早期识别干预对疾病进展至关重要。当出现体征时，即使无明显症状，也鼓励立即开始早期治疗。目前对 GSM 的治疗建议从非激素治疗开始，然后在评估风险和治疗效益后，对有难治症状的患者进行激素治疗干预。

(1) 非激素疗法：阴道保湿霜很容易买到，无须处方。建议定期使用，每天使用或每周至少 3 次，可以保持阴道上皮的亲脂屏障。使用阴道保湿霜的女性应该在性行为时使用额外的润滑剂。虽然水基润滑剂是最常见的，但硅基润滑剂越来越容易获得，可以作为多数患者的首选。油基润滑剂，包括婴儿润肤油和食用级的椰油等，使用起来也很安全。另外，应告知使用安全套等橡胶制品预防性传播疾病的患者，润滑油可能会损害屏障的保护效果。最好通过有规律的性行为来保持阴道的顺畅和健康的阴道黏膜。在等待性器官充血的情况下，也可以增加性行为前的爱抚时间来更好地帮助性唤起和润滑。

(2) 激素疗法：局部应用小剂量雌激素治疗 GSM 的难治症状效果良好（表 11-3）。绝经后女性无须使用全身应用激素替代治疗。阴道吸收雌激素取决于剂量。FDA 在 2008 年批准了一种低剂量的结合雌激素治疗方案（0.3mg，每周 2 次），这种治疗方案不会导致子宫内膜的显著增生（长期暴露于无拮抗的雌激素环境下对有子宫内膜增生风险的女性是禁止的）。阴道雌二醇环或片剂可以局部给予低剂量雌激素，

全身吸收低。在一项 Cochrane 系统评价中，阴道环的便捷性和舒适性让其深受女性喜欢。根据 2019 年美国老年医学会 Beers 标准，低剂量的阴道内雌激素干预（雌二醇<25µg，每周 2 次）对有乳腺癌病史且对非激素治疗无反应的女性可能是安全的（证据质量中等）。美国妇产科学会（American College of Obstetricians and Gynecologists，ACOG）建议，对于一线非激素治疗方案失败的中度至重度症状的患者人群，一定要在与患者的肿瘤医生就潜在风险和益处进行适当的咨询后方可短期使用局部雌激素治疗。

最近有两种针对性交困难的新的药物。奥培米芬（Osphena®）是一种选择性雌激素受体调节药，是 FDA 批准的唯一用于治疗中重度外阴和阴道萎缩引起性交困难的口服药物。在临床试验中，每天一次 60mg 的剂量被证明可以改善性交困难。然而，其对性欲、性唤起或性高潮没有明显的影响。在有乳腺癌或严重肝损害病史的女性中是禁止使用的，并且该药的不良反应与系统雌激素治疗中看到的许多风险相同（如血栓栓塞事件发生风险增加，尽管发生率仍较低）。对于 GSM，FDA 批准用于治疗绝经后女性中重度性交困难唯一的非雌激素治疗药物是普拉睾酮（Intrarosa®），它是一种 6.5mg 的合成脱氢表雄酮阴道插入剂。每天放置 1 次，可能需要长达 12 周的使用后才会有明显的效果。尽管在使用 12 周后全

085

表 11-3　低剂量局部外用雌激素治疗（全身吸收少）

阴道雌激素治疗	剂　量	评论与建议
乳霜：结合雌激素（Premarin®）	连续用药：0.5g（0.3mg 结合雌激素），每周 2 次	正确使用雌激素贴剂很麻烦，导致依从性差；若>0.5g，每周 2 次，则剂量较高，更可能有全身效应
片剂或胶囊：雌二醇片剂 10µg（Vagifem® 或 generic Yuvafem®）、雌二醇胶囊 4µg 或 10µg（Imvexxy®）	每天 4µg 或 10µg 胶囊，或者 10µg 片剂，服用 2 周，然后改为每周服用 2 次	不需要使用雌激素贴剂
环：雌二醇环 2g（Estring®）	7.5µg/24h，90 天以上；每 90 天更换一次雌二醇环	不要与全身雌激素治疗的高剂量的雌二醇环混淆。低剂量的雌二醇环耐受性好且不影响性交
栓：普拉斯特酮阴道栓 6.5mg（合成 DHEA，Intrarosa®）	每天 6.5mg	FDA 在 2016 年批准其可以作为 GSM 导致性交困难的治疗方案

DHEA. 脱氢表雄酮；FDA. 美国食品药品管理局；GSM. 更年期泌尿生殖综合征

身类固醇和代谢物水平（包括雌二醇）仍保持或低于绝经后平均正常值，但在有乳腺恶性肿瘤病史女性中，目前仍禁止使用。

有几项研究观察了睾酮对绝经后女性性欲的影响，结果并不一致（表 11-4）。随机试验表明，小剂量睾酮贴片改善女性由系统应用雌激素和（或）孕激素、手术、自然绝经所致性欲降低问题。该种治疗方式的雄激素不良反应不明显，痤疮和多毛症比较罕见。与在口服甲睾酮的研究观察到的一样，高密度脂蛋白胆固醇并没有减少。在两项大型随机试验中，与安慰剂相比，使用睾酮贴剂 6 个月并没有改善女性性功能。由于缺乏长期用药安全性的数据，FDA 没有批准女性睾丸激素制剂的使用，在美国也没有可供使用的制剂。

因为性功能障碍的原因往往是多方面的，所以团队合作治疗可能是最有帮助的。初级保健治疗师可以解决基本医疗问题和进行用药审查；物理 / 职业治疗师可以改善行动不便的老年女性的功能，尤其是那些接受过骨盆物理治疗训练的女性；如果按照治疗手段治疗后症状无改善，或者新出现需要评估的症状（如可疑病变或性交后出血），则需要进行妇科转诊；对于持续性尿失禁和（或）大便失禁、盆腔器官脱垂的诊治，可以转诊到泌尿外科；性治疗师可以教育老年夫妇关于性健康的知识，而夫妻治疗师可以解决夫妇之间的冲突和沟通不良；如果有潜在的抑郁、焦虑或者药物滥用，可以转诊至精神心理科。

3. 性传播感染

应该告知有性活跃的老年男性和女性注意性传播疾病感染（sexually transmitted infections，STI）的风险。因为多性伴侣或新伴侣（离婚或伴侣死亡）、缺乏对性传播疾病危险因素的知识、阴道萎缩等生

表 11-4 老年女性性功能障碍的治疗方案		
症　状	常见原因	治疗方式
性欲减退	● 绝经导致的低睾酮	FDA 尚未批准女性中的睾酮贴片治疗
	● 慢性病	● 潜在疾病的干预治疗
	● 抑郁	● 抗抑郁治疗
	● 配偶关系问题	● 婚姻治疗
	● 药物	● 系统回顾用药方案
润滑减少	● 绝经导致的阴道干燥、萎缩	● 增加前戏、规律性行为、使用润滑剂、外用雌激素
	● 抗雌激素或抗胆碱药物	● 包括非处方药在内的系统回顾用药方案
性高潮延迟或无性高潮	● 神经系统疾病、糖尿病	● 潜在疾病的干预治疗
	● 心理原因	● 认知 - 行为治疗、自慰、凯格尔运动练习
性交疼痛	● 阴道痉挛（不受控制的阴道收缩）	● 潜在疾病的干预治疗
	● 阴道干燥、萎缩	● 增加前戏、规律性行为、使用润滑剂、外用雌激素或 DHEA、口服雌激素受体调节剂（奥斯匹米芬）
	● 器质性原因	● 心理治疗、认知 - 行为治疗

DHEA. 脱氢表雄酮；FDA. 美国食品和药品管理局

理变化原因，老年人患 STI 的风险可能增加。在开始治疗性功能障碍前，要告知患者关于 STI 的内容，包括 HIV，如果他们既往有可能感染的风险，也要对此进行检测。

参考文献

Davis SR, Robinson PJ, Jane F, White S, White M, Bell RJ. Intravaginal testosterone improves sexual satisfaction and vaginal symptoms associated with aromatase inhibitors. *J Clin Endocrinol Metab.* 2018;103(11):4146–4154.

Duralde ER, Rowen TS. Urinary incontinence and associated female sexual dysfunction. *Sex Med Rev.* 2017;5(4):470–485.

Erectile dysfunction. *Nat Rev Dis Primers.* 2016;2:16004.

Faubion SS, Sood R, Kapoor E. Genitourinary syndrome of menopause: management strategies for the clinician. *Mayo Clin Proc.* 2017;92(12):1842–1849.

Food and Drug Administration. FDA Drug Safety Communication. FDA cautions about using testosterone products for low testosterone due to aging. www.fda.gov/Drugs/DrugSafety/ ucm436259.htm. Accessed March 11, 2020.

Jannini EA, Nappi RE. Couplepause: a new paradigm in treating sexual dysfunction during menopause and andropause. *Sex Med Rev.* 2018;6(3):384–395.

Kouidrat Y, Pizzol D, Cosco T, et al. High prevalence of erectile dysfunction in diabetes: a systematic review and meta-analysis of 145 studies. *Diabet Med.* 2017;34:1185–1192.

La Torre A, Giupponi G, Duffy D, Conca A. Sexual dysfunction related to psychotropic drugs: a critical review—Part Ⅰ: antidepressants. *Pharmacopsychiatry.* 2013;46:191–199.

Lindau ST, Schumm LP, Laumann EO, Levinson W, O'Muircheartaigh CA, Waite LJ. A study of sexuality and health among older adults in the United States. *N Engl J Med.* 2007;357:762–774.

Martin C, Nolen H, Podolnick J, et al. Current and emerging therapies in premature ejaculation: where we are coming from, where we are going. *Int J Urol.* 2017;24(1):40–50.

Masters WH, Johnson VE. Sex and the aging process. *J Am Geriatr Soc.* 1981;29(9):385–390.

Morton L. Sexuality in the older adult. *Prim Care Clin Off Pract.* 2017;44(3):429–438.

Rahn DD, Carberry C, Sanses TV, et al. Vaginal estrogen for genitourinary syndrome of menopause: a systematic review HHS public access author manuscript. *Obs Gynecol.* 2014;124(6):1147–1156.

Shifren JL, Davis SR Androgens in postmenopausal women: a review. *Menopause.* 2017;24(8):970.

Thompson IM, Tangen CM, Goodman PJ, Probstfield JL, Moinpour CM, Coltman CA. Erectile dysfunction and subsequent cardiovascular disease. *JAMA.* 2005;294(23):2996–3002.

Thompson JC, Rogers RG. Surgical management for pelvic organ prolapse and its impact on sexual function. *Sex Med Rev.* 2016;4(3):213–220.

Trompeter SE, Bettencourt R, Barrett-Connor E. Sexual activity and satisfaction in healthy community-dwelling older women. *Am J Med.* 2012;125(1):37–43.e1.

第 12 章　抑郁症和其他心理健康问题
Depression & Other Mental Health Issues

Mary A. Norman　Bobby Singh　著

乔礼芬　译　　郑　凯　校

一、抑郁症

诊断要点

- 情绪低落。
- 对几乎所有活动失去兴趣或乐趣。
- 无意中体重变化，缺乏活力，睡眠模式改变，精神运动迟缓或激动，过度内疚，或注意力不集中。
- 自杀意念或反复出现的死亡念头。
- 老年人躯体症状主诉，而非情绪主诉。

（一）一般原则

根据世界卫生组织的统计，大约 15% 的 60 岁及以上的成年人患有精神障碍，其中抑郁症影响了世界上 7% 的老年人口。据估计，社区内的老年人，重度抑郁症的发病率为 1%～2%，而在乳腺护理机构中，重度抑郁症的发病率为 10%～12%。然而，即使没有《精神疾病诊断与统计手册》（第 5 版）（DSM-5）标准所定义的重度抑郁症，也有高达 27% 的长者有大量的抑郁症状，通过干预可以得到缓解。对于住院的老年人来说，严重抑郁症的比率要高得多：住院的老年人有 12%，永久住院的老年人有 50%。

世界卫生组织初级保健研究报告称，60% 的初级保健诊所患者在接受抗抑郁药物治疗 1 年后仍然符合抑郁症的标准，据报道，老年人和 60 岁以下的人使用抗抑郁药物的疗效相似。然而，老年人的抑郁症往往被忽视或没有得到充分的管理，有时是因为认为抑郁症是一个不可避免的衰老过程，或者是因为治疗可能是有风险或无效的。事实上，老年群体

抑郁症的最佳治疗方法可能与年轻群体的治疗方法不同，原因有以下几个方面。老年人身体和认知方面的并发症发生率较高，社会环境不同，使用多种药物的可能性较大，以及与年龄有关的药效学和药代动力学方面的敏感性，这些都表明应该单独考虑这一人群。

女性经历严重抑郁症的可能性是男性的 2 倍。其他风险因素包括以前的抑郁症发作史或个人家族史，缺乏社会支持，使用酒精或其他物质，以及最近失去亲人。一些医疗条件也与抑郁症的风险增加有关，包括帕金森病、最近的心肌梗死和脑卒中。这些情况的共同点是失去对身体或精神的控制，对他人的依赖性增加，以及社会孤立性增加。

抑郁症与较差的自我护理和急性疾病后较慢的恢复有关。它可以加速认知和身体的衰退，并导致保健服务的使用和费用增加。在患过脑卒中的抑郁症老年人中，康复工作的效果较差，死亡率明显较高。

（二）临床表现

1. 症状和体征

重度抑郁症的定义是，情绪低落或对几乎所有活动失去兴趣（失语），或两者同时存在至少 2 周，并伴有以下至少 3 种或 4 种症状（总共至少 5 种症状）：失眠或睡眠增多，无价值感或过度内疚，疲劳或精力减退，思考或集中的能力下降，食欲或体重发生重大变化，精神运动激动或迟钝，以及反复出现的死亡或自杀念头。抑郁症的严重程度各不相同，对确定最佳治疗和预后非常重要。轻度抑郁症的特点是症状很少，如果有的话，超过了上述诊断标准所

要求的最低数量，并且伴随着最小的功能损害。中度抑郁症包括更多数量和强度的抑郁症状和中等程度的功能损害。重度抑郁症患者有明显的强度和普遍的抑郁症状，并伴有严重的功能损害。不符合重度抑郁症标准的、抑郁症症状不太严重的患者也可以从心理治疗和药物治疗中获益。

2. 筛查工具

老年患者可能有较少的情绪和较多的躯体症状，这往往难以与潜在的医疗条件相区别。考虑到这种差异，已经为老年人群开发了专门的筛查工具。老年抑郁症量表被广泛使用，并以许多不同的语言进行了验证。其简短的 15 个项目的量表（表 12-1）经常被使用，以方便管理。一个单独的由两个问题组成的关于抑郁情绪和失眠的量表也被证明对检测老年人的抑郁症是有效的（表 12-1）。患者健康问卷 -9（Patient Health Questionnaire-9，PHQ-9）可用于筛选抑郁症和监测对治疗的反应，其敏感性和特异性为 88%。单纯的筛查并不能使未被识别的抑郁症患者受益，但结合患者的支持计划，如自由的护理随访和密切监测药物治疗的依从性，可以改善结果。

（三）鉴别诊断

由于存在多种并发症，诊断老年人的抑郁症可能是一种挑战。许多有轻度认知障碍的患者可能会有主要的抑郁症状。通过对抑郁症的有效治疗，他们的认知能力经常得到改善；然而，他们在一生中患痴呆的风险大约是没有抑郁症的老年人的 2 倍。丧亲之痛往往表现为情绪低落，鉴于患者最近的损失，这可能是适当的。然而，如果抑郁症状持续存在，可能需要进一步评估。

老年患者因潜在的医学疾病而出现谵妄，可能有情绪变化。必须考虑其他合并的精神疾病，如焦虑症、药物滥用症或人格障碍。患有双相情感障碍或精神病的患者可能有抑郁的情绪；因此，询问患者以前的躁狂发作、幻觉或妄想是很重要的。

抑郁症也可能与其他医疗状况相混淆。例如，疲劳和体重减轻可能与糖尿病、甲状腺疾病、潜在恶性肿瘤或贫血有关。患有帕金森病的患者可能首先表现为情绪低落或平淡。由于疼痛、夜尿或睡眠

表 12-1　老年抑郁症量表（简表）[a]	
抑郁症量表	
1. 你对自己的生活是否基本满意	**是** / 否
2. 你是否放弃了许多活动和兴趣	**是** / 否
3. 你是否觉得你的生活很空虚	**是** / 否
4. 你是否经常感到厌烦	**是** / 否
5. 你在大部分时间里精神状态是否良好	是 / **否**
6. 你是否害怕会有坏事发生在你身上	**是** / 否
7. 你在大部分时间里是否都感到快乐	是 / **否**
8. 你是否经常感到无助	**是** / 否
9. 你是否喜欢待在家里，而不是出去做新的事情	**是** / 否
10. 你是否觉得你在记忆方面的问题比大多数人多	**是** / 否
11. 你认为现在活着是否很美好	是 / **否**
12. 你是否觉得自己现在的样子很没有价值	**是** / 否
13. 你是否感到精力充沛	是 / **否**
14. 你是否觉得你的情况没有希望	**是** / 否
15. 你认为大多数人的生活是否都比你好	**是** / 否

得分：＿＿＿＿＿

每个**加粗的答案**得 1 分，5 分或更高的分数是抑郁症

两个问题的调查工具 [b]	
1. 在过去的 1 个月里，你是否经常感到被沮丧、抑郁或无望的感觉所困扰	是 / 否
2. 在过去的 1 个月里，你是否经常因为对做事没有兴趣或乐趣而感到困扰	是 / 否

任何一个问题回答是考虑抑郁

a. 引自 Yesavage JA, Brink TL, Rose TL, et al. Development and Validation of a Geriatric Depression Screening Scale: A Preliminary Report, J Psychiatr Res 1982–1983;17(1):37–49.

b. 引自 Whooley MA, Avins AL, Miranda J, et al. Case-finding Instruments for Depression. Two Questions Are as Good as Many, J Gen Intern Med 1997 Jul;12(7):439–445.

呼吸暂停导致的睡眠障碍也可能导致白天的疲劳和情绪低落。

完整的病史和体格检查，包括对认知状态的评估，对于评估老年人的抑郁症至关重要。

因为抑郁症是一种临床诊断，所以没有常规的实验室检查。测试可以根据每个患者的基本并发症和表现的症状来进行。对药物的全面审查，包括处方药和非处方药，是至关重要的。药物，如苯二氮䓬类药物、阿片类镇痛药、糖皮质激素、干扰素和赖氨酸，都可能引起抑郁症状。与早先的观点相反，β受体拮抗药尚未被证实会引起抑郁症。筛查酒精和其他物质的使用或成瘾是病史的另一个重要部分。尽管积极的药物滥用不应排除对抑郁症的治疗，但使用药物会干扰依从性并导致高复发率。对于那些与成瘾做斗争的患者，"双重诊断"方案（酒精或其他物质依赖和精神障碍）可能是最佳选择。

（四）治疗

1. 患者和家庭教育 / 支持性护理

对患者和家属进行有关抑郁症的教育是成功治疗的基石。在许多社区和文化中，抑郁症仍然是一种耻辱。适当的教育可以帮助患者理解他们的病情是由遗传因素和个人、环境压力共同造成的。提供者还应该强调，身体症状和睡眠障碍是抑郁症的特征；因此，抑郁症的缓解可以使其他生理症状更容易忍受。鼓励家庭成员或朋友进行体育锻炼，可以成为改善社会支持和整体福祉的一个简单而有效的步骤。

让家属参与对老年患者的护理，对于诊断抑郁症和制订有效的治疗计划至关重要。然而，老年患者的照护者，特别是在身体或认知能力受损的情况下，也可能经历相当大的压力和抑郁症。这被称为照护者的负担，是一个全方位的术语，用来描述提供照护的身体、情感和经济损失。特别是当痴呆患者患有抑郁症时，他们的照护者会报告更高的负担水平。有许多项目可以减轻患者的压力，并促进他们的积极社会互动。成人日间计划、老年中心和老年支持小组可以成为患者及其家属的有用资源，老年社会工作者可以协助为每个患者寻找合适的计划。许多社区也有照护者支持小组和正式的暂休计划。

2. 药物治疗

（1）抗抑郁药

- 选择：总的来说，抗抑郁药 [包括三环类抗抑郁药（tricyclic antidepressants，TCA），选择性5- 羟色胺再摄取抑制药，以及选择性5- 羟色胺 - 去甲肾上腺素摄取抑制药（serotonin-norepinephrine reuptake inhibitors，SNRI）] 对治疗老年性抑郁症同样有效。然而，由于药物不良反应和药物之间相互作用，单胺氧化酶抑制药（如苯乙肼和氨苯砜）和叔胺类TCA（如阿米替林、丙咪嗪和多塞平）很少用于老年人。SSRI类包括西酞普兰、艾司西酞普兰、氟西汀、帕罗西汀和舍曲林；SNRI类包括文拉法辛、去文拉法辛和度洛西汀。由于氟西汀的半衰期较长，并且对P_{450}系统有抑制作用，所以老年人一般不使用。药物的选择一般由药物不良反应和患者的焦虑、失眠、疼痛和体重减轻等合并症状来决定，但是焦虑和失眠并不一定预示着对镇静药物的反应更好。肾脏和肝脏功能也是老年人的重要考虑因素，应在开始治疗前进行评估。

SSRI在过量的情况下是相对安全的。因此，它们是治疗老年抑郁症患者的合理首选。然而，SSRI西酞普兰（Celexa®）在高剂量使用时与老年患者的QT间期延长和肌阵挛有关，美国食品药品管理局发出警告，将所有60岁以上的患者的最大日剂量限制在20mg。这些警告并不适用于其外消旋药物艾司西酞普兰（Lexapro®），它是西酞普兰分子的S- 对映体。

其他药物具有独特的优势：米氮平能刺激食欲，并能帮助解决失眠问题，而安非他酮能减少戒烟的渴望。二级胺类TCA（如去甲替林、地西泮）对神经性疼痛、逼尿肌不稳定或失眠的患者有好处。具有5- 羟色胺和去甲肾上腺素活性的SNRI是其他有效的替代药物，对治疗焦虑和神经性疼痛也可能有用。

- 剂量：一般来说，老年患者在开始服用抗抑郁药时，应服用药物说明书推荐的起始剂量的一半（以尽量减少不良反应），但药物应以每周递增的方式滴定到推荐的目标剂量。老年患者经常治疗不足，因为提供者未能充分地将剂量滴定到治疗水平。如果到 4～6 周时只出现极小的益处或没有益处，而且不良反应是可以忍受的，则应增加剂量。在老年患者中，8～12 周后可能才会看到全部效果。如果达到了治疗剂量并维持了 6 周，而患者没有充分的反应，就应该考虑改用另一种药物或用另一种药物加强治疗。尽管血清药物水平对 SSRI 没有用处，但可以测量 TCA 的水平来评估依从性。

- 不良反应：不良反应因抗抑郁药的类型而异。大多数不良反应会在治疗开始后的 1～4 周内减轻，但体重增加和性功能障碍可能会持续更长时间。对于 SSRI，最常见的不良反应包括恶心和性功能障碍。性功能障碍可能对西地那非的治疗有反应，但可能需要更换抗抑郁药物或降低 SSRI 的剂量并增加其他药物。TCA 具有更多的抗胆碱能特性，可能会导致口干、尿潴留。

- 注意事项和相互作用如下。
  - 心血管疾病：TCA 可能与直立性低血压和心脏传导异常有关，导致心律失常。西酞普兰与潜在的危险性心律失常有关联。因此，如果考虑使用这些药物，建议对有心律失常风险的患者进行电解质和（或）心电图监测。
  - 高血压：文拉法辛和去文拉法辛可能增加收缩压和舒张压。
  - 电解质异常：SSRI 可能诱发低钠血症。
  - 肝脏疾病：大多数抗抑郁药在肝脏中被清除，有肝脏疾病的患者应谨慎使用。尤其是奈法唑酮，不应该用于有肝病或转氨酶升高的患者，因为它与肝衰竭的风险增加有关，并与其他肝脏清除的药物，包括辛伐他汀和洛伐他汀发生相互作用。
  - 跌倒：SSRI 和 SNRI 与跌倒风险的增加有关，特别是在阿尔茨海默病患者中。跌倒风险评估应作为整体医疗评估的一部分。
  - 出血风险：SSRI 可能增加出血风险，并与华法林等抗凝血药物发生相互作用。在开始使用 SSRI 治疗时，应密切监测国际正常化比率水平。
  - 认知障碍：TCA 和某些 SSRI，如帕罗西汀，具有较强的抗胆碱作用，在认知障碍的患者中应避免使用，以免增加混乱。
  - 癫痫病：安非他酮会降低癫痫发作的阈值。
  - 自杀意念：TCA 在过量的情况下是致命的，应避免在积极自杀的患者中使用。SSRI 和 SNRI 过量时相对安全。
  - 血清素综合征：使用血清素能抗抑郁药可能导致血清素综合征，这是一种可能危及生命的疾病，与中枢神经系统中血清素能活动增加有关。虽然经典的描述是精神状态变化（头痛、混乱、激动）、自主神经过度活动（腹泻、高血压、心动过速、恶心、腹泻）和神经肌肉异常（震颤、肌阵挛、反射亢进），但 5- 羟色胺综合征可以涵盖从良性到致命的一系列临床发现。鉴于医疗实践中越来越多地使用 5- 羟色胺类药物，以及该综合征可能迅速发病，其临床过程在 24h 内发展，建议医疗机构对这种情况保持警惕。处理疑似 5- 羟色胺综合征的核心原则是，停用所有 5- 羟色胺类药物，维持生命体征正常的支持性护理。

(2) 精神刺激药：精神刺激药，如右旋苯丙胺（5～10mg/d）或哌甲酯（2.5～5mg/d），有时可作为主要或辅助治疗以植物性症状为主的抑郁症。莫达非尼（Provigil）可以增加单胺，也被用作传统抗抑郁药的辅助治疗。由于具有额外的组胺作用，莫达非尼被一些人认为是一种"促醒剂"，而且与经典的苯丙胺类兴奋药不同，它被认为具有有限的滥用潜力。在生命的最后阶段，患者可能没有时间等待4～6 周的抗抑郁药物治疗的好处，精神刺激药可能提供更直接的缓解。在急性病后出现抑郁症的情况下，精神刺激药可能提供一种更快的手段来加强康复和参与康复。典型的不良反应包括失眠和烦躁，但如果在一天的早期分次服药（早上和中午），这些不良反应可能会减轻。另一个常见的不良反应是心动过速。

(3) 中药：许多中药声称对治疗抑郁症有效，但仍需要进一步的证据来确定这些"膳食补充剂"［如金丝桃（圣约翰草）］在治疗抑郁症方面是否有作用。金丝桃不应与 SSRI 同时使用，因为这种组合可能导致 5- 羟色胺综合征，其特点是精神状态改变、震颤、胃肠道不适、头痛、肌痛和不安。它可能降低某些药物的浓度，如华法林、地高辛、茶碱、环孢素和 HIV-1 蛋白酶抑制药。其他常见的中药疗法，如卡瓦卡瓦（kava kava）和缬草根，尚未被证明对治疗抑郁症有效。中药疗法不应取代经证实的抑郁症疗法。

3. 心理治疗

认知行为疗法（cognitive-behavioral therapy，CBT）、问题解决疗法和人际关系心理疗法是治疗重度抑郁症的有效方法，可以单独使用或与药物治疗结合使用。CBT 的重点是识别导致抑郁症的消极思想和行为，并以积极的思想和奖励性活动取代它们。问题解决疗法教给患者识别常规问题的技巧，产生多种解决方案，并实施最佳策略。人际关系心理治疗的重点是认识并尝试解决导致抑郁症的个人压力和关系冲突。

通常情况下，这些疗法应持续每周 1 次或 2 次，持续 6～16 个疗程。在严重的抑郁症患者中，心理治疗和药物治疗的联合治疗要优于单独的任何一种治疗。事实证明，精神分析和心理动力学疗法对治疗重度抑郁症并不有效。

4. 电休克疗法

电休克疗法（electroconvulsive therapy，ECT）是治疗老年性抑郁症的有效方法。对难治性抑郁症的反应率相当高，低龄老年人（60—74 岁）为 73%，高龄老年人（年龄大于 75 岁）为 67%。典型的不良反应包括混乱和前向记忆障碍，这可能持续 6 个月。对于严重的忧郁症患者、自杀风险高的患者，以及因肝脏、肾脏或心脏疾病而无法使用其他抗压药的患者，ECT 可能是一线疗法。其他脑刺激疗法，如重复性经颅磁刺激（repetitive transcranial magnetic stimulation，rTMS）、深部脑刺激（deep brain stimulation，DBS）和迷走神经刺激（vagus nerve stimulation，VNS），尚未在随机临床试验中证明对老年人有益。

5. 精神病治疗

对于有躁狂症或精神病史的患者，对于那些对 1～2 种药物试验没有反应的患者，以及对于那些需要综合治疗或 ECT 的患者，建议进行精神病学咨询。许多抑郁的老年人会考虑自杀。初级保健提供者必须认识到重度抑郁症患者自杀的风险因素。对于任何经过询问后承认有积极的自我伤害计划的患者，都需要立即进行精神病学评估。老年重度抑郁症患者自杀的风险因素包括：年龄较大，男性，婚姻状况为单身、离婚或分居且无子女，个人或家庭曾有自杀企图，药物或酒精滥用，严重焦虑或压力，身体疾病，有具体的自杀计划并能获得火器或其他致命手段（如储存的药物）。如果药物和武器存在，并且不能从患者家中移走，考虑在患者的问题清单中加入"家中有武器"，以强调潜在的自杀风险。有自杀意图和计划的患者需要通过急诊科或当地的精神危机部门进行紧急的精神评估。

（五）随访

1. 药物治疗

在治疗的最初 3 个月，应密切监测老年患者。许多收到抗抑郁药处方的门诊患者在第 1 个月就终止了治疗，这时的不良反应可能达到最大，而治疗效果还不明显。老年患者在治疗的最初 1～2 周内应密切监测，以评估不良反应并鼓励继续治疗。在抗抑郁剂治疗的前 12 周内，他们应该至少有 3 次访问（当面或通过电话）。

必须告知老年患者，抗抑郁药通常需要 4～6 周，但可能需要 8 周或更长的时间才能产生全面的治疗效果，而且只有大约 50% 的患者对开出的第一种抗抑郁药有反应。经过充分的药物试验后仍无反应的患者，或有难以忍受的不良反应的患者，可改用同一类药物（不同的 SSRI）或改用不同类别的药物。当在 SSRI 之间或在 TCA 和 SSRI 之间转换时，不需要冲洗期（从氟西汀转换时除外，因为其半衰期长）。然而，突然停止使用短效抗抑郁药（如西酞普兰、帕罗西汀、舍曲林或文拉法辛）可能导致耳鸣、眩晕或麻痹的停药综合征。如果患者对两种不同的药物试验都没有反应，建议转诊到精神病科咨询。

一旦达到缓解，应继续服用抗抑郁药至少 6 个月，以减少复发的风险。复发风险高的患者（过去有 2 次或更多的抑郁症发作，或重度抑郁症持续时间超

1. 一般原则

恐慌症的终身患病率为 1.5%～2%，在初级保健环境中增加到 4%。在社区居住的老年人中，该比率小于 1%。抑郁症也存在于 50%～65% 的惊恐障碍患者中，这些患者的自杀率比没有恐慌症的抑郁症患者高 20%。恐慌症可能与广场恐惧症有关，而广场恐惧症在老年人中特别容易造成残疾。

2. 鉴别诊断

惊恐发作被定义为突然涌现的强烈恐惧或不适，并具有上述清单中的四个或更多的症状。DSM-5 的恐慌症标准包括反复出现的未预料到的恐慌发作，其中至少有一次发作后 1 个月或更长时间内出现以下一种或两种情况：持续关注或担心更多的发作或其后果，或与发作有关的行为发生明显的适应不良变化。

由于身体疾病的可能性比年轻人要高得多，因此恐慌症在老年患者中更难与其他威胁生命的事件相区别。急性冠状动脉综合征、心律失常、急性支气管痉挛和肺栓塞可能导致与惊恐发作一致的症状。内分泌失调，特别是甲状腺功能亢进和嗜铬细胞瘤，可以模拟惊恐障碍。在急性住院患者中，酒精、咖啡因和烟草戒断可能表现为躁动、担忧和其他身体症状。突然停用短效抗抑郁药、抗焦虑药或阿片类镇痛药也可能引发惊恐症状。患有恐慌症的老年患者往往合并有精神病诊断，如创伤后应激障碍（posttraumatic stress disorder，PTSD）、广泛性焦虑症和抑郁症。

3. 治疗

CBT 已被证明对治疗惊恐障碍有效。患者往往在 12 周的治疗后就能完全缓解。CBT 对防止复发和治疗恐高症特别有帮助。抗抑郁药物是有帮助的，特别是 SSRI 和 TCA，尽管后者更有可能引起有问题的不良反应。

在等待抗抑郁药或 CBT 的临床反应时，苯二氮䓬类药物也可作为短暂的辅助治疗。在可能的情况下，应避免使用苯二氮䓬类药物的长期治疗，因为有跌倒、认知障碍和依赖的潜在风险。

也许治疗的最重要方面是对患者和家属的教育。了解惊恐障碍的症状和制订应对方法对有效管理该疾病至关重要。

（二）社会恐惧症和特殊恐惧症

> ### 诊断要点
>
> - 恐惧症是一种非理性的恐惧，导致患者有意回避特定的恐惧对象、事件或情境，或以强烈的恐惧或焦虑忍受该对象、事件或情境。
> - 暴露于这种恐惧的对象可能导致类似于惊恐发作的症状。
> - 患者意识到他或她的恐惧是不合理的。

1. 一般原则

恐惧症在老年人中的发病率为 5%～6%。恐惧症的特征与惊恐障碍相似，但由特定事件触发。晚发的恐惧症往往与最近的生活事件有关，如跌倒或受伤。社交恐惧症影响 3% 的老年人，并可能导致越来越多的人被孤立。简单恐惧症被认为比社交恐惧症更常见，影响 5%～12% 的普通人群。

2. 鉴别诊断

社交恐惧症，也被称为社交焦虑症，根据 DSM-5 标准定义为对社交场合的明显和持续的恐惧或焦虑，接触这些场合几乎总是激起这些感觉。患者担心自己对社交场合的反应会受到负面评价，因此要么回避该场合，要么非常焦虑地忍受它。与这种情况有关的回避、恐惧或焦虑与任何实际构成的威胁不相称，干扰了患者的职业或关系。特异性恐惧症是对某些物体或情况的恐惧或焦虑，与这种实际的危险不相称，并可能导致患者正常工作能力的损害。

在老年人中，新的恐惧症状可能代表与痴呆或谵妄有关的妄想。与恐惧症患者相比，痴呆或谵妄患者通常不会意识到他们的妄想的非理性性质。不太常见的恐惧症原因包括脑肿瘤或脑血管意外。恐惧症的精神鉴别诊断包括抑郁症、精神分裂症、分裂型和回避型人格障碍。社交恐惧症和酒精依赖常常同时存在；因此，探查酒精使用情况是评估的一个重要部分。尽管恐惧症和惊恐障碍都可能出现惊恐发作，但有恐惧症的患者不会出现反复的意外发作；相反，他们的焦虑症状总是与特定的对象或情况相关。

3. 治疗

治疗特定恐惧症的一线疗法是行为疗法。治疗方法包括放松疗法、认知重组和系统地接触恐惧的对象或情况。使用抗抑郁药，特别是 SSRI，可能对广泛性社交恐惧症有好处。β 受体拮抗药，如普萘洛尔，在可预见的恐惧事件或情境发生前使用也可能是有效的治疗方法。苯二氮䓬类药物的使用可能是必要的，但一般来说，应谨慎使用，因为它对平衡能力和认知能力有不利影响。大多数患者能够适应或克服他们的恐惧症，并能过上相对正常的生活；如果不是这样，他们应该被转介到心理健康专家那里进行评估。

（三）广泛性焦虑症

诊断要点

- 过度焦虑和担忧。
- 担心是反复出现的，难以控制。
- 可能出现不安、疲劳、注意力不集中、易怒、肌肉紧张和睡眠障碍等生理症状。

1. 一般原则

焦虑症状通常是对周围环境的一种正常反应。焦虑症往往在成年早期开始，并在患者的一生中持续存在，有复发和缓解的时期。广泛性焦虑症的终身发病率为 5%，老年患者的发病率估计为 2%～7%。老年人的焦虑可能因孤独、失去独立、疾病、残疾和丧亲而增加。

2. 鉴别诊断

根据 DSM-5 标准，广泛性焦虑症的诊断有以下特点。

- 对一些事件或活动的过度焦虑和担心，至少在 6 个月内经常发生。
- 担心是难以控制的。
- 焦虑和担心至少与以下三项有关：烦躁不安、容易疲劳、注意力难以集中、易怒、肌肉紧张、睡眠障碍。

诊断老年人的广泛性焦虑可能很困难，因为许多潜在的疾病可能有类似的症状。广泛性焦虑症的鉴别诊断包括前面讨论的恐慌症的身体疾病。此

外，长期使用药物或亚药物及随后的戒断可能导致焦虑症状。咖啡因、尼古丁和酒精是常见的罪魁祸首。老年患者对常用的非处方药物（如伪麻黄碱）更加敏感，可能会引起不安、焦虑和混乱。在患有广泛性焦虑症的患者中，有高达 54% 的人合并有抑郁症。强迫症、躯体形式障碍和人格障碍也可能出现焦虑的症状。如果诊断有问题，应启动精神病学咨询。

3. 治疗

CBT 是治疗广泛性焦虑症最有效的方法之一。放松技术和生物反馈也可以缓解症状。一些抗抑郁药（帕罗西汀、缓释文拉法辛）也有明显的抗焦虑特性，可能对焦虑和抑郁症都有效。当抑郁症和焦虑症同时发生时，应首先治疗抑郁症；这样做可能会改善两种疾病的症状。抗焦虑药物如丁螺环酮（5～30mg，每天 2 次）可能是有效的。老年人应谨慎使用苯二氮䓬类药物，因为它们可能引起矛盾效应，也可能导致跌倒和认知功能障碍。

（四）创伤后应激障碍

诊断要点

- 暴露于创伤性事件的历史。
- 侵入性思维、噩梦、闪回、线索引起的生理和心理痛苦。
- 逃避与创伤性事件有关的刺激。
- 认知和情绪的消极改变。
- 唤醒和反应性的症状。
- 经常与抑郁症和药物滥用有关。

1. 一般原则

根据全国并发症调查，创伤后应激障碍（PTSD）的终身流行率，女性为 9.7%，男性为 3.6%。老年人（60 岁以上）的发病率为 2.8%，明显低于所有年轻成年人的 6.8%。一些研究表明，年龄的增加可能会保护 PTSD 的发展。其他保护因素包括婚姻、社会支持和较高的社会经济地位。然而，老年患者的诊断率较低也可能是由其他因素造成的。例如，由于与诊断有关的耻辱感，许多老年患者不

愿意承认或将他们的问题症状概念化为创伤后应激障碍，特别是在某些年龄组或群组中。在老年患者中，以躯体或身体术语表达创伤后应激障碍症状的情况并不少见。由于缺乏专业知识和（或）时间有限，特别是由于老年患者的其他可能的医疗需求，提供者也可能非常不愿意直接评估创伤后应激障碍。重要的是要记住，虽然最初的创伤事件可能发生在几十年前，但创伤后应激障碍的症状可能持续到老年。此外，当患者有了新的经历（死亡、疾病、残疾），触发了对以前事件的记忆，或者由于认知障碍或其他疾病而失去了对终身症状的补偿能力时，症状可能一直隐藏到老年。此外，许多老年患者会接触到某些潜在的创伤性事件，如家人和（或）朋友的意外死亡或重病。创伤后应激障碍的存在可能会增加心血管疾病和糖尿病的风险，尽管目前仍缺乏确切的证据。最近的一些研究还表明，在存在创伤后应激障碍的情况下，慢性疼痛的可能性会增加，而且患痴呆的风险更高，至少在老龄人中是这样。

2. 鉴别诊断

根据 DSM-5 标准，患者以一种或多种方式接触到涉及实际或威胁的死亡、严重伤害或性暴力的创伤性事件。症状可分为四类，并可持续 1 个月以上。

(1) 侵入性症状，至少有以下一项：反复出现的侵入性回忆、梦境、破坏性反应（如闪回）、接触到事件线索时的痛苦，或对这些线索的明显生理反应。

(2) 具有以下一项或两项的回避症状：回避与创伤有关的记忆、想法或感觉，或回避与创伤有关的外部提醒（如人、地方、活动）。

(3) 认知和情绪的消极改变，有以下两项以上：无法记住创伤的各个方面，对自己、他人或世界有夸大的消极信念或期望，对自己或他人有扭曲的指责，持续的消极情绪（如恐惧、愤怒、内疚、羞愧），对活动的兴趣或参与度降低，感觉与他人疏远或隔阂，或无法体验积极情绪。

(4) 唤醒症状至少有以下两项：易怒或愤怒的爆发，鲁莽或自我毁灭的行为，过度警觉，夸张的惊吓反应，注意力难以集中，或睡眠障碍。

其他焦虑症可以出现与创伤后应激障碍患者类似的过度紧张症状。重度抑郁症和适应性障碍也会

出现麻木或回避的症状。在丧亲期间，患者可以出现视觉幻觉 / 听觉幻觉或梦到死者。其他精神病性疾病可能与创伤后应激障碍相混淆，但创伤后应激障碍患者在严重发作时也可能出现短暂的精神病性症状。药物的使用或戒断可能导致症状。以前头部受伤导致的有机脑综合征可能与创伤后应激障碍的症状相似，视觉幻觉的出现尤其提示存在有机的原因。谵妄患者也可能出现过度兴奋或容易出现幻觉 / 幻听。在创伤后应激障碍患者中，抑郁症和酗酒的合并率很高。

3. 治疗

抗抑郁药，特别是 SSRI，以及在较小程度上的 SNRI，被用作 PTSD 的一线治疗。抗肾上腺素能药物（如氯尼丁）可能对唤醒症状有帮助，但必须考虑到相关的不良反应，如直立性。哌唑嗪是一种 α_1 受体拮抗药，多年来一直用于控制与创伤后应激障碍有关的噩梦；然而，最近的一项研究显示，与安慰剂相比，没有明显的益处。尽管如此，对于有选择的患者，可能值得尝试。苯二氮䓬类药物常常会使创伤后应激障碍的症状恶化，一般应避免使用。为了治疗相关的精神病症状，偶尔也需要使用抗精神病药物（表 12-2）；然而，鉴于其潜在的不良反应和有限的疗效证据，应谨慎使用。个人和集体的 CBT 对治疗创伤后应激障碍也是有效的，可以单独使用或与药物治疗结合使用。特别是以证据为基础的最强的创伤后应激障碍特定疗法包括长期暴露、认知处理疗法和眼动脱敏再处理。

四、精神分裂症和精神病性障碍

诊断要点

- 突出的妄想或听觉或视觉上的幻觉。
- 情感表达减弱和（或）消失。
- 言语、思维过程或行为紊乱。

（一）一般原则

精神病症状可能归因于长期存在的精神病，并一直持续到老年，也可能在晚年首次出现，与潜在

的医疗条件有关，特别是痴呆。老年人群中的精神分裂症的发病率为 0.1%～0.5%。其他精神病综合征，如妄想症的发病率更高，估计在老年人群中为 4%～6%，并且经常与痴呆有关。阿尔茨海默病患者的精神病发病率特别高，50% 的患者在诊断后 3 年内出现精神病症状。

（二）鉴别诊断

精神分裂症的诊断标准包括以下至少两个特征性症状，并持续至少 1 个月：妄想、幻觉、言语无序、行为严重紊乱或紧张，或消极症状，如情感平淡。这些症状还必须与工作、关系或自理等方面的功能障碍有关。除非在建立了信任关系后，医生特别询问，否则患者通常不会主动提出精神病症状。如果怀疑有精神病，必须具体询问患者和家属有关听觉和视觉幻觉、妄想、参照物的想法和偏执狂的想法。视觉幻觉与潜在的器质性原因有更大的关系。

特别是在老年人中，新的精神病症状具有广泛而复杂的差异。新出现的精神病症状可归因于药物、环境的变化、器质性原因（包括痴呆）或这些因素的组合。由于精神病可能是痴呆的表现，任何新发精神病的老年患者都应该进行彻底的认知检查。突出的视觉幻觉是路易体痴呆的标志之一。阿尔茨海默病患者经常有固定的妄想，认为有人偷了他们的财产或婚姻不忠。与帕金森病有关的痴呆可能包括精神分裂症的消极症状，如平淡的情绪。

其他中枢神经系统疾病，如脑肿瘤、部分癫痫发作、多发性硬化症或脑部系统性红斑狼疮，也可引起精神病症状。重度抑郁症或双相情感障碍的患者可能会出现精神病性特征。感染、内分泌疾病（甲状腺、糖尿病、肾上腺）和营养缺乏（维生素 B_{12}、维生素 B_1）可能导致精神病。最后，老年患者可能对引发精神病症状的药物特别敏感，如类固醇或左旋多巴。由于诊断上的巨大差异，有关患者的基线精神状态、精神病史和症状发作的附带资料在评估精神病症状时至关重要。

（三）治疗

1. 药物治疗

非典型抗精神病药物，如利培酮、奥氮平、喹硫平、齐拉西酮和阿立哌唑，是治疗精神病症状的主要手段，并被批准用于精神分裂症和双相疾病（表 12-3）。较新的非典型抗精神病药物，如阿塞那平、伊洛培酮、鲁拉西酮和帕利哌酮，还没有在老年患者中进行严格的研究，而且大多数临床医生在老年患者中开具这些药物的经验有限。由于其锥体外系不良反应的发生率较低，非典型抗精神病药物的耐受性通常比老式抗精神病药物（如氟哌啶醇和三氟拉嗪）好得多。最近多项研究的数据强调了老年人使用抗精神病药物后全因死亡率的增加，特别是在痴呆患者中使用时。与主要治疗阳性症状（如妄想、幻觉）的老式神经抑制药不同，许多医生认为，较新的药物在治疗阳性和阴性精神病症状（如情感平淡、社交退缩）方面都有较好的效果。较新药物的主要急性不良反应是镇静和头晕。患者可能会出现失神症和帕金森症（如僵硬和强直），如果长期使用，还会出现迟发性运动障碍，尽管这种不良反应的风险低于高效力的传统抗精神病药物。非典型抗精神病药物最严重的长期不良反应之一是增加代谢综合征的风险。患者可能会出现体重增加、血脂异常和（或）葡萄糖调节失调。因此，强烈建议对患者进行密切的常规监测。这些药物还与痴呆患者脑卒中发病率的增加有关。与其他大多数新药不同，齐拉西酮似乎不会导致体重增加，可能对治疗肥胖患者有用。然而，它与 QT 延长有关，因此对于有潜在传导疾病和基线 QT 延长的患者应避免使用。氯氮平通常是严重耐药性精神病患者和有致残性迟发性运动障碍患者的首选治疗药物。然而，氯氮平有 1%～2% 的粒细胞减少的风险，因此，至少在最初的 6 个月内需要每周进行一次血液监测，之后则不太频繁，但要持续监测。用于阿尔茨海默病或急性谵妄患者的抗精神病药物的剂量往往低于管理其他精神疾病所需的剂量，而且可能只需要短期使用（表 12-3），因为这些药物目前在治疗阿尔茨海默病患者的行为症状方面有 FDA 黑框警告（见第 9 章）。

神经性恶性综合征（neuroleptic malignant syndrome，NMS）是一种与使用神经性药物有关的威胁生命的紧急情况。NMS 的特点是精神状态改变、僵硬、发热和自主神经不稳定等独特的临床综合征，并与血浆肌酸磷酸激酶的升高有关。尽管 NMS 最常见于典

通用名称	商品名称	初始剂量（mg）	目标剂量 [a]（mg/d）	可用的给药途径
表 12-3　常用的抗精神病药物				
旧药				
高效 D_2 拮抗药 [b]				
氟哌啶醇	哈尔多	0.5	0.5～1	口服，静脉注射，肌内注射，缓释制剂
新药				
5- 羟色胺多巴胺受体拮抗药 [c]				
利培酮	利培酮	0.5	1～1.5	口服，缓释制剂
奥氮平	奥氮平口崩片	2.5	2.5～5	口服，肌内注射
喹硫平	思瑞康	25	50～200	口服
喹硫平 XR	思瑞康缓释片	50	50～200	口服
齐拉西酮	齐拉西酮	20，BID	80，BID	口服（随餐），肌内注射
阿立哌唑	肼屈嗪	2.5	15	口服

BID. 每天 2 次；XR. 缓释
a. 目标剂量是对老年人的器质性精神病或躁动的通常有效剂量。有思维障碍的患者可能需要更高的剂量，请咨询精神科医生
b. 相对于非典型抗精神病药物，典型抗精神病药物会增加锥体外系不良反应的风险，包括失神症、运动迟缓、僵硬和迟发性运动障碍
c. 非典型抗精神病药物可能会增加葡萄糖和胆固醇水平，请考虑监测血脂和血糖

型的高效力的神经抑制药（如氟哌啶醇、氟苯丙嗪），但每一类神经抑制药都有牵连，包括低效力的（如氯丙嗪）和非典型的抗精神病药物（如利培酮、奥氮平），以及止吐药甲氧苄啶。当多巴胺能药物，如左旋多巴，突然减少或停用时，甚至可能发生 NMS。在使用神经安定剂的几天到前 2 周内，如果在使用神经安定剂的情况下出现 4 个临床特征（即精神状态改变、僵硬、发热或自主神经不稳定）中的任何 2 个，就应怀疑这种综合征。当怀疑有 NMS 时，应暂停使用神经安定剂，患者应在住院期间密切监测临床症状和实验室数据。

为了减少精神药物的不当使用，提高护理机构的长期护理质量，卫生保健财务管理局 1987 年的综合协调法案（Omnibus Reconciliation Act，OBRA）列出了用于治疗精神障碍和与脑器质性疾病有关的激动行为的适应证和处方指南。OBRA 要求在具体的目标症状方面对反应进行记录，并仔细监测不良反应。为了避免长期的不良反应，如迟发性运动障碍，OBRA 还建议试行减少神经抑制药的剂量，除非由于症状的严重性而有临床禁忌。

2. 行为治疗

行为治疗对精神病的管理和急性发作结束后的治疗可能有帮助。许多研究表明，认知矫正疗法和社会技能疗法可以解决精神分裂症患者的许多缺陷。提供一个稳定的生活环境是成功治疗精神病的关键。如果没有家人或工作人员的密切监督，就很难遵守医疗规定。成人日间设施为患者提供有组织的活动，并为照护者提供喘息机会，从而使患者在社区内停留的时间比没有疗养院照护的情况下更长。

参考文献

American Geriatrics Society. 2019 Updated Beers Criteria for potentially inappropriate medication use in older adults. *J Am Geriatr Soc.* 2019;67(4):674–694.

American Psychiatric Association. *Diagnostic and Statistical Manual of Mental Disorders*. 5th ed. Washington, DC: American Psychiatric Association; 2013.

Cohen CI, Meesters PD, Zhao J. New perspectives on schizophrenia in later life: implications for treatment, policy, and research. *Lancet.* 2015;2(4):340–350.

Cook JM, McCarthy E, Thorp SR. Older adults with PTSD: brief state of research and evidence-based psychotherapy case illustration. *Am J Geriatr Psychiatry.* 2017;25:522–530.

Jeste DV, Maglione JE. Treating older adults with schizophrenia: challenges and opportunities. *Schizophr Bull.* 2013;39(5):966–968.

Kaiser AP, Wachen JS, Potter C, Moye J, Davison E, Hermann B. PTSD assessment and treatment in older adults. U.S. Department of Veteran Affairs: National Center for PTSD: https://www.ptsd .va.gov/professional/treat/specific/assess_tx_older_adults.asp. Accessed on October 18, 2019.

Khan WU, Rajji TK. Schizophrenia in later life: patient characteristics and treatment strategies. *Psychiatric Times.* 2019;36(3): Digital Edition

Moye J, Rouse SJ. Posttraumatic stress in older adults: when medical diagnoses or treatments cause traumatic stress. *Clin Geriatr Med.* 2014;30(3):577–589.

相关网站

Agency for Healthcare Research and Quality. AHCPR Supported Guidelines for Diagnosis and Treatment of Depression in Primary Care. http://www.ahrq.gov/professionals/clinicians-providers/guidelines-recommendations/archive.html. Accessed March 11, 2020.

American Association for Geriatric Psychiatry. http://www .aagponline.org. Accessed March 11, 2020.

Depression and Bipolar Support Alliance. https://www.dbsalliance .org/. Accessed March 11, 2020.

Depression Awareness, Recognition, and Treatment (DART) program of the National Institute of Mental Health. http://www .nimh.nih.gov/health/topics/depression/index.shtml. Accessed March 11, 2020.

Geriatric Mental Health Foundation. http://www.gmhfonline.org/ gmhf. Accessed March 11, 2020.

International Foundation for Research and Education on Depression (iFred). http://www.ifred.org. Accessed March 11, 2020.

National Alliance on Mental Illness. http://www.nami.org/. Accessed March 11, 2020.

National Center for PTSD. http://www.ptsd.va.gov/. Accessed March 11, 2020.

National Mental Health Association (Campaign on Clinical Depression). http://www.mentalhealthamerica.net/go/depression. Accessed March 11, 2020.

第 13 章　老年营养
Defining Adequate Nutrition

Meera Sheffrin　Michi Yukawa　著

张存泰　译　　郑　凯　校

一、一般原则

营养充足是老年健康的重要组成部分。营养需求随着年龄增长而变化，老年肥胖和营养不良是临床常见情况。既往研究发现，35%～65% 的住院老年患者和高达 60% 的居家老年患者存在营养不良。虽然在过去 20 年中，老年肥胖率有所增加，但与非肥胖老年人类似，经历非自主体重下降的肥胖老年人去脂体重减少，同样存在功能衰退和其他并发症的风险。

一般情况下，男性体重在 30—60 岁趋于增加，随后的 10～15 年达到平台期，然后缓慢下降。女性的体重变化大约比男性晚 10 年，模式与男性类似。中年时期去脂体重（主要是骨骼肌）下降与许多因素有关，包括运动减少，与年龄相关的激素水平（如睾酮、雌激素和生长因子）降低，代谢减低和肌肉蛋白质合成的下降。即使是在健康衰老过程中，肌肉质量下降和体力活动减少，每天能量需求也会随着年龄的增长而下降。

二、老年人的能量需求和膳食营养素推荐供给量

许多公式可以估算老年人静息状态下的热量需求（表 13-1）。所有估算都应考虑活动量和基础疾病。

老年患者维生素和矿物质的膳食推荐供给量（recommended dietary allowances，RDA）与中年人相似，但建议老年人摄入更多钙和维生素 D（表 13-2）。对于 70 岁以上的男性和女性，钙的推荐摄入量为每天 1200mg，维生素 D（维生素 D_3）的推荐摄入量为每天 800U。老年人普遍存在微量营养素维生素 B_{12}、维生素 D 的缺乏和钙摄入不足。然而，常规补充复

表 13-1　每天静息热量（kcal）需求估算

男性：661.8-［9.53× 年龄（岁）］=PAC×［15.91× 体重（kg）+539.6× 身高（m）］

女性：354.1-［6.91× 年龄（岁）］=PAC×［9.36× 体重（kg）=726× 身高（m）］

注：PAC.体力活动系数（久坐 PAC=1.0；低活动 PAC=1.12；活动 PAC=1.27；频繁活动 PAC=1.45）

引自 Institute of Medicine and National Academies Press. Dietary Reference Intakes for Energy, Carbohydrate, Fiber, Fat, Fatty Acids, Cholesterol, Protein, and Amino Acids. 2005. https://www.nal .usda.gov/sites/default/files/fnic_uploads/energy_full_report.pdf. Accessed March 10, 2019.

合维生素是有争议的，除非老年人因总摄入量低而无法获得足量的微量营养素。应鼓励老年人通过膳食增加钙和维生素 D 的摄入量，但对于经膳食摄入量不足的老年人，仍然需要补充。

老年人常量营养素的 RDA 与中年人相似（表 13-2）。受活动水平、药物、饮食中的非蛋白质含量和健康状况的影响，蛋白质需求存在波动。例如，皮质类固醇的使用、卧床、创伤、感染和炎症均会增加负氮平衡的风险，从而导致去脂体重迅速减少。51 岁及以上男性和女性蛋白质的标准 RDA 为 0.80g/（kg·d）。病重或创伤 / 大手术恢复期的老年住院患者需要 ≥1.5g/（kg·d）的蛋白质来维持体内的氮平衡。患有需要限制蛋白质的疾病（如肝脏或肾脏疾病）时，还需监测蛋白质摄入量。在这些情况下，患者及其家属必须与营养师密切合作，以提供足够的蛋白质摄入量，而不加重患者的肝衰竭或肾衰竭。

表 13-2	70 岁以上老年人的膳食营养素参考摄入量								

A. 老年人维生素和矿物质的膳食推荐供给量

	维生素 A（μg/d）	维生素 B₁（硫胺素）（mg/d）	维生素 B₂（核黄素）（mg/d）	维生素 B₆（吡哆醇）（mg/d）	维生素 B₁₂（mg/d）	维生素 C（mg/d）	维生素 D（U）	维生素 K（μg/d）	烟酸（mg/d）	钙（mg/d）
男性	900	1.2	1.3	1.7	2.4	90	800	120	16	1200
女性	700	1.1	1.1	1.5	2.4	75	800	90	14	1200

B. 老年人常量营养素的膳食推荐供给量

	糖类（g/d）	总纤维（g/d）	ω-6 多不饱和脂肪酸（g/d）	ω-3 多不饱和脂肪酸（g/d）	蛋白质和氨基酸（g/d）
男性	130	30	14	1.6	56
女性	130	21	11	1.1	46

引自 Dietary References Intakes from Food and Nutrition Board, Institute of Medicine, National Academies; National Agricultural Library, Agricultural Research Service, US Department of Agriculture US Department of Health and Human Services, and US Department of Agriculture. 2015–2020 Dietary Guidelines for Americans, 8th ed. December 2015.

与中年人类似，血脂水平仍然是老年人冠心病风险的重要预测因子。目前关于健康饮食的大多数建议为，总热量的 25%～30% 来自脂肪。膳食中的某些脂肪为脂溶性维生素（A、D、E 和 K）吸收所必需。根据目前的数据，非衰弱老年人的脂肪摄入量不应超过总热量的 30%，并且应以多不饱和脂肪和单不饱和脂肪为主，饱和脂肪和部分氢化脂肪的摄入量则应减少。此外，必须摄入必需脂肪酸，因为它们无法在体内合成。必需脂肪酸有两大类：ω-6 型和 ω-3 型。ω-6 脂肪酸具有促炎特性，是花生四烯酸、前列腺素、血栓素和白三烯的前体。ω-3 脂肪酸，包括二十碳五烯酸、二十二碳六烯酸和前列环素，可减少血小板聚集和血管收缩，并具有抗炎特性。然而，对于低体重风险高的衰弱老年人，应鼓励摄入各种脂肪，以增加总热量摄入。

糖类需求量一般在确定总热量、脂肪和蛋白质需求量后计算。因此，糖类通常占总热量摄入的 55% 左右。提倡摄入非精制的全谷物食品，减少单糖摄入量。

有几种特定饮食可供老年人参考。地中海饮食包括大量植物性食物，如蔬菜、坚果、全谷物和橄榄油，已被证明可以减少心血管事件，并可能有助于减少衰弱，降低老年人死亡率。得舒（dietary approaches to stop hypertension，DASH）饮食富含水果、蔬菜和低脂乳制品，脂肪摄入量低于总热量的 25%，是为高血压患者设计的降压饮食模式（http://dashdiet.org）。一般来说，增加全谷物的摄入量可提高纤维的摄入量。较高的纤维摄入量可改善肠道功能，降低心血管疾病、憩室病和 2 型糖尿病的风险。

三、营养不良、肥胖及临床评估

（一）人体测量学

1. 非自主体重下降和营养不良的不利影响

对于社区老年人，体重显著下降是指在 6～12 个月内体重降低 5%～10% 或 1 个月内体重迅速降低＞5%。对于养老院老年人，体重显著下降的定义是 6 个月内体重降低≥10% 或 1 个月内体重降低≥5%。非自主体重下降和营养不良的不利影响包括机体功能下降、死亡率增加（1～2.5 年内死亡率增加 9%～38%）、住院风险增加、压疮风险增加、体位性低血压、伤口愈合不良、认知下降和由免疫功能低下导致的感染风险增加。除体重下降外，营养不良的体征还包括由蛋白质缺乏引起的外周性水肿、脱发、舌炎、皮下脂肪和肌肉量减少、皮肤脱屑和毛发褪色干燥。

2. 肥胖对老年人的不良影响

在美国，65 岁以上女性和男性的肥胖率分别约为 27.6% 和 28.4%，黑人（36.5%）、印第安人 / 阿拉斯加原住民（35.3%）和西班牙裔（32.8%）老年人的肥胖率最高。美国老年人中肥胖率最低的是亚洲人群。肥胖与社区老年人全因死亡率的增加相关。目前，对于体重指数大于 35kg/m² 的老年人，是否提倡减肥仍存在争议。对于养老院老年患者，BMI≥35kg/m² 的患者死亡率增加，但 BMI 在 30～35kg/m² 的患者死亡率没有增加。中年期肥胖可增加患高血压、血脂异常、糖尿病、冠状动脉疾病、脑卒中、骨关节炎和睡眠呼吸暂停的风险。肥胖还与乳腺癌、前列腺癌和结肠癌的风险增加有关。此外，肥胖还与骨关节炎引起的膝关节疼痛增加有关。有趣的是，近期有研究表明，与非肥胖患者相比，肥胖老年患者在心胸和乳腺癌术后的院内死亡率较低，可能是因为存在体重下降和营养不良的老年人术后死亡率较高。

相比体重，BMI 能更好地衡量个人营养状况。BMI 根据身高校正体重，但 BMI 无法区分脂肪含量和肌肉量，也无法识别与不良健康事件相关的向心性肥胖。因此，有研究人员认为，腰围比 BMI 更适合用于评价老年人肥胖。

（二）实验室检查

非自主体重下降的初步实验室检查应包括全血细胞计数、血糖、电解质、肝肾功能、促甲状腺激素、尿液分析和胸部 X 线。通过这些检查，可大致排除代谢、内分泌或感染因素导致的体重下降。

虽然人血白蛋白通常用于评估蛋白质营养或状态，但其评价营养健康的敏感性和特异性较差。白蛋白的半衰期约为 3 周，其表达水平在充分的营养干预后上升缓慢，如果炎症持续存在，白蛋白可能一直无法恢复至正常水平。通过静脉注射白蛋白可以提高人血白蛋白水平，但不能改善预后。然而，人血白蛋白确实具有临床价值，低人血白蛋白虽然不能很好地评价营养状况，但可能是整体疾病严重程度和死亡率的有力预测指标。

以前的观点认为在评价急性营养变化时，前白蛋白（甲状腺素转运蛋白）比白蛋白更敏感。然而，目前的观点认为，前白蛋白在筛查或诊断营养不良方面既不敏感也不特异，并且与营养干预效果可能

不匹配，与健康结局也可能不一致。虽然前白蛋白逐渐上升水平可能提示营养状况改善，但临床体格检查仍是金标准。血清胆固醇＜160mg/dl 无法有效衡量营养不良，但标志着发病和死亡风险增加。

（三）临床评估

全面的营养状况临床评估是识别营养不良最有效的方法。目前已有多种评估工具。简易营养评估（Mini Nutritional Assessment，MNA）（图 13-1）经过充分验证，已广泛用于评价老年患者的营养状况。其他筛查工具包括社区老年人饮食和营养风险评估（Seniors in the Community：Risk Evaluation for Eating and Nutrition，SCREEN）（https://www.phsd.ca/resources/research-statistics/research-evaluation/reports-knowledge-products/Seniors-community-risk-evaluation-eating-nutrition）和简化营养评估问卷（Simplified Nutrition Assessment Questionnaire，SNAQ）（https://www.msdmanuals.com/professional/multimedia/figure/nut_simplified_nutritional_assessment）。

四、营养不良的鉴别诊断

非自主体重下降的潜在原因

与大多数老年综合征一样，老年人的非自主体重下降通常由多种因素导致，潜在原因大致可分为医疗因素、社会心理因素和药物影响（表 13-3）。研究表明，16%～36% 的患者非自主体重下降是由潜在或已确诊的癌症导致的，并且多见于食管癌、胰腺癌和胃癌等胃肠道恶性肿瘤。与体重下降相关的其他恶性肿瘤包括淋巴瘤、肺癌、前列腺癌、卵巢癌和膀胱癌。导致体重下降的非恶性因素包括痴呆、充血性心力衰竭、慢性阻塞性肺病、内分泌疾病（糖尿病、甲状腺功能亢进）和终末期肾衰竭或肝衰竭等慢性疾病。抑郁和痴呆是老年人体重下降的主要原因，占社区老年人体重下降的 10%～20% 和养老院老年人体重下降的 58%。痴呆患者缺乏有效获取食物的能力、吞咽困难、无法自行进食、因躁动和徘徊而引起能量消耗过多，都可导致体重下降，食物摄入减少。此外，口腔和牙齿问题，如义齿不匹配或牙列不佳，也可导致体重下降。

简易营养评估® 雀巢营养研究所

姓名：					
性别：	年龄：	体重（kg）：	身高（cm）：		日期：

在方框中填写适当的数字，所有数字之和为最终筛查分数。

筛查表

A	**最近 3 个月是否因食欲不振、消化问题、咀嚼或吞咽困难而导致食物摄入量减少？** 0= 食物摄入量严重减少 1= 食物摄入量中度减少 2= 无食物摄入量减少	☐
B	**最近 3 个月体重下降** 0= 体重下降超过 3kg 1= 不知道 2= 体重下降 1～3kg 3= 无体重下降	☐
C	**活动能力** 0= 卧床或轮椅 1= 能活动但不能外出活动 2= 外出活动	☐
D	**最近 3 个月内是否有心理压力或急性患病？** 0= 是　　　2= 否	☐
E	**神经心理问题** 0= 严重痴呆或抑郁 1= 轻度痴呆 2= 无心理问题	☐
F1	**体重指数（kg/m^2）** 0=BMI＜19 1=19≤BMI＜21 2=21≤BMI＜23 3=BMI≥23	☐

如果 BMI 无法计算，请将问题 F1 替换为问题 F2
如果问题 F1 已经完成，请勿作答问题 F2

F2	**小腿围（CC）（cm）** 0=CC＜31 3=CC≥31	☐

筛查分数（总分 14 分）

12～14 分：正常营养状态 8～11 分：有营养不良风险 0～7 分：营养不良	☐☐

参考文献

1. Vellas B, Villars H, Abellan G, et al. Overview of the MNA® – Its History and Challenges. *J Nutr Health Aging.* 2006;10:456–465.

2. Rubenstein LZ, Harker JO, Salva A, Guigoz Y, Vellas B. Screening for Undernutrition in Geriatric Practice: Developing the Short-Form Mini Nutritional Assessment (MNA-SF). *J. Geront.* 2001;56A:M366–377.

3. Guigoz Y. The Mini-Nutritional Assessment (MNA®) Review of the Literature – What does it tell us? *J Nutr Health Aging.* 2006; 10:466–487.

4. Kaiser MJ, Bauer JM, Ramsch C, et al. Validation of the Mini Nutritional Assessment Short-Form (MNA®–SF): A practical tool for identification of nutritional status. *J Nutr Health Aging.* 2009;13:782–788.

®. Société des Produits Nestlé, S.A., Vevey, Switzerland, Trademark Owners © Nestlé, 1994, Revision 2009. N67200 12/99 10M
For more information: www.mna-elderly.com

▲ 图 13–1　简易营养评估简表

© Société des Produits Nestlé, SA 1994, Revision 2009

社会因素，如经济拮据、无法购物或做饭、社会隔离、居住地缺乏民族食品，都可导致非自主体重下降。许多药物可导致厌食、恶心 / 呕吐、口干或味觉嗅觉改变等不良反应，从而导致体重下降（表 13-3）。

五、营养干预

（一）改善营养不良和体重下降

鼓励营养不良的患者进食需要多维度的方法，包括评估和治疗疼痛、抑郁，增加社会支持，以及制订个体化食物和用餐时间。简单的运动，如每天步行，可以改善一些患者的食欲。

由家属喂养的老年人通常吃得更好、更多。其中的一个原因是家属会耐心地喂养和鼓励患者。老年人如果与他人一同进食，也会吃得更多。已有研究表明，如果送餐员陪在老年人身边，他们会吃得更多。

1. 口服营养补充剂

当患者无法或不愿摄入足够的常规食物时，可以使用各种商业化营养液和营养粉。最新 Cochrane 系统评价显示，口服营养补充剂并未改善生存率；但研究表明，根据膳食建议进食的患者，无论是否口服营养补充剂，其体重和身体成分都有所改善。营养补充剂在餐前至少 1h 服用最有效，因此患者不能用营养补充剂替代正常饮食。营养粉则可与其他食物混合食用。罐装营养补充剂价格昂贵，即使是一般品牌也是如此。对于乳糖耐受的患者，将速溶早餐粉混合在牛奶中食用是一种经济有效的替代方案。

2. 食欲刺激药

有几种药物被宣传有助于改善食欲和增加体重，但均无法在老年人中取得令人满意的效果。

醋酸甲地孕酮用于获得性免疫缺陷综合征患者和癌症患者，可改善食欲、增加体重，但仅与老年人体重的轻微增加有关。醋酸甲地孕酮有显著的潜在危害，包括促进深静脉血栓形成，抑制下丘脑 - 垂体 - 肾上腺轴，加重充血性心力衰竭，还可能增加养老院患者的死亡率。醋酸甲地孕酮已被列入 2019 版美国老年医学会老年人潜在不恰当用药 Beers 标准。

米氮平是一种可增加体重的抗抑郁药，常用于治疗老年人的抑郁症和体重下降。然而，米氮平对老年人体重的影响尚未得到严格评估。患有持续性厌食症的人可能会受益于抗抑郁治疗，如使用米氮平治疗可能潜在的抑郁症。

其他大多数药物对老年人具有有限或不明确的体重影响，或者具有明显的不良反应。屈大麻酚在老年人中的应用研究有限，几项小型试验表明，老年人无法耐受屈大麻酚对中枢神经系统的不良反应和使用屈大麻酚引起的烦躁不安。赛庚啶尚未被证明对老年人有效。同化类固醇，如生长激素和胰岛素样生长因子，价格昂贵且常有不良反应。在临床试验中，生长激素释放肽可增加老年人的体重和去脂体重，但该药物目前仅用于科学研究。用睾酮或其类似物进行雄激素治疗也有许多不良反应，因此其应用于体重增加仍处于试验阶段。

3. 人工管饲

在讨论使用人工管饲之前，患者及其家属应讨论整体治疗目标。一些临床医生开始将人工管饲作为一种治疗性试验，在预定期限内如果未达到某些目标（如患者将开始自主消耗足够的热量以维持生存），则停止干预。在某些临床情况下，临时使用管饲可能是有益的，如在头颈肿瘤治疗期间或急性脑卒中恢复期间。然而，在许多临床情况下，人工管饲的获益尚不确定。

在晚期痴呆患者中，使用人工管饲并不能提高生存率，也不能改善机体功能与伤口愈合。此外，任何管饲方法（G 管或 J 管）都不能防止痴呆患者发生误吸和吸入性肺炎。对神经系统疾病患者的回顾性队列研究表明，管饲患者吸入性肺炎的发生率很高（见第 9 章）。

（二）肥胖的治疗

肥胖伴控制不佳的高血压、糖尿病、机体功能障碍或下肢关节炎的社区老年人，可能会从体重缓慢下降中获益。持续减轻体重通常需要健康的饮食和运动相结合。多项关于肥胖老年人的研究表明，减肥饮食与运动（有氧运动和阻力训练）相结合，可以减轻体重而不显著减轻去脂体重。减肥药（苯丙胺、西布曲明、奥利司他）在老年人中的应用尚未进行充分研究，因此不应使用或应非常谨慎地使用这些药物。心脏病患者应避免使用苯丙胺和西布曲明。

表 13-3 非自主体重下降的潜在原因			
医疗因素	**癌症：** • GI 恶性肿瘤（食管癌、胰腺癌和胃癌） • 肺癌 • 淋巴瘤 • 前列腺癌 • 卵巢癌 • 膀胱癌	**非癌症：** • GI 疾病（动力或吞咽功能障碍、肠系膜缺血、消化性溃疡、胆结石） • 充血性心力衰竭 • 痴呆 • 慢性阻塞性肺疾病 • 内分泌疾病（甲状腺功能亢进、糖尿病） • 脑卒中 • 终末期肾衰竭 • 终末期肝衰竭 • 酒精中毒 • 类风湿关节炎 • 口腔或牙齿问题	
心理社会因素	**社会：** • 贫困 • 无法购物或做饭 • 无法进食 • 社会孤立 • 缺乏民族食品	**心理：** • 抑郁症 • 酗酒 • 丧亲 • 妄想症	
药物	**厌食症：** • 抗生素（红霉素） • 地高辛 • 阿片类药物 • SSRI（氟西汀） • 金刚烷胺 • 二甲双胍 • 苯二氮䓬类药物 **口干：** • 抗胆碱能药 • 襻利尿药 • 抗组胺药	**恶心 / 呕吐：** • 抗生素（红霉素） • 双膦酸盐 • 地高辛 • 多巴胺激动药 • 左旋多巴 • 阿片类药物 • 三环类抗抑郁药 • SSRI **改变味道或嗅觉：** • ACE 抑制药 • 钙通道阻滞药 • 螺内酯 • 铁 • 抗帕金森病药物（左旋多巴、培高利特、司来吉兰） • 阿片类 • 金 • 别嘌呤醇	

106

ACE. 血管紧张素转换酶；GI. 胃肠道；SSRI. 选择性 5- 羟色胺再摄取抑制药

引自 McMinn J, Steel C, Bowman A. Investigation and management of unintentional weight loss in older adults. *BMJ.* 2011;342:d1732; and Chapman IM. Weight loss in older persons. *Med Clin North Am.* 2011;95(3):579–593.

目前肥胖对社区老年人的影响已得到广泛研究，但关于肥胖对养老院老年人的影响却鲜有报道。一项研究表明，在养老院老年人中，$BMI > 40kg/m^2$ 的老年人比正常体重老年人（$BMI 19 \sim 28kg/m^2$）的死亡率高。由于可能存在营养不良和骨密度降低的风险，养老院老年人的减肥计划应谨慎启动。低 BMI（$<19kg/m^2$）可增加养老院老年人的死亡风险，而 BMI 在 $30 \sim 35kg/m^2$ 的老年人死亡率更高。

（三）药物和食物的相互作用

某些食物可以抑制或增强老年人常用处方药的作用（表 13-4）。西柚汁可以抑制细胞色素 $P_{450} 3A4$，从而导致他汀类药物、钙通道阻滞药和磷酸二酯酶抑制药（西地那非、伐地那非和他达拉非）的血清水平升高（表 13-4）。西柚汁对某些他汀类药物的影响较大：对辛伐他汀和阿托伐他汀有较大影响；然而，对普伐他汀和瑞舒伐他汀的血清水平几乎没有影响，即两种药可以安全地与西柚汁一同服用。乳制品或钙补充剂与一些抗生素同时服用会降低抗生素的药效，受影响的抗生素包括氟喹诺酮类、头孢呋辛和四环素（表 13-4）。这些抗生素应在进食钙补充剂或富含钙的食物 2h 之前或 6h 之后服用。对于社区老年人，服药问题可以咨询当地药剂师，如服药后多少小时才能进食水。食物和药物之间的其他相互作用见表 13-4。

表 13-4　食物和药物的相互作用

食　物	药　物	相互作用
西柚汁	阿托伐他汀 辛伐他汀 洛伐他汀	●降低代谢 ●增加肌肉毒性（肌痛、肌病、横纹肌溶解症）
	钙通道阻滞药 ●氨氯地平 ●硝苯地平 ●尼卡地平 ●维拉帕米 ●非洛地平	●降低代谢 ●增加直立性低血压风险
	磷酸二酯酶抑制药 ●西地那非 ●伐地那非 ●他达拉非	●增加血清浓度 ●阴茎异常勃起，低血压，视力障碍
	苯二氮䓬类 ●地西泮 ●替马西泮 ●咪达唑仑	●增加血清浓度 ●增强中枢神经系统抑制作用
	胺碘酮	●降低代谢 ●增加心动过缓，充血性心力衰竭，低血压风险
咖啡因	环丙沙星	●环丙沙星可增强咖啡因的作用 ●增加失眠的风险
	西咪替丁	●西咪替丁可增加咖啡因水平
	茶碱	●咖啡因抑制其代谢 ●增加焦虑、失眠和心律失常风险

107

（续表）

食　物	药　物	相互作用
乳制品或钙补充剂	氟喹诺酮类药物 ● 环丙沙星 ● 左氧氟沙星 头孢呋辛 四环素	● 减少其吸收
	双膦酸盐 ● 阿仑膦酸盐 ● 利塞膦酸盐 ● 伊班膦酸盐	● 与乳制品或钙补充剂一起服用时生物利用度和药物吸收低
高蛋白质食品	普萘洛尔	● 增加普萘洛尔的生物利用度 ● 增加心动过缓、低血压和支气管痉挛的风险
	卡比多巴 / 左旋多巴	● 降低血清浓度
	茶碱	● 降低血清浓度
纤维	二甲双胍	● 如大量服用可降低血清水平
含酪胺的食物（奶酪和红酒）	单胺氧化酶抑制药 ● 司来吉兰 ● 苯乙肼 ● 异卡波肼 ● 反苯环丙胺	● 增强这些药物的作用，可导致 5- 羟色胺综合征
	利奈唑胺	● 一些单胺氧化酶抑制药特性
	异烟肼	● 单胺氧化酶抑制药效应
	曲马多	● 弱单胺氧化酶抑制药效应
绿色多叶蔬菜	华法林	● 富含维生素 K，从而降低华法林的疗效

六、结论

充足的营养是老年人健康的重要组成部分。老年患者对维生素、矿物质和常量营养素的 RDA 与年轻人无显著差异，但对钙和维生素 D 补充剂的需求增加。地中海饮食或 DASH 饮食可以作为健康老年人的饮食指导。非自主体重下降和肥胖会增加老年人发病率和死亡率。改善老年患者的营养不良和体重下降需要多种手段。有必要评估老年人的社会问题、潜在的精神疾病（包括抑郁症和认知障碍）、基础疾病和服药情况。对于肥胖的社区老年人，建议健康饮食和运动相结合。对于肥胖的养老院老年人，应谨慎启动减肥计划。

参考文献

America's Health Rankings. www.americashealthrankings.org. Accessed April 20, 2019.

Anton SD, Manini TM, Milsom VA, et al. Effects of a weight loss plus exercise program on physical function in overweight, older women: a randomized controlled trial. *Clin Interv Aging.* 2011;6:141–149.

Attar A, Malka D, Sabate JM, et al. Malnutrition is high and underestimated during chemotherapy in gastrointestinal cancer: an AGEO prospective cross-sectional multicenter study. *Nutr Cancer.* 2012;64(4):535–542.

Baldwin C, Weekes CE. Dietary advice with or without oral nutritional supplements for disease-related malnutrition in adults. *Cochrane Database Syst Rev.* 2011;9:CD002008.

Chapman IM. Weight loss in older persons. *Med Clin North Am.* 2011;95(3):579–593.

Cullen S. Gastrostomy tube feeding in adults: the risks, benefits and alternatives. *Proc Nutr Soc.* 2011;70(3):293–298.

DiFrancesco V, Fantin F, Omzzolo F, et al. The anorexia of aging. *Dig Dis.* 2007;25(2):129–137.

Flegal KM, Carroll MD, Kit BK, Ogden CL. Prevalence of obesity and trends in the distribution of body mass index among US adults, 1999–2010. *JAMA.* 2012;307(5):491–497.

Gioulbasanis I, Georgoulias P, Vlachostergios PJ, et al. Mini Nutritional Assessment (MNS) and biochemical markers of cachexia in metastatic lung cancer patients: Interrelations and associations with prognosis. *Lung Cancer.* 2011;74(3):516–520.

Li A, Heber D. Sarcopenic obesity in the elderly and strategies for weight management. *Nutr Rev.* 2011;70(1):57–64.

McMinn J, Steel C, Bowman A. Investigation and management of unintentional weight loss in older adults. *BMJ.* 2011;342:d1732.

Moore AH, Trentham-Dietz A, Burns M, et al. Obesity and mortality after locoregional breast cancer diagnosis. *Breast Cancer Res Treat.* 2018;172:647–657.

Rutter CE, Yovino S, Taylor R, et al. Impact of early percutaneous endoscopic gastrostomy tube placement on nutritional status and hospitalization in patients with head and neck cancer receiving definitive chemoradiation therapy. *Head Neck.* 2011;33(10):1441–1447.

Saragat B, Buffa R, Mereu E, et al. Nutritional and psycho-functional status in elderly patients with Alzheimer's disease. *J Nutr Health Aging.* 2012;16(3):231–236.

Vargo PR, Steffen RJ, Bakaeen FG, et al. The impact of obesity on cardiac surgery outcomes. *J Cardiol Surg.* 2018;33:588–594.

Villareal DT, Chode S, Parimi N, et al. Weight loss, exercise, or both and physical function in obese older adults. *N Engl J Med.* 2011;364(13):1218–1229.

Yaxley A, Miller MD, Fraser RJ, Cobiac L. Pharmacological interventions for geriatric cachexia: a narrative review of the literature. *J Nutr Health Aging.* 2012;16(2):148–154.

第 14 章　处方原则和依从性
Principles of Prescribing & Adherence

Michael A. Steinman　Holly M. Holmes　著

涂　玲　译　郑　凯　校

一、老年人处方的特点

老年人处方与年轻人处方一样，必须了解药物适应证、剂量、潜在不良反应和药物相互作用。但是，随着年龄的增加和生理功能的降低导致药物代谢的改变和对不良事件的易感性增加；老年患者多种慢性疾病共存和多种药物共用，导致药物 - 药物和药物 - 疾病之间相互作用，更加需要综合评估和权衡；同时还应该关注老年人的认知功能、机体灵活性和药物经济费用依从及护理的特殊性；许多实践指南所依据的临床试验是在较年轻的患者中进行的，这些循证建议对于老年人的应用上可能存在模糊性。因此，老年人处方不仅需要掌握药物使用手册，更需要综合考虑老年人生物医学和社会心理因素，制订综合护理计划，以满足他们的个体化需求。更多关于从临床研究中推断老年患者的证据的细节在第 24 章中详细阐述。

二、老年人药物代谢和生理作用特点

（一）药代动力学

机体从药物摄入到排出的过程中，对药物的处理包括吸收、分布、代谢和排泄。虽然随着年龄的增长每个过程都可能有所不同，但受遗传因素、疾病、环境和药物本身等因素的影响更大。对于大多数老年患者，肾功能的变化对药代动力学的影响最大。

1. 吸收

药物的吸收受吸收面积、胃 pH 值、内脏血流和胃肠道运动的影响，大多数药物相对年龄来说可能更受某些疾病和药物本身的影响。某些药物（如维生素 B_{12}、钙和铁）在老年人中吸收减少是由它们的主动转运功能下降所致。

2. 分布

老年人脂肪含量增加，机体水分减少，人血白蛋白减少。在脂肪中分布的药物（如安定）分布体积增加。亲水药物（如地高辛）的分布体积减小，导致血清水平升高。与血清蛋白结合的药物在结合（非活性）和游离（活性）药物之间达到平衡。使用两种或两种以上竞争蛋白质结合的药物（如甲状腺激素、地高辛、华法林、苯妥英）可能导致游离药物水平升高，需要仔细监测药物水平和效果。就睾酮而言，与年龄相关的性激素结合球蛋白的增加会导致血清总睾酮水平正常，即使无血清睾酮（生物活性形式）水平降低。

3. 代谢

细胞色素 P_{450} 系统通过氧化和还原辅助药物代谢（称为第一阶段代谢）。随着年龄的增长，这个系统的功能通常不会发生重大变化。相反，细胞色素 P_{450} 系统通常更容易受到遗传多态性的影响，这导致一些个体的代谢速度或快或慢，以及其他药物和食物的使用可以抑制或诱导特定的 P_{450} 酶，导致药物代谢减慢或加速。第二阶段的肝脏代谢，或称为共轭，在第一阶段代谢之后。它通常使药物失去生物活性，并促进其排泄。它不受年龄的影响。药物遗传检测可以识别个体的细胞色素 P_{450} 系统基因型，以确定某些药物可能代谢快或慢，从而有助于药物给药，尽管在大多数情况下，这种检测并不广泛使用。

4. 排泄

肾功能随年龄而下降，包括肾小球滤过率和肾小管功能的丧失。由于肌肉质量在老年下降，即使在正常的血清肌酐存在的情况下，肾功能通常也会严重受损。因此，估计肌酐清除率［或密切相关的估计肾小球滤过率（estimated glomerular filtration rate, eGFR）] 是必要的。与 Cockcroft-Gault 方程相比，慢性肾脏病流行病学协作（CKD-EPI）和肾脏疾病饮食调整（MDRD）公式等数学上复杂的公式往往更准确地反映肾功能。然而，每种方法都是不完善的，应该被解释为仅仅提供了肾功能的粗略估计。在肾功能迅速变化的情况下，这两种配方都不起作用。一般来说，有（并使用）一个容易获得的肾功能粗略估计要比完全没有要好得多。在真实 eGFR 存在很大不确定性或需要精确量化的情况下，基于胱抑素 C 的实验室分析可以提供准确的估计。

$$肌酐清除率 = （140 - 年龄）× 体重（kg）/ 血清肌酐 × 72$$

女性乘以 0.85，考虑到肌肉质量减少 15%。

（二）药效学

药物作用于器官受体的生理效应。老年人对抑制中枢神经系统的药物更敏感，可能导致精神错乱、意识混乱和躁动。老年人频繁使用多种药物往往会导致同时使用的两种或两种以上具有相同不良反应的药物，导致严重的损伤。如同时使用抗凝血药和阿司匹林造成严重的出血，各种降压药和第一代 α 受体拮抗药合用引起严重的体位性低血压。

三、老年人治疗特点

（一）药物不良反应

1. 流行病学和危险因素

药物不良反应（adverse drug reactions，ADR）在老年人中比年轻人中更为常见。高达 35% 的门诊老年人每年经历一次或多次不良反应，9% 老年人因药物不良反应住院，大约 1/5 的住院老年人在住院期间经历不良反应。单纯的年龄并不会增加不良反应的风险。相反，在门诊环境中，药物服用的数量和疾病负担（通常，但不总是随着患者年龄的增长而增加）才是最严重的不良反应风险因素。不良反应的风险也可能增加与特定损伤相互作用的特定药物。例如，中枢神经系统作用药物在潜在认知障碍患者中引起不良反应的风险明显增加。

药物不良反应是指药物在正常剂量和使用情况下产生的不良反应。药物不良事件是指与药物相关

的更广泛的潜在危害，包括过量使用、突然停药引起的停药反应等。

2. 原因

通常分为两种主要类型。A 型不良反应是由药物预期的但不需要的或夸大的生理效应引起的。例如，β 受体拮抗药可能引起心动过缓，从而导致晕厥。较少见的 B 类 ADR 是由与药物通常生理靶点无关的特殊作用引起的，如青霉素过敏。

在老年人中，A 型不良反应通常是由药物和患者的潜在特征相互作用引起的。治疗指数较窄、半衰期较长的药物给老年患者带来的麻烦最大。有多种药物、疾病状态和（或）与衰老相关的亚临床生理变化的老年人更容易受到药物不良作用的影响。

药物 - 药物相互作用可通过药代动力学和药效学机制引起不良反应。在前者中，相互作用可以影响吸收、分布、代谢或排泄。例如，地尔硫䓬抑制细胞色素 P_{450} 3A4（CYP3A4）。阿托伐他汀和其他几种（但不是全部）他汀类药物可由 CYP3A4 代谢。因此，如果患者同时服用地尔硫䓬和阿托伐他汀，阿托伐他汀会积累，因为代谢它的酶活性降低了。阿托伐他汀的组织水平将会上升，可能达到毒性的水平（即横纹肌溶解和肝损伤的风险增加）。抑制 P_{450} 活性的其他常见罪魁祸首包括抗微生物药物，如环丙沙星氟康唑、克拉霉素；一些选择性血清素再摄取抑制药、胺碘酮和维拉帕米。

细胞色素 P_{450} 同工酶也能被诱导（加速）。这导致了快速清除，从而降低了受影响同工酶代谢药物的有效性。对 P_{450} 酶有诱导作用的药物包括利福平、巴比妥酸盐、卡马西平和苯妥英。一般来说，当诱导或抑制作用强大（如酶活性变化大于 5 倍），并且底物药物的治疗指数较低（如华法林、磺酰脲类药物）时，细胞色素 P_{450} 介导的相互作用最为重要。涉及弱诱导或抑制的药物相互作用和具有广泛安全裕度的底物药物不太可能具有临床相关性。

使用两种或两种以上具有相互增强的生理作用的药物也可能导致伤害（即药效学上的相互作用）。例如，服用地高辛和 α 受体拮抗药的患者可能发生三度房室传导阻滞，因为两者都抑制通过房室结的心房冲动传导。

当潜在疾病状态使患者更容易受到药物的不良

111

生理作用时，药物 – 疾病相互作用就会发生，但并不是每一个潜在的相互作用都会导致伤害。例如，许多轻度或中度慢性阻塞性肺疾病患者可以耐受 β 受体拮抗药而不产生不良反应，尽管有些患者在这种情况下会出现更严重的肺部症状。

除了不良反应外，滥用药物还可能引起一系列不良事件。这可能包括过量用药引起的并发症，因不坚持用药或用药剂量不足而未能预防或治疗疾病，或因突然停药而引起的戒断反应（即慢性阿片类或皮质类固醇）。

3. 预防和监测

在门诊老年人中，只有一小部分不良反应是由临床医生做出明显不适当的处方决定造成的。相反，大多数不良反应来自于处方合理的药物，代表了已知但不受欢迎的给定药物的潜在不良反应。抗凝血药、抗血小板药、口服和注射抗高血糖药是最常见的 ADR 的原因，严重到需要去急诊室就诊。尽管如此，这些药物在老年人的医疗设备中占有重要地位。事实上，抗凝血药通常处方不足，因为对许多患者来说，预防脑卒中或肺栓塞的好处超过了出血的风险。

在这种情况下，真正的预防是困难的，因为很难精确预测哪些患者会被药物帮助或伤害。然而，许多不良反应可以及早发现和处理，避免患者出现长时间的症状或一连串不断恶化的不良反应（如未经治疗的固定导致跌倒并骨折）。因此，监测老年人是否出现不良反应在减轻不良反应负担方面发挥着关键作用，但往往做得不好。监测的一个重要障碍是，患者和医生都可能错误地将新症状归因于潜在的疾病状态或衰老，而不是将其识别为不良反应。这导致患者少报潜在的不良反应，导致医生即使在患者报告不良反应时也没有正确地将症状诊断为不良反应。老年人的任何症状都是药物不良反应，除非证明不是这样，这是一个有用的提醒，在评估新的或恶化的症状时，要始终将不良反应列入鉴别诊断。

专业的护士和药剂师共同参与的方案是监测不良反应的有效策略，最好的例子是抗凝诊所。尽管很少有数据支持简单的办公室或床边药品不良反应监测工具，专家意见认为，以下几种策略可能是有帮助的：①在开处方时，提醒患者注意哪些不良反应；②下次遇到患者时，结合使用开放式问题和具体提示来询问不良反应（例如，您是否有服用某种药物的不良反应或问题？其次是关于危险和常见不良反应的具体问题）；③在年度用药回顾中使用类似的策略查询不良反应。

> 老年人的任何症状都是药物不良反应，除非证明不是这样。

（二）多药共用

1. 流行病学潜在的危害和益处

在美国，39% 的 65 岁及以上的成年人使用 5 种或更多的药物。这种多种药物的使用通常被称为多药配伍。这个术语缺乏一个被普遍接受的定义，但通常用于指同时使用 5 种或 5 种以上的药物，尽管在临床实践中，通常最好将多药联用视为一个连续体。综合用药的概念带有贬义的含义，这在一定程度上是有原因的。多种药物的使用增加了药物与药物相互作用和药物不良事件的风险，给患者带来巨大的成本负担，使依从性复杂化，并增加了使用不适当药物的风险。然而，老年患者通常患有多种慢性疾病，药物可以在很大程度上帮助他们。虽然使用多个药物是药物不良反应危险因素，但多种药物的应用对他们而言可能是一个适当的治疗选择。应该密切关注患者的病情变化，减少不必要的药物，平衡药物不良反应和可能提供的潜在好处，延长寿命和生活质量的关系。这通常是一个高度个性化的问题。

2. 处方级联

多种药物使用的一个重要因素是处方级联，即一种药物的不良反应用另一种药物治疗，而另一种药物本身又引起第三种药物治疗的不良反应，以此类推。这可能是由于将体征或症状误解为潜在疾病过程的表现，而不是药物不良反应。如前所述，在一个老年人的任何症状都是药物的不良反应，除非证明不是这样，否则可以帮助防止潜在的处方级联。除非在特殊情况下，通常最好是停用或替代违规药物，而不是用另一种药物治疗其不良反应。

（三）药物的过度使用、误用和使用不足

对大多数老年人，问题不在于患者服用的药物过多还是过少，而在于患者是否根据自己的疾病、

偏好和坚持的能力服用了正确的药物。偏离最佳方案可以被视为过度使用（在不需要药物治疗的情况下使用药物）、滥用（在有更好的替代选择的情况下使用药物）和使用不足（不使用有益的药物）的问题。

1. 过度使用和滥用

药物的过度使用和误用是常见的。在美国和其他发达国家，20%～35% 的老年门诊成人使用至少一种公认标准建议避免在老年患者中使用的药物。专家对门诊、住院和疗养院的用药方案进行审查，也发现很大一部分患者服用的药物没有指明，对所治疗的疾病无效，或有其他问题。通常情况下，药物在不再需要很长时间后仍会继续使用。例如，在住院期间开始使用质子泵抑制药预防应激性溃疡的美国患者中，大约有一半在出院后继续使用这些药物，原因不明。

已经制订了一些明确的标准，通常被称为药物避免清单，以确定可能不适合老年人使用的药物。这些工具证明对质量改进是有用的，包括标记此类

处方的实例，以供特别审查和审查。尽管如此，临床判断需要适用于个别患者，因为在某些情况下，使用这些药物中的许多是合理的。

美国老年病学会对潜在不适当药物的 Beers 标准见表 14-1。这些标准中最常被引用的部分涉及在任何情况下都可能不合适的药物。在这个要避免使用的药物清单上常用的药物包括第一代抗组胺药（如苯海拉明和羟嗪）、苯二氮䓬类药物和镇静催眠 Z 型药物（如唑吡坦）、叔胺三环抗抑郁药、长效磺酰脲类药物（如格列本脲），以及慢性使用非甾体抗炎药。

STOPP 标准定义了一份广泛的特定临床情况的清单，在这些情况下，药物使用可能是不合适的（表 14-2）。例子包括在没有心力衰竭的情况下使用环利尿药治疗踝关节水肿，有低钠血症病史的患者使用 SSRI，以及在心力衰竭或中度至重度高血压患者中使用非甾体抗炎药。美国老年病学会 Beers 标准和 STOPP 标准之间有大量重叠。

表 14-1　老年人潜在的不适当药物的 Beers 标准（例子）[a]

标　准	证　据
第一代抗组胺药（如苯海拉明、羟嗪）	高度抗胆碱能，有神志不清、口干、便秘和其他抗胆碱作用的风险
地高辛 >0.125mg/d	在心力衰竭中，高剂量没有额外的好处，可能增加毒性风险；肾脏清除缓慢可能增加毒性作用的风险
叔胺三环抗抑郁药（如阿米替林）	高抗胆碱能，镇静，引起体位性低血压
抗精神病药物用于痴呆行为问题，除非非药物治疗失败，患者对自己或他人构成威胁	痴呆患者脑血管事故（脑卒中）和死亡率增加
苯二氮䓬类药物	老年人对苯二氮䓬类药物的敏感性增加，对长效药物的代谢减慢。一般来说，所有苯二氮䓬类药物都会增加老年人认知障碍、谵妄、跌倒、骨折和机动车事故的风险
非苯二氮䓬类、苯二氮䓬类受体镇静催眠药（如 Z 类药物，如唑吡坦、艾司佐匹克隆）	与苯二氮䓬类药物在老年人中的不良事件类似（如谵妄、跌倒、骨折），睡眠潜伏期和持续时间的改善极小
雄性激素除外中度到重度性腺功能减退症	潜在的心脏问题和禁忌证的男性前列腺癌
长效磺酰脲类药物（如格列本脲、氯磺丙胺）	严重长期低血糖的风险
哌替啶	非常用剂量的有效口服镇痛药，可引起神经毒性
非甾体抗炎药避免长期使用，除非其他替代药物无效，患者可以采取胃保护治疗（如质子泵抑制药）	增加肠胃出血和消化性溃疡的风险，使用质子泵抑制药或米索前列醇可降低但不能消除风险
骨骼肌肉松弛药	老年人因抗胆碱能不良反应耐受性差；镇静，有骨折风险

a. 关于 Beers 标准的完整列表，请参见 American Geriatrics Society 2019 Updated AGS Beers Criteria® for Potentially Inappropriate Medication Use in Older Adults. https://onlinelibrary.wiley.com/doi/abs/10.1111/jgs.15767. Accessed March 15, 2020.

表 14–2　老年人潜在的不适当药物 STOPP 标准（例子）[a]	
标　准	证　据
襻利尿药仅用于依赖性踝关节水肿（即无心力衰竭、肝衰竭、肾衰竭或肾病综合征临床症状）	抬腿和压缩袜比较合适
NYHA Ⅲ 或 Ⅳ 级心力衰竭患者使用地尔硫䓬或维拉帕米	可能加重心力衰竭
心房颤动患者抗凝血药联合阿司匹林	阿司匹林没有额外的好处
乙酰胆碱酯酶抑制药有持续性心动过缓、心传导阻滞、复发性不明原因晕厥或同时使用降低心率药物治疗的病史	心脏传导、晕厥、损伤的风险
有当前或近期明显低钠血症的 SSRI	有加重或沉淀低钠血症的风险
慢性便秘患者可能导致便秘的药物（如抗毒蕈碱 / 抗胆碱药物、口服铁、阿片类药物、维拉帕米、铝抗酸剂）	便秘加重风险
痴呆或认知障碍合用膀胱抗毒蕈碱药物	增加混乱和躁动风险
口服或经皮强阿片类药物（如吗啡或芬太尼）作为轻度疼痛的一线治疗	世界卫生组织镇痛阶梯未推荐
使用常规阿片类药物而不同时使用泻药	严重便秘的风险

NYHA. 纽约心脏协会；SSRI. 选择性 5– 羟色胺再摄取抑制药

a. 关于 STOPP 标准的完整列表，请参见 STOPP/START Criteria for Potentially Inappropriate Prescribing in Older People: Version 2. https://psnet .ahrq.gov/issue/stoppstart-criteria-potentially-inappropriate-prescribing-older-people-version-2. Accessed March 15, 2020.

2. 使用不足

除外治疗的禁忌证外，老年人由于存在对不良事件的过度恐惧、临床效果的担心和无助感，较年轻人更难接受指南推荐的药物治疗剂量。此外，老年人的疾病往往被诊断不足，疼痛、疲劳、情绪低落或畸形等症状可能被错误地归因于衰老。

START 标准是确定老年人中潜在的有效药物使用不足的共识标准（表 14–3）。与其他明确的标准一样，这些标准旨在作为指导，但不能替代个别患者的临床判断。START 标准建议常规使用的药物包括慢性心房颤动的抗凝（在无禁忌证的情况下），轻至中度哮喘或慢性阻塞性肺疾病患者定期吸入 β 受体激动药或支气管扩张药，以及在接受慢性皮质类固醇治疗的患者中双膦酸盐、维生素 D 和钙的使用。

（四）高危药物

下列药物常与不良反应有关，在开处方时应特别注意。

1. 口服抗凝血药

对大多数患者，抗凝血药在预防心房颤动脑卒中和治疗静脉血栓栓塞（venous thromboembolism, VTE）的获益超过出血的风险，甚至对于 80 岁以上的患者和有摔倒史的患者也是如此。然而，抗凝血药是最常见的药物，涉及急诊室就诊和住院的 ADR。安全使用需要密切监测，以帮助患者避免可能影响出血风险的药物 – 药物和药物 – 饮食相互作用，持续评估肾功能，以确保剂量仍然适当，如果使用华法林，则需要经常验血，以确保抗凝水平保持在预期范围内。华法林涉及大量的药物 – 药物和药物 – 饮食相互作用，需要频繁的血液检查和剂量调整，构成了特殊的挑战，尽管药物仍然是许多老年人的合理选择。直接口服抗凝血药（direct oral anticoagulants, DOAC），如阿哌沙班、利伐沙班、达比加群和依多沙班，在这些领域的挑战较小，但仍有出血风险。根据具体 DOAC，肾功能受损患者或需禁忌或需要调整剂量，在某些情况下，需要根据适应证、年龄和体重进行额外调整。尽管缺乏明确的数据，但与替代药物相比，人们担心达比加群和利伐沙班会增加出血风险，因此将这两种药物纳入了 2019 年版美国老年医学会 Beers 标准，作为谨慎使用的药物；具体地说，建议 75 岁及以上成人静脉血栓栓塞或心房颤动的治疗慎用（见第 44 章）。

2. 胰岛素

老年与药物诱发的低血糖风险增加相关，胰岛

表 14-3　除特殊情况外，应用于老年人的药物

- 慢性心房颤动患者抗凝血药治疗 [a]
- 有冠状动脉、大脑或周围血管疾病病史的抗血小板治疗
- 血管紧张素转换酶抑制药在射血分数降低的心力衰竭和（或）有记录的冠状动脉疾病中的应用 [a]
- 轻至中度哮喘或慢性阻塞性肺疾病常规吸入 β_2 受体激动药或抗毒蕈碱支气管扩张药
- 左旋多巴或多巴胺激动药在特发性帕金森病伴功能损害及致残中的应用
- 出现持续严重抑郁症状时使用抗抑郁药（三环类抗抑郁药除外）
- 有严重胃食管反流病或消化性狭窄需要扩张的质子泵抑制药
- 双膦酸盐、维生素 D 和钙在长期全身皮质类固醇治疗的患者

a. 有关 START 标准的完整列表，请参见 STOPP/START Criteria for Potentially Inappropriate Prescribing in Older People: Version 2. https://psnet.ahrq.gov/issue/stoppstart-criteria-potentially-inappropriate-prescribing-older-people-version-2. Accessed March 15, 2020.

素是导致老年人急性不良反应的常见原因。虽然胰岛素在糖尿病的治疗中有重要作用，但开处方时还是要谨慎。应特别注意可能增加严重低血糖风险和后果的因素。这些危险因素包括肾功能下降，使用可能与胰岛素作用相互作用的药物，以及认知功能受损（这可能会干扰正确的使用，并在低血糖开始发生时影响患者获得帮助的能力）。长效基础胰岛素（如甘精胰岛素和地特胰岛素）比中性鱼精蛋白（neutral protamine hagedorn，NPH）和普通胰岛素更不容易引起低血糖。应避免使用滑动胰岛素（即使用短效胰岛素追踪当前血糖水平，而不同时使用长效基础胰岛素），因为它会增加低血糖的风险，而不会改善血糖控制（见第 51 章）。

3. 长效磺酰脲类药物

所有磺酰脲类药物都有可能引起低血糖。在老年人中，使用长效磺酰脲类药物发生不良事件的风险特别高，包括格列本脲、格列美脲和氯丙胺。如果使用磺酰脲类药物，则首选作用较短的版本，如格列吡嗪。

4. 地高辛

地高辛中毒很常见，通常表现为神经系统异常（包括疲劳、意识混乱或颜色感知改变）和（或）胃肠道紊乱。包括心律失常在内的毒性作用在低钾血症的存在下加重，低钾血症通常发生在同时接受环利尿药的患者中。肾功能受损和药物－药物相互作用常导致老年人血清地高辛水平升高，尽管即使血清地高辛水平在正常范围内也可能发生毒性。虽然地高辛可能适用于特定的患者，但其他药物通常被首选用于处理具有快速心室反应的心力衰竭和心房颤动。如果使用地高辛，应以 0.125mg/d 的剂量开处方，并仔细监测患者的血清地高辛水平（目标是低正常值范围）、电解质（特别是低钾血症）和临床毒性体征。服用地高辛的患者出现新的或恶化的神经、胃肠或心脏体征或症状应被认为是不良反应，除非另有证明。

5. 非甾体抗炎药

非甾体抗炎药引起的消化性溃疡和肾损害在老年人中比在年轻人中更常见。此外，这些药物加剧高血压，促进心力衰竭患者的液体潴留，并拮抗阿司匹林通过竞争性抑制环氧化酶（COX）–1 对心脏的保护作用。美国老年病学会的 Beers 标准和美国老年病学会的疼痛指南不鼓励老年人定期、长期使用全身非甾体抗炎药。非甾体抗炎药禁忌用于心力衰竭或肾功能不全的患者和消化性溃疡引起胃肠道出血的高危患者。在同时服用抗凝血药、SSRI 或全身皮质类固醇的患者中，后一种并发症的风险显著增加。如果非甾体抗炎药的使用时间超过短暂的间歇性使用，建议注意以下事项：①尽可能以最低剂量和最短时间使用；②联合使用质子泵抑制药或米索前列醇保护胃；③尽量缩短服用保护心脏的阿司匹林和服用非甾体抗炎药之间的间隔时间（即醒来时服用阿司匹林，至少 2h 后再服用非甾体抗炎药）；④考虑在开始使用非甾体抗炎药后 2～4 周进行随访，评估肾功能障碍、液体潴留和血压升高。对 COX-1 和 COX-2 有平衡抑制作用的非甾体抗炎药在有心血管疾病风险的患者中是首选。与此一致的是，一些数据表明萘普生具有最有利的心血管风险。外用非甾体抗炎药（如外用双氯芬酸凝胶）的全身吸收程度及其潜在毒性仍不确定，而且可能存在很大的人与人之间的差异。然而，总的来说，局部给药的风险可能低于口服给药。

6. 抗胆碱药物

抗乙酰胆碱作用的药物包括第一代抗组胺药、

115

三环类和某些其他抗抑郁药、抗精神病药、膀胱和胃肠道抗痉挛药、骨骼肌肉松弛药和某些抗吐药（表 14-4 中）。在老年人中，多种抗胆碱药物的累积负担与跌倒、功能衰退和认知障碍的风险增加有关。如果认为有必要使用具有抗胆碱能特性的药物，应尽可能尝试使用同一治疗类别中抗胆碱能含量较低的药物替代。

7. 阿片类药物

可用于治疗老年人的中度至重度疼痛，但会引起重要的安全问题，包括在年轻人中出现的问题（如上瘾风险、呼吸抑制），以及与老年人特别相关的不良影响，包括认知障碍、谵妄、摔倒和便秘。虽然这些结果的总体风险似乎存在，但老年人因过量用药而上瘾和死亡的风险仍未完全确定在年轻人中不常见。阿片类药物处方对老年人来说可能特别具有挑战性，因为通常不建议长期使用非甾体抗炎药，因此可供选择的药物较少。与年轻人一样，亚急性和慢性疼痛通常可以通过使用非药物疗法或局部治疗局部疼痛（见第 63 章），以最小的不良反应得到最好的控制。如果需要阿片类药物来实现充分的疼痛控制，对于大多数患者来说，从低剂量开始并避免扩大到大剂量是谨慎的，因为严重不良反应的风险随着剂量的增加而增加。对于服用阿片类药物的患者，处方同时进行抗便秘治疗几乎总是有帮助的，因为这种不良反应是如此常见。尽管针对关节或背部疼痛的阿片类药物剂量不断增加，但疼痛控制不佳，这通常应促使阿片类药物治疗逐步减少，并寻求另一种更有效、更安全的疼痛控制方式，尽管对癌症疼痛和其他特定疾病的治疗可能需要高剂量。阿片类药物不应该开给服用苯二氮䓬类药物的患者，因为这些药物的结合会导致严重的不良反应。同样，在使用阿片类药物的患者（或反之）中同时使用加巴喷丁类药物（如加巴喷丁或普瑞巴林）是禁忌的，因为有严重不良事件的风险，包括镇静和死亡，应该避免。特别需要记住药物 – 药物相互作用，因为许多阿片类物质是 P_{450} 酶的底物。有严重肾损害的患者，应避免使用吗啡，氢化吗啡酮、芬太尼和美沙酮可能是首选的替代药物。

8. 抗精神病药物在阿尔茨海默病患者中的使用

改善痴呆患者行为和心理状态的抗精神病药物

表 14-4 具有强抗胆碱能特性的药物（部分列表）

药物类型	强抗胆碱能特性
止吐药	异丙嗪（非那根）
	普鲁氯嗪（丙氯拉嗪）
抗抑郁药	阿米替林（盐酸阿米替林）
	地昔帕明（盐酸地昔帕明）
	多塞平（剂量＞6 mg/d）
	去甲替林（帕梅洛）
抗组胺药，包括抗眩晕药	扑尔敏（氯苯那敏）
	乘晕宁（茶苯海明）
	苯海拉明（苯那君）
	羟嗪（安泰乐）
	敏克静（美克洛嗪）
	东莨菪碱（贴片）
抗精神病药	氯氮平（克洛扎平）
	奥氮平（再普乐）
胃肠道抗痉挛药	双环维林（双环胺）
骨骼肌肉松弛药	环苯扎林（盐酸环苯扎林）
	邻甲苯海明（诺来舒）
抗帕金森病药	苯托品（甲磺酸苄托品）
	盐酸苯海索（安坦）
尿道解痉药	奥昔布宁（氧丁炔）
	托特罗定（德托罗）

引自 the Anticholinergic Cognitive Burden Scale (2012) and 2019 American Geriatrics Society Beers Criteria; 有关抗胆碱药物的完整列表，请参阅原始量表

与心肌梗死、脑卒中、跌倒、骨折、静脉血栓栓塞和死亡率的增加有关。因此，美国食品药品管理局的警告、实践指南和医疗保险和医疗补助服务中心的倡议减少了它们的使用。旧的抗精神病药物也有明显的抗胆碱能和锥体外系不良反应。在可能的情况下，痴呆的行为和心理症状应采用非药物手段治疗。当认为抗精神病药物对难治性症状造成严重痛苦或伤害是必要的，应与患者的家属或护理人员讨论其益处和风险，讨论应清楚地记录，尽量缩短抗精神病药物使用时间。

参考文献

Boustani M, Campbell N, Munger S, Maidment I, Fox C. Impact of anticholinergics on the aging brain: a review and practical application. *Aging Health*. 2008;4(3):311–320

Gray SL, Hart LA, Perera S, Semla TP, Schmader KE, Hanlon JT. Meta-analysis of interventions to reduce adverse drug reactions in older adults. *J Am Geriatr Soc*. 2018;66(2):282–288.

Gurwitz JH. Polypharmacy: a new paradigm for quality drug therapy in the elderly? *Arch Intern Med*. 2004;164(18):1957–1959.

Hilmer SN, Mager DE, Simonsick EM, et al. A drug burden index to define the functional burden of medications in older people. *Arch Intern Med*. 2007;167:781–787.

Kantor ED, Rehm CD, Haas JS, Chan AT, Giovannucci EL. Trends in prescription drug use among adults in the United States From 1999–2012. *JAMA*. 2015;314(17):1818–1831.

Mallet L, Spinewine A, Huang A. The challenge of managing drug interactions in elderly people. *Lancet*. 2007;370(9582):185–191.

Merel SE, Paauw DS. Common drug side effects and drug-drug interactions in elderly adults in primary care. *J Am Geriatr Soc*. 2017;65(7):1578–1585. Erratum in: *J Am Geriatr Soc*. 2017;65(9):2118.

O'Mahony D, O'Sullivan D, Byrne S, O'Connor MN, Ryan C, Gallagher P. STOPP/START criteria for potentially inappropriate prescribing in older people: version 2. *Age Ageing*. 2015;44(2):213–218.

Rudolph JL, Salow MJ, Angelini MC, McGlinchey RE. The anticholinergic risk scale and anticholinergic adverse effects in older persons. *Arch Intern Med*. 2008;168(5):508–513.

The 2019 American Geriatrics Society Beers Criteria® Update Expert Panel. American Geriatrics Society 2019 Updated AGS Beers Criteria® for Potentially Inappropriate Medication Use in Older Adults. *J Am Geriatr Soc*. 2019;67(4):674–694

四、老年人处方

明确用药禁忌、识别高危药物、掌握处方技术要素固然都很重要，但只能解决小部分老年人潜在的不适当处方。以下的原则对于指导老年人的最佳处方决策非常有用。

（一）明确照护目标

在较年轻健康的成年人中，通常有药物使用的标准化指南。这些正式和非正式的指南不仅基于药物治疗对普通患者的风险和益处，而且还基于大多数人对他们最重要的益处和潜在危害有着相似的价值观。但老年患者的益处和风险可能与普通成年人不同。此外，老年人对于他们希望药物获得什么样的益处，以及对他们来说最重要的是要避免什么样的伤害，有着迥然不同的看法。例如，一些老年人非常重视延长寿命和预防未来的疾病，而另一些人更感兴趣的是减少当前的症状，而不太重视延长寿命。在开处方时，仔细了解患者的护理目标，并将这些护理目标牢记在心，可以帮助有针对性的治疗达到对患者最重要的目标，并将对患者最不利的后果降至最低。

（二）受益时间

用于预防未来健康事件（如骨折、心肌梗死或肾衰竭）的药物通常有延迟的受益时间，在患者开始服药 1～2 年或更长时间后，风险才会显著降低。相反，药物不良反应通常在开始用药后不久就开始了。因此，预期寿命有限的患者可能在生命的最后阶段暴露在药物的危害中，而没有活到获得益处的时间（参见第 4 章）。受益时间的一般估计包括以下内容。

1. 糖尿病大血管并发症（如心肌梗死、脑卒中）需控制血糖至少 3 年，微血管并发症（如肾病、神经病）需控制血糖达 9 年。

2. 双膦酸盐治疗骨质疏松症 1 年预防骨折。

3. HMG-CoA 还原酶抑制药（他汀类药物）对慢性心血管疾病患者的疗效可为复合心血管事件 1～2 年，对脑卒中可达 3 年。

（三）剂量调整

老年人更容易受到药物不良反应的影响，所以开始时低剂量慢慢服用通常是有帮助的，这意味着开始时剂量低，然后慢慢增加剂量。对于许多药物，从成人常规起始剂量的一半开始服用是有用的。这通常可以通过使用便宜的药片分离器来实现。一些手灵巧程度有限的患者在拆分药片方面有困难，大多数具有缓释给药机制的药片不应该拆分。

应仔细注意肾功能障碍和其他可能导致血清水平升高的特征，剂量增加应在最低有效剂量时停止。然而，一些老年人需要全剂量的药物，许多老年患者由于临床医生不愿增加剂量而得不到充分治疗。因此，如果较低的剂量不能产生预期的效果，并且患者对药物耐受，则继续增加剂量至最大剂量。

（四）动态观察

临床医生开处方时，对疗效和不良反应都有一定的评估，但不能明确其发生的概率。监测药物的益处和危害可以帮助确定药物对患者的实际帮助或伤害程度，从而在个性化护理中发挥关键作用。不幸的是，监控常不能一致地执行。

对于实验室数值或体征和症状的监测频率，现有的指南很少。在缺乏循证建议的情况下，一般方法

117

可能会有所帮助。患者经常少报不良反应，临床医生经常将这些症状误解为衰老或潜在疾病的标志。因此，一旦决定开一种药物，就应该教育和激活患者了解和报告药物相关的问题（图 14-1）。然后，定期监测药物的潜在不良反应和有效性，依从性，并评估是否仍然需要该药物。尽管持续监测很重要，但在许多情况下，在使用的最初几周内，不良反应和有效性就会变得明显，因此在这段时间内应特别注意监测。在开始或更换药物后的第一次随访中询问药物的有效性、危害和依从性几乎总是有用的。

（五）依从性

如果患者不服用药物，药物是无用的。

（六）临床试验证据和循证指南

已证实常用疗法有效性的临床试验主要是在相对年轻和其他方面健康的人群中进行的。因此，许多人质疑这些发现对临床复杂老年人的护理的适用性。此外，许多临床实践指南对其建议如何适用于体弱多病或处于寿命上限的成年人提供了有限的指导。

尽管存在这种不确定性，但许多疗法可能对大多数老年人有益。在某些情况下，老年人可能比年轻人从药物中获得更大的益处，特别是预防性药物，因为老年患者通常有更大的风险，发生药物用于预防的结果，因此同样的相对风险降低转化为更大的绝对风险降低。因此，尽管老年人可能更容易受到药物治疗的伤害，但在许多情况下，他们是最大的受益者（见第 24 章）。

（七）临终处方

给预期寿命有限的患者开处方通常需要重新平衡药物治疗的利弊。对于许多接近生命末期的患者来说，通过用于预防心肌梗死、骨折和其他此类结果的药物预防长期结果并不重要，因为受益时间较晚。护理目标可能转向优先考虑生活质量和尽量减少医疗干预，缓解症状的药物可能继续受到高度重视。吞咽困难也会使口服疗法的实施复杂化。

已发表的一些共识建议，推荐对于预期寿命有限（通常为 6 个月～1 年）和（或）晚期痴呆患者应避免使用药物。尽管没有普遍的共识，一些团体建议不要常规使用双膦酸盐、降胆固醇疗法和华法林。相比之下，在生命终末期的患者中，令人烦恼的症状往往被忽视和治疗不足，应特别注意疼痛控制、便秘等症状（见第 22 章）。

参考文献

Boyd CM, Darer J, Boult C, Fried LP, Boult L, Wu AW. Clinical practice guidelines and quality of care for older patients with multiple comorbid diseases: implications for pay for performance. *JAMA*. 2005;294(6):716–724.

Holmes HM, Hayley DC, Alexander GC, Sachs GA. Reconsidering medication appropriateness for patients late in life. *Arch Intern Med*. 2006;166(6):605–609.

Schiff GD, Galanter WL. Promoting more conservative prescribing. *JAMA*. 2009;301(8):865–867.

Steinman MA, Handler SM, Gurwitz JH, Schiff GD, Covinsky KE. Beyond the prescription: medication monitoring and adverse drug events in older adults. *J Am Geriatr Soc*. 2011;59:1513–1520.

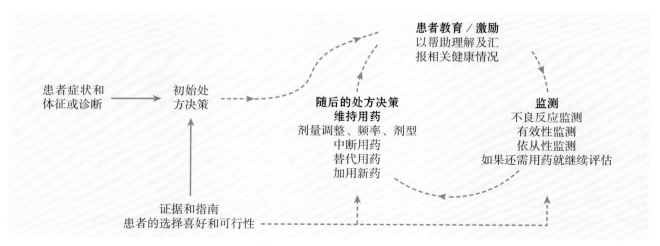

患者教育／激励
以帮助理解及汇报相关健康情况

患者症状和体征或诊断 → 初始处方决策

随后的处方决策 维持用药
剂量调整、频率、剂型
中断用药
替代用药
加用新药

监测
不良反应监测
有效性监测
依从性监测
如果还需用药就继续评估

证据和指南
患者的选择喜好和可行性

▲ 图 14-1　药物有效性、不良反应及患者依从性监测

经许可转载，引自 Steinman MA, Handler SM, Gurwitz JH, Schiff GD, Covinsky KE. Beyond the prescription: medication monitoring and adverse drug events in older adults, *J Am Geriatr Soc* 2011 Aug;59(8):1513-1520.

五、依从性

药物依从性是患者对处方药物遵循的程度。依从是指患者在必要的时间内接受治疗。不依从是常见的问题，特别是在治疗慢性无症状的情况，如高血压、高脂血症。依从性差与疾病进展、误诊和住院次数增加、医疗保健费用增加有关，在某些情况下，死亡率更高。大多数老年人不按处方服药，如果没有意识到这一点，可能会导致过度开额外药。因此，在临床随访期间定期评估依从性非常重要。

评估依从性是一项艰巨的任务在临床遇到。患者可能不愿意承认他们没有充分或正确地服用药物。以非评判的方式评估依从性，例如询问 1 周漏服了多少剂，是衡量依从性的一种快速方法。其他评估依从性的方法包括在棕色袋药物检查期间进行药片计数，要求患者写日记（这可能不可靠，很可能高估依从性），以及使用调查或问卷的主观方法。常用的工具包括简短用药问卷、用药依从性问卷和 Morisky 用药依从性量表，尽管后者需要在大多数情况下使用许可。这些是可以量化坚持程度和引出坚持障碍的简单工具。

慢性疾病治疗中不坚持治疗的主要危险因素包括患者认为药物没有必要或有害、不良反应、费用和共付费用、药物数量增加。认知障碍和其他不知道如何使用药物和（或）不记得服药的原因也是不坚持服药的常见原因，但远非许多老年人的唯一解释。了解非依从性的原因对于设计改善依从性的策略至关重要。例如，如果患者因为获得药物的自付费用过高而不坚持，那么可以考虑较便宜的药物替代品或药物援助计划。如果患者因为不知道药物的作用或认为药物没有作用而不坚持用药，教育患者是可以的有帮助的（或者，如果一个正在服用控制症状的药物的患者认为这种药物没有帮助，这可能是一个尝试另一种药物的信号）。如果患者在记录用药时间上有困难，药片收纳器通常会有帮助，根据情况，每周开始时可能需要家庭、护理人员、护士或药剂师的帮助来正确填写收纳器。需要每天给药 3~4 次的药物可能很难服用，而将患者改为只需要每天给药 1~2 次的药物方案已被证明是提高依从性最成功的策略之一。

参考文献

Marcum ZA, Gellad WF. Medication adherence to multidrug regimens. *Clin Geriatr Med.* 2012;28(2):287–300.

Osterberg L, Blaschke T. Adherence to medication. *N Engl J Med.* 2005;353(5):487–497.

六、系统性管理

优化老年人处方是一个复杂的过程，需要平衡多方面的因素。以下的策略有助于系统性管理。

常规药物评估

专家建议至少每年进行一次药物评估。多重用药患者可以从中获益。

1. 棕色袋子检查

一种非常有效的药物评估方法是棕色袋子检查，在这种方法中，患者被要求把所有药物（包括非处方、草药和其他产品）放入一个袋子，并将其带到诊所进行检查。除了协调患者所服用的药物外，该综述还提供了评估患者理解和依从性的宝贵机会。同一种药的多瓶，处方上的标签表明它们是几个月（或几年）前开的，以及其他线索可以帮助识别潜在的问题。对于每种药物，问"这种药物是干什么用的？""你对此有何看法？""你有多少次不服用或漏服？"（如果存在，询问原因）可以为提高依从性提供有价值的线索。询问患者"你用这种药有什么问题吗？"此外，探索常见和危险的不良反应可以帮助引出此前未被报道的药物不良反应。

2. 药物清单检查

药物评估的另一个重要目的是为临床医生提供一个机会，以批判性和整体的方式思考药物方案，而不是零敲碎打。包括确定不再需要的药物（即过度使用）、剂量不足或过高的药物或替代药物可能更安全或更有效的情况（即误用），以及遗漏的潜在有益药物（即使用不足）。药物适当性指数提供了一个有用的 10 个问题的列表，考虑患者正在服用的每种药物（表 14-5）。

检查药物清单的一个有用的策略是根据患者的疾病或症状对药物进行分组。这种组织药物信息的方法可以突出潜在的问题。如果患者服用的药物在患者的问题清单上没有相应的疾病，可能就没有必

表 14-5　药物回顾中需要考虑的问题
• 这种药物是否有适应证
• 这种药物对这种情况是否有效
• 剂量是否正确
• 方向是否正确
• 这些说明是否实用
• 是否存在显著的临床药物 – 药物相互作用
• 是否存在临床显著的药物 – 疾病 / 病情相互作用
• 与其他药物是否存在不必要的重复
• 治疗的持续时间是否可以接受
• 与其他同等功效的药物相比，这种药物是否是最便宜的替代药物

经许可转载，改编自 Hanlon JT, Schmader KE, Samsa GP, et al: A Method for Assessing Drug Therapy Appropriateness, *J Clin Epidemiol* 1992 Oct;45(10):1045–1051.

要了。例如，如果患者正在服用质子泵抑制药，并没有被诊断为胃食管反流疾病或非甾体抗炎药的慢性使用者，则该药物可能是不必要的。如果患者患有某种疾病而没有相应的药物，这可能代表用药不足。例如，如果一名老年男性尽管改变了生活方式，但仍有困扰他的下尿路症状，那么就有必要进行 α 受体拮抗药的试验。如果患者患有控制不良的疾病，同时服用多种药物，这可能表明剂量不够理想，依从性差，或有复杂化因素。例如，如果一名老年患者高血压控制不良，正在服用四种抗高血压药物，进一步调查不依从性和潜在的高血压继发性原因可能是有用的。最后，仔细检查药物可以发现其他潜在的问题。例如，如果患者正在服用具有强抗胆碱能特性的药物，就值得询问抗胆碱能的不良反应，并考虑是否有另一种药物可以提供同样的好处，但潜在的危害更小。

3. 跨专业护理

改善患者依从性。多种护理模式越来越多地将药剂师纳入初级保健诊所，提供了分担工作量和专业知识的机会。根据医疗保险 D 部分（处方药福利），美国的健康计划被要求向高风险老年人提供药物治疗管理服务，包括至少每年亲自或通过电话进行的全面药物审查。每个计划的资格标准和提供的服务都不同，通常可以在计划的网站上找到。社区药剂师可以与处方医生和患者一起工作，咨询药剂师（老年药物治疗方面的专家顾问）可以提供全面的药物审查和协调，监测药物，提高依从性，确定适当的医疗保险 D 部分计划和处方援助项目，以帮助降低药物成本等。在住院环境中，医院药剂师与团队合作减少了不良反应，并且药剂师已广泛参与支持入院和出院时的药物调整。

除了药剂师之外，还可以聘请医疗保健团队的其他成员来支持最佳的药物护理。护士可以评估依从性，协调用药，筛查不良事件，并监测药物有效性（例如，通过高血压管理的结构化方案，跟踪过期的药物监测实验室检测）。拜访家庭护士还可以评估药物在家庭环境中的实际使用情况，并提供药物咨询和支持（例如，帮助填充和教患者如何填充药物盒，订购药房补药）。职业治疗师可以帮助解决打开药瓶的问题，语言治疗师可以澄清吞咽药片的安全性问题。非正式和有偿的护理人员可以作为临床医生的眼睛和耳朵，以确定家庭用药的挑战，并帮助实施解决方案。

参考文献

Scott IA, Gray LC, Martin JH, Mitchell CA. Minimizing inappropriate medications in older populations: a 10–step conceptual framework. *Am J Med.* 2012;125(6):529–537.

Steinman MA, Hanlon JT. Managing medications in clinically complex elders: "there's got to be a happy medium." *JAMA.* 2010;304:1592–1601.

七、去处方化

去处方化是在专业医护人员的监督下，系统地检查和撤除有害或不必要的药物，目的是达到改善患者的结果。这个术语既用于全面审查患者的药物清单，也用于专注于单一类别药物的工作。本部分的重点是前者，尽管两者都涉及类似的原则。虽然看似简单，但有效的去处方需要特定的技能和方法。

Scott 及其同事的一个框架（图 14-2）为如何处理去处方过程提供了有用的指导。首先是评估一个人正在服用的药物和每一种药物的原因。了解使用的原因是至关重要的，因为它提供了宝贵的线索，了解哪些药物可能不再需要，哪些药物可能最初看起来不明智，但实际上是有价值目的的。

第二步是调整干预力度。这反映了一个事实，即解除处方可能需要大量的时间，而且受益的机会越大，值得投入的时间就越多。目前受到多种药物严重伤害的患者可能需要一个更快速、更严格的去处方计划。通常表明有重大受益机会的其他因素包括药物方案的特点，包括存在多药房和使用高风险药物（包括 Beers 标准药物和胰岛素或抗凝血药等严重不良事件高风险药物）。患者特征也很重要，需要考虑，包括高龄、多病、认知或功能障碍、多处方者、不坚持服药或滥用药物的历史。

第三步是评估每种药物，以及是否值得停药试验。以下情况可参考图 14-2。

- 一种缺乏当前适应证的药物，临床医生不知道

1. 确定患者目前正在服用的所有药物，以及服用每种药物的原因

2. 在确定去处方干预的所需强度时，应考虑个别患者药物诱导伤害的总体风险

3. 评估每种药物的停药指征：
   - 无有效适应证
   - 处方级联的一部分
   - 药物的实际或潜在危害显然超过了任何潜在的好处
   - 疾病和（或）症状控制药物无效或症状完全消除
   - 预防性药物不可能在患者剩余的生命周期内给患者带来任何重要的好处
   - 药物造成了不可接受的治疗负担

4. 考虑停用药物优先顺序

5. 实施和监督停药方案

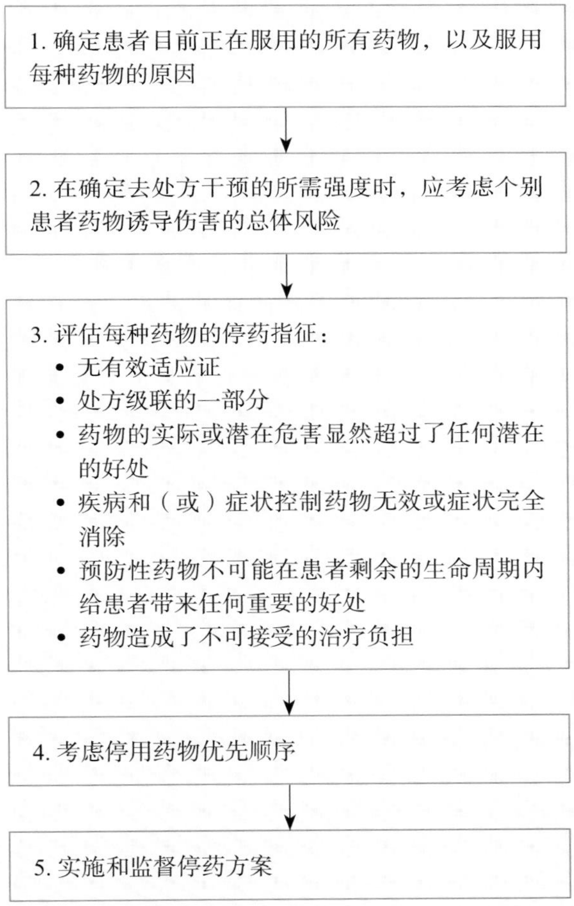

▲ 图 14-2　去处方化的过程

引自 Scott IA, Hilmer SN, Reeve E, et al. Reducing Inappropriate Polypharmacy: The Process of Deprescribing, *JAMA Intern Med* 2015 May;175(5):827-834.

患者为什么服用它，也不知道患者为什么服用它，那么患者就应该考虑停药。当一个患者看了多名专科医生时，这可能很难评估，但不应该自动假定，因为别人开了药，就必须使用这种药。在这种情况下，与相关专家沟通以澄清药物的用途和必要性是至关重要的。可能是处方级联的一部分的药物或引起与其益处不成比例的不良反应的药物也是停药试验的良好候选药物。对于实际或潜在危害大于益处的药物，应大力考虑取消处方。控制疾病活动的症状或标志（如血压）但没有达到预期效果的药物自然应该考虑停用。症状控制的成功与否可以通过询问患者"你感觉好点了吗？""在你开始服用这种药之后？""你觉得这对你的症状有帮助吗？"等问题。如果患者不确定，通常合理的做法是尝试停药并密切监测症状是否恶化。同样的原则也适用于疾病控制药物，如开始服用降压药后的血压反应。相反，如果一种疾病的症状或迹象已经完全消除，这可能意味着不再需要这种药物。

- 预防未来长期不良事件的药物（如降压药、抗血小板药、抗高血糖药、骨质疏松症药）应在剩余预期寿命和利弊平衡的背景下进行评估（见第 4 章）。

- 应该询问患者他们的哪些药物是特别负担的（如由于高自付费用、给药频率、使用难度或监测要求），临床医生应该探索这些负担是否超过了药物的预期好处。

第四步是确定停药的优先顺序。优先级可以通过考虑哪些药物的损益平衡最不利，哪些最容易停止，哪些不符合患者的偏好来确定。每次停用一种药物通常是有用的，这样如果出现不良的停药反应，就可以归因于某种特定的药物。然而，这必须与临床惰性的危险进行平衡，因为临床惰性可能由太慢引起，一次停药的简单性不太可能导致戒断反应，以及更紧急的情况，如谵妄或快速体重下降，药物是潜在的罪魁祸首，但尚不清楚应该归咎于哪一个。

最后一步是实施和监督去处方计划。有几个因素是成功的关键。首先，最重要的是与患者进行沟通，了解患者的偏好、恐惧和优先事项。许多患者不愿意停止危险或不必要的药物，因为他们害怕症

121

状会复发，在多年来临床医生告诉他们需要服药后被告知停止服药，这让他们产生了认知失调，并担心临床医生正在放弃他们。为了应对这种情况，临床医生应该引出患者的看法和担忧，纠正误解，并将取消处方作为优化患者健康护理的积极步骤（即作为一种改进，而不是取消）。同样，提供替代药理学或非药理学策略来控制烦人的症状也很重要。例如，在讨论取消用于治疗失眠的苯二氮䓬类药物的处方时，应该在停药的同时，同样关注如何帮助这个麻烦的症状（如认知行为疗法）。患者的参与、共同决策和维持治疗联盟对取消处方至关重要，除非在特殊情况下，不应强迫患者违背自己的意愿停药。

一旦接受，应向患者提供明确的行动计划。这可能包括逐渐减少的说明，这是许多药物所必需的，包括许多中枢神经系统活性药物（如镇静催眠药、抗精神病药、抗抑郁药）、糖皮质激素、质子泵抑制药（防止反弹性高酸血症）和其他药物。行动计划还应包括如果出现担忧或症状复发应采取的措施，以及对临床医生将如何跟踪监测患者进展的预期。取消处方的其他关键因素是与其他保健提供者，以及与照料者和家庭成员的明确沟通、明确的文件。尽管对于许多药物，如何最佳地解除处方的证据基础很少，但加拿大和其他关注这一主题的团体已经制订了关于如何解除处方的循证指南，如苯二氮䓬类药物、抗精神病药物、质子泵抑制药等（www.deprescribing.org 和 https://www.primaryhealthtas.com.au/resources/deprescribing-guides/）。

参 考 文 献

Reeve E, Farrell B, Thompson W, et al. Deprescribing cholinesterase inhibitors and memantine in dementia: guideline summary. *Med J Aust*. 2019;210(4):174–179.

Scott IA, Hilmer SN, Reeve E, Potter K, et al. Reducing inappropriate polypharmacy: the process of deprescribing. *JAMA Intern Med*. 2015;175(5):827–834.

八、处方药物保险计划

在美国，大多数老年人通过处方药物保险计划部分处方药可用较低的价格获得，这是一项为有医疗保险的人提供的福利。美国老年人处方药保险主要源于雇主资助的保险计划和退伍军人事务部医疗保健系统，保险药物范畴很难同时满足医患双方的需求。因此，患者通常难以选择到适合他们需求和预算的计划，但医疗保险网站上的信息可以帮助患者比较他们所在地区的医疗保险费用和保险药物范畴（https://www.medicare.gov/find-a-plan/ques-tions/home.aspx）。国家健康保险援助计划（可登录 www.shiptacenter.org）由经过培训的顾问免费提供帮助，临床医生也可以通过熟悉这部分的工作内容来帮助他们的患者。

对于参加按服务付费的美国老年医疗保险（Medicare）的人来说，药物部分通过患者选择的独立处方药计划提供。所选择的计划每年可以改变。对于那些参加医疗保险有优惠（即医疗保险管理医疗）的人来说，药物部分计划与他的医疗保险优势处方药计划（MA-PD）相关联，所有的药物部分计划必需提供一个标准福利和增强福利。标准福利是设定的免赔额、共同保险费率和初始保险限额，超过此限额的受益人将进入保险范围——平均差额（所谓的"甜甜圈洞"）——所有这些保险计划每年都在变化，并可在 Medicare.gov 上获取。在每个保险年度开始时，患者首先支付他们的免赔额，然后支付固定的共同支付额和（或）一定比例的药物费用。一旦支出达到一定的阈值，患者就会进入医保缺口，在这个缺口中，受益人要承担更大比例的药物费用。随着持续的花费，又达到了另一个限制——灾难性的阈值，在此之后，参保者最多要支付药品总费用的 5%。低收入和低资产的参保者有资格获得低收入补贴，这是保费、免赔额和共同支付方面提供的额外帮助。药物部分服务涵盖绝大多数处方药，但每个计划可能有一个正式的或优先的分级系统，有经济激励，使受益人在同一种药物的不同等级之间选择。大多数计划采用某种形式的使用管理，包括数量限制、步骤治疗要求和事先授权。

九、统一护理处方

处方的一般原则适用于不同的护理环境，但在医院和疗养院有一些特别需要注意的事项。

（一）医院处方

住院的老年人特别容易发生药物事故，原因有很多。药物协调和提供者之间的沟通错误通常发生在转院期间，包括住院、医院间转院和出院。至关重要的是，确保患者在医疗机构和医疗地点之间转移时继续获得正确的药物。医院的药剂师已被证明在这些过渡期间有助于改善与药物调节相关的结果，并应在可能的情况下参与。在住院期间因短暂原因而开始的药物治疗往往在出院时错误地继续，并可能成为患者药物治疗方案的永久固定方案。应该仔细注意停止质子泵抑制药，可能已经开始预防应激性溃疡（本身是一个可疑的适应证），止痛药物治疗不再存在的疼痛等。从医院转到熟练的护理或康复机构通常与药物沟通不畅有关，也是药物错误的频繁来源。因此，以医院为基础的医疗保健团队有责任确保将有关药物的完整信息，包括仅用于短期使用的药物，传达给急性后护理机构。

住院期间，临床医生可能会试图改变慢性疾病的药物治疗方案。在许多情况下，应该抵制这种诱惑。在住院期间测量的表明慢性疾病控制不充分的数据（如血压或血糖升高）可能不能代表患者的通常状态，而且相关因素，如药物禁忌证，住院患者团队可能不知道。更换多种药物也会增加药物不良事件的风险。然而，如果发现了重要的质量差距，与患者的初级保健临床医生协商，住院治疗可以提供一个适当的时间来纠正这些问题。

镇静催眠药物或抗胆碱药物，如苯海拉明，已被开给住院的老年人以帮助睡眠。这些药物会增加跌倒和谵妄的风险，应该尽可能避免使用。相反，环境干预（如限制夜间生命体征和减少噪声和光刺激）是可取的。

（二）养老院处方

长期护理的患者通常有多种医疗状况、身体虚弱和（或）认知障碍，并经常使用多种药物。为这类患者开处方是复杂的，他们是药物不良事件的高风险人群。此外，需要特别注意卫生系统的特点。例如，养老院患者的顾问可能不能直接开药，而是需要与养老院医生沟通治疗建议，以便订购。更广泛地说，是为老年人提供全方位的支持性生活环境。关于药品订购和管理的政策和程序可能有很大的差异，了解当地情况对提供高质量的保健至关重要。例如，许多协助药物管理的辅助生活设施要求处方被发送到合

作药房，并要求护士管理每种药物的单独书面命令。

在美国，大约 1/6 的养老院居民会开抗精神病药物，通常是为了处理痴呆的行为问题。这些药物大大增加了阿尔茨海默病患者的死亡风险。应避免使用行为管理，除非非药物干预失败，患者对自己或他人构成威胁。由于精神药物长期以来以不适当的高比例开给养老院的患者，联邦法规要求每个接受这些药物的患者都有持续的治疗原因的，如何监测药物的有效性和不良反应，以及减少剂量或继续治疗计划的文件。

联邦法规还要求药剂师每月对长期护理机构的患者进行药物检查。不幸的是，这样的审查有时被发现是有缺陷的，不应该依靠它来发现处方问题。

相关网站

American Delirium Society. Anticholinergic cognitive burden scale. https://americandeliriumsociety.org/files/ACB_Handout_ Version_03–09–10.pdf. Accessed March 15, 2020.

American Geriatrics Society. AGS Beers Criteria 2019 (explicit criteria to identify potentially inappropriate medication use). https://www.ncbi.nlm.nih.gov/pubmed/30693946 or https:// geriatricscareonline.org/ProductAbstract/american-geriatrics-society-updated-beers-criteria-for-potentially-inappropriate-medication-use-in-older-adults/CL001. Accessed March 15, 2020.

American Society of Consultant Pharmacists. Medication management. http://www.ascp.com. Accessed March 15, 2020.

Anticholinergic drug scale. http://www.ncbi.nlm.nih.gov/pubmed/ 18332297. Accessed March 15, 2020.

DailyMed (information from package inserts). http://dailymed .nlm.nih.gov. Accessed March 15, 2020.

Evidence-based guidelines and other resources for deprescribing. https://deprescribing.org and https://www.primaryhealthtas. com.au/resources/deprescribing-guides/. Accessed March 15, 2020.

GlobalRPh. Calculators including renal function online calculator. http://www.globalrph.com/multiple_crcl.htm. Accessed March 15, 2020.

Health in Aging Foundation. Medications and older adults (patient-facing resources about medication use for older adults). https:// www.healthinaging.org/medications-older-adults. Accessed March 15, 2020.

Indiana University Department of Medicine. Cytochrome P450 Drug Interaction Table (drug-drug interactions). http:// medicine.iupui.edu/clinpharm/DDIs/. Accessed March 15, 2020.

Medline Plus. Drugs, Supplements, and Herbal Information (drug information for patients). http://www.nlm.nih.gov/ medlineplus/druginformation.html. Accessed March 15, 2020.

National Council on Patient Information and Education (NCPIE) and BeMedWise.org. Medication Use Safety Training (MUST) for Seniors. http://www.bemedwise.org/health-education-resources/older-adults. Accessed March 15, 2020.

Proprietary drug–drug interaction programs, including www .epocrates.com (free), and www.lexicomp.com (subscription only) and www.micromedex.com (subscription only). Accessed March 15, 2020.

STOPP and START Criteria (explicit criteria to identify potentially inappropriate medication use [STOPP] and potentially underused medications [START]). https://www.ncbi.nlm.nih.gov/pubmed/25324330. Accessed March 15, 2020.

123

第 15 章　解决多发病
Addressing Multimorbidity

Cynthia M. Boyd　Christine Seel Ritchie　著
曹　红　译　郑　凯　校

一、背景和定义

多发病通常定义为存在两种或两种以上慢性同时发生的疾病。尽管这只是一个形式上的定义，大多数临床医生认为多发病有时候特别棘手，特别是当多发病涉及广泛的疾病，并且伴随功能障碍、认知障碍或心理健康问题，以及疾病本身与其治疗之间存在相互作用时。

在老年人中，多发病是普遍现象，而不是例外。在 65—69 岁的人群中，几乎有一半人患有 2 种或 2 种以上的慢性病；而在 85 岁或以上的人群中，这一比例增加到 75%。由于公共卫生干预、科技的发展和全球人口老龄化，患有多发病的老年人比例在过去 10 年中显著增加。在 65 岁或以上的人群中，患有 2 种或 2 种以上疾病的人数增长了 22%（来自统计的 9 种疾病：高血压、心脏病、糖尿病、癌症、脑卒中、慢性支气管炎、肺气肿、哮喘和肾病）。显然，多发病在常规医疗工作中将会越来越重要。

二、多发病和健康状况

多发病与许多负面健康状况相关，包括功能状态加速下降、症状负担增加、生活质量下降和死亡。越来越多的慢性疾病使老年人住院和家庭护理的风险更高。因此，随着慢性病数量的增加，医疗的费用也在增加。在一项针对 100 多万医疗保险受益人的研究中，当 7 种疾病共存时，每年人均医疗费用从不伴有慢性病的 211 美元，增加到 2 种或 2 种以上慢性病的 1870 美元，到 5 种慢性病的 8159 美元。那些患有 7 种或 7 种以上慢性病的患者平均每年花费大于 23 000 美元。随着医疗保健系统在保健系统中重要性

的凸显，制订有效的方法来帮助患有多发病的老年人可能越来越受关注。

三、临床挑战

治疗老年多发病患者的临床医生在他们的管理中会面临许多挑战。这在专科医生和初级临床保健医生中都是如此。首先，由于患有多发慢性病的患者通常被排除在临床试验之外，因此对他们缺乏关于特定治疗方法的证据。有一项研究调查了 1995—2010 年发表在 5 种最高影响因子上的医学期刊的随机对照试验（randomized controlled trials，RCT）样本，在 284 项 RCT 中，其中 63% 患有多发病的患者被排除在外。有一项研究调查了 11 篇 Cochrane 系统性评价，是关于评估 4 种慢性病［糖尿病、心力衰竭、慢性阻塞性肺疾病（COPD）和脑卒中］治疗的临床试验，其中不到一半的临床试验描述了受试者合并任何一项同时发生的共病患病率。除了被排除在许多 RCT 外，临床指南中通常没有考虑多发病。就算针对特定疾病的临床指南中承认多发病的存在，他们通常也不提供合并其他多发病的治疗建议。相比于治疗方向类似的疾病（如糖尿病和高血压），这种情况在治疗方向不一致的疾病时更加明显（如合并的疾病在病理生理上与所讨论的疾病相差甚远，因此治疗方向不一样）。关于如何将研究中的临床证据应用于老年患者的建议，参见第 24 章。

其次，患有多发病的老年人经常存在特殊的管理挑战。他们的医学和社会复杂性往往导致复杂的治疗方案，使得患者和（或）看护人难以理解，而且临床医生解释起来也比较费劲。由于需要与其他临床医生进行合作，并与患者及其家属和看护人进

行交流，因此对沟通的要求往往会更严格。当一种治疗的获益可能导致另一种疾病的负担时，对目标的设定、治疗受益和负担的讨论也会变得更加需要。认知功能障碍放大了所有这些挑战。对时间的要求让许多临床医生觉得他们无法深入了解这些患者，并导致挫败感和无力感。

最后，极少可以获得与合理治疗多发病患者所需的时间和精力相匹配的经济补偿。即使延长访问记录，查阅长长的药物清单和医疗记录、与其他临床医生沟通、与家庭成员沟通所需的精力通常超过报酬，更何况许多工作不是面诊就能完成的。

四、总体原则

尽管治疗多发病患者存在固有挑战，但如果一些指导原则被考虑在内，就可以提供更高质量、更令人满意的医疗。这些指导原则最初是由美国老年病学会（AGS）的国家多发病专家小组制订的。专家组对文献进行了广泛的综述，并将综述结果作为临床医生的实践指南。为了支持临床医生治疗多发病的老年人，我们分三个步骤进行讨论：评估预后，启发患者偏好，评估和管理治疗复杂性。

因为在患有多发病的老年人中，特定干预措施的益处和并发症或与其他疾病的相互作用可能造成的伤害之间存在矛盾，因此尽可能地确定好老年人的预后非常重要。理想的预后不仅应考虑生存期，还应考虑生活功能和质量（见第 4 章）。预后的确定可以为启发对特定治疗的偏好提供合适的背景。它为以下相关决策提供了背景：①疾病预防或治疗（如是否开始或停止用药或插入或更换设备）；②疾病筛查（如是否开始、停止或继续筛查癌症）；③使用特定服务（如是否将患者收治到医院或让其住到临终关怀院）。

启发患者偏好有助于指导多发病老年人的管理。患者偏好有多种形式：关于任何一种疾病相对于另一种疾病的重要性的偏好，关于存在状态的偏好，以及为了实现特定的存在状态（也称为结局，如生存、更高的功能状态或更好的生活质量）可接受多少负担，以及根据对特定治疗存在的潜在益处和负担评估后对该治疗的偏好。

在制订偏好敏感的治疗决策时，让患者及其照护者（有时候可能是代理人，在适当的时候）参与其中尤其重要。偏好敏感决策是指：①一些治疗可能对一种疾病有帮助，但是会导致另一种疾病出现更糟糕的结局（如抗炎药物可能可以减轻疼痛，但是会增加胃肠道出血的风险）；②有的治疗可能长期有益，但是有造成短期危害的风险（如抗凝血药可以预防脑卒中，但是会增加出血的风险）；③有的治疗可能包括许多药物，其中有些药物具有潜在有害相互作用（如治疗心力衰竭和 COPD 的药物），表 15-1 提供了一些启发偏好的语言。

表 15-1 启发患者偏好的语言 [a]	
提问目的	问 题
了解患者对自己生活质量的看法	你如何看待你目前的生活质量
了解患者对自己未来的看法	你一直在考虑什么事情，特别是当你思考未来的时候
了解患者的价值观	现在有哪些事情对你来说很重要呢?［或者如果是代理（指的是一个人代替一个没有能力的患者）：如果你所爱的人能够告诉我们她或他在想什么，她或他现在认为什么事情很重要］
了解患者的偏好	有些人希望活得尽可能长，包括愿意接受住院治疗和减少独立性。其他人不太愿意牺牲他们的生活质量或独立性，如果知道这可能会限制他们的生存，他们就会推迟治疗。你知道你会是一个什么样的人吗（或者你是否会分享一下你的偏好）

a. 老年人可能希望让家人或朋友（他们可能是，也可能不是照护者或代理人）来做出决定，即使他们仍有能力

患者及其照护者尽可能多地了解特定治疗的潜在益处和危害是同样重要的。不幸的是，许多治疗方法的风险和益处的证据依据并没有在多发病的基础上进行评估，所以必须从单一疾病的试验性和观察性研究中推断出来。无论如何，临床医生有责任将已知的内容用患者可以理解的语言告知患者。表 15-2 提供了一些用来沟通利弊的常用建议。

125

表 15-2　用来沟通治疗或诊断检查风险和益处的策略	
可　以	**不可以**
尽可能使用数值描述	使用"很少"和"频繁"等词
提供一件事情发生和不发生的可能性	只提供一个方向的可能性（有利或有害）
提供绝对风险	提供相对风险
提供直观的帮助并评估患者是否理解	假设患者理解

治疗复杂性在患有多发病的患者中很常见。药物治疗方案复杂指数（medication regimen complexity index，MRCI）通过以下方式获取复杂性的一些因素：①任务中的步骤；②可选择的数量；③执行的持续时间；④管理的过程；⑤干预的模式和可能分散注意力的任务。它强调了患者在管理病情时必须处理治疗的多个方面。对于严格遵循个体化临床实践指南的临床医生而言，患者的治疗方案可能既复杂又烦琐且成本高昂。Boyd 及其同事描述了对于患有中度严重疾病（COPD、高血压、糖尿病、骨质疏松症和骨关节炎）的老年女性遵循个体化治疗指南的启示。如果遵循临床治疗指南，患者每天将在四个不同的时间点服用 19 剂药。在 2010 年，假设没有处方药保险，该方案将每月花费 407 美元，每年花费 4877 美元。复杂的治疗方案会增加依从性差、不良反应、生活质量下降、经济负担和照护者压力的风险。

鉴于治疗方案复杂性的问题，有必要考虑可以减少或减轻治疗负担或复杂性的方法。目前已经开发了许多工具，可以用来帮助提供者识别可能会对患者自我管理造成潜在困难的复杂药物治疗方案，以及提供降低治疗复杂性，优化结局的策略。表15-3 列出了可用于评估治疗复杂性和管理能力的工具。表 15-4 列举了患者的临床团队可以使用的一些方法来解决候选药物的停药问题，从而降低治疗复杂性。

五、具体措施

（一）处方精简

处方精简，即在医疗保健专业人员监督下撤除

表 15-3　用于确定药物治疗方案复杂性和药物管理挑战的工具	
工　具	**描　述**
药物管理能力评估	模拟处方用药方案的角色扮演任务，其复杂性类似于老年人可能用到的药物方案
用药方案：自主评估标准	药物：①识别，显示正确的药物；②存取，打开正确的容器；③剂量，分配每剂量正确的数量；④时间，说明服药的正确时间
霍普金斯用药时间表	角色扮演以下内容："阅读以下药物说明。假设您在以下列出的时间吃早餐、午餐和晚餐。请说明每种药物您应该在什么时间服用，以及您需要服用多少。另外，请说明您什么时候应该喝水和吃零食。"
药物管理工具：针对使用不便的老年人	20 项评估，涵盖与药物依从性相关的三个领域（药物知识、如何服用药物和购买），总分不超过 13 分

表 15-4　降低治疗复杂性和负担的策略	
工　具	**描　述**
提示正确治疗的筛选工具和老年人潜在不适当处方筛选工具（START/STOPP）	计算机辅助药物程序：提示在某些疾病下应考虑使用的药物，以及在某些疾病下可能不适合使用的药物
缓和性老年实践（GP-GP）算法	设计一系列问题，可以通过患者的预后或潜在的证据基础来指导继续用药的持续效用或价值

不适当药物的过程，目的是管理多种药物并改善结局，这是老年人安全和有效医疗保障地重要组成部分。即使尽最大努力，也很难阻止老年人开始服用可能弊大于利的药物。此外，曾经对老年人有帮助的药物可能不再建议继续使用，因为该患者已经产生了不良反应，或者因为他们的临床状况、整体健康和（或）治疗目标可能在首次开药后发生了变化。Scott 及其同事设计了处方精简的 5 步法框架（见第 14 章）：①确定患者目前正在服用的所有药物，以及

服用每种药物的原因；②根据药物对患者个人引起的伤害的总体风险，来确定需要处方精简干预的程度；③与当前或未来的危害或潜在负担相比，评估每种药物当前或未来的潜在获益；④优先考虑停用具有最低利益－危害比和不良戒断反应或疾病反跳综合征可能性最低的药物；⑤实施停药方案并密切监测患者的预后改善或不良反应的发生。处方精简可能特别有助于在多发病的情况下提高依从性和安全性，并降低药物治疗方案的复杂性。

（二）患者优先医疗

患者优先医疗法即根据每个患者最重要的因素来决定治疗方案。美国医师学院提供免费在线培训。此外，AGS 老年多发病治疗指导原则也为临床医师提供了多发病或慢性病的老年人初级或专科保健治疗决策的框架和步骤。一个由老年病学专家、心脏病学专家和全科医生组成的工作组：①描述了执行这些行动所需的核心行动和行动步骤；②为常见情况的实施行动和行动步骤提供决策提示和沟通脚本；

③通过完成范围综述来确定有循证证据的、有效的工具来执行行动和行动步骤；④确定了实施行动的潜在障碍和缓解因素。推荐的行动包括：①确认并参与有关患者健康优先权和健康轨迹的沟通；②停止、开始或继续治疗以健康优先权、对比潜在受益与危害和负担，以及健康轨迹为依据；③根据患者的健康优先权和健康轨迹，使患者、照护人、其他临床医生的决策和治疗达成一致（图 15-1）。

六、结论

在临床实践中解决多发病对于高质量医疗至关重要。对患有多发病的患者在其中一种疾病上不断增加治疗和干预措施可能会对患者有害，因为这会导致治疗之间、治疗与其他疾病之间相互作用的风险，而且还影响依从性和生活质量。因此，个体化的医疗对于做出复杂决策是必要的，这个决策是根据哪些治疗和干预措施对患者个人最有帮助，以及根据患者偏好的启发、对所有结果的预后评估、治疗复杂性和负担的最小化来做出的。

127

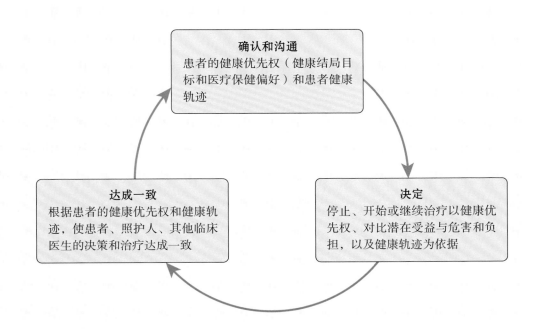

▲ 图 15-1　患者有多种慢性病的老年患者优先一致决策

Reproduced with permission from Boyd C, Smith CD, Masoudi FA, et al: Decision Making for Older Adults With Multiple Chronic Conditions: Executive Summary for the American Geriatrics Society Guiding Principles on the Care of Older Adults With Multimorbidity, *J Am Geriatr Soc* 2019 Apr;67(4):665-673.

参考文献

American Geriatrics Society. 2019 Updated AGS Beers Criteria® for Potentially Inappropriate Medication Use in Older Adults. *J Am Geriatr Soc.* 2019;67(4):674–694.

American Geriatrics Society Expert Panel on the Care of Older Adults with Multimorbidity. Guiding principles for the care of older adults with multimorbidity: an approach for clinicians. *J Am Geriatr Soc.* 2012;60(10):E1–E25.

Boult C, Wieland GD. Comprehensive primary care for older patients with multiple chronic conditions: "nobody rushes you through." *JAMA.* 2010;304(17):1936–1943.

Boyd CM, Darer J, Boult C, et al. Clinical practice guidelines and quality of care for older patients with multiple comorbid diseases: implications for pay for performance. *JAMA.* 2005;294(6):716–724.

Boyd C, Smith CD, Masoudi FA, et al. Decision making for older adults with multiple chronic conditions: executive summary for the American Geriatrics Society Guiding Principles on the Care of Older Adults With Multimorbidity. *J Am Geriatr Soc.* 2019;67(4):665–673.

Jadad AR, To MJ, Emara M, Jones J. Consideration of multiple chronic diseases in randomized controlled trials. *JAMA.* 2011; 306(24):2670–2672.

O'Mahony D, O'Sullivan D, Byrne S, O'Connor MN, Ryan C, Gallagher P. STOPP/START criteria for potentially inappropriate prescribing in older people: version 2. *Age Ageing.* 2015;44(2):213–218.

Orwig D, Brandt N, Gruber-Baldini AL Medication management assessment for older adults in the community. *Gerontologist.* 2006;46(5):661–668.

Reeve E, Gnjidic D, Long J, Hilmer S. A systematic review of the emerging definition of "deprescribing" with network analysis: implications for future research and clinical practice. *Br J Clin Pharmacol.* 2015;80(6):1254–1268.

Scott IA, Hilmer SN, Reeve E, et al. Reducing inappropriate polypharmacy: the process of deprescribing. *JAMA Intern Med.* 2015;175(5):827–834.

Wolff JL, Starfield B, Anderson G. Prevalence, expenditures, and complications of multiple chronic conditions in the elderly. *Arch Intern Med.* 2002;162(20):2269–2276.

相关网站

American College of Physicians. Patient priorities care: aligning care with what matters to patients. https://ethosce.acponline .org/patient-priorities-care. Accessed March 15, 2020.

第 16 章　疾病的非典型症状
Atypical Presentations of Illness

Michael Goldrich, MD　Amit Shah, MD　著

曾　卓　译　郑　凯　校

一、一般原则

临床医生的传统教育依靠常见疾病的典型表现。这些典型表现的教学影响着临床医生的疾病诊断与对患者疾病表现的预判。然而，在老年人中经常出现的疾病非典型表现在医学教育中常常被忽视。这些表现被称为"非典型"，因为它们缺乏特定条件或诊断的一般症状和体征。老年人非典型表现实际上是相当普遍的，可以占到疾病所有表现的 1/5~1/2。例如，行为或活动能力的变化往往是一种新发的、潜在的严重疾病的唯一迹象。没有认识到非典型的表现可能会导致更糟糕的结果，漏诊和错失治疗老年患者常见疾病的良机。与其他疾病一样，一些延误诊断的原因也可能由社会因素造成，如缺乏照护者、缺乏转运、对住院的恐惧、失去独立性的风险。

一些非典型表现由于缺乏特异性，可能导致不必要的检查、治疗和住院。例如，在表现出非特异性症状的情况下，总对可能存在的令人担心的细菌感染进行治疗，会导致不适当地使用抗生素，从而对患者造成伤害，并在长期使用后产生耐药性。对常见疾病非典型表现的认识是对老年患者进行高质量护理的基础，并且提供了一个独特的机会向不同层次的学员介绍关键的老年医学原则。此外，认识老年人常见疾病的非典型表现是医学生、内科住院医师、家庭医学住院医师、外科住院医师和老年医学研究人员应具备的最基本老年病学能力。

二、非典型症状的定义

老年人疾病非典型表现的定义是，当一个老年患者的疾病状态缺少一些通常出现在年轻患者病情中的传统核心特征。非典型的表现通常包括以下 3 个特征之一。

1. 疾病表现不明确。

2. 疾病的表现发生改变。

3. 无疾病通常表现（即漏报）。

三、高危患者的识别

老年疾病非典型表现的发生率随年龄增长而增加。随着世界人口的老龄化，疾病的非典型表现将在疾病表现中占越来越大的比例。最常见的风险因素如下。

- 年龄的增加（尤其是 85 岁或以上）。
- 多种疾病状况（共同患病）。
- 多种药物（或多重用药）。
- 认知障碍。
- 居住在护理机构或功能依赖。

了解哪些患者出现疾病非典型表现的风险更高，将指导临床医生更敏锐地捕捉到疾病的细微征兆。临床医生需要扩大超出"典型"疾病症状的评估范围，对非特异性但重要的症状进行评估，并纳入与非典型表现相关的基线变化问题，而不是传统地以系统为中心的方式了解就诊的患者（表 16-1）。例如，识别疾病的非典型表现需要临床医生更注重与基线相比，识别认知的微小变化。在阿尔茨海默病患者的情况下，这可能很难确定，因为一些患有痴呆的老年人仍然经历轻微的日常认知变化。收集此类信息的基线水平需要耐心、时间和有可靠照护者和家庭成员的信息。很多时候，为了获得疾病精确的现病史，临床医生必须采取系统的调查方法。

表 16-1　非典型表现的症状特征和发现非典型表现的潜在问题

非特异性症状	需要提出的问题
<ul><li>急性意识混乱（即谵妄）</li><li>厌食</li><li>全身无力/疲劳/头晕</li><li>运动能力改变</li><li>新的尿失禁</li><li>新发的功能衰退</li><li>跌倒</li></ul>	<ul><li>患者平时沉默寡言和不容易亲近，或者这是否是一个变化</li><li>你是否注意到患者变得不太活跃还是更活跃</li><li>患者在日常生活中能够做的事情是否有任何变化</li><li>体重、食欲是否有变化</li><li>是否有任何新的药物是在症状开始时开始服用的</li><li>在过去，当患者有感染，患者有什么征兆</li></ul>

（一）常见的非典型表现

评估老年人疾病的非典型表现的第一步是识别频繁出现在老年人中的各种疾病常见的预警性症状和体征。在老年人中，一个隐匿的感染或重症疾病的常见预警征兆可能是新的功能减退（如新的尿失禁、新的行走困难）。同样，对于认知障碍或认知功能完整的老年人，其行为的变化（如烦躁或更加意识不清）可能是展现给照护者或家庭成员（他们最了解患者的正常认知和行为）"有什么事情正在发生"的唯一迹象。新发、潜在的严重疾病的其他征兆包括但不限于跌倒、厌食和全身乏力。一项对急诊科患者的回顾性观察研究显示，超过一半的老年患者表现出不典型的疾病症状，其中大部分是跌倒。

（二）常见疾病的非典型表现

非典型表现的病例存在于各种疾病状态，包括传染病、肺病、心血管病和精神疾病。在老年人照护中，疾病的非典型表现往往比经典的教科书上的表现更常见，因此临床医生必须考虑广泛的鉴别诊断，在快速对一个临床发现做出单一诊断之前，随时准备寻找新的共存诊断。奥卡姆剃刀原则，即存在一个统一的诊断解释患者所有的症状和发现，在老年照护中却不多见。西卡姆格言提供了一个常常是真实存在的反驳，即患者可以患有任何数量的疾病而不是一个统一的诊断。例如，一个新发的咳嗽咳痰和肾衰竭的患者可能是社区获得性肺炎合并急性尿潴留，而不是单纯的肺炎导致肾功能障碍。

归根结底，非典型表现的出现是由于老年人共存因素的综合作用，包括衰老的生理变化、生理储备的损失、多种并发症和老年综合征，这些因素都会混淆诊断，使疾病的表现不具特征性。表 16-2 列出了常见疾病的典型和非典型表现，并在下面的章节中对其他更具流行性或漏诊风险的疾病进行了更详细的描述。

1. 脱水

脱水是在老年人中最常见的体液和电解质问题，也是导致谵妄的主要风险因素，这可能会掩盖潜在的诊断。脱水的风险是正常的与年龄相关的生理变化的结果，其中包括总体水含量的降低、口渴感知改变和肾功能降低导致的尿浓缩能力的降低。老年人在遭遇感染、管饲和药物相关的不良反应时更容易出现脱水。脱水的其他危险因素包括谵妄和活动性障碍，这两者都可以导致液体摄入量减少。与其他非典型表现一样，老年人脱水的体征和症状可能是模糊的，甚至是缺失的。生命体征可能无法显示；心脏传导障碍或 β 受体拮抗药等药物，可能会掩盖容量不足时常见的心动过速反应。老年人的皮肤肿胀是不可靠的，并且出入量数据在尿失禁的情况下可能也不准确。最后，当考虑到张口呼吸的普遍性或应用抗胆碱药物导致的口干，口腔干燥的诊断也会被误导。因此，临床医生必须意识到老年人生理状况的脆弱性和脱水可能只表现为便秘或轻微的体位性低血压。在大多数情况下，临床医生将需要依赖症状、体征及可能的实验室异常检查结果等综合情况，以便准确地发现严重脱水。

2. 急腹症

老年人急性腹痛往往是不容易发现的，一些研究表明多达 40% 的老年患者被误诊。老年人腹痛的一些最常见原因包括胆囊炎、肠梗阻、憩室病、癌症并发症，以及药物不良反应。在这些疾病状态下，疼痛不是在特定的腹部区域出现，可以是更弥漫、轻微的，或者根本不存在。患者也可能无发热，甚至出现低体温。他们可能无白细胞计数升高，并由于腹壁肌肉组织的减少，其腹壁紧张的体征不明显。例如，

表 16-2　老年人疾病表现改变的例子

疾病	典型表现	非典型表现
泌尿道感染	• 排尿困难 • 尿频 • 尿急	• 无发热 • 无白细胞增多的败血症(常为杆状核粒细胞增多症或白细胞减少症) • 尿潴留 • 腹痛
肺炎	• 咳嗽 • 发热 • 呼吸急促	• 无发热 • 无白细胞增多的败血症(常为杆状核粒细胞增多症或白细胞减少症) • 下叶肺炎时腹痛(胸膜炎)
急腹症	• 腹痛 • 反跳痛/肌紧张	• 无症状(阴性表现) • 便秘 • 呼吸急促或模糊的呼吸道症状
心肌梗死	• 胸痛 • 恶心 • 放射性手臂/颈部疼痛	• 无胸痛和放射痛 • 呼吸困难 • 眩晕 • 跌倒
心力衰竭	• 端坐呼吸 • 劳累性呼吸困难 • 下肢肿胀	• 腹胀 • 体重下降
甲状腺功能亢进	• 焦虑 • 心动过速 • 腹泻 • 震颤	• 淡漠型甲状腺毒症(即疲劳和迟钝) • 意识模糊 • 烦躁不安
抑郁症	• 情绪低落 • 快感缺失 • 精神运动迟缓	• 躯体症状:食欲改变、模糊的胃肠道症状、便秘和睡眠障碍 • 多动症 • 悲伤(常被误解为衰老或疾病的正常表现而掩盖了抑郁症)
痛风	• 单关节发作 • 急性发作	• 多关节发作 • 发热 • 亚急性病程

在一项对老年阑尾炎患者的研究中，只有 17% 的阑尾穿孔患者在发病时有典型的表现（发热、白细胞计数升高和腹痛），35% 的患者没有腹痛。在胆囊炎中，实际上只有 25% 的成年人有胆绞痛；因此，当老年人有模糊的腹部症状主诉时，应考虑广泛的鉴别诊断。除了不同的模糊症状表现外，由于获得准确病史的困难、疾病过程中后期易混淆的临床表现和体征、多重共病、与疾病相关的并发症，老年人急腹症的诊断可能很困难。因为延迟的临床表现和诊断的困难，急腹症的死亡率和并发症在老年人群中要高发得多。

3. 感染

虽然老年人新发感染可以以典型局部症状出现，伴随发热和白细胞增多，但对于老年人来说，症状模糊、无发热、无白细胞计数升高、无局部体征的感染也同样常见。老年人由于肌肉减少和进食后的产热作用减弱，通常具有较低的基础体温。老年人体温＞37.3℃可能与潜在感染相关。虽然白细胞增多在老年人中不太常见，但即使白细胞计数不升高，通常也能观察到中性粒细胞的核左移并提示感染。

通常情况下，功能状态和精神状态的变化是潜在感染的唯一迹象。然而，使情况更加复杂的是，非特异性的症状（如疲劳或精神状态的变化）并不一定能提高诊断感染的概率。尿路感染（urinary tract infection，UTI）是最常见的临床困境之一，也是这种现象的最佳例证。在老年男性和女性尿路感染患者中可能表现为意识混乱、尿失禁和厌食，而不是表现为排尿困难和尿频。可怕的是，一半的尿源性菌血症患者根本没有尿路症状。然而，老年人无症状菌尿的发生率同样很高。当患者出现精神状态改变时，尿检阳性可能导致过早的诊断，并认定尿路感染是病因，然而在这种情况下更严重的疾病可能才是造成谵妄的原因。由于老年人尿路感染的表现形式多种多样，尿路感染的诊断也经常被用作非特异性症状的"替罪羊"，使得临床决策变得困难。

同样，肺炎表现可以没有咳嗽，影像学检查结果不典型，没有气短，而常表现为全身不适和意识混乱。观察这些细微的线索非常重要，因为漏诊非典型感染的后果可能会导致败血症、住院时间延长甚至死亡。

4. 心血管疾病

心肌梗死的经典症状，即与心肌梗死相关的胸骨下痛，是很难被漏掉的。但在老年人中，心肌梗死可以表现为完全没有疼痛，甚至可以没有其他相关症状，如恶心或呼吸困难。老年人的心肌梗死可以表现为新发的疲劳、头晕，甚至是精神错乱。这可能导致急性心肌梗死治疗的延误。在年轻患者中，女性或糖尿病患者通常与非典型表现相关，与之相比，老年患者如果有多种疾病、认知障碍和功能减退，则更容易出现急性心肌梗死的非典型表现。

同样，尽管心力衰竭在老年群体日益普遍，临床医生必须对心力衰竭的典型和非典型表现都有所了解。老年患者的常见症状可能包括疲劳和食欲不振，而不是呼吸困难。在血管疾病（如外周动脉疾病）中，并发症可能会掩盖典型的症状，如跛行。例如，先前存在的神经病变可导致疼痛感知的基线改变，相对缺乏的体力活动会很容易让临床医生遗漏这种普遍但有潜在危险的诊断。

5. 抑郁症

在医疗门诊中，老年人的抑郁症发病率在 7%～36%，而在住院的老年人中则增加到 40%。因为早期治疗抑郁症可以改善生活质量和功能状态，所以识别抑郁症是很重要的。抑郁症的典型症状，如全身乏力和情绪抑郁在 PHQ-9 中都很容易捕捉到。在老年人中，更常见的非典型症状可能包括焦虑、自理能力下降、易怒、体重下降、新的认知功能障碍和较高的躯体症状。抑郁症在老年人中常常被忽视或误诊，因为其中一些症状被错误地认为是衰老的一个正常部分。此外，继发性抑郁症的非典型原因，如淡漠型甲状腺毒症，在老年患者中更为常见。

（三）对非特异性症状老年人的诊治方法

我们提出了一个框架，用于诊治表现非特异性症状的老年人，这些症状可能表明非典型疾病的表现（图 16-1）。非特异性症状是一种非常困难的处理情况。同样的非特异性症状可能预示严重的疾病，也可能是自愈性良性疾病的非典型表现。无论病因如何，非特异性症状都应要求临床医生进行仔细的鉴别和评估。

任何临床诊治决策的第一步是确定病情。确定患

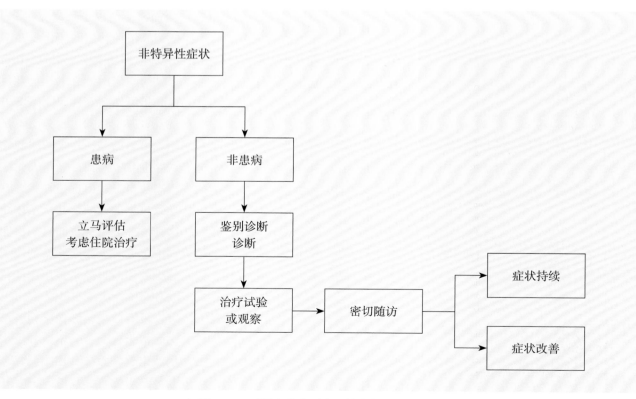

▲ 图 16-1　对具有非典型表现的老年人的诊治示例

者"有病还是没病"这句格言在老年病学中和其他领域一样重要。面对生理上的衰老和并发症，诊断严重的疾病变得更加困难，但可以对非特异性症状的严重程度进行区分。例如，一个抱怨感觉"有点不对劲"的患者与一个在办公室里难以唤醒的患者是完全不同的临床状况。此外，在考虑基线值和 β 受体拮抗药等药物共存的影响下，出现任何生命体征不稳定的迹象都应迅速进行检查。

在不确定的情况下，往往需要对诊断和治疗进行试验。这些按优先顺序进行的分段检查需要慎重行事，并且可以避免昂贵的"霰弹枪"式评估方法，即一次预约多种昂贵的诊断检查。例如，对所有出现呕吐的老年人进行全面的心脏和感染检查，包括心电图、肌钙蛋白、尿液分析和血培养，可能会带来不必要的检测压力；或对无症状的细菌尿或血培养污染患者进行治疗。在正确的临床场景下，通过水化和支持性护理，并仔细随访以重新评估进一步检查的需要，可能提供最小的侵入性诊断途径，并避免不必要的治疗。

对诊断和治疗计划同样重要的是密切随访。对患者和护理人员进行有关下一步和回访注意事项的说明，可以为延迟诊断留有余地，并避免草率的诊断。

四、结论

识别老年人疾病的非典型表现是一个未被重视但又是高质量老年照护的重要组成部分。延误识别急性疾病会导致不良的健康结果，如延长的住院时间、医源性疾病和死亡风险的增加。随着人口老龄化，越来越多的患有老年综合征和多种疾病的成年人将在患有严重疾病但不表现出典型临床特征的情况前往医院和初级保健室就诊。在老年患者的非典型表现中识别常见的严重疾病正成为临床诊断和治疗中越来越重要的技能。对表现为非典型疾病表现的老年人进行最佳治疗，从根本上要求对老年人可能的非典型疾病表现方式的认识，识别老年人急性疾病常见的症状和体征，并熟悉老年人非典型表现的常见情况。通过更熟悉这些常见但未被充分认识的表现，医疗保健临床医生可以优化对老年人的照护，并更有效地培养未来的医疗保健临床医生做出同质化诊疗措施。

致谢：感谢本章第 2 版著者 Carla M. Perissinotto 博士和 Christine Ritchie 博士。

参考文献

Brening A, Negers A, Mora L, et al. Determinants of clinical presentation on outcomes in older patients with myocardial infarction. *Geriatr Gerontol Int.* 2018;18:1591–1596.

Caterino JM, Kline DM, Leininger R, et al. Nonspecific symptoms lack diagnostic accuracy for infection in older patients in the emergency department. *J Am Geriatr Soc.* 2019;67(3):484–492.

Chang CC, Wang SS. Acute abdominal pain in the elderly. *Int J Gerontol.* 2007;1(2):77–82.

Emmett KR. Nonspecific and atypical presentation of disease in the older patient. *Geriatrics.* 1998;53(2):50–52, 58–60.

Hofman MR, van den Hanenberg F, Sierevelt IN, Tulner CR. Elderly patients with an atypical presentation of illness in the emergency department. *Neth J Med.* 2017;75(6):241–246.

Khouzam HR. Depression in the elderly: when to suspect. *Consultant.* 2012;March:225–240.

Leuthauser A, McVane B. abdominal pain in the geriatric patient. *Emerg Med Clin N Am.* 2016;34:363–375.

Lyon C, Park D. Diagnosis of acute abdominal pain in older patients. *Am Fam Physician.* 2006;74(9):1537–1544.

Oudejans I, Mosterd A, Bloemen JA, et al. Clinical evaluation of geriatric outpatients with suspected heart failure: value of symptoms, signs and additional tests. *Eur J Heart Fail.* 2011;13(5):518–527.

Ouellet GM, Geda M, Murphy TE, et al. Pre-hospital delay in older adults with acute myocardial infarction: the SILVER-AMI study. *J Am Geriatr Soc.* 2017;65(11):2391–2396.

Tseng Y, Hwang L, Chang W. Delayed diagnosis in an elderly patient with atypical presentation of peripheral artery occlusion disease. *Int J Gerontol.* 2011;5:59–61.

van Duin D. Diagnostic challenges and opportunities in older adults with infectious diseases. *Clin Infect Dis.* 2012;54(7):973–978.

Waterer GW, Kessler LA, Wunderink RG. Delayed administration of antibiotics and atypical presentation in community-acquired pneumonia. *Chest.* 2006;130(1):11–15.

Weinberg AD, Minaker KL. Dehydration. Evaluation and management in older adults. Council on Scientific Affairs, American Medical Association. *JAMA.* 1995;274(19):1552–1556.

Woodford HJ, Graham C, Meda M, Miciuleviciene J. Bacteremic urinary tract infection in hospitalized older patients-are any currently available diagnostic criteria sensitive enough? Letter to the editor. *J Am Geriatr Soc.* 2011;59(3):567–568.

第 17 章 照护和照护支持
Caregiving & Caregiving Support

Dawn Butler　Todd C. James　著

刘　莹　译　　郑　凯　校

随着世界人口老龄化增长趋势的日益显现，护理工作受到越来越多的关注。对许多老年人来说，能否保持独立，照护者起到至关重要的作用。为了尽可能提高医疗保健质量和患者体验，评估和支持照护者是必不可少的。

但可惜，照护者的重要贡献往往得不到医疗保健系统的认可和支持。医疗保健系统往往并没有建立识别、解决和支持照护者需求的机制。在痴呆、心力衰竭、衰弱这类慢性病患者需要长期照护的情况下，问题变得尤为明显。

本章描述了关于照护者的惊人的人口统计数据，以及他们所承担的意想不到的角色；更新了评估方法并探索了卫生系统和社区可用的一些支持措施；建议了一些可用于临床环境中的活动，并回顾关于患者隐私与健康保险可携性和责任法案（Health Insurance Portability and Accountability Act，HIPAA）的主题。

关键词的定义很重要。提到照护者，我们通常分为正式照护者（即通常接受过培训并获得报酬的人，如护士助理、理疗师，护士、社会工作者）和非正式照护者（即通常没有报酬，也未经培训的人，如家人、朋友或邻居）。本章重点介绍非正式的照护者。

一、照护者的重要性

照护人员协助患者完成大量任务，包括药物管理、卫生系统协调、复杂的医疗任务（如伤口护理等）。但他们常常觉得自己是无形的，是影子劳动力，游离在通常的专业实践和监管框架之外。他们也经常感到在管理任务时支持不足，压力大，对照护管理患者缺乏信心。研究表明，照护者的健康和心理面临诸多风险，如情绪困扰、经济紧张，抑郁、焦虑和社会孤立等。长期照护患者是一项艰苦的工作。尽管如此，照护人员是高价值护理的合作伙伴，经常参与何时寻求紧急救护这类的关键决策。

照护人员对卫生系统也越来越重要。由于卫生系统优先考虑合理的医疗费用、病案质量，将重点放在对患者重要的方面，因此照护者的参与至关重要。在美国，新的医疗保险质量支付计划将护理连续性作为很重要的质量衡量指标（如出院后就诊）。护理的连续性可能与照护人员提供的护理协调直接相关，如送到医院后的后续治疗和护理。

尽管负担很大，但研究表明，80% 照护人员报告了积极的经历并对他们的努力表示满意。一些满足感来自提供定期照护、支持患者的意愿并得到患者的回馈。实际上，大多数照护人员会有不同的经历，因此，通常需要通过评估来帮助确定减少照护压力的方法，以获得最大化收益。

二、照护者的隐形性

医疗团队和照护者常有接触。然而，一直以来患者是医疗团队唯一关注的焦点。在医患关系的狭义理解中，照护者通常都被忽略了。

患者，特别是患有慢性疾病的弱势老年人，往往依赖家庭和社区网络，并不是完全独立自主的。在日常生活中，大多数人都沉浸在伙伴关系和各种关系中，如婚姻、家庭、同事、俱乐部和社会组织等。当前的制度框架和实践通常不能反映对照护者的理解，如谁来照护、如何照护等。基层医疗模式强调了关注患者及其家人的重要性，但医疗记录中通常用于记录照护者姓名、活动和联系信息的选项

134

有限，而且许多系统并没有将照护者纳入医疗团队。

　　提高医疗护理人员互动的有效性可以改善患者照护、提高质量、减少痛苦并降低成本。照护者和患者可以被视为通过患者健康状况的医疗、身体和情感方面共同工作的二元组。随着临床复杂性和慢性病护理负担的增加，照护者作为团队成员参与的重要性也随之增加。这种参与将包括评估照护者的准备情况、知识和技能掌握情况，以胜任和承担照护角色，并满足他们自己的需求。

三、照护人口学

　　在美国，有超过 4400 万人承担照护者的角色，其中 3400 万人照护对象的年龄在 50 岁以上，照护者是许多人都会经历的角色。根据美国最近的综合调查，照护者约为 60% 的女性和 40% 的男性。一半的人被雇佣从事照护角色之外的工作。约 22% 的照护者感到自己的健康状况有所下降，只有大约 33% 的人曾被健康护理专业人士问及他们需要什么支持。

　　大多数照护者每周花费约 24h 提供照护工作，23% 的照护者每周提供 41h 或更长时间。在基本日常生活活动（ADL）方面，59% 的照护者至少帮助完成一项任务，如协助上下床椅和穿衣服。对于工具性日常生活活动（IADL），99% 的照护人员至少帮助完成一项任务，如购物或药物管理；57% 的照护人员通过很少的培训后，协助进行医疗或护理任务。

　　大多数照护者已婚或与伴侣同居。老年人照护者的平均年龄为 63 岁，75 岁以上的照护者占 1/7。大多数人以这种身份服务 4 年，30% 的人服务不到 1 年。不断变化的家庭结构预测了照护人员即将短缺。人们结婚率越来越低，超过 25 岁的成年人中有 20% 从未结婚，而在 1960 年，这个数据为 9%。如今，几乎 20% 的女性没有孩子，而 1970 年为 10%。总的来说，没有孩子的弱势老年人人数预计将增加到 20% 以上。此外，50 岁以上人群的离婚率一直在上升，这可能会进一步减少现有的照护人员。

　　85% 的照护对象是父母、亲属或亲人，父母是最常见的照护对象。大多数照护人员都住在离照护对象很近的地方，随着照护人员年龄的增长，距离也越来越近。有约 15% 的照护人员提供远距离照护，7% 的照护人员距离照护对象超过 700km。远距离可

能会增加照护协调和管理的难度。照护人员负担的风险因素见表 17-1。

表 17-1　照护人员负担的风险因素
• 长时间照护痴呆患者
• 缺乏对照护角色的选择
• 照护人员健康状况不佳
• 照护人员缺乏社会支持
• 家庭环境设施使照护任务变得困难
• 社会经济地位低
• 照护对象感受到的痛苦程度高
• 与照护对象一起生活
• 照护者情绪抑郁
• 应对策略不佳
• 感受到患者的痛苦
• 脱离社会
• 财务压力
• 照护人员工作时间长

引自 National Academies of Sciences, Engineering, and Medicine. *Families Caring for an Aging America*. Washington, DC: The National Academies Press; 2016.

　　在与照护人员合作时，我们通常不会将他们视为"照护人员"。当被问及时，他们会经常向照护对象（如妻子、伴侣、儿子、孙女或朋友）分享他们的关系状态。然而，这种关系实际上可能与照护任务关系不大。当临床医生询问并确定照护人员的职能角色时，就明确了医疗关系中的沟通对象，确定了所需的照护技能指导，同时增加了护理计划成功的可能性。以下部分深入介绍了照护人员的角色。

四、照护者角色

　　当一个人成为一名照护者时，这个新身份是对其个人和工作生活中其他生活角色和责任的补充。成为照护人员可以是一个照护需求随着时间慢慢增加的渐进过程，也可以是由于意外疾病、诊断或事故而突然产生的新角色。

　　个人能力、优势和可用资源等因素会影响照护者承担的角色。照护责任通常由不止一个人分担，老年人的照护者往往能形成一个团队。此外，当一

个人承担起照护者的角色时，照护者和老年人之间的关系会发生变化，这会给双方带来情感和心理压力。我们将介绍五种主要的照护人员角色。在每个领域内，都有许多例行任务，而这些通常没有医疗团队的培训和支持。

（一）协助完成家庭和个人照护任务

家庭和个人照护任务的协助包括 ADL 和 IADL 领域。大部分时间花在个人照护活动上，包括洗澡、穿衣、梳洗和上厕所。提供 ADL 协助对照护者和照护对象来说都是一种压力，尤其在个人护理方面，许多人存在困难。另一个常见任务是充当服务员，在紧急情况下提供支持或帮助。照护者通常承担帮助管理家庭的角色，包括做饭、打扫卫生、购物和跑腿。提供交通工具对于参加社交聚会或就医活动至关重要。照护者平均处理 4/7 的家务。虽然可以通过正规服务和社区机构获得支持，但许多照护人员无法获得这些资源。医疗团队应该帮助确定可用的社区资源，同时应询问照护者和老年人是否对要求完成的任务感到满意。

（二）医疗或护理任务协助

最近的调查显示，照护者承担的医疗和护理任务越来越复杂，经常是医疗服务团队的另一成员（分配给护理人员的医疗和护士任务示例见表 17-2）。照护者认为在执行这些复杂任务时感到有压力，包括由于缺乏其他资源而产生的自我压力。他们担心犯错误或对亲人造成伤害。因此，医疗团队需要对照护者提供教育和支持来帮助完成所要求的医疗和护理任务。同时，应为照护者提供机会，展示技能掌握情况，并提供可用资源进一步完善。

表 17-2　分配给照护者的医疗和护理任务示例

管理和使用药物	冲洗静脉管路
更换伤口敷料	操作医疗设备，如液压升降机、病床、支架
监督家庭透析	管理远程医疗设备

（三）情感或社会支持

除了照护者承担的体力工作外，他们还经常需要提供陪伴，帮助老年人开展休闲活动。身体和情感需求的负担会导致照护者抑郁、焦虑、易怒和愤怒。医疗团队可以通过转介给支持团体、提供关于自我护理需要的教育、鼓励休息时间来确保照护者有一个满足自己情感和社会需求的渠道，从而来帮助他们。

（四）护理协调和主张

护理协调包括筹备、安排和管理服务、预约和供应，其中许多责任落在照护者身上。即使在最善意的卫生系统中，分散的服务提供和沟通失误也可能导致照护者不得不奔波协调多个系统和部门。照护者不仅需要向医疗团队，还向服务提供商、保险公司和法律服务部门提供有价值的背景信息和主张。在对照护者的调查中，约 50% 的人表示曾代表患者做决定。照护者通常会对疾病、治疗和可用方案进行自己的研究。医学术语、保险选择、机构安排和脱节的护理计划往往需要复杂的权衡，而不是简单的答案。因此，照护者经常担任医疗口译，帮助传达老年人的需求和愿望，并为患者翻译医学术语。

（五）代理

对家庭照护者来说，最常见的角色可能是代理的角色。医疗团队通常比非正式照护团队的其他成员更熟悉照护者。代理人承担着巨大的决策责任，其中可能包括医疗保健和财务决策、居住地点和类型安排。

为了帮助代理角色，医疗团队应帮助促进老年人与其代理进行早期讨论，确定护理偏好和健康目标（见第 4 章）。这将有助于确保代理人稍后做出的决定符合老年人的愿望和偏好。

照护者在帮助老年人理解和确定优先护理问题方面处于独特的地位，这是指导性促进的一部分，如个案护理项目。患者价值观和偏好是指导护理实现现实健康和生活目标的途径，这是对有复杂护理需求的老年人进行以人为中心的护理的本质。

五、照护者评估

在整个护理环境和家庭中，照护者往往是患者最稳定的支持。欢迎照护者加入护理团队是所有环境中的最佳做法，包括门诊护理、专科诊所、医院、社会服务机构、管理式护理健康保险计划、长期服务和支持（long-term services and supports，LTSS）站点。照护者的文化敏感性评估必须涵盖多个领域，并酌情解决语言障碍和医疗保健差异。

评估计划可以提高效率，并衡量照护者所需的意愿、压力、信心、能力和支持。评估也可以是治疗性的，因为它有助于照护者更正式地定义他们的角色。患者仍处于护理中心。同时，照护者的能力在护理计划中得到认可和考虑。

根据个人卫生系统的情况、可用性和结构，评估可以由社会工作者、病例管理者、护士、医生和其他人进行。有效的评估只有记录之后，可参考时才最有效用；然而，很少有电子健康记录具有这种功能，需要进行调整。

家庭护理者联盟国家共识报告（2006 年）"照护者评估：规范、指南和变更策略"建议，家庭照护者评估应包含七个领域。

（1）背景，包括关系、职业、生活安排和强度。

（2）照护者对照护对象健康和功能状态的看法，包括 ADL/IADL、心理社会需求和认知障碍。

（3）照护者的价值观和偏好，包括意愿、动机和底线。

（4）照护者的现状，包括健康状况、抑郁症状和生活质量。

（5）照护的结果，包括可能的挑战，如社会、工作和情感压力，以及可能的益处，如满意度、意义、改善关系和新技能。

（6）为照护对象提供所需护理的技能、能力和知识，如个人信心，以及家庭、医疗和护理任务的培训。

（7）照护者可以选择使用的潜在资源，如支持人员、社会支持、财务支持和社区服务。

有一类工具可以有效评估照护者经历的压力和紧张程度，特别是有数字评分的工具。这些工具包括简短的 Zarit 压力访谈（Short Form Zarit Burden Interview，ZBI-12）、Kingston 照护者压力量表（Kingston Caregiver Stress Scale，KCSS）和改良照护者压力指数（Modified Caregiver Strain Index，MCSI）。它们有多种语言版本。

正式评估工具可以重新定义对护理任务的理解。如前所述，许多照护者可能不会意识到自己扮演了这个角色，但会根据他们的关系状态来识别自己，如配偶、女儿或兄弟。而照护工作应被理解为一种独立的关系。以这种方式扩大了解，可能会提高他们对属于一个拥有卫生系统和社会潜在资源的更大群体的认识。照护工作可以常规化，以认识到照护人员并不孤单。关于解决照护者负担的建议对策见表 17-3。

表 17-3　解决照护负担的建议对策
● 承认照护者的努力
● 表示感谢
● 鼓励照护者自我照顾和休息
● 当地、地区和国家资源的照护支持

虽然提供了有关评估照护者压力和负担的工具，但目前的工具并没有充分反映这一角色的积极和消极影响。照护者评估中基本上没有精神需求、经济压力、控制点感知和意义这类内容。

六、机构对照护人员的支持示例

照护人员的正规教育一直很匮乏。2019 年发布的一项研究发现，只有 7.3% 的美国社区医疗保险受益人的照护人员接受过部分培训。只有照护对象在之前住过院或照护人员有偿培训，照护人员培训才最有可能进行。家庭卫生机构可以在家庭护理期间为照护人员提供良好的教育和培训。

退伍军人管理局（Veterans Administration，VA）为照护者提供了最完善的支持。他们提供培训、教育和照护工具。电话支持热线、每月电话会议、在线研讨会和患者互助创建了一个系统，以帮助退伍军人家庭获得可持续的照护支持。VA 计划可能会在某些情况下为照护人员提供补偿。VA 系统是其他系统未来改进的模型。

一些卫生系统正在将循证护理支持协议扩展到疾病管理项目中（如痴呆和癌症护理）。照护者支持计划的例子，特别是针对痴呆的照护者支持项目，包括纽约大学照护者干预（New York University

Caregiver Intervention，NYUCI）、印第安纳大学老龄大脑护理医疗之家、加利福尼亚大学旧金山护理生态系统、杰斐逊学院痴呆患者照护及其环境（COPE）计划，以及许多其他项目。这些计划及其他老年护理管理模式，包括对照护人员的特别关注，分享了类似的照护人员支持响应主题。这些主题包括与照护者的直接沟通；鼓励自我护理和临时服务；提供教育信息，包括与支持团体的联系；协助制订照护和应急计划。

由于照护者的参与和帮助，多个方案已显示出改善了福利，提高了知识和技能，减轻了负担。事实上，通过知识、技能和态度来支持患者和照护者，使他们能够开展活动，从而实现整体改善，使所提供的护理契合患者所期望的照护。

七、支持照护人员的公共授权

为了提高照护者的能见度和有效性，美国退休人员协会（American Association of Retired Persons，AARP）制定了示范立法，为照护者及其照护对象提供新的支持。这项立法被称为医务人员咨询、记录和启用（caregiver advise，record，and enable，CARE）法案。自 2014 年以来，美国已有 40 个州通过了CARE 法案立法。一般来说，CARE 法案要求医院为患者提供机会，以便在记录中确定照护人员，向照护人员建议出院计划，并就可能需要执行的医疗或护理任务向照护人员提供指导。由于住院治疗通常是责任发生急剧变化的时候，照护人员从评估中受益，以满足他们的需求，并为他们配备所需的技能。

2018 年，认可、协助、包容、支持和参与（recognize，assist，include，support，and engage，RAISE）家庭照护者法案要求美国卫生与公共服务部长制定、维护和更新支持照护者的综合国家战略。这需要一段时间才能充分实施。

在美国，医务人员是长期服务和支持（LTSS）的主要来源，约占 LTSS 的 80%。在许多州，LTSS 政府医疗补助由托管护理公司根据合同交付给各州。LTSS 合同条款越来越多地包括关于支持性护理服务的规定，如慢性病信息和教育、直接照护技能教育和培训、临时照护、咨询和辅助技术。计划成员确定的照护人员是改进 LTSS 管理护理的协调和宣传。这样可以更好地照顾会员。

八、照护人员和患者隐私

医疗服务提供者有义务尊重患者隐私，这在HIPAA 立法中有规定。HIPAA 为分享私人健康信息提供指导，并对与照护人员合作产生影响。

许多患者将获得允许正式获取医疗保健信息的条款。这些可能包括预先指令，包括授权书、CARE 法案指定、HIPAA 授权等。然而，没有一套正式文件可能涵盖整个护理团队。鉴于照护人员承担的不同角色，特别是在复杂的医疗或护理任务方面，每个卫生专业人员都需要制订一种适当共享信息的方法。

分享信息最重要的原则是，当患者明确同意时，分享是直接的。这种同意可能只是简单的点头。如果对分享的内容有疑问，请私下询问患者他们想要分享的内容。当患者无法在场时，使用专业判断，判断您认为患者希望您分享的信息。

毫无疑问，正如美国医师学会和其他协会在道德准则中所概述的那样，卫生专业人员必须继续解决患者的自主性和隐私问题。然而，HIPPA 和其他顾虑经常成为限制沟通的障碍，有时可能会限制已经紧张的医疗环境中的工作量。然而，为了方便卫生保健系统，阻碍或消除照护者的参与和交流是不恰当的、适得其反的和不道德的。照护人员经常寻求传达信息和协调护理。请参见表 17-4，了解针对照护人员工作障碍的建议解决方案。

九、照护人员资源

照护人员的资源和支持广泛可用，通常从当地社会工作者或病例管理员开始获取。一些国家组织创建了增强能力的教育和支助资源，这些资源通常可以免费获得。有关医务人员资源和有用网站的列表，请参见表 17-5。

除了国家组织外，照护人员还可以在当地社区内找到资源。老年护理定位器可以帮助将家庭照护人员与所在城市的组织联系起来。此外，老龄化地区机构（Area Agency on Aging，AAA）网络是家庭和社区服务的门户。通过当地 AAA，患者照护人员可以

表 17-4 针对照护人员工作障碍的建议解决方案

主 题	工作障碍	建议的解决方案	详 情
关系	照护人员不是患者或客户	照护人员是护理团队的成员	慢性病和功能性损伤患者的护理计划和干预措施的成功取决于他们从一个或多个照护者那里获得的支持
工作流	照护人员的互动会很繁重	承认照护者是关注患者的机会	照护人员的信息和洞察力可以迅速提高临床照护计划的成功率
权威	HIPAA 排除了第三方（如照护人员）的参与	患者可以口头同意，甚至点头表示同意	患者通常愿意口头许可分享信息，通常希望获得最佳结果。如果有疑问，请让患者参与谈话
照护人员计划	我们的办公室 / 医疗保健系统不为照护人员提供计划	办公室可以为照护人员提供社区资源	多个地区和国家组织为照护者提供了大量资源（如家庭照护者联盟、管理式护理组织、AARP）
照护人员太多	家庭有多个照护者，我们的办公室不能一直向多个人提供类似的信息	协助家庭制订计划，简化沟通	照护人员通常愿意接受教育和技能培训，以协调护理和与卫生保健系统互动
就诊计划	更多的人进入诊室意味着就诊时间更长	鼓励照护者和患者制订就诊议程	尝试让患者和照护人员使用议程设置工具为就诊做准备，如 Wolff 及其同事开发的工具（"认知障碍初级护理患者的患者 – 家庭议程设置：相同页面试验"）
照护人员压力评估	我们的诊所尚未采用照护人员评估工具	照护人员评估工具在线可用	考虑从 ZBI-12 或 KCSS 开始

AARP. 美国退休人员协会；HIPAA. 健康保险便携性和责任法案；ZBI-12. Zarit 护理负担量表；KCSS. 金斯敦照护者压力量表

表 17-5 有用的网站和照护人员资源

- 美国老年医学会。照护者健康：基本事实。HealthinAging.org website
  https://www.healthinaging.org/a-z-topic/caregiver-health/basic-facts
- 老年护理定位器是美国老龄化管理局的一项公共服务，与老年人及其家人的服务相连接
  https://eldercare.acl.gov/Public/Index.aspx
- 家庭护理者联盟（FCA）。医务人员也很重要！帮助医生评估家庭护理者需求的工具包
  https://caregiver.org/caregivers-count-too-toolkit
- Home Alone Alliance 为护理人员创建了一个教育视频系列和其他资源
  https://www.aarp.org/ppi/initiatives/home-alone-alliance.html
- 全国护理联盟是一个拥有广泛资源的组织联盟，与研究、创新和倡导组织有联系
  https://www.caregiving.org
- Schwartz S，Darlak L.Selected Caregiver Assessment Measures：A Resource Inventory for Practitioners.2nd ed.Family Caregiver Alliance and Benjamin Rose Institute
  https://caregiver.org/sites/caregiver.org/files/pdfs/SelCGAssmtMeas_ResInv_FINAL_12.10.12.pdf
- 联合医院基金会为患者和提供者创建一个资源，其中包括教育文档、视频和链接
  https://www.nextstepincare.org

所有网站于 2020 年 3 月 16 日访问

收到有关家庭主妇服务、家庭改造计划、家庭送餐、交通、休息服务等方面的信息。

十、结论

照护人员在患者的生活中发挥着重要作用，从协助沐浴到协调整个卫生系统的护理，他们承担着全部责任。照护人员的角色多种多样，尽管与压力有关，但照护人员也经常提到工作满意度。

根据不同的环境，不同的卫生专业人员可以使用多种工具对照护人员进行评估。成功的照护人员支持计划的证据基础越来越多，为帮助照护人员获得必备技能、工具和支持提供了途径。针对照护人员的医疗团队建议，请参见表 17-6。

表 17-6　针对照护人员的医疗团队建议
• 询问在家帮助他们的患者
• 在病历中记录照护人员
• 将照护人员纳入医疗团队
• 使用正式的评估工具来评估照护人员的压力和负担
• 就特定角色和任务对照护者进行教育
• 参考照护者社区服务

由于照护安排可能会持续多年，因此家庭照护者的可持续性至关重要。健康护理系统越来越注重价值，新的公共授权和卫生系统项目正在转向支持和维持照护人员。在患者的允许下，以患者为中心，照护人员的参与将带来更好的结果。

参考文献

Adelman RD, Tmanova LL, Delgado D, Dion S, Lachs MS. Caregiver burden: a clinical review. *JAMA*. 2014;311(10):1052–1060.

Bell JF, Whitney RL, Young HM. Family caregiving in serious illness in the United States: recommendations to support an invisible workforce. *J Am Geriatr Soc*. 2019;67(S2):S451–S456.

Borson S, Mobley P, Fernstrom K, Bingham P, Sadak T, Britt HR. Measuring caregiver activation to identify coaching and support needs: extending MYLOH to advanced chronic illness. *PLoS One*. 2018;13(10):e0205153.

Feinberg L. Caregiver assessment. *J Social Work Educ*. 2008; 44(Suppl 3):39–41.

Huang L, Smith AK, Wong ML. Who will care for the caregivers? increased needs when caring for frail older adults with cancer. *J Am Geriatr Soc*. 2019;67(5):873–876.

National Academies of Sciences, Engineering, and Medicine. *Families Caring for an Aging America*. Washington, DC: The National Academies Press; 2016. doi:10.17226/23606

National Alliance for Caregiving, AARP Public Policy Institute. Caregiving in the U.S. 2015. https://www.aarp.org/content/dam/ aarp/ppi/2015/caregiving-in-the-united-states-2015–report-revised.pdf. Accessed April 8, 2019.

Reinhard SC, Levine C, Samis S. Home alone: family caregivers providing complex chronic care. AARP Public Policy Institute and United Hospital Fund. https://www.aarp.org/content/dam/ aarp/research/public_policy_institute/health/home-alone-family-caregivers-providing-complex-chronic-care-rev-AARP-ppi-health.pdf. Accessed April 8, 2019.

第 18 章　老年人的社会环境
The Social Context of Older Adults

Evie Kalmar　Helen Chen　著

成　玲　译　　郑　凯　校

老年人的照护必须建立在社区和社会环境的背景下，而医疗照护仅仅是其中的一小部分。老年人照护在一个综合照护团队框架内进行是最有效的。这个团队成员了解影响老年人健康和生活质量的社会因素依托可利用的社区资源，在照护合作中熟练协调他们所具备的专业技能和知识，来帮助老年人和他们的照护者们。这对面临功能衰退和衰弱、认知能力下降的老年人来说尤其重要。本章探讨社会环境和背景的意义，因为它会影响老年人的健康和照护，重点在以下几个方面。

- 孤独与社会孤立。
- 食品不安全。
- 居家和长期照护。
- 财政问题。
- 法律问题。

一、孤独与社会孤立

（一）定义和流行病学

人们越来越认识到，孤独与社会孤立会对健康和生活质量产生不利影响。孤独是一种实际社会关系和期望社会关系之间存在差异的主观孤立感，而社会孤立感是对社会关系和联系的客观衡量。人们可能既孤独又被社会孤立，但这些情况并不总是共存的。这两种情况都很普遍，据估计，近一半的社区老年人存在孤独感，而高达 15% 的人有社会孤立。孤独和社会孤立被证明与功能、日常生活活动（ADL）的独立性、心血管疾病和痴呆等特定健康结果、死亡率呈负相关。与非孤立个人相比，社会孤立也被证明与医疗保险支出增加有关。

（二）筛查和干预

对孤独和社会孤立的筛查，可以帮助卫生保健提供者识别这些风险因素，并促使转诊，为患者提供适当的资源。加州大学洛杉矶分校（University of California Los Angeles，UCLA）20 项孤独量表、修订后的 UCLA 孤独量表、UCLA 孤独量表（第 3 版）（表 18-1）和健康和退休研究心理社会和生活方式问卷中的三项孤独量表（https://depts.washington.edu/uwcssc/sites/default/files//hw00/d40/uwcssc/sites/default/files/UCLA%20Loneliness%20Scale.pdf）都是有效的筛查工具。虽然我们还没有证据确定最有效的孤独和社会孤立干预措施，但有很多选择。有些侧重于个人，如改善社会支持、增加社会互动机会、解决不适应的社会技能。社区可能会有老年中心、成人日活动或其他人员。其他选择有助于尽量减少障碍，如听力障碍筛查及助听器推荐（如有听力障碍），或使用技术为行动不便或社区资源有限的老年人增加联系和沟通机会。一些老年人可能会接受使用简化的视频设备或数字助理来改善与朋友或家人的通信访问（表 18-2）。

二、老年人食品不安全

（一）定义和流行病学

尽管大多数老年人没有生活在贫困中，但他们可能仍然难以满足自己的基本需求。美国农业部（US Department of Agriculture，USDA）将食品安全定义为四个级别：①最高级别的食品安全，没有迹象表明在获取粮食方面存在问题；②良好的食品安全，有食品供应的焦虑，但对饮食或食物摄入的影响很小；③较

表 18-1 加州大学洛杉矶分校孤独感量表（第 3 版）

说明：以下陈述描述了人们有时的感受。

对于每一个陈述，请指出你对在提供的范围内写一个数字所描述的感觉频率。

这里有个例子：你多久会感到快乐一次？如果你从不感到快乐，你会回答"从不"；如果你总是感到快乐，你就会回答"永远"。

从不	少有	有时	总是
1	2	3	4

问题	回答
*1. 你多久会觉得自己和周围的人"合拍"	
2. 你多久会觉得自己缺乏陪伴一次	
3. 你多久会觉得没有人可以求助	
4. 你多久会感到孤独一次	
*5. 你多久会觉得自己是一群朋友中的一员	
*6. 你多久会觉得自己和你周围的人有很多共同之处	
7. 你多久会觉得自己不再和任何人亲近	
8. 你多久会觉得你周围的人没有分享你的兴趣和想法	
*9. 你多久会觉得自己外向和友好	
*10. 你多久会觉得自己和人亲近一次	
11. 你多久会觉得被冷落一次	
12. 你多久会觉得你和别人的关系没有意义	
13. 你多久会觉得没有人真正了解你	
14. 你多久会觉得自己和别人隔绝一次	
*15. 你多久会感觉得到陪伴	
*16. 你多久会觉得有人真正了解你	
17. 你多久会感到害羞一次	
18. 你多久会觉得有人在你身边但不是和你在一起	
*19. 你多久会觉得有人可以和你交谈一次	
*20. 你觉得有多少次找到可以求助的人	

评分：带星号的项目评分数值需颠倒（即 1=4，2=3，3=2，4=1），然后将每个项目的得分相加。得分越高，说明孤独的程度越高。

经许可转载，引自 Daniel W.Russell，1996.

表 18-2 精选的资源来促进社会联系

资源	可用的示例服务	成本/覆盖范围
老年中心	活动、课程、饮食	免费或少量的饮食捐款
成人日间健康中心	熟练护理、物理治疗/职业治疗、活动、饮食	医疗补助、自付、有些规模在浮动
支持小组（如阿尔茨海默病协会护理者支持小组）	对等支持	免费
友好的访客项目[如小兄弟（Little Brothers）、老年人的朋友（Friends of the Elderly）]	志愿者社会访问	免费
友谊线（如老龄友谊线研究所）	全天候电话线	免费
当地送餐服务（如上门送餐）	送餐	基于捐赠的方式，"支付你能负担得起的钱"
交通计划	有补贴的公共交通、货车或出租车服务	自付工资，可以得到当地的补贴

低的食品安全，食物的种类、质量或获取性下降，食物摄入量最低限度地减少；④极低的食品安全，饮食方式发生显著改变，食物摄入量减少。按照这些定义，在 2016 年，13.6% 的美国老年人被认为是良好的食品安全，7.7% 被认为有较低的食品安全，2.9% 被认为是极低的食品安全。在美国南部、西班牙裔或非洲裔美国老年人、独自生活或在农村地区、有孩子的家庭老年人面临更高的食品不安全风险。人口研究表明，面临食品不安全的老年人患慢性疾病、功能障碍和认知障碍的风险更高。

（二）筛查和干预

鉴于充足的营养和糖尿病和心血管疾病等慢性疾病的积极结果之间的联系，照顾老年人的卫生保健专业人员应定期评估与食物获取或食物准备有关的问题（见第 2 章）。

联邦和地方资源可以为老年人提供食物和营养。补充营养评估计划（supplemental nutrition assessment program，SNAP）是食品安全网中最大的联邦计划，提供现金津贴购买食品，为低收入和低资产的人提供服务。2019 年，大多数州一人家庭的月总收入限额为 1307 美元，二人家庭为 1760 美元。具体的申请资格标准因州而异。"老年人"定义为年龄超过 60 岁的成年人，可能有资格（即使他们在残疾的基础上超出收入的限制）获得额外保障收入（supplemental security income，SSI），或者可以居住在联邦政府为老年人资助的房屋里。然而，该计划即使有扩大范围的可能，但与一般人群相比，老年人还是不太可能参加 SNAP。根据美国农业部的数据，只有 9% 的 SNAP 参与者年龄超过 60 岁，与83% 符合条件的个体相比，只有 42% 符合条件的老年人参加。目前尚不清楚为什么老年人参与率更低，可能的原因包括经济或相关申请程序上的困难（如流程要求个人亲自申请或难度较大）和社会歧视。

另一种解决老年人食品卫生问题的方法是集中供餐，如老年人中心午餐或家庭提供餐点，如"上门送餐服务"、食品银行或医疗量身定制的餐食计划（表 18-1）。虽然这些项目通常是低成本或按比例增减经营，但需要支付报酬。

三、居家和长期照护

随着人们年龄的增长，许多人的 ADL 和工具性日常生活活动（IADL）将需要帮助。支持可能包括雇用护理人员（私人付费或通过退伍军人事务部或符合条件的医疗补助、资助的公共项目）、与社区项目协调以便在白天进行监督和活动、探索其他更具支持性的居家选择。这些类型的选择属于长期服务和支持（long-term services and supports，LTSS）的范围，其中包括一系列帮助人们留在家里的服务（图 18-1）。尽管美国近 97% 的老年人生活在自己家中，但接受 LTSS 的人口比例随着年龄的增长而急剧增加，从65—74 岁人口的 1% 增加到 85 岁以上人口的 13%。LTSS 很昂贵，而且保险所覆盖的金额因服务、保险类型和地点而异。据估计，美国每年在 LTSS 上花费2000 亿～3000 亿美元，其中包括老年人及其照护者的自付支出。

四、支持社区老年人的项目

有许多项目侧重于支持社区中的个人，其目标是尽可能长时间地避免机构性的长期护理。这些服务计划包括家庭保健服务、社会成人日间计划和成人日间健康中心（adult day health centers，ADHC）或综合保健计划，如 PACE（见第 30 章）。ADHC 和社会成人日间中心项目的应用情况和资金因州而异。根据项目及其重点，这些服务可能包括饮食、社会化、交通、活动、锻炼、护理 / 医疗、物理和职业治疗、监督。其中许多项目旨在当白天照护提供者需要外出工作时，让家中拥有一个社会刺激下的安全环境，可以安全管理有认知障碍的老年人。

（一）替代居家照护

替代居家照护项目包括独立的老年生活社区（通常需要大量的财政资源）、联邦政府资助的支持性老年住房（通常由患者或其家人协调额外服务）和自然形成的退休社区（人们住在自己的家中，但提供服务或资金以获得服务，如家政服务或交通服务，使他们能够安全地留在社区）。一种相关的住房模式，即共同住房，虽然不是专门针对老年人的，但其目的是创建共享资源和决策的社区，通常以支持负担能力为目标。随着时间的推移，身体或认知功能障碍的进展可能会妨碍社区计划充分满足一些老年人的需求。

（二）辅助生活和长期护理

当老年人不再能够在家中生活并获得支持时，在专业的护理机构（skilled nursing facility，SNF）中进行辅助生活或长期护理成为一种选择。有关进一步的讨论，请参见第 31 章和第 32 章。根据国家辅助生活中心的数据，目前美国超过 80 万成年人居住在辅助生活设施（assisted living facilities，ALF）中。根据美国老龄局的数据，2016 年有 150 万老年人（占总人口的 3.1%）居住在机构中，这意味着居住在机构环境中的绝大多数老年人住在 SNF 中。辅助生活服务不是一个受管制的术语，其定义可能因地区而异。辅助生活服务可在多个地点提供，从有几个卧室的私人住宅到在概念和布局上与疗养院类似的大型设施。然而，所有的 ALF 与 SNF 的不同之处在于，

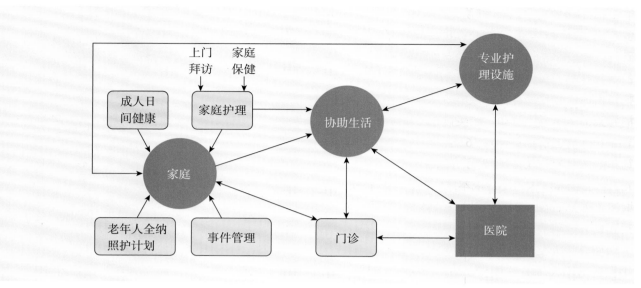

▲ 图 18-1　对长期支持和服务的护理的地点和组成部分的概述
经许可转载，引自 Theresa Allison, MD, PhD.

他们不被授权提供专业性照护（如伤口护理、康复或滴定给药等）。ALF 还可能有州规则性的限制甚至禁止急性病情或功能受损居民的入住。如果有人被认为在医疗上过于复杂，无法进行辅助生活，那么在 SNF 中进行长期护理可能是必要的。

不幸的是，与 ALF 或机构长期护理（long-term care，LTC）相关的成本很高，通常不在保险范围内。2018 年，ALF 的全国平均成本中位数为每月 4000 美元或每年 48 000 美元，而 SNF 中的 LTC 每年接近10 万美元。虽然医疗保险覆盖了有天数限制的、符合住院治疗的 SNF 等专业护理设施，大多数日间护理院中被视为"照顾"的项目仍没有被纳入到医疗保险中来。监护的定义是指提供一些非专业性的个人照护，其对象是保留洗澡或吃饭等日常生活活动但需要 ADL 帮助的患者。如果长期监护是必要的而没有医疗补助，其成本通常最初由个人和家庭支付，然后由医疗补助计划作为财务资产使"花费"达到合格水准。虽然 LTC 保险可供购买，但是许多老年人可能会发现相对于潜在的收益来说保费成本偏高。最为推崇的计划是为提供给居家或机构的 LTC 支付日息。日息可能不包括该服务的全部成本，但会使一些人留在家中或选择一个高质量的护理设施。也有一些高关注度的保险公司发生过拒绝或推迟支付 LTC 保险获益的案件。患者或家属在购买 LTC 保险时应该调查所考虑的保险公司的财务状况和福利支付记录。

获得某些服务可能需要医嘱或近期评估。患者和家属可能会被告知，医疗保险不包括所有期望或需要的服务，并可能会向其医疗保健提供者寻求建议。虽然一些卫生系统有强大的社会工作或护理管理基础设施，但可能会要求初级护理提供者就适当地 LTSS 或 LTC 和住房选择提供意见。

五、财政问题

缺乏足够的财政资源可以说是导致健康不良的最大社会决定因素之一。2019 年，美国将贫困线设定为一口之家的年收入为 12 490 美元，两口之家为16 910 美元。尽管 65 岁以上的老年人是目前最没有可能被正式定义为"贫穷"的年龄组，但是许多人可能会发现很难支付基本的生活需求，如食物、护理、医疗保险、药物和住房。如果老年人出现功能障碍，经济状况通常决定了他们有什么治疗选择。2018 年，英国老龄化纵向研究表明，家庭财富与总体死亡率呈负相关，其中最低财富群体的死亡率最高。

根据 2017 年美国人口普查数据，超过 700 万 65岁及以上的人（14.2%）生活在贫困中。这一统计数据具有地域差异，在加利福尼亚州和佛罗里达州等州上升超过 15%。老年女性和少数族裔也更有可能生活在贫困之中。然而，即使不是"穷人"的老年人也可能在经济上挣扎。波士顿马萨诸塞大学老年学研究所定义了"老年经济安全指标"，可以帮助评估各州和县中基线的生活费用。在加利福尼亚州的一些发达地区，人们的生活成本估计是平均社会保障福利金的 2 倍多。例如，在美国旧金山，2018 年的老年人这个指标是每年 32 568 美元，而 2018 年平均每月社会保障金为 1413 美元，相当于每年 16 965 美元。社会保障收入和生活成本之间的这种显著差异，增加了退休后唯一收入是社会保障金的老年人难以支付基本需求的可能性。

（一）医疗保险和社会保障相关费用

联邦医疗保险在老年人的财务状况中扮演着重要的角色。1935 年，社会保障法案签署立法。第 1 个月度收益在 1940 年开始支付。尽管有这样的收益，20 世纪 60 年代仍有超过 1/3 的美国老年人仍生活在贫困线以下。直到 20 世纪 70 年代，医疗保险实施 10 年后，这一状况才开始显著改善。这表明医疗问题和缺乏医疗保险是 20 世纪大部分时间老年人贫困的重要因素（见第 79 章）。虽然有过几次重要的补充（如 1989 年临终关怀服务，2006 年处方药），

医疗保险仍然有显著的覆盖范围盲区。受益人必须支付大量免赔额和共付形式的金额。对于低收入的受益人，这些成本可能占他们月收入相当大的比例（图 18-2）。有些老年人"双重达标"，也有资格申请医疗补助。这是一项州和联邦政府资助的健康保险计划，仅限于收入非常低的人群。医疗补助的覆盖范围和合格标准因州而异。

在 2019 年，即使收入符合医疗补助计划的老年人也将面临药物费的共同负担的问题。处方医师询问低收入补助计划登记药物的覆盖范围是很重要的。因为一些患者可能会由于"经济不依从"和自给、剂量调整，或由于无法负担得起药物的共付费用，或其他经济考虑因素，如免赔额或保险费而无法获得药物（见第 14 章）。

（二）保持财务独立

老年人特别容易受到经济状况的影响，特别是在存在认知障碍的情况下（见第 19 章）。医疗保健工作者可以通过以下方式帮助患者保持财务独立：①通过公开讨论来筛查财务等相关问题；②在诊断认知障碍时提前进行护理规划的财务讨论，重点是确定财务代理权；③寻求资历深的法律从业者或"老

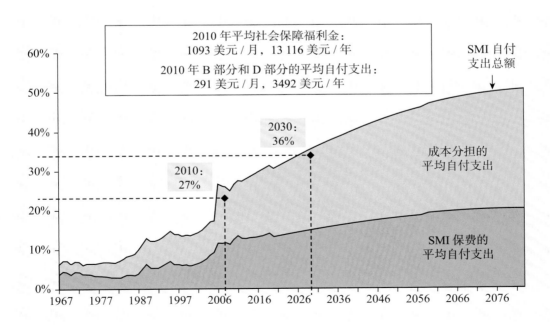

▲ 图 18-2　**B 部分和 D 部分自费支出作为社会保障福利的一部分（1967—2084）**

经许可转载，引自 The Henry J.Kaiser Family Foundation.A primer on Medicare financing.January 2011.https://kaiserfamilyfoundation. files.wordpress.com/2013/01/7731-02.pdf.

年人的医疗法律伙伴"的帮助；④建议采取有助于简化金融事务的保障措施，如直接存款、自动取款、第三方通知延迟付款和透支保护。

六、法律问题

老年人可能面临医疗法律问题，包括独立决策、移民身份、保险资格、残疾者权利、驾驶、老年人受虐待的处理。其中一些问题将在单独的章节中进行讨论（见第 19 章、第 21 章和第 69 章）。

如果老年人出现认知障碍或严重的疾病，他们做出独立决策和管理财务的能力可能会受到损害。重要的是要讨论预备的护理计划，通过观察和记录老年人的价值观和喜好，并指定一名代理决策者来帮助制订这些特征（见第 21 章）。可以指定一个或两个代理人负责医疗和财务相关问题的决策。当老年人缺乏独立决策能力，要考虑到会出现没有朋友或家人能够或愿意承担这些责任的情况。无行为能力的老年人可能会被引导，由法院系统为其指定一名监护人。尽管法律要求、文书要求和程序因州而异，但其基本原则是相同的。

七、对临床医生的建议

患者的社会背景和环境对于许多不询问这些问题的卫生保健专业人员可能是未知的。例如，经济压力或缺乏足够的照护等问题可能会对健康和功能状态产生相当于或超过慢性病所带来的负面影响。不住在医疗机构的老年人一生中与保健专业人员接触的时间少于 1%。超过 99% 的时间进行自我管理慢性疾病和社会环境中的功能问题。医生、初级医疗服务提供者和跨学科团队的成员，包括护士、社会工作者和药剂师，是老年人健康相关信息的重要来源，所以针对患者和家庭自己社区所提供的实用服务如何选择和参考，可能会需要他们提供建议。临床医师希望其扩大照护老年人的有效性，他们应该做到以下方面：

- 询问关于孤独和社会孤立感的问题，并将人们与社区资源联系起来。
- 评估食品不安全情况，并参考 SNAP、送餐计划、食品储藏室或其他食品来源。
- 熟悉住房和 LTSS 选项。
- 筛查财务问题并了解联邦医疗保险覆盖范围的限制对健康的影响。
- 对于在照护时有虐待老年人迹象的保持警惕。
- 了解社区资源，如通过老龄化地区机构、直接服务提供商或提供信息和转介的票据交换所。AAA 的国家名单可通过 http://www.n4a.org/ 查阅。

参考文献

Bishop NJ, Wang K. Food insecurity, comorbidity, and mobility limitations among older U.S. adults: findings from the Health and Retirement Study and Health Care and Nutrition Study. *Prev Med*. 2018;114:180–187.

Kollia N, Caballero FF, Sánchez-Niubó A, et al. Social determinants, health status and 10–year mortality among 10,906 older adults from the English longitudinal study of aging: the ATHLOS project. *BMC Public Health*. 2018;18(1):1357.

Masi C, Chen H, Hawkley L, Cacioppo JT. A meta-analysis of interventions to reduce loneliness. *Pers Soc Psychol Rev*. 2011;15(3):219–266.

Meals on Wheels. Fact sheet and sources 2018: the escalating problem of senior hunger and isolation. https://www .mealsonwheelsamerica.org/docs/default-source/fact-sheets /2018/2018–national/the-issue_2018–sources-and-methods_ forpublication.pdf?sfvrsn=1010bc3b_2. Accessed April 2019.

National Center for Medical Legal Partnership. Homepage. https:// medical-legalpartnership.org/. Accessed April 2019.

National Center for State Courts. Guardianship/conservatorship resource guide. https://www.ncsc.org/Topics/Children- Families-and-Elders/Guardianship-Conservatorship/Resource- Guide.aspx. Accessed April 2019.

National Council on Aging. Elder Index. https://www.ncoa.org/ economic-security/money-management/elder-index/. Accessed April 2019.

Perissinotto C, Holt-Lunstad J, Periyakoil VS, Covinsky K. A practical approach to assessing and mitigating loneliness and isolation in older adults. *J Am Geriatr Soc*. 2019;67(4): 657–662.

Perissinotto CM, Stijacic Cenzer I, Covinsky KE. Loneliness in older persons: a predictor of functional decline and death. *Arch Intern Med*. 2012;172:1078–1083.

Pooler JA, Hartline-Grafton H, DeBor M, Sudore RL, Seligman HK. Food insecurity: a key social determinant of health for older adults. *J Am Geriatr Soc*. 2019;67(3):421–424.

Russell DW. UCLA Loneliness Scale (Version 3): reliability, validity, and factor structure. *J Pers Assess*. 1996;66(1):20–40.

Shaw JG, Farid M, Noel-Miller C, et al. Social isolation and medicare spending: among older adults, objective isolation increases expenditures while loneliness does not. *J Aging Health*. 2017;29(7):1119–1143.

US Department of Agriculture Economic Research Service. Food security in the US. https://www.ers.usda.gov/topics/ food-nutrition-assistance/food-security-in-the-us/definitions-of-food-security.aspx#ranges. Accessed April 2019.

US Department of Agriculture Food and Nutrition Services. Fact sheet: USDA support for older Americans. https://www.fns .usda.gov/pressrelease/2015/020215. Accessed April 2019.

第 19 章 虐待老年人的检测评估和应对
Detecting, Assessing & Responding to Elder Mistreatment

Abigail Holley Houts　Kerry Sheets　Nzube Okonkwo　Lawrence J. Kerzner　著
易　维　译　郑　凯　校

一、一般原则

虐待老年人是一个普遍影响老年人但未得到充分重视和认识的健康问题。虐待可能发生在家里、疗养院或其他长期照护机构。施虐者可能是家人、朋友、照护者或长期照护机构中的其他患者。2008年一项采用随机数字拨号电话的方式进行的全国虐待老年人研究表明，在美国每 10 名居住在社区的老年人中就有 1 人报告过去的 1 年中曾遭受虐待；其中 4.6% 的受访者报告了情感虐待，1.6% 报告了身体虐待，0.6% 报告了性虐待，5.1% 报告了潜在忽视，5.2% 报告了家人当前进行的经济虐待，并且一些受访者报告了不止一种类型的虐待。2017 年的一项系统回顾和 Meta 分析估计，全球虐待老年人的发生率为 15.7%，其中虐待痴呆患者的发生率更高，许多研究在 40%～60%。虽然需要更多的数据支持，有限的研究表明虐待老年人的发生率因种族、族裔和文化背景而异。目前在急诊护理机构和长期照护机构等环境中关于虐待的数据有限。由于意识到随着全世界老年人口的显著增加，一部分老年人正遭受虐待和痛苦，联合国将每年 6 月 15 日定为认识虐待老年人问题世界日。

虐待老年人会对其身体、情感和经济健康产生各种影响。受虐待的老年人发生抑郁和焦虑、住院、养老院安置和死亡的概率较高。一项关于社区老年人的前瞻性队列研究，即芝加哥健康和老龄化研究表明，那些被证实受到虐待老年人的住院率和死亡率是没有报告虐待的老年人的 2～3 倍。老年人受到虐待也会给非施虐的亲人、朋友和照护者造成情感创伤，超过 2/3 的人报告知道虐待的事件会带来痛苦。

尽管虐待老年人的发生率很高，对老年人的健康也有很大的影响，但此种现象并没有得到充分的识别和报告。一项对纽约州虐待老年人的全面调查发现，每 24 例自我报告的虐待老年人案件中只有 1 例向主管部门报告。下面的内容将帮助临床医生识别、记录、管理和报告虐待老年人的疑似案例。

参考文献

Acierno R, Hernandez MA, Amstadter AB, et al. Prevalence and correlates of emotional, physical, sexual, and financial abuse and potential neglect in the United States: the National Elder Mistreatment Study. *Am J Public Health*. 2010;100(2):292–297.

Breckman R, Burnes D, Ross S, et al. When helping hurts: nonabusing family, friends, and neighbors in the lives of elder mistreatment victims. *Gerontologist*. 2018;58(4):719–723.

Dong X, Simon MA. Elder abuse as a risk factor for hospitalization in older persons. *JAMA Intern Med*. 2013;173(10):911–917.

Yon Y, Mikton CR, Gassoumis ZD, et al. Elder abuse prevalence in community settings: a systematic review and meta-analysis. *Lancet Glob Health*. 2017;5(2):e147–e156.

二、虐待老年人的定义

虐待老年人，也被称为虐待老年人行为，通常被定义为与老年人建立信任关系的人的行为或不作为的行为对老年人造成的伤害。世界卫生组织（World Health Organization，WHO）对虐待老年人的定义指出，行为或不作为的行为只需发生一次，并且对老年人造成伤害或"痛苦"。疾病控制和预防中心（Centers for Disease Control and Prevention，CDC）和美国社区生活管理局（Administration for Community Living，ACL）将其定义扩展到包括对老年人产生严重伤害风险的行为或不作为的行为。ACL 还指出，虐待者可以是照护者或与"弱势"老年人有接触的"任何其他人"。每个州或法律管辖区对"弱势老年人"

一词的定义不同。

虐待老年人可表现为多种不同的形式。最近的一项综述列出了以下五种虐待老年人的"共识"性类型：身体虐待、性虐待、精神心理虐待、经济虐待和忽视。除非另有说明，以下术语来源于美国国家老年人虐待中心（National Center for Elder Abuse，NCEA），此中心为美国老龄资源中心。虐待老年人的法律定义因州和管辖权而异。

（一）身体虐待

身体虐待是指可能导致任何类型疼痛或伤害的身体接触。身体虐待还包括未经授权的药物使用、未使用所需药物、身体约束、强制喂食或体罚。

（二）性虐待

性虐待是指未经老年人同意或与缺乏同意能力的老年人发生任何类型的性接触或性行为。

（三）情绪心理虐待

情绪心理虐待包括刺激情绪压力的言语或行为，如像对待孩子那样对待老年人或将他们与家人和朋友分离。并非所有的州（如加利福尼亚州）都要求报告情绪心理虐待，当怀疑存在情绪心理虐待时，卫生专业人员可能希望咨询心理健康提供者或社会工作者。

（四）经济虐待

经济虐待是指滥用老年人的资金或财产以谋取利益。经济虐待是最常见的虐待老年人的形式之一，在任何情况下都可能发生，包括在家人、照护者或朋友之间，以及在养老院或长期护理机构中。经济虐待往往伴随着社会孤立或孤独。例如，老年人可能为了金钱或其他物质利益建立友谊，或者施虐者可能通过孤立老年人来对他们的财务施加不当的影响。遭受经济虐待的老年受害者可能存在理解其决策能力下降的问题。最近的数据显示，识别潜在金融骗局的能力下降与偶发性痴呆之间存在关联。

（五）忽视

忽视是指正式或非正式的照护者未能满足老年人的基本需求。忽视可以是主动或被动的，也可以

是有意或无意的。

关于自我忽视是否是虐待老年人的一种形式目前存在争议。自我忽视的广义定义为老年人直接危及其安全和福利的行为。这通常见于认知或身体功能受损的老年人，包括无法为自己提供食物、衣服或住所等基本必需品。在某些情况下，不服药或无法获得医疗护理可能被视为一种自我忽视。自我忽视可能与家人或其他照护者的忽视同时发生，也可能发生在老年人拒绝帮助和（或）试图掩盖其无法满足基本需求的情况下。

参考文献

Boyle PA, Yu L, Schneider JA, et al. Scam awareness related to incident Alzheimer dementia and mild cognitive impairment: a prospective cohort study. *Ann Intern Med*. 2019;170(10):702–709.

Lachs MS, Pillemer KA. Elder abuse. *N Engl J Med*. 2015; 373(20):1947–1956.

三、如何预防虐待

一些人认为虐待老年人是影响老年人的最大可预防因素。尽管如此，关于有效预防的数据有限。最近的一项系统综述认为有初步证据表明以下5种策略可能有预防效果：①照护者支持干预；②为弱势老年人提供财务管理援助的资金管理计划；③照护者和患者可以通过热线寻求关于虐待老年人的信息和帮助；④为虐待受害者提供紧急避难所以防止更多的虐待，并有时间规划安全住房；⑤建立多学科小组，以促进协调现有资源。来自全国老年人虐待研究的8年随访数据表明，社会支持可以预防虐待老年人的许多并发症。一些数据表明，无论是在陪伴方面还是在日常活动的内在帮助方面，社会支持可能与较低的虐待老年人率有关。鉴于有效预防虐待老年人的数据相对较少，我们建议健康照护提供者对所有老年人中发生的虐待行为保持高度怀疑，尤其是在具有危险因素的老年人中。

参考文献

Acierno R, Hernandez-Tejada MA, Anetzberger GJ, et al. The National Elder Mistreatment Study: an 8-year longitudinal study of outcomes. *J Elder Abuse Negl*. 2017;29(4):254–269.

Pillemer K, Burnes D, Riffin C, et al. Elder abuse: global situation, risk factors, and prevention strategies. *Gerontologist*. 2016;56(Suppl 2):S194–S205.

四、危险因素

虐待老年人影响到所有性别、种族背景和社会经济地位的老年人。虐待的可能性增加与各种受害者、施虐者和环境特征都有关。一项针对虐待老年人的国际研究和世界卫生组织欧洲预防虐待老年人的报告确定了危险因素的三个层次的证据（强有力的、潜在的或有争议的）。强有力的证据被定义为通过几项研究的一致或几乎一致的支持来验证的证据。潜在证据指有混合或有限的数据支持。有争议的证据指有假设支持或没有明确的证据基础。

在个人（受害者）层面，有力证据支持的虐待风险包括功能依赖或身体残疾、认知障碍、心理健康不良和低收入。性别是一个潜在的风险因素。女性可能更容易遭受身体虐待，而男性则更容易遭受情感或经济虐待。在美国的一些研究中，老年人中更年轻者可能是一个风险因素，而在墨西哥和欧洲的报道中，更老年者可能与风险增加有关。低收入在许多国家是虐待的预测因素。美国和加拿大的数据表明，非洲裔美国人可能比高加索人更容易遭受经济和心理虐待。拉美裔人受到情感虐待、经济虐待和忽视的风险较低。

施虐者存在精神疾病、心理健康状况不佳、滥用药物，以及依赖受害者的情感支持、经济帮助或住房等因素都是风险增加的有力支持证据。

被视为风险因素的受害者 – 施虐者关系因虐待类型、国家和地理位置而异。在有些国家，配偶或伴侣可能是最常见的情感和身体虐待行为人。在其他国家，老年人的孩子和女婿是更常见的施虐者。关于婚姻状况的信息是复杂的，一些研究表明，结婚与虐待有关，而另一些研究表明单身、分居、离婚或丧偶与被虐待风险增加有关。对老龄化和家庭暴力正常化的负面看法是有争议的风险因素。

社会孤立是所有形式虐待的共同点，是环境层面的一个重大风险因素。根据社会人口统计学、健康相关和心理社会因素构建的九项脆弱性风险指数表明，每增加一个百分点，芝加哥健康与老龄化项目中报告和确认的虐待老年人的风险就增加 1 倍。

五、筛查和鉴别

医生和其他保健专业人员经常不能识别虐待老年人的行为。急诊科对虐待老年人的诊断率至少比普通人群的诊断率低两个数量级。即使家庭护理护士每月进行一次探访，虐待行为也很难被识别。因此，在没有症状或体征的情况下筛查虐待老年人行为，以及使用有针对性的问卷来确定遭受虐待者，是值得特别关注并且正在不断发展领域。

作为《医疗道德规范》的一部分，美国医学协会建议将虐待行为作为医疗主诉的一个可能因素，并建议医生作为病史的一部分定期询问虐待情况。美国神经病学学会和美国妇产科学院支持对老年患者进行虐待或暴力筛查，因为这些领域的从业者更可能服务于特别的弱势人群。2018 年，美国预防服务工作组（US Preventive Services Task Force，USPSTF）对随机对照试验和系统评价的分析发现，目前的证据不足以评估对所有老年人或弱势成年人进行筛查的利弊平衡。具体而言，没有任何符合 USPSTF 审查标准的研究评估了早期检测和治疗的有效性，或筛查那些无虐待迹象或症状者的危害。与患者相关的因素，如参与筛查者的精神、身体或经济状况较差，以及依赖施虐者提供护理和获得医疗服务，都是广泛筛查获得高质量信息的障碍。

在常规医疗保健访问中，确定可能的虐待老年人行为最直接的方法是询问高风险患者有关虐待的情况。医疗保健专业人员应分开询问患者和护理人员。在不易获得虐待综合评估的卫生保健环境中，可以提出一个问题或一组三个问题。

- 单一问题："有人伤害你吗？"
- 一组三个问题："你在居住的地方感到安全吗？有人在你需要帮助时没有帮助你吗？谁负责你的财务或支付你的账单？"

尽管对初级保健筛查的价值认识有限，但目前已经开发了大量的工具来协助发现病例。国家虐待老年人中心和医疗保险和医疗补助服务中心（Centers for Medicare and Medicaid Services，CMS）主要使用以下 3 个工具。

- Hwalek-Sengstock 虐待老年人筛查测试（Hwalek-Sengstock Elder Abuse Screening Test，H-S/EAST）：适用于急诊或门诊，这是一个易于管理的六项筛查问卷，可由患者或保健专业人员填写。由于其 73%（95%CI 62%～82%）的特异性远高于其敏感性，因此最好在怀疑虐待的情况下使用，如在单一或一组三个问题筛查之后使用。

- 易受虐待筛查量表（Vulnerability to Abuse Screening Scale，VASS）：该量表具有中等的可信度和结构效度，易于管理，12 项筛查问卷可由患者或医疗保健专业人员填写。

- 虐待老年人怀疑指数（elder abuse suspicion index，EASI）：在家庭实践和门诊环境中使用，其敏感性为 0.77，特异性为 0.44。EASI 调查表由卫生保健专业人员完成，用于评估过去 12 个月内患者被忽视和言语、心理、经济或情感虐待的风险和实际情况。它由六个项目组成，易于管理，大约需要 2min 完成。

识别虐待老年人行为的另一个障碍是信息提供者缺乏有关虐待的知识。通过在正式课程中纳入虐待行为相关知识，提高医学和专业前（护理、社会工作、刑事司法、卫生专业和其他）学生的意识，可以提高他们在进入临床实践时的识别和干预的能力。与成人保护服务（adult protective service，APS）工作人员合作进行家访的研究生医学培训经验也能提高医生的意识。

初级保健的基本原则包括了解患者的家庭生活状况和社会环境。通过提供多年连续性照护，从业者可以监测患者随着年龄增长的健康状况和虚弱程度，以及他们易受虐待的程度，并随着虐待风险的增加调动资源。

参考文献

Burnett J, Achenbaum WA, Murphy KP. Prevention and early identification of elder abuse. *Clin Geriatr Med.* 2014;30(4): 743–759.

Committee Opinion No. 568: elder abuse and women's health. *Obstet Gynecol.* 2013;122(1):187–191.

Dong XQ. Elder abuse: systematic review and implications for practice. *J Am Geriatr Soc.* 2015;63(6):1214–1238.

Evans C, Hunold K, Rosen T, et al. Diagnosis of elder abuse in U.S. emergency departments. *J Am Geriatr Soc.* 2017;65(1):91–97.

Feltner C, Wallace I, Berkman N, et al. Screening for intimate partner violence, elder abuse, and abuse of vulnerable adults: evidence report and systematic review for the US Preventive Services Task Force. *JAMA.* 2018;320(16):1688–1701.

Fisher JM, Rudd MP, Walker RW, et al. Training tomorrow's doctors to safeguard the patients of today: using medical student simulation training to explore barriers to recognition of elder abuse. *J Am Geriatr Soc.* 2016;64(1):168–173.

Friedman B, Santos E, Liebel D, et al. Longitudinal prevalence and correlates of elder mistreatment among older adults receiving home visiting nursing. *J Elder Abuse Negl.* 2015;27(1):34–64.

Policastro C, Payne BK. Assessing the level of elder abuse knowledge pre-professionals possess: implications for the further development of university curriculum. *J Elder Abuse Negl.* 2014; 26(1):12–30.

Schulman EA, Hohler AD. The American Academy of Neurology position statement on abuse and violence. *Neurology.* 2012; 78(6):433–435.

六、评估

（一）病史采集

如果患者与护理人员同时出现，在初次面谈期间观察护理人员与患者及诊所工作人员的互动是非常有用的。可以观察护理人员的言语、语气、与患者的接触。若遇到拒绝离开房间的过度保护性护理人员，或那些似乎缺乏关心或对诊所工作人员怀有敌意的护理人员，需要担心存在虐待的情况。

当对老年人询问病史时，最好在独立空间对其进行询问。如果患者存在认知障碍或其他限制等，可能会妨碍其提供完整病史的情况，医生可以考虑对患者和护理人员一起询问，然后要求护理人员在询问的稍后部分（如体格检查期间）离开，以便与患者进行单独谈话。检查者与患者的视线应处于同一高度，并为患者提供沟通所需的辅助设备（如听力设备、扩音器、眼镜、义齿）。医疗保健专业人员在询问病史和体格检查过程中应察觉到文化差异，因为这些差异可能导致对虐待老年人行为的不同理解。

临床医生必须确定患者的认知状态（见第 9 章）。确定患者的认知功能水平是否需要进一步评估。

卫生保健专业人员需要将虐待的可能迹象和症状与医疗情况区分开来。如果注意到患者存在损伤，当患者或护理员提供的损伤机制或病史不能充分解释时，需要怀疑发生了虐待行为。

确定患者的功能状态和日常生活活动是非常重要的。如果患者需要帮助，则必须了解患者是否可以获得帮助，以及谁在提供帮助。来自医疗保健提供者或社区药房的关于错过医疗诊疗或家庭护理预约、处方药的配药时间记录可能有助于确定护理人员是否履行其职责。

由于患者和潜在的施虐者可能生活在同一个家庭中，因此确定患者的居住安排非常重要。确定患者与同住者生活了多久，谁支付账单，谁拥有或租用住房，可以提供潜在虐待行为的关键信息。询问患者的账务状况有助于医生警惕潜在的经济虐待。医生应确定管理患者财务的人员，患者是否依赖他人支付生活费用和个人费用，以及是否有人依赖患者提供经济帮助。应确定患者的社会支持及其参与社区活动的情况，因为受虐待的老年人往往处于社会孤立的状态。表 19-1 总结了虐待老年人行为的潜在表现。

表 19-1　询问病史过程中提示存在虐待老年人行为的潜在表现

询问病史过程中提示可能存在虐待老年人的情况

- 多次在急诊室就诊或入院治疗，需要多个不同的急诊部门处理
- 对伤害的解释与医学发现不一致
- 既往类似伤害史，既往遭受虐待
- 延误治疗
- 多次错过医疗预约和（或）前往多家医疗机构就诊
- 未按要求服药
- 社会孤立
- 药物滥用

从患者或施虐者的行为发现虐待老年人的可能信息

- 患者似乎犹豫 / 害怕回答问题
- 患者回避或不具体回答
- 患者似乎害怕潜在施虐者
- 潜在施虐者为患者回答所有问题
- 潜在施虐者阻止检查者单独询问或检查患者
  - 潜在施虐者对患者表现出愤怒、贬低或漠不关心
  - 潜在施虐者拒绝为患者提供必需的护理
  - 潜在施虐者似乎过度关注患者的护理成本
  - 潜在施虐者似乎正在承受照顾患者的负担

（二）体格检查

有关衰老生理学的实用知识有助于区分受虐待的身体症状与衰老、药物或疾病所致的可预测表现。进行此类体格检查时应对患者进行全面的检查。体格检查从一般性观察开始，应该评估患者是否穿着合适的衣服、患者的卫生状况和是否存在脱水或体重减轻的迹象。若通过询问病史发现患者的财务状况与其外表之间存在的差异，则需警惕患者存在被忽视或自我忽视状况。

完整的皮肤检查应包括视诊任何身体受虐待的证据（瘀伤、擦伤、割伤）、卫生评估，以及仔细检查皮肤破裂或压疮。应注意瘀伤和其他皮肤损伤的形状、数量、面积、位置和颜色。与意外擦伤相比，右侧手臂、头部和颈部的擦伤更可能与虐待有关。医生应该意识到，瘀伤的颜色并不代表损伤的时间长短。轨道样擦伤是虐待老年人的独特法医标记，应在出现时予以识别。当一个人被线性或圆柱形物体（如尺子、球棒、铁棒）击打时，会出现明显的瘀伤，表现为中央区域苍白，两侧有线性瘀斑或瘀点。约束带也可能导致轨道样擦伤。颅底骨折经常被忽视，眼睛和耳朵周围的瘀伤（有时被称为 Battle 征）表明可能存在颅底骨折。临床记录应包括分析有关病史能否充分解释损伤的意见。

骨骼肌肉检查应侧重于是否存在骨折或既往骨折的征象，包括骨骼畸形或运动受限。为明确损伤，应注意记录位置、形状、数量、愈合阶段、任何寻求治疗的延迟。为了评估是否存在性虐待的证据，应完成泌尿生殖系统和直肠的检查。神经系统检查应包括谵妄和认知障碍的筛查。心理评估应包括观察患者的情绪（平淡、冷漠、逃避、恐惧），是否存在害怕触摸的情况、是否存在抑郁或焦虑的迹象。

实验室检查和影像学评估应根据病史和体检结果进行，可能包括骨折的影像诊断和通过检测血红蛋白、电解质、肝肾功能等以评估是否存在脱水或营养不良的征象，或进行性传播疾病的测试。尸检的物理和实验室检查如发现玻璃体钠水平升高，则表明可能存在脱水，并且能支持忽视的发现。

七、鉴别诊断

虐待老年人的诊断由于衰老的生理变化、慢性疾病和类似虐待情况的意外伤害而变得复杂。因此，临床医生要对虐待老年人行为或自我忽视做出明确诊断是具有挑战性的。具有骨折、烧伤、挫伤和撕裂伤等严重损伤，并伴有可信的病史，不会造成诊断上的困惑；然而，医疗问题的长期细微表现可能很难与虐待老年人区分开来。因此，在评估老年人时，应将自我忽视或虐待老年人纳入鉴别诊断。表 19-2 列出了虐待老年人的可能身体表现，以及符合虐待老年人潜在医疗问题的例子。

表 19-2 虐待老年人的类型和相关症状

虐待的类型	症状和体征	可能存在的身体表现	鉴别诊断
身体虐待	• 患者的身体虐待报告	• 损伤或烧伤的形式 • 物体形状样的烧伤 • 围绕老年人手臂、腿或躯干的擦伤；轨道样擦伤 • 头部、颈部或面部瘀伤 • 骨折、螺旋状长骨骨折、扭伤、脱位、内伤 • 开放的伤口，切割伤 • 未治疗的伤害	• 骨质疏松症 • 病理性骨折 • 代谢紊乱 • 频繁跌倒 • 凝血系统疾病 • 使用抗凝血药 • 使用皮质类固醇药物 • 与年龄和皮肤薄有关的自发性瘀伤
性虐待	• 患者的性虐待报告 • 不正常的性行为 • 患者和潜在施虐者之间异常或不适当的关系 • 患者报告性侵犯或强奸	• 生殖器或乳房及其周围的瘀伤 • 无法解释的性传播疾病或生殖器感染 • 不明原因的阴道或肛门出血 • 内裤被撕裂、存在污渍或血迹斑斑 • 行走或坐立时疼痛	• 阴道炎，非性传播感染（如念珠菌） • 痴呆相关行为 • 痔疮或下消化道疾病，结肠癌出血 • 功能失调性子宫出血或子宫癌
情绪心理虐待	• 抑郁 • 焦虑 • 躁动 • 过度恐惧 • 睡眠改变 • 食欲改变	• 消极 • 回避 • 虐待者在场时感到恐惧 • 混乱 • 躁动 • 体重显著增加或减轻 • 身体状况突然恶化	• 精神障碍，如抑郁、焦虑、精神疾病 • 认知功能障碍 • 痴呆症状恶化 • 药物不良反应
经济虐待	• 财务状况混乱 • 无法支付账单、购买食物或药物 • 法律文件的突然变化（如遗嘱、授权书或医疗保健机构） • 潜在施虐者过分关注护理患者所需的费用	• 患者的生活条件远低于其经济能力 • 讨论财务问题时不安或回避	• 精神疾病 • 认知障碍 / 痴呆 • 神经系统疾病 • 对金融诈骗的识别能力下降
忽视	• 缺乏助听器、眼镜、义齿或辅助行走装置 • 健康状况突然变化或下降	• 营养不良：低 BMI、肌肉萎缩 • 脱水：皮肤松弛、体位性低血压、心动过速 • 卫生状况差 • 衣着不得体 • 压疮 • 潮湿导致的皮肤损伤（尿失禁，黏液性皮炎，伤口周围浸渍） • 低体温 / 体温过高 • 痴呆患者烧伤	• 影响营养状况的慢性疾病，包括晚期痴呆、吞咽困难、帕金森病、肌萎缩侧索硬化、吸收不良综合征、恶性肿瘤 • 导致损伤或烧伤的周围神经病变 • 患者不允许护理，或由于痴呆或神经疾病引起的躁动导致的好斗

BMI. 体重指数

参考文献

Baniak N, Campos-Baniak G, Mulla A, et al. Vitreous humor: a short review on post-mortem applications. *J Clin Exp Pathol*. 2015;5:1.

Gibbs LM. Understanding the medical markers of elder abuse and neglect: physical examination findings. *Clin Geriatr Med*. 2014;30(4):687–712.

Gironda MW, Nguyen AL, Mosqueda LM. Is this broken bone because of abuse? Characteristics and comorbid diagnoses in older adults with fractures. *J Am Geriatr Soc*. 2016;64(8):1651–1655.

LoFaso VM, Rosen T. Medical and laboratory indicators of elder abuse and neglect. *Clin Geriatr Med*. 2014;30(4):712–728.

Mosqueda L, Burnight K, Liao S. The life cycles of bruises in older adults. *J Am Geriatr Soc*. 2005;53(8):1339–1343.

八、干预和治疗

虐待老年人是一种复杂的医学生物心理社会综合征，最好通过多学科专业评估制订个体化干预和治疗计划。虐待干预模型（Abuse Intervention Model, AIM）最近被提议作为理解和干预以下三个主要领域风险因素的指导框架：①易受伤害老年人的特征；②受信任的他人或施虐者的特征；③生活和护理环境（图 19-1）。

（一）医疗干预

1. 记录文档

所有护理机构的医疗记录中都应记录疑似或确认的虐待老年人行为，包括虐待或忽视。由于多种

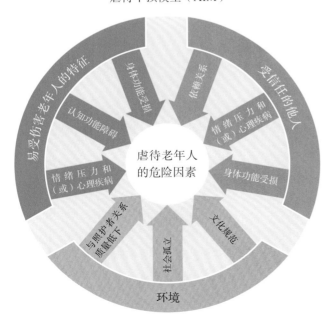

▲ 图 19-1　虐待干预模型

类型的虐待可能并存，文件应记录每个组成部分。如果可能的话，应使用患者自己的语言记录患者的主诉和担忧，以及完整的医疗和社会史。多次取消定期门诊的预约可能是虐待的迹象，因此应注明取消预约者的姓名。

如果存在伤害，应详细记录伤害的类型和可能的原因。并按照当地健康信息规则和法规存留彩色照片。在美国，这些法规包括 1996 年的 HIPAA 等法规。所有的实验室检查及影像检查报告应记录在医疗文件中。由于医疗记录提供的信息不足，往往无法协助调查所指控的虐待行为。医疗机构可使用老年伤害文档工具（Geri IDT）来帮助指导进行适当的评估和电子文档记录。

AIM 提供了一个框架，用于记录老年人对照护者或受信任的他人的依赖，以及照护者经历的任何情绪困扰、精神疾病、身体损伤和（或）负担。应关注老年人与照顾护者关系的质量、社会孤立程度和文化环境。应记录患者行为和家庭动态。避开护理人员单独询问患者，可能会发现其他有价值的信息。

如果联系了执法人员，应记录其姓名、采取的行动和出警事件编号。向美国以外国家的成人保护服务机构或类似机构提交报告时，应记录报告的日期、时间、报告人的姓名。

医疗问题清单和国际疾病分类第 10 版编码中应包括虐待老年人的诊断。记录发生在护理和辅助生活机构中的住院老年人之间的虐待或暴力事件时，也应遵循本大纲。

2. 报告

在美国，公共卫生政策鼓励向 APS 机构报告虐待老年人的情况。这些社会服务项目由州或地方政府提供，主要服务于弱势成年人，包括老年人和需要保护性服务的残疾人。大多数州指定医生个人、卫生保健工作者、社会工作者、为弱势成年人提供服务的机构和组织作为虐待事件的法定报告人。医生报告仅占 APS 收到报告的 1.4%，是所有报告组中的最小百分比，表明医生对虐待的报告可能存在不足。

2014 年，世界卫生组织关于 133 个国家预防暴力调查的全球现状报告为虐待老年人的研究提供了国际视角。大约 40% 的国家报告了解决这一问题的

国家行动计划，1/3 的国家拥有 APS 服务，以调查潜在病例并帮助弱势老年人。其中，少于 40% 报告了照护者支持计划和住宿护理政策可以减少虐待老年人的情况，并且因国家和地理区域存在广泛差异。专业教育和公共宣传活动也不普遍。在涉及人际暴力的法律中，禁止虐待老年人的法律最不普遍，执行也最不充分。

医生报告的潜在障碍包括：由于曾经遭受虐待留下的特征和体征可能很细微导致医生对虐待的认识有限；患者否认存在虐待；缺乏对报告责任和流程的认识；担心对临床医生和患者关系存在潜在不利影响，怀疑报告不能缓解虐待或担心报告可能加剧虐待，以及担忧报告的可靠性。此外，许多医生不愿参与法律程序。

通过认识到 APS 侧重于使用限制最少的干预框架安排所需的社会和医疗服务，提供者对报告的矛盾心理可能会得到缓解。APS 致力于平衡对患者进行决策时的自主性和有益性。根据情况的复杂性，APS 评估可以简单或复杂，持续时间可能很短亦可能延长至数周或数月。目前的目标是确保弱势成年人的安全，并保护他们免受紧急情况或紧急有害情况。

虽然各州对报告的要求有所相同，但有些州对不报告规定了法律责任。由于报告要求经常修订，及时更新各个州的报告要求至关重要。退伍军人管理局有关于 APS 报告的具体规定。相关机构从业人员应熟悉其中的程序。

3. 持续护理计划

在任何临床护理环境中都可能遇到遭受虐待的老年人，从业者必须确保满足医疗和安全需求。对于在办公室、诊所、急诊室或家庭护理机构遇到的患者，如果情况非常紧急，可能需要住院治疗。如果患者不符合入院标准，临床医生必须确保家庭环境足够安全，并为功能和（或）认知障碍患者提供帮助。患者出院前可能需要进行社工或 APS 专家咨询，以制订安全计划。应启动适合患者需求的家庭护理服务，如护理、治疗和日间计划等其他家庭和社区护理支持。在某些地区，社区护理人员可以提供家庭评估服务。

虐待老年人往往是一个长期问题，涉及功能能力、决策能力、健康和社会支持方面的限制。它通常由来自医学、护理、社会服务、法律、执法和金融等领域的跨专业团队进行最佳的评估和管理。有受虐待病史的老年患者应转诊至擅长识别老年综合征的临床医生或医疗团队和熟悉为受虐待老年患者提供服务的当地机构。推荐对象应该是能与老年人保持持续联系者。老年医学专业咨询或老年医学综合评估和干预可能有助于提供额外的观点和照护（见第 2 章）。让一系列社区资源参与其中可能会有所帮助，包括毒品和酒精康复服务、法律援助和倡导团体。

家访通常很有帮助，因为它提供了直接观察和评估 AIM 所有方面的机会，包括行动能力、功能和认知能力、药物使用、食物供应、家庭安全、宠物、潜在的药物滥用、与患者共同生活者或提供援助者之间的互动。当临床医生掌握了家庭环境和对患者最重要东西的第一手资料时，他们可以更好地充当患者的支持者。最初被认为可能是不安全的家庭环境可能在适当的时候会得到澄清，至少目前是这样。事实上，特定的个体患者可能不会将安全性视为最优先事项。在这种情况下，临床医生应考虑避免设置过高的安全标准，建议患者接受有助于实现留在家中目标的干预措施，并与患者及其他人一起合作制订计划，以确定和管理未来可能的恶化和紧急情况。

4. 决策能力评估

受虐待的老年人可能因为慢性疾病损害了他们充分参与医疗、自我护理、财务、遗嘱或其他类型决策的能力而变得更容易受伤害。任何影响思维或身体功能的并发疾病都可能进一步降低做出明智决定的能力。

有能力的个人有权充分知情地参与决策的所有方面，并有权拒绝所建议的帮助、护理或干预。我们需要保护和援助那些缺乏决策能力并且其表达的选择可能导致伤害或死亡的老年人。自我忽视的确认取决于个人的知情选择能力，即其是否具有参与自身护理决定的能力和处理紧急和严重情况的能力。只要存在虐待的情况，就必须要确定患者的决策能力（见第 21 章）。

（二）社会服务和跨专业干预

APS 或类似机构几乎可以在美国的每个管辖区

提供社会干预。APS的专家参与接收报告，主导调查，评估生活环境，协调干预措施。APS 可以从多种渠道获取信息，如患者的家人和朋友，并询问其他社会工作者、医生、护士、共同生活者、家庭护理人员、执法和监管机构、法律和银行组织。部落和美洲原住民机构可以提供类似文化相关的服务，以将精神虐待等涵盖在虐待框架内。

为确保提供的服务或引入的干预措施是反映患者的偏好、最大限度提高独立性且受到限制最小的方案，需要与受害者、家属、监察员和其他相关方合作，制订计划。接受干预措施的受害者们被 APS 称为"客户"。当客户有能力做出知情决定时，APS 专家主张若不想接受干预，他有权拒绝服务。APS 专家受其法律管辖范围内的法定限制约束，如果客户有能力做出决定，则不得强制为其提供服务或进行非自愿搬迁。虽然在极端情况下可能需要向法院申请监护权或保护权，但目前更可行的方式是提供较少限制性支持策略的模式。当存在未付账单时，指定代理收款人协助管理财务可能会缓解紧急情况。

作为一种评估和干预框架模式，虐待老年人多学科小组（elder mistreatment multidisciplinary teams，EM-MDT）正变得越来越普遍。最近编目的 115 个美国和国际项目描述了团队结构、案例管理、法律服务、家访、紧急避难所、治疗 / 咨询和教育特点。使用虚拟现实功能的信息技术使得在全州进行 EM-MDT 评估和干预成为可能。虐待老年人死亡审查小组和法医中心、医院弱势老年人保护小组、弱势成人执法小组和金融虐待小组是在进行资源组织、研究、临床评估和服务过程中额外发展出来的模式。

（三）法律干预

尽管各州的法律有所不同，但执法机构通常会涉及针对老年人的犯罪案件，包括身体虐待、恶意忽视或严重不良后果、经济虐待和其他形式的虐待老年人行为。警察调查案件，寻找证据，以帮助检察官追查施虐者。法院官员和法官会酌情参加监护权听证会。执法人员和法律专业人员帮助将老年人与犯罪受害者可利用的机构和其他资源联系起来。法医病理学家与执法人员密切合作，以确定因虐待或疏忽造成的疑似杀人案件的死因。倡导者通过老年人司法中心和其他场所参与立法，以加强现有法律，并提供其他保护弱势老年人免受虐待的工具。银行和律师协会为其成员提供教育和宣传。证券交易委员会（Securities and Exchange Commission，SEC）的规则中包括减轻老年人遭受潜在经济虐待的程序。

APS 参与确定虐待投诉是否得到证实，或调查结果是否不确定。根据各州法律，如果虐待指控得到证实，机构和个人护理提供者可能面临制裁，包括被撤销就业资格和被取消提供护理的机构资格。

相关网络可访问的资源请参阅表 19-3。

参考文献

Burnett J, Dyer CB, Clark LE, et al. A statewide elder mistreatment virtual assessment program: preliminary data. *J Am Geriatr Soc.* 2019;67(1):151–155.

Kogan AC, Rosen T, Navarro A, et al. Developing the Geriatric Injury Documentation Tool (Geri-IDT) to improve documentation of physical findings in injured older adults. *J Gen Intern Med.* 2019;34(4):567–574.

Lachs MS, Teresi JA, Ramirez M, et al. The prevalence of resident-to-resident elder mistreatment in nursing homes. *Ann Intern Med.* 2016;165(4):229–236.

Mosqueda L, Burnight K, Gironda MW, et al. The abuse intervention model: a pragmatic approach to intervention for elder mistreatment. *J Am Geriatr Soc.* 2016;64(9):1879–1883.

Rosen T, Elman A, Dion S, et al. Review of programs to combat elder mistreatment: focus on hospitals and level of resources needed. *J Am Geriatr Soc.* 2019;67(6):1286–1294.

Rosen T, Lachs MS, Teresi J, et al. Staff-reported strategies for prevention and management of resident-to-resident elder mistreatment in long-term care facilities. *J Elder Abuse Negl.* 2016;28(1):1–13.

Rosen T, Mehta-Naik N, Elman A, et al. Improving quality of care in hospitals for victims of elder mistreatment: development of the vulnerable elder protection team. *Jt Comm J Qual Patient Saf.* 2018;44(3):164–171.

Smith AK, Lo B, Aronson L. Elder self-neglect: how can a physician help? *N Engl J Med.* 2013;369(26):2476–2479.

九、结论

不幸的是，目前虐待老年人的情况在世界范围内非常普遍。医疗工作者应通过识别和减少风险因素，特别注意记录细微征象，让多学科团队成员参与进来，并在怀疑虐待时进行适当报告等方式来保护患者免受虐待。医疗护理机构改进评估和干预的模式、扩大发展团队成员、通过计算机视频技术扩展覆盖的地理区域等模式都是很有希望的发展方向。

致谢：感谢 Tessa del Carmen 和 Mark S. Lachs 对本章第 2 版的付出，这是当前内容的基础。

表 19-3　网络可访问资源

1. 疾病控制和预防中心。虐待老人：风险和保护因素。
   https://www.cdc.gov/violenceprevention/elderabuse/riskprotectivefactors.html
2. 国家虐待老人中心网站。https://ncea.acl.gov/
3. 欧洲关于防止虐待老人的报告。日内瓦，瑞士：世界卫生组织欧洲区域办事处；2011。
   http://www.euro.who.int/__data/assets/pdf_file/0010/144676/e95110.pdf
4. 世界卫生组织《预防暴力全球现状报告》，2014。
   https://www.who.int/violence_injury_prevention/violence/status_report/2014/report/report/en/
5. 美国医学协会。医学道德准则。第八章，对医生和社区健康的意见。预防，识别和治疗暴力和虐待。
   https://www.ama-assn.org/delivering-care/ethics/preventing-identifying-treating-violence-abuse.
6. 美国司法部，老年人司法倡议，"支持和协调该部门打击虐待老年人、忽视老年人以及金融欺诈和诈骗的执法和规划工作。"多个信息领域包括：《农村和部落司法资源指南》和《执法虐待老人指南》。
   https://www.justice.gov/elderjustice
   https://www.justice.gov/elderjustice/rural-and-tribal-resources
   https://www.justice.gov/elderjustice/eagle-elder-abuse-guide-law-enforcement
7. 全国土著老年人司法倡议。https://www.nieji.org/
8. 老年人正义路线图：一项利益攸关方倡议，旨在应对新出现的卫生、司法、财政和社会危机。
   https://www.justice.gov/file/852856/download
9. 美国律师协会。与虐待长者有关的法律问题。
   https://www.americanbar.org/groups/law_aging/resources/elder_abuse/
10. 美国银行家协会。保护老年人：与执法部门和成人保护服务机构合作的银行资源指南。
    https://www.aba.com/advocacy/community-programs/consumer-resources/protect-your-money/elderly-financial-abuse
11. 对老年人的经济剥削。美国证券交易委员会监管通知 17-11。2017 年 3 月和 2018 年老年人安全法案。
    http://www.finra.org/sites/default/files/Regulatory-Notice-17-11.pdf
    https://www.finra.org/sites/default/files/2019-05/senior_safe_act_factsheet.pdf
12. 退伍军人事务部。举报虐待和忽视案件。VHA 指令 1199。传送表 2017 年 11 月 28 日。
    https://www.va.gov/search/?query=Reporting+Cases+of+abuse+and+neglect+VHA+Directive+1199

2020 年 3 月 15 日可访问的所有网站

第 20 章　预防和健康促进
Prevention & Health Promotion

Dandan Liu　Louise C. Walter　著

王金丽　译　郑　凯　校

一、老年人预防性干预

即使在老年人中，预防性干预措施也可限制疾病和残疾的发生。然而，医疗条件、预期寿命和治疗目标的异质性要求我们对相关预防指南进行深思熟虑和个体化的应用。针对个体量身定制预防性干预措施，需要在患者预期寿命和价值观的背景下权衡利弊，而不是仅根据年龄使用一刀切的方法。

有许多指南提出了关于老年人预防性干预措施的指导建议。自 20 世纪 80 年代以来，美国预防服务工作组提供了关于预防干预措施的循证科学综述，以指导初级保健决策的制订。工作组应用的基本标准是干预措施是否改善了健康结局（如降低了特定疾病的发病率和死亡率），A 级和 B 级证据推荐建议应用，而 C 级证据推荐则需要结合个体情况。1998年，"弱势长者照护评估"（assessing care of vulnerable elders，ACOVE）项目开始发展针对弱势长者（定义为年龄大于 65 岁和预期寿命小于 2 年）的质量指标，该项目得出结论，关于老年人预防干预的获益和危害的高质量证据往往有限。美国老年学会也发布了一些以老年医学为重点的健康促进指南。表 20-1 总结了根据 USPSTF 和以老年医学为重点的指南，疾病筛查或其他预防性干预对一些老年人产生净获益的情况，该表还为如何将指南建议转化为每例患者的个体化决策提供了指导。

制订个体化决策的框架是通过权衡直接的潜在危害和潜在获益的预期时间范围（以癌症筛查为例，干预后 10 年或更长时间内可能不会出现获益，这个时间范围被称为获益的滞后时间），同时考虑到预期寿命和老年人自身的价值观和目标（图 20-1）。预防性干预的目标人群应针对预期寿命大于预防性干预获益滞后时间的患者。此外，与简单地以年龄为依据的平均预期寿命相比，精确估计的预期寿命考虑了个体的健康状况。例如，有多种共病疾病或功能障碍的人的预期寿命可能低于该年龄的平均水平，而没有任何重大疾病或功能障碍的人可能会比平均水平更长（见第 4 章）（图 20-2）。经历疾病或干预的不良影响的风险、早期发现和治疗的潜在获益应在一个人的精确估计的预期寿命的背景下考虑。框架的最后一个组成部分是评估个体如何看待这些潜在危害和益处的重要性，并将他们的价值观和目标整合到筛查决策中。

参考文献

American Geriatric Society. AGS guidelines & recommendations. www. americangeriatrics.org. Accessed March 15, 2020.

RAND Health Care. Assessing Care of Vulnerable Elders (ACOVE). https:// www.rand.org/health-care/projects/acove.html. Accessed March 15, 2020.

US Preventive Services Task Force. http://www.uspreventiveservices taskforce.org/. Accessed March 15, 2020.

Walter LC, Covinsky KE, Cancer screening in elderly patients: a framework for individualized decision making. *JAMA.* 2001;285(21):2750–2756.

二、老年综合征

综合征反映了老年患者的多因素病因，常见的老年疾病包括跌倒、抑郁、营养不良、视力和听力损失、认知障碍。尽管这些因素导致老年患者生活质量和功能显著下降，但仍然没有得到充分认识。因此，建议对可能由这些综合征导致功能受限的老年人进行筛查和治疗。在健康无症状老年人中筛查

表 20-1 纳入个体化决策框架的预防性干预措施总结

系统名称	建议		个体化决策（功能，健康，预后，目标）		
	详细建议参考正文		高独立性，健康，预期寿命 > 10 年，长寿	功能受限，合并多种慢性疾病，预期寿命 2 ～ 10 年，保留功能	完全依赖，疾病终末期，预期寿命 < 2 年，舒适、姑息
老年综合征 [a]	跌倒	每年	是	是	是
	抑郁	每年	是	是	是
	营养	依据随访称量体重	可能	是	是
	视力	最初开始然后每 2 年	可能	可能	可能
	听力	最初开始然后不确定频率	可能	可能	可能
	认知	患者特定偏好	可能	可能	可能
	老年虐待	无正式筛查，警惕虐待症状	可能	可能	可能
健康相关行为	运动	每年	是	是	是
	药物使用	每年	是	是	是
	性疾病健康	每年	是	是	是
	睡眠	不清楚	可能	可能	可能
疫苗	流感疫苗	每年	是	是	是
	肺炎疫苗（PPSV23+PCV13）	65 岁以后 1 次 [b]	是	是	是
	破伤风疫苗	每 10 年加强	是	是	可能
	带状疱疹疫苗	50 岁后一次	是	是	可能
内分泌疾病	糖尿病	如果有高血压或高脂血症，则最初开始，以后每 3 年	是	可能	否
	骨质疏松	最初开始女性≥ 65 岁，男性 > 70 岁	是	是	可能
心血管疾病	高脂血症	最初开始，然后每 5 年	是	是	否
	高血压	最初开始，然后根据血压	是	是	否
	腹主动脉瘤	吸烟的 65—75 岁的老年人一次	是	可能	否
	使用阿司匹林（81mg）	最初（男性年龄 55—79 岁，以防止心肌梗死；女性年龄 55—79 岁，以防止心脑血管意外），如果超过胃肠道出血风险	是	可能	否

（续表）

系统 名称	建　议		个体化决策 （功能，健康，预后，目标）		
肿瘤 筛查	乳腺癌	每 2 年乳腺 X 线检查	是	可能	否
	结直肠癌	每年大便免疫化学测试 或每 10 年结肠镜检查	是	可能	否
	宫颈癌	65 岁停止	否[c]	否	否
	前列腺癌	患者特定偏好	可能	否	否
	肺癌	每年（年龄 55—80 岁）	是	可能	否

a. 虽然证据有限，这些疾病的诊断不足，但可能揭示功能受损和生活质量受损的病因

b. 如果 65 岁之前接种疫苗，应在最后一剂 PPSV23 接种后 5 年内复种。如果之前未接种过疫苗，则从 PCV13 开始接种，然后在 1 年或更长时间后接种 PPSV23

c. 如果没有预先筛查宫颈癌或宫颈癌风险高（即免疫抑制），与患者讨论他们的选择

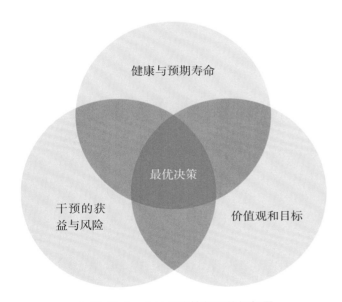

▲ 图 20-1　个体化决策制订的框架图

最优的个体化决策制订应考虑多因素权衡，包括干预的获益与风险、个体的健康与预期寿命、患者的价值观和目标

这些综合征的益处仍然存在争议，这一人群的筛查决定是由患者的偏好和价值观驱动的。这里讨论了 USPSTF、ACOVE-3 和 AGS 指南；关于老年综合征更详细的内容，参见第 2 章。

（一）跌倒

USPSTF 得出结论，有强有力的证据表明，运动干预（如步态训练、阻力、灵活性、耐力训练和太极）和多因素干预（包括综合老年评估组件，如姿势血压、步态、视力、药物和心理问题）可以减少

老年人跌倒的风险。2018 年，USPSTF 指南得出结论，补充维生素 D 在预防老年人跌倒方面没有净益处，但后来澄清，该声明不包括已知骨质疏松症或维生素 D 缺乏的患者。运动和多因素干预的潜在危害很小。补充维生素 D 可能有危害，包括高钙血症、毒性和肾结石形成（由于尿钙排泄增加）。2013 年，AGS 关于预防跌倒的共识声明建议将血清 25- 羟基维生素 D 浓度保持在至少 30ng/ml，但除了有高钙血症风险血症的患者，如晚期肾病、结节病、恶性肿瘤外，其他老年人不需要进行常规实验室检查。

参考文献

American Geriatrics Society Workgroup on Vitamin D Supplementation for Older Adults. Recommendations abstracted from the American Geriatrics Society consensus statement on vitamin d for prevention of falls and their consequences. *J Am Geriatr Soc.* 2014;62(1):147–152.

US Preventive Services Task Force. Interventions to prevent falls in community-dwelling older adults: US Preventive Services Task Force recommendation statement. *JAMA.* 2018;319(16):1696–1704.

（二）抑郁

抑郁症不是衰老的一个正常部分。它与生活、功能质量下降和较高的死亡率有关。USPSTF 建议，如果抑郁症筛查呈阳性，则进行筛查和治疗。ACOVE-3 指南还建议在进行初级保健评估和每年均进行筛查。有几种抑郁症的筛查工具，包括患者健康问卷（PHQ）和老年抑郁症量表（GDS）。

PHQ-2 是一种已在 65 岁及以上成人中经过验证

159

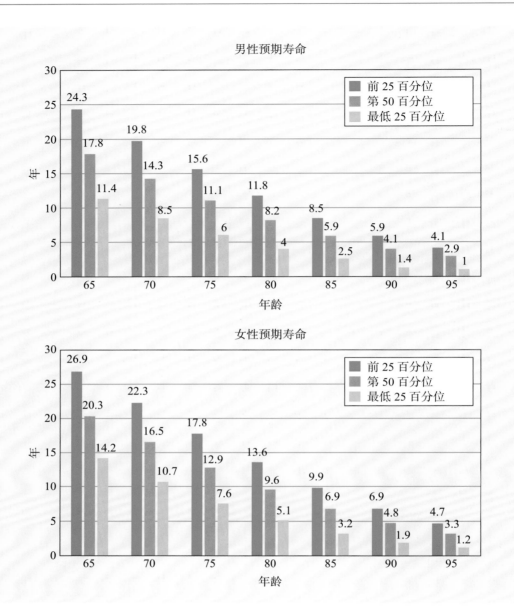

▲ 图 20-2 　老年人预期寿命的四分位数

引自 Walter LC, Covinsky KE. Cancer screening in elderly patients: a framework for individualized decision making, *JAMA* 2001 Jun 6;285(21):2750-2756.

的筛查工具（灵敏度 100%，特异度 77%）。它询问患者在过去的 2 周内：①有多少天被情绪低落、抑郁或绝望所困扰，②对做事没有兴趣或乐趣。另一项名为 Whooley 问题的类似调查问卷，根据过去一个月的情况，将这些问题作为是或否来问。如果患者对这些问题中的任何一个回答是，则建议进行更详细的评估（如 PHQ-9 或 GDS），并考虑其他医学解释（如甲状腺功能减退、药物不良反应、药物使用或认知障碍）。

抑郁症的发病率很高，特别是在生命结束时，而且有一系列有效的治疗方法。包括抗抑郁药和心理治疗在内的治疗方法对老年人都很有效，与年轻人相比，抗抑郁药可以减少自杀行为。如果有抑郁症，应该提供支持性咨询和心理治疗。当添加抗抑郁药时，提供者应该考虑老年人的药代动力学，并从较低的剂量开始，选择尽量抗胆碱能不良反应小的药物，并权衡获益的时间（通常是 4～6 周）与患者的目标和预后。

参考文献

Bosanquet K, Bailey D, Gilbody S, et al. Diagnostic accuracy of the Whooley Questions for the identification of depression: a diagnostic meta-analysis. *BMJ.* 2015;5(12):e008913.

Kok RM, Reynolds CF. Management of depression in older adults: a review. *JAMA.* 2017;317(20):2114–2122.

Li C, Friedman B, Conwell Y, Fiscella K. Validity of the Patient Health Questionnaire 2 (PHQ-2) in identifying major depression in older people. *J Am Geriatric Soc.* 2007;55(4):596–602.

Siu AL, US Preventive Services Task Force (USPSTF). Screening for depression in adults: US Preventive Services Task Force recommendation statement. *JAMA.* 2016;315(4):380–387.

（三）营养

对于普通人群，USPSTF 建议膳食中应减少脂肪、红肉和盐的摄入，增加水果、蔬菜和含有纤维素的谷类食物的摄入，因为上述饮食与较好的健康结局相关。劝告可以改善患者的饮食行为。然而，既往研究的设计目的都不是评估饮食劝告的不良影响，尤其是对于蛋白质 - 热量营养不良成为一个重要问题的老年慢性疾病患者。对于有营养不良或体重减轻风险的老年人，应避免限制性饮食。ACOVE-3 建议在每次访视时评估虚弱老年人的体重，以识别是否存在营养不良。

维生素水平不佳可能是心血管疾病、癌症和骨质疏松等慢性疾病的危险因素。最近的研究集中在维生素 D 和钙的补充上。虽然指南确实建议每天摄入钙至少 1000mg，并摄入充足的维生素 D（800IU/d），但关于补充钙的作用、补充钙引起心血管事件的潜在风险仍存在争议。钙补充剂也有导致便秘的风险，这可能会影响老年人的生活质量和增加用药负担。值得注意的是，膳食中钙的摄入可以通过多种食物（如酸奶、西蓝花、羽衣甘蓝、豆腐、沙丁鱼和杏仁）来实现。

人们越来越认识到不同的衰老轨迹。对于"健康的老年人"，建议注重饮食均衡（如地中海饮食）。然而，虚弱的老年人群可能有增加营养不良风险的并发症，如胃旁路术史、乳糜泻、小肠细菌过度生长和影响营养吸收的多重用药。研究发现，衰弱与低微量营养素水平（包括类胡萝卜素、维生素 C 和维生素 E）相关，而较高的蛋白质摄入量与较低的衰弱风险相关。对于有风险的个体，单一的复合维生素可以提供足够的营养素水平，对于有证据表明营养素缺乏的人，补充复合维生素及额外的维生素 D$_3$ 和维生素 B$_{12}$ 的是合理的。

参考文献

Dharmarajan TS. Is vitamin supplementation appropriate in the healthy old? *Curr Opin Gastroenterol.* 2015;31(2):143–152.

Fairfield KM, Fletcher RH. Vitamins for chronic disease prevention in adults: scientific review. *JAMA.* 2002;287(23):3116–3126.

Johnson KA, Bernard MA, Funderburg K. Vitamin nutrition in older adults. *Clin Geriatr Med.* 2002;18:773–799.

Lewis JR, Sim M, Daly RM. The vitamin D and calcium controversy: an update. *Curr Opin Rheumatol.* 2019;31(2):91–97.

Lorenzo-López L, Maseda A, de Labra C, Regueiro-Folgueira L, Rodríguez-Villamil JL, Millán-Calenti JC. Nutritional determinants of frailty in older adults: a systematic review. *BMC Geriatr.* 2017;17(1):108.

US Preventive Services Task Force. Behavioral counseling to promote a healthful diet and physical activity for cardiovascular disease prevention in adults without cardiovascular risk factors: US Preventive Services Task Force recommendation statement. *JAMA.* 2017;318(2):167–174.

（四）视力

多达 50% 的老年人有未被发现的视力损害。ACOVE-3 建议每 2 年进行一次全面的眼科检查（包括视力、瞳孔散大、眼压和视网膜检查）。然而，几乎没有证据表明视力丧失筛查可改善功能结局或生活质量，而且一些治疗有发生严重并发症（包括急性视力丧失）的风险，虽然该风险比例较低。

在大多数初级保健诊所，常规筛查由 Snellen 视力表完成，该视力表可识别视力受损（定义为最佳矫正视力低于 20/50），但不筛查黄斑变性、白内障或青光眼。没有足够的证据支持或反对对无功能受限的老年人进行上述问题的筛查，因为几乎没有证据表明早期治疗可以改善视力相关功能。因此，在临床环境中，视力问题的筛查是一个偏好敏感的决定。

参考文献

Rowe S, MacLean CH. Quality indicators for the care of vision impairment in vulnerable elders. *J Am Geriatr Soc.* 2007;55(Suppl 2):S450–S456.

US Preventive Services Task Force (USPSTF). Screening for impaired visual acuity in older adults: US Preventive Services Task Force recommendation statement. *JAMA.* 2016;315(9):908–914.

（五）听力

ACOVE-3 建议在初始评估时对易受伤害的成人进行听力损失筛查，而对重复筛查没有具体建议。USPSTF 的结论是，对无症状人群进行听力损失筛查的益处尚缺乏证据。一项高质量的随机试验表明，即时助听器可改善生活质量，但这些人已经出现听力减退症状。听力减退的筛查风险很小，听力减退在老年人中是一个普遍问题。在听力筛查中，可以通过简短的提问问题（如你觉得你的听力有困难吗？）、手指摩擦（在 6 次试验中有 2 次或以上未能识别）或听力测试。如果患者想要扩音，有有效的治疗方法（助听器）。因此，听力损失的筛查也是一个对偏好敏感的决定。

参考文献

Moyer VA. Screening for hearing loss in older adults: US Preventive Services Task Force recommendation statement. *Ann Intern Med.* 2012;157(9):655–661.

Pacala JT, Yueh B. Hearing deficits in the older patients. *JAMA.* 2012;307:1185–1194.

（六）认知障碍

2014 年 USPSTF 指南指出，目前的证据不足以评估认知障碍筛查的获益和危害。更新版指南正在制定中。

虽然一些筛查测试在检测认知损害方面具有良好的敏感性（如 Mini-Cog、MMSE 和 MoCA），但是针对认知障碍的治疗效果有限，包括药物治疗和行为治疗，需考虑到患者在有限的治疗选项下被标记为痴呆的潜在痛苦。ACOVE-3 建议进行初步的认知评估，以便早期实施非药物干预和更早的提前计划，同时也应认识到目前进行筛查相关证据的缺乏。考虑到伤害的风险，对无症状者进行认知障碍筛查的决定应根据患者的偏好而定，可以与照护者讨论，以确定患者是否希望这样做。如果患者或照护者提出了记忆力问题，则可以将上述检查作为初步诊断检查的一部分进行。

参考文献

Feil DG, MacLean C, Sultzer D. Quality indicators for the care of dementia in vulnerable elders. *J Am Geriatr Soc.* 2007;55(Suppl 2):S293–S301.

Moyer VA. Screening for cognitive impairment in older adults: US Preventive Services Task Force recommendation statement. *Ann Intern Med.* 2014;160(11):791–797.

（七）老年虐待

虽然 USPSTF 指南建议对育龄女性进行亲密伴侣暴力筛查，但发现筛查老年虐待的证据不足。

虐待老年人的流行率估计高达 10%。虐待的定义包括造成伤害或增加伤害风险的故意行为，以及未能满足老年人的需求或保护老年人免受伤害。虽然没有关于筛查的正式建议，但卫生保健提供者需要对虐待的迹象和症状保持警惕。

参考文献

National Center on Elder Abuse. https://ncea.acl.gov/. Accessed March 15, 2020.

US Preventive Services Task Force. Screening for intimate partner violence, elder abuse, and abuse of vulnerable adults: US Preventive Services Task Force final recommendation statement. *JAMA.* 2018;320(16):1678–1687.

三、健康相关行为

以下各部分描述的健康相关行为适用于所有年龄的成年人，并根据功能和健康状况量身定制。本部分认识到，健康生活的一些原则对所有年龄的人都是普遍的。

（一）运动

2018 年，USPSTF 指南同时提出了运动与营养相关的建议。指南建议每周至少进行 150min 中等强度或至少 75min 高强度身体活动。一周大部分时间，每天步行 30min 对预防冠心病（coronary artery disease，CAD）、高血压、糖尿病、肥胖和骨质疏松的益处已得到证实。虽然一项关于有氧运动的综述未显示出认知获益（在无已知认知障碍的人群中），但有氧运动被认为是轻度认知障碍患者管理策略的一部分。另一篇关于老年人（包括健康、虚弱或住院的老年人）渐进性抗阻力量训练的综述发现，渐进性抗阻力量训练可以改善力量和表现（步速和从椅子上转移）。抗阻训练和太极、舞蹈和瑜伽等运动也被证明可以改善平衡。

参考文献

Howe TE, Rochester L, Neil F, Skelton DA, Ballinger C. Exercise for improving balance in older people. *Cochrane Database Syst Rev.* 2011;11:CD004963.

Langa KM, Levine DA. The diagnosis and management of mild cognitive impairment: a clinical review. *JAMA.* 2014;312(23):2551–2561.

Liu CJ, Latham NK. Progressive resistance strength training for improving physical function in older adults. *Cochrane Database Syst Rev.* 2009;3:CD002759.

Young J, Angevaren M, Rusted J, Tabet N. Aerobic exercise to improve cognitive function in older people without known cognitive impairment. *Cochrane Database Syst Rev.* 2015;4:CD005381.

（二）药物滥用

烟草、酒精和药物的使用对健康有不利影响，在老年人和年轻人中普遍存在。有充分证据表明，即使是低强度吸烟（每天 1～10 支）的老年吸烟者也可从戒烟中获益，包括减少心血管事件。USPSTF 建议向所有成年人询问烟草使用情况，并在筛查结果呈阳性时提供戒烟干预措施。老年人特有的问题包括随着年龄增长而产生的不同药代动力学，这可能需要温和启动药物治疗，并需要将照护者纳入咨询，因为照护者可能是烟草的来源。评估电子烟作为戒烟工具的可能性的数据有限。

USPSTF 还建议进行饮酒筛查，如果饮酒过度筛查结果呈阳性，则建议进行类似的行为咨询劝说。尽管饮酒流行率随着年龄的增长而下降，但估计 65 岁以上人群中有 38% 饮酒，其中 7.6% 每天饮酒 5 个标准量或更多。与烟草不同，酒精存在安全摄入量。在 65 岁及以上的人群中，低风险饮酒量不超过 1 个标准饮酒量，但对于有认知障碍、跌倒史、肝病或药物滥用模式的人，可能没有一个安全的饮酒量。关于适度饮酒对健康的潜在益处（减少心脏病、脑卒中，可能还有痴呆）也存在争议。筛查测试［如 CAGE、密歇根酒精中毒筛查测试（老年版）和酒精使用障碍识别测试］已在初级保健机构得到验证，但主要是在年轻人群中。人们对使用一个新的单一筛查问题也越来越感兴趣：在过去的 1 年中，你是否有过同时喝了 4 杯或更多酒的情况（65 岁及以上人群的灵敏度为 74.3%，特异度为 95.6%）。如果筛查结果为阳性，建议进行后续咨询和转诊治疗。

2014 年，USPSTF 关于非法药物使用筛查的更新声明发现，平衡筛查利弊的证据不足。在美国，非法物质使用是一个日益严重的问题，尽管其在老年人中的发生率低于年轻人（30—34 岁的发生率为 12.9%，65 岁及以上的发生率为 1.1%）。在过去的 1 年中，你有多少次使用非法药物或出于非医疗原因使用处方药？在一项纳入了 82 岁以下参与者的研究中，该问题在检测药物滥用方面具有高度的敏感性和特异性。

参考文献

Inoue-Choi M, Liao LM, Reyes-Guzman C, Hartge P, Caporaso N, Freedman ND. Association of long-term, low-intensity smoking with all-cause and cause-specific mortality in the National Institutes of Health–AARP Diet and Health Study. *JAMA Intern Med.* 2017;177(1):87–95.

McCance-Katz EF, Satterfield J. SBIRT: a key to integrate prevention and treatment of substance abuse in primary care. *Am J Addict.* 2012;21(2):176–177.

Moyer VA. Primary care behavioral interventions to reduce illicit drug and nonmedical pharmaceutical use in children and adolescents: US Preventive Services Task Force recommendation statement. *Ann Intern Med.* 2014;160(9):634–639.

Siu AL, US Preventive Services Task Force. Behavioral and pharmacotherapy interventions for tobacco smoking cessation in adults, including pregnant women: U.S. Preventive Services Task Force recommendation statement. *Ann Intern Med.* 2015;163:622–634.

Smith PC, Schmidt SM, Allensworth-Davies D, Saitz R. A single question screening test for drug use in primary care. *Arch Intern Med.* 2010;170(13):1155–1160.

US Preventive Services Task Force. Screening and behavioral counseling interventions to reduce unhealthy alcohol use in adolescents and adults: US Preventive Services Task Force recommendation statement. *JAMA.* 2018;320(18):1899–1909.

（三）性疾病健康

USPSTF 建议提供咨询，以减少性疾病风险增加的成年人的性传播感染（sexually transmitted infections，STI），这意味着过去 1 年有任何性传播感染病史或有多个性伴侣。包括人类免疫缺陷病毒在内的老年人中的性传播感染正在上升，评估一个人的性行为和态度是更好的直接咨询的一种方式。评估性健康也可能揭示心理社会问题和药物不良反应，否则可能会被忽略。

参考文献

LeFevre ML. Behavioral counseling interventions to prevent sexually transmitted infections: US Preventive Services Task Force recommendation statement. *Ann Intern Med.* 2014;161(12):894–901.

Morton L. Sexuality in the older adult. *Prim Care.* 2017;44(3):429–438.

（四）睡眠

越来越多的人认识到睡眠障碍和认知障碍之间的联系。可能存在一种 U 型关联，即短睡眠时间（<5h）和长睡眠时间（>8h 或 9h）与认知障碍的增加相关。主要的治疗方法是改变睡眠习惯，包括增加日间锻炼。晚上的光亮（晚上 7—9 点）可能会对昼夜节律产生负面影响。褪黑素可能会有帮助，但一般来说，还需要更多的研究。其他药物治疗需要仔细权衡，因为在老年人总存在潜在的有害不良反应（包括精神错乱和跌倒的风险）。USPSTF 不建议在无症状的成年人中筛查睡眠呼吸暂停，但在有睡眠障碍或症状的成年人中，睡眠呼吸暂停的治疗可能与改善认知结果相关。

参考文献

Feinsilver SH, Hernandez AB. Sleep in the elderly: unanswered questions. *Clin Geriatr Med.* 2017;33(4):579–596.

Yaffe K, Falvey CM, Hoang T. Connections between sleep and cognition in older adults. *Lancet Neurol.* 2014;13(10):1017–1028.

四、疫苗接种

有些疫苗是推荐接的，因为它们可以为大多数老年人带来净获益。虽然患有中重度急性疾病的老年人，疫苗接种一般应推迟到急性疾病改善或解决，但不应因轻度呼吸系统疾病（发热或不发热）而推迟接种。

（一）流感疫苗

预防流感疫苗对 65 岁及以上的成年人尤其重要，他们患流感严重并发症的风险增加，其中包括因流感住院和死亡。在 65 岁及以上的社区老年人中，流感疫苗对预防流感的有效性一般在 60% 左右。在需要长期护理的老年居民中，疫苗预防流感的有效性可能只有 30%～40%；然而，它在预防肺炎和住院方面的有效性可能为 50%～60%，预防死亡的有效性为 80%。建议每年从夏末或初秋开始，为 65 岁及以上的老年人接种季节性、高剂量、三价灭活流感疫苗（"流感疫苗"）。与标准剂量疫苗配方相比，高剂量疫苗配方在老年人预防流感方面显示出更优越的疗效。不建议 49 岁以上的成年人接种流感减毒活疫苗（"鼻喷雾剂"）。流感疫苗注射的不良反应通常是轻微的，持续时间不超过 3 天。由于该疫苗来自生长在鸡蛋中的高度纯化的灭活流感病毒，流感疫苗禁忌于严重鸡蛋过敏的人。

（二）肺炎疫苗

在美国，有两种类型的肺炎球菌疫苗得到许可：23 价肺炎球菌多糖疫苗（PPSV23），代表 60%～70% 的血清型导致侵袭性疾病（如肺炎、菌血症和脑膜炎），13 价肺炎球菌结合疫苗（PCV13），其中包含额外的血清型。在 65 岁及以上的老年人中，免疫实践咨询委员会（Advisory Committee on Immunization Practices，ACIP）建议首先接种 PCV13 疫苗，然后在接受 PCV13 后 1 年或更久接种 PPSV23 疫苗。已经接受 PPSV23 治疗的老年人应在接受 PPSV23 治疗后每年或更久接受一剂 PCV13。建议 65 岁及以上老年人 65 岁之前首次接种疫苗，一次性接种 PPSV23 疫苗，应在 PPV13 后 1 年，在最近一次接种 PPSV23 后 5 年或更长时间。这两种肺炎球菌疫苗不应同时使用。这些建议是基于免疫原性研究中的最佳现有证据。这些疫苗很少与主要的不良反应相关联，尽管多达一半的疫苗接种者会有轻微的局部反应，通常持续 <48h。

（三）破伤风 / 白喉和破伤风 / 白喉 / 百日咳疫苗

在美国，破伤风和白喉病例罕见，大多数发生在未接种疫苗的人群中。百日咳是一种急性传染性咳嗽疾病，目前仍在美国流行。ACIP 建议所有成人每 10 年加强接种一次破伤风 - 白喉类毒素（Td）疫苗。该协会还建议 65 岁及以上的成人每 10 年接种一次破伤风、白喉和无细胞百日咳（Tdap）疫苗，以代替 Td 加强针。不论最近一次接种 Td 疫苗的间隔时间如何，接种 Tdap 疫苗都是安全的。如果成人从未接种过破伤风、白喉或百日咳疫苗，则需要接种三剂（Tdap≥4 周后接种 Td，6～12 个月后再接种 Td）。接种这些疫苗后，局部反应常见，在注射部位可扪及结节数周。

（四）带状疱疹疫苗

带状疱疹是由潜伏的水痘 - 带状疱疹病毒重新激活引起的局部疼痛性皮肤疱疹，通常发生在最初的水痘感染（"鸡痘"）几十年后。ACIP 建议 50 岁及以上免疫功能正常的成人接种重组带状疱疹疫苗（recombinant zoster vaccine，RZV），包括既往接种过带状疱疹活疫苗（zoster vaccine live，ZVL）的人。接种第一剂 RZV 后，应在接种第一剂后 2～6 个月接种第二剂。首选 RZV，因为 RZV 在预防带状疱疹、减轻疼痛的严重程度和持续时间、预防带状疱疹后神经痛方面具有更高的疗效。RZV 疫苗可保存在冰箱中并肌内注射。有带状疱疹病史，处于非活动性发病期的患者应接种 RZV 疫苗，因为带状疱疹是可以复发的。无论之前是否接种过水痘疫苗，RZV 均可使用，并且不需要筛查水痘病史。虽然注射部位反应和肌痛常见，但严重不良事件罕见。RZV 不适用于对疫苗任何成分有严重过敏反应的人。

参考文献

Kim DK, Hunter P. Advisory Committee on Immunization Practices recommended immunization schedule for adults aged 19 years or older: United States, 2019. *MMWR Morb Mortal Wkly Rep*. 2019;68:115–118.

五、内分泌疾病

（一）糖尿病

USPSTF 目前建议对 40—70 岁的超重或肥胖成人进行糖尿病筛查。美国糖尿病协会（American Diabetes Association，ADA）主张根据危险因素，其中包括糖尿病一级亲属、心血管疾病史、高血压、高密度脂蛋白（high-density lipoprotein，HDL）小于 35mg/dl 或甘油三酯大于 250mg/dl、缺乏体力活动、妊娠糖尿病、其他与胰岛素抵抗相关的情况（如多囊卵巢综合征、黑棘皮症）等，从 45 岁或更早开始筛查。种族和民族差异也会增加糖尿病的风险，如非洲裔美国人、拉丁裔美国人、美洲原住民、亚裔美国人、太平洋岛居民。可通过糖化血红蛋白（hemoglobin A1c，HbA1c）、空腹血糖水平或口服葡萄糖耐量试验进行筛查。如果存在影响红细胞更新的并发症，HbA1c 的准确性可能会受影响，但它的另一个好处是不需要空腹。HbA1c 的临界值为 5.7%～6.4% 定义为糖尿病前期，≥6.5% 提示糖尿病。USPSTF 和 ADA 均建议，如果糖尿病前期的检测结果为阴性，则应每 3 年重复筛查 1 次。

预防糖尿病的主要措施是生活方式干预，目标是使肥胖成人达到并保持初始体重减轻 7%，并进行每周至少 150min 的中等强度体力活动，如快走。这些建议是基于糖尿病预防计划等研究，值得注意的是，该计划中年龄最大的参与者为 61 岁。对于体重指数≥35kg/m^2、年龄<60 岁和有妊娠糖尿病史的患者，可考虑使用二甲双胍预防 2 型糖尿病。虽然 ADA 指南没有停止筛查的截止日期，但它们确实鼓励筛查并发症，包括认知障碍，以及根据个人整体健康状况制订 HbA1c 目标的个体化（例如，对于体

衰的老年人，HbA1c 目标可高达 8.5%）。预防糖尿病微血管并发症的临床试验表明，严格控制糖尿病大约需要 8 年的时间才能获益。对于预期寿命低于 8 年的无症状人群，降低 HbA1c 的获益尚不确定。治疗会带来低血糖风险和注射负担。对于一些人来说，生活质量可能超过治疗无症状糖尿病所带来的潜在益处。

参考文献

Knowler WC, Barrett-Connor E, Fowler SE, et al. Reduction in the incidence of type 2 diabetes with lifestyle intervention or metformin. *N Engl J Med*. 2002;346(6):393–403.

Prevention or delay of type 2 diabetes: standards of medical care in diabetes–2019. American Diabetes Association. *Diabetes Care*. 2018;42(Suppl 1):S29–S33.

Siu AL, on behalf of the US Preventive Services Task Force. Screening for abnormal blood glucose and type 2 diabetes mellitus: U.S. Preventive Services Task Force Recommendation Statement. *Ann Intern Med*. 2015;163:861–868.

（二）骨质疏松

USPSTF 建议对≥65 岁的女性采用双能 X 线吸收测定法（dual-energy x-ray absorptiometry，DXA）进行髋部和腰椎筛查，并指出目前的证据不足以平衡对男性进行骨质疏松筛查的利弊。关于筛查间隔，目前尚无明确的指南，但 USPSTF 的声明引用了两项研究，这些研究表明，在初次筛查后 4～8 年重复筛查无益。过去的指南建议重复 DXA 筛查之间至少间隔 2 年。虽然 USPSTF 未建议男性接受 DXA 检查，但其他组织已根据个体风险评估或年龄>70 岁推荐男性接受 DXA 检查。FRAX 评分可进一步预测个体骨折风险。所有指南都强调治疗决策应个体化，因为目前所有的治疗方法，即使是补钙，虽然有效，但也存在一些潜在风险。骨质疏松性骨折的预防重点是预防跌倒、营养和运动。

参考文献

American College of Physicians. ACP Clinical Practice Guidelines. http://www.acponline.org/clinical_information/guidelines/ guidelines/. Accessed March 15, 2020.

Cosman F, de Beur SJ, LeBoff MS, et al. Clinician's guide to prevention and treatment of osteoporosis. *Osteoporos Int*. 2014;25(10):2359–2381.

US Preventive Services Task Force. Screening for osteoporosis to prevent fractures: US Preventive Services Task Force recommendation statement. *JAMA*. 2018;319(24):2521–2531.

六、心血管疾病

在过去 75 年中，心血管疾病仍然是美国的主要死亡原因。USPSTF 不建议对无症状成人进行颈动脉狭窄筛查，也不建议通过静息或运动心电图（exercise electrocardiography，ECG）筛查来预防 CVD 事件。没有足够的证据评估筛查心房颤动或使用非传统危险因素（如踝臂指数、高敏 C 反应蛋白或冠状动脉钙化评分）预防 CVD 事件的益处和危害。相反，预防应侧重于 CVD 的可改变危险因素，包括高脂血症、高血压和生活方式选择。

（一）高脂血症

USPSTF 建议有一种或多种 CVD 危险因素（血脂异常、糖尿病、高血压或吸烟），并且计算出的 10 年 CVD 事件风险≥10% 的 40—75 岁成人开始启动他汀类药物，如果 10 年 CVD 事件风险为 7.5%～10%，则考虑使用他汀类药物。低密度脂蛋白胆固醇水平＞190mg/dl 或已知有家族性高胆固醇血症的成人可能需要使用他汀类药物，而不考虑 CVD 风险。风险计算器的例子包括 2013 年美国心脏病学会 / 美国心脏协会动脉粥样硬化性 CVD（atherosclerotic CVD，ASCVD）风险计算器（但需要注意的是，这可能高估了风险）和 2008 年 Framingham 风险计算器。英国联合学会在 2014 年推出了一个风险计算器（QRISK 终身心血管风险计算器），该计算器还包含了对超过 10 年窗口期的终身风险评估。

Framingham 方程只包括 79 岁以下的年龄，目前尚不清楚是否应该将风险评估外推到年龄更大的老年人（如之后每 5 年增加一个额外的积分）。还有一个关于总胆固醇（即使校正了 HDL 和 CVD）和死亡率的 U 型曲线的问题。先前的观察性研究表明，在老年患者（年龄＞80 岁）中，低总胆固醇水平与死亡风险增加相关；然而，PROSPER 试验确实显示了普伐他汀在 70—82 岁人群中用于 CAD 一级预防的益处。

对于已知患 CVD 的患者，实践证实应继续调脂治疗。有证据表明，他汀类药物（甚至对 80 岁的患者）可降低心肌梗死、脑卒中和死亡率的风险。对于年龄最大和身体虚弱的老年人，临床医师需要仔细权衡预期寿命、治疗目标和治疗的潜在不良反应，如饮食限制导致的营养不良、他汀类药物导致的肌痛，以及药物之间的相互作用。

USPSTF 建议每 5 年重复筛查 1 次。一般而言，需要 3～5 年的治疗才能从降脂治疗中获益，这提示对于预期寿命小于 3～5 年的人，筛查可能弊大于利。

参考文献

Shah K, Rogers J, Britigan D, Levy C. Clinical inquiries. Should we identify and treat hyperlipidemia in the advanced elderly. *J Fam Pract.* 2006;55(4):356–357.

Shepherd J, Blauw GJ, Murphy MB, et al. Pravastatin in elderly individuals at risk of vascular disease (PROSPER): a randomised controlled trial. *Lancet.* 2002;360:1623–1630.

US Preventive Services Task Force. Statin use for the primary prevention of cardiovascular disease in adults: US Preventive Services Task Force recommendation statement. *JAMA.* 2016;316(19):1997–2007.

（二）高血压

近年来，老年人高血压（HTN）的定义越来越受到关注。2003 年，美国高血压预防、检测、评估和治疗联合委员会（JNC7）将高血压定义为＞140/90mmHg（不论年龄），而 2013 年更新的 JNC8 则更有年龄特异性。虽然对于＜60 岁的一般人群，高血压的定义仍然是≥140/90mmHg，但对于≥60 岁的老年人群，建议在血压≥150/90mmHg 之前不要开始治疗。USPSTF 指南继续建议对所有 18 岁以上的成人进行高血压筛查，而对 65 岁以上的人群没有特别建议。大多数指南建议在至少 2 次不同的诊室，并且每次就诊测量至少 2～3 次诊室血压来定义高血压。诊室的自动化血压计可能有助于减少白大褂高血压，因为它允许患者单独待在房间里。

理想的血压目标仍然是一个动态的目标。既往观察性研究的数据提示血压呈 U 型曲线。动脉硬化可导致收缩压（systolic blood pressure，SBP）升高，引起"假性 HTN"，至少一项对 85 岁及以上男性的研究发现，SBP＞180mmHg 与 SBP＜130mmHg 相比与更大的生存率相关。然而，具有里程碑意义的高龄老年高血压试验（hypertension in the very elderly trial，HYVET）随机对照试验表明，在 60 岁及以上的一般健康无症状人群中，治疗 HTN 对预防脑卒中、死亡和 CAD 有益。本研究以收缩压＜150mmHg 和舒张压＜80mmHg 为治疗目标。在 4.5 年的时间里，每治疗 50 人，就可以预防 1 例导致死亡或疾病的脑卒中。冠心病导致的死亡或疾病也减少（4.5 年期间需要治疗的人数 =100）。在 80 岁以上高龄患者中，脑卒中的发生率相似（绝对风险降低 1.8%，2.2 年期间需要治疗的人数为 56 人），冠心病的发生率无下降。SPRINT 研究评估了更强化的血压控制（目标 SBP＜120mmHg）与标准目标（目标 SBP＜140mmHg）相比，进一步降低心力衰竭、CVD 死亡和总体死亡率，甚至在年龄≥75 岁的亚组参与者中。然而，在强化治疗组中，急性肾衰竭、晕厥、低血压和电解质异常的风险增加。SPRINT 研究能够在 2 年时显示出统计学上显著的终点差异。

无论年龄如何，治疗 HTN 均有明显获益。对于年龄较大、健康状况良好、预后良好且有延长生命目标的患者，更强化的治疗目标可能有益，但需要权衡潜在风险（如跌倒、心动过缓、电解质异常和药物负担）。

参考文献

Beckett NS, Peters R, Fletcher AE, et al. HYVET Study Group. Treatment of hypertension in patients 80 years of age or older. *N Engl J Med.* 2008;358(18):1887–1898.

Satish S, Freeman DH Jr, Ray L, Goodwin JS. The relationship between blood pressure and mortality in the oldest old. *J Am Geriatr Soc.* 2001;49(4):367–374.

Siu AL, on behalf of the US Preventive Services Task Force. Screening for high blood pressure in adults: U.S. Preventive Services Task Force recommendation statement. *Ann Intern Med.* 2015;163:778–789.

The SPRINT Research Group. A randomized trial of intensive versus standard blood-pressure control. *N Engl J Med.* 2015;373:2103–2116.

（三）腹主动脉瘤

对于有烟草使用史的 65—75 岁男性，USPSTF 建议通过超声对腹主动脉瘤进行一次性筛查，以便早期发现和择期修复。对于从未吸烟的男性，USPSTF 建议临床医师"选择性地提供筛查"。USPSTF 不建议对从未吸烟的女性进行筛查，并得出结论，没有足够的证据评估对 65—75 岁的吸烟女性进行筛查的利弊。腹主动脉瘤直径≥5.5cm 与破裂风险增加相关，一般建议进行介入治疗。血管内修复术和开放修复术均有死亡风险，可能需要相当长的恢复时间。因此，对于患有多种慢性疾病或预期寿命有限的人，筛查和干预的风险超过了早期发现的益处。

参考文献

LeFevre ML, on behalf of the US Preventive Services Task Force. Screening for abdominal aortic aneurysm: U.S. Preventive Services Task Force recommendation statement. *Ann Intern Med.* 2014;161(4):281–290.

（四）阿司匹林

目前 USPSTF 得出的结论是，没有足够的证据支持 70 岁及以上的成人使用阿司匹林进行 CVD 和结直肠癌的一级预防。对于 50—59 岁的成年人，如果出血风险不增加或预期寿命＞10 年，USPSTF 确实建议开始使用小剂量阿司匹林进行 CVD 和结直肠癌的一级预防。对于 60—69 岁的成年人来说，这是一个基于个人价值观的个人决定。

ASPREE 试验是在澳大利亚和美国开展的一项随机对照试验，纳入了年龄≥70 岁（黑种人和西班牙裔≥65 岁），未被诊断为 CVD、痴呆或残疾的患者。参与者被随机分组，分别每天服用 100mg 阿司匹林或安慰剂。在 4.7 年的时间里，研究发现小剂量阿司匹林与安慰剂相比并没有显著降低心血管疾病的风险，但却显著增加了出血的风险。

2019 年 ACC 指南指出，70 岁以上成人不应常规使用小剂量阿司匹林进行 ASCVD 的一级预防。需要注意的是，关于使用阿司匹林进行二级预防（不论年龄如何）的建议没有变化。对于可能摄入较少且胃肠道出血风险增加的虚弱老年人，在讨论更大的治疗目标时，可以考虑停用阿司匹林的可能性。

参考文献

Arnett DK, Blumenthal RS, Albert MA, et al. 2019 ACC/AHA guideline on the primary prevention of cardiovascular disease: a report of the American College of Cardiology/American Heart Association Task Force on Clinical Practice Guidelines. *J Am Coll Cardiol.* 2019;74(10):e177–e232.

Bibbins-Domingo K, Aspirin use for the primary prevention of cardiovascular disease and colorectal cancer: U.S. Preventive Services Task Force recommendation statement. *Ann Intern Med.* 2016;164:836–845.

McNeil JJ, Nelson MR, Woods RL, et al. Effects of aspirin on all-cause mortality in the healthy elderly. *N Engl J Med.* 2018;379:1519–1528.

七、肿瘤

（一）乳腺癌

USPSTF 的结论是，目前的证据不足评估在≥75

岁女性中进行乳腺 X 线筛查的利弊，因为乳腺 X 线筛查试验未纳入≥ 75 岁女性。然而，有间接证据提示，对于一些健康状况良好的老年女性而言，每 2 年进行 1 次乳腺 X 线检查可能产生净获益。例如，老年女性死于乳腺癌的绝对风险较高，乳腺 X 线检查在老年女性中更准确，并且没有证据表明筛查的益处在特定年龄停止。因此，停止筛查的决定应根据女性是否有将其预期寿命限制在 10 年以内的并发症，以及她对筛查的潜在益处和危害的价值观和偏好而个体化。预期寿命有限的女性面临着在筛查前后发生的伤害风险，而她们没有机会获得潜在的生存获益，而生存获益只有在实际筛查测试数年后才会发生。筛查的危害包括可能导致一系列医学检查和心理困扰的假阳性结果，以及对无关紧要的疾病的过度检测和过度治疗。如果该女性没有接受筛查，这些疾病永远不会引起临床关注。因此，筛查性乳腺 X 线很可能造成净危害，不应在预期寿命小于 10 年的女性和高度重视避免筛查危害的女性中进行。

对于所有年龄组，目前的证据不足以评估在乳腺癌筛查中，除乳腺 X 线拍片之外，磁共振成像或临床乳腺检查的额外益处和危害。此外，教导女性进行乳房自我检查已被证明会造成净伤害，因此不建议在任何年龄进行。当然，应该鼓励女性向临床医生报告她们发现的乳房变化或异常。

参考文献

Nelson HD, Cantor A, Humphrey L, et al. Screening for breast cancer: a systematic review to update the 2009 U.S. Preventive Services Task Force Recommendation. Rockville, MD: Agency for Healthcare Research and Quality; 2016 Jan. Report No.: 14–05201–EF-1.

Walter LC, Schonberg MA. Screening mammography in older women: a review. *JAMA*. 2014;311(13):1336–1347.

（二）结直肠癌

USPSTF 建议对 50—75 岁的成人进行结直肠癌筛查，对 76—85 岁的成人进行个体化决策，不建议对 85 岁以上的高龄老年人进行筛查。这些截止点应作为普通的导向，而不是严格应用。例如，不建议对预期寿命小于 10 年的任何年龄的人进行筛查，对从未接受过筛查的非常健康的 88 岁老年人进行筛查可能是合适的。年龄增长增加了死于结直肠癌的绝对风险。

结直肠癌筛查有多种可接受的方法。这些检查包括每年 1 次的高灵敏度愈创木脂法粪便潜血检测（guaiac-based fecal occult blood testing，gFOBT）或粪便免疫化学检测（fecal immunochemical test，FIT），每 5 年 1 次的乙状结肠镜检查或每 10 年 1 次的结肠镜检查。老年人患右半结肠癌症的可能性较大，因此乙状结肠镜检查的敏感性降低，乙状结肠镜检查只检查左半结肠。此外，筛查方法的选择应考虑检查的可用性和个人偏好。gFOBT 要求在筛查前 7 天限制饮食和药物，而 FIT 无须这些限制。在进行乙状结肠和结肠镜检查之前，需要进行肠道准备。任何阳性检测结果的标准随访是诊断性结肠镜检查，因此永远不会接受或耐受结肠镜检查的人不应接受筛查。结肠镜检查的风险随着年龄和并发症负担的增加而增加。据估计，65 岁及以上老年人每 1000 例结肠镜检查中有 26 例发生穿孔、出血或心血管 / 肺部事件，而 85 岁及以上高龄老年人中，每 1000 例结肠镜检查中约有 35 例发生穿孔、出血或心血管 / 肺部事件。

对于所有年龄段的患者，没有足够的证据来权衡计算机断层扫描结肠成像的潜在益处和可能的危害。钡剂灌肠是结直肠癌敏感性最低的筛查方法，不推荐用于筛查。

参考文献

Day LW, Velayos F. Colorectal cancer screening and surveillance in the elderly: updates and controversies. *Gut Liver*. 2015;9(2):143–151.

Lin JS, Piper MA, Perdue LA, et al. Screening for colorectal cancer: updated evidence report and systematic review for the US Preventive Services Task Force. *JAMA*. 2016;315(23):2576–2594.

（三）宫颈癌

USPSTF 不建议对既往接受过充分筛查且在其他方面不属于宫颈癌高危的 65 岁以上女性（如有高级别癌前病变或宫颈癌病史、在子宫内暴露于己烯雌酚或免疫功能低下的女性）进行宫颈癌筛查。既往接受过充分筛查的老年女性发生宫颈癌的风险极低，即使她们的预期寿命很长或有新的性伴侣。充分的前期筛查定义为在停止筛查前 10 年内，连续 3 次细胞学结果（巴氏涂片）阴性或连续 2 次人乳头瘤病毒（human papillomavirus，HPV）结果阴性，并且最近一次筛查发生在 5 年内。65 岁以上、既往筛查不足或从未接受过筛查的女性应每 2～5 年接受一次细胞学筛查，至

70—75 岁结束。因良性疾病而接受过子宫切除术和子宫颈切除术的任何年龄女性均无患宫颈癌的风险，不应接受筛查。宫颈癌筛查的危害包括假阳性结果。绝经后常见的黏膜萎缩可能使老年女性容易出现细胞学假阳性，并导致额外的检查和有创诊断操作（如阴道镜检查和宫颈活检），以及心理痛苦。此外，许多宫颈癌前病变（如宫颈上皮内瘤变 2）会自发消退，因此筛查可能通过识别和治疗无关疾病而造成伤害。

对于 30—65 岁希望延长筛查间隔时间的女性，可以由每 3 年 1 次的细胞学检查，改为每 5 年 1 次的单独 HPV 检测或联合细胞学检查。接种过人乳头瘤病毒疫苗的女性应继续进行常规宫颈癌筛查。

参考文献

US Preventive Services Task Force. Screening for cervical cancer: recommendation statement. *Am Fam Phys.* 2019;99(4): 252A-252E.

（四）前列腺癌

关于对所有年龄的男性进行前列腺特异性抗原（prostate specific antigen，PSA）筛查存在相当大的争议，因为缺乏确凿的证据表明筛查可降低前列腺癌的死亡率。然而，所有的指南都不建议对预期寿命小于 10 年的男性进行筛查，因为他们几乎没有机会获得任何潜在的生存获益。虽然 USPSTF 不建议对 70 岁及以上的男性进行 PSA 筛查，但其他组织建议，筛查对健康状况良好的老年男性具有偏好敏感性，这些人群认为筛查所带来的较小或不确定益处高于已知的重大危害。指南一般认为，应告知患者接受 PSA 筛查的决定。临床医师应告知患者筛查的潜在益处、现有证据的局限性 / 差距、已知的危害。危害包括假阳性结果，可能导致额外的检查和前列腺活检，对临床无关紧要的前列腺癌的过度检测和过度治疗，这些前列腺癌在一个人的一生中可能永远不会发展成疾病。此外，前列腺癌的治疗常导致老年男性的严重不良反应（如尿失禁、阳痿、放射性直肠炎或髋部骨折）。

对于所有年龄组，不推荐直肠指检用于前列腺癌筛查。此外，没有证据表明使用游离 PSA 或 PSA 密度、速度或倍增时间可改善健康结局，其中一些策略可能会增加伤害。

参考文献

US Preventive Services Task Force. Screening for prostate cancer: U.S. Preventive Services Task Force recommendation statement. *JAMA.* 2018;319(18):1901–1913.

（五）肺癌

一项随机试验表明，低剂量计算机断层扫描筛查可降低 55—74 岁的当前吸烟者或既往吸烟者的肺癌死亡率，获益的滞后时间约为 7 年。然而，筛查的潜在危害也可能很大。在退伍军人人群中，肺癌筛查每预防 1 例肺癌死亡，导致 737 个假阳性结果。对假阳性筛查结果的检查可能导致支气管镜检查或肺活检等侵入性诊断操作的并发症，这种并发症在老年人中可能更严重。此外，重复筛查的辐射暴露可能会增加未来患癌症的风险。USPSTF 建议在一小部分有肺癌风险的患者人群中每年进行低剂量计算机断层扫描筛查，即年龄 55—80 岁，有 30 包 / 年吸烟史，并且在过去 15 年内吸烟或已戒烟的成人。没有指南建议对患有严重肺部疾病或预期寿命小于 10 年的成人进行肺癌筛查。此外，所有肺癌预防工作都应鼓励吸烟者戒烟。

参考文献

Moyer VA, Screening for lung cancer: U.S. Preventive Services Task Force recommendation statement. *Ann Intern Med.* 2014;160:330–338.

（六）其他癌症

USPSTF 不建议对所有年龄的人进行胰腺癌或卵巢癌常规筛查。没有证据表明胰腺癌筛查（使用腹部触诊、超声检查或血清学标志物）或卵巢癌筛查（使用 CA125 或经阴道超声检查）可有效降低死亡率，而且由于现有筛查方法的准确性有限、诊断检查的侵入性、治疗效果不佳，癌症筛查可能造成重大危害。此外，虽然没有证据支持进行全身皮肤检查，但临床医师仍应警惕具有恶性特征的皮损（如快速变化的皮损，以及不对称、边界不规则或颜色变异性的皮损）。

参考文献

US Preventive Services Task Force Guidelines. https://www.uspreventiveservicestaskforce.org/Page/Name/recommendations. Accessed March 15, 2020.

第21章　伦理与知情决策
Ethics & Informed Decision Making

Krista L. Harrison　Alexander K. Smith　著

胡　芬　译　郑　凯　校

病例 1：概述与伦理冲突

你正在门诊给一位老年患者看诊，她是一位 87 岁的女性，患有糖尿病、充血性心力衰竭、高血压、轻度认知障碍。她拄着拐杖走路，这次是由患者已成年的女儿陪着她来看病的。她的女儿跟她住的地方相隔几个镇，在今天之前，她的女儿已经有好几个月没有去看望她了。她的女儿说，她对母亲家里日益恶化的状况感到震惊。她描述了一个杂乱的房子，到处都有跌倒的危险，厨房里有一大堆发臭的垃圾。患者自己说她最近视力有一些问题，但除此之外，她认为自己都很好。经过检查，她的血压为 180/82mmHg，MoCA 评分为 23/30，实验室检查显示糖化血红蛋白为 12.5%。一名家庭护士的拜访证实了患者女儿对生活状况的担忧，同时她还注意到患者的药物已经从药瓶子里取出来，一起放在梳妆台上的一个罐子里。当你下次见到患者时，向她表达你对她的生活状况和自理能力的担忧，她回答说她"很好"，而且"我不会搬进养老院的！"

一、老年人照护中的伦理问题

在老年人的日常照护中出现了伦理矛盾，因为老年人痴呆和功能性依赖的发病率很高。这些矛盾要求临床医生熟悉对老年人照护至关重要的伦理观念。这些观念通常被视为原则（核心准则）、职业规范（有道德的临床医生的责任）、美德（优秀临床医生的素质）。表 21-1 和表 21-2 描述了主要的原则和美德，并举例说明了这些原则和美德如何在照护老年人的日常实践中发挥作用。

正如本病例所示，在照护老年人时，通常出现的一个核心矛盾是在自主权和不伤害 / 行善之间。我们有责任保护那些不能照顾自己的人，但也有责任尊重那些仍然有能力的人所做的决定，即使他们可能做出使他们面临某种医疗风险的选择。在这种情况下，确定决策能力是必不可少的第一步。

二、决策能力和知情决策

考虑到老年人认知功能障碍的负担，决策能力的确定是照顾老年人的一项关键技能。临床上对每个决策进行能力评估，不需要心理学家或精神科医生的专门投入。在精神病学或神经病学问题是主要关注的特殊情况下，可以寻求这种专业意见，但在一般情况下，大多数能力问题应该由多面手临床医生回答。相对于行为能力，胜任力通常是建立在患者提供衣食住行能力的基础上，是由法院确定的一种法律地位。

以下是评估老年人决策能力的一种实用方法的概述。确定决策能力的核心特征如下。

1. 患者必须做出决定。

2. 患者必须解释这个决定背后的原因。

3. 这个决定不能源于妄想或幻觉。

4. 患者必须表现出对医疗状况、风险、利益和替代方案的理解。

5. 随着时间的推移，这个决定必须与患者的价值观和偏好相一致。

这一评估能力的策略的几个特征值得进一步解释。首先，决策能力是特定于手头的决策。有些

原 则	这个原则意味着什么	结合病例中的例子来阐明伦理原则的问题
尊重自主权	Autonomy 在希腊语中的意思是"自治"。我们应该尊重人们塑造自己生活的权利，根据他们的价值观做出医疗决策。若干伦理概念遵循这一原则，包括知情同意、不受他人干涉 / 控制的自由、不受不必要的身体侵犯（包括手术或维持生命的治疗）的自由。预先指示和使用替代判断的替代决策者是个人自主权的延伸。临床医生可以通过确保临床医生了解患者的目标、价值观和偏好，并确保患者（或其代理人）了解照护选择和后果，来增强患者的自主权。 对人的尊重是一个相关的原则，包括将人视为值得尊重、尊严和同情的人，即使他们缺乏形成自主偏好所需的决策能力	目标和价值观的讨论——"当你考虑未来想要生活在哪里时，哪些因素对你来说最重要？" 优先事项的设定——"今天我们可以讨论一些健康问题，包括你的血压管理、预防跌倒、糖尿病和家庭安全。今天讨论哪一个是最重要的？" 预后披露——"谈论你可能还剩下多少时间对你有帮助吗？你想让别人也加入我们的讨论吗？"
不伤害和行善（最佳利益）	不伤害和相关的概念行善（促进利益）应用于医学是禁止临床医生提供总的来说弊大于利、无效或源于恶意或自私行为的治疗的指导方针。临床医生作为受过专门训练、有技能、有知识的专业人员，对患者负有受托责任（"托管"），以患者的最佳利益行事。临床医生有义务促进那些不能照顾自己的人的健康	平衡危害、风险和获益——"把血糖控制得非常严格已经没有意义了，你会有昏厥或摔倒等低血糖危害的风险，而且考虑到你的健康状况，你不太可能从中受益。" 对居住环境的担忧——"我担心你继续住在你的家里。我知道保持你的独立性对你来说很重要，但如果你在家里摔倒了或脑卒中了，你几乎肯定会在医院或专业护理机构待很长一段时间，这也是你想避免的事情。"
公平	临床医生有义务谨慎管理稀缺的卫生保健资源。理性的人对如何公平分配资源持不同意见：是指按需分配吗？根据他们的喜好和人生阶段？这还包括医生应该平等、一致地对待处境相似的患者的原则（例如，注意整个医疗保健系统内的隐性偏见和歧视）	使用基于价值的支付或人口健康策略的组织或保险项目（例如，负责任的照护组织或医疗临终关怀福利实行的按日支付或捆绑支付）可能需要考虑一个老年人的需求和相关成本与患者群体的整体平均成本。越来越多的临床医生被要求在财务管理中承担领导角色

表 21-1 伦理原则

171

决策是相对简单直接的，如就餐时间，而另一些决策则比较复杂，如病例中关于家庭安全的决策。其次，即使是根据 MMSE 或 MoCA 评分判定患有中度痴呆的患者，也可以做出简单的决策，但缺乏复杂决策的能力。就像病例中一样，精神状态测试（如 MMSE 和 MoCA）可以提供一些信息，但不是决定性的。相反，偏执型精神分裂症患者可能有一个完美的认知测试，但完全缺乏复杂决策的能力。最后，患者可能无法说话（如脑卒中导致构音障碍），但仍然能够通过使用其他方法进行沟通来参与决策。

病例 2：反馈能力评估

你重申了你对家庭环境的担忧。你对患者说："为了确保我已经很好地解释了我的担忧，你能告诉我，我在担心什么吗？"在她的回答中，她明确表示理解，承认她的家庭环境充满了跌倒的危险，她需要药物帮助。然而，她重申，尽管存在这些风险，她还是更喜欢留在家里。你判定她有能力做这个决定。她同意与她的女儿和一名社会工作者举行一次家庭会议，讨论她如何在家里得到更多帮助。

表 21–2　基于美德的伦理问题		
美　德	这种美德意味着什么	结合这个病例的语境来举例说明
同情心	以同情、温柔和对痛苦的不适来积极关心他人的幸福	• 足够关心这个患者和她的女儿，花时间去真正理解她为什么如此迫切地想待在家里，害怕被送进寄居机构。询问患者是否想知道她的预后，尊重患者的偏好
辨别能力	将洞察力、判断力和理解力带入临床情境。"实践的智慧"	• 通过对一长串的慢性疾病和药物清单的梳理，关注什么对患者的健康和福祉最重要
可信赖	在患者接受医生治疗的医疗服务中，这是必不可少的。值得信赖意味着对自己的品格和行为有信心	• 熟悉老年人最新的糖尿病指南和治疗，使临床建议是合理的 • 履行对患者和照护者的承诺，同时也承认这些承诺的局限性
实话实说	在患者和家属要求了解的范围内，真实地告知患者的诊断、预后和功能独立的预期轨迹	• 披露需要向成人保护服务机构报告对老年人忽视的关注 • 对预后做出诚实的（而非乐观的）评估
忠诚尽责	忠实于患者的利益，即使他们与临床医生的利益不一致	• 花时间与患者和家属交谈，即使没有得到很好的补偿。不安排对患者没有帮助或带来风险的有报酬的检查

患者必须对治疗方案的风险、获益及其他选择有多少了解？这个问题的答案不仅对临床医生的评估有实际意义，而且对他们向患者传递信息的数量和方式也具有实际意义。虽然构成"知情"决定的程度存在一些争议，但我们主张临床医生在决定提供多少信息时考虑到以下几点。

1. 要意识到提供过多信息的风险（所谓的信息倾销）。患者不需要一个小型的医学院课程来做出知情决策。应该讨论与患者情况有关的主要问题。

2. 预后是老年人知情决策的一个重要组成部分。临床医生应常规提议讨论预后（见第 4 章）。重要的是在讨论预后前征求同意，患者可以选择不了解这些信息。虽然许多患者更喜欢听到预后信息，但有些患者不喜欢；无论哪种方式，他们的偏好都应该得到尊重。

3. 信息的呈现方式可能会影响患者的决定。例如，在一项研究中，从死亡可能性这个角度来告知参与者手术干预风险，与从生存可能性这个角度来告知相比，尽管是同样的风险，前者更不可能选择手术干预。考虑信息如何被框定可能引入偏差的可能性，并提供风险和好处的替代表述，以尽量减少这种偏差。

4. 信息披露不同于知情决策：患者所理解或相信的内容可能与所披露的内容有所不同。使用病例中所演示的反馈方法，用非判断性的方式检查患者的理解情况。

三、预立医疗照护计划和预设医疗指示

预立医疗照护计划是患者理解和分享他们的目标、价值观和对未来照护的偏好的过程，通常通过与患者的代理人、亲人和（或）临床医生一起进行。这些计划可能以官方形式编纂，称为预设医疗指示或生前遗嘱。这些官方文件可能包括指定替代决策者和对未来照护的偏好。维持生命的治疗医嘱（physician orders for life-sustaining treatment，POLST）也用于记录患者偏好，是跨设置（如家庭、养老院、急救人员、医院）有效的特定医嘱。几乎每个州现在都有或正在开发 POLST 项目。预设医疗指示和替代决策允许一种形式的"扩展"自主权，因为它们有助于在患者不再能够沟通后根据他们可能想要的东西做出决定。

数据显示，指示很少完成，也很少被遵守，这减弱了早期对预设医疗指示的兴奋。此外，数据显示，代理人在预测患者偏好方面的表现并不比偶然更好。从那以后，重点已从完成预设医疗指示文件本身转向反复讨论，为代理人做出"即时"决策做准

备。这种准备鼓励患者思考他们的价值观和未来照护的目标，并将这些明确地传达给代理人和临床医生。完成一项预设指示可能有助于激发这些讨论或形成正式的结论，但核心应该是对话，而不是指示。

四、代理决策

当患者能力不足时，临床医生会转向代理决策者寻求帮助。理想的代理决策者是由患者事先选择的人，他们对患者的价值观、偏好和目标有广泛的了解。代理人的法律术语因州而异，在一些州可能是"医疗保健代理"，在另一些州可能是"医疗保健决策的持久委托书"。在美国一些州，代理决策者如果没有被指定，法律会按照默认的顺序来决定（例如，配偶，然后是成年子女，然后是兄弟姐妹，然后是父母，这取决于谁有机会和愿意担任代理人）。监护人是法院指定的代理人。

在图 21-1 中概述了为无行为能力的患者进行替代决策的一般方法。这种方法在伦理学和临床群体中被普遍接受。然而，这并非没有争议。"分层"方法的简单性（首先从已知的和记录在案的患者偏好出发，或者在没有这些信息的情况下，由代理人根据患者的最佳利益做出决定）掩盖了在临床实践中尝试遵循这种算法时遇到的一些伦理复杂性。Sulmasy

和 Snyder 认为，分层的方法强调信息而不是同理心，强调记录在案的患者偏好（最终在事前不可知）而不是价值观；并让替代决策者从选项菜单中做出选择，这给他们带来了不公平的负担。他们主张一种"替代利益和最佳判断"的方法，在这种方法中，代理人和临床医生共同合作，根据患者的价值观而不是偏好来确定最佳的治疗方案。

五、在促进独立性和患者安全之间保持平衡

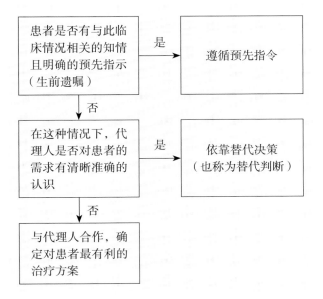

病例 3：自主权与不伤害之间的矛盾

在你、一名社工、患者和她的女儿举行家庭会议后，患者加入了一项 PACE。这个 PACE 允许她晚上住在家里，在日间中心接受全面的护理服务。一名家庭健康助理每周都会去看她，她的女儿还花钱请了一名家庭清洁工打扫卫生。

在老年人的日常照护中，临床医生必须一方面平衡自主、尊重人格和促进独立等竞争性需求，另一方面还要平衡患者安全和老年人最佳健康利益。与上述病例一样，最大限度地增强自我控制或独立意识对许多老年人的生活质量至关重要，包括那些居住在社区和机构环境中的老年人。在许多情况下，患者做出的选择与临床医生认为的他们的最佳利益相冲突。例如，在这个病例中，患者选择居住在一个不干净、可能有危险的环境中，对自己的健康照顾不佳。这种紧张关系在老年病学的其他常见问题上也很明显，例如，在预防跌倒方面，患者的安全和独立性之间存在矛盾。

临床医生面临的挑战是与患者合作，最大限度地提高独立性，同时尽量减少伤害的风险。就像本病例中，一个可能的解决方案是认识到潜在的价值观不是拒绝援助，而是喜欢住在家里。了解了这些偏好，患者、照护者和临床团队就可以制订计划，以 PACE 的形式为符合养老院条件的老年人提供支持性服务（更多关于 PACE 的信息，见第 25 章）。本病例中的临床医生应该认真考虑向合适的地方机构，如成人保护服务机构报告老年人自我忽视的情况，认识到临床医生有义务在患者有可能受到伤害时进

▲ 图 21-1 无行为能力患者替代决策的分层方法

注意：如果没有预先指示或代理人，那就跳过中间步骤，根据患者的最佳利益采取行动

行报告。就像临床医生一样，理想的情况下，这些机构与患者合作，最大限度地提高独立性，减少伤害。一些临床医生不愿意向 APS 报告，因为他们害怕侵犯患者的自主权。然而，正如一位临床医生告诉我们的那样，不能等到患者家炉子着火了，不仅烧毁了她自己的公寓，还烧毁了隔壁有小孩的家庭的公寓之后再报告。忽视的风险不仅是对个人的，也是对社会的。

即使患者有能力做复杂的决定，就像在这个例子中，家庭成员和其他照护者在提供和安排服务、帮助患者做决定方面往往扮演着重要的角色。在每一种情况下，医生都应该向患者寻求指导，以确定家人在这些问题上应该如何介入。医生需要尊重那些想要在决策中保持独立性的老年人，以及那些更喜欢以家庭为中心的决策风格的老年人。对于后者，

医生的职责是促进对治疗和替代方案的选择和后果的知情理解，扩大到更大的家庭单位。

这个病例也突出了职业道德和道德伦理如何与基于原则的方法相结合。临床医生花在与患者及其女儿讨论这个问题上的时间、商议时间、安排探访护士的时间、向各机构提交报告的时间，在历史上并没有得到与所付出的努力成比例的补偿。为了个人和社会的最佳利益，使财政激励与适当的临床行为相一致，符合分配正义的道德原则。然而，从个人的角度来看，在这个病例中，临床医生的行为是出于对患者的关心和忠诚，将患者的利益置于自身利益之上。这是"好医生"，本身就令人满意。

致谢：感谢撰写了第2版的 Bernard Lo 博士。

参考文献

Ahalt C, Walter LC, Yourman L, Eng C, Perez-Stable EJ, Smith AK. "Knowing is better": preferences of diverse older adults for discussing prognosis. *J Gen Intern Med.* 2011;27(5):568–575.

Beauchamp TL, Childress JF. *Principles of Biomedical Ethics.* 7th ed. New York, NY: Oxford University Press; 2012.

Castillo LS, Williams BA, Hooper SM, Sabatino CP, Weithorn LA, Sudore RL. Lost in translation: the unintended consequences of advance directive law on clinical care. *Ann Intern Med.* 2011;154(2):121–128.

Farrell TW, Widera E, Rosenberg L, et al. AGS position statement: making medical treatment decisions for unbefriended older adults. *J Am Geriatr Soc.* 2017;65:14–15.

Harrison KL, Taylor HA, Merritt MW. Action guide for addressing ethical challenges of resource allocation within community-based healthcare organizations. *J Clin Ethics.* 2018;29(2):124–138.

Lo B. *Resolving Ethical Dilemmas: A Guide for Clinicians.* 4th ed. Baltimore, MD: Lippincott Williams & Wilkins; 2009.

Meier DE, Beresford L. POLST offers next stage in honoring patient preferences. *J Palliat Med.* 2009;12(4):291–295.

National POLST. National POLST Paradigm Program Designations. http://www.polst.org/programs-in-your-state/. Accessed September 30, 2013.

Siegler M. Clinical medical ethics: its history and contributions to American medicine. *J Clin Ethics.* 2019;30(1):17–26.

Smith AK, Williams BA, Lo B. Discussing overall prognosis with the very elderly. *N Engl J Med.* 2011;365(23):2149–2151.

Sudore RL, Fried TR. Redefining the "planning" in advance care planning: preparing for end-of-life decision making. *Ann Intern Med.* 2010;153(4):256–261.

Sudore RL, Lum HD, You JJ, et al. Defining advance care planning for adults: a consensus definition from a multidisciplinary Delphi panel. *J Pain Symptom Manage.* 2017;53(5):821–832.e1.

Sulmasy DP, Snyder L. Substituted interests and best judgments: an integrated model of surrogate decision making. *JAMA.* 2010;304(17):1946–1947.

Tulsky JA. Beyond advance directives: importance of communication skills at the end of life. *JAMA.* 2005;294(3):359–365.

Verma A, Smith AK, Harrison KL, Chodos AH. Ethical challenges in decision making for unrepresented adults: a qualitative study of key stakeholders. *J Am Geriatr Soc.* 2019;67(8):1724–1729.

第 22 章　老年姑息治疗
Geriatric Palliative Care

Natalie C. Young　Eric W. Widera　著
张　珺　译　郑　凯　校

一、老年姑息治疗的一般原则

大多数的严重疾病发生在 65 岁及以上的成年人。这些疾病的特点是慢性、症状的治疗率低、身体和功能的渐进性下降、对家庭照顾的广泛需求。老年姑息治疗整合了这些专业医学领域的核心能力，以改善护理和提高这些患有严重疾病的老年人的生活质量为目标。这些能力包括高质量的症状管理、护理的协调、关于医疗状况的详细沟通、使患者的护理目标与适当的治疗相匹配、对家属的支持。

专业姑息治疗由一个跨学科的团队提供，包括医生、护士、社会工作者、牧师和其他具有姑息治疗专业知识的个人。这种护理模式以患者和家庭为中心，尊重患者和家属的意见做出共同决策。了解并试图解决患者及其家属复杂多方面的需求，包括社会、心理 / 情感、精神和医疗方面的需求（图 22-1）。

姑息治疗可用于任何阶段的任何严重疾病，与延长生命的治疗同时进行，并且不依赖于预后。研究一致表明，姑息治疗可以在不同的卫生保健环境中改善结果，包括更好的疼痛管理、减少医院利用率和提高家庭满意度。

临终关怀

临终关怀是为满足符合临终关怀医疗保险福利规定的特定条件的预期寿命有限的患者提供姑息治疗的一种形式。临终关怀为临终患者及其家人提供医疗、心理和精神上的支持。根据医疗保险的规定，如果患者的预期寿命不超过半年，那么患者就有资格接受临终关怀。在接受临终关怀时，患者的治疗重点应放在减轻症状上，优先考虑患者的舒适性。被送进临终关怀医院的多病共存的老年慢性病患者

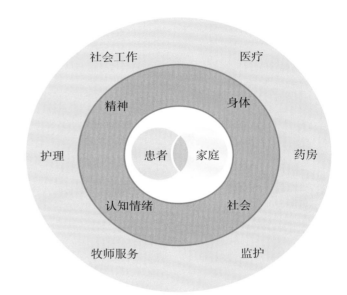

▲ 图 22-1　跨学科的护理模式
该图说明了姑息治疗团队的核心成员如何一起工作，以满足患者和家属的需求

通常不允许实施临终关怀（即使它们可能是有益的），因为此类患者的预后很难预测（见第 4 章）。临终关怀机构需要对终末期疾病及相关情况的患者提供合理和必要的服务，包括医生和护士的访问、药物、医疗设备和用品、咨询。临终关怀通常是在患者家中或现居地提供，如养老院或生活辅助社区。

二、长期护理环境中姑息治疗的挑战

在美国，近 25% 的死亡发生在养老院，预计到 2030 年，这一数字将增加到 40%。这些死亡与高负荷的治疗和住院率、有效的症状治疗使用不足、临终关怀和姑息治疗服务的使用率低有关。在长期护理中，改善临终关怀面临着许多挑战，包括居民中

多病共存的高发生率使任何诊断或治疗计划复杂化。阿尔茨海默病和其他进行性神经退行性疾病很常见，限制了居民报告症状的能力，也使医护人员难以评估症状。预后不明确，以及医生、工作人员和家庭成员之间缺乏沟通，可能延迟患者由恢复性治疗到以舒适为主的治疗的过渡。医生或中层医护人员的匮乏，以及及时诊断检测的局限性，增加了居民被转移到急症护理机构的概率，而不是在居民目前的环境中进行管理。员工的高流动率降低了疗养院员工姑息治疗培训的有效性，也与护理质量较低有关。此外，目前的支付结构优先考虑恢复更高的功能和（或）暂时的护理，而不是缓解症状。

虽然在美国的疗养院中，姑息治疗项目的可用性有限，利用率也不高，但这一趋势正在改变。2004—2009 年，疗养院居民临终关怀登记人数从 28% 增加到 40%。临终关怀使用的增加与住院次数的减少、死亡前 30 天重症监护室（intensive care unit，ICU）使用的减少、饲管使用的减少、症状处理的改善和家庭满意度的改善有关（见第 32 章）。

三、心理、精神和社会问题

在患有严重疾病期间，临终患者及家属表现出多种多样的心理、精神和社会需求。经常涉及的是对控制和独立性的保留、有用信息的获取（如对疾病进展和预后的认识）、焦虑和抑郁的管理、经济负担的减轻和精神支持的提供。姑息治疗跨学科团队的核心成员，如社会工作者、牧师或护士，应积极合作，以帮助协调护理、协助角色转换，并解决患者及家属的多维方面需求。协助家属和非正规护理人员也是提高姑息治疗质量的一个重要方面。家庭和朋友网络通常会给生病和虚弱的老年人，特别是那些在社区居住的老年人提供大量的实际帮助。因此，这些非正式的保健网络成员经常需要如何协助日常生活活动和工具性日常生活活动，以及了解和使用社区资源的基础教育（见第 17 章）。

四、沟通、决策制订和提前护理规划

良好的沟通对高质量的姑息治疗至关重要。医疗团队和患者家属经过广泛和深入地沟通后做出共同决策，包括以下方面。

- 回顾之前的决策。
- 就患者 / 家庭的价值观、患者目前的健康状况、可选择治疗方案的利弊交换意见。
- 确保各方都了解所提供的信息。
- 共同讨论之后再做决定。
- 参考患者 / 家属的意见后制订治疗方案。

临床医生应充分尊重和参考患者 / 家属的意见。开始启动护理计划前应开展讨论，可能有助于医生安慰患者、延长患者的寿命或改善功能。因为患者的目标和意见可以随着时间的推移而改变，这些讨论应当随时进行，以便治疗方案相应调整（见第 4 章）。在照顾患有慢性进行性疾病（如阿尔茨海默病）患者的过程中，有必要尽早与患者和他们的家人进行这些讨论，因为随着时间的推移，患者做出决策的能力可能会下降。

当患者面临严重、复杂和危及生命的情况时，临床医生必须做好应对不同困难的准备，包括讨论新的危及生命的疾病、缺乏有效的治疗选择或有限的预后。让在家庭动力学和沟通技巧方面具有专长的跨学科团队成员参与，可以促进对困难问题和决策的公开讨论。当传递坏消息时，可采用 SPIKES 模型［起始（setup）、感知（perception）、确定（invitation）、告知（knowledge）、同情（empathize）、总结和决策（summarize and strategize）］开始话题。

- 起始：找一个有足够座位的私人空间，邀请所有健康小组成员及其家人，跨学科团队为可能在会议期间出现的一些困难问题和情绪做好准备。
- 感知：询问患者和家属已经知道的事情或者他们认为发生了什么。
- 确定：了解患者和家属需要和想要知道的问题。
- 告知：用简洁易懂的方式告知患者病情，并探讨未知因素。
- 同情：承认这是一个很难接受的消息并提供空间来处理情绪。
- 总结和决策：回顾讨论的内容，包括所有已经做出的决策，制订下一步治疗方案。

疾病、临终和死亡是文化定义的现象，因此，临床医生应该准备尊重在某些情况下与传统的实践方法冲突的一系列不同的信仰体系。例如，讨论预后可能对有些患者在文化上是禁忌，或者共享决策的过程可能比自我指导的方法更可取（见第 4 章）。

五、对医生协助死亡要求的回应

医生协助死亡（physician-assisted dying，PAD）的定义是医生应患者要求提供致死剂量的处方，患者带着结束生命的意图自己服用药物。近年来，它在一些州已经合法化，包括俄勒冈州、华盛顿州、佛蒙特州和加利福尼亚州。如果患者询问加速死亡，运用结构化的方法进行对话很有帮助。在整个过程中，可以开放式提出问题，并以同情和不带评判的态度回答。首先要确定请求的性质，包括了解患者是否在寻求立即援助，将 PAD 作为未来的一种可能性，或者使用请求作为一种方式来讨论患有严重疾病生活的挑战。接下来，我们应该试图阐明痛苦的原因，可能与失去自主权、失去控制、不受控制的症状、害怕成为别人的负担有关。提供者应该探索情感和情境因素，包括抑郁、内疚感，以及可能导致此请求的社会和经济压力。这种探索可以帮助提供者处理患者，解决潜在的原因，讨论加速死亡可能的法律选择，包括停止某些治疗和自愿禁食禁水，如果在临床医生的法律和个人信仰范围内，还包括 PAD。

审查该州的具体立法是很重要的，如果考虑为 PAD 开处方药，重要的是要审查州的具体立法，并联系卫生系统管理部门了解具体的培训要求。研究最充分的最常见的 PAD 药物是司可巴比妥，尽管费用已变得让患者和家属更加望而却步。另一种疗法是联合使用地西泮、地高辛、心得安和吗啡，尽管疗效的证据较少。这些疗法最常见的不良反应是恶心，所以在致死性药物注射前 30～60min 给予止吐药很重要。

六、症状管理

1. 疼痛

对老年人疼痛的评估从患者主诉开始。患者的主诉是评估的"金标准"，应该在所有患者中尝试，不受认知状态的影响，因为那些中度到重度痴呆患者可能能够沟通疼痛的存在和严重程度。然而，对于有认知障碍的个体来说，单独的主诉往往是不够

的。因此，综合使用患者主诉、护理人员报告和直接观察患者很重要，可为临床评估提供依据。语言描述量表、疼痛温度计或者面部疼痛量表可以代替口头数字评级量表或视觉模拟量表，后者可能很难用于认知能力下降的人。临床观察包括面部表情、声音、身体动作、对干预的反应、活动方式和精神状态的变化。已经开发出一些观察疼痛的评估量表，包括晚期痴呆疼痛评估量表（Pain Assessment in Advanced Dementia，PAINAD）和表达能力障碍老年人疼痛评估量表（Pain Assessment Checklist for Seniors with Limited Ability to Communicate，PACSLAC）。

应该根据疼痛的严重程度、以往对镇痛药物的反应、共病或其他药物可能的相互作用、护理环境和支持服务选择止痛药。对乙酰氨基酚应该被视为轻度疼痛治疗的一线用药，但应注意大多数老年人每天服用的总剂量不超过 3g。对乙酰氨基酚也适用于早期阿尔茨海默病行为症状的改善，即使无疼痛症状也应服用该药，因为有研究表明该药可降低痴呆行为症状，同时可改善患者运动及社会功能。非甾体抗炎药在老年人应谨慎使用，因为有较高的不良反应风险，如肾衰竭、胃肠道激惹、心力衰竭恶化等。

对于中重度疼痛，应该考虑阿片类药物和辅助止痛药物，如皮质类固醇、抗癫痫药、抗抑郁药和外用药物（如辣椒素和利多卡因贴剂）。常用的阿片类药物见表 22-1，包括从一种药物或给药途径到另一种药物或给药途径的转换方法。哌替啶是所有老年人都应避免使用的一种阿片类药物，其代谢物常导致神经兴奋等不良反应，如谵妄。此外，有肾功能不全病史的患者应避免使用吗啡和可待因。当疼痛持久存在时，可用长效阿片类药物，如吗啡缓释片或芬太尼透皮贴剂来确保疼痛的持续缓解，外加一个短效阿片类药物缓解突破性疼痛。缓解突破性疼痛的阿片类药物的有效和安全剂量约为 24h 总剂量的 10%。

医生通常不愿给老年患者使用阿片类药物，因为担心阿片类药物可能会加重并发症或精神错乱等不良反应。然而，有证据表明，与使用阿片类药物相比较，疼痛治疗不足更易导致患者出现精神错乱

等不良反应。特别是在长期护理环境中，疼痛治疗不足是一个严重的问题。即使有患者感到不适的证据，临床医生很少开具 PRN（按需）止痛的处方。临床医生在为长期护理的患者起草医嘱时应特别具体。例如，评估和治疗突破性疼痛时，医嘱可以这样写："每 2 小时观察一次患者。如果患者表现出与身体不适相关的行为（如扮鬼脸、痛苦表情、呻吟），给予吗啡口服溶液 5mg。""让患者在清醒时每 2 小时评估一次疼痛程度。如果患者报告的疼痛程度在 0～10 级中达到 5 级或更高时，口服吗啡 5mg。"如果服用阿片类药物，应积极处理便秘，可使用导泻药，如番泻叶。甲基纳曲酮是一种多受体拮抗药，不易穿过血脑屏障，可以皮下注射作为逆转阿片类药物引起的难治性便秘的二线药物（见第 63 章）。

表 22-1 常见的阿片类药物和等效转换

阿片类药物	口服（mg）	静脉注射（mg）
吗啡	30	10
氢可酮	30	—
羟考酮	20	—
氢吗啡酮	7.5	1.5
芬太尼[a]	—	0.1mg（100μg）

a. 25μg/h 芬太尼贴剂相当于 50mg 吗啡口服

2. 呼吸困难

呼吸困难是呼吸时一种不愉快或者不舒服的感觉。这是老年姑息治疗患者的常见症状，尤其常见于慢性阻塞性肺疾病、充血性心力衰竭、终末期肺病和肺癌的患者。疾病晚期时，由于患者的表达能力下降，往往导致诊断和治疗不足。可使用视觉数字量表或改良 Borg 量表来帮助评价和协助监测治疗效果。

如果与住院医师的护理目标一致，首选把治疗重点放在呼吸困难的病因上，包括使用抗生素治疗肺炎或使用呋塞米治疗心力衰竭恶化。大量证据支持使用阿片类药物来缓解呼吸困难的症状。初次使用阿片类药物治疗的患者，建议临床医生从小剂量

开始（即 2mg 即释吗啡口服），根据需要增加剂量，以达到适当的症状控制。氧气吸入能明显缓解低氧血症患者的呼吸困难症状，尽管在临终的非缺氧个体中作用不大。

简单的环境改变可能减轻患者呼吸困难的症状。例如，将床头风扇转向患者的面部和抬高床头可缓解呼吸困难的感觉。临床医生应注意，与患者交谈时间过长可能加重呼吸困难。封闭式问题、非语言的沟通方式（如笔和纸）或询问家属可以帮助减轻患者的交流负担，提高交流效果。呼吸急促也可导致焦虑或精神症状，因此跨学科团队的参与是必要的（见第 66 章）。

3. 恶心和呕吐

恶心和呕吐是临终前的常见症状，可能由疾病过程和医源性不良反应引起。确定恶心的可能原因对实施有效的治疗至关重要。药物、便秘引起的恶心始终是恶心的可能诱因。可导致老年人群恶心的药物包括阿片类药物、抗生素、抗肿瘤药、维生素（锌、铁）和抗胆碱能药。止吐药可以缓解恶心症状。不同的止吐药物可针对特定的神经递质有效治疗常见原因的恶心呕吐（表 22-2）。

4. 谵妄

治疗临终患者谵妄的方法类似于那些不处于生命终末期的患者。但是，诊断测试和后续的干预措施需要结合患者的意见和护理目标进行调整。终末期谵妄的评估应注重考虑可逆的原因，如疼痛、药物不良反应、尿潴留或便秘。预防谵妄的非药物策略仍然很重要，包括改变体位，加强日常活动，睡眠时保持安静环境，避免可能导致谵妄的药物，包括抗胆碱药物。抗精神病药物和苯二氮䓬类药物常用于治疗终末期谵妄，但目前的数据显示它们最多能通过镇静患者使极度活跃的谵妄转换为低活动性谵妄。

5. 悲伤和抑郁

接受姑息治疗的患者可能会表现出悲伤或抑郁；然而，两者之间可能很难区分。悲伤是发生在生命尽头的一种自我适应的、广泛的、对个人得失高度敏感的情感反应。这种反应通常在失去亲人后的早期是强烈的，但随着时间的推移，在没有临床干预的情况下，悲伤对日常生活的影响会下降。然而，

病　因	首选止吐药的类别	举　例
	表 22-2　恶心的常见病因及其药物治疗	
肠道炎症	5- 羟色胺受体拮抗药	昂丹司琼、格雷司琼
中毒 / 代谢（包括由阿片类药物导致）	多巴胺拮抗药	普鲁氯嗪、甲氧氢普胺、氟哌啶醇
化疗	5- 羟色胺受体拮抗药	昂丹司琼、格雷司琼
恶性肠梗阻	多巴胺拮抗药 + 糖皮质激素 + 奥曲肽	甲氧氢普胺、氟哌啶醇、地塞米松、奥曲肽
焦虑	苯二氮䓬类	劳拉西泮
便秘	泻药	刺激性泻药（番泻叶、比沙可啶）、渗透性泻药（乳果糖）
运动诱发 / 迷路炎	抗胆碱能药	东莨菪碱、异丙嗪
颅内压增高	糖皮质激素	地塞米松

虽然重度抑郁在晚期患者中很常见，但是它既不广泛，也不是自我适应的。无望感、无助感、无用感、罪恶感、缺乏快乐感和自杀意念是区分抑郁和悲伤的关键。认知疗法和抗抑郁药物是减轻抑郁症患者的痛苦症状和提高生活质量的有效治疗。临床医生也可以为预后只有数天到数周的患者考虑使用中枢兴奋药来治疗抑郁症，如哌甲酯。

6. 疲劳和嗜睡

医生对疲劳的认识和治疗都不够，但它是除了疼痛之外最痛苦的症状。评估的重点是确定可纠正的原因，确定疲劳对患者及其家属的影响。常见的原因包括晚期疾病和（或）其治疗的直接影响、贫血、低氧血症、适应不足、镇静药物、包括抑郁症在内的心理问题。中等强度的运动对癌症患者有显著的益处，可以减轻疲劳、减轻睡眠障碍、改善机体功能和提高生活质量。有证据表明，中枢兴奋药哌甲酯对治疗晚期疾病的疲劳是有效的，尽管样本量很小。非药物治疗，如加强自身运动，也可能是有益的。

7. 晚期痴呆

晚期痴呆患者的临终关怀改善了患者及其照护者的结局，包括更好的症状管理、更少的未被满足的需要、降低的临终 30 天的住院次数、更高的晚期护理的满意度。不幸的是，临终关怀在晚期痴呆患者中并未得到充分利用，部分原因是目前的临终关怀资格标准难以预测 6 个月内的死亡。对于患有肺炎、发热或进食问题的阿尔茨海默病患者，至少应该考虑临终关怀，因为这些都提示了剩余寿命低于 6 个月（见第 4 章）。

在晚期痴呆患者中，进食问题的发生和发展很常见，也可以在疾病发展的早期出现。当痴呆患者出现体重下降和饮食问题，应根据个人护理的优先次序处理可能可逆的情况。可逆性疾病包括口腔问题（如牙周脓肿）、抑郁和其他精神疾病、便秘、疼痛和口干。通常引起口干和厌食症的药物包括抗胆碱药物（如抗膀胱痉挛药）、抗组胺药、抗精神病药、一些抗抑郁药和用于痴呆的胆碱酯酶抑制药。有时，通常是在肺炎住院期间，家属面临着是否给予患者内镜下经皮胃造瘘（percutaneous endoscopic gastrostomy，PEG）供给患者营养的问题。目前尚无证据表明 PEG 具有改善患者生存状态、预防吸入性肺炎、降低压力性溃疡的风险、提高患者舒适度或延长患者寿命等作用。在晚期痴呆患者中使用 PEG 管有显著的危害，包括患者进餐期间与护理者接触时间减少，以及橡胶管重置的理化限制。PEG 放置的替代方案包括人工喂养及正确口腔护理。临终患者在生命的最后几天需要量非常少或甚至不进食。

179

七、照顾家属：悲伤和丧亲之痛

在照顾即将死亡的老年患者时，还必须考虑到其家属在亲人死亡前后的健康和福祉。因死亡失去一个人可能是一种情绪紧张、压力大、通常是压倒性的经历，影响身体和心理健康。与这种失去相关的痛苦在前6个月最为强烈，通常与怀疑、渴望、愤怒和抑郁情绪相关，这些情绪会逐渐消失。强烈的痛苦通常在丧亲6个月后达到顶峰，但偶尔的痛苦高峰可能会在死亡后持续数年。大多数人在没有医疗干预的情况下，依靠自己内源性家庭、朋友、精神社区和其他支持，成功地处理了他们的悲伤情绪。在死者死后，家属普遍感到内疚也是很常见的。然而，这本身并不是病理性悲伤反应的指标。

失去亲人的10%～20%的家属，悲伤情绪复杂、持久，对他们的生活产生重大的不利影响。临床医生需早期识别和治疗，以防止家属出现精神症状、自杀意念、功能丧失和生活质量下降。复杂或长期悲伤的症状不同于正常的悲伤、丧亲相关的抑郁和焦虑障碍。主要特征包括异常强烈的分离痛苦、对逝者持续的思念和渴望，以及不正常的想法、情感或行为。一些心理治疗已经被证明是有益的，包括认知行为疗法和复杂的悲伤治疗。

越来越多的证据表明，积极的临终关怀往往伴随着家属更严重的丧亲之痛。加强医患沟通可以提高危重患者的临床结局，包括缩短ICU住院时间、降低复苏尝试率和提前进入临终关怀院。有关丧亲的信息和咨询服务可以改善临终ICU患者家属的丧亲之痛。

参考文献

Abernethy AP, McDonald CF, Frith PA, et al. Effect of palliative oxygen versus room air in relief of breathlessness in patients with refractory dyspnoea: a double-blind, randomised controlled trial. *Lancet*. 2010;376(9743):784–793.

American Academy of Hospice and Palliative Medicine. Position statement on physician-assisted death. *J Pain Palliat Care Pharmacother*. 2007;21(4):55–57.

Baile WF. SPIKES—A six-step protocol for delivering bad news: application to the patient with cancer. *Oncologist*. 2000;5(4):302–311.

Hall S, Kolliakou A, Petkova H, Froggatt K, Higginson IJ. Interventions for improving palliative care for older people living in nursing care homes. *Cochrane Database Syst Rev*. 2011;3:CD007132.

Hanson LC, Eckert JK, Dobbs D, et al. Symptom experience of dying long-term care residents. *J Am Geriatr Soc*. 2008;56(1):91–98.

Hui D, Frisbee-Hume S, Wilson A, et al. Effect of lorazepam with haloperidol vs haloperidol alone on agitated delirium in patients with advanced cancer receiving palliative care: a randomized clinical trial. *JAMA*. 2017;318(11):1047–1056.

Husebo BS, Ballard C, Sandvik R, Nilsen OB, Aarsland D. Efficacy of treating pain to reduce behavioural disturbances in residents of nursing homes with dementia: cluster randomised clinical trial. *BMJ*. 2011;343:d4065.

Kako J, Morita T, Yamaguchi T, et al. Fan therapy is effective in relieving dyspnea in patients with terminally ill cancer: a parallel-arm, randomized controlled trial. *J Pain Symptom Manage*. 2018;56(4):493–500.

Kehl KA. Moving toward peace: an analysis of the concept of a good death. *Am J Hosp Palliat Med*. 2006;23(4):277–286.

Meier DE, Lim B, Carlson MDA. Raising the standard: palliative care in nursing homes. *Health Aff*. 2010;29(1):136–140.

Mitchell SL, Teno JM, Miller SC, Mor V. A national study of the location of death for older persons with dementia. *J Am Geriatr Soc*. 2005;53(2):299–305.

Mitchell SL, Volicer L, Teno JM, et al. The clinical course of advanced dementia. *N Engl J Med*. 2009;361(16):1529–1538.

Parshall MB, Schwartzstein RM, Adams L, et al. An official American Thoracic Society statement: update on the mechanisms, assessment, and management of dyspnea. *Am J Respir Crit Care Med*. 2012;185(4):435–452.

Shear K, Frank E, Houck PR, Reynolds CF. Treatment of complicated grief: a randomized controlled trial. *JAMA*. 2005;293(21):2601–2608.

Steinhauser KE, Christakis NA, Clipp EC, McNeilly M, McIntyre L, Tulsky JA. Factors considered important at the end of life by patients, family, physicians, and other care providers. *JAMA*. 2000;284(19):2476–2482.

Teno JM, Plotzke M, Miller SC, Gozalo P, Mor V. Changes in Medicare costs with the growth of hospice care in nursing homes. *N Engl J Med*. 2015;372(19):1823–1831.

White DB, Braddock CH, Bereknyei S, Curtis JR. Toward shared decision making at the end of life in intensive care units: opportunities for improvement. *Arch Intern Med*. 2007;167(5):461–467.

相关网站

Center to Advance Palliative Care (CAPC). www.CAPC.org. Accessed March 22, 2020.

Pain Assessment Checklist for Seniors with Limited Ability to Communicate (PACSLAC). http://www.geriatricpain.org/ Content/Assessment/Impaired/Pages/PACSLAC.aspx. Accessed March 22, 2020.

Pain Assessment in Advanced Dementia (PAINAD). https:// geriatrictoolkit.missouri.edu/cog/painad.pdf. Accessed March 22, 2020.

第23章 老年科学：衰老生物学作为治疗目标
Geroscience: The Biology of Aging as a Therapeutic Target

John C. Newman Jamie N. Justice 著
张 乐 译 郑 凯 校

一、一般原则

在过去的30年里，发生了一场对科学地理解衰老这一生物学过程基础的革命。衰老的机制可以在实验室中被阐明、分类、测量和操作，并且现在可以在临床试验中有针对性地用来改善老年人的健康。为什么将衰老本身视为治疗目标？简而言之，在人群的水平上，衰老作为疾病和残疾的一个风险因素，使所有其他因素相形见绌。对于各种慢性的"与年龄有关的疾病"，包括心脏病、癌症、2型糖尿病和阿尔茨海默病，迄今为止年龄是主要危险因素，并且超过50岁后随着生命的每十年，风险就会成倍增长。此外，任何特定疾病病理生理学上的影响都是通过衰老的视角来预测的。骨折对一个年轻人来说是暂时的不便，但对于一个体弱的老年人来说，这是一个改变生活而且往往是致命的事件。丧失生活自理能力和老年综合征，如跌倒、行动不便、虚弱和大小便失禁，很少是由单一的疾病所导致，而是多系统生理功能障碍的积累，这其中，生物学老化是共同的潜在因素。不解决衰老问题，治疗或预防任何一种疾病只能产生有限的作用，因为一种疾病或问题会转换成另一种疾病或问题。老年医学的实践是在临床水平上针对衰老问题；现在，老年科学的研究领域正拓展到在生物学水平上对待老龄化问题。

老年科学假说认为，针对衰老生物学过程的干预可能同时会阻止或延缓广泛存在且多病共存的一系列与年龄有关的疾病或状况，从而对预防残疾、生活不能自理、死亡产生巨大影响。老年科学的假设目前正在临床试验中检验。这些以老年科学为依据的临床试验推动了实验设计、干预和生物标志物

开发的快速发展，但基础科学也促进了不受管制且通常有害的伪医学的发展。在这一章，我们将简要概述当前对衰老的生物学机制的理解，总结检验老年科学干预手段的临床试验，概述衰老的候选生物标志物，以及为患者提供有关所谓的衰老疗法这一新兴领域的实用建议。

二、人类衰老的生物学原因

老年科学假说的核心是对人类衰老的生物学原因的新认知。长期以来对人类细胞和器官如何发挥功能的探索发展出了一套统一的机制来解释衰老的过程，称为衰老的标志物或核心机制（图23-1）。这些衰老的机制包括以下方面。

- 基因组的不稳定性和DNA损伤的累积。
- 表观遗传的改变，或基因的活化或表达方式的改变。
- 蛋白质稳态，以及受损和错误折叠蛋白质的积累。
- 调节生长、新陈代谢和营养感应的通路的改变。
- 成体干细胞的丢失和细胞或组织再生能力的丧失。
- 线粒体产能作用的减少，以及更多的破坏性氧化副产物。
- 适应不良性炎症的增加和细胞间通讯中断。
- 受损的高度促炎的衰老细胞的堆积。

衰老的机制可以概括为三大主题（图23-2）。首先是随着时间的推移积累的随机损伤，包括错误折叠的蛋白质、细胞膜的氧化损伤、DNA突变。其次是损害带来的更高层次的后果，如线粒体功能障碍、干细胞丢失和衰老细胞积累。第三是试图修复损伤和恢复功能的内源性途径，如通过回收错误折叠的蛋白质或再生新的线粒体。这些机制和主题不是相

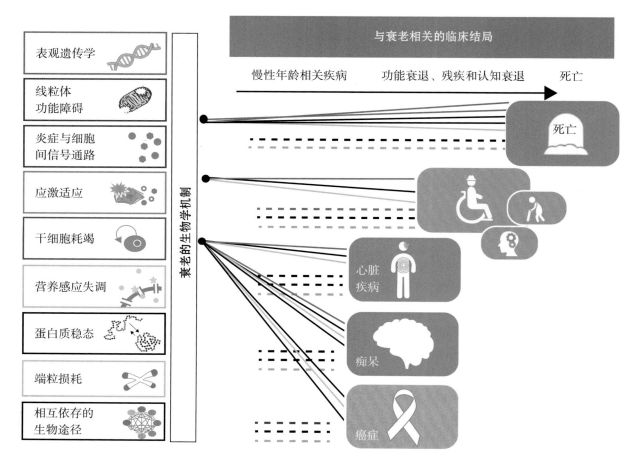

▲ 图 23-1　衰老的分子机制和它们介导的与年龄相关的重要临床结局

互独立的，而是高度互联且不容易分开的。例如，由线粒体功能失调的氧化副产物或端粒损耗所累积的 DNA 损伤可触发细胞激活衰老程序。衰老细胞停止细胞分裂以防止祖细胞癌变，还会释放促炎因子加速邻近细胞的受损并导致与年龄相关的疾病。

三、针对衰老的临床试验

在实验室中可以方便地干预衰老的生物学机制来延长不同生物体的寿命并缓解衰老问题。其中一些干预措施已经扩展到人类，第一个针对患者衰老机制的老年科学临床试验正在进行或已经完成。

目前针对老年科学临床试验的候选干预措施分为几类。首先是干预与衰老修复机制相关的营养信号通路的药物。这些包括二甲双胍、雷帕霉素和其他雷帕霉素靶点（target of rapamycin，TOR）抑制药，烟酰胺腺嘌呤二核苷酸（nicotinamide adenine dinucleotide，NAD）相关疗法和酮体模拟物。第二

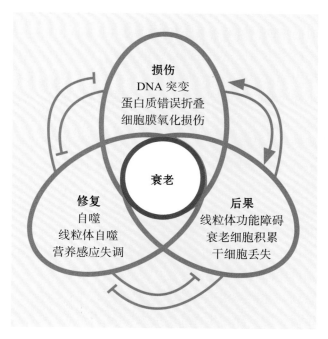

▲ 图 23-2　衰老的分子机制和它们介导的与年龄相关的重要临床结局

组干预措施是一种选择性杀死衰老的细胞的药物。第三组干预措施是通过直接注射干细胞或通过干预调控干细胞的信号通路来补充或恢复干细胞的功能。第一代药物是偶然发现的。例如，二甲双胍和雷帕霉素在与衰老作用的分子机制被发现之前，因为其他原因已经在临床上使用。下一代针对衰老的药物正在从高通量药物筛选（如靶向衰老细胞的药物）和由现代药物方法设计的蛋白质靶标中涌现（如新型 TOR 抑制药）。

针对衰老的干预措施应如何在临床中检验或用于患者？老年科学的假说的验证可以转化为延迟或预防一些重大疾病或治疗复杂的衰老综合征。有两种广泛的框架来检测衰老的干预措施，包括基于延长健康寿命和提高复原力的概念（图 23-3）。健康寿命指的是相对没有疾病和残疾的阶段，在此期间个人的日常活动和自理能力得以维持。复原力是指对健康应激做出反应并从中恢复的能力，迅速恢复到以前的功能和自理水平。旨在延长健康寿命的临床试验将寻求防止因积累的慢性疾病、老年综合征、行动和认知能力的下降所导致的逐步的健康和功能丧失。例如，非药物类似物可能用于运动和营养方

案的研究，以预防糖尿病、改善心血管危险因素，并增强行动能力。旨在提高复原力的临床试验将寻求减轻功能衰退或在重大健康应激导致的残疾。一些常见的非药物类似物用于围急性期老年护理的研究，以预防住院期间谵妄和功能衰退。此类临床试验的主要结果将对包括多种慢性病共存的老年综合征或对老年日常生活活动具有广泛意义。

尽管老年科学临床试验的框架对老年病学研究人员来说会很熟悉，但对新的干预措施的转化仍具许多障碍。使用增龄性"衰老"作为衰老的疾病指征在美国食品药品管理局（Food and Drug Aduinistration，FAD）存在着争议，使用生物性的衰老进程或衰老的临床表现可能更为合适。尽管 FDA 正在探索肌少症和复合终点，但这些都还没有被作为适应证使用。研究还必须特别确定在老年人这一历史上被药物试验排除在外的人群中的可行性和安全性。一些新药被首先研究用于缩减疾病特异的适应证，尽管它们可能对衰老具有更广泛的影响。其他候选的干预措施或已经具备 FDA 的适应证，可能有很长的临床使用历史和大量现有的临床数据，但在它们作为与衰老相关的重要指征被推荐或销售前，

针对衰老的临床试验框架

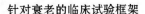

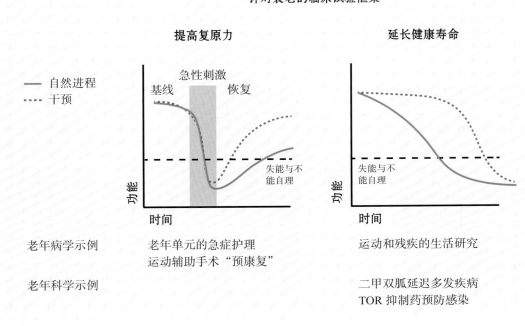

▲ 图 23-3　用以检验老年科学干预的针对复原力和健康寿命的两个主要临床试验框架
TOR. 雷帕霉素靶点

需要更大的前瞻性的随机对照临床试验来评估其与衰老相关的主要适应证的疗效。

老年科学临床试验的结果包括从虚弱和阿尔茨海默病到共病和免疫功能都有（表23-1）。

（一）热量限制

近1个世纪以来，热量限制已被证明可以延长不同实验动物的健康寿命。CALERIE研究是在健康、非肥胖的中年人群中进行的第一个大型人类健康饮食限制的随机对照试验（randomized controlled trials，RCT）。一个为期2年减少25%热量的干预导致了预期的体重减轻，以及心脏代谢危险因素、身体成分和包括心情、睡眠等多项生活质量指标的改善。辅助分析正在研究人类饮食限制对各种衰老生物标志物的影响。一些规模较小的临床试验正在研究在心脏手术或化疗等重大健康刺激之前进行饮食干预的影响，但目前几乎没有结果发表。

（二）雷帕霉素和TOR抑制药

TOR复合物是可调节热量限制多种效应的分子营养感受器。过量的膳食蛋白会激活TOR来帮助增加肌肉量，而减少的蛋白质摄入会抑制TOR，从而启动自噬等蛋白质修复机制。抑制TOR可以延长从酵母到小鼠等物种的健康寿命。雷帕霉素（也称为西罗莫司）和依维莫司是已被批准用于人体实体器官移植的大剂量免疫抑制药。在一项随机对照试验中，健

184

表23-1　由老年科学指导的针对年龄相关疾病、临床状况或老年综合征的临床试验

疾病或适应证	干预	试验名称	试验编号	机制或目标
营养信号通路				
心脏手术后急性肾损伤	热量限制（短期）	术前热量限制对心脏手术后肾功能的影响（CR_KCH）	NCT01534364	• 抗细胞应激 • 减少器官损伤
阿尔茨海默病	白藜芦醇	白藜芦醇治疗阿尔茨海默病	NCT03151239	• 激活sirtuin • 降低神经炎症
衰弱	二甲双胍	二甲双胍预防高危老年人衰弱	NCT02570672	• 激活AMPK • 线粒体和能量学 • 胰岛素/IGF-1信号
代谢综合征	烟酰胺单核苷酸（NMN）	NMN对心脏代谢功能的影响	NCT03151239	• NAD$^+$前体 • 能量学
高血压、衰老	烟酰胺核糖（NR）	NR治疗收缩压升高和动脉硬化	NCT03821623	• NAD$^+$前体 • 能量学
免疫功能	依维莫司/BEZ（雷帕霉素）	低剂量依维莫司和（或）BEZ235对老年人疫苗反应的影响	ACTRN12613001351707	• 抑制mTOR/TORC1 • 调节免疫系统
多发病	二甲双胍	二甲双胍（TAME）靶向衰老	［已提交］	• AMPK激活 • 线粒体和能量学 • 胰岛素/IGF-1信号传导
衰老生物学	热量限制	减少能量摄入的长期影响综合评估（CALERIE）	NCT00427193	• 体温 • 静息代谢率
衰老生物学	阿卡波糖	长寿阿卡波糖研究（SAIL）	NCT02953093	• 改变基因表达
衰老生物学	阿卡波糖	阿卡波糖对老年受试者的抗衰老作用	NCT02865499	• 改变微生物组

（续表）

疾病或适应证	干　预	试验名称	试验编号	机制或目标
细胞衰老和衰老相关分泌表型（SASP）				
慢性肾脏病	非瑟酮	糖尿病和慢性肾脏病中的炎症和干细胞	NCT03325322	● 清除衰老细胞 ● 降低炎症
衰弱	非瑟酮	缓解虚弱、炎症和相关措施（AFFIRM-LITE）	NCT03675724	● 清除衰老细胞 ● 降低炎症
特发性肺纤维化	达沙替尼＋槲皮素	IPF 研究	NCT02874989	● 降低炎症和促纤维化因素
膝骨关节炎	注射 Bcl-2/Bcl-XL 抑制药 UBX0101	UBX0101 的安全性和耐受性研究	NCT03513016	● 清除衰老细胞 ● 降低炎症
干细胞移植	达沙替尼＋槲皮素	造血干细胞移植幸存者研究	NCT02652052	● 清除衰老细胞 ● 降低炎症
干细胞耗竭				
衰弱	间充质干细胞（LMSC）	Ⅱ b 期评估间充质干细胞治疗衰老衰弱	NCT03169231	● 调节免疫反应 ● 再生能力
衰弱	异体人间充质干细胞（hMSC）	通过静脉给药（CRATUS）治疗衰老衰弱患者的 hMSC	NCT02065245	● 调节免疫反应 ● 组织修复
其他				
阿尔茨海默病	年轻捐赠者的血浆	改善阿尔茨海默病症状的血浆（PLASMA）研究（PLASMA）	NCT02256306	● 降低循环"老年"因子（生长因子、炎症）
肌肉萎缩	LY2495655（肌肉生长抑制素抗体）	选择性全髋关节置换术的老年参与者中 LY2495655 的研究	NCT01369511	● 抑制肌肉生长抑制素
肌肉无力，跌倒	LY2495655（肌肉生长抑制素抗体）	对跌倒和肌肉无力的老年参与者的研究	NCT01604408	● 抑制肌肉生长抑制素
血管老化	高剂量海藻糖	口服海藻糖治疗逆转动脉老化	NCT01575288	● 自噬激活

AMPK. 一磷酸腺苷活化蛋白激酶（细胞能量状态的营养传感器）；IGF. 胰岛素样生长因子激素；NAD^+. 烟酰胺腺嘌呤二核苷酸（一种关键的细胞能量代谢物）；TOR. 雷帕霉素的靶标（一种控制自噬的蛋白质的营养传感器）

注：自噬是蛋白质和细胞器的一种细胞回收利用。肌肉生长抑制素是一种抑制肌肉细胞生长的激素。sirtuin 是一些由细胞能量代谢物 NAD^+ 激活的酶。激活 AMPK、激活 sirtuin、抑制 TOR、抑制 IGF，都模拟了低能量状态，开启自噬等修复"通路，同时关闭"生长"通路

185

康老年人接受较低剂量的依维莫司治疗 6 周后可改善对流感疫苗的免疫应答。随后的一项 RCT 发现，6 周小剂量依维莫司＋第二种 TOR 抑制药改善了疫苗应答，并且在随后 9 个月期间将感染率显著降低了 1/3 以上。这是用基于衰老机制用药物针对一种衰老综合征（免疫衰老）进行的首批临床试验中的两个例子。

（三）二甲双胍

糖尿病药物二甲双胍在临床应用很长时间后，才被发现其影响衰老的分子机制，包括线粒体功能和胰岛素信号传导。虽然在小鼠研究中，对寿命的影响相对较小，但对健康的影响是显著的，包括身体和认知功能测试、白内障和胰岛素耐受性的改善。

在随机试验中，二甲双胍阻止了糖尿病的发生，改善了心血管危险因素，并降低了死亡率。流行病学研究提示，使用二甲双胍可能降低癌症和神经退行性疾病的发病率。总之，这些分子和临床数据提示，二甲双胍除了对血糖控制有影响外，还可能对衰老有广泛的影响。二甲双胍靶向衰老（targeting aging with metformin，TAME）试验是一项为期6年的双盲、安慰剂对照、多中心临床试验，目的是检测二甲双胍是否能减缓共病。TAME的主要结局将是由心血管疾病、癌症、痴呆和认知障碍构成的复合结局。TAME将纳入患有步速降低或一种流行的重要疾病，从而有重大年龄相关疾病风险的65—80岁老年人。这项研究将收集大量关于行动能力、认知功能、日常功能、潜在衰老生物标志物的二级数据。TAME将直接检验老年科学假说。如果成功，它将为靶向衰老机制提供概念验证，并为其他研究在寻求与衰老相关的FDA适应证时提供可供遵循的模板。

（四）烟酰胺腺嘌呤二核苷酸和 sirtuin 蛋白

NAD^+是一种正常的细胞代谢物，也作为NAD-依赖性sirtuin辅酶因子发挥作用，它们的丰度随着年龄的增长而下降。各种干预措施试图补充NAD^+水平、抑制NAD-消耗酶或激活sirtuin。前两种策略的临床研究处于非常早期的阶段，而sirtuin激活剂的初步临床研究表明，其有望应对心血管危险因素。

（五）衰老细胞清除药

衰老细胞清除药是选择性杀死衰老细胞的药物。衰老是一种抗癌程序，在这个程序中，受损的细胞会关闭其分裂能力，但也会释放炎症因子，从而损害附近的细胞并加速衰老表型。通过高通量筛选或靶向衰老细胞生物学的独有特性，已鉴定出多种衰老细胞清除药。有些是新的，有些是FDA批准用于其他用途的。对小鼠的晚年生活进行干预，可以延缓衰老相关的功能衰退并延长寿命。衰老细胞清除药的早期临床试验针对的是被认为与衰老细胞有关的特定情况，包括特发性肺纤维化、膝骨关节炎和虚弱。

（六）干细胞干预

有几种干预措施试图补充或恢复干细胞的功能，方法是或直接输入干细胞，或通过调控可调节特定干细胞群体的分子信号（如肌肉生长抑制素抑制药）。临床试验已经开始将间充质干细胞输注用于治疗虚弱和行动能力下降，以及将肌肉生长抑制素抑制药用于治疗肌少症。

参考文献

Barzilai N, Cuervo AM, Austad S. Aging as a biological target for prevention and therapy. *JAMA*. 2018;320(13):1321–1322.

Goldman DP, Cutler D, Rowe JW, et al. Substantial health and economic returns from delayed aging may warrant a new focus for medical research. *Health Aff (Millwood)*. 2013;32(10):1698–1705.

Justice J, Miller JD, Newman JC, et al. Frameworks for proof-of-concept clinical trials of interventions that target fundamental aging processes. *J Gerontol A Biol Sci Med Sci*. 2016;71(11):1415–1423.

Kaeberlein M, Rabinovitch PS, Martin GM. Healthy aging: The ultimate preventative medicine. *Science*. 2015;350(6265):1191–1193.

Kennedy BK, Berger SL, Brunet A, et al. Geroscience: linking aging to chronic disease. *Cell*. 2014;159(4):709–713.

López-Otín C, Blasco MA, Partridge L, Serrano M, Kroemer G. The hallmarks of aging. *Cell*. 2013;153(6):1194–1217.

Newman JC, Milman S, Hashmi SK, et al. Strategies and challenges in clinical trials targeting human aging. *J Gerontol A Biol Sci Med Sci*. 2016;71(11):1424–1434.

四、衰老生物学的生物标志物

衰老的生物标志物将通过评估患者发生衰老相关结局的风险和干预效果，为针对衰老生物学的干预措施的临床监测、药物开发和临床试验研究提供支持。尽管正在进行大量研究来开发这些标志物，但目前还没有达成一致的、经过验证的生物标志物的集合。生物标志物的作用必须不仅仅是预测实际年龄。临床上有用的衰老生物标志物必须具有很强的测量可靠性和可行性，与衰老机制相关，对干预措施有反应，并具有稳健和一致的预测全因死亡率、临床和功能结局的能力。重要的是，生物标志物必须为广泛应用的衰老相关风险评估方法（如衰弱程度测量、功能评估和实际年龄）提供功效。

根据目前的证据，用于临床试验的最强候选生物标志物包括炎症标志物（如IL-6、TNF-α受体、C反应蛋白），应激反应/线粒体健康（生长分化因子-15），营养感知（如胰岛素，胰岛素生长因子-1），代谢、心血管和肾脏健康（如糖化血红蛋白、N末端脑钠肽前体、胱抑素C）。一种研究性方法是将多种个体生物标志物结合成一组复合标志物，并对该复合标志物进行人群年龄相关变化的标准化。在最近一项关于健康成人饮食限制的 RCT 中，这一生物标志物测量衰老的方法被暂停。端粒长度测量已被广泛应用，但部分由于个体差异较大，其临床适用性证据有限。一种新兴的生物标志物是表观遗传时钟，它是基于 DNA 甲基化模式随年龄变化的观察结果。对表观遗传时钟进行的早期研究提示，表观遗传时钟对人群中与衰老相关的结局具有很强的预测能力。新的生物标志物正在开发中，以检测个体的衰老机制，如线粒体功能或衰老细胞负荷。

与目前用于估计预后或衰老相关风险的临床指标非常相似，临床上有用的衰老生物标志物可能将纳入许多生物学变量，可能代表衰老的多种分子机制。高通量"组学"技术可以一次性测量很多东西，包括全基因组甲基化模式、转录组学（被转录的基因）、蛋白质组学（被合成的蛋白质）和代谢组学（由细胞酶操纵的小分子），可以全面评估与衰老相关的相互关联的通路和分子网络。关于衰老的试验性生物标志物的临床应用尚未经过验证，但适合纳入研究，包括基于衰老相关风险的临床决策研究。

参考文献

Justice JN, Ferrucci L, Newman AB, et al. A framework for selection of blood-based biomarkers for geroscience-guided clinical trials: report from the TAME Biomarkers Workgroup. *Geroscience*. 2018;40(5–6):419–436.

五、揭穿衰老疗法

老年科学已经成为一门严肃的生物医学研究学科，但它却在海量的"抗衰老"假药和伪科学中不安地存在。保健品小贩和美容店提供抗衰老的秘密成分，声名狼藉的诊所承诺只给少数人提供药物和手术。有些是无稽之谈，有些与有前景的科学只有微弱的联系，没有任何一种是基于严格的临床证据，还有许多是有害的。

（一）膳食补充剂

没有证据表明高剂量的维生素或其他补充剂可以治疗衰老问题。虽然氧化损伤是导致衰老的机制之一，但动物研究未能显示抗氧化剂的有效性。激活修复机制的疗法被证明更有前景。大型的人体研究也未能证明抗氧化剂的有效性。有证据表明，一些维生素在过量或不适当的情况下可能有害。在针对心血管事件和肺癌的 Meta 分析中，补充维生素 E、维生素 A 或 β- 胡萝卜素与死亡率增加相关。

营养感知、代谢物和衰老机制之间的联系涉及 NAD^+ 和酮体等内源性分子，这可能导致提出的干预措施跨越药物和膳食补充剂的边界。然而在某些情况下，在同时进行临床试验时，化合物作为监管较松的膳食补充剂出售。在其他情况下，一些天然化合物被基于衰老机制的实验室药物筛选所确定并可以被出售，甚至远在任何人类科学验证甚至适当的安全性研究之前。有一些膳食补充剂最终被制成了 FDA 批准的药物，如 ω-3 脂肪酸和烟酸。一些声称可能具有很有前景的会影响衰老科学依据的膳食补充剂，然而它们在人类中尚未证明有任何临床效用，其中许多缺乏基本的安全性数据。

（二）激素替代

许多激素水平随着年龄的增长而下降，但这些只是衰老的结果而非原因，而且在许多情况下，这种下降可能是适应性的。关于恢复年轻时的激素水平可能有害的最明显例子来自对绝经后女性进行雌激素 / 孕激素替代的大型 RCT。由于浸润性乳腺癌、冠心病和静脉血栓栓塞的风险，美国预防服务工作组不建议使用雌激素 / 孕激素（或子宫切除术后的女性使用雌激素）治疗慢性疾病。老年男性使用睾酮存在很大争议，一方面是在生活质量指标方面的可能获益，另一方面是可能增加的心血管风险和前列腺癌风险。最近的睾酮试验时限为 1 年，不能充分确定长期用药的风险。在某些情况下，雌激素 / 孕激素和睾酮疗法可作为谨慎和个体化风险 – 获益讨论的主题，但绝不能作为针对衰老的治疗方法。

其他合成代谢激素，如生长激素（growth hormone, GH）和胰岛素样生长因子（insulin-like growth factor, IGF），也与衰老相关，但呈负相关。对这些激素进行遗传和药理学操作的动物研究清楚地表明，通过 GH/IGF 轴降低活性可以延长健康的寿命。事实上，一些最早的延长寿命的啮齿类动物模型是 Ames 和 Snell 侏儒鼠，它们携带了阻止生长激素产生的自发突变。GH治疗的短期临床试验显示，其对身体成分有小幅改善，但对力量的影响不确定，并增加了包括葡萄糖耐受不良在内的不良事件。相反，减少GH/IGF轴信号传导的人类突变似乎在百岁老人中更常见，目前正在研究一种阻断IGF受体的抗体，用于治疗与衰老相关的疾病。补充生长激素对治疗衰老没有作用。

（三）干细胞疗法

除了骨髓或脐带血移植用于某些癌症和血液病外，目前还没有合法的干细胞疗法用于临床。2017年，在不受监管的诊所和严重危害的报告激增之后，FDA加大了对所谓干细胞疗法的审查。干细胞和干细胞调节药物仍然是一个活跃和有前景的研究领域。人们对干细胞衰老的原因、系统性衰老环境的作用、从人皮肤细胞创建诱导多能干细胞（induced pluripotent stem cells，iPSC）的方法、将iPSC分化为多种不同类型组织的方法有了越来越多的了解。世界各地著名的学术中心正在进行临床试验，应用范围从黄斑变性和帕金森病到衰弱。这些使用严格监管的材料和方法进行的严格研究与"干细胞诊所"是两码事，我们还有很多工作要做，以确定干细胞疗法是否会被证明在临床上有用。

（四）年轻血液的输血

将年轻动物暴露在年老的血液中（反之亦然）是一项实验技术，它有助于表明虽然衰老的一部分是细胞或组织所固有的，但也有一部分是由年老的系统环境所强制造成的。如果能确定血液循环中促进或阻止身体其他组织衰老的因素，它们可能成为有希望的药物靶点。目前提出的所有这些因素仍存在争议。与此同时，这一科学也导致了输血治疗衰老疾病的有争议的临床试验，以及将年轻人的血液制品用于"抗衰老"治疗而出售的不良企图的出现。就像不受管制的"干细胞"疗法一样，血液制品的输注也有真正的危害风险。目前除实验室研究之外，还没有使用血液制品抗衰老的证据。基于对潜在危害的日益了解，越来越严格的血液制品输血临床指南应强烈警告其在临床规范之外的使用。

参考文献

Hellmuth J, Rabinovici GD, Miller BL. The rise of pseudomedicine for dementia and brain health. *JAMA*. 2019;321(6):543–544.

Junnila RK, List EO, Berryman DE, Murrey JW, Kopchick JJ. The GH/IGF-1 axis in ageing and longevity. *Nat Rev Endocrinol*. 2013;9(6):366–376.

Marks PW, Witten CM, Califf RM. Clarifying stem-cell therapy's benefits and risks. *N Engl J Med*. 2017;376(11):1007–1009.

Nguyen CP, Hirsch MS, Moeny D, Kaul S, Mohamoud M, Joffe HV. Testosterone and "age-related hypogonadism": FDA concerns. *N Engl J Med*. 2015;373(8):689–691.

六、循证健康老龄化

虽然许多针对衰老机制的干预措施或正在研究中或未经证实或不可信，但有一项干预措施有丰富、严格、高质量的证据：运动。运动和体力活动可改善行动能力和生活质量，有助于预防糖尿病，可能减缓其他慢性疾病的发生，是降低手术和化疗风险的最重要干预措施，也是住院期间维持行动能力和自理能力的关键。对于体力活动没有最低有效剂量，也没有任何年龄限制。鼓励老年人适当运动的策略见第72章。

营养与衰老机制密切相关，但营养是一门复杂的学科。对于衰老并没有理想的饮食或万能的超级食物。健康的营养可以强烈影响与年龄相关的综合征，如代谢综合征、肌少症，甚至痴呆。如表23-1所示，旨在调节衰老机制的营养干预措施（如限制热量）正在进行临床试验研究。然而，如第13章所述，对于老年人来说，基本营养是否充足往往是一个更为紧迫的问题。

其他有证据表明，可以改善或预防年龄相关疾病的干预措施包括疫苗接种、心血管和代谢危险因素的管理、慢性疾病的有效管理、加强社会联系、安稳的睡眠和健康营养（见第20章）。研究的一个前沿领域是阐明生活方式干预（如睡眠、锻炼和社会联系）背后的生物学机制。除了指导个体患者的护理外，这些干预措施也具有强大的公共政策意义。在我们等待先进的老年科学干预措施的同时，使人们和社区能够通过强大的社会联系过上积极的生活，获得健康食品和医疗保健，这些都有助于在社会范围内延缓或管理老龄化问题。

第 24 章　为老年人提供循证照护
Applying Evidence-Based Care to Older Persons

Lauren J. Gleason　Kenneth E. Covinsky　著
乐　霄　王　玫　译　郑　凯　校

理想情况下，对老年人的照护应以现有的关于治疗的益处和危害的最佳证据为基础，然而高质量的证据却极为少见。临床研究通常会排除老年人，即使纳入老年人群，入组人员也常限于健康的老年人，他们可能与临床真实环境中患者情况不太相似。

虽然在老年照护中很难完全实践循证医学，但我们依然需要审查现有证据，然后批判性地评估这些证据对正在接受治疗的患者的适用程度。临床医生需要了解将临床研究文献应用于老年人的局限性，以辅助进行最佳临床决策，并审慎地将现有证据应用于正在治疗的患者个体。

一、现有证据存在的挑战

临床医生通常被培训将临床试验结果视为将循证医学应用于临床照护的金标准。理想状态下，临床试验不应有年龄限制，需包括任何可能接受检查治疗的患者，然而大多数临床试验排除了对治疗有较大不良反应风险的患者，或有可能无法完成试验的患者。被排除在临床研究之外的研究对象代表了老年实践中可看到的很大比例的患者，而这些患者通常成为此类新疗法研究的最终治疗目标人群。

Zulman 及其同事描述了一个框架，描述了老年人可能被排除在临床试验之外的原因。这些原因包括显性年龄排除、隐性年龄排除和无意年龄排除。

（一）显性年龄排除

许多研究存在年龄限制，所有超过特定年龄的受试者均被排除在外。虽然这些排除标准比较常见，但几乎从来没有被证明是合理的。年龄限制的一个例子可以在对Ⅲ期临床试验（美国食品药品管理局审批过程所需的最后一步）中老年人代表性的分析中看到。在 1965—2015 年导致老年人住院和（或）失能调整生命年的主要疾病中，33% 的个体有任意的年龄上限，67% 的研究对象比通常遭受这些疾病折磨的个体更年轻。大多数显性年龄排除的研究完全没有依据证明这种排除标准是合理的。

只有在临床实践中明确不向超过特定年龄的群体提供治疗时，显性年龄排除才是合理的。在实际实践中，大多数面向年轻患者的试验疗法最终会提供给老年人。此外，显性年龄排除忽略了老年人健康状况的巨大异质性。

（二）隐性年龄排除

更多时候排除老年受试者的原因更为隐晦。许多没有年龄限制的研究有不同的排除标准以限制老年患者入组，特别是医学状态更复杂的老年患者。隐性年龄排除常见形式包括，共病 / 多重用药、功能障碍、认知障碍和无法给予知情同意等。

1. 共病 / 多重用药

治疗研究通常侧重于某一特定治疗对单一疾病患者健康结局的影响。然而，大多数老年人患有多种疾病（共病），并使用多种药物（多重用药）。然而，许多研究排除了患有正在研究的疾病以外的其他健康状况的老年人。例如，一项比较支气管扩张药和抗胆碱能吸入药治疗慢性阻塞性肺疾病有效性的研究排除了过去 1 年中患有慢性肾脏病或因充血性心力衰竭（congestive heart failure，CHF）住院的患者。这对老年人来说是一个很大的问题，因为许多患有 COPD 的老年人同时存在慢性肾脏病或 CHF。在真实临床环境中，共病是一种常态，而不是个例，尽管存在共病，但大多数治疗仍然会提供给老年人。因此很难判断在理想化的患者中验证的治疗方法，当其应用于具有复杂共病的真实患者时的风险和收益。

2. 功能障碍

许多研究排除了功能状态不良的患者。虽然有许多简单的工具可用于评估功能状态，但在研究中很少见对功能状态不良的定义。

许多老年人存在功能受限，在实践中，功能受限很少被视为治疗的禁忌证。通常，老年人的治疗目标可能是改善功能或防止进一步丧失功能。然而，功能性问题（如跌倒）可以显著改变治疗的风险和益处。在大多数研究的分析中，没有将功能障碍作为研究变量，以致难以评估患者的功能障碍会如何影响治疗决策，致使正确衡量不同患者的治疗目标是优先考虑功能、独立性和生活质量，还是优先考虑维持生命变得困难。

3. 认知障碍和无法知情同意

研究通常排除有认知障碍或无法提供知情同意的受试者。通常，这些研究没有描述如何评估认知障碍或知情同意能力。

认知障碍在老年人中极为常见，有认知障碍的老年人通常与没有认知障碍的老年人接受相同的治疗。由于大多数研究甚至没有描述受试者的认知状态，所以通常不可能知道认知受损会如何影响治疗的风险和收益。此外，在临床实践中，当患者无法完全了解治疗的风险和收益时，往往会要求其家庭成员同意治疗。虽然在研究中可尝试使用类似的代理人同意方法以支持患者入组，但通常没有被采用。

4. 养老院的患者

实际上，社区照护的对象基本上都是养老院人群。然而，对于任何一种治疗方法的研究，把养老院的患者考虑为招募对象是非常罕见的。因此，缺乏证据来指导为养老院患者做出最具治疗性的决定。

（三）无意年龄排除

即使研究设置较少排除标准，研究过程也可能无意中排除了作为潜在治疗目标的老年人。例如，许多研究都有复杂的随访追踪程序。随访程序通常要求患者到研究中心进行检查和抽血。许多老年人不再开车，使参与随访治疗变得困难。这种隐晦的排除是很重要的，因为使研究随访困难的因素可能会使考虑治疗的活动较少的老年人的必要监测和随访面临困难。同样，针对感觉障碍的老年人亦是如此。例如，有听力障碍的老年人可能被排除在通过电话对参与者进行筛查或要求回答基于电话的健康状况问卷的研究之外，而且许多研究并没有为听力较差的老年参与者进行面对面访视的额外费用做预算。

最后，许多研究人员可能缺乏照护老年人的经验。Bowling 及其同事描述了 5T 框架，以应对在衰老研究方面经验有限的研究者和工作人员参与的障碍。该框架描述了从目标人群中招募参与者，建立包括老年病学和老年学的专家团队，结合适当的工具以评估患者功能和患者自我报告结局，长期随访研究的预期参与时间，并通过遵循实用技巧来适应有共病的老年参与者（表 24-1）。

二、将证据应用于老年人

将临床研究的证据应用于个性化的患者可能存在一定困难。然而，解决一系列的问题可以帮助临床医生运用证据为患者提供最佳临床决策。除了考虑现有研究中的患者是否与您的患者相似之外，还应该考虑什么结果对您的患者最重要，以及有限的预期寿命是否会影响所讨论的治疗方案的风险和收益。

（一）新的正在进行的计划

美国国立卫生研究院（NIH）于 2019 年 1 月 25 日通过了"全生命周期纳入政策"。该政策根据 21 世纪治愈法案的要求制订，要求将老年人纳入 NIH 支持的所有涉及人类受试者的研究。该政策要求资助申请或提案的研究人员提交一份计划，包括在临床研究中纳入全生命周期的个人，并提供排除特定年龄范围的理由和合理解释，同时要求科学审查小组就研究项目中年龄适宜的纳入或排除标准进行评估，以判断每项资助申请或提案是否可接受。此外，登记和进度报告必须包括参与者的年龄。

（二）您的患者的特征与研究中的患者有什么不同

对于一个相对健康的老年人来说，可能没有理由不相信适用于年轻患者的治疗方法对老年人没有

领　域	描　述	应对挑战的示例建议
目标人群	"危险人群"或"现实世界"人群	● 避免排除限制研究推广的因素 ● 了解该研究的条件限制在老年人中的患病率
团队	研究团队、家庭、非正式照护者	● 与老年医学和老年学研究者合作 ● 联系照护者和社区资源
工具	用于衰老研究的评估工具	● 选择适当的功能、身体能力、患者自我报告结局等指标 ● 平衡数据收集需求和参与者负担
时间	参与者和研究时间	● 需要参与者长期随访的研究 ● 在长期随访研究中可能需要考虑共病（例如，糖尿病患者的加餐，通知参与者携带下午的药物） ● 如果参与者依赖他人的交通工具或日程安排，可能需要适当延长随访间隔时间
适应技巧	改进招募和保留的建议	● 面对面访视交通预算 ● 使用手机、高对比度的打印材料、大字体 ● 在样本量计算时考虑更高的失访率

表 24-1　使用 5T 框架应对老年人相关研究的挑战

引自 Bowling CB, Whitson HE, Johnson TM 2nd. The 5Ts: Preliminary Development of a Framework to Support Inclusion of Older Adults in Research, *J Am Geriatr Soc* 2019 Feb;67(2):342-346.

疗效。然而，考虑到衰弱老年人的共病负担、功能障碍程度和认知问题，这一结论可能会改变。在有多种共病的患者中，一种治疗的不良反应可能会加重其中一种共病。对于有功能障碍的患者，跌倒是值得特别关注的问题，如果一种药物可能会导致轻微的平衡问题，这对于年轻患者来说可能问题不大，但对于老年人可能会导致复杂的跌倒。因此，明确考虑您的患者的特征，如疾病诊断、日常生活活动能力、工具性日常生活活动能力、认知功能，并将这些特征与研究中涉及患者的特征进行比较，将有助于评估该研究是否适用于您的患者。

（三）结局对您的患者有多重要

许多临床试验侧重于结局（如死亡率）或疾病特异性结果（如心血管住院治疗）。尽管这些结局与老年人特别相关，但其他结局，如保持活动能力、预防跌倒或改善生活质量可能对大部分老年人更重要。因为大多数研究缺乏此类结局，临床医生必须经常对治疗如何影响这些结局进行推断。

鉴于生活质量最好由患者来判断，所以患者自己对治疗影响其感受的程度可以成为评估治疗风险和收益的关键标准。这对于服用多种药物的患者来说尤为重要。有些患者服用许多药物可能不会感到烦恼，而对另一些患者来说，添加一种药物可能会带来大量的负担和痛苦，甚至超过在临床研究中发现的益处。

（四）患者的预期寿命如何影响治疗的风险和收益

有些治疗的益处可能会随着时间的推移而显现，但会为患者带来即刻风险。预期寿命有限的老年人可能面临治疗的所有风险，但收益甚微，随着年龄的增长，由于共病、严重功能或认知障碍而导致预期寿命有限的患者，对治疗的风险和收益的关注变得越来越重要。这些问题在第 20 章中有更深入的讨论。

综上所述，在临床研究对象中排除老年人可能会影响临床医生将证据应用于临床患者的难易程度。因此，需要了解临床患者与临床研究参与者的关键相似或不同之处，以及对临床患者生活质量最重要的影响因素，以指导在老年群体中将循证医学应用于临床实践的循证医疗决策。

参考文献

Bernard MA, Clayton JA, Lauer MS. Inclusion across the lifespan: NIH policy for clinical research. *JAMA*. 2018;320(15):1535–1536.

Bowling CB, Whitson HE, Johnson TM 2nd. The 5Ts: preliminary development of a framework to support inclusion of older adults in research. *J Am Geriatr Soc*. 2019;67(2):342–346.

Boyd CM, Darer J, Boult C, Fried LP, Boult L, Wu AW. Clinical practice guidelines and quality of care for older patients with multiple comorbid diseases: implications for pay for performance. *JAMA*. 2005;294(6):716–724.

Covinsky KE. Management of COPD: let's just pretend older patients don't exist. http://www.geripal.org/2011/03/ management-of-copd-lets-just-pretend.html. Accessed March 14, 2019.

Lee SJ, Eng C. Goals of glycemic control in frail older patients with diabetes. *JAMA*. 2011;305(13):1350–1351.

Lockett J, Sauma S, Radziszewska B, Bernard MA. Adequacy of inclusion of older adults in NIH-funded phase III clinical trials. *J Am Geriatr Soc*. 2019;67(2):218–222.

Zulman DM, Sussman JB, Chen X, Cigolle CT, Blaum CS, Hayward RA. Examining the evidence: a systematic review of the inclusion and analysis of older adults in randomized controlled trials. *J Gen Intern Med*. 2011;26(7):783–790.

第二篇　照护机构

Care Settings

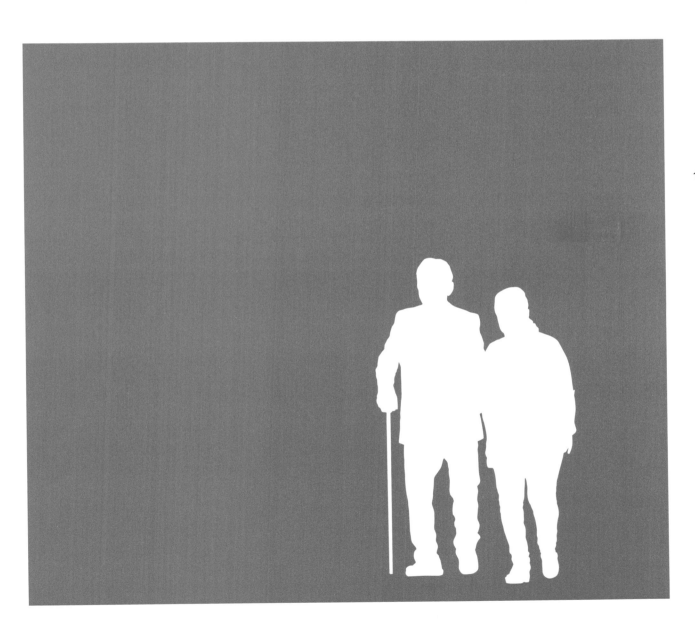

第 25 章 门诊护理和护理协调
Ambulatory Care and Care Coordination

Meredith Mirrer　Veronica Rivera　著

凌慧芬　译　　王　玫　校

一、概述

门诊护理是大多数老年人医疗保健服务的核心。为了应对不断攀升的成本和医疗保健政策的变化（包括美国在 2010 年通过的患者保护和平价医疗法案），人们愈发重视改善初级卫生保健（尤其是针对医学和社会心理状况复杂的老年人），以实现改善患者体验、控制成本和提升老年人群健康的三重目标。在这一章中，我们将回顾针对社区老年人的门诊初级照护模式，包括以患者为中心的医疗之家（patient-centered medical home，PCMH）、老年评估和照护资源团队照护模式、PACE 模式，以及门诊专科和老年医学咨询模式。此外，我们将讨论门诊环境下的老年病学评估，以及在此环境下为老年人提供护理时关于护理协调、质量和安全的方面的内容。

二、面向老年人的门诊初级保健

根据 1996 年医学研究所的定义，初级保健是由临床医生提供的综合、可获得的保健服务，这些医生在家庭和社区环境中执业，负责解决大部分个人卫生保健需求，并发展与患者持久的伙伴关系。老年人需要高质量的初级保健，以进行慢性病、疾病预防和老年综合征的管理。

PCMH 旨在提供高质量初级卫生保健，该模式通过初级卫生保健医生协调治疗，以匹配以下 5 种功能和属性：综合护理，以患者为中心的护理，协调护理，可获得的服务，对质量和安全的承诺。PCMH 的目标是提供基于团队的协调护理，而不是患者难以把握的碎片化护理。虽然这种护理提供模式并不特定于某一老年人群，但它非常适合照护需求复杂

的老年人。老年门诊护理的许多原则都与 PCMH 的 5 个功能和属性相一致，如紧密的患者 - 提供者关系、充分认可家庭和照护者角色、跨专业团队护理、预立医疗照护计划、全生命周期和不同医疗保健环境中的连续护理。在医疗之家，跨专业的服务团队（将在第 3 章中进一步讨论）负责评估和满足个体健康需求，并提供综合护理。例如，接受过心理健康培训的团队成员，包括社会工作者、心理学家和精神病学家，可对患者进行认知障碍、抑郁、孤独、社会孤立和物质滥用的筛查；物理治疗师可为患者进行步态和平衡测试，并评估其对治疗或辅助设备的需求，以防止跌倒和改善功能；团队中的职业治疗师会评估每位患者在日常活动中需要多少帮助，以便设计最合适的护理计划，确定护理级别和环境要求；药剂师和医生联合进行药物评估，重点是减少多重用药，取消易致谵妄的药物处方，并降低其他药物不良反应的风险。社会工作者、护士和医生共同努力，确定患者和家庭的最重要事项，并制订护理计划和策略来帮助实现这些目标。尽管跨专业团队的每位成员都很重要，但不是所有的 PCMH 都能接触到团队的每位成员。

GRACE 团队照护模式是另一种为老年人创建的门诊初级卫生保健模式，由印第安纳大学开发，该模式支持初级保健医生照护患有多种慢性疾病的低收入老年人，以改善其健康和功能状态，减少医疗保健服务的过度使用，并防止可避免的长期养老院安置。该模式包括一个名为 GRACE 支持团队的两人小组（一名执业护士和一名社会工作者），他们对老年人进行全面的家庭评估，协调老年人的护理，并将老年人的信息提供给团队其他成员。GRACE 团队

194

由一名老年医学专家领导，还包括一名药剂师和一名心理健康联络员，后者通常是一名有执照的临床社会工作者。这个规模更大的跨专业团队根据 12 种常见老年疾病的循证护理方案，为老年人制订护理计划，包括药物管理、行动受限和抑郁症等。

另一种重要的照护模式是 PACE。PACE 是医疗保险下的定额照护福利，旨在为衰弱、居住在社区的成年人提供全面的医疗和社会服务，其中大多数人同时符合医疗保险和医疗补助的资格，也需要养老院级别的照护。一支跨专业的健康专业团队为 PACE 参与者提供协调护理。对于大多数参与者来说，全面 PACE 服务包括初级卫生保健、成人日间照护、急症护理、膳食、处方药、诊断测试、康复、家庭照护和社会工作支持等，以上服务可帮助老年人能够留在社区，而不是在养老院接受护理（有关 PACE 的更多详细信息，参见第 30 章）。

三、门诊老年医学专科和咨询护理

门诊初级卫生保健主要由一般初级卫生保健提供者提供，如内科医生或家庭医生。然而，接受过额外老年医学培训的提供者，如老年病学专家或老年护理从业者，也可作为初级卫生保健提供者或咨询专家在门诊环境中执业，以满足老年人的独特需求。初级卫生保健老年病医生可能会在老年病专科诊所（历史上称为老年健康诊所）接待门诊患者。老年健康诊所是一项专门的门诊服务，通过跨专业团队制订和实施护理计划的方式提供初级卫生保健。核心的跨专业临床实践团队由一名老年病学专家、执业护士和一名社会工作者或老年护理专家组成，扩展团队可能包括其他专业人员，如药剂师、物理治疗师、营养师和家庭健康护士。

或者，在其他门诊环境中，老年病学专家仅仅作为咨询专家，初级保健提供者可以将患者转介给老年病学专家进行老年综合征的评估、诊断和治疗，并协助管理复杂需求的患者。其他新兴的护理模式包括共同管理模式，即在器官移植和骨科手术等高风险手术术前、术中和术后，由老年病学专家进行老年医学咨询。此外，其他专业领域也将面临管理许多患有慢性疾病的老年人，因此，心脏病学、肺病学、胃肠病学、肾病学和肿瘤学等其他专业的临床医生也越来越重视额外的老年病学培训，这些接受过额外老年医学培训的专家可以从老年医学视角提供专业照护。

随着技术的进步，老年病学专家可以采用其他方式提供咨询。部分卫生系统为专家提供进行电子咨询的工具，称为电子会诊，即可在共享的电子健康记录或基于网络的平台内提供异步的、咨询的、提供者到提供者的通信。电子咨询不需要面对面的访问，有助于改善患者和提供者获得专业知识的机会，尤其对于农村地区初级卫生保健服务中的患者教育和指导工作十分有益，社区医疗保健成果推广项目（extension for community healthcare outcomes，ECHO）是此种模式之一，与传统的远程医疗不同，ECHO 项目是一种提供远程监护指导的实践模式。有关应用其他技术以加强老年保健的讨论见第 33 章。

四、门诊环境中的老年评估

老年综合评估包括筛查高风险状况和进行功能评估。老年医学 5M 核心能力框架关注于"精神心理"（精神状态、痴呆、谵妄和抑郁）、"活动能力"（步态、平衡和跌倒）、"药物"（多重用药、优化和删减处方）、"多重复杂性"（多病共存）、什么"最重要"（个体的健康结局目标和偏好）以驱动老年医学评估的多项组成部分。门诊是进行老年综合评估的绝佳场所，因为它可以在个体处于基线、稳定健康状态时进行。此外，核心团队可以在不同的访问中逐步完成多项评估内容。

由于认识到老年病学评估、老年人健康维护和预防的重要性，医疗保险支持门诊设置计费代码，为某些就诊类型提供支持，包括年度健康就诊（annual wellness visit，AWV）、认知评估、护理计划及高级护理计划服务。在美国，医疗保险计划鼓励通过实施 AWV 医疗保险计划为老年人提供预防保健。在一年一度的特定访问中，初级卫生保健提供者完成健康风险评估（health risk assessment，HRA），并与老年人合作制订个性化的健康计划。与前面描述的老年综合评估类似，HRA 包括人口统计信息、患者自我报告的健康状况、心理社会和行为健康风险、功能状态的描述，其他内容还包括体重和血压测量，认知和抑郁筛查、跌倒和家庭安全风险评估。

门诊老年人管理的另一个主要关注领域是痴呆的筛查和诊断。阿尔茨海默病的健康结局、规划和教育（Health Outcomes, Planning, and Education for Alzheimer's, HOPE）法案最终批准了医疗保险程序代码 G0505（2017 年 1 月 1 日生效），并于 2018 年 1 月被当前的程序术语代码 99483 取代。本代码为医生和其他合格的收费医师提供全面临床就诊的报销指南，包括以下内容：认知、功能和安全性评估，神经精神和行为症状的评估，药物审查，以及照护者需求评估。痴呆筛查、最大限度地提高痴呆患者的安全性并支持照护者是门诊老年人护理的重要内容。

除了针对痴呆护理的新医疗保险程序代码之外，从 2016 年开始，预立医疗照护计划相关讨论也可报销，包括与提供者进行面对面的访问，讨论预先指示和照护目标。门诊环境是回顾医疗卫生保健代理人，讨论患者价值观和照护目标的极佳环境，现支持提供者把握时机发起对患者护理有重要影响的预立医疗照护计划讨论。

五、复杂需求患者的护理协调

照顾复杂需求的老年人需要协调和（或）整合复杂医疗卫生保健系统（如专科护理、医院、家庭保健机构、养老院）和社区（如家庭、公共和私营社区服务）的所有要素。通过登记、信息技术、健康信息交换和其他方式来促进护理协调，以确保患者在他们需要的时间和地点以文化和语言上适当的方式获得指定护理。患者照护团队中的指定提供者可以通过电话、远程医疗访问和（或）传统的门诊就诊进行药物调节和护理协调管理。远程保健服务可以减轻照护者和患者的负担，并提高慢性病管理的效率。成功的团队致力于改善照护环境间的沟通协调，以防止信息丢失和用药错误。

照顾老年人需要了解患者及其家人随着年龄的增长所经历的许多转变，包括急性护理、亚急性护理、家庭和社区护理之间的转变，这需要所有护理团队成员之间的巧妙沟通（过渡期护理的更详细讨论见第 26 章）。过渡护理专家、教练或指导者可以通过出院时药物审查、协助安排及时的随访、与初级卫生保健提供者和门诊团队的直接沟通以促进不同护理环境和卫生系统的护理连续性。认识老年人护理协调的重要性，医疗保险可报销过渡期护理管理（transitional care management, TCM）和慢性病护理管理（chronic care management, CCM）服务。TCM 指患者从医院或专业护理机构出院重返社区后的 30 天内的过渡期护理，通常包括出院后 2 天内的电话随访、护理协调服务，以及 14 天内的面对面访视；CCM 为每月、持续时间超过 20min 的慢性病护理协调提供报销。

六、质量和安全

老年人护理需要专注于质量和安全。提高门诊护理质量的工具包括循证资源（如公开发表的研究文献和数据库），以及各种规模和范围的持续质量改进项目和支持这些工具的信息技术。改善老年人护理的质量指标包括基于绩效的激励支付系统（merit-based incentive payment system, MIPS）。MIPS 是质量支付计划开发的一部分，是 2015 年 MACRA 的一部分，该法案将支付与广泛的质量改善措施相关联，如出院后药物调节、尿失禁的评估和计划、流感和肺炎免疫接种、跌倒风险评估和认知评估。

为老年人提供符合其目标和偏好的循证护理是老年管理中的关键挑战。许多门诊老年医学服务提供者将共同决策作为提高护理质量的一种手段，即通过增加患者对治疗方案的理解并做出反映患者价值观的决定。例如，相关的癌症筛查是在仔细考虑每个患者的预后、偏好和独特目标后进行的。其他常见的门诊护理质量指标包括肺炎和流感的免疫接种率，跌倒、抑郁和骨质疏松症的筛查率，以及预立医疗照护计划和相关讨论的完成率和记录。以患者为中心的护理计划应注重与老年人健康结局和老年综合征相关的循证质量指标，并同时考虑患者的目标和价值观。

七、结论

老年病学原则的应用和成功老年护理模式的实施可以促进门诊医护人员达成质量指标。实践中有许多机会创新护理流程，以优化老年人的结局，特别是多病共存、功能障碍和老年综合征（如跌倒和痴呆）的老年人。展望未来，以团队为基础的护理模式和医学信息学的进步将进一步推进门诊环境中的老年护理。

参考文献

Bennett KA, Ong T, Verrall AM, Vitiello MV, Marcum ZA, Phelan EA. Project ECHO-Geriatrics: training future primary care providers to meet the needs of older adults. *J Grad Med Educ*. 2018;10(3):311–315.

Counsell SC, Callahan CM, Clark DO, et al. Geriatric care management for low-income seniors: randomized controlled trial. *JAMA*. 2007;298(22):2623–2633.

The John A. Hartford Foundation Change Agents Initiative. Patient-centered medical homes and the care of older adults. September 2016. https://www.johnahartford. org/images/uploads/reports/ PCMH_Roadmap2016.pdf. Accessed November 18, 2019.

Rich E, Lipson D, Libersky J, Parchman M. Coordinating care for adults with complex care needs in the patient-centered medical home: challenges and solutions. White paper (prepared by Mathematica Policy Research under Contract No. HHSA290200900019I/HHSA29032005T). AHRQ Publication No. 12–0010–EF. Rockville, MD: Agency for Healthcare Research and Quality; January 2012. https://pcmh.ahrq.gov/sites/default/ files/attachments/Coordinating%20Care%20 for%20Adults%20 with%20Complex%20Care%20Needs.pdf. Accessed November 18, 2019.

Tinneti M, Huang A, Molnar F. The geriatric 5Ms: a new way of communicating what we do. *J Am Geriatr Soc*. 2017;65(9):2115.

Wasserman M. Outpatient care systems. In: Pacala JT, Sullivan GM, eds. *Geriatrics Review Syllabus: A Core Curriculum in Geriatric Medicine*. 7th ed. New York, NY: American Geriatrics Society; 2010.

197

第 26 章　过渡期护理和延续护理
Transitions and Continuity of Care

Jessica A. Eng　Lynn A. Flint　著

张　茵　译　　王　玫　校

一、概述

过渡期护理是指将患者的护理从一个护理环境和（或）医生团队转移到另一个护理环境和（或）医生团队。目前研究最多的过渡期护理是出院，其相对于纯粹的出院回家更复杂。患者住院后会发生一系列典型的过渡。例如，一位老年慢性病患者因疾病恶化需住院治疗，住院是患者的第一次过渡，即由门诊随访护理（初级保健/专科医生提供）过渡至住院护理（全科/专科医生、护士、治疗师等团队提供的护理）。住院期间，由于护理需求的变化，患者可能会在医院内的不同单元之间转移，这是第二次过渡。当患者不再需要急性护理时，患者可以在机构或家中接受新团队的急性后照护（postacute care，PAC），如康复护理或专业护理，这是第三次过渡。当患者从医疗机构或家庭医疗团队出院时，将迎来第四次过渡。交接如此之多，事故不可避免。广义的过渡期护理旨在避免这一短暂护理过程的事故，确保不同环境和临床医生团队之间进行安全和最小伤害的过渡。

二、背景

20 世纪末，众多原因致使过渡期护理越来越受关注，主要原因包括美国医疗保健系统管理和结构的变化，以及促使住院治疗的疾病类型的转变（从急性疾病到慢性病、共病的恶化）。1983 年以前，在以单一疾病为重点的医疗支付计划中，医疗保险受益人住院时间更长，直到接近完全康复。1983 年，面对日益增加的医疗成本，医疗机构采用预支付手段，即医院依据患者诊断收取全部费用，从而促使医院通过提高效率和缩短住院天数来增加收入。事实上，在新政策的驱使下患者在医院的时间缩短，不仅出院"更快"，出院时"病情也更重"。基于机构的PAC 使用增加，医院再入院率也增加。在一项对所有医疗保险受益人的回顾性研究中，22% 的个体在1 年中经历了至少一次过渡护理。与此同时，医疗领域的快速发展和效率不断提升促使医生执业地点局限于单一场所（如诊所或医院），更少的初级保健医生会继续随访他们范围内已住院的患者，这种实践模式的转变意味着当患者护理环境发生转移时，照护的提供者也将发生转移。

对于长期居住在养老院的个体来说，经济状况也可能会潜在地激发他们频繁地在养老院和医院之间过渡。经医疗保险机构认证的专业护理机构（skilled nursing facilities，SNF）通常为出院回家的患者提供临时的专业康复和护理服务，医疗补助计划报销中专业护理服务通常比食宿和看护费用高。如果患者在这之前有符合条件的住院，那么医疗保险则会向专业护理机构支付专业照护费用，因此转介住院较养老院更为有利。在一项对养老院居民死者的医疗保险索赔的研究中，近 1/5 的人在生命的最后90 天里至少经历了一次"繁复转移"。"繁复转移"被定义为在生命的最后 3 天内住院、多次住院或在最后 90 天内居住在不同的养老院。为应对持续存在的高医疗转换率问题，特别是再入院问题。2010 年患者保护和平价医疗法案引入了数项旨在减少再入院的规定，包括鼓励成立可信赖医疗组织以努力改善照护协调，以及减少医院再入院计划，该计划减少了对因六种特定情况或程序而过度再入院的医院的支付。

生命受限的患者面临独特的挑战，从而需要过渡期护理。首先，严重疾病伴随着新的、不断变化的症状，这些症状可能会引发多种过渡。例如，Hunt及其同事的研究表明，患有痴呆且疼痛管理需求未得到满足的老年医疗保险死者，比那些疼痛管理需求得到满足的老年医疗保险死者多 50% 概率转到急诊科。第二，虽然生命受限的患者预计会出现功能衰退，但医疗保险临终关怀福利仅涵盖对居家日常生活活动援助的有限支持，增加的照护需求可能会促使患者过渡到医院和养老院。

三、过渡期不良事件

虽然过渡期护理为接收临床团队提供了重新评估当前问题和完善护理计划的机会，但过渡也充满了风险。老年患者、患有多种慢性疾病和（或）严重危及生命疾病的患者（最有可能经历多次过渡）特别容易遭受不良事件的风险。不良事件包括院内感染、跌倒和手术并发症等，大多与药物治疗有关。半数药物不良事件被认为是可预防的，或者至少是可改善的。对医疗保险赔付数据的回顾性分析发现，约 1/5 的患者在 30 天内再入院，其中 90% 的再住院被认为是非计划的，即定期复查和治疗计划之外的。过渡还可能导致低价值、不适当、昂贵的护理。另一项研究表明，严重认知障碍的患者在存在地域差异的养老院之间过渡将导致管饲率的升高，而此类人群不太可能从这项侵入性操作中获益。此外，养老院居民的转移也与药物方案的改变和药物不良反应有关。另一项研究发现，可避免的再入院或入院在 1 年内花费了医疗保险约 170 亿美元。面对这一极其复杂的问题，过渡期护理研究人员的目标是确定导致过渡相关不良事件（尤其是再入院）的因素，并设计干预措施以降低不良事件的发生率。

四、成功实施过渡期护理的障碍

成功的过渡期护理是指照护接收医疗护理团队、患者、照护者能及时完整地了解患者的住院信息，并在问题出现时容易获得解答和支持。Coleman 将成功的过渡期护理障碍分为三个层面：系统、提供者和患者。系统层面的障碍与卫生系统的分散性和快速出院的经济压力有关。从纯粹缺乏不同照护环境

服务提供者的联系信息到对保护法律的曲解，多种因素导致了跨卫生保健环境和网络之间的沟通和协作具有挑战性。不同系统之间信息的不共享，降低了关键资料的传递效率。尽管 HIPAA 有一项条款，规定当以患者继续治疗为目的时允许信息传输，但许多实施健康照护的人员不熟悉上述条款。不同医疗机构合作的药物公司可能不同，从而导致每次转院都可能需要更换药物，也可能引起出院时药物重复或遗漏。例如，如果患者定期服用非洛地平来控制血压，而入院时医嘱采用氨氯地平代替非洛地平，患者可能会无意中同时服用了两种药物。

提供者层面的障碍来自沟通困难。提供者服务领域的具体化可能致使患者的住院和门诊医疗服务的不连续性。出院小结是住院和门诊服务提供者之间沟通的最常见方式，但其及时性极差，同时，出院小结被证明容易遗漏和忽略关键信息，如出院时未出的检查结果和随访预约。临床医生面临着照护患者数量多和缩短住院时间的财政压力，并表示没有足够的时间完成详细的出院小结。此外，服务提供者间采用其他沟通方式（如电话或电子邮件）的情况也不常见。

患者层面的障碍包括健康素养和自我效能方面的限制。出院指导内容应符合六年级水平。患者可能不知道他们详细病史，有的甚至不知道药物的名称和剂量，因此可能导致错误的医院用药处方。此外，由于住院时间较短，患者出院时可能仍在恢复期，甚至要面临新的诊断。因此，患者出院后可能有新的任务，包括监测症状和体征、服用新药物、自己或在家人和朋友的陪伴下进行随访等。例如，如果患者的降压药物被改变为新药物，那么除了旧的药物之外，他们可能会错误地服用新的药物。提供者经常高估患者和家庭管理其医疗状况的能力（身体、社会和认知能力）。所有这些问题都可以追溯到医患沟通的局限性，医生的解释和患者的理解之间的不一致已被充分证明，尤其是与有读写功能障碍或语言种类不一致的患者的交流更为困难。

五、跨越过渡期护理障碍的最佳实践

成功的过渡期护理可以有效降低再入院率、节约医疗成本和提高患者的满意度。避免再入院的措

施包括提高住院和门诊服务提供者之间的有效沟通，确保任何关键节点药物的详细审查，对患者及家属进行出院或转院后自我监测和照护的健康教育。联合委员会建议出院小结应包含以下信息：诊断、异常体征、重要检查结果、出院带药（包括使用原因和改变内容）、随访预约等（表 26-1）；对于老年患者，还应包括认知功能状态、皮肤状况（包括压疮）、营养状态、护理目标、代理决策者等重要信息。对具有复杂药物治疗方案的患者，应在药剂师的协助下进行详细的药物审查，这对于减少药物不良事件至关重要。对有认知障碍、功能障碍或心理问题的患者，多学科团队必不可少，成员必须包括社会工作者、出院计划护士、物理治疗师和职业治疗师。最后，出院团队应使用清晰的语言，如果需要的话，还可以增加一位语言协调者，可用清晰、通俗的语言为患者和家属就药物变化、门诊预约、自我照护、需立即就医的"危险信号"进行教育和咨询。对于转移到中介场所的患者，咨询应该包括对下一个治疗地点的预期情况的描述。如果患者的照护和治疗目标发生了重大变化，医生关于维持生命治疗的医嘱会增加患者在下一个场所中得到与其意愿一致的医嘱的可能性。最后，由于书面出院小结不可能包含所有细节，对于病情复杂的患者，转出机构与接纳机构的直接讨论更有帮助。

出院小结是为了促进医疗保健专业人员之间的交流，患者和家属则需要针对他们的理解水平制订的出院指导。患者和家属可能缺乏健康素养，原因包括教育水平和文化水平的限制、短期记忆受损、学习能力受损和语言理解困难。由于疾病的影响，患者的理解水平可能受损，比其基线水平更差。卫生保健专业人员经常高估患者对出院后治疗计划的理解，大多数出院指导是以 8～13 年级的阅读水平编制的，但患者平均阅读水平仅为 6 年级。正式的健康素养筛查工具很少在研究之外使用，大多数专家反对对健康素养有限的成年人进行常规筛查；相反，他们建议采取"全员预防"方法，假设大多数成年人都有某种程度的损伤。专家还建议在可能的情况下使用图片和说明，并尽可能使用回授法，或要求患者用自己的话解释他们的出院指导，以核查其是否理解，并作为一种健康素养的干预措施。

从一种环境到另一种环境的过渡是回顾总体照护目标的良好时机。这种类型的讨论可以包括患者和家属对住院治疗的理解，以及他们对下次治疗的期望。探究患者对未来治疗的具体目标可以帮助出院提供者制订与患者实际目标一致的方案，并在这些目标无法实现的情况下启动替代方案的讨论。

六、过渡期护理的实施策略

协调不同学科完成所有目标是医疗过渡的重要目的，并鼓励患者的积极性和自我管理。

典型的过渡期护理干预是使用"过渡教练"，即在入院至出院后 4 周与老年住院患者一起完成出院计划的高级实践护士，干预的目的是帮助患者更有效地进行自我管理。因此，过渡教练不是充当另一个服务提供者，而是帮助患者和照护者扮演更积极的角色。第二个干预措施是建立个人健康记录，关键信息包括诊断、药物、过敏史和预立医疗指示等。研究在 2 项随机对照试验中展开，研究对象分别为参加医疗保险管理照护计划的患者和使用传统有偿服务的医疗保险患者，在两项研究中，干预组在 30 天、90 天和 180 天的再入院率较低。

过渡期护理干预的多项综述表明，过渡期护理干预和其他类似模式的文献在 15 年前已有发表。这

表 26-1　医院和护理机构老年人出院小结包含的关键信息

- 出院诊断
- 慢性疾病
- 主要检查结果
- 出院情况：包括意识状态、功能状态、疼痛等级、营养状态、重要体格检查结果（包括有无压疮）
- 院前处置
- 出院处置
- 随访时间
- 出院时未出结果的检查项目
- 出院药物清单，重点包括新药、药物剂量及药物使用、变更或停用原因
- 照护和治疗目标及偏好
- 有无预立医疗指示 / 生前预嘱
- 代理决策人姓名和电话
- 居家照护服务安排

些早期研究表明，护士主导的过渡期护理干预（从入院至出院后）有可能降低再住院率。从那时起，随着美国医疗保健系统努力改善过渡期护理，以避免在患者30天内因同样的疾病再次入院，医疗保健格局发生了显著变化。第一，电子病历的普及提高了住院患者与门诊患者之间的沟通频次、清晰度和及时性。第二，以患者为中心的医疗之家迅速普及，并以照护团队为基础提供全面护理，包括跨环境的护理协调。第三，出院后家庭卫生保健机构将患者转至居家护理和康复服务机构的概率显著增加，促进了过渡期护理各方面的实践，包括出院后早期症状评估、药物审查和护士主导的教育。在这种新形势下，没有一种明确的过渡干预措施适用于所有系统。总的来说，文献指出成功的过渡期护理干预措施更加全面，连接了住院患者和门诊患者，并足够灵活以应对个别患者的需求。

过渡期护理干预可能是资源密集型的，计划实施它们的系统应该进行需求评估，考虑多个系统、提供者和患者层面的因素。实施过渡期护理干预时需要重点考量的方面包括以下4项。

（一）患者选择

系统可以选择采取"全员预防"的方法，即对整个患者群体进行干预，或者将更多资源用于高危患者。两种最常见的方法用于识别需要干预的高危群体：管理数据或临床医生的判断。这两种方法通常会产生截然不同的群组。主要使用管理数据，如基于急性护理使用情况和慢性疾病预测风险评分，来确定患者的过渡期护理干预措施通常缺乏考虑患者的社会支持和健康素养，这两者是患者遵循出院指导（包括药物治疗方案）和参加随访预约的关键。虽然管理数据可以预测急性护理的使用情况，但它往往不能反映是否可以通过过渡期护理干预降低患者风险。大多数临床服务依赖于临床医生的判断和识别，他们了解患者是否准备好改变，并了解他们的心理社会背景，更倾向于对年龄较大和在精神健康、药物使用、医疗决策和护理协调方面存在问题的患者进行干预。然而，由提供者主导的识别往往只能适度地预测再住院风险的患者，并可能遗漏那些不经常接受护理或就医以便提供者启动转诊的患者。

理想情况下，需要通过多种方法识别患者，如临床和管理方法相结合，以抵消每种方法的内在弱点。

患者也可根据人口统计学或临床疾病进行分类。普通内科患者、老年患者和心力衰竭患者是最常被研究的群体，在这些人群中有几种有效的干预措施。特别对于充血性心力衰竭患者，面对面的自我管理教育、出院后早期接触、制订个性化干预措施的能力是成功干预的关键。然而，目前很少有证据表明慢性阻塞性肺疾病患者受益于过渡期护理干预，对于精神疾病和外科手术患者的过渡期护理干预尚缺乏高质量的证据。

（二）过渡期护理的现存资源

由于医疗保险制度提供了减少再入院的财政激励，系统已经实施了多项变革，任何旨在改善过渡的新干预措施都需要确保不重复服务。系统应评估内科、精神科和外科专科的住院和门诊服务可提供哪些资源。医疗保健系统的全系统战略和定期重新评估可以确保资源得到适当和有效地分配，而不是针对特定人群（如无家可归者、充血性心力衰竭、严重精神疾病、老年人）的单独计划，而没有针对具有多种高危因素的人群的学习和资源共享。

此外，2001—2012年，家庭医疗卫生保健（home health care，HHC）的转诊率增加了65%，医疗保险在这些服务上的支出增加了1倍多。HHC已成为过渡中的一个关键因素，但往往没有得到最佳利用。HHC通常由一名医院医生下达医嘱，但通常不清楚是谁在管理HHC医嘱直到初级保健随访。当前的法规仅允许医生签署HHC医嘱，但不允许医生助理和执业护士签署医嘱，这使得情况变得更加复杂。HHC护士通常很少能接触到医院记录，并且很难联系医生来澄清医嘱。虽然研究表明，过渡期护理干预措施如果能在住院和门诊间建立桥梁会更加有效，但HHC护士通常不会在出院前访视患者。此外，由于在HHC转诊过程中，通常不共享关于认知和行为健康的信息，HHC护士面临多重安全问题，包括应对认知功能受损患者的居家安全问题，以及访视行为健康问题患者时自身的安全问题等。目前，关于PAC转诊的决定（如出院时转介至HHC），在没有统一、标准化指南的情况下由各个医疗机构自行决定，这可能会增加 HHC 转诊的可变性。

（三）基于风险分层的干预强度

一旦确定，就应该根据风险对患者进行分层，以便采取适当的干预措施。药物治疗依从性差和健康素养低等问题可能引起不良过渡，虽然家庭访视可能是解决这些问题的有效途径，但家访的实施和维持需要大量时间和费用。基于电话的访视具有耗时较少、成本较低的优点，但可能无法全面评估和解决患者的复杂需求。根据潜在需求对患者进行分类可以指导阶梯式治疗，提供最佳干预剂量以获得最大益处。

Hoyer 在 2018 年发表了一篇使用风险分层进行分层干预的文献。筛选策略结合了多学科团队评估和基于循证的风险评估工具。高风险评分患者中有更大概率被转诊至更高强度干预组，当然并不是所有高风险评分患者都会被推荐到高强度干预组，这表明临床医生和团队评估对风险分层的决策有影响。该方法认可出院患者的普遍脆弱性的观点，表明不论高强度还是低强度的干预均降低了再入院率。与接受干预的患者相比，没有接受干预的患者再入院的概率更大。因为降低了总体 30 天再入院率，而不是集中于特定疾病的队列，这一结果意义重大。

（四）干预措施适应保健系统

干预的可行性会受到多种因素的影响。如果没有进行适应，不符合医疗卫生保健系统、医疗保健人员、患者和家庭的目标和利益，干预措施可能不合适。在考虑实施循证干预时，推荐使用实施研究综合框架（consolidated framework for implementation research，CFIR），包括 5 个领域。实施干预的个体应该考虑医疗卫生保健系统的环境，包括支付者、竞争对象和监管环境。由于不同的财政激励、来自基于保险的过渡计划的可能竞争，以及基于政府支付和私人保险的不同监管和支付模式，在政府主导的医疗卫生保健系统和基于社区的私立医院中实施过渡干预将非常不同。需要考虑的具体的医疗卫生保健系统因素应包括住院和门诊团队之间的文化和沟通、住院患者现有的出院资源、以患者为中心的医疗之家和初级保健的优势、服务区域的大小，以及现有的老年病学、安宁疗护和家庭访视计划。

Ritchie 及其同事发表了一项使用 CFIR 的例子，研究使用老年人评估和照护计划资源（印第安纳州一个基于家访的初级保健辅助项目）改编为旧金山一个针对 18 岁以上高危患者的项目。该团队使用 CFIR 来帮助对原始模型进行关键调整，包括将目标人群从老年人修改为去年 ≥5 次急诊或 ≥2 次住院的所有成年人，并简化和标准化方案，加强心理健康干预，其中部分评估在诊所而不是在家中进行。实施前后 6 个月相比，急诊和住院访问次数的中位数显著下降。此外，实施 9 个月，自述健康状况较好的患者百分比由 31% 增加至 64%。项目保留了原始 GRACE 计划的 6 个核心要素，并稍作修改：由执业护士和社会工作人员进行综合评估，使用协议制订初步照护计划，由初级卫生保健医生审查照护计划，实施与初级保健医师共同制订的符合患者目标的照护计划，持续护理管理以确保过渡协调，以及跨学科团队会议。

七、结论

医疗状况复杂的老年人在各种医疗卫生保健系统内过渡时有发生不良事件的风险，已有部分干预措施被证明可以改善患者出院后结局，减少再入院。随着人口老龄化，需要在患者、医疗服务提供者、机构和整个系统层面进行全面变革，以改善过渡期护理。

参考文献

Agency for Healthcare Research and Quality. Use the Teach-Back Method: Tool #5. Content last reviewed February 2015. Agency for Healthcare Research and Quality, Rockville, MD. https:// www.ahrq.gov/professionals/quality-patient-safety/quality-resources/tools/literacy-toolkit/healthlittoolkit2-tool5.html. Accessed July 3, 2019.

Berkowitz RE, Jones RN, Rieder R, et al. Improving disposition outcomes or patients in a geriatric skilled nursing facility. *J Am Geriatr Soc.* 2011;59(6):1130–1136.

Coleman EA, Parry C, Chalmers S, Min SJ. The care transitions intervention: results of a randomized controlled trial. *Arch Intern Med.* 2006;166(17):1822–1828.

Gozalo P, Teno JM, Mitchell SL, et al. End-of-life transitions among nursing home residents with cognitive issues. *N Engl J Med.* 2011;365(13):1212–1221.

Hoyer EH, Brotman DJ, Apfel A, et al. Improving outcomes after hospitalization: a prospective observational multicenter evaluation of care coordination strategies for reducing 30–day readmissions to Maryland hospitals. *J Gen Intern Med.* 2018;33(5):621–627.

Hunt L, Ritchie C, Cataldo J, Patel K, Stephens C, Smith A. Pain and Emergency Department Use in the Last Month of Life among Older Adults with Dementia. *J Pain Symptom Manag*. 2018;56(6):871–877.

Jones CD, Jones J, Richard A, et al. "Connecting the dots": a qualitative study of home health nurse perspectives on coordinating care for recently discharged patients." *J Gen Intern Med*. 2017(32):1114–1121.

Ritchie C, Andersen R, Eng J, et al. Implementation of an interdisciplinary, team-based complex care support health care model at an academic medical center: impact on health care utilization and quality of life. *PLoS One*. 2016;11(2):e0148096.

相关网站

Interventions to Reduce Acute Care Transfers (Interact II). http://interact2.net. Accessed March 22, 2020.

Society of Hospital Medicine. Project BOOST (Better Outcomes for Older adults through Safe Transitions). http://www.hospitalmedicine.org/ResourceRoomRedesign/RR_CareTransitions/CT_Home.cfm. Accessed March 22, 2020.

The Care Transitions Project (Coleman et al). http://www.caretransitions.org/. Accessed March 22, 2020.

Transitional Care Model (Naylor et al). http://www.transitionalcare.info. Accessed March 22, 2020.

第 27 章　急诊科护理
Emergency Department Care

Gallane D. Abraham　Corita R. Grudzen　著

孙丽凯　译　　王　玫　校

一、概述

目前，65 岁及以上人口占比达到 15%，预计 2030 年将上升为 20%。虽然老年人仅占急诊科就诊总人数的 15%，但却占急诊入院总人数的一半。医保数据显示，16%～26% 的住院是有可能避免的，而每年因此支付的医疗费用超过 54 亿美元。与年轻人相比，老年人更有可能因多种生理心理共病而紧急就医，入院率是年轻人的 5 倍多。人口结构变化、老年人急诊就诊率增加、复杂的临床表现均对老年人急诊就诊管理提出了很大挑战。同时，急诊护理模式正在不断发展，以满足这一日益增长的人口需求。

因紧急状况到急诊科就诊的老年人，通常症状和体征非典型或不确切，可能存在多病共存和多重用药，需要进行大量快速检查和照护协调以确定最佳治疗方案。复杂的临床表现使老年人面临各种风险，如诊断延迟、不良事件、药物不良反应、治疗计划不完善、认知和功能下降、谵妄、跌倒，以及再次急诊就诊和再入院。急诊科和医院环境方面也可能增加这些风险，同时，老年人复杂的社会心理需求也需要早期进行多学科个案管理以改善患者预后。老年人面临着从急诊科出院仍存在未被识别的疾病或未被满足的社会心理需求的风险。20% 的老年人在急性疾病或创伤后自理能力会发生改变，急性疾病后并发症通常随之而来，功能状态和生活质量往往迅速下降，27% 的患者会在 3 个月内再次急诊就诊、再住院或死亡。本章介绍了急诊科就诊老年人的复杂需求，并推荐了护理模式、环境优化和临床照护方案，以提高老年人的护理质量。

目前的急诊护理模式旨在快速治疗急症患者和伤者。为了应对老年人复杂的生理和心理社会需求，急诊科人员必须考虑基线的认知和功能障碍，广泛收集病史并进行多学科协作，整合形成方案，通过以患者为中心的方法，制订满足老年人需求、恰当的照护计划。

参考文献

Ortman JM, Velkoff VA, Hogan H. An aging nation: the older population in the United States. Washington, DC: US Census Bureau; 2014:25–1140. https://www.census.gov/prod/2014pubs/ p25–1140.pdf. Accessed March 22, 2020.

Shenvi CL, Platts-Mills TF. Managing the elderly emergency department patient. *Ann Emerg Med*. 2019;73(3):302–307.

Weeks WB, Weinstein JN. Medicare's per-beneficiary potentially avoidable admission measures mask true performance. *J Gen Intern Med*. 2019; doi:10.1007/s11606–019–05354–3.

二、急诊护理模式

随着循证医学的出现，老年人急诊护理模式正在不断应用和完善。虽然各种模式的实现方式不同，但共同目标是一致的，即改善急诊科环境和照护计划以满足老年人需求，基本元素包括：①老年友善型环境，如日间照明和减少噪声；②全人群风险筛查和评估，如老年计时起立 - 行走测试和跌倒风险评估；③加强急诊科和社区卫生保健服务人员之间的照护协调；④联系社区资源和出院后随访。以患者为中心的急诊护理模式改善了患者预后，但无法评判哪种模式更有优势。老年急诊护理模式借鉴了其他护理系统元素，几乎均采用了多元化策略以改善老年人预后，包括多学科管理、老年综合评估和过渡期护理。

2011 年，Sinha 及其同事对急诊科老年人的病例管理开展了一项系统评价，确定了 8 项可操作内容，可为制订老年急诊综合护理模式提供借鉴。主要内容包括开展循证实践模式；使用有效的风险评估工具进行普遍筛查；以护士或中级职称医生为主导的老年人病例管理；以老年评估为中心，确定可能影响照护计划和未来医疗保健利用的临床和非临床因素；在急诊科启动护理和治疗计划；急诊、医院、初级保健和社区卫生保健人员之间的跨专业和多学科实践；维护和促进照护计划的出院后随访；持续质量改进结局指标的评价和监测。此外，通过照护者能力提升培训也可以改善老年人照护结局。2019 年，Hughes 及其同事进行了一项关于老年人急诊科干预的系统评价，报告了采用多元化模式可以取得良好的实践效果。

为了实施急诊科老年护理最佳循证实践，Carpenter 等在 2014 年发布了由美国急诊医师学会（American College of Emergency Physicians，ACEP）、美国老年医学会、急诊护士协会和急诊医学研究学会共同制订的多学科老年急诊指南。该指南确定了老年急诊科护理的关键内容，并为实施老年急诊科护理提供了具体的框架、操作和教育工具。2018 年，ACEP 成立了老年急诊科认证机构，以规范化认证标准化老年急诊护理。认证要求包括老年人急救护理相关的人员配备、培训、护理方案、质量和结局指标、设施和设备等。

参考文献

American College of Emergency Physicians, et al. Geriatric emergency department guidelines. *Ann Emerg Med.* 2014;63(5):e7–25.

Carpenter C, Hwang U, Biese K, et al. ACEP Accredits Geriatric Emergency Care for Emergency Departments. ACEP Now. https://www.acepnow.com/article/acep-accredits-geriatric-emergency-care-emergency-departments/. Accessed March 22, 2020.

Carpenter CR, Bromley M, Caterino JM, et al. Optimal older adult emergency care: introducing multidisciplinary geriatric emergency department guidelines from the American College of Emergency Physicians, American Geriatrics Society, Emergency Nurses Association, and Society for Academic Emergency Medicine. *J Am Geriatr Soc.* 2014;62(7):1360–1363.

Hughes JM, Freiermuth CE, Shepherd-Banigan M, et al. Emergency department interventions for older adults: a systematic review. *J Am Geriatr Soc.* 2019;67(7):1516–1525.

三、环境优化

急诊科为高风险环境，可能会使老年人面临医源性并发症的风险，可导致谵妄和定向障碍、睡眠障碍，增加焦虑、躁动和跌倒发生率，并影响有视听障碍患者的沟通交流。急诊科的环境优化可以改善患者预后、增加安全性和满意度。理想的老年急诊环境包括使用非塑料防滑地板、减压床垫、坚固的床椅，设置足够的休息区，以及具备降噪功能的墙板和窗帘等。减少谵妄发生风险的特点包括保持定向力和睡眠 – 觉醒周期，如配备时钟、充足照明，以及适当的环境刺激和认知活动训练。急诊科还可以通过增加扶手、提供辅助设备和悬挂清晰可见的标识来鼓励患者安全活动。

四、资金支持

老年人整合性急诊护理为急诊、医院和卫生系统间接节约了成本。通过准确评估减少跌倒、谵妄、医源性感染、药物不良事件发生对延长住院时间、急诊再就诊、再住院、门诊服务利用（如快速随访、紧急救护、远程医疗访问）的价值，可为建立综合性老年急诊科获取资金支持提供依据。另一方面，急诊科需与医院和社区卫生保健部门合作，最大限度利用现有资源，不仅可以节约成本，同时可使老年急诊科干预获得资金支持成为可能。

五、临床护理

老年急诊护理的范围不仅包括治疗急性疾病和损伤，还包括处置慢性疾病的急性加重。老年人急诊就诊的常见原因包括跌倒、胸痛、药物不良反应、神经精神障碍、酗酒和药物滥用、老年人虐待和忽视、腹痛、感染和心理社会问题，常表现为多种急性状况、多病共存，并且症状通常不明确、不典型。此外，40% 以上的老年人存在不易识别的认知功能受损，从而导致其生理和心理社会评估和处置变得更为复杂。因此，有必要创新护理实践为其提供最佳护理。

（一）普遍筛查和老年综合评估

在急诊科使用风险筛查工具可以快速识别可能出现不良结局的高危人群。老年患者风险筛查工具（Identification of Seniors at Risk，ISAR）（表 27-1）由 6 个问题组成，以识别不良健康结局高风险和卫生保健资源利用率高的老年人。内容涉及患者自我报告的功能状况、依赖需求、视力、记忆力、近期住院情况和药物使用数量。如果存在风险，将继续开展老年综合评估和针对性干预，以解决患者的需求。

（二）跌倒

每年约有 33% 的老年人会发生跌倒，其中 10% 会引起严重伤害。跌倒是造成老年人伤害的主要原因，可显著增加失能的患病率，降低老年人自理能力和生活质量，甚至可能导致伤害相关性死亡。在急诊科定期进行筛查（表 27-1）是一种简单有效的措施，从而以最小的成本来快速识别存在跌倒风险的患者。同时，识别导致跌倒的风险因素，如步态不稳和环境障碍等，对于制订老年人安全出院计划至关重要。

（三）谵妄

谵妄是一种医疗紧急状况，急诊科约有 10% 的老年人会出现谵妄，具有较高的发病率和死亡率，可导致住院时间延长，自理能力缺陷，并与不良健康结局独立相关。然而，目前在急诊科还未得到充分的认识和治疗。谵妄 CAM（表 27-1）已被证实可以应用在急诊科，并且谵妄与跌倒导致的损伤、疼痛控制不足、使用过多的镇静药或约束有关，以上都可能导致患者住院时间延长、功能受损、住院率和死亡率增加。此量表可用来区分谵妄和痴呆，评估时间约 5min，内容包括急性起病或精神状态的波动性改变、注意力集中困难、思维混乱、意识状态改变。一旦诊断为谵妄，通常需要住院查找病因。如果病因不明确，或在治疗措施和心理社会支持不充分的情况下出院，患者很可能治疗依从性不高，会增加急诊再就诊和再住院的风险。

（四）认知障碍

在急诊科就诊的老年人中，有 16%~40% 的患者存在某种形式的认知障碍。有研究显示，70% 因认知障碍出院的患者之前没有痴呆病史，也不太可能得到家庭照护的帮助。因此，存在认知障碍的老年人需要进行有针对性的急诊科评估和多学科病例管理，以最大限度减少不良健康结局。

表 27-1 改良版普查和风险评估	
风险项目	**方　　法**
不良健康结局高风险和卫生保健资源利用率	**老年患者风险筛查工具** 总分 0~6 分（括号内的选项评 1 分） ①此次急诊就诊前您是否需要其他人协助日常生活?（是） ②此次急诊就诊前您是否感觉自我照护需要更多的帮助?（是） ③此次急诊就诊前的半年内您是否有过住院经历（住院天数≥1 天，不包括在急诊科的时间）?（是） ④您的视力好吗?（否） ⑤您的记忆力严重受损吗?（是） ⑥您每天服用 3 种以上不同的药物吗?（是） ISAR 评分 >2 分为高风险
跌倒风险	**计时起立 - 行走试验** ①从椅子站起→步行 10 步→转身→往回走 10 步→坐在椅子上 ②评分： 　<10s，正常; 10~29s，活动能力轻度受损; >30s，活动能力受损
谵妄	**意识模糊评估方法** ①急性起病 / 波动性改变 ②注意力集中困难 ③思维混乱 ④意识状态改变 ①和②阳性，并且③或④阳性表示 CAM 阳性

（五）多学科照护团队

多学科评估和护理协作有助于快速进行急诊科检查，促进安全的过渡期护理，并降低住院率。老年人急性护理中应用多学科团队照护模式，即由老年科医生、老年科护士、药剂师、社工、物理治疗师和病例管理人员组合执行老年综合评估，从而发现并解决急诊科老年人的复杂需求。Sanon 及其同事介绍了一种适用于急诊科环境的老年人急性护理模式，该模式在急诊环境中使用老年综合评估来护理高危老年人。除识别高危老年人外，Hwang 及其同事指出，护士通过实施过渡期护理，降低了老年人急诊住院率。2015 年，Hickman 及其同事对急性护理环境中的多学科团队照护进行了系统回顾，发现具有老年综合评估、协调和沟通等老年医学专业知识的多学科照护团队，改善了老年人急诊再就诊、死亡和功能状态下降的状况。

六、老年急诊护理的展望

急诊护理正通过提升质量和降低医疗费用来应对 21 世纪的人口变化。老年人急诊护理的目标并未发生改变，即为急性疾病、损伤和慢性疾病加重患者提供适当、及时和全面的紧急护理。在急诊科实施多学科团队照护是有必要的，通过普遍筛查和老年综合评估，可以识别有跌倒、谵妄、潜在功能或认知障碍的高危老年人，从而改善患者健康结局，并减少医源性伤害。未来老年急诊护理的目标包括实施基于循证的最佳实践，改善急诊安宁疗护服务，

加强与老年初级保健、居家护理和社区资源的联系。对老年人实施多学科和多途径的急救护理，不仅满足了老年人的护理目标，同时也提升了医疗系统的护理质量和价值感。

参 考 文 献

Hamilton C, Ronda L, Hwang U, et al. The evolving role of geriatric emergency department social work in the era of health care reform. *Soc Work Health Care.* 2015;54(9):849–868.

Hickman LD, Phillips JL, Newton PJ, Halcomb EJ, Al Abed N, Davidson PM. Multidisciplinary team interventions to optimise health outcomes for older people in acute care settings: a systematic review. *Arch Gerontol Geriatr.* 2015;61(3):322–329.

Hwang U, Dresden SM, Rosenberg MS, et al. Geriatric emergency department innovations: transitional care nurses and hospital use. *J Am Geriatr Soc.* 2018;66(3):459–466.

Inouye, SK, Westendorp RGJ, Saczynski JS. Delirium in elderly people. *Lancet* 2014;383(9920):911–922.

Sanon M, Hwang U, Abraham G, Goldhirsch S, Richardson LD. ACE model for older adults in ED. *Geriatrics* 2019;4(1):24.

第 28 章　住院护理

Hospital Care

Kathryn J. Eubank　Edgar Pierluissi　著

黄靖雯 译　王 玫 校

一、概述：住院治疗的风险

在美国，有近 20% 的 ≥65 岁老年人每年都会住院，这一比例是普通人群的 4 倍。≥65 岁老年人占总住院人数的 38%，住院护理天数的 47%，住院费用的 45%。另外，老年人约占总住院死亡人数的 74%，出院后至其他机构的可能性比出院回家更高。许多老年人存在衰弱、失能或共病，由于医疗状况的复杂性，老年患者通常需要从多个医疗卫生保健提供者处获得服务，但其中大多数人没有接受过老年医学方面的正式培训。

住院阶段是老年患者（尤其是衰弱和高龄患者）的关键时期，这段时期存在的高风险将延长且影响至出院后。由于老年患者几乎占总住院日的一半，其出现不良事件的风险往往不成比例。例如，在具有里程碑意义的哈佛医学实践研究中，≥65 岁的患者仅占总住院人数的 27%，但却占不良事件总数的 43%。

住院相关性失能是老年人常见且可怕的并发症。从社区急诊入院的 ≥70 岁老年人中，多达 30% 新发日常生活活动能力缺陷，并且 50% 社区老年居民新发失能与住院有关。若医院护理流程和环境没有考虑老年人的特殊性，则可能导致入院前发生的功能丧失无法恢复，还可能导致了住院期间新的功能衰退（图 28–1）。

造成医院环境的不理想的因素有很多，卧床休息和缺少活动是导致功能衰退的主要原因，即使是短期卧床休息也可导致老年人肌肉量和力量的显著下降。即使没有明确的卧床休息医嘱，卧床还是很常见，原因是多方面的，包括拥挤的病房、病床的高度不合适或有床栏、杂乱的走廊、光滑的地板等；此外，缺乏患者在家中习惯使用的适应性辅助工具，如手杖或助行器、眼镜、高度适宜的马桶座或淋浴椅，以上都是活动的障碍。患者经常需要携带多种医疗设备，如静脉导管、氧管、导尿管、心电监护仪或其他限制活动的装置等。另外，出于对跌倒的担忧也常常导致老年人不适当的卧床。有研究表明，大多数患者住院期间不会主动走动，除非被明确告知要这样做，但临床医生很少在医院与患者讨论活动问题。此外，当医护人员和照护者协助患者完成日常生活活动时容易忽视患者潜在的独立活动能力，这时老年人可能会经历被动依赖。营养不良是导致院内并发症的另一个因素，多达 1/4 的住院老年患者由于禁食（nothing by mouth，NPO）、食欲缺乏、饮食不合胃口等原因，每天摄入的蛋白质能量不足所需的 50%。由于年龄、共病和多重用药等原因，老年人也是药物不良事件的高危人群，10%~15% 的老年患者经历过院内药物不良事件，不管是单一或复合因素，均可能会导致新发失能、跌倒、谵妄、抑郁症、压疮和大小便功能障碍，并增加失去独立性的风险。

尽管统计数据令人沮丧，但对老年患者来说，住院护理可能更安全。集中力量的改善已经提升了心肌梗死、心力衰竭、肺炎的治疗效果。此外，对护理流程的改善（如医院病房之间转科时护理的连接或医院与出院后治疗及照护的衔接）已被证实可以改善这一脆弱群体的预后。

二、成功的护理模式

针对医院相关并发症高风险老年患者，目前已

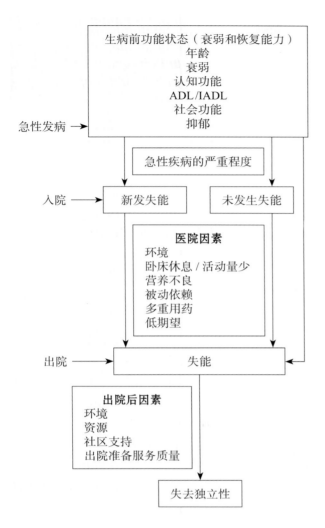

▲ 图 28-1 住院、功能丧失和恢复能力

ADL. 日常生活活动；IADL. 工具性日常生活活动

经制订了大量干预措施以应对前面讨论的挑战。成功的护理模式以照护目标、老年综合评估、基于多学科团队的照护为核心，并且注重物理环境、护理过程和预防衰弱老年患者常见的医院相关性并发症。这些模式包括老年急诊照护、老年人移动急救护理（mobile acute care for elders，MACE）、医院老年患者生活计划（hospital elder life program，HELP）、临床路径和护理导图，以及老年医学与外科及其他专科（如肿瘤科或神经科）协同管理。

建立 ACE 单元明确的目标是为了预防住院期间老年患者急性功能衰退和提高护理质量。ACE 单元是通过老年综合评估和以多学科团队为基础的照护，以实现照护计划与患者目标一致，并预防常见住院并发症，如身体或认知能力下降、营养不良和多重用药。ACE 单元包括一个预先准备好的可促进活动的环境（如适宜高度的马桶和床、铺有地毯的走廊、扶手和辅助设备）和定向设备（如时钟、日历、集体用餐的房间以增加社会交流），同时，实施护理方案以提高患者控制大小便的能力，运用非药物手段促进睡眠，保持良好的营养，促进皮肤的完整性，并经常提供再定向，以及让患者参与照护计划。需要强调的是，需要在住院早期实施出院计划，明确目标是返回社区居家生活。此外，要不断对医疗照护计划要进行更新审查，以避免多重用药并减少不必要的程序。ACE 单元被证明可以改善或维持日常生活活动能力，降低谵妄的发生率，减少出院后的长期照护，提高服务提供者和患者满意度。同时，其他研究表明可减少住院时间、再入院率和相关费用。自从 ACE 单元的出现和证明其有效性的试验以来，已经开发了新的护理模式，利用老年病学团队的专业知识为整个医院的老年人服务。MACE 由移动团队组成，实施与 ACE 相同的老年评估、护理干预、药物管理、早期关注出院需求和基于团队的护理方法，但不受地理空间的限制。电子老年病学模型使用跨医院的关联电子健康记录来识别存在医院相关并发症风险的患者。患者照护可以由当地的老年病学专家审查或采用远程审查的方式，该模型的更新版本正在研究"虚拟"的基于计算机或远程医疗的 ACE，作为扩展到 ACE 单元之外的一种手段。

HELP 是另一种多组分干预体系，专门用于预防老年住院患者谵妄。志愿者在病房执行活动、认知、睡眠和营养促进方案。根据入院危险因素，针对可能发生谵妄的中高危患者制订个性化方案。例如，睡眠剥夺会导致谵妄，因此，我们会采取营造环境安静（将有声仪器调成振动模式、保持走廊安静）和非药物睡眠方案（温牛奶、背部按摩）等措施。其他危险因素还包括解决行动不便、视力 / 听力障碍、认知障碍和脱水。随机对照试验表明，与对照组相比，干预组的谵妄发生率减少了 1/3，持续时间和严重程度也有所改善。该模式在外科患者中也获得了类似的结果。例如，在对外科病房的髋部骨折患者实施该方案后，谵妄的发生率显著降低。

临床路径或护理导图是以问题为导向的管理计

划，旨在通过沿最佳时间轴描述关键步骤，从而在不同提供者和护理单元之间提供标准化护理，以实现特定目标。例如，全膝关节置换术患者的护理导图可能包括护士主导的疼痛管理方案、术后数小时内达到预定标准自动生成拔除导尿管医嘱、术后第 1 天下床活动等。美国卫生保健研究所已将标准化确定为开发独立于单个提供者或病房实践任务的更可靠系统的第一步。护理导图已被证明可减少术后护理（膝关节置换术、经尿道前列腺切除术、颈动脉内膜切除术）天数，减少术后（心脏手术、股骨颈骨折）并发症，提高患者（髋部骨折）出院时身体功能和活动能力，降低住院患者（社区获得性肺炎、充血性心力衰竭）死亡率，并改善疼痛评估和临终关怀（安宁疗护住院患者、肿瘤患者）。护理导图或临床路径以问题为导向，并基于循证制订干预措施以改善衰弱老年人的结局。

老年医学协同管理模式则是老年病学专家管理患者的医疗和老年问题，而其他专科或外科专家则关注专科或手术治疗，其中老年医学专家和骨科医师共同管理髋部骨折修复术或择期关节置换术患者是最常见的协同管理模式。这些服务均制订了相应的方案以优化快速术前评估，减少入院到手术的时间，并专注于以上其他模式所共有的许多问题。其中，护理导图常用于标准化实践流程，如血栓预防或术后下床活动时间。研究表明，协同管理模式可以缩短住院时间，减少术后并发症，促进活动能力，降低住院死亡率，提高护理和医生满意度。

三、住院老年患者护理路径

（一）照护目标

应在每位老年住院患者入院时确定照护目标，对于不同老年人来说，照护目标差异很大，可能包括延长生存期、缓解特定症状、维持或恢复行走能力或自理能力、寻求照护、避免入住照护机构、创伤后恢复、安宁疗护等。家庭成员可能与患者有共同的目标，但也可能有额外的目标，如获得照护患者的帮助或促进居家照护到长期照护的过渡。参与患者护理的医生与其他专业人员可能会共享这些目标，并致力于采取措施以实现高质量、高效益和

高患者满意度的护理，并降低医疗费用，避免不良事件。

与患者的讨论可以以开放式的问题开始，例如，"不同的患者在入院时有不同的目标，您能告诉我您在住院期间想让我们帮助您做些什么呢？"有关照护目标的讨论比单纯讨论不实施心肺复苏（do not resuscitate，DNR）的决定或审查特定干预措施的选择方案更广泛。事实上，如果事先讨论照护目标，放弃抢救和其他的决策可能是不明智的。明确照护目标有时可以帮助发现患者、照护者和服务提供者之间的分歧或难以实现的期望，然后可以认识到并解决这些问题。

（二）老年综合评估

住院老年患者除了实施以问题为中心的评估外，还需要对其身体、认知、心理和社会功能进行全面评估（表 28-1），以确保实施恰当的照护计划。由于老年人入院的潜在原因可能是多因素的，因此照护计划必须解决这些因素。

在患者急性病发作之前和入院时均进行功能评估以确定患者行走能力和日常生活活动能力（如洗澡、穿衣、转移、如厕、进食）的基线状态。对于一些患者来说，协助其完成 ADL 的需要得不到满足可能是促进其住院治疗的因素之一。入院时 ADL 为依赖状态的患者住院时间更久，出院时 ADL 依赖项目增多的风险和平均死亡风险更高。另外，在患者入院、住院期间、出院时确认其跌倒史也非常重要。

认知和心理评估应包括对心理状态及其影响的评估。在老年住院患者中，≥20% 患有痴呆，≥15% 在入院时存在谵妄，另有 15% 患者在住院期间经历过谵妄。抑郁症状很常见，33% 的老年住院患者有严重或轻微抑郁症。

痴呆、抑郁、谵妄经常发生，但很少被发现。如果医生从代述者而不是患者那里获得相关病史，那么很可能会发现痴呆、谵妄或两者兼有的认知损害。精神状态波动、注意力受损，以及意识状态的改变和（或）思维混乱提示存在谵妄。注意力不集中的证据包括难以集中注意力、容易分心或注意力测试失败，如连续减 7 或倒叙 1 年中的月份。意识模糊评估方法是针对住院老年患者的高度敏感性和特异

表 28-1 老年住院评估			
评估内容	如何评估	为什么重要	采取何种措施
身体功能			
询问：			
日常生活活动	在您生病之前，您是否可以自己洗澡、上厕所、穿衣、吃饭、从床上转移到椅子上目前，您是否能在没有帮助的情况下洗澡、上厕所、穿衣、吃饭、从床上转移到椅子上	患者入院前可能在家中没有得到足够帮助或可能经历了住院相关的功能下降，需要在出院后提供额外帮助，以确保所有的日常生活活动可以得到满足	与照护者、社会工作者和个案管理人员合作，确保患者在出院后获得与其功能能力相匹配的足够支持。对于新发的失能，可转介至再训练治疗服务（职业治疗）。与护理人员合作实施预防患者住院期间功能进一步衰退的策略
活动性	您能独立走路吗? 您是否需要使用辅助工具	安全行走的能力对于保持独立性很重要	转介至物理治疗师以进行步态评估和辅助工具使用的教育。开具患者住院期间活动医嘱以预防活动能力下降
跌倒	您在过去 1 年里是否发生过跌倒	1 年内跌倒史是将来跌倒的重要危险因素	评估跌倒的危险因素，并与初级卫生保健医师、治疗师和居家安全评估人员合作，以确保实施适当的干预措施以预防跌倒
认知功能			
询问：			
认知特征	您能告诉我您为什么在这里? 这个地方叫什么? 我们在哪个城市 / 哪个州? 今天是哪年、哪月、哪日?（定向力）连续减 7（从 100 开始减去 7，并继续直到被要求停止）反向拼写 "world"（注意力）您需要记住并重复我告诉您的 3 个词，1min 后我会再请您复述一遍（记忆力）	大约 15% 的患者在入院时存在谵妄，另外 15% 的患者在住院期间出现谵妄。如果发生谵妄，那么进一步的痴呆测试是不准确的，应推迟至谵妄症状缓解。痴呆显著增加谵妄的风险、治疗的负担和并发症、再住院的风险和影响安全出院计划，并增加了人们对决策能力的担忧。对于痴呆患者，评估照护者的倦怠或压力	如果存在谵妄，需诊断并解决潜在的病因。如果出现痴呆，请进一步考虑使用蒙特利尔认知评估、神经心理评估，或专业治疗会诊，并进行考夫曼生活技能评估也可考虑出院转诊至老年病学门诊或记忆门诊，可将家庭照护者转介至阿尔茨海默病协会或家庭照护者联盟
心理功能			
询问：			
抑郁症状	在过去 2 周，您是否感觉到情绪低落、沮丧或绝望您是否对任何事情都提不起兴趣	抑郁和抑郁症状在医院里很常见，但往往诊断不足，尤其是脑卒中的患者。抑郁症状，尤其是出院后仍持续存在，与出院后身体功能恶化和死亡率相关	如果呈阳性，可使用 PHQ-9 或老年抑郁量表进一步评估。评估抑郁症的医源性原因，如甲状腺、心脏、神经系统和内分泌疾病。鼓励与主要服务提供者讨论阳性发现，并协调开始治疗的计划

211

（续表）

评估内容	如何评估	为什么重要	采取何种措施
社会功能			
	询问：		
社会状况	您住在哪里 您和谁住在一起 您觉得那里是否安全 您是否想回到您住的地方 有没有人来您家帮您做饭、打扫卫生、购物？（IADL）您对得到的帮助是否满意 是否有人协助您服药 您如何到达/离开预约地点 您是如何管理您的财务的	了解患者的社会状况对于制订有效的家庭出院计划是必要的。任何虐待老年人的证据都应该报告给当地的成人保护服务机构	与社会工作者、康复人员和主要提供者协调出院资源，可能包括家庭照护者、送餐、上门服务护士或个案管理服务。 任何忽视或虐待老年人的证据都应该报告给当地的成人保护服务机构

性的谵妄筛查工具。一旦排除谵妄的可能性，严重的认知障碍可以用简易认知评估工具（三个词的回忆条目与画钟试验）。在短期回忆中不能回忆起三个词语是严重障碍的标志，能准确回忆三个词语并准确画出时钟，在很大程度上可以排除痴呆。抑郁症筛查包括询问患者在过去2周内是否感到悲伤、沮丧或绝望。

对于主治医师和其他跨专业团队成员来说，了解患者的社会背景对于制订有效的出院后护理计划至关重要。社会隔离、孤独和缺乏社会支持在住院老年患者中很常见，其将影响患者可能需要的居家支持服务、膳食和交通援助。任何犹豫或担忧都应该被关注，以进一步寻找老年人被忽视或虐待的证据。住院环境中虐待老年人的发生率（约14%）高于普通社区（3%~4%）。关于虐待问题应该与社会工作者讨论，并报告给当地的成人保护服务机构。

除了完成住院老年患者的功能、认知、心理和社会评估外，以老年病学为重点的系统回顾可以帮助识别老年综合征，包括尿失禁、跌倒、感觉障碍、营养不良和衰弱。这些情况都应在入院或出院时有针对性的计划来解决。

（三）跨专业照护

在大多数情况下，制订和实施策略以实现护理目标，需要具有跨领域专业知识的团队，包括康复、药学、社会和社区资源。例如，对于一位83岁女性患者，患有慢性阻塞性肺疾病和轻度认知功能障碍，丧偶、目前独自生活，在过去1个月中她照顾自己和料理家务的能力有所下降，因COPD急性发作出现缺氧和高碳酸血症需住院治疗，她希望住在她家直到去世。虽然医生有专业知识治疗COPD急性发作，但仍需要护理、社会工作和职业治疗师相互协作以维持和促进患者住院期间和出院后的独立功能。

四、治疗

一般来说，疾病的治疗不因年龄而异。治疗应基于患者个体的照护目标和特定治疗方案可实现的具体目标为依据。

高龄老人和年轻老人的目标有所不同，例如，主要针对症状改善和功能障碍而非生存期延长的治疗，更适合于90多岁而不是60多岁的患者。此外，只要这些选择受预后影响（预后部分由年龄决定），那么当患者需要得到这些信息时应该被准确告知。然而，同年龄段患者间的照护目标也不尽相同，应当个性化确定。

我们应当去寻找能实现特定目标治疗方案的有效性证据。在某些情况下，治疗效果可能因年龄而异，并且老年人通常存在并发症，也可能影响治疗效果。由于身体成分、容量分布、肝肾功能的增龄性变化，老年患者进行药物治疗时通常需要滴定给药。许多药物的不良反应和给药风险也随着年龄而增加，在估计特定治疗策略的获益时应对这些风险加以考虑。

不幸的是，大多治疗有效性的研究证据是基于低龄老年人的，对于 75 岁及以上人群的治疗有效性证据并不充分。在这种情况下，在决定特定治疗方案

时，如果是根据低龄老年患者的证据来推断，那么需要同时考虑到年龄相关的药理学差异和不良反应风险。

五、预防

为了预防住院老年患者常见的医源性并发症，入院和住院期间的其他评估也是必要的（表 28-2）。

表 28-2　住院老年患者常见风险的预防策略

危　害	如何评估	何时评估	如何预防
去适应 / 失能	询问患者或护士，患者是否每餐离床吃饭，并且每天下床活动 3~4 次	每天	促进活动；实施物理治疗、避免卧床休息、开具拔除不必要的导管相关医嘱，告知患者离床进餐，每天至少走动 3~4 次
谵妄	寻找精神状态改变、注意力不集中、思维混乱或意识水平变化的迹象（意识模糊评估方法）	每天	促进活动；环境保持白天明亮、晚上黑暗和安静。为患者提供眼镜和（或）助听器；用日历和时钟保持患者定向力；避免使用致谵妄药物，尤其是苯二氮䓬类和抗胆碱药物；避免使用约束和不必要的导管；尽量让患者夜间睡眠不受干扰（夜间停止不必要的生命体征测量和实验室检查）
跌倒	过去 12 个月里您曾经摔倒过吗？	入院时	促进活动；为患者提供眼镜、助听器、适当的辅助设备，以及经常使用日历和时钟保持患者定向力。避免镇静药物、约束和不必要的导管；解决失禁问题
尿失禁	您在控制大小便方面有困难吗？在过去 6 个月中有发生过大小便失禁吗？	入院时和长期住院期间	促进活动，使用非药物干预，如清醒时定时排尿。避免使用"控制辅助工具"（尿布、导尿管），已有研究表明，这些工具会增加出院后 6 个月和 12 个月内持续发生尿路感染风险
尿潴留	您排尿有困难吗？检查残余尿量	入院时和每天	避免诱发药物，包括抗胆碱能药、钙通道阻滞药和阿片类药物。站立排尿，并根据需要指导增加帮助排空膀胱的动作（Valsalva、耻骨上外部按压）
便秘	您最后一次排便是什么时候？回顾最后一次排便的护理记录	每天	促进活动；维持水合作用，在饮食中增加膳食纤维。为接受阿片类药物止痛或其他易致便秘药物的患者提供缓泻药，如番泻叶
压疮	皮肤检查	每天	促进活动；卧床患者经常翻身（每 2 小时），并保证营养。保持皮肤干燥，可考虑使用减压床垫
感染	有导尿管或者静脉导管吗？	每天	促进活动；刺激深呼吸，避免肺不张；撤除不必要的导尿管和静脉导管
不适宜处方 / 多重用药	审查患者持续服用药物的必要性、药物间的相互作用、药物与疾病的相互作用、适合年龄的剂量	每天	审查老年人所有药物的有效性和适宜性，并考虑预后、护理目标和是否需要监测
营养不良	有关实用的营养筛查工具，参见第 13 章	每天	避免不必要的禁食医嘱；请照护者带来义齿；提供限制性最少的饮食，最好与平时饮食习惯一致，也就是文化适宜；对于入院时营养不良的患者要提供营养补充

功能下降是一个令人担忧却又十分常见的住院负性结局。许多并发症可以通过在院内保持活动来预防。临床医生应尽早为每一位患者设置步行目标，并每天评估依从性。虽然疾病症状和害怕损伤可能会限制一部分患者，但大多数患者的动机是避免功能下降，或仅仅只是被要求步行而已。临床医生也应积极治疗可能抑制活动的疼痛，通过适当的培训以确保辅助设备正确使用，并撤除不必要的物品，如导尿管和静脉导管、氧气管、心电监测。不必要的导尿管，除了造成医源性感染和限制活动之外，与出院后功能下降和死亡率增加也呈相关性。如表 28-2 所示，许多患者的谵妄是可以通过简单预防措施来预防的。

六、从医院到家庭的过渡

人们日益认识到，照护提供者和不同环境之间的过渡十分常见，并充满危险，由此衍生了被称之为"过渡期护理"的照护新焦点（见第 26 章），并作为老年友善卫生系统愿景的一部分（见第 79 章）。有许多干预措施旨在改善老年出院患者的过渡期护理，其有几个共同的关键组成部分，包括：①提高患者和照护者在入院时参与照护计划的策略；②早期识别出院后护理需求，并利用跨专业团队在住院期间和出院后适当解决这些需求；③投入时间和资源来提高患者对入院原因、出院时管理其健康所需的条件、提示需要早期干预的相关体征和症状、他们应该联系谁以获得咨询或帮助的认知；④特别关注药物重整、患者指导、跨环境药物改变的沟通；⑤加强住院医生和门诊医生之间的电话交流，并完善出院小结。表 28-3 是从医院到下一个照护地点的过渡期间改善护理的清单。

除了上述共同主题之外，住院医生需要了解该人群出院后的可获得的多个出院后照护场所。患者是否需要康复治疗？如果是这样，患者是否符合集中康复医院和专业护理机构的要求？出院后是否有技术服务需求，需要家庭服务或住院 SNF 服务（通

214

表 28-3　过渡期护理清单

类　别	结　果	清单内容
患者与家庭教育	☐	患者、照护者和护理团队的所有成员是否都参与了计划制订并同意护理计划
	☐	是否对患者和照护者进行了充分的病情教育，包括病情好转或恶化的原因、需要注意的体征 / 症状、就医时间
药物	☐	患者和照护者是否了解如何、何时服药，以及需要注意的不良反应？是否对高风险药物进行了适当的监测
	☐	是否对药物清单进行适当重整，以避免多重用药和不适宜的用药
功能状态 / 家庭环境协调	☐	患者的功能状态如何？患者是否需要转诊到医疗机构？患者出院后是否需要更多的监护
认知状态 / 家庭环境协调	☐	患者的认知状况如何？有变化吗？出院后，患者是否需要更多的帮助或监督
医疗设备	☐	出院前，家中是否配备了相关特殊服务？例如，家中是否有供氧设备、耐用医疗设备、耗材
社会环境	☐	是否有适当的计划以确保充足的食物、人身和财务安全，并发现和应对自我忽视
	☐	随访是否及时安排和进行？患者和照护者是否了解并同意所需的随访和转诊
随访和与主要提供者沟通	☐	是否有计划和直接责任跟进任何出院时未出报告的实验室检查结果
	☐	出院小结是否已完成，是否已发送给初级保健、专科医生和接收临床医生？如果去另一个机构，出院小结是否准备好并与患者一起转诊，是否包括可咨询的联系人

常取决于照护者的可用性）？患者的身体或认知功能是否下降，以至于出院时需要24h监护？可以在家进行24h监护吗，还是需要安置于养老院或住宿照护机构？患者终末期照护目标是否与临终关怀更一致？大多数患者更喜欢尽可能长时间地待在家里，良好的过渡期护理可以通过优化居家照护和制订计划以恢复和优化功能状态，帮助他们实现这一目标。

参考文献

Covinsky KE, Pierluissi E, Johnston CB. Hospitalization-associated disability: "she was probably able to ambulate, but I'm not sure." *JAMA.* 2011;306(16):1782–1793.

Creditor M. Hazards of hospitalization of the elderly. *Ann Intern Med.* 1993;118(3):219–223.

Flood KL, Maclennan PA, McGrew D, et al. Effects of an Acute Care for Elders unit on costs and 30–day readmissions. *JAMA Int Med.* 2013;173(11):981–987.

Fox MT, Persaud M, Maimets I, et al. Effectiveness of acute geriatric unit care using Acute Care for Elders components: a systematic review and meta-analysis. *J Am Geriatr Soc.* 2012;60:2237–2245.

Fried TR, Bradley EH, Towle VR, Allore H. Understanding the treatment preferences of seriously ill patients. *N Engl J Med.* 2002;346(14):1061–1066.

Mendelson DA, Friedman SM. Principles of comanagement and the geriatric fracture center. *Clin Geriatr Med.* 2014;30(2):183–189.

Rochester-Eyeguokan CD, Pincus KJ, Patel RS, et al. The current landscape of transitions of care practice models: a scoping review. *Pharmacotherapy.* 2016;36(1):117–133.

Rotter T, Kinsman L, James EL, et al. Clinical pathways: effects on professional practice, patient outcomes, length of stay and hospital costs. *Cochrane Database Syst Rev.* 2010;3:CD006632.

第 29 章　老年外科患者的围术期护理
Perioperative Care for Older Surgical Patients

Victoria Tang　Emily Finlayson　著

陈俊春　译　　王　玫　校

一、概述

约半数以上的外科手术对象年龄超过 65 岁，约 1/3 的老年人在生命的最后 1 年接受过手术治疗。据统计，在 2007 年，美国接受过大手术的老年人共计超过 400 万例。随着老龄化人口的持续增长，接受手术治疗的老年患者的数量预计将持续增加。

二、老年患者的手术风险

老年手术患者的护理存在独特挑战，与年轻患者相比，老年患者往往病情更重，有更多的慢性病，并且更容易发生并发症。仔细的筛查和围术期护理对于该人群获得最佳手术效果至关重要。通常外科手术的益处是很明确的，例如，结肠切除术提高了结直肠癌患者的生存率，髋关节置换术显著缓解了关节疼痛，改善了关节功能。然而，这些益处必须与手术干预可能导致的死亡率、发病率和生活质量下降的风险相权衡。

一项有代表性的大型队列研究强调了衰弱老年人在接受外科手术时风险较高。另一项针对接受过乳腺癌手术（从乳房肿块切除术到乳房切除术伴淋巴结清扫术）的全国养老院居民的研究显示，患者手术 1 年内死亡率为 29%～41%，其中，死亡率最高的是术前机体功能不佳的患者。

大手术也可能导致术后认知能力和功能能力下降，从而降低生活质量。心脏手术术后继发认知功能障碍的风险已得到充分研究，同时也有越来越多的证据表明，非心脏手术术后也会发生认知功能障碍，高达 10% 的年龄超过 60 岁的患者在非心脏手术 3 个月后出现记忆问题。最近的研究表明，手术和麻醉并不是非心脏手术和危重疾病后认知障碍的危险因素，但可以通过住院期间是否发生谵妄来预测认知障碍。术后功能能力的改变可能是长期和不可逆的。超过一半接受过腹部手术的衰弱老年患者，术后有显著的功能衰退，持续时间长达 1 年。最近一项评估养老院居民乳腺癌术后功能状态的研究发现，无论是何种手术类型，患者自理能力的下降都超出了养老院人群的总体预期。因此，对于老年人来说，即使是最"小"的手术，也需要强调关注术后功能下降风险的重要性。对于部分患者来说，在决定是否接受高风险手术时，失去自理能力比死亡率更需要优先考虑。认识到这些风险对于选择合适的患者进行手术治疗至关重要，同时，这也能帮助临床医生提供一个现实的预期结果，从而为老年患者及其家庭的决策提供信息。

三、临床护理

（一）术前评估

术前评估可用于识别和改善任何可改变的危险因素，以优化患者结局。此外，从术前评估中收集的信息可用于患者和家属咨询，如手术决策和术后预期指导。美国老年病学会和美国外科医师学会（American College of Surgeons，ACS）联合推荐了针对老年外科患者的术前评估（表 29-1）。对于几项关键的评估，我们将在接下来的章节中进一步讨论。

1. 认知

术前应评估老年人的认知能力、决策能力和术后谵妄的风险。对于未明确痴呆病史的患者，应使用 Mini-Cog 测试进行认知功能评估（见第 2 章）。筛查是确定可能缺乏医疗决策能力和存在谵妄高风险患者的第一步。当初步评估确定认知障碍时，应评估其决策能力。对于缺乏决策能力的患者，应使用

表 29-1 术前评估

除了对患者进行病史和体格检查外，美国老年病学会和美国外科医生学会的指南还强烈推荐以下评估。

- 评估患者的认知功能和决策能力
- 筛查患者的有无抑郁
- 确定患者发生术后谵妄的危险因素
- 筛查饮酒史和有无药物滥用 / 依赖情况
- 对接受非心脏手术的患者，根据美国心脏病学会 / 美国心脏协会的评估方法，进行术前心功能评估
- 识别患者术后肺部并发症的危险因素，并采取适当的预防策略
- 评估并记录患者功能状态和跌倒史
- 确定患者衰弱基线评分
- 评估患者的营养状况，如果患者有严重的营养风险，应考虑术前干预
- 准确并详细记录用药史，考虑在围术期适当调整，监测多重用药
- 根据可能的治疗结果确定患者的治疗目标和期望
- 确定患者的家庭和社会支持状况
- 针对老年患者安排适当的术前诊断检查

预立医疗指示或替代决策者（见第 21 章）。术前应确定有谵妄风险的老年人，谵妄的主要危险因素是痴呆、听力障碍、抑郁、术前麻醉及精神类药物用药史、多病共存、电解质异常、营养不良和功能状态较差。在患者住院过程中早期识别并实施预防措施可以降低谵妄风险。老年医学专家共识提出，慎用镇痛药和预防性使用非典型抗精神病药物，可显著降低谵妄的发生率和严重程度。

2. 心血管疾病

高手术死亡率与心血管系统并发症有关。为了帮助识别和降低这种风险，美国心脏病学会（American College of Cardiology，ACC）和美国心脏协会（American Heart Association，AHA）已经为非心脏手术患者的心功能评估和护理提出了建议。对于有活动性心脏病或冠状动脉疾病危险因素且功能状态较差的老年人，在接受择期中风险或高风险手术前，强烈建议考虑由心脏病专家进行无创性术前心脏检查和评估（图 29-1）。值得一提的是，在没有其他危险因素的情况下，接受低风险手术的老年患者不需要进行常规心电图检查。

3. 肺

年龄 70 岁以上的患者中，超过 15% 的患者在大手术后出现插管时间延长（＞48h）、肺炎、肺不张和支气管痉挛等并发症。这些并发症的危险因素包括活动性肺病、吸烟史、充血性心力衰竭、慢性肾衰竭、认知障碍和功能依赖。为了降低肺部并发症的风险，应在择期手术前至少 2 个月开始戒烟，并对肺部疾病进行治疗。

4. 功能状态

功能依赖是老年人术后死亡率的独立预测因子。据 Robinson 及其同事的研究报道，日常生活活动能力中的任意一项受损，都会显著增加 6 个月内死亡率（OR=13.9，95%CI 2.9～65.5）。术前应评估患者的日常生活活动（ADL）和工具性日常生活活动（IADL），以预测围术期老年患者是否可从物理治疗中获益，并且评估的结果将有助于手术决策，并提供预后指导。此外，最新研究表明，术前功能和活动能力的多模式优化可能促进老年患者的术后功能康复。

5. 营养状况

存在功能依赖的老年患者患营养不良的风险较高。营养不良的患病率养老院居民为 14%，住院患者为 39%，康复患者为 50.5%。老年患者均应在术前进行营养不良风险筛查。在过去 6 个月中，体重非刻意减轻超过 10%～15%、体重指数＜18.5kg/m^2、人血白蛋白＜3g/dl 的患者被描述为有严重营养不良风险，在术前应为该类患者提供营养支持。肠内营养是营养支持的首选途径，有胃肠疾病而无法选择肠内营养时，可使用肠外营养。

6. 衰弱

衰弱与术后不良预后的风险相关。术前衰弱评估有助于手术决策和评估术后并发症的风险。有证据证明，行走缓慢与衰弱有关。计时起立 - 行走试验（Timed Up and Go，TUG）易于且实用（见第 6 章），与 TUG＜11s 的患者相比，TUG≥15s 的患者术后并发症显著增加（分别为 11%～13% 和 52%～77%）；TUG≥15s 的患者 1 年死亡率为 31%，而 TUG＜11s 的患者 1 年死亡率为 3%。

7. 患者咨询

老年患者术后不良结局的风险较高，应与患者和家属进行关于治疗目标和计划、术后病程的讨论，

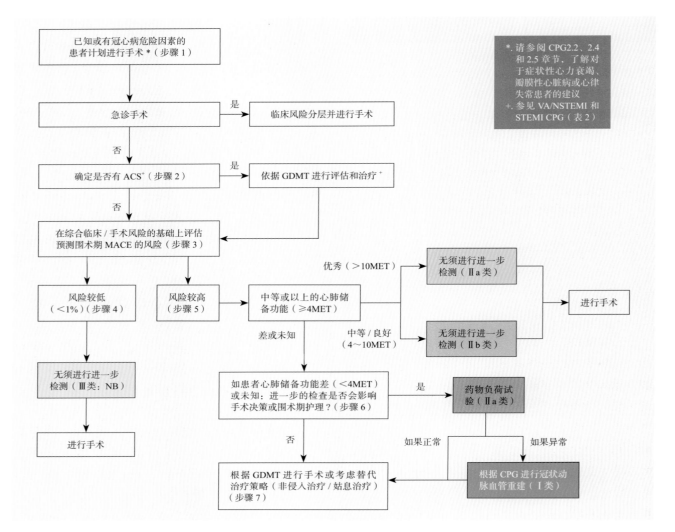

▲ 图 29-1　冠状动脉疾病围术期心脏评估的方法与步骤

步骤 1：对于已知或有冠心病危险因素的患者计划进行手术时，首先需要确定手术的紧迫性。如果为急诊手术，则确定可能影响围术期管理的危险因素，并根据临床评估进行适当的监测和管理，继续进行手术。步骤 2：如果手术紧急或择期，确定患者是否有急性冠状动脉综合征。如果有，则参考不稳定型心绞痛 / 非 ST 段抬高型心肌梗死和 ST 段抬高型心肌梗死临床实践指南，根据指南指导药物治疗和对患者进行心脏病学评估和管理。步骤 3：如果患者存在稳定性冠心病的危险因素，那么在综合临床 / 手术风险的基础上评估预测围术期发生主要心脏不良事件的风险。预测可以使用美国外科医师学会国家外科质量改进计划风险计算器（http://www.riskcalculator.facs.org）结合改良的心脏风险指数评估手术风险。步骤 4：如果患者的 MACE 风险较低（＜1%），则无须进一步检测，患者可以进行手术。步骤 5：如果患者的 MACE 风险较高，则使用客观测量或量表评估患者的功能状态，如 Duke 活动状态指数（Duke Activity Status Index，DASI）。如果患者具有中等或以上的心肺储备功能（≥ 4MET），则继续进行手术，无须进一步评估。步骤 6：如患者心肺储备功能差（＜4MET）或未知，则临床医生应咨询患者和围术期护理团队，以明确进一步检测是否会影响围术期治疗和患者决策（如选择原手术或接受冠状动脉旁路移植术或经皮冠状动脉介入治疗）。如果有影响，可考虑药物负荷试验。对于心肺储备功能未知的患者，可进行运动负荷试验。如果负荷试验异常，根据异常试验的程度考虑冠状动脉造影和血管重建。之后，患者可以根据 GDMT 进行手术或考虑替代治疗策略（如肿瘤放射治疗等非侵入治疗）或姑息治疗。如果负荷试验正常，根据 GDMT 进行手术。步骤 7：如果检测不影响决策或治疗，则根据 GDMT 进行手术或考虑替代治疗策略（如肿瘤放射治疗等非侵入治疗）或姑息治疗［经许可转载，引自 Fleisher LA, Fleischmann KE, Auerbach AD, et al. 2014 ACC/AHA guideline on perioperative cardiovascular evaluation and management of patients undergoing noncardiac surgery: a report of the American College of Cardiology/American Heart Association Task Force on practice guidelines, *J Am Coll Cardiol* 2014 Dec 9;64(22):e77-137.］

并评估患者的家庭和社会支持状况。另外，患者偏好和期望会影响其治疗选择，因此强烈建议对患者和家属进行术前风险评估咨询。患有多种慢性病的老年患者可能在术后丧失决策能力，如发生谵妄，但仅有 26% 的患者完成了医疗卫生保健机构程序内的预立医疗指示。术前在病历中记录预立医疗指示和指定的医疗保健代理人（或代理决策者）十分必要。

（二）术后护理

术后护理的目的是使老年患者尽快恢复到高水平功能，可以通过促进康复和预防并发症等措施来实现这一目标。AGS 和 ACS 联合发布了基础性的术后护理指南，适用于接受任何类型手术的老年患者。表 29-2 是根据指南汇总的围术期护理查检表，强调了老年患者术后护理的重点内容。

在可能的情况下，建议患者在术后第一天下床活动。对于有功能障碍的患者，应进行物理治疗和职业治疗会诊。早期下床活动并使用能够计算肺活量的仪器配合胸部理疗，刺激肺康复，以降低肺部并发症的风险。给予合适的补液治疗，并通过记录出入水量和每天体重来监测液体平衡。胃肠道功能恢复后，建议立即恢复口服或肠内营养。为防止感染并发症，应制订误吸预防措施，导尿管应在 48h 内拔除；中心静脉导管和引流管应每天评估拔管指征，如有拔管指征，应立即拔除。

1. 疼痛

老年患者疼痛治疗不足的风险更高。镇痛不及时和不充分会延缓患者的康复与活动，并可能导致谵妄、抑郁和肺部并发症，因此，术后需常规进行疼痛评估，并应实施疼痛管理计划，在镇痛的同时，降低镇痛药物的不良反应。数字评定量表是老年人首选的疼痛评定量表。对于痴呆患者，更适用的疼痛评估量表是面部表情量表。术后疼痛最好采用区域麻醉进行处理。对于接受大手术的患者，术中开始使用阿片类药物联合局部麻醉药物的硬膜外注射是最有效的镇痛措施。静脉注射和口服镇痛药，如阿片类药物、对乙酰氨基酚和非甾体抗炎药也能有效的缓解疼痛，可作为区域麻醉药物镇痛的补充，或作为微创手术的主要镇痛药。这些药物可由患者自己控制给药，或按预定剂量给药，这种方法优于

表 29-2　围术期护理查检表

每天评估	预防 / 管理策略
谵妄 / 认知障碍	• 控制疼痛 • 优化物理环境（如睡前洗漱、睡眠促进方案、尽量减少约束、鼓励家人陪伴） • 确保视力和听力辅助设备无障碍 • 尽早拔管 • 监测有无药物戒断综合征 • 尽量减少使用精神类药物 • 避免潜在的不适宜药物（如 Beers 标准药物）
围术期急性疼痛	• 对于安全、有效遵守镇痛方案的持续教育 • 评估疼痛史 • 多模式、个体化的镇痛方式 • 谨慎进行剂量调整
肺部并发症	• 胸部理疗和刺激 • 早期活动 / 下床活动 • 预防误吸
跌倒风险	• 落实跌倒预防措施 • 提供视力和听力辅助设备 • 定时如厕 • 适当治疗谵妄 • 早期活动 / 下床活动 • 必要时，进行早期物理 / 职业治疗 • 使用行走辅助装置
营养风险	• 尽早恢复饮食 • 提供义齿 • 必要时，予营养支持治疗
尿路感染	• 每天评估尿管拔管指征 • 导管集束化护理，注意手卫生，无菌屏障预防措施
功能下降	• 建立护理模式和管理路径 • 环境上注意走廊整洁，有醒目的时钟和日历 • 多学科团队协作 • 早期活动和（或）物理或职业治疗 • 鼓励家庭参与护理 • 营养支持 • 最大限度减少约束
压疮风险	• 减少压力、摩擦力、剪切力，保持干燥 　– 对于不能下床的患者，每 2 小时协助翻身 　– 尽快下床活动 • 保持足够的营养摄入 • 伤口护理

按需给药，可减少患者忍受疼痛的时间。然而，在有效控制疼痛时，我们需要警惕镇痛药物的不良反应。老年患者出现低血压、呼吸抑制、过度镇静和便秘等不良反应的概率更高，采用区域镇痛药、短效制剂、更小更少的剂量给药、及时疼痛评估等措施可以降低这些并发症发生的风险。

2. 谵妄

老年患者术后谵妄的发生率为 15%～50%，与患者术后死亡率增加和并发症发生率升高有关。术后谵妄最常见的生理因素包括疼痛、缺氧、低血糖、电解质失衡和感染，对谵妄患者的初步评估应着重于识别这些因素，疼痛应得到充分治疗，并检查血清电解质和血糖水平，进行感染性检测，排除其他术后并发症。预防和管理谵妄的措施包括优化环境刺激和对当前药物的疗效监测。老年患者应该随时准备好眼镜和助听器。Beers 标准确定了一些可能不适合老年患者的药物，避免服用抗胆碱药物、抗组胺药和苯二氮䓬类药物，可能有助于降低老年患者术后谵妄的发生率。对于有受伤风险的躁动型谵妄患者，需要经常进行重定向，这项工作可以由家属或照护者完成，应尽量避免约束。当多组分非药物治疗方法不成功时，可考虑谨慎使用低剂量的抗精神病药物，如喹硫平或氟哌啶醇。

3. 心血管系统并发症

老年患者易发生心血管系统并发症，术后最紧急、最常见的心脏并发症为心房颤动和心肌梗死。心房颤动可能与手术、容量超负荷、缺氧、高碳酸血症、电解质异常或潜在心脏病相关的交感神经兴奋有关。新发心房颤动的治疗始于对血流动力学稳定性和心率的评估，对于血流动力学不稳定的患者，需要紧急心脏电复律。心率一般使用 β 受体拮抗药或地尔硫䓬来控制，当一线药物无效时，可使用静脉注射胺碘酮。大多数新发心房颤动病例会自发恢复窦性心律，心房颤动持续超过 24～48h，应考虑抗凝治疗以降低脑卒中风险。

围术期心肌梗死主要是由于心肌长期氧供需失衡，很少是急性冠状动脉综合征所致。心肌缺血可根据心电图变化、影像学检查或心脏病相关临床症状，结合心肌肌钙蛋白的升高和降低进行诊断。心动过速、快速性心律失常、高血压、贫血和缺氧均可导致心肌氧供需失衡，并可在围术期导致非 ST 段抬高型心肌梗死（non-ST-segment elevation myocardial infarction，NSTEMI）。当怀疑有 NSTEMI 时，首先需应用 β 受体拮抗药和适当的镇痛措施来控制心率和血压。对于 ST 段抬高和疑似急性冠状动脉综合征的患者，应立即进行心血管会诊。

四、外科护理模式

为改善老年患者的外科治疗效果，目前可采取的创新模式包括预康复、促康复计划（enhanced recovery programs，ERP）和多学科管理等。在多模式预康复计划中，老年患者在择期手术前几周可参与缓解衰弱状态的计划性训练（即运动锻炼、营养补充、减少焦虑）。研究证明，这些项目能显著改善老年患者的术前功能状态，减少术后并发症、住院时间和 30 天再住院率，并能促进术后功能恢复。例如，杜克大学的老年人围术期健康优化（Perioperative Optimization of Senior Health，POSH）计划结果显示，患者住院时间缩短了 2 天，再入院率由 9.9% 降低至 2.8%，出院回家比例由 51% 增加至 62%，并发症平均数量由 1.4 减少至 0.9。目前对预康复的研究主要集中于确定最佳的优化方案和提高对方案的依从性。ERP 是另一种旨在促进术后早期生理和身体恢复的模式，包括使用系统的循证方案以优化患者术前准备，最小化手术应激反应，并鼓励术后早期营养和活动，从而降低老年患者住院时间和并发症发生率。最后，外科医生和老年病学家多学科协作的老年外科护理模式正在发展中，协作应从确定手术患者和手术方式开始，并贯穿至整个恢复期，这种模式将会改善老年外科患者手术治疗的结局。

致谢：感谢本章第 2 版的合著者 Lawrence Oresanya 博士。

参考文献

American Geriatrics Society Expert Panel on Postoperative Delirium in Older Adults AGS. American Geriatrics Society abstracted clinical practice guideline for postoperative delirium in older adults. *J Am Geriatr Soc.* 2015;63(1):142–1450.

Berger M, Nadler JW, Browndyke J, et al. Postoperative dysfunction: minding the gaps in our knowledge of a common postoperative complication in the elderly. *Anesthesiol Clin.* 2015;33(3):517–550.

Berian JR, Mohanty S, Ko CY, Rosenthal RA, Robinson TN. Association of loss of independence with readmission and death after discharge in older patients after surgical procedures. *JAMA Surg.* 2016;151(9):e161689.

Bruns ERJ, van den Heuvel B, Buskens CJ, et al. The effects of physical prehabilitation in elderly patients undergoing colorectal surgery: a systematic review. *Colorectal Dis* 2016;18(8): O267–O277.

Chow WB, Ko CY, Rosenthal RA, Esnaola NF. ACS NSQIP®/AGS Best Practice Guidelines: Optimal preoperative assessment of the geriatric surgical patient. American College of Surgeons 2016. https://www.facs.org/~/media/files/quality%20programs/nsqip/ acsnsqipagsgeriatric2012guidelines.ashx. Accessed March 26, 2020.

Fleisher LA, Fleischmann KE, Auerbach AD, et al. 2014 ACC/ AHA guideline on perioperative cardiovascular evaluation and management of patients undergoing noncardiac surgery: a report of the American College of Cardiology/American Heart Association Task Force on practice guidelines. *J Am Coll Cardiol.* 2014;64(22):e77–137.

Hughes CG, Patel MB, Jackson JC, et al. Surgery and anesthesia exposure is not a risk factor for cognitive impairment after major noncardiac surgery and critical illness. *Ann Surg.* 2017;265(6):1126–1133.

Launay-Savary MV, Mathonnet M, Theissen A, et al. Are enhanced recovery programs in colorectal surgery feasible and useful in the elderly? A systematic review of the literature. *J Visc Surg.* 2017;154(1):29–35.

McDonald SR, Heflin MT, Whitson HE, et al. Association of integrated care coordination with postsurgical outcomes in high-risk older adults: the Perioperative Optimization of Senior Health (POSH) Initiative. *JAMA Surg* 2018;153(5):454–462.

Tang VL, Dillon EC, Yang Y, et al. Advance care planning in older adults with multiple chronic conditions undergoing high-risk surgery. *JAMA Surg.* 2019;154(3):261–264.

Tang V, Zhao S, Boscardin J, et al. Functional status and survival after breast cancer surgery in nursing home residents. *JAMA Surg.* 2018;153(12):1090–1096.

第 30 章　居家照护
Home-Based Care

Mattan Schuchman　Jennifer Shiroky　Bruce Leff　著

鲁先娥　郑　轶　译　　王　玫　校

一、概述

2011 年，据估计美国约有 1/20 居住于社区的医疗保险受益人全部或大部分时间为居家状态，由于老年人口的增长率超过死亡率，这一比例还会持续增加。随着年龄增长，慢性病和老年综合征的患病率增加，以及身体功能受限，都可能导致老年人居家状态。

居家照护为长期或暂时在家的个人提供包括医疗护理在内的一系列服务。对部分老年人而言，居家照护可能是其获得所需服务并定期与医护人员取得联系的唯一途径。居家照护能够改善老年人的身体功能，降低住院率，减少病死率，同时为医务人员提供评估老年人功能能力、社会支持和家庭环境安全性的独特机会。

本章将概述不同类型的居家照护，并对居家医疗服务和医疗保险专业居家健康照护进行深入介绍，这两种互补的照护模式分别为居家个体提供医疗和护理服务。其次，我们将简要探讨健康、整合医疗和社会服务的社会决定因素。最后，回顾推动居家照护发展的新创新和新技术。

二、居家照护概述

老年人的照护方式取决于日益专业化的技术（表30-1）。在特定的时间内，个人可以通过以上任意一种方式获得照护服务。居家照护涵盖从非正规和非技术性，到由医生、护士和治疗师等经认证的专业人员提供的需严格监督和管理的照护。

（一）非正式照护

数百万无偿照护者的辛勤工作是居家老年人得到成功照护的基石。非正式照护者中大多数是女性，担负着从日常生活活动照护、药物管理、症状监测到照护协调在内的重要且具有挑战性的任务。仅在美国，这种照护服务的货币化价值每年就超过 5000 亿美元（见第 17 章）。

（二）正式照护

有偿援助可以帮助老年人满足个人需求，如日常生活活动照护、家政服务或跑腿。通常，工资是高强度体力劳动的最低支付标准。据估计，到 2020 年，将有 120 万美国老年人没有在世的子女、兄弟姐妹或配偶，这可能会增加对有偿照护的需求。对于符合医疗保险专业居家健康照护条件的个体，可临时获得正式居家照护，并通过医疗补助豁免计划获得更长时间的居家照护。然而，对大部分美国人而言，正式照护是由个人付费的。居住于生活辅助机构的费用包含了正式照护的费用（有关 ALF 的更多信息，请参见第 31 章）。

（三）医疗保险专业居家健康照护

老年人可以遵医嘱从家庭保健机构接受为期 60 天的居家照护，其隶属于医疗保险 A 部分，条件为患者必须居家，并且需要护士或理疗师提供专业服务。居家护理开始后，也可以提供其他护理服务，如职业治疗、言语治疗、社会工作和个人照护。个人照护由医疗保险专业居家健康照护提供者提供临时援助，但不能替代正式和非正式照护。

（四）居家临终关怀

临终关怀是一项医疗保险覆盖的服务，旨在为临终患者提供额外的护理以减轻痛苦，并为其照护

照护模式	照护提供者	美国每年受益人数
非正式照护	由无偿支持网络提供的个人照护	1500 万
正式照护	有偿个人照护助理：通常是经过认证的医疗助理或护理助理	200 万
医疗保险专业居家健康照护	护理、职业治疗、物理治疗、语言治疗和社会工作	340 万
居家医疗服务	由医师或专科护士主导的服务；多种模式，部分模式还包括其他专业人员，如医师助理、护士、社会工作者、治疗师和社区卫生工作者	50 万
居家临终关怀	由护士主导的跨专业团队，包括个人照护助理、社会工作者、牧师和一名医疗主任	150 万
居家医疗及相关服务	包括通常在医院、康复中心或安宁疗护病房等机构工作的专业人员，在患者家中提供服务	5000

表 30-1　居家照护的范围

者提供支持。大多数临终关怀服务是由跨专业的团队在家里或 ALF 提供的；然而，当症状在家里不能得到充分控制时，可以选择临终关怀病房。关于临终关怀的更详细讨论请参见第 22 章。

（五）居家医疗服务

居家医疗服务大致包括四个方面：①居家照护取代由医生或诊疗机构从业人员提供的医疗护理；②居家病例管理和过渡期护理强化了临床护理；③由专家和辅助医疗服务机构提供的居家护理；④居家医疗。

1. 居家管理

许多卫生系统、医院和保险公司都创建了护理和病例管理程序，以加强临床医疗护理。这些项目的性质差异很大，它们往往针对某些"高风险"人群，如患有某种疾病的个体（如镰状细胞性贫血、充血性心力衰竭）或符合高风险标准的人群（如频繁入院或频繁错过预约的患者）。此类项目包括：照护经理帮助人们追踪多个预约并参与其护理，联系社区卫生工作人员和相关资源应对健康问题的社会决定因素，安排药剂师家访，以及有针对性的社会工作服务干预措施。

2. 居家专业服务

这类居家医疗服务由专家和家庭专业服务组成。访视专家包括足科医生、验光师、精神病学家和行为健康治疗师。专业服务包括：居家式临床操作程

序，如家庭放射科和静脉采血公司与临床医生合作，进行 X 线检查、超声检查、心电图、多普勒超声检查和实验室检查工作。医疗设备供应商在医生的指导下，通过提供必要的设备，如制氧机、移动设备和病床，并对居家人员和照护者进行适当的设备使用方面的培训，以实现在家中提供专业护理。不同地区的居家专业服务提供情况不尽相同。

3. 家庭联合医院

家庭病床（hospital at home，HaH）模式是指家庭环境中提供医院级别的服务，作为实体医院入院的替代方式。在 HaH 模式中，急诊医生对急诊患者进行评估，如果认为合适，就将其纳入 HaH。适合HaH 的患者不太可能出现失代偿或需要以高科技为导向的住院治疗。在 HaH，患者接受护士和医生的日常护理。与住院治疗相比，HaH 模式在死亡率、住院时长、再住院率、患者和照护者的满意度、严重的老年并发症（如谵妄）中表现出明显的优势。此外，居家重症监护已成功替代了其他以机构为基础的服务，包括亚急性康复和急诊科观察。

三、居家初级医疗保健

家庭医疗保健为由于身体 / 心理和社会 / 环境障碍而无法前往诊所的弱势和服务不足人口提供门诊医疗服务。以家庭为基础的实践以多种不同的形式出现，实践者可以单独工作或在团队中工作，可以长期或临时照护患者。近年来，长期、跨专业、以

家庭为基础的医学项目在美国越来越受欢迎。这些实践提供初级保健、紧急护理和安宁疗护。在这些项目中，患者接受跨专业临床团队的照护，包括但不限于护士、社会工作者、药剂师、物理和职业治疗师。一些项目还包括社区卫生工作者和精神卫生专业人员，以整合医疗和社会支持服务。在大多数居家医疗实践中，团队会定期组织讨论，以制订和调整照护计划。

使用跨专业团队方法的纵向居家医疗照护项目已经证明，相对于临床护理，降低了成本，提高了满意度，并减少了养老院和医院的入院可能性。医疗保险和医疗补助创新中心（center for medicare and medicaid innovation，CMMI）正在推出"独立在家（independence at home，IAH）"示范项目研究，一项包括 14 个居家医疗照护实践的试点项目。在 IAH 计划的前 3 年（2012—2015 年），参与实践为每个受益人节省了平均 1300 美元的医疗保险。部分居家医疗实践与卫生系统相结合，为患者照护承担财务风险。医疗保险和大多数保险计划只覆盖医疗提供者的服务，而不支付跨专业团队成员的服务费用。为了在一定程度上减轻跨专业团队管理造成的经济损失，联邦医疗保险（Medicare）创建了数个账单代码，提供某种程度的报销，如"过渡期护理管理""复杂的护理管理"和"护理计划监督"。CMMI 还创建了新的支付策略，以更好地补偿居家医疗服务，如初级保健优先。

除了增加居家患者获得医疗护理的机会外，居家护理还允许对患者健康相关的功能、社会、照护和环境方面进行更深入地评估。考虑到安全问题（如跌倒危险因素、缺乏适应性设备、照明），可在获得患者许可的情况下检查家庭环境，并在现场进行药物审查，可以帮助服务提供者了解在诊所环境中可能不明显的功能和医疗问题。在家中观察到的患者和照护者之间的互动通常与在医生办公室观察到的有明显差异，这可以为了解照护者参与和老年人社交隔离提供有价值的见解。上门服务的提供者是患者预约的，可能会减少患者和提供者之间的权力不平衡，并有助于形成信任的治疗关系，这对于讨论敏感话题（如临终偏好）是必要的。家庭医疗服务的缺点包括，在安排患者时需要考虑地理位置，而且

由于路途时间的原因，每天服务的患者数量比诊所要少。

居家安宁疗护是在家中对严重疾病引起的症状进行评估和管理。提供居家初级卫生保健和居家安宁疗护所需的技能之间有显著的重叠。虽然这些项目的许多功能是一致的，但不同的是，居家安宁疗护项目更侧重于在家庭内提供咨询性照护，目前已被证明可减少患者的症状负担和增加满意度。

四、医疗保险专业家庭健康服务

医疗保险 A 部分将支付护士家庭健康访视的费用，以及专业照护期间物理治疗师、职业治疗师、言语治疗师、社会工作者和个人照护助理的费用。居家护理和治疗服务促进了患者在住院或住院康复后能尽快出院回家。此外，家庭健康服务可以在急性护理事件之外的医疗护理中发挥至关重要的作用，例如，在家中跌倒的个体可能会从物理治疗师和职业治疗师的家庭安全评估中获益。专业家庭健康服务的其他内容还包括管理慢性留置导管、呼吸机，或需要护士访视以进行适当评估和治疗的慢性疾病，如压疮。

为了恰当利用和监督专业家庭健康服务，照护老年患者的医生需要熟悉医疗保险对家庭健康服务启动的标准。这些标准的概览如下。

- 医生必须证明患者已经回家，并将患者转诊到有资格的家庭保健机构。执业护士和医师助理不能独立发起家庭健康服务。为了满足医疗保险的"居家"标准，患者必须存在疾病或受伤导致的状况，使其在没有拐杖、轮椅、助行器等辅助设备或特殊转运设备或其他人帮助的情况下离开家相当困难。

- 医生必须创建一个照护计划以证明家庭健康服务启动的必要性，照护计划必须体现对护士或物理治疗师的专业照护需求，如监测复杂的医疗状况，需要重新评估和调整药物，制订和实施家庭锻炼计划以改善步态、平衡或力量。单次服务（如静脉输液或采血）不符合要求。

- 家庭健康服务的最后一项要求是，提供者在照护开始前 90 天内或开始后 30 天内与患者进行面对面的接触。这种接触必须涉及患者转诊到

家庭健康服务机构的原因。医疗保险家庭健康福利的详细说明可以从医疗保险和医疗补助服务中心获得。

五、社会和医疗服务

老年人往往依赖固定收入和社会支持网络，居家个体甚至可能更依赖社会支持。因此，居家人群的健康状况对支持网络的强度、个人财务状况和可用的社区资源尤为敏感。个案管理和社会工作都是家庭医疗护理和家庭健康服务的重要方面。下面介绍的服务有助于了解社区中可用的资源。

（一）老龄化地区机构

老龄化地区机构（Area Agencies on Aging，AAA）是指帮助老年人规划和满足他们的需求的地方和国家机构。AAA 作为信息和获取广泛服务（包括家庭服务）的中心点，虽然具体资源因地区而异，但AAA 通常提供退休计划和教育、照护者支持、就业安置、老年中心信息、聚餐、成人日托和志愿者服务转介。居家服务包括营养支持（如上门送餐）、协助个人照护、购物和家政服务、为居家成年人预约家庭访视、个人应急设备、为低收入者提供燃气和电费等财政援助、遗产规划、照护者喘息服务等。如果老年人需要支持性居住环境，部分 AAA 还帮助其寻找替代住房。AAA 还可为社区和长期照护机构内的老年人提供法律援助，并对虐待、忽视老年人的情况进行调查和干预。

（二）PACE

老年人全纳照护计划（program of all-inclusive care for the elderly，PACE）是一种致力于让符合养老院资格的成年人尽可能长时间地留在社区的照护模式，始于 1972 年的旧金山安乐社区中心。PACE 服务围绕一个日间组织，是参与者活动和接受跨专业医疗照护的中心场所。有资格参加 PACE 的个人必须超过55 岁，并且由国家认证符合养老院安置的资格，并生活在 PACE 地理服务区域内。PACE 为每个参与者从医疗保险和医疗补助中获得相应资金，不符合医疗补助资格的个人则可自行支付服务费用中的差额部分。一旦注册，PACE 参与者将接受医疗和照护服务、成人日间项目、往返日间中心的交通、家庭健康助理、社会工作、完整的处方药覆盖、临时照护、物理和职业治疗。PACE 承担每个参与者的医疗费用，包括住院费用。

（三）医疗补助豁免计划

医疗补助是养老院开支的最大支付方。养老院的费用是每个州医疗补助预算的主要部分。为了减少养老院的入住人数，几乎所有的州都启动了医疗补助豁免计划，为符合养老院条件的患者提供居家服务。在"豁免计划模式"（waiver programs model）中，该州将原定用于养老院照护的资金用于家庭服务，目的是防止或推迟入住养老院，为医疗补助计划节省开支。各州必须向医疗保险和医疗补助服务中心保证，在家庭或社区提供这些服务的成本不会超过将个人安置在机构的成本。项目的具体内容因州而异，提供的服务包括但不限于个人照护、临时照护和其他居家时需要的帮助。

六、变革创新

新技术和创新的新项目不断改善居家护理的未来。互联网的高速发展、成本降低和技术的小型化便利了居家护理，使得必须在诊所或医院进行的护理可在家中进行。此外，医疗保险和保险公司越来越重视以价值为基础的支付方式，从而促进卫生系统开发针对医疗支出较高群体（如衰弱和居家人群）的成本节约项目。

（一）远程医疗

远程医疗是指通过远程手段进行医疗的实践。远程健康是一个更广泛的结构，它通过电信和数字通信技术提供和促进健康和健康相关服务，包括医疗保健、服务提供者和患者教育、健康信息服务。在居家医疗护理中，远程医疗常用于包括与患者进行视频会议，或作为上门访视和健康监测的补充或替代方式。基于智能手机的应用程序可以为紧急医疗情况提供一种虚拟的、按需的医疗咨询，然后可以安排上门服务或正式的个人护理服务。

（二）社区辅助医疗

社区辅助医疗是指经过专门培训的院前急救团队（如在家中提供紧急护理的急救医疗技术人员和辅

助医务人员）利用紧急医疗服务将医疗服务范围扩大到家庭，团队通过音频或视频链接与服务提供者沟通，以进行深入的评估和执行直接护理（如肌内注射、静脉注射、静脉输液等）、监测，并指导将其送往急诊室。社区辅助医疗可能会减少急诊就诊或住院的需要。

（三）社区就地养老——促进老年人更好的生活

以家庭为基础的干预措施重视个人和家庭环境因素以减轻功能障碍，已证明在帮助个人实现自我目标的同时减少医疗支出方面是有效的。社区就地养老——促进老年人更好的生活（community aging in place-advancing better living for elders，CAPABLE）计划是由护士、职业治疗师等进行的一项有时间限制的干预，以达成患者驱动的目标，包括疼痛控制、抑郁、药物理解、力量和平衡等方面，该项目已被证明可改善老年人功能状态、减少抑郁症状和医疗补助费用。

七、结论

将老年人视为"整体人"对待是老年医学的中心原则，居家照护或许是这种理想的象征。将患者置于家庭环境中，将其作为更大系统的一部分，包括护理、社会支持和他们居住的物理空间，从而拓宽了提供者对"整体人"的概念，这一更全面的情境使提供者能够获得实现老化目标所需的宝贵信息。此外，了解居家照护的范围和益处至关重要的。当居家老年人不再具备能力前往医疗机构就诊，则可能面临着被医疗保健系统忽视的风险。熟悉本章中概述的概念将使服务提供者能够将患者与现有的满足居家老年人需求的互补资源网络联系起来，以确保他们继续接受必要的护理。由此，服务提供者将更有效地支持居家老年人的独立、安全和健康。

致谢：感谢本章第 2 版的合著者 Jessica Colburn 博士和 Jennifer Hayashi 博士。

参考文献

Centers for Medicare and Medicaid Services. Medicare Benefit Policy Manual Chapter 7 – Home Health Services. Updated 2019. https://www.cms.gov/Regulations-and-Guidance/Guidance/ Manuals/downloads/bp102c07.pdf. Accessed May 6, 2019.

NEJM Catalyst. What is Telehealth? NEJM Catalyst Website. https://catalyst.nejm.org/what-is-telehealth/. Updated 2018. Accessed May 6, 2019.

Ornstein KA, Leff B, Covinsky KE, et al. Epidemiology of the homebound population in the United States. *JAMA Intern Med.* 2015;175(7):1180–1186.

Schuchman M, Fain M, Cornwell T. The resurgence of home-based primary care models in the United States. *Geriatrics (Basel).* 2018;3(3):10.3390/geriatrics3030041.

Stall N, Nowaczynski M, Sinha SK. Systematic review of outcomes from home-based primary care programs for homebound older adults. *J Am Geriatr Soc.* 2014;62(12):2243–2251.

第31章 住宿照护和辅助生活
Residential Care & Assisted Living

Katherine Wang　Rebecca Conant　著

李 君 译　王 玫 校

一、概述

随着年龄增长，个体通常需要更多的身体和认知方面的帮助。如第 18 章中所述，长期服务和支持包括在居家或其他环境中提供援助的服务，如照护支持、成人日间服务、家庭健康照护或治疗、临终关怀等。随着功能的下降，一些老年人可能会选择在附加支持下的居家照护，而另一些老年人可能选择长期生活在有额外帮助的其他环境中，如辅助生活机构或住宿照护机构。截至 2014 年，美国约有 3.02 万家辅助生活和住宿照护机构，容纳 83.52 万人；与此同时，有 1.56 万家养老院，容纳约 140 万人（图 31-1）。本章将重点介绍住宿照护和辅助生活机构，并讨论个体和家庭在选择长期住宿照护机构时，对于其服务、费用、医疗照护和其他方面的考虑因素。

二、住宿照护和辅助生活

（一）机构

许多老年人居住在住宿照护机构，虽然对于此类机构没有统一的定义，但是通常指为基本独立但需要工具性和日常生活活动辅助的个人服务的机构的总称。术语"住宿照护机构"的内涵因州而异，这些机构可以选择他们提供的服务。一些术语可能表示同样的照护等级，包括住宿照护、辅助生活和成人团体之家（表 31-1）。一般来说，国家对所有这类机构的监管要求相似，但这些机构之间可能存在细微差异，本章将对所有属于"住宿照护"范畴的机构进行广泛讨论。

部分住宿照护机构可能作为持续照护养老社区（continuing care retirement community，CCRC）的一部

分存在，其范围包括从独立生活到辅助生活再到养老院的照护服务，然而住宿照护机构也可以独立存在。住宿照护机构可容纳 4～499 张床位，平均约为 15 张。59% 的住宿照护机构提供专业护理或日常照护服务，而只有 10% 提供社会工作服务。2012 年的一项研究表明，在拥有 50 张及以上床位的机构中，有超过半数的机构有痴呆照护的项目。

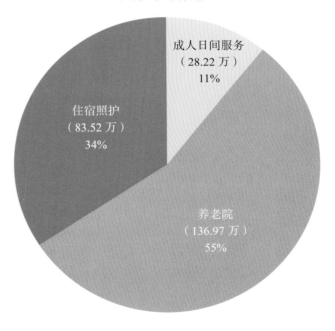

长期照护服务用户

成人日间服务
（28.22 万）
11%

住宿照护
（83.52 万）
34%

养老院
（136.97 万）
55%

▲ 图 31-1　2014 年接受成人日间服务中心（为成年人提供一天中某个时段的治疗、社会和健康服务）、养老院和住宿照护机构长期照护服务的人数

引自 Harris-Kojetin L, Sengupta M, Park-Lee E, et al. Long-Term Care Providers and services users in the United States: data from the National Study of Long-Term Care Providers, 2013-2014, *Vital Health Stat* 3 2016 Feb;(38):x-xii; 1-105.

机构类型	其他分类	提供的服务	支付方式
独立生活	• 老年人住宅	• 家务管理 • 健康保健 • 娱乐活动	• 个人支付
住宿照护	• 辅助生活 • 团体家庭 • 成人照护之家 • 个人照护之家 • 辅助生活 • 住宿和照护	• 住宿和餐饮 • 日常生活活动辅助 • 家务管理 • 洗衣服 • 交通 • 保健和娱乐活动 • 药物管理 • 外部服务可能会包括足病、牙科、家庭健康、临终关怀等服务	• 个人支付 • 医疗补助 • 长期照护保险
养老院		• 专人照护 • 医疗保健 • 专业照护	• 个人支付 • 医疗补助 • 长期照护保险
持续照护养老社区	• 社区生活计划	• 包括对独立、辅助生活和需要养老院照护的不同能力等级个体的服务	• 个人支付 • 医疗补助 • 长期照护保险

表 31-1 机构类型和照护等级

（二）资金支持

在美国，医疗保险不包括长期照护服务，如持续的家庭健康照护、住宿照护或养老院照护。然而，根据州的不同，医疗补助计划可能会为住宿照护机构的费用提供覆盖或援助。2014 年，美国约有 33 万人接受了医疗补助计划的援助，约占住宿照护机构人数的 15%。医疗补助如何支付服务费用因州而异。部分州允许常规使用医疗补助，而其他州则实施居家和社区服务（home and community-based services，HCBS）医疗补助计划豁免项目，其考虑到准入资格限制，目的是让老年人留在社区而非入住养老院，这些项目通常都有参加人数的上限，需要排队等候。

一些住宿照护机构可能接受退伍军人事务部援助和出勤福利，这适用于有资格获得退伍军人养老金并需要帮助的退伍军人及其幸存配偶。这一福利被增加到现有的每月养老金中，可以帮助抵消住宿照护机构的费用。

住宿照护机构的费用也可以使用个人收入和储蓄、长期照护保险、人寿保险、养老金和反向抵押贷款来支付。

住宿照护机构的费用因州和机构的不同而变化，通常费用可能包括以下方面。

• 入住费（一次性）：1000～20 000 美元。
• 食宿（按月）：通常包括膳食、客房管理和维护及公用设施。
• 照护费用：根据服务等级（药物管理、个人照护），每月可能为 150～2000 美元，家庭健康照护每小时 10～30 美元。

在 2018 年，全国住宿照护费用的中位数为每人每居室每月 4000 美元。按州划分区别很大，其中费用的中位数最高为阿拉斯加，为每月 6300 美元；最低为密苏里州，为每月 2844 美元。

（三）监督与监管

监管要求因州而异。养老院同时接受医疗保险和医疗补助，所以必须遵守联邦和州的监管要求，而住宿照护机构则主要接受州的监督，因此，关于服务和质量的对比数据可能较少。通常情况下，州会每半年或 1 年进行一次检查，并向通过的机构发放许可证，这一过程通常由州卫生部或社会服务部监管。养老院的网站可以作为线上工具为医疗保险 / 医疗补助认证的养老院提供高质量数据和人员信息，而住宿照护机构目前还没有类似网站。

州与州之间可能存在以下不同，包括以下方面。

- 员工对药物援助和管理的要求。
- 员工配比。
- 培训需求。
- 背景核实的深度。

2015 年一份政府工作报告评论了监管的多变性。举例来说，有 40 个州要求对照护者进行培训，但是对培训时长的要求为 1～80h。员工配比在不同州之间差异也很大，可根据员工人数和居住人数比（如日间 1∶15，夜间 1∶25）或每天 / 每周每人配备的员工数量。大多数州对护士没有最低要求，但是有些州规定必须有一位注册护士一天 24h 在线，或者每班必须至少有一位注册护士（registered nurse，RN）、执业护士（licensed practical nurse，LPN）或者助理注册护士。实际上，只有 40.1% 的住宿照护机构聘用 RN（相比之下，养老院的比例为 99.1%）。值得注意的是，并不是所有州都有建议最低照护人员比例，可能只是简单说明"工作人员必须足够满足居民需求"。

2018 年，美国政府问责局（US Government Accountability Office，GAO）发现了监管和上报之间存在的差异，建议医疗保险和医疗补助服务中心实施更标准化的不良事件上报流程，包括年度重大事件上报。

（四）文件记录

住宿照护机构的文件记录要求根据州的规定和机构政策而不同。一般来说，在入住前、照护方式变化时、每年均需填写标准化表格。各机构需要通过记录并将信息内容传真给医疗提供者，通过这种方式证明他们已通知医疗提供者重要的变化，如药物剂量的变化、需要提供的药物、跌倒或皮肤撕裂伤。机构还要求医疗提供者为患者所做的所有工作都必须有书面医嘱，所有的药物和治疗医嘱必须由医疗提供者签名并传真给机构，若仅简单地将处方送到药房并不足够作为机构执行药物的医嘱。

三、临床照护

（一）优化沟通

当机构、患者、家属和医疗提供者之间的沟通是开放和清晰时，老年病学医生和初级照护提供者可以为住宿照护机构中的个人提供最佳服务。照护提供者和转入住宿照护机构的患者（特别是医疗状况复杂的患者）应该了解在机构中可获得的具体照护内容。例如，照护提供者需要认识到以下一些重要事项。

- 国家法规和机构政策在关于药品储存和管理、执行药物的员工资质方面的不同要求。
- 根据人员配备情况及临床判断，也许不可能进行药物治疗（如胰岛素注射、血压参数调节）。

（二）局限性

由于某些照护必须由有资质的护士执行，因此，有特殊医疗照护需求的个人可能不符合接受住宿照护服务的条件，此类人群需要更高水平的照护，如养老院。这些条件包括以下方面。

- 晚期压疮或伤口：例如，在加利福尼亚州和亚利桑那州，患有Ⅲ期或Ⅳ期压疮的患者不能入住住宿照护机构，除非他们在临终关怀中心有登记。
- 患者正在使用医疗设备，如尿管、鼻胃管、气管套管或吸氧管：如果个体需要协助管理这些设备，则需要专业护理，因此不符合入住住宿照护机构的条件。
- 痴呆：取决于患者的独立程度，可能需要入住记忆照护单元（并不是所有的住宿照护机构均设有这一单元）。
- 功能受限：一些州可能会根据活动的独立性和在紧急状况下的机动能力设立入住条件。例如，部分州不允许长期卧床或需要一人以上协助才可移动的个体入住，而在纽约，住宿照护机构的居住者必须可以行走或独立使用轮椅，并且必须能够自我转移。

（三）病情变化

由于可能没有配备有执照的临床工作人员，住宿照护机构的工作人员通常无法评估和识别任何医疗或认知状态的改变。在某些情况下，通常指需要紧急医疗服务或临终关怀（如果有登记）的情况，要求立即评估病情变化，这种情况需要向个人和家属澄清。如果患者和家属强烈希望避免去急诊科和医院，这些政策就显得尤为重要。

有些人可能患有进行性疾病，未来需要额外的支持，如帕金森病。这种情况下，应向个人和家属提供关于未来照护需求的预期指导，而且他们应该咨询是否有特定的机构配置来满足这些需求（或者是否可以在之后增加补充性服务）。如果最终必须入住养老院，入住持续照护养老社区可以更平稳地过渡到高水平的护理，也可作为考虑去向。

（四）预立医疗照护计划和临终考虑因素

由于许多入住住宿照护机构的个体希望可以"在这里老去"，因此，对个人及家庭而言，清楚地了解机构关于预立医疗照护计划和临终照护的能力非常重要。

对于那些已经接受过预先健康保健指示，并且选择"不就医"（do not hospitalize，DNH）的人群而言，他们及其家人应向所在的照护机构表达他们的愿望，以确保有相应的机制来完成他们的愿望，而且应该让个体意识到由于国家法规和机构政策所致的潜在局限性。例如，如果个人参加了临终关怀计划，那么 DNH 可能是适用的；如果个人没有参加临终关怀计划，并且有无法控制的症状，其可能需要转诊到上一级的医疗照护机构，以进行症状管理和稳定病情直到能够安排合适水平的照护。

根据不同州的要求，住宿照护机构可能需要"临终关怀豁免"，以便在照护机构中提供临终关怀服务。过去，住宿照护机构要求临终患者转介至养老院进行照护。现在，大多数州允许在住宿照护机构提供临终关怀服务，大约 1/3 的被照护者是在住宿照护机构里去世的。由于不断增加的医疗需求（如大量的临床症状需要医疗处理）和留在原照护机构的愿望，

被照护者及其家人可能需要寻求外部机构的帮助，并且需要个人支付额外的费用。

在评估个人的医疗、症状和监测需求方面，老年医学专家和社会工作者可发挥实际的作用，可与临终关怀实施者和机构进行跨专业合作，以确定临终照护是否能够在照护机构执行。

四、家庭指导

对于患者和照护者而言，浏览大量关于住宿照护需求的选项是不可能完成的。为了帮助和指导患者和家属，医疗服务提供者应该向患者和家属提供关于当前和未来照护需求的咨询，并建议一些问题以便患者和家属向不同的机构进行咨询（表 31-2）。

就当地资源而言，社会工作者可以在提供支持及建议方面发挥作用。对于家人距离较远或希望得到职业援助以协调照护的个体，可以选择老年照护经理，其通常是护士或社会工作者，可以帮助指导家庭协调当地社会资源，同时可以帮助居家照护或住宿照护的个体。一些可能有助于照护提供者和患者的在线资源见表 31-3。

表 31-2　可向生活辅助机构咨询的问题
咨询问题
● 该机构能提供何种照护
● 服务 / 照护是否有升级的选项，对费用有何影响
● 工作人员是如何配比的? 晚上是否有工作人员
● 有哪些外部机构与该机构合作（如物理治疗、临终关怀）
● 如果居民出现以下状况如何处理（如跌倒? 夜间需要治疗）
● 如何实现预立医疗照护计划的意愿（MOLST/POLST）
● 如果居民接受临终关怀，是否可以继续留在该机构
● 舒适照护包是否允许留在居民自己的公寓里
● 该机构是否有关于痴呆方面的照护
● 工作人员需要接受何种痴呆照护培训
● 是否有专门的记忆照护单元

MOLST/POLST. 维持生命治疗的医嘱

表 31-3　美国辅助生活机构的信息资源
网上资源

- www.ahcancal.org/ncal- 国家辅助生活中心（National Center for Assisted Living）
  为辅助生活服务提供者、居民和家庭提供资源

- www.eldercare.acl.gov- 老年人健康代理处（Eldercare Locator）
  美国老龄化管理局提供的服务，促进老年人及其家庭相关的服务与个人的连接

- www.aginglifecare.org- 老年人生活照护协会（Aging Life Care Association）
  老年照护管理者的专业组织

- www.n4a.org- 全国老龄地区机构协会（National Association of Area Agencies on Aging）
  可根据地理位置搜索查找老龄资源的数据库

- www.seniorhomes.com/–SeniorHomes.com
  可根据地理位置搜索的数据库。注：本网站为收费网站，但确实列出了一个区域内的所有机构

- www.senioradvisor.com/–SeniorAdvisor.com
  该网站可浏览消费者关于住宿照护、独立生活和专业护理机构的评论

参 考 文 献

Carder P, O'Keeffe J, O'Keeffe C, RTI International. Compendium of residential care and assisted living regulations and policy: 2015 edition. US Department of Health and Human Services Office of the Assistant Secretary for Planning and Evaluation. June 15, 2015. https://aspe.hhs.gov/basic-report/compendium-residential-care-and-assisted-living-regulations-and-policy- 2015–edition. Accessed July 28, 2019.

Harris-Kojetin L, Sengupta M, Park-Lee E, et al. Long-term care providers and services users in the United States: data from the National Study of Long-Term Care Providers, 2013–2014. Vital Health Stat 3. 2016;38:1–105. https://www.cdc.gov/nchs/data/ series/sr_03/sr03_038.pdf. Accessed October 30, 2019.

US Government Accountability Office. Medicaid assisted living services: improved federal oversight of beneficiary health and welfare is needed. January 5, 2018. https://www.gao.gov/ products/GAO-18-179. Accessed July 28, 2019.

第 32 章 养老院照护与康复
Nursing Home Care & Rehabilitation

Laura K. Byerly　Theresa A. Allison　著

孔　婵译　王　玫校

一、概述

在美国，近半数的 65 岁以上老年人需要在养老院度过一段时间，这些机构被称为护理之家、长期照护机构、康复机构或是专业照护机构。老年人经常在不同的照护机构之间辗转居住，老年人和家属，甚至临床医生很容易混淆不同类型的照护。如果医生面临照护这些把机构当"家"的老年人（即使只是很短的一段时间），那么了解这些机构的服务和规章制度非常重要。在本章中我们将讨论养老院法律法规、照护模式，短期照护和长期照护之间的差异，跨专业养老院团队的组成。

二、养老院的定义

由于经验和视角的不同，"养老院"一词对患者、家属和服务提供者有着不同的含义。对许多人来说，居住在养老院的体验并不好。20 世纪末，低质量的护理和虐待老年人等事件的频出导致了"提高养老院护理质量"医学研究报告的诞生，随后发布了养老院改革，这些文件的发布促进了最小数据集的发展，规范了养老院的服务质量。尽管有国家层面的支持，以及定期调查、监测，但最近的研究表明，为养老院的老年人提供高质量的医疗卫生保健和生活质量仍面临着持续挑战。

与辅助生活机构或团体之家等住宿照护机构不同，养老院照护是受州和联邦指导方针严格监管的医疗照护模式。每个养老院都有一个跨专业的团队，成员包括执业护士、助理护士、物理治疗师、职业治疗师、娱乐治疗师和社会工作者，同时还包括其他关键成员，如言语和语言病理学家、营养师、药剂师、牧师和医生，这些成员并非一直在养老院。团队成员一起努力，为入住者提供日常照护、急性医疗护理、功能性移动等方面的帮助。尽管养老院需提供全天候的医疗护理服务，但在不同的养老院中，医生、执业护士配备的数量变化很大。除了关注医疗问题外，养老院还需在娱乐治疗师指导下，或者在志愿者的支持下，为入住者组织各种活动。

养老院是为不能独立在家中生活，需要全天照护，或需要专业护理的老年人提供服务的场所。入住者目标和支付结构的差异导致了短期（如康复需求、专业照护需求）与长期（养老院为永久住所）养老院居住的差异。许多居住的老年人将养老院当作他们的"家"，而非以医疗为重点的机构，他们应该被称为居住者而非患者。

一些养老院严格地划分了长期照护和短期照护床位，但有些养老院则未明显区分，同类型照护的床位通常在同一栋楼或同一楼层。换句话说，决定支付结构的是老年人入住的医疗原因和个人保险范围，而不是床位本身。同一个跨专业的照护团队为养老院短期和长期居住者提供照护。虽然专业照护机构这一术语主要与短期入住养老院和康复有关，但更准确地说，SNF 是指在医疗保险和医疗补助服务中心注册的养老院服务。

在美国，持续照护养老社区（continuing care retirement communities，CCRC）越来越多，其包括独立生活区、辅助生活区和养老院单元，居民可就地养老。同时可在不离开社区的情况下转介至更高的照护级别（如暂时康复治疗）。一些 CCRC 允许社区外成员短期入住养老院单元，而有些只对 CCRC 社区成员开放。

三、养老院的跨专业团队成员

养老院的照护工作由跨专业团队完成，团队成员包括以下人员。

（一）护理人员

- 注册护士（RN）：完成学士学位水平的培训，提供护理评估、给药、静脉通路管理、专业护理（如伤口护理）等服务。养老院必须每天（不低于 8h）至少有一名注册护士，其余时间需要有一名有证书的执业护士；部分州要求养老院不分时间区间，均需配备一名注册护士。
- 执业护士（LPN or LVN）：经过 2 年培训，可提供给药和部分治疗服务，但没有接受 RN 临床评估方面正式的培训。
- 助理护士（certified nursing assistants，CNA/NA）：完成了一个 40h 的认证项目，为居家老年人提供几乎所有的日常生活护理。
- 药师助理（certified medication aides，CMA）：定期或必要时非注射给药，并在执业护士的监督下提供基础护理（如卫生、家政、梳洗）。并不是美国的每个州都参加 CMA 项目，因此并不是所有的州都有 CMA。

（二）康复人员

- 物理治疗师（physical therapists，PT）：评估老年人，指导步态和平衡训练，以及指导疾病恢复期的康复训练。物理治疗师助理（physical therapy assistants，PTA）与老年人一起完成康复锻炼和增强计划。
- 职业治疗师（occupational therapists，OT）：评估老年人，并围绕日常生活活动和工具性日常生活活动提供治疗。他们的工作高度依赖于老年人的功能状况，工作对象通常存在认知、感觉、知觉或视觉功能障碍。职业治疗师助理（occupational therapy assistants，OTA）帮助老年人完成已经制订的康复活动计划。
- 言语和语言病理学家（speech and language pathologists，SLP）：聚焦于言语和吞咽方面的缺陷，是急性脑卒中康复的关键组成部分，工作对象是养老院中常见的慢性神经退行性疾病

的老年人。
- 呼吸治疗师（respiratory therapists，RT）在康复单元并不常见，除非该机构有依赖呼吸机的老年人。

（三）营养师

养老院必须配备至少一名注册营养师（registered dietitian，RD），为居民提供营养补充、肠内和肠外喂养的建议和指导、体重监测（增加 / 减轻）、教育和咨询服务。在一些机构中，注册营养师与厨房工作人员合作开发健康食谱，但这不是联邦监管要求。

（四）药剂师

养老院必须配备药剂师，但不必一定配备药房。较大的养老院可能设置有药房，许多小的机构则与当地药房签订合同，在紧急情况或下班后由药房提供药物。药师需要完成药物方案和药物不良事件审查、监测高危用药情况以预防多重用药和用药错误。

（五）社会服务

持证的临床社会工作者和社会服务总监依据机构的要求，协助处理社会、金融和其他基于社区和系统的问题。另外，他们还与老年人和家庭一起制订出院计划。

（六）娱乐治疗

养老院法规规定，要求机构提供"支持居民选择活动的持续支持项目"，以支持每位居民的身体、精神和社会心理健康。活动由持证或注册的娱乐治疗师或活动专业人员指导。

（七）MDS 协调员

MDS 协调员是已完成 MDS 额外培训的持证护士。MDS 协调员使用居民评估工具（resident assessment instrument，RAI）从居民自身和不同专业的养老院临床医生那里收集关于居民身心健康的信息。MDS 协调员监督护理计划，以确保照护的有效性，并确保护理计划符合医疗保险的要求。

（八）医疗服务

养老院被强制要求提供医疗服务，但医疗服务范围变化很大。社区医生可以为养老院的居民提供

医疗护理，或者将居民转介至内部机构的医疗负责人。医生被要求随叫随到，但他们不需要固定的时间来提供面对面的护理。根据第 42 条，医生必须在老年人入住机构（长期或短期照护）后 30 天内完成初步的全面入院评估和体格检查，然后在接下来的 3 个月内每 30 天完成一次。联邦法规规定，在接下来的时间里，医生必须每 60 天对老年人进行一次访视。不过，各州的规定差别很大，某些州要求在居民入住后 48h 内进行入院体格检查，或要求每月访视，在共同管理的过程中，只有部分任务能由医师助理或执业护士进行，并且执业护士和医师助理不能为新患者办理入院。

（九）牙科护理

养老院必须通过协调外部或内部资源，协助接收专业和长期照护的老年人"获得常规和 24h 紧急牙科护理服务"，包括修复或更换义齿。

（十）精神护理

在部分养老院，也有牧师对居民提供精神护理。

（十一）恢复期照护

大多数机构由护理人员主导恢复期护理项目，包括自我照护、转移、使用辅助设备，以及肠道和膀胱训练，旨在帮助老年人保持目前的功能。一名恢复期照护护士指导恢复照护计划，负责教育和培训 CNA 进行恢复性治疗。依据机构的规模，养老院可能配备 1~2 位恢复期照护护士。恢复期照护人员

专注于维持老年人功能，而不是协助完成日常生活活动。

养老院的跨专业团队有时还扩大到管理人员、管家、厨房工作人员、家庭和其他人员，这些人员也被要求每季度和每年与居住在养老院的老年人及其家人讨论个体的整体健康和福祉。这些讨论内容被记录下来，而且作为制订个性化照护计划的依据。照护计划不仅决定了老年人的临床和社会治疗方案，而且还决定了医疗保险或医疗补助计划的报销。

四、短期康复

养老院护理通常分为短期照护和长期照护，但监管机构对这两种类型的照护要求情况基本相同，表 32-1 概述了养老院提供的服务类型的主要特点。下面是对短期康复护理的资格、目标、服务和资金来源的探索。

（一）患者的资格和目标

短期照护的目标是改善居民的功能或医疗状况，使其恢复到先前的功能水平，或者至少是恢复到较低强度的照护级别。享受短期专业照护和康复医疗保险福利的居民需要满足住院资格（入住养老院 30 天内住院至少 3 天），以及通过医生认证，需要接受护理、物理、职业或言语和语言病理学治疗的日常专业照护。居民必须能够参加每周至少 5 天的康复治疗，或需要日常的专业照护。

表 32-1 养老院护理模式的主要特征的比较

主要特征	短期康复	长期机构照护	临终关怀
资格	出院后专业照护需求（康复或护理）	安全或功能受损需要全天候辅助服务	预期寿命<6 个月，注重舒适
患者目标	改善功能或医疗状况，出院返家居家照护	确保安全和必要的医疗和支持性护理	症状管理，减少生命末期的护理过渡
提供的服务	护理服务、物理治疗、职业治疗、娱乐治疗、医疗服务、药学服务、营养学、社会服务等	护理、医学、营养、娱乐治疗、药学、社会服务，针对新发功能受损患者的康复服务，以及改善和恢复期护理	临终关怀、医疗护理、一般护理、营养、药学、娱乐治疗、社会服务
入住时间	<100 天	长期	<6 个月
资金来源	医疗保险 A 部分的医疗护理和食宿（最多 100 天）	医疗提供者服务的医疗保险；医疗补助或个人支付食宿费用	临终关怀服务医疗保险；个人支付食宿费用

（二）提供的服务和临床照护

短期照护的居民通常需要专业照护［如静脉药物管理、伤口护理和（或）监测］和（或）康复（物理、职业和言语治疗）。只有在居民身体功能下降，同时又有一个可识别的、可实现的康复目标（如爬10 步楼梯或在备用辅助下从床上转到轮椅）时，才能提供康复服务。医疗计划由医生监督，工作人员管理药物、设备和供应需求，进行接送服务，并在需要时提供实验室和基本的影像学检查。社会服务机构与居民和家庭合作，以确定出院计划或过渡到不同级别的照护机构。当养老院的床位被用作短期康复的场所时，该机构每周只报销 720min 的专业康复费用（每天<2h）。相比之下，急性康复中心（acute rehabilitation center，ARC）是一个高灵活度的院后机构，旨在提供每天至少 3h 的强化康复，ARC 将在稍后进一步讨论。

（三）资金来源

医疗保险 A 部分的福利涵盖了一段固定的短期养老院照护期，即使居民最初已经出院回家，也可以使用。如果居民从 SNF 出院，并在回家后的 30 天内出现功能下降，也适用 A 部分福利。医疗保险 A 部分也适用于临终关怀患者发生非相关疾病或损伤（如癌症患者股骨骨折）。A 部分福利包括居民前 20 天的全部专业费用，第 21～100 天要求居民共同支付。一旦该福利用完，居民必须离开医院或养老院 2 个月，才能启动新的福利。

五、长期照护

养老院超过一半的长期照护居民有认知障碍，部分长期照护单元包括记忆护理单元、痴呆单元或痴呆监护单元，用以帮助那些有认知障碍、需要 24h 监护或者有走失高风险的居民，以及护理计划中包括关注与记忆丧失相关的缺陷或痴呆相关的行为模式的老年人。记忆护理单元的病房出口通常受到控制，有时还使用密码门禁，以此降低居民走失的风险。以下是对长期照护机构的资格、目标、服务和资金来源的探讨。

（一）患者的资格和目标

长期照护的资格和目标与短期照护显著不同。

在长期照护中，帮助老年人恢复先前功能状态的康复和治疗几乎没有或很少被关注。原则上，长期照护的目标是为有认知障碍或者功能下降需要日常协助的居民提供一个安全、长期、以团队为基础的环境。长期照护机构患者的入住资质通常是基于国家标准，但主要基于日常生活活动能力，如梳洗、洗澡、穿衣、喂养、如厕和转移，许多州要求居民必须存在日常生活活动中的多项依赖。老年人必须满足州医疗补助计划中关于患者功能的标准，才能使用医疗补助服务。

（二）提供的服务和临床照护

提供长期照护的养老院为无法在社区中获得所需护理水平的居民提供 24h 监管和自我照护辅助。长期照护的居民可接受照护辅助、康复服务（必要时）、药物管理、饮食服务、常规定期药物审查、个人卫生护理、定期活动和医疗护理。工作人员和医疗团队还可提供急性期护理、常规预防服务、机构内外转诊咨询服务，以及生命末期现场临终关怀服务。

（三）资金来源

截至 2019 年，全国养老院长期照护的月平均费用为每私人房间 8517 美元，并且根据机构定位的不同有很大差异。医生的服务通常由医疗保险或居民的健康保险支付。长期照护的费用包括食宿、护理、个人护理和基本服务。然而，居民通常会为私人房间、特殊服务或不属于标准居民照护计划的活动支付额外的费用。长期照护养老院的费用不由医疗保险报销，其资金来自医疗补助、个人支付或可选的长期照护保险项目。如果居民的收入超过了政府所允许的接受医疗补助的金额，居民将没有资格获得医疗补助，他们的长期照护费用将由个人支付，或可通过"支出"来达到资助资格，从而获得援助。每个州都制订了获得医疗补助资格的门槛。退伍军人事务部是覆盖长期照护的最大的单一支付者系统，但获得服务的机会取决于当地。此外，退伍军人事务部的长期照护福利取决于服务联系的程度和慢性疾病／残疾与服兵役时间的联系，以及退伍军人的经济状况。

六、养老院的临终关怀服务

养老院的长期照护居民通常会在养老院去世。

养老院与家庭临终关怀机构协调，让居民在他们称之为"家"的环境中度过生命的最后时刻。在美国，近 1/3 的死亡发生在养老院。有效利用临终关怀服务，可以帮助老年人提高舒适度和生活质量。

（一）患者的资格和目标

如果居民所患疾病的自然病程预后小于 6 个月，并且希望将照护的重点放在舒适而不是治疗上，就有资格接受临终关怀。只要医疗提供者认为居民符合临终关怀资格，任何居民都可以选择使用这一福利。短期照护养老院居民可以选择转介至临终关怀服务，然而，这可能会影响其养老院费用的支付方式，因为医疗保险只能支付与终末期疾病无关的专业照护需求。

（二）提供的服务和临床照护

接受临终关怀的养老院居民通过跨专业团队接受同样的一般医疗和看护，但同时还享受内部或合同规定的临终关怀机构的临终护理。通常，临终关怀机构的医疗主管提供以舒适为重点的药物指导，如阿片类药物和苯二氮䓬类药物。

（三）资金来源

养老院居民有权获得临终关怀，并可使用医疗保险临终关怀福利。它包括门诊就诊，访问临终关怀机构，提供症状管理所需的药物治疗、医疗护理、心理咨询和用品。医疗保险不包括在养老院中的住宿、食宿或每天 24h 的看护费用。在退伍军人养老院或退伍军人签约的养老院，食宿费用是退伍军人福利的一部分。

七、其他模式的养老院照护

（一）符合条件的老年人的养老院长期照护新模式

养老院是最著名的，但不是唯一的医疗机构护理形式。"文化变革"运动产生了更新的、更像家庭的形式，其中研究最多的是绿屋养老模式（Green House Model）。一个绿屋是 10～12 位符合条件的老年人的家，其照护者的功能超出了传统的照护角色。绿屋养老模式基于三个价值观：真实的家庭、有意义的生活和赋能员工。在绿屋里，照护者也称为 Shahbazim，他们与居民一起进行烹饪或园艺，以及

提供传统的床边和身体护理。这些创新的照护模式可以在必要的住院照护和"在家"的独立性和功能支持性之间提供一种平衡。

（二）急性康复中心

许多老年人不能接受 ARC 的康复要求（每天至少需要 3h 的集中康复训练）。此外，医疗保险很少报销超过几周的护理，这使它成为一个只提供的短期照护的场所。然而，在脑卒中的背景下，了解急性和亚急性短期康复之间的区别很重要，积极、早期的康复更有利于改善功能状态。预期会从 ARC 获益的老年人，如果不能接收最低的康复要求，可以暂时进入亚急性短期康复机构接受初步治疗，在其能够接受所需的更高水平的康复后转至 ARC。

八、养老院和康复中心的相关规定

为了从医疗保险和医疗补助计划中获得报销，养老院必须遵守联邦法规规定的要求，为此，团队必须确保他们有足够的工作人员、MDS 评估和个性化照护计划。养老院协助居民自我照护、提高生活质量，并提供跨专业团队服务（如医疗、药房、牙科、活动）。

（一）联合委员会的 SAFER 矩阵评分

2017 年 1 月，联合委员会启动了卫生保健组织认证的 SAFER 矩阵评分程序（https://www.jointcommission.org/facts_about_the_safer_matrix_scoring/）。该矩阵用于评估专业和长期照护机构的伤害风险（高、中、低）和风险范围（仅限于个别居民、可能影响多位居民的模式或广泛的问题）。调查员根据发现的频率、对居民造成的伤害风险来确定违规的严重程度，而不是简单地统计观察到的问题，从而更好地确定机构应集中采取改进措施的领域。

（二）国家调查和卫生巡查

养老院要接受其所在州每年进行的飞行检查。州调查员通常是由卫生保健专业人员组成的团队，他们会花数天时间来评估与居民照护、行政管理和机构环境相关的实践和政策。调查人员对查明问题的严重程度和范围做出评价，机构有机会纠正检查发现的问题，国家调查员随后会进行再次检查，以

确认问题得到纠正。州检查可能在营业时间或之外进行，检查报告在养老院公示，并可以在线访问（http://www.medicare.gov/NursingHomeCompare）。

（三）居民评估方案

在进行全区健康和安全评估的同时，检查员还会检查居民的照护计划。为了防止忽视和不必要的约束，并确保老年综合征得到适当的管理，某些状况被确定为进一步治疗和记录的触发因素。这些状况（表 32-2）由 MDS 协调员整合，并通过居民评估方案（resident assessment protocol，RAP）进行解决。一旦发现这些问题，照护团队必须处理并纳入照护计划，并且团队必须解释出现以上问题的原因，调查员将仔细查看所有相关记录。机构必须报告养老院居民身体的每一处刮伤和瘀伤，旨在防止虐待老年人，并确保重要的伤害不被忽视。

（四）最小数据集

对养老院居民进行 MDS 数据采集不仅可以帮助制订照护计划，也可作为提高护理质量的机制。MDS 对每个居民的功能状态进行全面评估，以此帮

表 32-2 触发居民评估方案的疾病 / 状况

- 谵妄
- 认知改变
- 视觉功能的改变
- 沟通能力的变化
- 日常生活活动功能 / 康复潜力
- 尿失禁和留置导尿管
- 社会心理健康
- 情绪状态的改变（如抑郁）
- 行为症状
- 活动
- 跌倒
- 营养状况
- 鼻饲管
- 脱水 / 液体补充
- 牙科护理
- 压疮
- 精神药物使用
- 物理约束

助养老院工作人员确定与健康相关的问题。MDS 评估的部分包括情绪、功能状态、大小便状态、牙齿、当前的医疗诊断和居民的照护目标，团队需要针对任何问题或下降的领域进行讨论和制订方案，MDS 协调员依据居民和养老院的跨专业团队成员的报告进行信息整合。

（五）联邦医疗保险五星质量评级体系

基于 MDS 和年度调查 / 检查数据，联邦医疗保险将公开发布五星质量评级体系的结果。星级评级有三个组成部分：美国医疗保险和医疗补助服务中心（CMS）的年度调查结果，包括健康检查、护理人员与居民的比例，以及 CMS 驱动的质量指标。这些分数形成了机构的总体评级、健康检查、人员配备比率，以及机构在医疗保险定义的质量措施上的评级（http://www.medicare.gov/NursingHomeCompare）。截至 2018 年 6 月，被称为社区生活中心的退伍军人事务部养老院也需进行五星评级，以便尽可能与同一地区的社区养老院进行比较。这些评级信息可以访问 www.accesstocare.va.gov。虽然评价制度是为了帮助家庭做出选择，但没有一个评价制度是全面的，所有的决定都应该依据居民、照护需求和家庭的需要。

（六）处罚

CMS 有权处罚养老院，方式包括罚款、暂时拒付、暂停新入院、指定监督，甚至取消养老院为 CMS 受益人提供照护的认证资格（实际上是迫使养老院关闭）。在年度调查中表现不佳的机构，调查员预计将更频繁地进行检查和访问（在最后一次检查后的 3～6 个月内）。

总而言之，尽管养老院有许多名称和关联机构，但它是一种受到严格监管的医疗护理模式，具有多种功能，如作为短期、院后康复和专业护理的场所，作为有严重功能障碍的老年人的长期住所，作为中重度痴呆患者接受 24h 看护的机构之一。作为临床医生，我们应该意识到，虽然养老院不能像医院那样监测居民，但动态的和以人为本的环境更有利于优化老年人功能和提升生活质量。作为医疗提供者，我们的角色是通过提供关于急性和慢性疾病的医疗指导来支持和加强养老院团队，同时也应注意遵守监管要求和机构协议。

参 考 文 献

Centers for Medicare and Medicaid Services. Title 42 CFR 483: Requirements for states and long-term care facilities. October 2017. https://www.govinfo.gov/content/pkg/CFR-2017– title42–vol5/xml/CFR-2017–title42–vol5–part483.xml. Accessed March 25, 2020.

Harris-Kojetin L, Park-Lee E. Long-term care providers and services users in the United States: data from the National Study of Long-Term Care Providers, 2013–2014. *Natl Cent Health Stat Vital Health Stat.* 2016;3:38.

Miller SC, Schwartz ML, Lima JC, et al. The prevalence of culture change practice in US nursing homes: findings from a 2016/2017 nationwide survey. *Med Care.* 2018;56(12):985–993.

Stefanacci R. Admission criteria for facility-based post-acute services. *Ann Long-Term Care Clin Care Aging.* 2015;23(11): 18–20.

Teno JM, Gozalo PL, Bynum JPW, et al. Change in end-of-life care for Medicare beneficiaries: site of death, place of care, and health care transitions in 2000, 2005, and 2009. *JAMA.* 2013;309(5):470–477.

相 关 网 站

Nursing Home Compare. http://www.medicare.gov/nursinghome-compare. The Centers for Medicare and Medicaid Services (CMS) official website for looking up information about nursing homes. Accessed March 25, 2020.

The Joint Commission. https://www.jointcommission.org/facts_ about_the_safer_matrix_scoring/. Provides information about the Joint Commission scoring process and includes a downloadable file. Accessed March 25, 2020.

Genworth. http://www.genworth.com/aging-and-you/finances/cost-of-care.html. An interactive website for estimating the costs of long-term care. Accessed March 25, 2020.

Medicaid. www.medicaid.gov. Provides state-by-state requirements for determination of eligibility. Accessed March 25, 2020.

第 33 章　老年人照护智能辅助技术
Technology in the Care of Older Adults

Kaitlin Willham　Daphne Lo　著
彭　颖　译　　王　玫　校

一、概述

- 用于老年人日常生活和安全活动的智能辅助技术已得到广泛应用,但证据基础有限。
- 远程医疗包括针对患者疾病管理的远程监测、存储和转发/异步技术、实时视频会议。
- 年龄不是限制智能辅助技术使用的主要决定因素;然而,地理位置、收入水平和受教育程度等因素与获取和使用智能辅助技术的程度相关。
- 医生必须参与远程医疗技术的伦理实施。
- 老年人应当参与开发供他们使用的智能技术。

智能辅助技术在现代生活中应用广泛且更新迅速。科技塑造了个人的日常生活和接受医疗护理的方式。越来越多的老年人开始使用智能产品,65 岁及以上的老年人中有 60% 在使用互联网。科技对老年人的健康和幸福感的潜在影响十分巨大,不仅可以帮助满足老年人的日常需求,从而应对新时代的老龄化浪潮,同时可以帮助克服获得高质量、以老年人为中心的护理带来的挑战。例如,远程医疗可以将老年人与接受过老年医学培训的工作人员联系起来,并扩大老年医学专业知识在医疗保健场所的覆盖面,最终,可以使老年人在需要的时间和地点获得所需要的护理。与此同时,我们应该仔细考虑新技术潜在的负面和伦理影响,从而避免盲目追求新技术。本章介绍了现有和新兴的用于支持老年人日常生活、满足其保健需求的智能技术。

二、电子辅助技术

(一)定义和概念

新的智能辅助技术不断涌现,改变了老年人的日常生活。提高老年人日常生活活动的设备、系统和程序出现了爆炸式增长(表 33-1)。自动化账单支付和转账简化了财务管理,全球定位系统和手机应用程序可以帮助寻找路线,在市区共享乘车服务可以使交通更加经济、方便和安全。同样,大多数食物和百货可从商家直达消费者家中。这些类型的服务最适合有经济能力和认知正常的老年人,并且他们需要能够熟练访问互联网、使用智能手机。随着时间的推移,人们不断对这些服务进行优化,以增加对所有老年人的易用性。例如,现在可以通过老年手机或通过线上客服实时订车,并实时更新乘客状态。此外,智能手机是电子辅助技术的门户,对智能手机进行升级(如调整为大的按钮、语音识别、增加音量)可以更好地适合老年人使用。

广告宣传了多种可以协助老年人完成医疗任务和保障家庭安全的产品和系统。电子药盒可规划并提醒个人何时服药,这些药盒的功能从简单到复杂,可以追踪老年人药物依从性,或通过远程实时监控系统指导照护者。跌倒伤害预防系统不再局限于可穿戴设备。相反,环境传感器和监视器可以跟踪个人在环境中的运动。视频监控系统可供远程照护者实时监测老年人的情况。"智能家居"的概念通常是指集成智能系统、传感器和家用电器,构建便于调节的、安全的环境,并能够早期发现老年人状态的变化。随着大量令人眼花缭乱的产品的出现,临床医生可能会被要求向老年人及其照护者提供关于智能技术的指导。

除了协助日常活动外,智能技术还可用于加强或建立社会联系,并且更具经济性和可获得性。手机可以提供满足视力或听力受损用户需求的功能,

表 33-1 日常生活支持类电子辅助技术示例

类 别	辅助技术
工具性日常生活活动	
资金管理	自动缴费
交通	实时地图 / 导航系统
	共享乘车服务：基于移动设备或电话；可通过第三方提供实时更新
药物	电子药盒：电子警报 / 提醒；可追踪药物依从性并向第三方提供实时监测
购物	远程订购和交付产品
家务	自动真空吸尘器
电话 / 通信	适用于感觉障碍个体的电脑或手机
家庭安全	
预防跌倒	紧急报警系统：可穿戴设备或环境设备；由个人触发或自动触发
监测早期状态变化	视频监控
	穿戴设备：持续生命体征监测和运动跟踪
环境改进	设施改进：与定时器或其他安全机制相适应；集成设备和中央控制
	家用电子产品和设备的语音控制
社会支持	基于互联网的通信和社交媒体
	实时视频通信
	人工智能

智能手机促进了视频会议的使用，老年人可以通过视频会议与远方的朋友、家人、支持团队进行交流。目前，65 岁及以上的老年人有 40% 使用智能手机，社交网站和网上社群也越来越受欢迎，并且大约 1/3 的老年人使用社交媒体。除了寻求加强社会联系的技术外，另一种技术也试图复制它们。人们对社交伴侣机器人等产品产生了兴趣，同时也持怀疑态度。这些产品通常成本高昂，并引发了对社会秩序的影响，以及老年人人力支持的价值和可用性的疑问。无论是通过社交网络、视频会议还是人工智能，个体对任何社交技术的反应都与其社会偏好相关。

（二）相关证据

目前对智能技术的研究还远远不够。这些的技术大多是直接面向消费者推广的，并且在很多情况下，消费者不是老年人而是他们的照护者。照护者必须决定产品是否物有所值，以及是否值得侵犯隐私权或自主权。以跌倒为例，预防跌倒系统包括可穿戴设备和环境传感器，这些传感器可能会被有意触发，也可能通过红外、视频、压力或声音传感器触发。研究评估了各种系统的可靠性和误报率，然而，没有足够的证据可以表明这些技术可以减少伤害，也没有系统的证据表明它们可以减少跌倒。

虽然智能辅助技术的使用对应对认知障碍和阿尔茨海默病所致的功能减退有吸引力，但目前还没有关于智能辅助技术用于阿尔茨海默病的随机对照试验证据，也没有证据表明在线认知训练可以预防认知障碍或减缓其发展。医生和消费者必须认识到，广告可能存在夸大，至少有一家公司因虚假宣传网络游戏可以改善认知功能而受到处罚。

虽然电子辅助技术有望解决老年人社交隔离，但相关研究有限。一项系统综述发现，各种通信技术对老年人的社会联系和社会支持有积极影响，但对孤独感却不一定有积极影响。有趣的是，大量使用社交媒体等信息和通信技术可能会增加老年人的孤独感。目前尚不清楚哪些干预措施（如在线支持小组、社交网站或视频交流）可能会有帮助或对谁有帮助。

参考文献

Chen YRR, Schulz PJ. The effect of information communication technology interventions on reducing social isolation in the elderly: a systematic review. *J Med Internet Res.* 2016;18(1):e18.

Van der Roest HG, Wenborn J, Pastink C, Dröes RM, Orrell M. Assistive technology for memory support in dementia. *Cochrane Database Syst Rev.* 2017;6:CD09627.

三、远程医疗

（一）定义和概念

远程医疗的定义是使用通信技术远距离提供医疗服务。远程医疗的三种主要类型是远程患者监测、存储和转发（即异步）技术、实时（即同步）视频会议。远程患者监测通常包括数据收集和审查，以及结合干预措施管理慢性病或发现早期临床变化。存储转发远程医疗是指在不接触患者的情况下查看患者信息。例如，存储转发技术可能包括静态数据的传输，如医学影像、照片或文字描述，随后由医生审查回复；存储转发技术还包括电子咨询，即通过咨询医生，医生根据患者病历审查提供建议。实时视频会议包括患者与医生或医生与医生之间的双向互动。以上三种远程医疗技术可以单独或合并使用。例如，可以集成所有三种类型的远程医疗，以便在患者和临床团队之间提供多种数据收集和通信方式。

远程健康虽然有时与远程医疗一词互换使用，但远程健康一词也可以指非临床服务，如移动健康应用程序和网上健康科普。

（二）相关证据

已有大量证据证实了远程医疗模式对已确定的研究结果的影响。

由于所研究的干预措施差异很大，数据收集、解释和后续反馈方法各不相同，并且仅限于所监测的慢性病，因此得出关于远程患者监测的普遍结论具有争议性。退伍军人健康事务部的全国家庭远程医疗计划是患者远程监测结果最可靠的研究之一。该计划旨在帮助患有糖尿病、高血压、心力衰竭、慢性阻塞性肺疾病、抑郁症和（或）创伤后应激障碍的老年退伍军人。与入组前 1 年相比，平均年龄为 67 岁的登记退伍军人在登记后 6 个月内住院天数减少了 25%，入院人数减少了 19%。每个病人每年的费用是 1600 美元。

在依赖于视觉数据的领域，如放射学和病理学等领域，存储转发技术已经成熟，甚至形成了标准。在初级卫生保健中，存储和转发应用程序还包括患者和临床团队之间的安全通信，以及电子健康史信息的收集。这些类型的通讯可以提高数据收集和应答的效率，并节省医生和患者的时间，通过线上咨询，专家能够根据病例回顾提供评估和建议。在已经建立线上咨询项目的中心，初级保健医生对这项技术表示满意，因为它提高了便利性，加快周转率并拓宽了专业知识传播的途径，同时减少了诊所无意义的就诊次数。

实施实时视频会议最初用于无法现场访视的情况，可使人们能够获得原本无法获得的临床护理。

同时，其还可以拓宽服务的获取渠道，特别是由于地理位置、患者活动能力和临床医生可用性等的限制而难以接受服务时，实时视频会议的主要优势得以体现。线上就诊被用于将医生与远程医院、诊所、亚急性护理机构、住宿照护机构和居家患者联系起来。线上就诊在心理健康、急性脑卒中护理和重症医学等领域有着悠久的历史。然而，临床护理与虚拟护理的优势与劣势的直接比较研究是有限的。在 2015 年 Cochrane 的一篇综述中，包含 55 项关于交互式远程医疗作为常规护理的替代或补充的研究，有部分证据表明糖尿病患者在干预 3 个月时生活质量得到改善，糖化血红蛋白水平有所降低，同时该综述还评估了远程医疗与面对面心理治疗的效果，并未发现显著差异，然而无法得出关于花费成本和患者满意度的结论。由于实时视频会议的使用越来越多是因为便捷而非必要，因此需要更多的研究来对比远程诊疗和线下诊疗。

参考文献

Chen YRR, Schulz PJ. The effect of information communication technology interventions on reducing social isolation in the elderly: a systematic review. *J Med Internet Res.* 2016;18(1):e18.

Darkins A, Ryan P, Kobb R, et al. Care coordination/home telehealth: the systematic implementation of health informatics, home telehealth, and disease management to support the care of veteran patients with chronic conditions. *Telemed e-Health.* 2009;14(10):1118–1126.

Flodgren G, Rachas A, Farmer AJ, Inzitari M, Shepperd S. Interactive telemedicine: effects on professional practice and health care outcomes. *Cochrane Database Syst Rev.* 2015;9:CD002098.

Van der Roest HG, Wenborn J, Pastink C, Dröes RM, Orrell M. Assistive technology for memory support in dementia. *Cochrane Database Syst Rev.* 2017;6:CD009627.

Vimalananda VG, Gupta G, Seraj SM, et al. Electronic consultations (e-consults) to improve access to specialty care; a systematic review and narrative synthesis. *J Telemed Telecare.* 2015;21(6):323–330.

四、远程老年综合评估

在远程医疗用于老年临床护理方面，目前有文献揭示了老年人对线上问诊的接受程度和满意度，并提供了项目模型的示例。对老年人筛查评估工具或最佳实践指南验证很少；然而，愿意接受线上问诊的医生发现，老年综合评估的许多评估内容都适合使用实时视频问诊。

线上就诊过程中可能发生的情况取决于环境、患者、现场陪同人员和所使用的技术。例如，当患者实际位于远程诊所或有条件的场所时，现场助理可能会调整摄像机、操作辅助工具（如虚拟听诊器），并提供打印文件（如认知筛查表或预立医疗指示），如果患者在家中进行远程就诊时，这些选择会受到限制。然而，远程家庭访视可能有其独特的好处，如可以直接观察患者的生活环境。

在准备就诊时，临床医生必须考虑如何利用远程技术与患者交流。网络质量不好、屏幕过小或声音过低均可能会降低就诊质量，特别是对于存在视力或听力缺陷的患者，效果可能更差。另一方面，正确的技术有助于克服感官障碍，对于听觉障碍患者，头戴式耳机可以放大声音，或根据远程平台医生实时传输书面文档进行书面交流。以上需要提前安排，以实现高质量的沟通。此外，医生应在就诊前或就诊开始时制订应急预案，以防出现技术问题或紧急情况。

老年人的远程检查需要进行调整，体格检查的每个组成部分可能需要额外的工具。生命体征、视力和听力筛查、耳镜检查、口咽、心脏和呼吸检查都需要专用设备。患者可以自行进行腹部、肌肉骨骼和神经系统的部分检查和步态评估，也可以请照护者来提供协助。此外，应始终注意运用临床思维判断是否通过视频会议收集到了准确的信息或者是否需要进行进一步分诊。

文献中有几个例子证明了线上认知评估的可行性。有一个案例来自匹兹堡退伍军人事务部，多学科远程医疗团队对位于乡村诊所的退伍军人进行了认知评估，该项目结果表明，大多数患者进行了线上就诊，总体满意度、与服务提供者沟通的便利性、再次使用线上就诊的意愿均很高。然而，认知筛查工具在用于视频会议评估时的有效性尚未得到验证，一项研究表明，面对面进行的标准化简易精神状态检查与线上评估的分数存在差异，因此，医生应谨慎解读认知筛查结果。

就像一些工具需要在尚未充分验证的情况下使用一样，其他常见的老年病评估和筛查工具可能需要不断调整以确保可行性和安全性。例如，当确认患者在合适的场地（如远程诊所）时，医生可以进行标准化的步态评估，但在家里该评估无法进行。无论是在诊所还是在家里，都需要第三方在场以便于

在步态评估期间移动摄像头，同时预防患者跌倒。

从事老年医学的医生可能特别重视患者、照护者和医疗团队成员之间的联系。远程医疗可能促进医生、患者和照护者之间的联系。从社会工作者到专业治疗师和言语治疗师，老年医疗团队的多个成员可以使用实时远程医疗，以减轻患者及其照护者的就医负担。监控系统、存储转发技术和线上就诊的集成不仅可以为患者，也可以为他们的照护者提供更大程度的支持。总体而言，远程医疗干预被证明对照护者结局产生了积极影响，如心理健康、照护技能、生活质量和社会支持等。

参考文献

Chi NC, Demiris G. A systematic review of telehealth tools and interventions to support family caregivers. *J Telemed Telecare*. 2015;21(1):37–44.

Loh PK, Ramesh P, Maher S, Saligari J, Flicker L, Goldswain P. Can patients with dementia be assessed at a distance? The use of telehealth and standardised assessments. *Int Med J*. 2004;34(5):239–242.

Powers BB, Homer MC, Morone N, Edmonds N, Rossi MI. Creation of an interprofessional teledementia clinic for rural veterans: preliminary data. *J Am Geriatr Soc*. 2017;65(5):1092–1099.

五、远程医疗实施的障碍

虽然老年人正在使用智能技术，但在技术使用能力方面仍然存在差异。年龄是一方面因素，80 岁以上的老年人使用互联网或拥有智能手机的可能性比 65—79 岁的老年人要小得多；其他主要影响因素还包括教育水平、家庭收入和生活在乡村。在 65 岁及以上老年人中，约有一半的人仍旧无法在家高速上网。即使能够上网或使用智能手机，老年个体也可能不愿意通过这些渠道获取医疗保健信息。一篇关于慢性病老年人远程医疗的综述提出，简单的应用系统、医生的支持和照护者的支持提升了老年人对远程医疗的接受度。远程医疗，特别是远程监控的障碍主要来源于缺少反馈。

医生和患者对于远程医疗的使用意愿对这项技术的成功实施同样重要。临床工作人员对远程技术的适应程度和接受程度各不相同。远程医疗的实施必须包括强有力的硬件设施和技术支持。组织必须给予医生一定的灵活性以便于技术更适用于实践，并积极寻求他们的意见和反馈。

实施远程医疗的主要系统性障碍之一是医保报

销。长期以来，医保对于远程医疗服务的覆盖范围一直很有限。医疗保险为医疗资源短缺地区的患者报销远程医疗费用，但仅限于远程医疗指定服务地点（如诊所、医院或专业照护机构）。由于这一限制，资助和管理医疗保健的组织（如退伍军人事务部、Kaiser 医疗集团）比其他机构拥有更完备的远程医疗程序。然而，由于私人保险和医疗补助的普及，远程医疗服务的覆盖范围越来越普遍。超过一半的州制订了法规，要求大多数私人保险计划必须覆盖线上诊疗。

州的执业条例也可能限制医生在州外执业的能力。现在有松绑这些规定的趋势，很多州现在向已经在合作州获得许可的医生提供快速许可服务。同样，也有人提议立法，使退伍军人健康事务部的医生在跨州提供远程医疗服务方面有更大的灵活性。对州外执业感兴趣的医生应该熟悉当地法律，这些法律规定了他们的诊疗对象及诊疗范围。

参 考 文 献

Foster MV, Sethares KA. Facilitators and barriers to the adoption of telehealth in older adults; an integrative review. *Comput Inform Nurs.* 2014;32(11):523–533.

Pew Research Center. Tech adoption climbs among older adults. 2017. http://www.pewinternet.org/2017/05/17/technology-use-among-seniors/. Accessed April 9, 2019.

Taylor J, Coates E, Brewster L, Mountain G, Wessels B, Hawley MS. Examining the use of telehealth in community nursing: identifying the factors affecting frontline staff acceptance and telehealth adoption. *J Adv Nurs.* 2015;71(2):326–337.

六、伦理考虑

医生必须考虑使用实时视频会议和其他类型的远程医疗。证据的局限性应与对新技术进行批判性试验的意愿相平衡。美国医师学会（American College of Physicians，ACP）于 2015 年制订了关于在初级保健中实施远程医疗的建议。ACP 建议远程医疗活动应考虑其可负担性、易用性和宽带基础设施的接入情况。医生必须使用合理的判断来决定是否可以通过已有的技术和设备收集必要的数据。ACP 建议远程医疗应遵循与线下医疗同等的实践标准，并促进制订循证指南和临床实践指南，以指导临床医生正确使用远程医疗。

作为老年人的代言人，临床医生还应意识到能够监控、监测和报告个人健康数据和活动的智能辅助技术的伦理影响。许多智能辅助技术被建议用来保护老年人或协助日常活动。然而，某项特定技术的健康、安全或功能效益往往没有研究依据。此外，用户通常不清楚数据的收集程度、使用方式、面临安全漏洞的风险，使得任何年龄段的用户在进行知情同意时模棱两可。对于老年人来说，还有其他伦理考虑。老年人通常不参与这些产品的研发，如果老年人有认知障碍或有阿尔茨海默病，他们也不会参与决定是否使用该产品。然而，家庭视频监控等产品可能仍旧会对老年人造成困扰。我们建议仔细考虑该技术的伦理影响，特别注意智能辅助技术在使用前如何提升患者自主性和幸福感。

参 考 文 献

Daniel H, Sulmasy LS. Policy recommendations to guide the use of telemedicine in primary care settings: an American College of Physicians position paper. *Ann Intern Med.* 2015;163(10):787–789.

Thilo FJS, Hürlimann B, Hahn S, Bilger S, Schols JMGA, Halfens RGJ. Involvement of older people in the development of fall detection systems: a scoping review. *BMC Geriatr.* 2016;16:42.

七、给医生的建议

医生必须参与远程医疗方案的实施，并且具备确定一项服务是否符合高质量标准的能力，以确保这些方案可行并能适应老年人的需要。在进行远程诊疗时，要特别注意对诊疗质量的把控。另外，我们建议使用远程医疗增强与患者的治疗关系，并提高患者和医生自身的满意度，而且医生应该参与对医疗技术评估标准及相关指南的制订。

目前，智能辅助技术已随处可见，但许多设备的附加价值尚不清楚，仍需要高质量的科研项目来研究智能辅助技术的优点和缺点。医生需要熟悉一些智能辅助技术的基本功能，并对任何新技术抱有适当的怀疑态度，尤其是当产品价格很高时。归根结底，服务于老年人的工作人员需要在研发和实施健康照护技术和日常生活辅助用品中发挥积极作用。医生有责任倡导老年人公平、符合伦理要求和可靠地使用这些技术。

第三篇　老年常见疾病

Common Conditions in Geriatrics

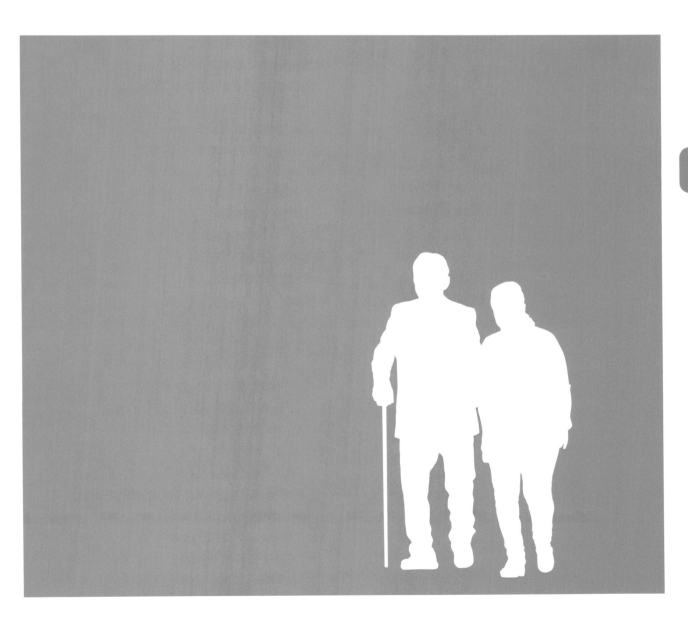

第 34 章　骨关节炎

Osteoarthritis

Ernest R. Vina　C. Kent Kwoh　著

王　超译　涂　玲校

诊断要点

- 病史显示非炎症性关节痛（即活动后加重，休息后缓解）。
- 检查显示关节有压痛和骨质增大。
- X 线显示关节间隙变窄、骨赘、硬化和骨囊肿。

一、概述

（一）患病率和影响

骨关节炎（osteoarthritis，OA）是一种发病率高、具有致残性且花费昂贵的疾病。超过 1/10 的成年人患有有症状性 OA，超过 1/4 的 70 岁以上患者自称患有关节炎。据最新估计，美国有 1400 万人患有症状性膝关节炎。OA 是一种已知的致残原因，其诊断与患者的生活质量改变和寿命的减少有关。在美国等发达国家，OA 的治疗成本估计一直是占国民生产总值的 1%～2.5%。OA 产生的最直接的费用是住院费（特别是在关节置换手术期间或之后）和康复护理费。其他直接费用包括药物、面诊就医和其他健康专业的就诊和诊疗过程。间接成本主要是由于就业率下降、缺勤、出勤（即使在工作时生产率也下降）和提前退休造成的生产力损失。因此，OA 已被美国食品药品管理局指定为严重疾病，原因总结在表 34-1。

（二）危险因素

多种因素可增加 OA 发生的可能性，危险因素可分为系统性和关节层面危险因素（表 34-2）。众所周知，年龄增长是 OA 危险因素之一，尤其是在 50 岁及以上的女性中。与男性相比，女性更容易患手、足和膝关节 OA。与欧裔美国人相比，非洲裔美国人更有可能发展为症状性膝和髋关节 OA。某些个体的基因突变可能使其更易患 OA。肥胖和高脂血症是膝、髋和手 OA 发生的危险因素。骨密度增高可增加患下肢 OA 的风险。特殊的骨 / 关节变形（如驼背畸形）可能增加髋关节和膝关节 OA 的风险。膝关节错位，如内翻推力，是已知的膝 OA 疾病恶化的预测因子。与关节损伤相关的特殊职业（如建筑）和体育活动（如足球）可使人们容易发生早期局限性骨关节炎。膝关节错位，如膝内翻，是已知的膝关节 OA 疾病恶化的预测因子。与关节损伤相关的特殊职业（如建筑）和体育活动（如足球）可使人们容易发生早期局限性骨关节炎。韧带损伤、半月板撕裂和软骨损伤与随后的 OA 发展有关。在研究中，与平片相比，仅通过磁共振成像检测到的关节异常，如滑膜炎、软骨下骨髓病变、半月板损伤和（或）挤压，可以预测 OA 的发展。

二、发病机制

虽然 OA 曾经被认为是一种"磨损性疾病"或主要由于软骨损伤引起的疾病，但现在人们知道它是一种复杂的状况，可能会影响整个关节的组织。软骨、软骨下骨和滑膜都可能在 OA 的发病机制中发挥关键作用。

- 软骨的结构和生物化学由软骨细胞调节，以响应化学和机械变化。活化的软骨细胞产生炎症反应蛋白，包括细胞因子和基质降解酶。先天免疫系统也在 OA 中被激活。软骨细胞表达 Toll 样受体，并且在炎症的关节中，补体的表达和激活很高。

表 34–1　骨关节炎是一种严重疾病的原因	
原　因	数据支持
全球范围内高度流行	2.4 亿人
患病率和风险因素都在增加	第 3 上升最快的（健康）状况
没有已知的治愈方法	没有批准的治疗方法来阻止 OA 的进展
对因残疾而丧失的寿命年数（YLD）有重大影响	2.4% 的 YLD；10% 严重残疾
对共病状况的显著影响	肥胖，糖尿病，抑郁症，心血管疾病
过早死亡的风险增加	死亡率相对增加 10%～20%
损失的生产力；提前退休；退休储蓄的损失	大于美国国内生产总值的 1%
对个人和社会的经济负担较高	全球 TJR 数字正在上升
无已知缓解的自然疾病进展史	大约 30% 的人需要超过 10 年的 TJR
目前尚无经过验证的干预措施来阻止这一进程	预防措施是减肥和锻炼
目前的治疗方法治疗效果小，费用昂贵，并伴有危及生命的不良反应	不良反应，包括非甾体抗炎药相关死亡、阿片类药物危机

TJR. 全关节置换

表 34–2　骨关节炎的危险因素	
系统水平	
社会人口学	老年；女性（手、足、膝关节 OA）；男性（颈椎、肩部 OA）；非洲裔美国人种族
遗传	ALDH1A2 基因中 SNP（风险增高），TACR1 基因中 SNP（风险降低）
代谢综合征	肥胖，高脂血症
维生素 / 饮食	低维生素 D，低膳食纤维
骨密度 / 质量	高骨密度
关节水平	
骨骼 / 关节形状	髋臼指数，驼背畸形，髋臼发育不良
肌肉力量	低大腿肌肉 CSA（膝关节 OA），高伸肌 CSA（髋股关节 OA）
关节的载荷与对位	膝关节错位
职业和运动	重复性活动（如足球对于膝关节、髋关节 OA）
损伤 / 手术	前交叉韧带损伤，半月板撕裂，关节软骨损伤；关节手术史
放射检查前病变	积液，滑膜炎，骨髓损伤，软骨损伤

CSA. 横截面积；SNP. 单核苷酸多态性

- 软骨下骨是关节软骨下方的一层骨结构。这种结构在 OA 中多见异常。OA 重新开始软骨内成骨，伴随着骨赘和软骨下囊肿的形成。成骨细胞在机械刺激下可能产生炎性细胞因子和降解酶。软骨完整性的丧失也可导致软骨下骨重塑。软骨下骨具有高度的神经支配，软骨下骨结构的改变可能是 OA 疼痛产生的原因之一。
- 滑膜炎多见于早期 OA，滑膜肥厚多见于晚期 OA。滑膜细胞产生的关节润滑剂在 OA 中是欠佳的。像软骨细胞和成骨细胞一样，滑膜细胞也产生炎症介质和降解酶。

OA 可分为原发性（特发性）或已知病因的继发性两种。某些系统性疾病与"继发性"OA 有关。这些疾病包括创伤、解剖异常、代谢 / 内分泌疾病、感染后关节炎、神经病变、透明软骨的结构和功能异常（表 34–3）。

（一）表型

OA 是一种异质性疾病，表现多样。越来越多的人认为，OA 的变异是由于存在不同的表型，可能代表不同的发病机制。OA 的发生可能是多种不同途径的结果，最终退化为关节衰竭。这种疾病的过程影响整个关节，包括软骨下骨、韧带、关节囊、滑膜、关节周围肌肉、周围神经、半月板（如果存在）和关节软骨。因此，包括关节软骨丢失在内的关节破坏被认为是多种可能的病因因素的最终产物，这些因素在个体中有一种或多种表型表达（图 34–1）。针对一种表型潜在机制的治疗可能对另一种表型无

表 34-3　继发性骨关节炎相关的全身性疾病
• 创伤
• 炎性关节炎
－ 类风湿关节炎
－ 系统性红斑狼疮
－ 血清阴性脊柱关节病
－ 其他结缔组织疾病
• 代谢 / 内分泌
－ 血色沉着病
－ 肢端肥大症
－ 甲状旁腺功能亢进
－ 褐黄病
• 晶体沉积病
－ 痛风
－ 假性痛风
• 神经性疾病
－ 糖尿病
• 解剖异常
－ 骨发育不良

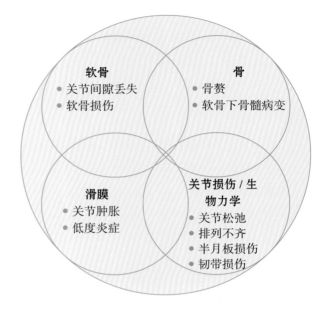

▲ 图 34-1　骨关节炎疾病表型

效。对不同疾病表型的识别是至关重要的，因此临床医生可以根据现有的特定表型调整他们的疾病处理方式。

以软骨为中心的表型表现为 X 线片关节间隙丢失和 MRI 上软骨的损伤 / 丢失。以骨为中心的表型表现为 X 线片的骨赘和 MRI 上的软骨下骨髓病变。关节损伤 / 以生物力学为中心的表型是基于体检上的关节松弛、X 线片的关节对准不良、MRI 上的半月板损伤和（或）韧带损伤。以滑膜为中心的表型表现为体格检查时关节肿胀，MRI 表现为积液性滑膜炎和 Hoffa 滑膜炎（即髌下脂肪垫炎症）。

（二）预防

与其他慢性病类似，预防和早期综合护理模式对治疗 OA 至关重要。肥胖、关节损伤、肌肉功能受损、关节松弛和对位不良是可改变的危险因素，可采取一级和二级预防策略。个人可以采用几种策略在短期内减肥。更困难的问题是，如何在较长一段时间内保持减肥效果。饮食限制可以成功地减肥，但大量营养素（如脂肪、糖类）的控制似乎只对减肥有轻微影响。同时，运动也有助于保持减肥效果。认知行为疗法也可帮助减肥，而减肥手术可以导致显著的体重下降，可能会持续很长一段时间。

预防关节损伤是预防 OA 的关键，特别是对那些高风险的人，如运动员。神经肌肉和本体感觉训练项目已经成功地预防膝关节前交叉韧带损伤。确定可能从膝关节 OA 二级预防中受益的目标人群（如有膝关节创伤或骨科手术的人）也至关重要。除了保持健康的体重和规律的身体活动外，生物力学干预能够改善关节的稳定性，对减少疼痛也是有帮助的。神经肌肉运动疗法可以帮助达到这个目的，力量训练对于减少受伤后的肌肉无力也很重要。改善关节生物力学的被动方法，如支架和足部矫形器，也可以转移膝关节的机械载荷和接触应力，潜在地延迟或预防 OA 的发生。

三、临床表现

（一）症状和体征

OA 患者通常表现为非炎症性关节疼痛。大多数人表现为活动时疼痛加重，休息时疼痛缓解。症状的发作通常是隐匿的，仅从一个或几个关节开始。病情加重时，疼痛可能会随着活动的逐渐减少而出现，最终甚至在休息时也会出现。这种疾病还可能导致晨僵，通常在早上醒来后不到 30min 就会消退。关节僵硬可能会在一段时间不活动后再次出现，这种现象称为"胶凝"。有些可能报告关节锁定或不稳定。体格检查可发现关节线压痛、捻发音（即运动时吱吱作响）和骨肿大。可能有关节积液或软组织肿胀，往往是间歇性的，没有温暖。疾病后期，关节活动范围减小，可能出现关节畸形和（或）松弛。

OA 通常是不对称的，对所有关节的影响并不相同。最常受影响的关节是手、膝盖、髋部和脊柱。

- 手部 OA：远端指间（distal interphalangeal，DIP）、近端指间（proximal interphalangeal，PIP）和腕掌（carpometacarpal，CMC）关节最常受累。在手部 OA 患者中，抓、捏、握或举物体可能特别困难。体检时受影响的手指关节可能有压痛。第一个 CMC 关节的扩大会导致手的外观呈方形。DIP 和 PIP 关节突出的骨性增大分别称为 Heberden 结和 Bouchard 结。

- 膝关节 OA：膝关节 OA 患者可能有局部或较不常见的弥漫性膝关节疼痛。他们还可能主诉有在疾病的晚期阶段膝盖屈曲或不稳定，可能难以爬楼梯或仅能行走很短的时间。常见的膝关节体格检查结果包括主动/被动运动时捻发音、压痛、骨增大、低温的积液和运动范围受限。关节积液增加可能导致膝关节屈曲并向后移入半膜肌囊，导致膝关节后部肿胀，称为腘窝囊肿（或贝克囊肿）。在疾病后期，可以观察到膝关节内翻（"罗圈腿"）或外翻（"膝内翻"）畸形。

- 髋关节 OA：髋关节 OA 的疼痛通常表现为髋关节前部或腹股沟区域的疼痛。有时，疼痛可能会从侧面感觉到或涉及膝盖。跷二郎腿或穿鞋都是很有挑战性的。在体格检查中，被动或主动活动范围经常会出现可重复的疼痛，尤其是在伸展和内旋时。也可以观察到受限的运动范围。一些患者可能会出现一种镇痛步态，其中重量转移到对侧未受累的髋关节。

- 脊柱 OA：颈椎和腰椎最常受到 OA 影响。颈椎 OA 通常会导致颈部疼痛，但也会导致枕部头痛、上肢神经根痛、肩部疼痛和手部灵活性丧失。极少数情况下，大骨赘可能会损害椎管，导致下肢痉挛和步态障碍。腰椎 OA 通常会导致下背部疼痛，可能会产生放射到下肢的腰疼，并在受累关节同侧弯曲时加重。腰椎小关节骨赘可导致腰椎管狭窄，椎管狭窄的症状通常通过轻微前屈而缓解。

（二）实验室发现

血清学化验对诊断 OA 没有帮助，但通常有助于排除其他疾病或诊断导致继发性 OA 的潜在疾病（表 34-3）。除非有提示炎性关节炎或自身免疫性疾病的体征或症状，否则不应常规进行炎症标志物（如红细胞沉降率、C 反应蛋白）和免疫学检查（如抗核抗体试验、类风湿因子）。如果怀疑有痛风，可以检查尿酸水平。

细胞因子、酶和细胞外基质成分（如胶原蛋白和蛋白聚糖的前体或降解产物）是 OA 的潜在生化标志物。尽管已经研究了许多生化标志物，目前无一得到充分验证，可用于临床实践。

（三）影像学研究

1. X 线

病史和体格检查应足以做出 OA 的诊断。X 线是一种常规的影像学检查方式，常用于确认 OA 的诊断，并评估结构的严重程度和进展。骨赘、关节间隙狭窄（joint space narrowing，JSN）、软骨下硬化和囊性改变都是 OA 的影像学特征。下肢关节的多重 X 线和负重片可增加对 OA 相关变化的检测。在手部 OA 中，CMC、DIP 和 PIP 关节可能有关节间隙损失。一些糜烂性手部 OA 患者会出现中央糜烂、DIP 和 PIP 关节经典的"鸥翼"畸形（图 34-2）。膝关节 OA 患者通常会出现胫股和（或）髌股 JSN 和骨赘形成（图 34-3）。股骨远端和胫骨近端前方可见骨赘，髌骨和胫骨后方可见骨赘。髋关节 OA 患者通常有 JSN（上、轴向或内侧）、骨赘形成和软骨下硬化。那些患有腰椎或脊柱 OA 的人会出现椎间盘狭窄，以及从椎体边缘产生的骨赘。有时，也可以看到硬化症和囊肿。

2. MRI

由于 X 线片的敏感性和特异性有限，许多人提出额外使用 MRI 来检测和评估 OA 特征。MRI 可以显示关节软骨、肌腱、韧带、骨骺板和相邻的软组织包膜。有几种基于 MRI 的半定量评分系统可用于

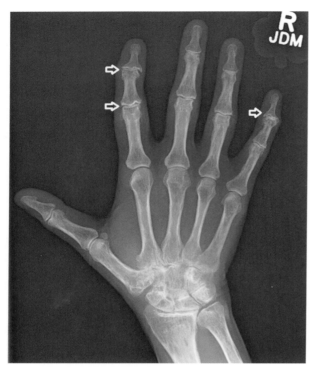

▲ 图 34-2　手 X 线片显示关节间隙狭窄，远端指间关节和近端指间关节

食指和小指 DIP/PIP 关节中心侵蚀（未充填箭）

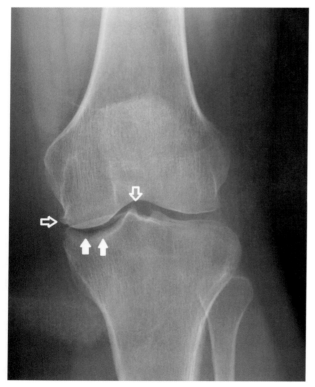

▲ 图 34-3　右膝关节正位片显示内侧胫股关节间隙狭窄（填充箭）和骨赘（未填充箭）

对 OA 特征进行分级，以评估研究中的关节损伤量。例如，MRI 膝关节骨关节炎评分（MRI Osteoarthritis Knee Score，MOAKS）可以评估膝关节以下组成部分：软骨大小和深度、骨髓病变、骨赘、滑膜炎或积液、Hoffa 滑膜炎、半月板提取、半月板状态、韧带、关节周围囊肿 / 滑囊和游离体。定量和合成 MRI 测量也可以提供关节软骨的三维形状和组织组成的信息。目前，MRI 在研究中比在临床中更有用。

（四）特殊测试

关节抽吸和滑膜液分析可以排除可疑病例的感染病因或结晶性疾病。OA 的滑液表现通常提示轻度炎症（白细胞计数＜2000/mm³）。在偏光显微镜下，通常没有可见的晶体。

四、鉴别诊断

OA 的临床诊断主要基于病史、体格检查，有时还包括影像学特征。在对老年人进行 OA 的临床诊断之前，应排除其他疾病，因为 OA 的身体或影像学发现在没有伴随症状的老年人中很常见。当老年人出现不典型特征或异常关节受累时，明确 OA 的存在可能特别困难。临床医生必须将 OA 与牵涉性疼痛、其他炎性关节疾病（如风湿性关节炎、痛风或假性痛风）、软组织病变［如关节周围滑囊炎（如类膝关节 OA 的鹅足滑囊炎，类髋关节 OA 的大转子滑囊炎）］区分开。这些患者将从受累关节的影像学检查、特定的实验室检查中获益，尽管大多数患者不需要影像学检查来诊断 OA。

五、并发症

OA 并发症包括骨坏死、应力性骨折、关节感染、关节周围韧带和肌腱恶化 / 断裂。炎症性关节炎的急性发作可能提示痛风或假性痛风的叠加诊断。那些有膝关节滑膜积液的人可能有剥离或断裂的腘窝囊肿。关节周围症状的发展可能是由于滑囊炎或关节周围软组织的炎症。此外，有证据表明，与普通人群相比，OA 患者发生心血管疾病的风险增加。其他慢性疾病，如抑郁症和睡眠障碍，在老年 OA 患者中也不罕见。

六、治疗

存在许多 OA 管理指南。管理的主要目标是尽量减少与 OA 相关的疼痛，改善身体功能，并优化 OA 患者的生活质量。有非药物、药物和手术治疗选择。OA 管理应针对个体量身定制，最佳管理包括这些治疗方式的组合。

（一）非药物治疗

1. 患者教育和自我管理

应向患者介绍 OA 治疗的目标和可用于治疗的不同方式。重点应放在启动自助和以患者为导向的治疗上。应强调保持对非药物和药物治疗的依从性。患者可以接受自我管理计划。定期联系以促进自我保健可能特别有帮助。患者可以从中受益的其他方面包括关节保护指导（尤其是手、髋和膝关节 OA）、日常生活活动评估、社会心理干预和个性化治疗计划。

2. 运动和减肥

对于那些患有严重 OA 的患者，可以首先进行运动范围和等距增强训练。对老年人有益的等长运动包括椅子腿伸展、靠墙坐姿和臀部伸展。运动方案可以通过等张强化、有氧运动、最终的休闲运动依次进行。有益的等张强化运动包括深蹲、滑墙和压腿。老年人有规律的有氧运动包括步行、骑自行车或游泳。尤其是水上运动，是一种低强度的活动，对于患有严重 OA 和明显失调的人来说是非常有益的。应考虑将运动与手法治疗、耐力或加强锻炼、物理 / 职业治疗转诊相结合。应该向患有膝关节和髋关节 OA 的超重和肥胖个体推荐减肥。对某些人来说，一个结构化的体重管理计划可能是必要的。一个有效的计划着重于培养健康饮食和体育活动习惯。它应该包括一个缓慢而稳定的减肥计划，并能长期保持减肥效果。

3. 绑带、支架、矫形器和辅助设备

髌骨绑扎有助于治疗膝关节 OA。膝关节支架可以减轻疼痛，提高稳定性，并降低患有内翻或外翻不稳定性膝关节 OA 患者跌倒的风险。外侧楔形鞋垫可以减少内侧骨关节炎患者膝关节的侧推力。内侧楔形鞋垫对外侧膝关节骨性关节炎患者有益。助行工具（如手杖、拐杖、助行器）可以使膝和髋关节 OA 患者受益。夹板可能对那些患有梯形掌骨关节炎的人有帮助。其他可能也有帮助的设备包括伸手可及的辅助设备、椅子和床的抬高、下肢 OA 的扶手，以及用于手部 OA 开罐的加大把手和辅助设备。

4. 热疗和冷疗

热疗可能对缓解 OA 症状有效，尽管效果可能是暂时的。可以通过使用热敷袋或浸入温水或石蜡浴中进行加热。冷敷可以通过冰袋或冰块按摩来进行。应指导患者将热 / 冷疗法的使用限制在 20min 的间隔内。

5. 替代和补充的方式

其他可能有助于治疗 OA 的疗法包括针灸、太极和经皮神经电刺激。然而，这些疗法对广大患者的疗效是参差不齐的。

（二）药物治疗

1. 对乙酰氨基酚

对乙酰氨基酚（扑热息痛）通常用于轻度 OA 的初始治疗，因为其价格低廉、相对安全且有效。肝毒性是一种潜在的不良反应，但在治疗范围内（即 < 3000mg/d），主要见于同时酗酒或同时服用其他肝毒性药物的患者。

2. 口服非甾体抗炎药

在中度至重度疼痛的 OA 患者中，非甾体抗炎药可能比对乙酰氨基酚更有效。没有令人信服的证据表明任何一种特定的 NSAID 在治疗手部、膝部或髋部 OA 方面比其他的 NSAID 更有效。就疗效和毒性而言，患者对不同药物的反应不同。半衰期短的低成本非甾体抗炎药，如布洛芬或萘普生，可能是一个合适的初始选择，药物剂量可能会在几周后达到最大。在任何给定的 NSAID 治疗失败后，切换到不同的 NSAID 是一种治疗管理选择。潜在的不良反应包括消化性溃疡、胃肠道（gastrointestinal，GI）出血、肾功能不全、水肿、转氨酶升高、血压升高、心血管风险增加和认知功能障碍（尤其是老年人）。包括胃肠道疾病在内的多种并发症的存在限制了 NSAID 在老年患者和使用抗凝血药的患者中的使用。使用环氧化酶 -2 选择性药物（如塞来昔布、美洛昔康）或同时使用质子泵抑制药或米索前列醇可降低胃肠道出血的风险。然而，胃保护剂对 Treitz 韧带以下没

有保护作用，在老年人中使用 NSAID 降低胃肠道出血风险并不少见。

3. 外用疗法

外用辣椒素软膏可以有效治疗膝关节 OA，只有在手性 OA 时才应谨慎使用。应指导患者避免不慎将辣椒素涂在眼睛和黏膜上。含有水杨酸酯的外用擦剂（如水杨酸三胺，水杨酸羟乙酯，水杨酸二乙胺）也可作为辅助治疗。皮肤灼烧和其他皮肤反应是潜在的不良反应。局部使用 NSAID（如双氯芬酸钠凝胶）可作为膝关节和髋关节 OA 的有效替代或辅助治疗。它们可能对患有多种慢性疾病的患者特别有用。

4. 麻醉性镇痛药

曲马多是一种具有 5- 羟色胺再提取物抑制作用的双作用弱 μ 受体抑制药，应谨慎用于老年 OA 患者，最好只在最低有效剂量的有限时间内使用。它已被证明与对乙酰氨基酚有叠加效应。不良反应包括恶心、呕吐、头晕、头晕或头痛。在老年人群中，初始剂量和维持剂量应较低，以尽量减少潜在的不良反应。尽管阿片类药物在老年患者中耐受性较差，因为其对不良反应尤其是镇静、意识混乱和便秘的敏感性增加，但对于难治性 OA 症状或其他治疗不合适的患者，仍然可以考虑使用阿片类药物。尽可能使用最低剂量的阿片类药物。对于所有其他非药物和药物治疗失败后不愿意接受或有全关节置换术禁忌证的老年人，也可考虑使用阿片类镇痛药。

5. 其他口服药物

使用 5- 羟色胺和去甲肾上腺素再提取物抑制药（如度洛西汀）治疗 OA 似乎很有希望。它们可用于症状难治性的 OA 患者和那些有使用其他药物治疗禁忌的患者。有几种保健品被用于治疗骨性关节炎。然而，葡萄糖胺和（或）软骨素的使用存在争议，高质量的试验表明，使用这些产品几乎没有临床意义上的益处。其他用于 OA 管理的保健品包括黄酮类化合物、S- 腺苷甲硫氨酸（SAM-e）、乳香草、水解胶原蛋白、牛油果 – 大豆、姜黄（姜黄根）、生姜和月见草油，但每种都有非常有限的疗效证据。

6. 关节内治疗

关节内注射糖皮质激素能在一定时期缓解疼痛和增加关节灵活性。当出现滑膜积液或炎症迹象时，以及尽管使用口服药物但仍有一个或几个关节疼痛的患者，关节内注射可能更有价值。髋关节注射需要超声或透视引导，糖皮质激素在膝关节或髋关节以外部位注射的疗效不太确定。类固醇注射可引起血糖升高，脓毒性关节炎是一种罕见的并发症。关节内注射中分子量至高分子量的透明质酸制剂，也被称为黏补剂，广泛用于治疗膝关节 OA，但是否优于安慰剂、口服 NSAID 或关节内糖皮质激素仍有一些不确定性。在初次注射几周后，疼痛才会明显减轻。关节注射还存在注射后反应性炎性滑膜炎的风险和关节感染的小风险。关于使用颗粒内富血小板血浆的证据非常有限。

（三）外科手术

1. 关节置换术

虽然手术没有明确的标准，但手术干预通常只适用于有严重症状的 OA 患者，他们的功能有明显的限制，如日常生活活动，以及非药物和药物治疗失败的患者。潜在的手术候选人应该有充分的锻炼和物理治疗试验。髋关节、膝关节和肩部 OA 通常采用全关节置换术。对于那些严重的 OA 在拇指底部的患者，CMC 关节置换也是一种选择。特别是全膝关节置换术，包括切除病变的膝关节表面，然后用金属和聚乙烯假体组件进行表面置换。禁忌证包括活动性感染、无功能的伸肌机制障碍和下肢血管循环不良。术前评估包括识别可能影响麻醉选择、手术和潜在并发症的慢性病。术后护理包括疼痛管理、预防感染、预防静脉血栓栓塞和适当的物理治疗。术后 6～12 周可观察到初步改善，但完全恢复通常发生在术后 1～2 年。并发症包括其他手术常见的并发症，以及关节手术特有的并发症（如假体关节感染、神经血管损伤、骨折）。半关节置换术可能对单髁膝关节 OA 患者有益，并且经常能观察到良好的结果。然而，老年人半关节置换术的死亡风险增加，而且年龄越大，功能越差，尤其是女性。

2. 其他外科手术

在选定的患者中，可以考虑矫正截骨术和关节表面置换术，而不是全关节置换术。对于有症状的膝关节 OA 患者，不推荐关节灌洗和关节镜联合清创或半月板切除术，因为多项随机对照临床试验显示，这些干预措施的益处并不比安慰剂更大。

七、预后

OA 的自然病程和预后很大程度上取决于所涉及的关节、潜在的危险因素、症状的存在和病情的严重程度。OA 一般进展缓慢但稳定，对医疗管理反应良好。然而，也有一部分患者会遵循一个渐进的轨迹，最终需要手术治疗。有几个因素与疾病的相对快速进展有关，但进展的危险因素因涉及的关节而异。目前还没有 FDA 批准的 OA 疾病改善药物，目前的治疗主要集中在缓解疼痛和功能改善。尽管多学科方法和关节置换手术已经改变了 OA 的影响的严重程度，但 OA 患者仍然会经历不同程度的身体残疾。在预防残疾方面，患者的教育和社会心理支持与药物治疗一样重要，特别是对老年人。

研究表明，与普通人群相比，有中度证据表明 OA 患者的死亡率增加。对这种高死亡率的可能解释包括由于下肢关节受累和并发症（如心血管疾病）的存在，以及用于治疗症状性 OA 的药物的不良反应，导致 OA 患者的体力活动水平降低。因此，OA 和行走障碍患者的管理应侧重于心血管危险因素和其他慢性病的有效治疗，以及增加体力活动。

参考文献

Demehri S, Hafezi-Nejad N, Carrino JA. Conventional and novel imaging modalities in osteoarthritis: current state of the evidence. *Curr Opin Rheumatol.* 2015;27(3):295–303.

Deveza LA, Melo L, Yamato TP, Mills K, Ravi V, Hunter DJ. Knee osteoarthritis phenotypes and their relevance for outcomes: a systematic review. *Osteoarthritis Cartilage.* 2017;25(12):1926–1941.

Global Burden of Disease Study Collaborators. Global, regional, and national incidence, prevalence, and years lived with disability for 301 acute and chronic diseases and injuries in 188 countries, 1990–2013: a systematic analysis for the Global Burden of Disease Study 2013. *Lancet.* 2015;386(9995):743–800.

Glyn-Jones S, Palmer AJ, Agricola R, et al. Osteoarthritis. *Lancet.* 2015;386(9991):376–387.

Hunter DJ, Schofield D, Callander E. The individual and socioeconomic impact of osteoarthritis. *Nat Rev Rheumatol.* 2014;10(7):437–441.

Nelson AE, Allen KD, Golightly YM, Goode AP, Jordan JM. A systematic review of recommendations and guidelines for the management of osteoarthritis: the chronic osteoarthritis management initiative of the U.S. bone and joint initiative. *Semin Arthritis Rheum.* 2014;43(6):701–712.

Osteoarthritis Research Society International. Osteoarthritis: a serious disease. Submitted to the US Food and Drug Administration. https://www.oarsi.org/sites/default/files/library/ 2018/pdf/oarsi_white_paper_oa_serious_disease121416_1.pdf. Accessed March 19, 2019.

Roos EM, Arden NK. Strategies for the prevention of knee osteoarthritis. *Nat Rev Rheumatol.* 2016;12(2):92–101.

Silverwood V, Blagojevic-Bucknall M, Jinks C, Jordan JL, Protheroe J, Jordan KP. Current evidence on risk factors for knee osteoarthritis in older adults: a systematic review and meta-analysis. *Osteoarthritis Cartilage.* 2015;23(4):507–515.

Vina ER, Kwoh CK. Epidemiology of osteoarthritis: literature update. *Curr Opin Rheumatol.* 2018;30(2):160–167.

第 35 章　骨质疏松症和髋部骨折
Osteoporosis and Hip Fractures

Michele Bellantoni　Meredith Gilliam　著

夏秦 译　涂玲 校

诊断要点

- 骨质疏松症是一种全身性骨骼疾病，其特征是骨质量下降和骨组织的微结构破坏，从而导致骨脆性增加和容易发生骨折。
- 骨质疏松症是一种"静悄悄"的疾病，但其并发症，尤其是髋关节和椎体的骨折，会导致疼痛、脊柱后凸、甚至失能而生活不能自理，从而使生活质量严重下降。
- 骨质疏松症和脆性骨折的发病率随着年龄的增长而增加。
- 骨质疏松症在女性中比在男性中更常见，但至少有 1/4 的脆性骨折发生在男性。

一、一般原则

骨质疏松症是一种骨骼系统的疾病，其特征是骨质量下降、骨强度受损，导致骨脆性增加和易发生骨折。骨质量涵盖骨强度和骨密度（bone mineral density，BMD）。骨质量是指骨的微结构、有机基质、矿物成分、微小损伤、修复状态。骨量的评估可以测量骨密度，使用双能 X 线吸收仪可进行测量，但目前尚无定量及相似的方法来测量骨质量。

鉴于目前的局限性，世界卫生组织将骨质疏松症定义为骨密度比同性别的年轻人的骨密度低超过 2.5 个标准差，或者出现了骨质疏松的主要并发症 - 脆性骨折。脆性骨折是指在轻微创伤或无创伤的情况下发生的骨折。这些骨折最常见于在站立高度或更低的高度跌倒时，可累及胸腰椎、髋关节、肱骨近端、手腕、肋骨和骨盆。颅骨、颈椎、手、脚和

踝关节由于受骨质疏松症的影响较小，其骨折通常不归于脆性骨折。

骨质疏松症可以起源于儿童时期。虽然遗传因素主要影响骨量峰值，但环境因素（如营养和运动）可以改变由基因决定的骨骼生长模式。人的一生中，疾病和药物治疗会影响峰值骨量的累积，导致峰值骨量基础较低。骨量峰值的调节甚至可以从胎儿时期开始，并受到母亲的营养、是否吸烟和运动水平的影响。到成年期，骨重建处于一个稳定的骨形成和吸收的动态平衡状态，骨量相对稳定。对于大多数女性来说，更年期标志着骨吸收增加的开始，骨吸收超过了骨形成，而某些疾病和药物可以加速这一过程。

老年人特别容易出现骨质疏松症的并发症。如果合并有认知功能减退和步态障碍等基础病，则更易于跌倒并发生脆性骨折。

二、流行病学

美国大约有 5200 万低骨量患者：1000 万人患有骨质疏松症，4300 万人存在骨量减少。骨量减少是世界卫生组织对与同性别的年轻人骨密度相比低 1～2.5 个标准差的人群界定的。无论男性和女性，骨质疏松和骨量减少的患病率都随年龄的增长而增加。在美国，65 岁以上的女性中约有 25% 的患有骨质疏松症，65 岁以上的男性中有 5% 患有骨质疏松症。根据世界卫生组织的定义，在这个年龄组中，52% 的女性和 43% 的男性患有骨量减少。

据统计，美国每年约发生 150 万起脆性骨折。大约 40% 的 50 岁以上女性和 13% 的 50 岁以上男性在其余生中会发生髋关节、脊椎或前臂的脆性骨折。

美国每年治疗骨折的医疗费用大约为 220 亿美元，其中大部分用于急性期住院治疗，以及随后的亚急性期康复治疗。尽管女性脆性骨折的总体患病率较高，但男性骨折后因并发症所致死亡率更高。尽管椎体骨折是所有脆性骨折中最常见的，但髋部骨折后果更严重，医疗花费更大。

三、危险因素

通过流行病学研究，已经明确骨质疏松症和跌倒的几个重要的常见临床危险因素及其之间的相关性（表 35-1）。大约 95% 的髋部骨折由跌倒引起，因此在评估个人的骨折风险时，必须考虑到跌倒的危险因素。

表 35-1　骨质疏松症、骨折和跌倒的危险因素

骨质疏松症和骨折	跌　倒
• 女性＞65 岁	• 高龄
• 男人＞70 岁	• 痴呆
• 白人或亚洲人	• 个人跌倒史
• 低体重［＜127 磅（57.6kg）或体重指数＜20kg/m²］	• 低体重
• 骨质疏松症家族史[a]	• 低肌肉力量
• 脆性骨折史[a]	• 营养不良
• 一级亲属脆性骨折史	• 服药多种药物
• 长期使用糖皮质激素	• 长期使用苯二氮䓬类
• 饮酒＞每天 2～3 杯[a]	• 视力差
• 雌激素缺乏＜45 岁	• 自我评价健康状况不良
• 睾酮缺乏症	• 从椅子上起立困难
• 低钙摄入	• 静息性心动过速
• 维生素 D 缺乏	• 维生素 D 缺乏
• 久坐的生活方式	• 久坐的生活方式
• 目前吸烟[a]	

a. 9 个已证实的骨折危险因素：年龄，性别，个人骨折史，低体重指数，使用口服糖皮质激素治疗，继发于其他疾病的骨质疏松症，父母有髋部骨折史，目前吸烟，每天饮酒 3 杯或以上（已用于 FRAX 评估）

FRAX 计算法是一种骨折风险预测工具，目前已被几个国家的骨质疏松症指南所采用。它根据上述的临床危险因素、骨密度测量和相关国家的骨折数据来评估患者未来 10 年发生脆性骨折的概率。

FRAX 工具适用于绝经后女性和 40—90 岁的男性，仅适用于未经治疗的患者。该工具可以通过登录网址 www.sheffield.ac.uk/FRAX 获得。无论是否测定过骨密度的人群，均可以应用 FRAX 工具来评估他们未来骨折的风险。但是该算法忽略了对跌倒风险的独立估计。

在没有进一步检测的情况下，仅通过体格检查发现一个或几个阳性体征并不能确诊骨质疏松症。女性常见的阳性体征包括低体重（＜51kg）、无法头部靠墙直立、驼背、牙齿少于 20 颗、肋骨 - 骨盆距离不超过两个手指宽度，这些都提示骨质疏松的可能性增加或椎体骨折的存在。椎体骨折导致的身高变矮可以根据患者记忆的最大身高在临床进行测量比较，但身高变矮的预测价值目前尚不清楚。当身高高度下降＞3cm 时提示需要进行进一步的检查，如脊柱侧位拍片或 DXA 扫描。

根据临床病史和明确的危险因素，其他相关的检查应涉及骨质疏松继发因素的排除。在老年人群中，对其使用药物的全面回顾是必要的。

参考文献

Blume SW, Curtis JR. Medical costs of osteoporosis in the elderly Medicare population. *Osteoporos Int.* 2011;22(6):1835–1844.

Cosman F, de Beur SJ, LeBoff MS, et al. Clinician's guide to prevention and treatment of osteoporosis. *Osteoporos Int.* 2014;25(10):2359–2381.

Green AD, Colón-Emeric CS, Bastian L, Drake MT, Lyles KW. Does this woman have osteoporosis? *JAMA.* 2004;292(23):2890–2900.

Hans DB, Kanis JA, Baim S, et al. Joint official positions of the International Society for Clinical Densitometry and International Osteoporosis Foundation on FRAX. *J Clin Densitometry.* 2011;14(3):171–180.

Looker AC, Frenk SM. Percentage of adults aged 65 and over with osteoporosis or low bone mass at the femur neck of lumbar spine: United States, 2005–2010. CDC/NCHS, National Health and Nutrition Examination Survey, 2005–2010. Published August 2015. https://www.cdc.gov/nchs/data/hestat/osteoporsis/ osteoporosis2005_2010.htm. Accessed April 28, 2019.

World Health Organization. *Technical Report: Assessment of Fracture Risk and Its Application to Screening for Postmenopausal Osteoporosis: A Report of a WHO Study Group.* Geneva, Switzerland: World Health Organization; 1994.

四、发病机制

当人体在生命的第三个十年达到骨量峰值后，骨量将以每年约 0.5% 的速度下降。在其他影响骨骼的不利遗传和环境因素作用下，加上与年龄相关的骨丢失，易导致骨折的发生。

原发性骨质疏松症通常分为两个不同的病理生

理过程。绝经后骨质疏松症仅发生于女性，是由于绝经后雌激素水平降低。其主要影响松质骨，松质骨血管丰富，位于长骨干骺端末端、骨盆、椎骨、肋骨和颅骨。老年性骨质疏松症在男性和女性均可出现，更常影响皮质骨，皮质骨位于于长骨干，形成坚硬的骨质外层。激素因素、与年龄相关的病理生理学的改变均促进了老年骨质疏松的发展。

骨稳态是通过成骨细胞和破骨细胞的耦合作用来维持的。这些细胞的数量和活性受到受衰老影响的几个信号通路的影响。雌激素水平下降与核因子 κB 配体受体激活物（receptor activator of nuclear factor kappa-B ligand，RANKL）水平升高和破骨细胞凋亡减少有关。维生素 D 水平的下降在所有纬度地区的老年人中都很常见，它与继发性甲状旁腺功能亢进和破骨细胞活性的增强有关。硬化蛋白是破骨细胞分泌的一种糖蛋白，受甲状旁腺激素抑制，可能有对抗骨形成和促进骨吸收的作用。随着年龄的增长，间充质干细胞既是成骨细胞，也是脂肪细胞的前体细胞，而间充质干细胞更有可能分化为脂肪细胞。现有成骨细胞的凋亡率也有所增加。这些与年龄相关的变化在一部分人仅出现的生理性骨丢失，而另一部分人却会导致病理性骨丢失以致骨折，其机制目前尚不十分清楚。

继发性骨质疏松症是由一种或多种对骨骼有直接或间接影响的疾病或药物引起的骨质流失。30%的绝经后女性和 50%～80% 的男性可能存在继发性骨质疏松症。糖皮质激素的使用是继发性骨质疏松症最常见的原因；其风险取决于用药剂量和时间，即便初始剂量为每天 2.5mg 泼尼松龙，长期使用也会有影响。与继发性骨质疏松症相关的其他药物类别包括性腺功能减退诱导药物（尤其是促性腺激素释放激素激动药、芳香化酶抑制药和甲羟孕酮）、抗癫痫药、钙调神经磷酸酶抑制药、质子泵抑制药（通过干扰钙吸收）、襻利尿药（通过促进钙排泄）、肝素、噻唑烷二酮类药物和抗反转录病毒药物等，均可导致继发性骨质疏松症。

较多的疾病与继发性骨质疏松症相关。内分泌系统疾病比较常见，尤其是甲状旁腺功能亢进、甲状腺功能亢进、男性性腺功能减退和库欣综合征；酒精中毒；吸收不良综合征，包括乳糜泻、炎症

性肠病和胃部手术后吸收不良；血液系统疾病，如多发性骨髓瘤；肾脏疾病，包括特发性高尿钙和肾小管酸中毒；肝硬化；类风湿关节炎和系统性狼疮等。

参考文献

Atkins GJ, Findlay DM. Osteocyte regulation of bone mineral: a little give and take. *Osteoporos Int.* 2012;23(8):2067–2079.

Duque G, Troen BR. Understanding the mechanisms of senile osteoporosis: new facts for a major geriatric syndrome. *J Am Geriatr Soc.* 2008;56(5):935–941.

Mirza F, Canalis E. Management of endocrine disease: secondary osteoporosis: pathophysiology and management. *Eur J Endocrinol.* 2015;173(3):R131–R151.

五、临床表现

（一）症状和体征

骨质疏松症通常是一种静悄悄的疾病，在发生骨折前可没有任何症状。骨质疏松相关的椎体骨折在发生时也可能是"无声无息"的，但随着病情进展会出现一些生理变化，包括脊柱后凸和身高变矮。严重的脊柱后凸畸形可降低肺活量，从而损害肺功能，并可引起吞咽困难、反流性食管炎、食管裂孔疝等胃肠道方面的问题。

（二）实验室检查

对考虑有骨质疏松的患者进行实验室检查，以排除或发现骨质疏松的常见继发因素。基础的检测应包括血常规、血生化、肝功能、碱性磷酸酶，24h 尿钙。由维生素 D 缺乏引起的继发性甲状旁腺功能亢进比较常见，因此老年人都应进行 25- 羟基维生素 D 和甲状旁腺激素（parathyroid hormone，PTH）的检测。根据临床表现及需要，可进行进一步的检测（表 35-2）。

骨转换标志物

其他实验室检测包括骨转换标志物（bone turnover marker，BTM），传统上被归类为骨形成或骨吸收标志物（表 35-3）。由于其广泛的生物学意义和分析变异性，它们在临床实践中是否作为常规项目仍存在一定争议；由于进行检测对实验室的要求较高且成本不菲，美国的实验室检测通常比欧洲少。需要注意的是，由于骨吸收标志物昼夜节律的存在，需清晨空腹测定。

表 35-2　骨质疏松症继发原因的实验室检测

- 性腺功能减退
- 血清睾酮，催乳素
- 原发性甲状旁腺功能亢进
- PTH
- 继发性甲状旁腺功能亢进
- 25- 羟基维生素 D，甲状旁腺激素
- 多发性骨髓瘤
- 血清和尿液蛋白电泳、游离轻链
- 甲状腺功能亢进
- 促甲状腺激素
- 营养吸收障碍
- 组织谷氨酰胺转移酶抗体
- 皮质醇增多症
- 尿游离皮质醇等
- 自噬细胞增多症
- 血清胰蛋白酶、尿液 N- 甲基组氨酸等

PTH. 甲状旁腺激素

BTM 在临床主要用于监测治疗疗效和依从性。BTM 对疗效的反应较迅速且稳定（治疗有效时骨吸收标志物水平降低，骨形成标志物水平上升），可以比 BMD 监测提供更快速的治疗效果反馈。

（三）影像学检查

影像学检查有助于识别骨质疏松症的高危患者和监测药物治疗的效果。

1. DXA

在美国，DXA 测定是明确骨密度、评估骨折风险、确定干预人群、观察患者治疗前后骨密度变化的最常用的工具。DXA 最常用于评估腰椎和股骨近端等中轴骨骨密度。

大多数诊断标准、疗效观察和成本效益数据等都是基于上述中轴骨的测量数据。当由于既往骨折或手术原因 DXA 无法对中轴骨进行测量时，DXA 对桡骨远端和跟骨等外周骨骼的检测数据也有一定的临床意义。

骨密度报告以 Z 值和 T 值表示。Z 值表示个体的骨密度和同年龄、同性别、同种族参考人群的平均骨密度标准差的差异。T 值表示个体的骨密度和同性别同种族正常年轻人峰值骨密度标准差的差异。1994年，世界卫生组织用 T 值来进行分类和定义骨密度测量标准（表 35-4）。该标准初期仅用于绝经后女性，目前已被国际临床骨密度测定学会（International Society for Clinical Densitometry，ISCD）批准用于绝经前女性、男性和儿童。

表 35-3　骨转换标志物

骨形成标志物（成骨细胞产生）	骨吸收标志物（破骨细胞产生）
- Ⅰ型原胶原 N 端前肽（PINP）[a] - Ⅰ型原胶原 C 端前肽（PICP）[a] - 骨钙素[b] - 碱性磷酸酶（骨特异性）[a]	- 抗酒石酸酸性磷酸酶[a] - Ⅰ型胶原 C- 末端肽交联（CTX）[b] - Ⅰ型胶原 N- 末端肽交联（NTX）[b]

a. 在血清中测定标志物
b. 在血清或尿液中测定标志物

表 35-4　WHO 诊断标准

类　别	骨密度定义
正常	T 值≥-1.0
骨量减少	-2.5<T 值<-1.0
骨质疏松症	T 值≤-2.5
严重骨质疏松症	T 值≤-2.5+ 脆性骨折

运用 DXA 评估骨折风险和疗效监测的优势在于其准确性、无创性、骨密度与骨折风险之间的明确相关性。骨密度每降低一个标准差，骨折风险即增加 1.6～2.6 倍。DXA 是一种二维测量方法，它只测量面积骨密度而非体积骨密度。DXA 也存在一定的不足之处，包括仪器本身的精度误差（1%～2%），机器之间的检测差异，需要专业熟练的临床医生根据检测部位和测量数据进行分析，骨关节炎改变、既往骨折、骨骼外钙化等因素均可影响检测结果等，DXA 机器的庞大和高成本限制了其在基层地区的广泛使用。由于这些局限性，连续的 DXA 追踪应该在同一台机器上进行，至少每 2 年进行一次。

2. 椎体影像学检查

椎体骨折通常无症状，可能没有临床表现，但它们的存在支持诊断骨质疏松症，并提示未来骨折的风险将增加 5 倍。在评估患者的初始骨折风险时，当有身高变矮或突发骨折事件，可考虑行椎体影像学检查。胸腰椎侧位 X 线影像可作为骨质疏松椎体压缩性骨折及其程度判定的首选方法，并结合 DXA 的骨密度测定同时进行评估。

3. 其他影像学检查

低骨量患者的 X 线可能显示骨结构稀疏，但通常不用于骨质疏松症诊断的早期诊断。跟骨定量超声可用于骨质疏松风险患者的筛查，价格低廉，可以在没有 DXA 设备的地区使用。由于它并不测量骨密度，尚未被用于骨质疏松的大规模临床研究，也不能作为骨质疏松治疗的指导依据。

参 考 文 献

Camacho PM, Petak SM, Binkley N, et al. American Association of Clinical Endocrinologists and American College of Endocrinology Clinical Practice Guidelines for the diagnosis and treatment of postmenopausal osteoporosis—2016. *Endocr Pract*. 2016;22(suppl 4):1–42.

Marshall D, Johnell O, Wedel H. Meta-analysis of how well measures of bone mineral density predict occurrence of osteoporotic fractures. *BMJ* 1996;312(7041):1254–1259.

Ross PD, Davis JW, Epstein RS, et al. Pre-existing fractures and bone mass predict vertebral fracture incidence in women. *Ann Internal Med* 1991;114(11):919–923.

六、鉴别诊断

除骨质疏松症以外的其他代谢性骨病也可能导致低骨密度和骨折，并可能合并骨质疏松症。这些疾病包括骨软化症、变形性骨炎和肾性骨营养不良症。

骨软化症，是指新形成的骨基质不能正常矿化的一种代谢性骨病，低钙血症、低磷血症或直接抑制骨矿化过程都会引发骨软化症。低钙、低磷和碱性磷酸酶升高有助于骨软化症的诊断，应避免使用抗骨质疏松药物。

变形性骨炎，也被称为 Paget 骨病，其特征是骨重塑速度加快，通常累及颅骨、脊柱、骨盆、下肢长骨；其诊断基于 X 线显示骨干增粗膨大和骨小梁粗糙稀疏等特征，以及血清碱性磷酸酶的升高。

肾性骨营养不良是指与慢性肾脏病相关的骨形态学的特异性变化，其病理生理机制与原发性骨质疏松症不同。慢性肾脏病和骨质疏松症在老年人中都很常见，并可能并存。当骨密度较低且肾小球滤过率为 <30ml/min 时，慢性肾脏病导致的骨矿化异常可能占主导地位。针对此类病例，应积极治疗高磷血症、维生素 D 缺乏和继发性甲状旁腺功能亢进，并可请肾病专科医生协助治疗。

此外，当患者出现低创伤性骨折时，在确诊原发性骨质疏松症之前，应行 X 线检查排除由骨肿瘤（原发性或转移性）、骨囊肿或感染引起的局灶性骨骼病变。

参 考 文 献

Ketteler M, Block GA, Evenepoel P, et al. Executive summary of the 2017 KDIGO chronic kidney disease-mineral and bone disorder (CKD-MBD) guideline update: what's changed and why it matters. *Kidney Int*. 2017;92(1):26–36.

七、并发症

骨质疏松症及其并发症脆性骨折不仅危及个人，也给社会造成一定了损失。脆性骨折是指由低创伤引发的骨折，如从自身站立高度或更低的高度跌倒即可发生。出现脆性骨折即可诊断骨质疏松症。脆性骨折不同于病理性骨折和应力性骨折，病理性骨折是由潜在的局灶性骨病变所导致，如骨肿瘤；应力性骨折则是由于反复的拉伸或应力刺激，如跑步。脆性骨折最常见的部位是髋关节、脊柱和前臂远端。值得注意的是，虽然低骨密度是脆性骨折的一个重要危险因素，但超过半数的脆性骨折发生在骨密度值处于骨量减少范围（T 值在 –1 和 –2.5 之间）的个体中，这种情况比 T 值低于 –2.5 的个体更为普遍。

（一）髋部骨折

髋部骨折的发生率随着年龄的增加而增加，通常在 85 岁后达到高峰。年龄超过 85 岁，髋部骨折的年发病率每年增加 2%，这一增长速率虽在 2000—2015 年期间有所下降，但目前已趋于稳定。大约 70% 的髋部骨折发生于女性。髋部骨折仅占所有骨质疏松性骨折的 14%，但由于与骨折相关的严重并发症，使得其医疗费用占骨折相关医疗费用的 72%。

髋部骨折后，由于住院、骨折后固定、疼痛、合并感染等导致死亡风险增加。在髋部骨折后的前 3 个月，老年患者死亡风险增加了 5~8 倍。男性患者死亡率更增加 1 倍，约 32% 的男性死于髋部骨折 1 年内。这种死亡率的差异与男性患者并发症的发病率较高有关。男性在髋部骨折 1 年后的运动功能恢复也较差。约 25% 的骨折住院患者 1 年后仍留在医疗机构。

髋部骨折根据股骨骨折区域和是否存在移位分为囊内骨折、股骨转子间骨折和股骨转子下骨折。患者平卧时，患肢有缩短、外旋和外展等体征。X线平片一般可以诊断，如果存在严重的骨质疏松症，有必要行磁共振成像检查以进一步明确骨折情况。

手术是治疗首选，有助于功能的尽早恢复。避免负重的保守治疗适合于病情严重而不能接受手术的患者。移位的囊内骨折很可能导致股骨头的血管损伤，以致骨折不愈合和骨坏死，需要进行关节置换手术。股骨转子间和转子下骨折，以及非移位的股骨颈骨折，可采用内固定治疗。有手术指征的患者，在入院后48h内完成手术并尽早下床活动有利于更好的康复。

（二）椎体骨折

椎体压缩性骨折是骨质疏松性骨折最常见的骨折形式，但影像学上只有1/4～1/3的骨折能得到临床诊断。椎体骨折的发病率随年龄的增长而增加。白人女性椎体骨折的患病率在50—59岁由5%增长至10%，80岁以上的患病率＞30%。

多发性椎体骨折可导致胸椎后凸，身高下降，以至于驼背；腹部膨凸导致腹部脏器空间受限和功能异常；患者由于必须伸展颈部向前看的被动体位导致颈部肌肉疼痛；胸腔底部和髂前上棘之间的距离变窄，可导致呼吸困难和胃肠道不适（如腹胀和便秘）；长期承受上述临床症状导致患者出现抑郁等心理问题。

胸腰椎侧位X线是椎体骨折诊断的标准。成人椎体畸形的鉴别诊断包括恶性肿瘤、退行性疾病、Paget病、血管瘤、感染和骨发育不良等。

椎体骨折引起的疼痛通常使用非甾体抗炎药物和其他镇痛药来治疗。鼻喷或肌内注射降钙素可以在一定程度上减轻与急性椎体骨折相关的疼痛。运用运动处方来减轻疼痛，改善力量、平衡性、功能状态和生活质量的证据有限。

椎体成形术和椎体后凸成形术（将骨水泥注入骨折的椎体）可减轻疼痛和残疾。研究证实，实施手术有一定获益；然而，两项随机双盲试验显示，治疗组和对照组在远期疼痛、功能恢复、生活质量方面没有显著性差异。

（三）其他骨折

除髋关节和椎体外，其他常见的脆性骨折部位包括前臂远端（占脆性骨折的19%）和骨盆（7%），而肱骨和锁骨是其他不常见的骨折部位。腕部骨折通常发生在跌倒时着地支撑的手，根据损伤程度和个体发病前的功能状态选择保守治疗或手术治疗。

既往脆性骨折是再发脆性骨折的主要危险因素；对于髋部骨折，二次骨折的最高风险期是在首次骨折发生后即刻。因此，脆性骨折的急性期治疗应包括骨折的二级预防、跌倒风险降低策略和抗骨质疏松治疗。

参 考 文 献

Brox WT, Roberts KC, Taksali S, et al. The American Academy of Orthopaedic Surgeons evidence-based guideline on management of hip fractures in the elderly. *J Bone Joint Surg Am.* 2015;97(14):1196–1199.

Burge R, Dawson-Hughes B, Solomon DH, et al. Incidence and economic burden of osteoporosis-related fractures in the United States, 2005–2025. *J Bone Miner Res.* 2007;22(3):465–475.

Ensrud KE, Schousboe JT. Clinical practice. Vertebral fractures. *N Engl J Med.* 2011;364(17):1634–1642.

Haentjens P, Magaziner J, Colon-Emeric CS, et al. Meta analysis: excess mortality after hip fracture among older women and men. *Ann Intern Med.* 2010;152(6):380.

Lewiecki EM, Wright NC, Curtis JR, et al. Hip fracture trends in the United States, 2002 to 2015. *Osteoporos Int.* 2018;29:717–722.

八、预防

积极有效的预防措施对预防骨质疏松症和骨折的发生有着重要的意义。

（一）峰值骨量

获得高的峰值骨量是预防成年人骨质疏松和骨折的主要策略，需要调整生活方式：富含钙和维生素D的均衡饮食，定期锻炼，戒烟，以及避免大量饮酒。

（二）运动

Cochrane研究显示，有氧运动、负重运动和抗阻力运动有益于增加椎体骨密度；步行也可增加椎体和髋部的骨密度，可积极建议。运动对于骨折的影响尚需长期研究数据加以分析。

运动对老年人的积极影响不仅仅在于骨密度的改善，还包括通过改善肌肉力量、平衡能力和姿势控制来预防跌倒，降低椎体疼痛强度和频率，提高生活质量。

（三）预防跌倒

预防跌倒是预防骨折中不可或缺的一部分（见第 6 章）。

（四）髋关节保护器

髋关节保护器由一个硬或软的外壳加一个软垫组成，覆盖臀部大转子的区域。用于骨折高风险的患者，尤其是那些需要居家或养老院护理的患者。应积极鼓励使用，但依从性仍然是一个问题。

（五）钙剂的补充

美国国家科学院医学研究所（Institute of Medicine，IOM）建议：19—50 岁的成年人每天元素钙摄入量为 1000mg，包括孕妇和哺乳期女性；51—70 岁男性摄入为 1000mg；女性＞50 岁和男性＞70 岁摄入为 1200mg。有队列研究显示，钙补充剂会增加心肌梗死、脑卒中和心血管死亡事件的风险。乳制品、杏仁奶和豆浆是常见的富含钙的食物饮品。

然而，许多成年人存在乳制品不耐受，而钙补充剂通常耐受性良好，但存在便秘、肠胀气等不适。有报道称，肾结石的风险会略有升高。钙补充剂可根据元素钙与有机盐或无机盐结合加以分类。柠檬酸钙的吸收不需要胃酸，可以随食物服用或不随食物服用，是服用质子泵抑制药或 H_2 受体拮抗药、胃酸缺乏患者的首选。碳酸钙应与食物一起服用，并宜分次服用以利于吸收。

（六）维生素 D 的补充

维生素 D 是钙质吸收的必要条件。老年人通常摄入不足，并且通过皮肤产生的量亦不足。维生素 D 缺乏与肌肉无力有关，使个体的跌倒风险增加。

维生素 D 水平可以通过测定血清 25- 羟基维生素 D（25-OH-VD）来评估：正常≥30ng/ml；≤10ng/ml 提示维生素 D 严重缺乏或骨软化症；10～30ng/ml 提示维生素 D 不足，并可伴有血清甲状旁腺激素的显著升高。IOM 建议 70 岁及以下的人群每天摄入 600U 维生素 D，71 岁以上的老年人每天摄入 800U。维生素 D 中毒时可出现高尿钙和高血钙。

女性健康倡议（Women's Health Initiative，WHI）报告提示，坚持补充钙和维生素 D 可降低女性骨折的发生率。维生素 D 的抗骨折作用在住院患者中更为明显，与其对增加肌肉力量和减少跌倒有关。

九、骨质疏松症的筛查

骨质疏松症筛查适用于既往没有脆性骨折史的骨折高风险人群。当排除脆性骨折的继发性因素后，骨质疏松症的临床诊断可以确立，下一步即可进行抗骨质疏松治疗。

USPSTF 建议，对 65 岁以上女性和 65 岁以下经过 FRAX 工具评估提示骨折高风险的绝经后女性进行骨质疏松的筛查（B 级建议，2018 年 6 月）；尚无足够的证据推荐支持或反对对男性骨质疏松症进行筛查（I 级推荐）；中央 DXA、外周 DXA 或定量超声均可作为筛查手段，中央 DXA 测量是首选。在首次筛查未提示骨质疏松症的情况下，USPSTF 没有给出下次筛查时间间隔的建议。一些观察和模拟研究提出了基于基线骨密度或年龄的筛查间隔，但有其他研究表明，重复骨密度检测对预测骨折并没有获益。

其他国家级指南就骨质疏松症的筛查给出了不同建议。美国临床内分泌学协会建议对 USPSTF 推荐的相同群体进行筛查；除非存在"骨质流失的特定风险因素"，不建议对绝经前女性或健康的年轻男性进行筛查。美国国家骨质疏松症基金会建议对≥65 岁女性、≥70 岁男性、50 岁以上有骨折高风险（包括 50 岁以上的骨折）人群、患有任何与骨丢失相关的疾病或服用可导致骨丢失药物的成年人进行筛查。

参考文献

Anderson JJ, Kruszka B, Delaney JA, et al. Calcium intake from diet and supplements and the risk of coronary artery calcification and its progression among older adults: 10-year follow-up of the Multi-Ethnic Study of Atherosclerosis (MESA). *J Am Heart Assoc.* 2016;5(10):e003815.

Gourlay ML, Fine JP, Pressier JS, et al. Study of Osteoporotic Fractures Research Group. Bone-density testing interval and transition to osteoporosis in older women. *N Engl J Med.* 2012;366(3):225–233.

US Preventive Services Task Force. Screening for osteoporosis to prevent fractures: US Preventive Services Task Force recommendation statement. *JAMA* 2018;319(24):2521–2531.

十、治疗

美国国家骨质疏松基金会的指南推荐治疗人群：

股骨颈、髋关节或椎体骨密度 T 值小于 –2.5 的绝经后女性和 50 岁以上的男性；低骨量（T 值在 –1.0 和 –2.5 之间），FRAX 评估 10 年髋部骨折概率为 ≥3% 或 10 年主要骨质疏松相关骨折概率为≥20% 的患者；脆性骨折患者。

目前抗骨质疏松症治疗药物分为抗骨吸收药物和促骨形成药物（表 35-5）。美国批准可用的抗骨吸收药物有双膦酸盐、激素替代疗法（hormone replacement therapy，HRT）、选择性雌激素受体调节药（selective estrogen receptor modulators，SERM）、地舒单抗和降钙素。甲状旁腺激素是美国批准唯一可用的促骨形成药物。

（一）双膦酸盐

双膦酸盐通过结合骨表面的羟基磷灰石、抑制破骨细胞的功能有效地抑制骨吸收。美国食品药品管理局批准使用的药物有阿仑膦酸钠、利塞膦酸钠、伊班膦酸钠和唑来膦酸。

双膦酸盐可每天口服（阿仑膦酸钠、利塞膦酸钠）、每周口服（阿仑膦酸钠、利塞膦酸钠）或每月口服（利塞膦酸钠、伊班膦酸钠），或每 3 个月静脉注射（伊班膦酸钠）或每年静脉注射一次（唑来膦酸）。口服双膦酸盐必须空腹时服用，因为它们的吸收和生物利用度较差。服药后，患者须保持直立位至少 30min（阿仑膦酸钠和利塞膦酸钠）至 60min（伊班膦酸钠）。在开始任何双膦酸盐治疗之前，需充分补充钙和维生素 D，因为有可能导致低钙血症，尤其是在老年人。

口服双膦酸盐的不良反应主要为胃肠道症状，包括消化不良、胃灼热感、吞咽时疼痛。严重时可出现糜烂性食管炎和食管溃疡；因此，要告知患者须用一整杯水 [6～8 盎司（170～227g）] 吞服药物，并在服药后保持足够时间的直立。口服和静脉注射

药　物	疗　效	不良反应	剂量和途径
双膦酸盐 阿仑膦酸钠 利塞膦酸钠 伊班膦酸钠 唑来膦酸	降低椎体、髋关节和非椎体骨折风险（无伊班膦酸钠治疗髋关节骨折的数据）	胃肠道方面的不良反应 关节痛 / 肌痛 肾毒性 非典型骨折 下颌骨坏死	• 每天口服 5～10mg，每周口服 70mg • 每天口服 5mg，每周口服 35mg，每月口服 150mg • 每天口服 2.5mg，每月口服 150mg，每 3 个月静脉注射 3mg • 每 12 个月静脉注射 5mg
激素替代治疗	降低椎体、髋关节和非椎体骨折风险	增加血栓栓塞事件，胆石症，不规则子宫出血	• 多种口服和透皮制剂
雷洛昔芬（SERM）	降低椎体骨折风险	增加血栓栓塞事件，潮热，腿痛性痉挛	• 每天口服 60mg
降钙素	降低椎体骨折风险	恶心（注射剂）、鼻炎、鼻出血（鼻部形式）	• 200U，每天使用鼻喷剂（鼻孔两侧交替使用） • 100U，皮下注射或肌内注射，隔日 1 次
地舒单抗	降低椎体、髋关节和非椎体骨折风险	湿疹，皮炎，皮疹，蜂窝织炎、非典型性骨折、下颌骨坏死	• 60mg，每 6 个月皮下注射 1 次
特立帕肽 阿巴拉肽	降低椎体、髋关节和非椎体骨折风险	恶心、头痛、头晕和腿部抽筋；FDA 警告有骨肉瘤风险	• 20μg，每天皮下注射（24 个月） • 80μg，每天皮下注射（24 个月）
罗莫珠单抗	降低椎体、髋关节和非椎体骨折风险	注射部位反应，FDA 有心血管事件的警告	• 210mg，每月 2 次皮下注射（12 个月）

表 35-5　FDA 批准的骨质疏松症治疗药物

FDA. 美国食品和药品管理局

261

双膦酸盐的急性期反应（发热、肌痛、关节痛、头痛和流感样症状）均有报道。静脉注射唑来膦酸有急性肾衰竭风险，对有肾功能损害的患者应慎用。对于严重肾功能不全的患者（肌酐清除率＜35ml/min）慎用阿仑膦酸钠。远期影响中，下颌骨坏死和非典型性骨折罕见，对骨折的影响利大于弊。

所有双膦酸盐均已证实可显著改善椎体骨密度、降低椎体和髋部骨折的风险。随机临床试验中，没有数据显示伊班膦酸钠对减少髋部骨折有益。目前还没有关于不同双膦酸盐之间疗效差异的研究。

双膦酸盐治疗的持续时间尚无定论。对使用阿仑膦酸钠的患者 7 年随访显示，椎体骨密度在 7 年的治疗中持续增加并保持稳定。在停止治疗后，骨转换生化标志物水平略有上升。对骨骼的获益可能在停药后保持至少 1～2 年，但仍需要长期的随访研究。

（二）激素替代疗法

激素替代疗法被批准用于预防绝经后女性的骨质疏松症，虽然其主要适应证是治疗中重度绝经症状。虽然绝经期雌激素水平的下降会导致大多数女性骨吸收增加，但激素替代疗法对骨重塑的确切机制尚未完全明了。

雌激素和孕酮联合治疗可使骨密度增加 1.4%～3.9%。研究表明，雌激素可以降低椎体和髋部骨折的风险和非椎体骨折的风险。WHI 研究证实，绝经后女性接受联合治疗后髋部骨折风险可降低 33%。

激素替代疗法的启动时间和持续时间尚无定论。建议女性在绝经后 2～7 年内开始使用雌激素。一些研究表明，在 60 岁之前开始的激素替代疗法可以预防非椎体、髋关节和腕部骨折；尚无足够的在 60 岁之后开始的激素替代疗法可以降低骨折风险的证据。在 60 岁后开始并持续使用雌激素似乎能维持骨密度。保护女性免受脆性骨折所需的治疗时间尚不确定。激素替代疗法可以作为口服或经皮制剂使用。可用持续不间断的治疗方案，或者周期性循环治疗方案。

由于常见的不良反应和对乳腺癌或子宫内膜癌发病率增加的担忧，激素替代疗法的依从性通常较差。未接受子宫切除术的女性应在雌激素治疗方案中加入黄体酮，以防止子宫内膜增厚。小剂量激素替代疗法可以减少子宫出血、水钠潴留、乳腺痛和头痛的发生率，从而提高雌激素治疗的依从性。

WHI 安全性研究的结果显示，在子宫完整的女性中，使用联合激素治疗会增加患冠心病、肺栓塞和脑卒中的风险。因此，激素替代治疗仅作为预防有绝经期症状的年轻的围绝经期女性的骨质疏松症的二线治疗方案。

（三）选择性雌激素受体调节剂（SERM）

SERM 不是雌激素，而是与雌激素受体结合并激活雌激素受体的化合物，在不同的靶组织导致受体空间构象发生不同改变，从而在不同组织发挥类似拮抗雌激素的不同生物效应。雷洛昔芬批准用于预防和治疗绝经后骨质疏松症，并可减少浸润性乳腺癌的发生。

研究证实 60mg/d 的雷洛昔芬治疗 2 年后，可增加椎体骨密度达 2%，降低新发椎体骨折的风险达 40%。尚无研究证实雷洛昔芬对降低非椎体或髋部骨折风险有作用。

（四）降钙素

降钙素是一种由甲状腺滤泡旁 C 细胞分泌的内源性激素，有助于维持钙稳态。降钙素直接作用于破骨细胞，抑制骨吸收。被批准用于绝经后骨质疏松症的治疗。降钙素鼻喷雾剂可轻度升高椎体骨密度（增加 1.5%），并显著降低已有椎体骨折女性新发椎体骨折的风险达 33%；但对髋部或非椎体骨折风险的降低无显著作用。降钙素可作为不能耐受双膦酸盐或 SERM 的女性的一种选择。在某些患者中，降钙素具有镇痛作用，适用于急性椎体骨折患者。降钙素鼻喷雾剂通常每天使用一次，交替鼻孔使用。注射剂型的降钙素可经皮下注射或肌内注射。

（五）地舒单抗

地舒单抗是一种 RANKL 抑制药，为特异性 RANKL 的完全人源化单克隆抗体，能够抑制 RANKL 与其受体 RANK 的结合，减少破骨细胞形成、功能和存活，从而降低骨吸收。

地舒单抗已批准用于骨质疏松症治疗。针对女性骨质疏松症治疗的 Ⅲ 期临床实验结果显示，与安慰剂相比，地舒单抗治疗可增加 6.5% 的腰椎骨密度，并可显著降低椎体(68%)和髋部(40%)骨折的风险。在开始使用地舒单抗之前，有低钙血症的患者必须首先纠正，否则可能加重低钙血症。地舒单抗对有肾功能损害患者无须调整剂量。

（六）PTH 和 PTH 类似物

FDA 批准的促骨形成药物包括合成甲状旁腺激素衍生物特立帕肽和甲状旁腺激素相关蛋白衍生物阿巴洛肽。两者都能刺激骨重塑，优先增加骨形成而不是骨吸收，显著改善骨密度（上升 10%～14%），并降低新发椎体骨折（减少 65%）和非椎体骨折（35%）的风险。

特立帕肽和阿巴洛肽每天皮下注射，11% 的患者出现轻度高钙血症。用于特立帕肽或阿巴帕肽治疗的动物实验证实，可诱发实验大鼠骨肉瘤的发生。但是基于一独立肿瘤顾问委员会的结论，老鼠致癌性数据在人类很可能并没有临床意义。PTH 和 PTH 类似物的治疗时间不宜超过 24 个月。

促骨形成治疗停止后，口服或静脉注射双膦酸盐进行序贯治疗以维持或增强骨密度，持续降低骨折风险。有证据表明，双膦酸盐可减少特立帕肽对骨转换的积极影响，故避免同时使用特立帕肽和双膦酸盐。

（七）抗骨硬化蛋白抗体

罗莫珠单抗是一种单克隆抗体，可结合并抑制硬化蛋白，具有增加骨形成和减少骨吸收的双重作用。在一项为期 2 年的临床试验中，绝经后骨折高危女性接受罗莫珠单抗治疗 12 个月序贯阿仑膦酸钠治疗组比单用阿仑膦酸钠组新发椎体骨折减少 48%（6.2% vs. 11.9%）。但是，罗莫珠单抗比阿仑膦酸钠更容易发生严重的心血管不良事件。

综上所述，选择治疗药物时，应同时兼顾骨折和共病的临床危险因素，年龄和既往骨折等危险因素对治疗策略的选择至关重要。临床医生需了解与各种药物相关的安全问题，权衡利弊，为患者制订个体化的治疗方案。

参考文献

Bonaiuti D, Shea B, Iovine R, et al. Exercise for preventing and treating osteoporosis in postmenopausal women. *Cochrane Database Syst Rev.* 2002;3:CD000333.

Cauley JA, Robbins J, Chen Z, et al. Effects of estrogen plus progestin on risk of fracture and bone mineral density. *JAMA.* 2003;290(13):1729–1738.

Gillespie LD, Robertson MC, Gillespie WJ, et al. Interventions for preventing falls in older people living in the community. *Cochrane Database Syst Rev.* 2009;2:CD007146.

Gillespie WJ, Gillespie LD, Parker MJ. Hip protectors for preventing hip fractures in older people. *Cochrane Database Syst Rev.* 2010;10:CD001255.

Harvey N, Dennison E, Cooper C. Osteoporosis: impact on health and economics. *Nat Rev Rheumatol.* 2010;6(2):99–105.

Kanis JA, Johansson H, Oden A, Dawson-Hughes B, Melton LJ 3rd, McCloskey EV. The effects of a FRAX revision for the USA. *Osteoporosis Int.* 2010;21(1):35–40.

Kanis JA, Oden A, Johansson H, Borgström F, Ström O, McCloskey E. FRAX and its applications to clinical practice. *Bone.* 2009;44(5):734–743.

Link TM. Osteoporosis imaging: state of the art and advanced imaging. *Radiology.* 2012;263(1):3–17.

Liu H, Paige NM, Goldzweig CL, et al. Screening for osteoporosis in men: a systematic review for an American College of Physicians guideline. *Ann Intern Med.* 2008;148(9):685–701.

NIH Consensus Development Panel on Osteoporosis Prevention, Diagnosis, and Therapy. Osteoporosis prevention, diagnosis, and therapy. *JAMA.* 2001;285(6):785–795.

Saag KG, Petersen J, Brandi ML, et al. Romosozumab or alendronate for fracture prevention in women with osteoporosis. *N Engl J Med.* 2017;377:1417–27.

Sambrook P, Cooper C. Osteoporosis. *Lancet.* 2006;367(9527): 2010–2018.

Silverman S, Christiansen C. Individualizing osteoporosis therapy. *Osteoporosis Int.* 2012;23(3):797–809.

Siris ES, Baim S, Nattiv A. Primary care use of FRAX: absolute fracture risk assessment in postmenopausal women and older men. *Postgrad Med.* 2010;122(1):82–90.

Vasikaran S, Eastell R, Bruyère O, et al. Markers of bone turnover for the prediction of fracture risk and monitoring of osteoporosis treatment: a need for international reference standards. *Osteoporos Int.* 2011;22(2):391–420.

Wang L, Manson JE, Sesso HD. Calcium intake and risk of cardiovascular disease: a review of prospective studies and randomized clinical trials. *Am J Cardiovasc Drugs.* 2012;12(2):105–116.

Warriner AH, Patkar NM, Yun H, Delzell E. Minor, major, low-trauma, and high-trauma fractures: what are the subsequent fracture risks and how do they vary? *Curr Osteoporos Rep.* 2011;9(3):122–128.

Winsloe C, Earl S, Dennison EM, Cooper C, Harvey NC. Early life factors in pathogenesis of osteoporosis. *Curr Osteoporos Rep.* 2009;7:140–144.

第36章 谵妄
Delirium

Tammy Ting Hshieh　Sharon K. Inouye　著
陈　勤 译　涂　玲 校

诊断要点

- 基于详细的病史、认知评估、内科和神经检查得出的临床诊断。
- 最突出的特征是数小时至数天内发展而来的在基线精神状态上的急剧改变。
- 其他的关键特征包括：持续 24h 以上的症状增减的波动性病程；注意力不集中，难以集中；要么出现思维混乱，如杂乱无章或语无伦次的讲话，要么出现意识水平改变（易惊醒或昏睡）。
- 知觉障碍，如幻觉或妄想症，占 15%～40% 的病例。
- 需寻找器质性或生理性原因（如疾病、药物相关或代谢紊乱）。
- 谵妄常被误诊为痴呆、抑郁症或精神病。
- 公认的谵妄诊断标准是 CAM。

一、一般原则

谵妄是一种急性的注意力和认知功能障碍，可能在疾病过程中的任何时间或阶段出现。它往往是某种严重潜在疾病的唯一表现征象，特别是在一些衰弱状态或患有潜在痴呆的老年人中。谵妄可导致严重不良临床结局，如躯体功能下降、认知障碍、痴呆和生活质量下降；谵妄也可加重护理人员负担，同时增加卫生保健支出。

入院时谵妄的患病率为 10%～40%。在住院期间，它可能额外增加至 25%～50%。谵妄是老年人最常见的术后并发症，发生率为 15%～52%。而重症监护病房的发病率甚至会更高（70%～87%）。此外，

80% 的临终患者在去世前会出现谵妄。

谵妄有三种形式：极度活跃警觉型；低度活跃警觉型；混合型，即综合了上述两种形式。低度活跃型虽然常未被识别，但在住院的老年住院患者中更为常见；它与较差的总体预后有关。谵妄可以从轻微到严重，随着严重程度的增加预后也更差。

谵妄作为一种多因素的老年综合征，是由各种易患病危险因素和各种有毒有害诱发因素相互作用的结果。因此，临床医生需通过识别和处理所有潜在的因素并密切观察患者来寻求解决方案。

二、预防

谵妄的主要危险因素是先前存在的认知障碍，特别是痴呆，它将谵妄的风险增加了 2～5 倍。事实上几乎所有的慢性病都可能使老年人发展出现谵妄，特定的神经性和代谢紊乱也能导致谵妄。完整的风险因素列表可参见表 36-1。

首当其冲的诱因是药物，它在谵妄病例的发生中占到 40%。最常与谵妄相关的药物是那些已知具有精神活性的药物，如镇静催眠药、阿片类药物、H_2 受体拮抗药和抗胆碱药物。这些药物中有很多都可以在药店买到，如抗组胺药苯海拉明。美国老年医学会最近发布了他们的最新名单，被称为 2019 年最新 AGS 发布的潜在老年人不适当用药 Beers 标准，其中强调了一些可能导致谵妄的药物。此外，谵妄风险的增加与处方药物的数量成正比。草药疗法正逐渐地被认识到是引起或导致谵妄的原因，特别是当它与精神活性药物同时服用时。对于具有精神活性的草药尤其如此，如圣约翰草、卡瓦卡瓦和缬草根。表 36-1 也列出了其他诱发因素，包括当前疾病、环境和手术。

表 36-1 谵妄的危险因素与诱因

危险因素	诱 因
认知状态 • 痴呆 / 认知受损 • 抑郁 • 谵妄病史	**药物** • 所有三环类抗抑郁药 • 抗胆碱药物 • 苯二氮䓬类药物 • 皮质类固醇激素 • H_2 受体拮抗药 • 致幻剂 • 多重用药 • 乙醇
医学共病因素 • 严重 / 终末期疾病 • 多种共病 • 神经系统疾病（包括脑卒中、颅内出血、脑炎、脑膜炎、帕金森病） • 代谢紊乱（包括高 / 低钠血症、高 / 低血糖、高钙血症、甲状腺功能及肾上腺功能异常、酸碱紊乱） • 骨折或外伤 • 贫血 • 低白蛋白血症 • 感染 HIV	**期间发生的疾病** • 感染 • 低氧血症 • 震惊 • 发热 / 低体温 • 撤药反应 • 低白蛋白血症 • 代谢紊乱（包括高 / 低钠血症、高 / 低血糖、高钙血症、甲状腺功能及肾上腺功能异常、酸碱紊乱）
躯体功能状态 • 躯体功能依赖 • 无法移动 • 低日常活动水平 • 跌倒史	**环境因素** • ICU 住院 • 物理限制 • 膀胱导管 • 疼痛 • 情绪应激 • 多种程序 • 持续睡眠剥夺
感觉受损 • 视觉 • 听觉	**手术** • 骨科手术 • 心脏手术 • 持续手术体外循环
经口进食减少 • 脱水 • 营养不良	
人口学特征 • 年龄≥65 岁 • 男性 • 低受教育程度	

参考文献

2019 American Geriatrics Society Beers Criteria® Update Expert Panel. American Geriatrics Society 2019 Updated AGS Beers criteria for potentially inappropriate medication use in older adults. *J Am Geriatr Soc.* 2019;67(4):674–694.

Inouye SK. Delirium in older persons. *N Engl J Med.* 2006;354(11):1157–1165.

Inouye SK, Westendorp RG, Saczynski JS. Delirium in elderly people. *Lancet.* 2014;383:911–922.

Marcantonio ER. Delirium in hospitalized older adults. *N Engl J Med.* 2017;377:1456–1466.

Oh ES, Fong TG, Hshieh TT, Inouye SK. Delirium in older persons. *J Am Med Assoc.* 2017;318:1161–1174.

使用非药物多成分干预预防谵妄已被证明是最有效的策略。2015 年的一项 Meta 分析表明，非药物治疗显著降低了谵妄的发生率（OR=0.46，95%CI 0.38～0.58），此外，也显著减少住院跌倒（OR=0.38，95%CI 0.25～0.60）。表 36-2 显示了针对性的预防干预措施，其中大多数也可以作为谵妄的非药物治疗。通过以存在易感危险因素或诱因的易感患者作为目标来预防谵妄已被证明是有效的。此外，积极主动的老年科会诊（每天老年科医生查房或会诊，并基于有计划的方案提出有针对性建议）对先前即存在痴呆或功能障碍的易感患者是有效的。老年科 – 骨科共管服务也已在全国的医院中实施并能减少谵妄的发生率，但是前提是需进行多学科讨论和应用综合化管理方案。

谵妄的药物预防研究在许多临床试验中都有矛盾的结果，从而备受争议。在一些研究中，术中椎管内麻醉与术后谵妄的减少有关。然而，更轻的镇静深度和脑电图监视下的麻醉与谵妄的减少并不完全一致相关。这些结果表明，未来需要对麻醉在预防谵妄中的作用进行研究。Cochrane 最近的一篇综述显示，褪黑素和褪黑素激动药能作为保持睡眠 – 觉醒周期的方法，但并没有发现它们能降低谵妄的发生率。总的来说，由于目前能预防谵妄或能降低发病率的抗精神病药物研究并没有成功，因此暂不推荐使用抗精神病药物预防谵妄。一项抗精神病药物的 Meta 分析综述了 7 个高度异质性的随机试验，这些试验没有显示干预组谵妄发生率显著降低；对 ICU 住院时间、普通病房住院时间和死亡率也没有影响。

表 36-2 谵妄的非药物及药物治疗	
非药物 （危险因素及诱因）	**干预措施**
睡眠剥夺	• 睡眠程序（背部按摩、放松技巧、舒缓的音乐、减少声光刺激、热牛奶或无咖啡因的花草茶、私密性好的房间、减少夜间生命体征的检查/操作/给药） • 避免使用镇静药，特别是苯海拉明 • 保持睡眠-觉醒周期
脱水	• 判断血容量不足并及时补液
听力丧失	• 使用适当的助听器或放大器
视力减退	• 使用适当的助视器（患者自己的眼镜、放大镜或合适的设备）
制动	• 尽快走动（必要时有人辅助或监视） • 从床转移到椅子上用餐 • 如需卧床，尽可能进行允许范围内的主动运动 • 自我照护（上厕所、梳头、穿衣） • 减少线与管路（遥测、静脉输液、导尿）
认知功能减退	• 反复对人物、地点、时间的重新定位 • 大的更新板、日历、时钟 • 家人陪伴、单间、离护士站近 • 让病人参与决策和日常如厕 • 交流时眼神接触
药物（镇静或精神类药物）	• 使用可替代的或危害较小的药物 • 避免使用半衰期长的药物 • 对肝肾功能受损的患者调整药物类型和剂量 • 尽可能使用最低剂量 • 逐渐减量并停止不必要用药 • 2019 年美国老年协会 Beers 标准，如抗胆碱药物、苯二氮䓬类药物、镇静催眠药物、抗痉挛药物、H_2 受体拮抗药、哌替啶/氯丙嗪/硫利达嗪
药　物	**干预措施**
神经抑制类：典型	
氟哌啶醇	• 优点：经证实/验证，可静脉内/肌内注射/口服，口服剂性理论上具有较弱的致 QT 间期延长的作用及最佳的药代动力学 • 缺点：镇静、低血压、急性肌张力障碍、锥体外系症状、抗胆碱能不良反应（口干、便秘、尿潴留、精神错乱），加重帕金森病僵硬症状 • 负荷剂量：每 20~30 分钟 0.25~0.5mg，<u>直至症状缓解</u>。每天最大剂量 3~5mg。峰值效应在给药后 4~6h（口服），20min（静脉/肌内注射后） • 维持量：每 12 小时给予负荷剂量的 1/2，2~3 天后逐渐减量 • 注意事项：低剂量能使 D_2 多巴胺能受体饱和。因此，>5mg/24h 只能增加不良事件风险而无临床获益

药　物	干预措施

神经抑制类：非典型

奥氮平	• 优点：更少的锥体外系症状，可溶解的片剂 • 缺点：增加的抗胆碱能不良反应可以加重谵妄和具有潜在 QT 间期延长的作用 • 起始剂量：2.5～5mg。如有必要，20min 后重复给药
喹硫平	• 优点：镇静作用帮助维持睡眠 – 觉醒周期 • 缺点：仅有口服剂型，QT 间期延长 • 起始剂量：6.25～12.5mg
利培酮 / 齐拉西酮	• 优点：镇静作用帮助维持睡眠 – 觉醒周期，有口服和肌内注射两种剂型 • 缺点：可能深度镇静，QT 间期延长，迟发性运动障碍
苯二氮䓬类药物	• 优点：用于酗酒 / 镇静药物撤药反应的患者；劳拉西帕因为半衰期短，没有代谢活性，并可静脉给药，成为苯二氮䓬类药物首选 • 缺点：因过度镇静、加重谵妄而不常规推荐 • 起始剂量：0.25～0.5mg

三、结论

目前的证据并不支持使用抗精神病药物来预防或治疗谵妄。

参考文献

Hshieh TT, Yang T, Gartaganis SL, et al. Hospital Elder Life Program: systematic review and meta-analysis of effectiveness. *Am J Geriatr Psychiatry.* 2018;26(10):1015–1033.

Hshieh TT, Yue J, Oh E, et al. Effectiveness of multicomponent nonpharmacological delirium interventions: a meta-analysis. *JAMA Intern Med.* 2015;175:512–520.

Siddiqi N, Harrison JK, Clegg A, et al. Interventions for preventing delirium in hospitalized non-ICU patients. *Cochrane Database Syst Rev.* 2016;3:CD005563.

Wildes TS, Mickle AM, Ben Abdallah A, et al. Effect of electroencephalography-guided anesthetic administration on postoperative delirium among older adults undergoing major surgery: the ENGAGES randomized clinical trial. *J Am Med Assoc.* 2019;321(5):473–483.

四、临床表现

（一）症状和体征

谵妄的初步评估主要是建立在患者的基线认知功能和任何认知改变的临床过程的基础上。因此，可靠的详细病史提供者（如配偶、孩子或日常照护者）是最重要的。应从病史中寻找任何精神状态的细微变化，并寻找根本原因的线索。

谵妄的主要病史特征是急性发作和波动病程，其中症状往往在 24h 内反复出现或加重或减轻。这是谵妄与痴呆的主要区别，阿尔茨海默病通常在数月到数年的时间内缓慢进展。

1. 认知改变

通常通过认知测试来确定，最重要的是，密切观察患者在认知测试中的反应质量。例如，一个人可能在某项认知任务中得分正确，但在任务完成过程中可能表现出注意力波动、容易分心、说话语无伦次或无精打采等情况。

2. 注意力不集中

注意力集中、维持和转移的能力下降。例如，患者会表现出维持或跟上谈话的困难，坚持之前的答案，需要重复指示，或在认知任务上难以遵循指示（简单的重复，数字广度测试，倒背月份）。

3. 思维混乱

表现为思维混乱，语无伦次、记忆障碍、定向障碍或多语是常见的。

4. 意识水平改变

意识水平的改变程度从激动、警觉的状态到昏睡或麻木的状态。

5. 其他特点

非诊断必需但很常见的特征是：精神运动性激越或迟钝、知觉障碍（如幻觉、错觉）、妄想症、情绪不稳定和睡眠 – 觉醒周期障碍。

（二）实验室和影像学检查

图 36–1 中的流程图提供了老年人谵妄的诊断和评估的系统方法。目前还没有特异性的实验室检查能诊断谵妄。在谵妄研究中，一些特定的生物标志物被发现；了解这些潜在的生物标志物可能揭示老年综合征背后的病理生理机制。目前的研究主要集中在 S-100β、胰岛素样生长因子 –1（IGF-1）和神经元特异性烯醇化酶（neuron-specific enolase，NSE）。炎症可能在谵妄中起重要作用，最近的研究显示炎症标志物，如 C 反应蛋白、IL-6、IL-8、TNF-α、单核细胞趋化蛋白 –1、降钙素原和皮质醇均在谵妄患者中起一定作用。

评估谵妄患者的实验室检查应包括全血细胞计数、电解质（包括钙）、肝肾功能、葡萄糖和氧饱和度。此外，在寻找隐匿性感染时，可以考虑血培养、

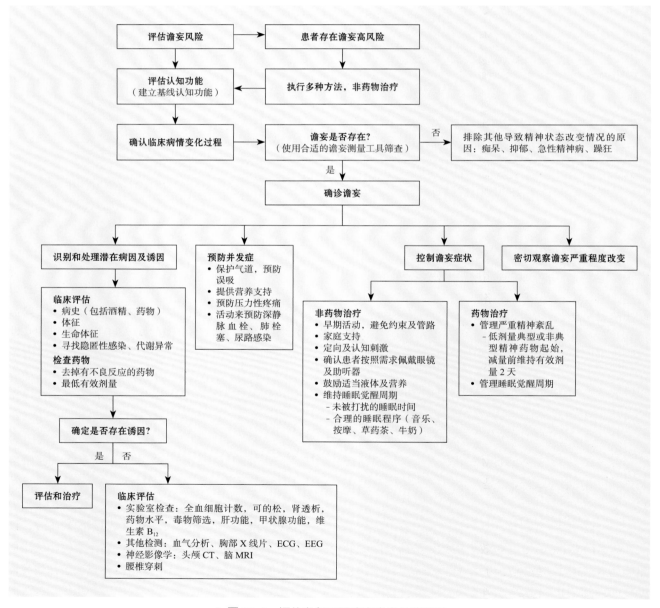

▲ 图 36–1　评估老年可疑谵妄患者的流程图

尿培养、胸部 X 线和病毒检测。如果在某一特定患者中没有发现特定的致病因素，可以要求进行其他的实验室检测。这些检查包括甲状腺功能检查、动脉血气检查、维生素 B_{12} 水平、药物浓度、毒理学检查、皮质醇水平和脑脊液分析。

颅脑计算机断层扫描或磁共振成像的影像学检查可以针对最近有跌倒或头部外伤病史、不明原因的发热、新的局灶性神经症状、抗凝状态等特征或没有明确病因的患者。脑电图可用于评估隐匿性癫痫活动，也可用于鉴别谵妄与非器质性精神障碍。

参考文献

Adamis D, Sharmab N, Whelanc PJP, Macdonald AJD. Delirium scales: a review of current evidence. *Aging Ment Health*. 2010;14:543–555.

American Psychiatric Association. *Diagnostic and Statistical Manual of Mental Disorders*. 5th ed. Washington, DC: American Psychiatric Association; 2013.

Dillon ST, Vasunilashorn SM, Dillon ST, Inouye SK, et al. High C-reactive protein predicts delirium incidence, duration and feature severity after major noncardiac surgery. *J Am Geriatr Soc*. 2017;65(8):e109–e116.

Inouye SK, van Dyck CH, Alessi CA, Balkin S, Siegal AP, Horwitz RI. Clarifying confusion: the confusion assessment method. A new method for the detection of delirium. *Ann Intern Med*. 1990;113(12):941–948.

Khan BA, Zawahiri M, Campbell NL, Boustani MA. Biomarkers for delirium—a review. *J Am Geriatr Soc*. 2011;59(suppl 2): S256–S261.

（三）体格检查

详细的体格检查对谵妄的评估是必要的。谵妄常常是老年人严重潜在疾病的最初表现；因此，敏锐注意早期定位体征的体格检查，可能帮助我们早期诊断急性病。应仔细寻找隐匿性感染的证据，包括肺炎、尿路感染、急腹症、关节感染或新发心脏杂音的迹象。详细的神经系统检查，注意局灶性或侧面体征也是至关重要的。

（四）特殊检查

1. DSM-5

美国精神病学协会 DSM-5 指南是在专家意见的基础上制定的，并且仍然是谵妄定义和诊断标准的现行标准。

2. CAM

CAM 是一种简单、有效的工具，目前被广泛使用（表 36–3）。其敏感度为 94%～100%，特异性为 90%～100%，对谵妄的阴性预测值为 90%～100%。它在痴呆患者中验证显示同样有效。在重症监护病房，使用改良 CAM（CAM-ICU）对机械通气、受限或失语患者进行认知评估和谵妄筛查是可行的。然而，CAM-ICU 的应用并不十分有效，因其敏感度仅为 64%～73%，阴性预测值为 83%；而在失语患者中，敏感性下降到＜50%。最近的一项重要进展是使用 3min 谵妄诊断访谈（3D-CAM），这是一种简单、用户友好的谵妄检测工具，也被称为急诊科患者的简易混乱评估方法（brief confusion assessment method，bCAM）。

表 36–3　CAM 流程
• 急性发作和波动病程　并且
• 注意力不集中　并且
• 思路不连贯　或者
• 意识水平改变

分数基于认知功能测试
详见 www.hospitalelderlifeprogram.org.
引自 The CAM-S Score for Delirium Severity Training Manual and Coding Guide.Copyright © 1988，2003 Hospital Elder Life Program.

3. 其他用于鉴别谵妄的量表

其他量表包括谵妄护理调查量表（Nursing Delirium Screening Scale，Nu-DESC）、谵妄症状回访、NEECHAM 谵妄量表、谵妄观察筛查量表和重症监护谵妄筛查量表。4AT 测试是为老年人和康复机构开发和验证的，据称不需要专门的培训来实施。4AT 评估警觉性、认知能力（方向和注意力）和精神状态的急性变化；它提供了一个分数范围，表明是否可能存在认知障碍，以便进行后续的认知测试。

4. 谵妄严重程度

定量谵妄严重程度的能力对于随访临床试验中对治疗的反应、评估预后和研究病理生理机制至关重要。开发和验证的用于定量谵妄严重程度的量表包括最近开发的 CAM-Severity（CAM-S）评分，该评分具有很强的心理测量特性，并与重要的临床结局直接相关。其他谵妄严重程度的测量方法包括谵妄评分量表 –98、谵妄记忆评估量表、谵妄状态检查、谵妄 O 型量表和谵妄观察量表。

五、鉴别诊断

临床医生面临的主要诊断难题是如何区分谵妄和痴呆。这在基本认知功能缺失或已知认知缺陷时尤其困难，必须确定当前的状况是由潜在的慢性认知障碍所致还是谵妄所致。因此，从信息提供者那里获得关于基线状态的可靠病史是至关重要的。注意力不集中和意识水平改变通常不是轻到中度痴呆的特征，它们的存在支持谵妄的诊断。在已知的痴呆患者中，在认知功能受损的基线水平上不断恶化的意识混乱的病史也提示谵妄。

其他必须与谵妄区分的重要诊断包括抑郁、躁狂和其他非器质性精神障碍，如精神分裂症。这些疾病通常不会在医学疾病的背景下出现。同样，病史和临床病程可以为鉴别上述疾病提供重要线索。意识水平的改变在上述情况下并不明显。有时，因为症状难以察觉或遇上一个不合作的患者，鉴别诊断可能是相当困难的。由于谵妄具有潜在的危及生命的性质，在获得进一步信息之前，人们应该先宁可错误地将患者视为谵妄进行治疗。

参考文献

American Geriatrics Society Expert Panel on Postoperative Delirium in Older Adults. American Geriatrics Society abstracted clinical practice guideline for postoperative delirium in older adults. *J Am Geriatr Soc.* 2015;63(1):142–150.

Inouye SK, Kosar CM, Tommet D, et al. The CAM-S: development and validation of a new scoring system for delirium severity in 2 cohorts. *Ann Intern Med.* 2014;160(8):526–533.

Jones RN, Cizginer S, Pavlech L, et al. Assessment of Instruments for measurement of delirium severity: a systematic review. *JAMA Intern Med.* 2019;179(2):231–239.

Marcantonio ER, Ngo LH, O'Connor M, et al. 3D-CAM: derivation and validation of a 3–minute diagnostic interview for CAM-defined delirium: a cross-sectional diagnostic test study. *Ann Intern Med.* 2014;161:554–561.

Young J, Murthy L, Westby M, Akunne A, O'Mahony R. Diagnosis, prevention, and management of delirium: summary of NICE guidance. *BMJ.* 2010;341:c3705.

六、并发症

谵妄与不良的住院结局相关，包括高发病率、高死亡率、高致残率，同时伴随各种伴随并发症（吸入性肺炎、压疮、深静脉血栓形成、肺栓塞、尿路感染）的增多。此外，谵妄还与潜在病因相关的并发症有关。所有这些因素都会导致老年谵妄患者的远期不良预后。谵妄还与很多长期问题具有独立相关性，如长期功能低下、死亡、住院时间延长、需要正规的家庭健康护理康复服务、新的机构入住率和护理费用增加等。

参考文献

Dharmarajan K, Swami S, Gou Y, Jones RN, Inouye SK. Pathway from delirium to death: potential in-hospital mediators of excess mortality. *J Am Geriatr Soc.* 2017;65(5):1026–1033.

Fong TG, Jones RN, Marcantonio ER, et al. Adverse outcomes after hospitalization and delirium in persons with Alzheimer Disease. *Ann Intern Med.* 2012;156:848–856.

Gleason LJ, Schmitt EM, Kosar CM, et al. Effect of delirium and other major complications on outcomes after elective surgery in older adults. *JAMA Surg.* 2015;150:1134–1140.

Witlox J, Eurelings LS, de Jonghe JF, Kalisvaart KJ, Eikelenboom P, van Gool WA. Delirium in elderly patients and the risk of postdischarge mortality, institutionalization, and dementia: a meta-analysis. *JAMA.* 2010;304(4):443–451.

七、治疗方法

谵妄的治疗包括三大方面（图 36-1）：①确定和治疗潜在的医学原因；②根除或减少谵妄的致病因素；③谵妄症状的管理。

需要对用药史（包括处方药、非处方药、必要药物和草药）进行全面回顾，以确定潜在的可能造成谵妄的药物。应评估药物间的相互作用。应评估目前的肝肾功能状况，并相应地调整用药剂量/频率。应收集完整的病史和进行详细的体格（包括神经）检查，同时选择相应的实验室和放射学筛查检查，以找到可治疗的原因。隐匿性感染应得到充分评估和治疗。

如果没有发现相应的诱因和病因，则应进行进一步的检查（图 36-1）。所有患者的治疗应从非药物治疗开始。

（一）非药物策略

一般来说，所有谵妄患者都应采用非药物治疗策略。表 36-2 详细介绍了一些用于预防或治疗谵妄的方法，包括重新定向、治疗性活动、补液、早期主动活动、辅助喂养、纠正感觉缺陷、调节睡眠、预防感染和疼痛管理。

（二）药物策略

谵妄的药物治疗应保留给那些行为威胁到必要

的医疗护理（如机械通气）或构成安全危险的非常激越的患者。所有用于治疗谵妄的药物也能引起或加重精神错乱；因此，一般的原则是在最短的时间内使用尽可能少的剂量。治疗的终点应该是一个清醒且易于控制的患者，而不是一个镇静的患者。通常情况下，治疗躁动性谵妄的药物开始使用，但是否继续使用却不确定（包括出院时）。这模糊了在连续评估中跟踪精神状态的能力，并使患者处于药物不良反应的巨大风险中。

一项关于抗精神病药物的全面系统综述不支持在住院的老年人中使用抗精神病药物预防或治疗谵妄。在其中三项研究中，服用抗精神病药物的患者更有可能被送入精神病院，谵妄症状评分更高，需要更多突破性的治疗，而且总体而言生存率降低。表 36-2 列出了目前推荐用于治疗和管理谵妄患者的药物类别。

参 考 文 献

Girard TD, Exline MC, Carson SS, et al. Haloperidol and ziprasidone for treatment of delirium in critical illness. *N Engl J Med.* 2018;379:2506–2516.

Inouye SK, Marcantonio ER, Metzger ED. Doing damage in delirium: the hazards of antipsychotic treatment in elderly persons. *Lancet Psychiatry.* 2014;1:312–315.

Neufeld KJ, Yue J, Robinson TN, et al. Antipsychotic medication for prevention and treatment of delirium in hospitalized adults: a systematic review and meta-analysis. *J Am Geriatr Soc.* 2016;64:705–714.

Page VJ, Ely EW, Gates S, et al. Efficacy and Intravenous haloperidol on the duration of delirium and coma in critically ill patients (Hope-ICU): a randomised placebo-controlled trial. *Lancet Respir Med.* 2013;1:515–523.

八、预后

传统意义上，谵妄一直被认为是一种可逆综合征，这意味着患者一定能回到他们的基本认知和功能状态。然而，最近的研究表明，谵妄并不总是短暂的，它会导致长期的认知和功能受损。发生谵妄后，一些患者出现持续的主观记忆症状，并在认知测试中表现降低。因此，在一些患者中，谵妄可能与直接的和长期的神经损害有关。

此外，已经发现患有谵妄的患者更有可能在较晚的时间被诊断为痴呆。谵妄似乎增加了发展为痴呆的风险，并可能加速那些有基线认知障碍或痴呆患者的认知能力下降的进展速度。因此，谵妄事实上可以永久地改变老年人认知下降的轨迹。

参 考 文 献

Fong TG, Jones RN, Shi P, et al. Delirium accelerates cognitive decline in Alzheimer disease. *Neurology.* 2009;72(18):1570–1575.

Girard TD, Pandharipande PP, Ely EW. Delirium in the intensive care unit. *Crit Care.* 2008;12(suppl 3):S3.

Hshieh TT, Saczynski JS, Gou RY, et al. Trajectory of functional recovery after postoperative delirium in elective surgery. *Ann Surg.* 2017;265:647–653.

Inouye SK, Marcantonio ER, Kosar CM, et al. The short-term and long-term relationship between delirium and cognitive trajectory in older surgical patients. *Alzheimers Dement.* 2016;12:766–776.

Pandharipande PP, Girard TD, Jackson JC, et al. Long-term cognitive impairment after critical illness. *N Engl J Med.* 2013;369:1306–1316.

Saczynski JS, Marcantonio ER, Quach L, et al. Cognitive trajectories after postoperative delirium. *N Engl J Med.* 2012;367:30–39.

相 关 网 站

Australian Commission on Safety and Quality in Health Care. Delirium clinical care standard. 2016. https://www .safetyandquality.gov.au/our-work/clinical-care-standards/ delirium-clinical-care-standard/. Accessed March 27, 2020.

Hospital Elder Life Program. http://www.hospitalelderlifeprogram .org/public/public-main.php. Accessed March 27, 2020.

National Institute for Health and Clinical Excellence (NICE). Guidelines for delirium. http://guidance.nice.org.uk/cg103. Accessed March 27, 2020.

Network for Investigation of Delirium: Unifying Scientists (NIDUS). A collaborative, multidisciplinary network for scientific research on delirium and its mechanisms, outcomes, diagnosis, prevention and treatment. https://deliriumnetwork .org/. Accessed March 27, 2020.

Cochrane Library, Database of Abstracts of Reviews of Effectiveness. Systematic reviews of delirium studies. http:// www.cochranelibrary. com. Accessed March 27, 2020.

第 37 章　帕金森病与原发性震颤
Parkinson Disease & Essential Tremor

Nicholas B. Galifianakis　A. Ghazinouri　著

郑　凯　译　涂　玲　校

一、帕金森病

诊断要点

- 静止性震颤、运动迟缓、肌强直和姿势不稳（晚期症状）的任意组合，运动迟缓是诊断的必要特征。
- 通常不对称起病。
- 大多数病例对左旋多巴反应良好。
- 诊断准确性随着观察时间的推移而提高。

（一）一般原则

帕金森病（Parkinson disease，PD）是仅次于阿尔茨海默病的第二位最常见的慢性进行性神经退行性疾病。在 65 岁以上老年人中约 1% 和在 85 岁以上老年人中高达 3% 受到影响，或将近 150 万的美国人和全球超过了 500 万人被影响。由于年龄是 PD 的最大危险因素，随着世界人口的老龄化，预计未来几十年发病率将急剧上升。一些研究人员预计到 2025 年美国将有超过 250 万病例。

PD 通常被认为是一种老年疾病，但也会影响年轻人。平均发病年龄为 60—65 岁。老年 PD 患者的治疗应强调几个关键点。由于 75 岁以上的患者很少由非典型病因引发，该年龄段的帕金森综合征的鉴别诊断主要局限于原发性 PD 或继发性帕金森综合征。老年 PD 患者通常表现为少动 - 强直综合征、较多的非运动症状和较少的震颤。70 岁以上患者选择的药物是左旋多巴，因为该年龄组对多巴胺受体激动药（如普拉克索和罗匹尼罗）、金刚烷胺和抗胆碱能药的耐受性较差。

（二）发病机制

1817 年，James Parkinson 在名为《震颤性麻痹》（*Essay on Shaking Palsy*）的文章中首次描述了 PD 的临床表现。然而，PD 的病理特征，即 α- 突触核蛋白 - 路易小体的形成和黑质多巴胺能神经元丢失直到 20 世纪才被描述。据估计，当第一个症状出现时，60% 的黑质神经元已经丢失。在神经化学上，这导致了黑质纹状体通路中的多巴胺耗竭。在生理上，这导致了丘脑抑制和运动皮质兴奋性降低，表现为 PD 的主要运动特征（运动迟缓和肌强直）。

近年来，我们对 PD 病理学的理解发生了根本性的转变。人们早就知道，随着 PD 的进展，病理改变会扩散到黑质以外，这解释了晚期 PD 的许多致残性非运动症状，如痴呆、抑郁和自主神经衰竭。然而，我们现在知道，在运动症状出现前，病理改变已经扩散到嗅觉系统、脑干下部和周围神经系统的特定区域。PD"运动前期"的前驱症状可表现为嗅觉减退、睡眠障碍、情绪障碍和便秘。综上所述，从病程的最早期到最晚期，PD 的病理改变分布在中枢和周围神经系统中，比过去认为的范围广泛很多，所以 PD 不仅仅是一种运动障碍性疾病。

原发性 PD 的神经变性机制尚不清楚，可能包括环境因素和遗传易感性之间复杂的相互作用。尽管杀虫剂暴露已被认为是一种危险因素，但环境因素仍然未被阐明。吸烟和喝咖啡可能是保护因素。

基因对引起 PD 有一定贡献。目前有超过 20 个基因或基因位点（被命名为 PARK 基因位点）导致或使人易患 PD。尽管一些基因可以解释 5%～10%

的 PD，似乎遵从孟德尔定律，但有些基因导致了更高比例的散发性 PD，有更复杂的遗传模式。也许更重要的是，发现这些基因在神经元中的功能有助于阐明 PD 的几个重要发病机制。

（三）临床表现

PD 起病隐匿，缓慢进展，导致残疾随着时间的推移而加重。主要的运动特征包括静止性震颤、动作迟缓、肌强直和步态障碍 / 姿势不稳，尽管后者通常在疾病晚期出现。非运动症状也很重要，并随着疾病的进展逐渐成为残疾的主要因素。

PD 是临床诊断。运动迟缓必须加上一项其他主要临床表现才能诊断原发性 PD。支持诊断的其他临床特征是不对称性的表现和对多巴胺能药物治疗有显著的有效应答。大约 20% 的 PD 患者没有震颤。运动障碍性疾病的专家对患者的诊断准确性高达＞90%。

1. 症状和体征

静止性震颤是 PD 最常见的症状。它通常会随着患肢的使用而减弱。然而，动作性震颤是相当常见的，如果存在其他帕金森病的特征，临床医生不应排除 PD 的诊断。在早期阶段，震颤可能仅在患者转移注意力（说话或走路时）时才出现，患者甚至可能集中注意力来抑制。随着病程进展，震颤变得更加恒定，随着行动更常见，并且幅度更高，损害了许多日常生活活动能力。经检查，震颤是一种节律性的、振荡的、不自主的运动。帕金森病的震颤是不对称的，相对缓慢（频率为 3～6Hz），并且倾向于突出的旋前 – 旋后成分（与屈曲 – 外展相反），被称为"搓丸样"震颤。检查者应在患者休息时，通过不同的姿势和动作，包括写字和画螺旋来观察震颤。如果没有明显的震颤，应让患者做分散注意力的事情以引起轻度震颤。

运动迟缓被定义为运动缓慢或少动。表现为灵活性降低、启动困难和难以维持动作持续过程中的幅度、速度。日常生活活动能力（如吃饭、穿衣）需要更多时间完成。尽管力量是正常的，但通常被患者描述为"虚弱"。PD 患者的许多常见主诉是运动迟缓的直接表现，包括写字过小征、面部表情消失、低声重复单音节和步伐变小变慢。为了诱发运动迟

缓，检查者令患者执行尽可能快速、大幅度的快速重复动作（如手指轻叩、手部伸开握拳和足跟轻叩）。通过检查患者的笔迹和画螺旋试验可以发现写字过小征。同样重要的是，要注意自发运动的减少，如眨眼速度、言语表达、说话时的手势或姿势移动的幅度。

患者主观上认为肌强直是"僵硬"，严重时可能导致疼痛或痉挛。患者可能会出现肌肉骨骼的不适（如疼痛、肩周炎），并且通常会在就诊神经科之前求助于骨科或风湿科医生。肌强直是指被动运动肢体关节时阻力增加。增高的肌张力始终保持一致，不受被动运动速度和方向的影响。这种均匀的阻力被定义为"铅管样肌强直"，与检查痉挛时感受到的可变阻力相反。当合并震颤时，可感受到如转动齿轮感，被称为"齿轮样肌强直"。

姿势不稳和步态障碍的表现不大明显。在 PD 早期，轻度步态障碍可表现为轻微的步幅缩短，手臂摆动减少和弯腰姿势。在 PD 中期，步态变得更加缓慢，弯腰姿势，要用数个小步才能转身。在 PD 晚期，可出现慌张步态（身体想要加速前进的感觉）或冻结步态（无法进行有效的行走）。冻结步态尤其见于需要患者集中更多注意力的事情中，包括步态起始、通过狭窄的空间或门廊、转弯或者是携带东西。姿势不稳可以用"后拉试验"来评估，后退两步以上被认为是不正常的。这只能由经验丰富的检查者谨慎实施，因为患者可能会没有姿势反应，甚至需要被检查者扶着。步态障碍对治疗反应不佳，而且会导致跌倒和行动不便，许多患者最终只能坐轮椅。

越来越多的非运动症状被认为是 PD 的特征。在发生运动障碍之前，患者经常描述有嗅觉减退、便秘、梦境演绎行为和情绪障碍。但是，随着疾病发展到中晚期，其他非运动症状会导致严重残疾。实际上，非运动症状与 PD 的生活质量（quality of life，QoL）下降密切相关。认知障碍和精神障碍在 PD 中几乎是普遍存在的，早期阶段表现为注意力、视空间和执行功能的轻度损害。记忆和语言损害相对较少。在晚期，痴呆和精神疾病（尤其是视幻觉和妄想）很常见。大多数 PD 患者在某一时刻有抑郁和焦虑。在 PD 中，自主神经功能障碍的影响很大，包括便秘、胃轻瘫、直立性低血压、尿急、勃起功能障

碍和出汗异常。除便秘外，自主神经功能障碍通常不会严重到致残，直到病程后期，尿失禁和严重的直立性低血压可引起严重残疾。睡眠可能会受到梦境演绎行为、睡眠维持性失眠和睡眠呼吸暂停的影响，从而导致白天过度嗜睡和疲劳。

2. 患者检查

神经系统检查中，眼球运动、肌力、感觉和小脑检查应正常。锥体外系检查是 PD 患者的重点。临床医生应仔细评估面部表情、言语、震颤、快速执行重复任务、肌张力、步态和平衡。与 PD 的主要特征相关的客观细节表现，前文已经讨论。

3. 实验室检查

目前，尚无实验室检查或影像学检查可以确诊 PD。然而，PD 不是排除性诊断。相反，只有当某些警示征象引起临床医生的注意时（尤其是缺乏对多巴胺能药物治疗的有效应答），才有必要排除引起帕金森病的非典型和继发性原因。基因检测已经上市，可用于诊断 *PARK* 基因突变。尚不建议对这些基因进行常规检测，并且在大多数情况下，基因检测的临床应用仍然仅限于有家族史或发病年龄<40 岁的患者。

4. 影像学检查

美国食品药品管理局已批准使用 DaTSCAN（^{123}I-ioflupane，一种配体，通过使用单光子发射计算机断层扫描成像来检测突触前多巴胺转运蛋白）来鉴别 PD 和特发性震颤。PD 患者（还有一些非典型帕金森病患者）基底神经节中的 DaT 信号会降低。然而，DaTSCAN 不是常规检查，因为它的敏感性和特异性并不比运动障碍性疾病的神经科专家更高。在绝大多数情况下，先进的功能成像技术仍然是研究工具。在 PD 的早期阶段，颅脑常规磁共振成像通常显示正常。只有在不能明确诊断的场合，才需要行 MRI 检查以明确继发性或非典型帕金森病。

（四）鉴别诊断

原发性 PD 是帕金森病的最常见原因。当出现警示征象时（即对称出现、不伴震颤，以及在 PD 早期罕见的非典型症状），重要的是要考虑继发性或非典型原因。最强烈的警示征象是对较高剂量的多巴胺能药物治疗（1000～1500mg/d 的左旋多巴）缺乏有效应答。

血管性因素和药物是造成继发性帕金森综合征最常见的两种病因。在老年人中这两个病因尤为重要，因为 75 岁以上很少发生非典型帕金森综合征。实际上，如果可以通过病史排除多巴胺受体拮抗药的使用，原发性 PD 和血管性帕金森综合征占老年患者的绝大多数。

血管性帕金森综合征由慢性脑缺血或多发性脑梗死引起。患者通常表现为对称性少动–强直综合征。双下肢倾向于更严重，而且步态明显受到影响。血管性帕金森综合征有时对多巴胺能药物有反应，但不如 PD 效果好。

药源性帕金森综合征是由使用多巴胺受体拮抗药引起，最常见的是止吐药和抗精神病药（典型和非典型）或多巴胺耗竭药（如利血平或丁苯喹嗪）。在老年人中，停用多巴胺受体拮抗药后，帕金森综合征的特征可以持续数月。帕金森综合征的其他继发性原因更为罕见（表 37–1）。

非典型帕金森病是由导致帕金森病的神经退行性疾病引起的。它们被称为帕金森叠加综合征，因为它们与致残特征相关，如自主神经衰竭、早期跌倒和早期痴呆，在早期 PD 中并不常见。这些早期致残的非典型症状对药物治疗缺乏有效应答，以及这些疾病的快速进展导致预后较差。表 37–2 列出了这些疾病的体征。

区分 PD 和特发性震颤（essential tremor，ET）的震颤是鉴别诊断中常见的难点。ET 的动作性震颤倾向于更对称、频率高和更多的外展–屈曲震颤，反之 PD 是不对称、频率低、旋前–旋后震颤。当 ET 中偶尔伴随轻微的强直和运动迟缓时，诊断会变得很困难。ET 患者应该没有嗅觉障碍、快速动眼期睡眠行为障碍（rapid eye movement，REM）和 PD 中更明显的帕金森综合征症状。

（五）并发症

PD 在过去被认为是一种运动障碍性疾病，现在被认为是一种临床表现复杂的疾病，包括神经精神症状和其他非运动症状。随着 PD 的进展，中枢和外周神经系统的许多部位会受到影响，导致多种并发症。自主神经功能障碍包括流涎、腹胀、胃轻瘫、便秘、排尿困难、尿失禁、勃起功能障碍、体温调节障碍和直立性低血压，可导致跌倒和晕厥。吞咽困难和步态功能障碍是发病率和死亡率的两个主要来源。吞咽困难可导致误吸或窒息。姿势不稳和步态冻结会导致伤害性跌倒或者许多与行动不便相关的并发症。睡眠障碍、嗜睡和疲劳在 PD 中极其常见。当症状显著时，认知 – 行为功能障碍是患者致残的主要因素，并且会导致 PD 症状与生活质量的恶化密切相关。此外，晚期 PD 患者也会因为治疗而出现并发症。

1. 症状波动和运动障碍

应用多巴胺能药物后所产生的并发症是中期 PD 患者致残的主要因素。"剂末现象"有两种治疗方法：减少服药间隔时间，加用儿茶酚 – 氧位 – 甲基转移酶（catechol-*O*-methyltransferase，COMT）或单胺氧化酶（monoamine oxidase，MAO）抑制药。

运动障碍是指在左旋多巴血药浓度"峰值期"发生的不自主的过度运动，常表现为舞蹈样（异常扭曲、扭动、舞蹈样动作）和肌张力障碍（更持久、通常是痛苦的姿势）。运动障碍可以通过稍微减少左旋多巴单次剂量或加用金刚烷胺来控制。如果患者每天多次服用左旋多巴长效（控释）剂，为了避免控释剂的"累积效应"导致运动障碍，应考虑换用左旋多巴短效剂。脑深部电刺激术（deep brain stimulation，DBS），尤其是内侧苍白球（globus pallidus interna，GPi）DBS，可以有效缓解运动障碍。由于处理并发症很复杂，并且 DBS 可以减轻某些患者的这两种并发症，因此强烈建议及时转诊给神经科医生进一步治疗。

2. 跌倒

跌倒是 PD 患者损伤、发病、死亡的主要因素，对姿势不稳的患者需要密切监测跌倒风险，并及时采取物理治疗对步态和平衡进行评估和管理。

3. 痴呆和精神疾病

痴呆发生于大多数晚期 PD 患者。首先，应区分谵妄与痴呆，而且排除一般的医学问题，如感染，同时也要寻找有助于镇静的药物（如多巴胺激动药、

表 37-1　帕金森综合征和震颤的继发性原因

帕金森综合征

- 血管性帕金森综合征
- 中毒（农药、甲基苯基四氢吡啶、锰、一氧化碳、氰化物、甲醇）
- 脑部结构性病变（脑积水、肿瘤、创伤）
- 代谢紊乱（肝豆状核变性、甲状旁腺功能减退）
- 感染（获得性免疫缺陷综合征、梅毒、克雅病）
- 脑炎后帕金森综合征（von Economo 流行性昏睡性脑炎）

药源性帕金森综合征

- 多巴胺受体拮抗药（抗精神病药和止吐药）
- 多巴胺耗竭药（利血平和丁苯喹嗪）

药物诱发的震颤

- 安非他明
- 抗抑郁药
- 抗精神病药
- β 受体激动药
- 皮质类固醇
- 锂
- 胺碘酮
- 茶碱类（包括咖啡和茶）
- 甲状腺激素
- 丙戊酸

表 37-2　伴发于非典型神经退行性疾病的帕金森综合征

疾　病	临床特征
多系统萎缩	早期自主神经衰竭伴勃起功能障碍，尿失禁，晕厥，小脑体征，痉挛或其他上运动神经元体征
进行性核上性麻痹	突出的轴性特征，如眼球运动异常，尤其是垂直凝视障碍，早期跌倒和吞咽困难，直立姿势
皮质基底节变性	持续非对称性，皮质感觉体征，忽视，异己肢，严重的早期肌张力障碍，失语症
路易体痴呆	早期痴呆，视幻觉，妄想，意识 / 认知水平波动，对抗精神病类药物过度敏感

金刚烷胺、肌肉松弛药、止痛药，以及针对震颤和膀胱症状的抗胆碱药物）。胆碱酯酶抑制药（如多奈哌齐、加兰他敏、卡巴拉汀）被认为治疗PD患者比阿尔茨海默病更有效，尤其是对注意力缺陷、思维迟缓和幻觉等精神病症状。对精神疾病的治疗，首先处理服药的原因（如减少多巴胺能药物的使用）。如果有必要，可以考虑使用喹硫平、氯氮平或匹莫范色林（一种FDA批准的新型、昂贵的血清素抗精神病药，专门用于PD精神病患者）。所有其他典型和非典型抗精神病药物在PD中都禁止使用，尤其是老年人。

4. 抑郁症

选择性5-羟色胺再摄取抑制药是治疗PD抑郁症的一线药物。尽管西酞普兰和艾司西酞普兰被广泛使用，但根据临床经验，它们对PD患者的疗效不佳，因为它们有血清素特异性。更重要的是，由于存在QT间期延长的风险，60岁以上患者的剂量应减少。尽管没有临床试验能为PD抗抑郁药的选择提供临床证据，但是5-羟色胺去甲肾上腺素再摄取抑制药可能可以治疗PD患者广泛的神经递质缺乏。应注意避免与MAO抑制药（如司来吉兰）发生药物相互作用。

5. 直立性低血压

应尽可能减少导致直立性低血压的药物。随着PD进展，通常不再需要降压药。多巴胺能药物也会加重低血压。鼓励多摄入盐和水。床头应抬高30°以上。少吃多餐可以避免内脏扩张。应该避免炎热的天气、喝热水和洗热水澡。在以上措施无效时，有时可使用FDA批准的神经源性直立性低血压的药物治疗，如氟氢可的松、米多君和屈昔多巴，但在老年患者中会产生并发症，应谨慎使用。

6. 胃肠道并发症和便秘

吞咽困难必须密切监测，当患者出现时应及时评估。对唾液腺注射肉毒杆菌毒素可以治疗流涎。便秘在PD中几乎普遍存在。鼓励补水、运动和健康的高纤维饮食。每天服用泻药（如聚乙二醇和番泻叶）。

7. 推荐指南

以下情况应考虑将患者转诊给神经科医生或运动障碍性疾病专家：①诊断不明确；②标准疗法治疗无效；③患者无法接受的不良反应；④PD的并发症或其治疗中出现并发症；⑤考虑手术干预。

（六）治疗

1. 非药物治疗

对PD患者的治疗需要多学科团队的合作，包括患者教育、运动、饮食和康复治疗等几个重要方面。应对患者和他们的家人进行PD自然史、可获得的治疗和资源的教育。支持团队发挥的价值特别大。随着疾病的进展和新的症状和并发症的出现，治疗方案变得复杂。患者有必要学习区分PD相关的症状、药物不良反应或其他症状。锻炼可以改善情绪、力量、平衡性、柔韧性和灵活性。有氧、力量、柔韧性和平衡性训练相结合，可以帮助维持功能状态。一个均衡的健康饮食和充足的水分可以预防便秘和直立性低血压。此外，某些患者可能需要限制蛋白质的摄入量，因为氨基酸与左旋多巴竞争吸收，从而阻断其治疗效果。营养师的参与也许是至关重要的，尤其是患者可能会发生体重减轻和失用性萎缩，并且与预后不良相关。以改善日常功能和生活质量为目的的物理、职业、言语和吞咽康复疗法对PD的所有阶段都有效。为了预防伤害性跌倒（与PD相关的发病率和死亡率的主要来源），对步态功能障碍的患者进行物理治疗是非常重要的。通过咨询牧师、精神病医生、心理医生或其他精神健康服务提供者，可以解决患者和家人的情感和心理需求。

2. 药物治疗

PD是一种无法治愈的疾病，没有治疗方法可以缓解疾病的进展。然而，PD在神经退行性疾病中的地位有些独特，因为它受益于多种有效的对症治疗，如多巴胺能药物。药物治疗的主要目标是改善症状，以保持独立、维持功能状态和QoL，并减少残疾。患者（和临床医生）的普遍误解是，一旦开始用药，药物将"只能维持一段时间"。这种被质疑的观念导致了一种非常普遍的做法，即尽可能延迟治疗。实际上，当患者受到症状困扰，并且功能状态、独立性或活动性确实受到影响时，应开始治疗并调整剂量至充分的改善症状。许多PD患者，尤其是年轻发作和以震颤/运动障碍的症状为主的患者，可以通过最佳治疗方案获得多年的高质量生活。但是，随着疾病的进展，多巴胺能药物并发症的发生，如运动障碍和症状波动，治疗方案会变得复杂。药物会加重非运动症状，特别是在老年人中，如视幻觉、行为问题、直立性低血压和嗜睡，会导致减少剂量，也可能降低了运动症状的治疗效果。

(1) 左旋多巴：左旋多巴是治疗 PD 最基本、最有效的药物。经多巴脱羧酶作用转化为多巴胺后，它可以作为多巴胺能的替代疗法。它改善了震颤、运动迟缓和肌强直，因此降低了发病率和致残率。PD 的轴性特征（如言语和步态障碍）通常对左旋巴和其他多巴胺能药物反应差。而且，在晚期 PD 中，姿势不稳、言语障碍、自主神经功能障碍、痴呆和精神障碍对左旋多巴没有反应。尽管左旋多巴不能延缓 PD 病理的进展，但与前左旋多巴时代相比，如今 PD 的预期寿命有所改善。

左旋多巴可以持续改善运动症状和使患者维持多年良好的功能状态。然而，随着对左旋多巴的反应不同，大多数患者最终会发生运动并发症，即症状波动和运动障碍。在早期阶段，患者会经历"剂末现象"，指每次用药的有效作用时间逐渐缩短，从而需要减少服药间隔时间。后来，出现了更多的不确定性，有些药物完全无法"发挥疗效"，而另一些则突然失去疗效。左旋多巴的替代制剂（速释/控释胶囊、十二指肠凝胶泵和吸入制剂）已获批准，现已上市。这些制剂可能有效果，可以作为口服左旋多巴的替代品或与口服左旋多巴联合使用，应在咨询神经科医生后使用。左旋多巴的不良反应包括恶心、呕吐、头晕、眩晕、嗜睡，在晚期的患者中会出现幻觉和意识模糊。左旋多巴制剂中包含外周脱羧酶抑制药（如卡比多巴），抑制左旋多巴在外周转化成多巴胺，从而减少胃肠道不良反应。加用单独的卡比多巴可以预防左旋多巴标准制剂引起的恶心。左旋多巴通常有较好的耐受性，如果缓慢开始并逐渐滴定至有效剂量，则可以避免大多数不良反应。应在饭前或饭后 30～45min 空腹服用，防止蛋白质阻断左旋多巴的吸收。在睡前服用左旋多巴长效制剂（如息宁控释剂），可以减少 PD 的夜间症状，但白天使用这些制剂会加重并发症。

(2) 辅助药物治疗：大多数其他 PD 药物单独使用时有极小的症状改善效果，在发生运动并发症时用作辅助治疗。由于大多数患者在进入更复杂的 PD 中晚期阶段时需要使用这些药物，因此在开始使用这些药物之前，应考虑咨询神经科医生。COMT 抑制药（恩他卡朋和托卡朋）和 MAO-B 抑制药（司来吉兰和雷沙吉兰）通过抑制左旋多巴的酶促降解，从而延长左旋多巴每次的作用持续时间来减少症状波动（"剂末现象"）。金刚烷胺是目前被证实的唯一一种减轻运动障碍有效的药物，还可以减少某些患者的震颤和冻结步态。金刚烷胺有多巴胺激动药和抗胆碱能作用，通常会加重嗜睡、认知障碍和精神障碍；在老年人中使用受限。

(3) 多巴胺激动药：多巴胺激动药直接刺激纹状体中的多巴胺受体起作用（黑质神经元的突触后膜）。传统的麦角类衍生物（如溴隐亭和培高利特）可导致严重不良反应，如心脏瓣膜病变，临床上已不主张使用。新的非麦角类激动药（如普拉克索、罗匹尼罗和罗替戈汀透皮贴片）已经取代了它们。多巴胺激动药作为单药治疗可有效地改善 PD 显著的运动特征。但是，在 2～5 年内，大多数患者需要加用左旋多巴。发生运动并发症时，多巴胺激动药也可作为左旋多巴疗法的辅助药物。由于作用时间长，多巴胺激动药降低了"剂末现象"的严重程度，并且比左旋多巴引起更少的运动障碍，因此有时会加用它们来减少左旋多巴的剂量。

老年人对多巴胺激动药的耐受性较差。尽管不良反应与左旋多巴相似（恶心、呕吐、直立性低血压、嗜睡、头晕、精神症状、幻觉），但在老年人中更常见、更严重。70 岁以上的患者应谨慎使用多巴胺激动药，因为会发生嗜睡、认知障碍和精神障碍的不良反应。多巴胺激动药还有其他不良反应，包括使用左旋多巴罕见的冲动控制障碍。应经常对服用多巴胺激动药的患者进行健康教育，并筛查他们是否有赌博成瘾、暴饮暴食、过度消费，出现性欲亢进和其他冲动行为。

同样，抗胆碱药物（如苯海索）可以有效减轻震颤、运动障碍和肌张力障碍，但老年患者对药物引起的认知损害和自主神经功能损害的耐受性较差。这些药物应不作为老年人的选择。

3. 外科治疗

在许多患者中，药物对持续改善 PD 症状的疗效

277

逐渐减退，尤其在发生症状波动或运动障碍后。其中一些患者可能从手术治疗中受益。手术候选者需满足的条件很复杂。理想的候选者为明确诊断为 PD，在"开"期能对药物维持良好反应，尽管采取了最佳的治疗方案但仍有致残的运动并发症，身体状况可以耐受神经外科干预，认知相对完好，没有严重或不能控制的情绪障碍。没有严格的年龄限制，但大于 70 岁的患者通常被认为风险较高，大于 80 岁的患者很少接受手术。

(1) 立体定向毁损疗法：苍白球毁损术（GPi 毁损）可有效治疗 PD 的基本特征，并明显减少左旋多巴引起的运动障碍。同样，丘脑切开术可以减轻震颤。然而，由于这些损伤是不可逆且无法调整的，并且双侧损伤与吞咽困难、构音障碍和认知障碍相关，因此，目前这些毁损术仅在不能采取 DBS 的情况下使用。

(2) 脑深部电刺激术：丘脑底核（subthalamic nucleus，STN）或内侧苍白球的 DBS 已取代了大部分立体定向毁损疗法。尽管价格更高，但 DBS 有无创、可逆和可编程的优点。患者对双侧 DBS 的耐受性更好。DBS 系统是通过立体定向技术将四个触点电极（引线）植入每个大脑半球。引线通过皮下延伸的导线被连接到胸壁的脉冲发生器。临床医生可以通过调节电压、脉宽、频率、极性，以及改变每条引线上活性触点的构造来进行 DBS 编程，从而获得最佳效果，避免不良反应。患者也可以在家里进行一些调整。

DBS 的两个靶点都可以减轻 PD 的基本特征：症状波动和运动障碍。这两个靶点都可以有效治疗震颤、肌强直和运动迟缓，尤其是四肢。但是，步态和言语等轴向症状对 DBS 的反应较差，这与药物相同。事实上，DBS 会使言语、跌倒、认知和行为症状恶化，尤其是在高危患者中。重要的是，在手术前与患者及其家人进行深入讨论，以确保最困扰他们的症状（即他们的治疗目标）与可以通过 DBS 可靠缓解的症状相同。最大的随机临床试验证实这两个靶点具有相似的有效性和安全性。然而，STN-DBS 有较高的跌倒风险，以及认知和情绪不良反应。

DBS 比毁损手术具有更高的感染风险和硬件问题。言语障碍、痉挛和情绪改变等不良反应可能是由于刺激了大脑中邻近的结构。调整刺激参数通常可以减轻由刺激引起的不良反应。

（七）预后

治疗晚期 PD 患者面临许多挑战，慢性进行性衰弱性疾病的预后令人担心。患者可以受益于 PD 治疗数年，然后由于缺乏有效的治疗，因非运动症状而致残。此外，由于非运动症状的加重，经常需要减少 PD 药物的剂量，从而使其运动症状恶化。

姑息治疗是有益的，在晚期 PD 中未被充分使用。PD 是一个变化、缓慢和长期的病程，很难准确预测预后。然而，一些趋势预示着预后不佳。PD 发病时年龄较大、突出的非运动症状和突出的少动 - 强直综合征伴步态异常与进展较快、预后不佳相关，而年轻的 PD 发病患者，由于没有非运动症状和明显的震颤而进展较慢。

姑息治疗不同于临终关怀，不局限于特定的预后。PD 会导致残疾、痛苦和增加照护者压力。在每个阶段使用姑息治疗原则都是很重要的。

处理遗嘱并让律师或财产规划师参与财务和法律问题（如建立授权委托书）是很重要的。尽管很难进行临终事宜的讨论，重要的是，在 PD 患者仍能讲述他们的愿望时去倾听。姑息疗法不排除延长寿命的治疗，更是积极主动地关注于减轻患者和照护者的痛苦、抑郁、焦虑和其他心理社会压力。

参考文献

Ahlskog JE. Diagnosis and differential diagnosis of Parkinson's disease and parkinsonism. *Parkinsonism Relat Disord.* 2000;7(1):63–70.

Braak H, Del Tredici K, Bratzke H, Hamm-Clement J, Sandmann- Keil D, Rüb U. Staging of the intracerebral inclusion body pathology associated with idiopathic Parkinson's disease (preclinical and clinical stages). *J Neurol.* 2002;249(suppl 3): III/1–III/5.

Follett KA, Weaver FM, Stern M, et al; CSP 468 Study Group. Pallidal versus subthalamic deep-brain stimulation for Parkinson's disease. *N Engl J Med.* 2010;362(22):2077–2091.

Hallett M, Litvan I. Evaluation of surgery for Parkinson's disease: a report of the Therapeutics and Technology Assessment Subcommittee of the American Academy of Neurology. *Neurology.* 1999;53(9):1910–1921.

Hoehn MM, Yahr MD. Parkinsonism: onset, progression, mortality. *Neurology.* 1967;17(5):427–442.

Langston, JW. The Parkinson's complex: parkinsonism is just the tip of the iceberg. *Ann Neurol.* 2006;59(4):591–596.

Stern MB, Lang A, Poewe W. Toward a redefinition of Parkinson's disease. *Mov Disord.* 2012;27(1):54–60.

相关网站

Family Caregiver Alliance (provides information on support groups, hiring caregivers, and issues of long-term care). http:// www.caregiver.org. Accessed March 26, 2020.

National Parkinson Foundation, Inc. (provides information on educational programs, support groups, treatment options, and publications). http:// www.parkinson.org. Accessed March 26, 2020.

Unified Parkinson's Disease Rating Scale (UPDRS). https://www. sciencedirect.com/topics/medicine-and-dentistry/unified-parkinsons-disease-rating-scale. Accessed March 26, 2020.

二、原发性震颤

诊断要点

- 双手和前臂的对称性震颤为特征，也可能头部、声音和躯干受累。

- 没有其他神经系统体征。

- 约有一半患者有阳性家族史。

（一）一般原则

ET 是最常见的运动障碍，在 40 岁以上的人中 4% 受到影响。年龄和家族史是最主要的危险因素。它被称为家族性震颤，但有相当一部分比例的 ET 患者没有家族史。过去 ET 被称为"良性震颤"以区分它与 PD 和其他神经退行性疾病相关的震颤，但由于震颤本身可以造成严重的残疾，因此已不再使用。关于 ET 是神经退行性疾病还是神经系统正常衰老的状态也存在争议。

（二）临床表现

ET 的特征是姿势 – 运动性震颤，尽管可以发生静止性震颤。通常累及上肢，头部和声音也常受累。突出的下肢、嘴唇或下颌震颤在 ET 中是罕见的。一般认为累及双侧，但可能是不对称的。可能会发生孤立的头部震颤，但这些病例被认为是颈部肌张力障碍的变异。ET 进展缓慢，大多数病例维持轻度震颤。事实上，有人估计 <10% 的 ET 患者寻求医疗治疗。ET 随着焦虑、压力和咖啡因摄入而加重，并且经常因饮酒而减轻，尽管对于所有形式的震颤都是如此。

ET 是一种临床诊断，通常是通过详细的病史和检查来确定。除震颤外，可能有细微的表现，如听力损失和细微的小脑体征，神经系统检查应该是正常的。

（三）鉴别诊断

鉴别诊断包括伴有静止性震颤和其他体征的帕金森综合征。在肌张力障碍和肝豆状核变性中也发现了动作性震颤，但是这些疾病与其他神经系统异常相关，而且发生于年轻人。姿势和运动性震颤的次要原因应仅在震颤表现异常的情况下考虑。烟草和咖啡因、某些药物的使用（表 37-1）可能会导致高度类似 ET 的增强的生理性震颤。震颤可能见于酒精或镇静药戒断，也可以是躯体形式障碍或转换障碍的一部分。心因性震颤通常会因患者的注意力被检查分散而中断。

（四）并发症

ET 会导致严重的功能障碍和社交尴尬。ET 对功能状态有显著影响，尤其是对 ADL 和 IADL，如饮食、穿衣、体力劳动和家务劳动。此外，随着社会地位的下降，ET 会产生重大的社会心理影响，并会导致提前退休、社交孤立和更多的治疗。震颤不是 ET 的唯一神经系统表现。最近的研究表明，患者有其他表现，如细微的小脑功能障碍（串联步态的困难、轻微的不协调）、轻度认知障碍、焦虑和听力损失。ET 也与 PD 的高风险相关，并且可能与痴呆的风险增加相关。

（五）治疗

目前所有的 ET 治疗方法都只是对症治疗。治疗的目标不是消除所有的震颤，而是改善功能和减少社交尴尬。如果震颤轻度且无致残性，可能不需要治疗。减轻压力和避免咖啡因可以改善震颤，足以治疗轻度 ET。虽然酒精可以减轻震颤，但由于反弹震颤和长期影响（包括 ET 患者的酒精中毒率较高），不建议定期使用。职业治疗师可以提供改善 QoL 的自适性用具和设备。所有用于震颤的药物都可能引起不良反应，应从低剂量开始，并逐渐增加剂量至令人满意的控制效果或无法耐受的不良反应。严重、难治性或非典型病例应转诊给专家治疗，包括考虑 DBS。

279

1. 药物治疗

（1）一线药物：普萘洛尔和扑米酮在治疗 ET 方面有最有效的证据，可减轻患者 50%～70% 的震颤。普萘洛尔是一种非选择性 β 受体拮抗药，可穿过血脑屏障，是 FDA 批准用于 ET 的唯一药物。平均有效剂量为 120mg/d，如果可以耐受，最高可达 320mg/d。轻度 ET 可以按需调整剂量。缓释制剂同样有效。潜在的不良反应包括支气管痉挛、心动过缓、低血压、头晕、疲劳、勃起功能障碍和抑郁。其他 β 受体拮抗药的疗效不如普萘洛尔。扑米酮在结构上与巴比妥类药物相似。大多数患者对约 250mg/d 有反应。不良反应包括镇静、眩晕、共济失调、意识模糊和抑郁。疗效和不良反应可指导药物剂量调整。普萘洛尔和扑米酮的合用可能会疗效更佳。

（2）二线药物：加巴喷丁和托吡酯是抗癫痫药，如果震颤控制效果不满意，可以添加到一线药物中。加巴喷丁耐受性良好，标准的有效剂量约 1200mg/d。常见的不良反应包括镇静、眩晕和步态不稳。托吡酯的有效剂量为 >100mg/d，每天 2 次。由于认知不良反应、食欲下降、体重减轻和感觉异常，其使用受到限制。唑尼沙胺是托吡酯的替代品，耐受性更好，可每天服用。苯二氮草类药物偶尔用于控制震颤，但常见的不良反应（如镇静、认知功能障碍、低血压、跌倒、呼吸抑制和滥用潜能）限制了它们的使用，因此应避免使用。钙通道阻滞药、茶碱、碳酸酐酶抑制药、异烟肼、可乐定和苯巴比妥的疗效是矛盾的，因此不建议作为一线或二线药物。

（3）其他药物疗法：使用 A 型肉毒杆菌毒素治疗肢体震颤的疗效不佳，仅在罕见的难治性病例中考虑使用。然而，颈部注射可以显著减轻头部震颤。吞咽困难的高风险限制了其用于声音震颤。

2. 外科治疗

大量证据表明，单侧丘脑切开术或丘脑［腹侧中间核（ventral intermediate，VIM）］的 DBS 可有效治疗残疾、药物难治性 ET 患者。丘脑切开术后可能会出现构音障碍、平衡失调和认知障碍。DBS 似乎与较少的不良事件相关，并且双侧干预的耐受性更好。是否使用这种方法取决于患者的个人情况、围术期风险、可以获得持续的刺激器监测和调整。

参考文献

Koller WC, Hristova A, Brin M. Pharmacologic treatment of essential tremor. *Neurology*. 2000;54(11 Suppl 4):S30–S38.

Louis ED. Essential tremor. *N Engl J Med*. 2001;345(12):887–891.

Louis ED, Ottman R, Hauser WA. How common is the most common adult movement disorder? Estimates of the prevalence of essential tremor throughout the world. *Mov Disord*. 1998;13(1):5–10.

Zesiewicz TA, Elble RJ, Louis ED, et al. Evidence-based guideline update: treatment of essential tremor: report of the Quality Standards subcommittee of the American Academy of Neurology. *Neurology*. 2011;77(19):1752–1755.

Zesiewicz TA, Elble R, Louis ED, et al. Practice parameter: therapies for essential tremor: report of the Quality Standards Subcommittee of the American Academy of Neurology. *Neurology*. 2005;64(12):2008–2020.

第38章 脑血管病
Cerebrovascular Disease

Ivy Nguyen　Anne Fabiny　Bruce Ovbiagele　著
聂 昊 译　涂 玲 校

诊断要点

- 脑卒中表现为神经系统功能缺损或突然发作的头痛。
- 出血性脑卒中分为脑实质出血或蛛网膜下腔出血。
- 急诊影像学检查对诊断至关重要。

一、一般原则

在美国，脑卒中在过去几十年中由第三大死因下降到第五大死因，这是半个世纪以来脑血管疾病预防和紧急护理进步的证明。然而，它仍然是致残的主要原因，超过一半的脑卒中幸存患者未能恢复独立生活的能力，需要长期医疗照护。脑卒中主要发生于老年人中。无论男女，超过55岁后，年龄每增加10岁，脑卒中的发病率就会增加1倍。

缺血性脑卒中是指由于脑供血不足引起的脑实质受损，占所有类型脑卒中的80%。脑实质出血（intracerebral hemorrhage，ICH）是由于血血管破裂引起血肿破坏和压迫脑实质造成的脑实质受损，占所有类型脑卒中的15%。蛛网膜下腔出血（subarachnoid hemorrhage，SAH）是指出血流入蛛网膜下腔造成的脑损害，占脑卒中的5%。

二、临床表现
（一）症状与体征

缺血性脑卒中表现为急性神经功能缺损。相比年轻患者，老年患者在就诊时往往有更严重的脑卒中缺陷。神经系统损伤反映了受影响的大脑区域。虽然目前的局灶性神经系统症状各不相同，但80%

的患者都存在单侧肢体无力的症状，90%的患者存在言语和（或）运动障碍。此外，还可能出现感觉、视觉、语言、认知和平衡方面的缺陷。突发性严重头痛是动脉瘤所致SAH的典型表现。除局灶性神经系统症状外，如果出血量过大，ICH也可能出现头痛和意识水平下降。

症状出现后，及时评估和诊断对于脑血管病至关重要。这是因为于血栓的处理是时间依赖性的。因此，辛辛那提脑卒中量表（表38-1）这样的神经系统筛查工具在早期分诊中很有用。急性缺血性脑卒中的诊断的三个最具预测性的检查结果是面部瘫痪、肢体无力/强直和言语异常。

（二）专科检查

对于疑似脑卒中的患者，诊断分两个阶段进行：急诊分诊和诊断脑卒中后的病因检查。

在急诊分诊阶段，应对所有疑似脑卒中患者进行一系列常规检查。这是为了及时诊断，筛查出可能是脑卒中的病情，并确定影响治疗方案的病情。所有患者的急诊诊断性检查应包括头颅CT、血糖、血电解质/肾功能检查、心电图、心肌缺血标志物、血常规、凝血酶原时间/国际标准化比值、凝血酶原复合物和血氧饱和度等。

确定缺血性脑卒中症状发作的时间至关重要，因为它决定了急性治疗的时间窗。神经血管成像对于评估急性缺血性脑卒中的大血管阻塞、检测出血性脑卒中中可能的动脉瘤或血管畸形非常重要。除了病史和基本检查之外，也需要进行其他检查。这些包括肝功能检查、毒理学筛查、血液乙醇水平、动脉血气（如果怀疑缺氧）和胸部X线检查（如果怀疑肺部

表 38-1　辛辛那提脑卒中量表

面肌肌肉控制

- 正常情况：双侧面部运动对称
- 异常情况：其中一侧面部运动不受控

肢体控制

- 正常情况：双侧肢体活动对称
- 异常情况：与另一侧肢体相比，一侧肢体无力

口语表达

- 正常情况：能够使用正确的词汇，口齿清晰
- 异常情况：发音含糊不清或词不达意或无法发音

解释

- 如果这 3 个体征中的任何一个出现异常，脑卒中发生的概率为 72%

疾病）。对于诊断仍不确定的患者，如果怀疑 SAH 且 CT 扫描未发现出血，可进行诊断性腰椎穿刺。如果怀疑癫痫发作是出现上述神经系统症状的原因，则可能需要进行脑电图检查。

三、鉴别诊断

脑卒中可以通过病史、体格检查、实验室检查和影像学检查进行诊断。ICH、SAH 和硬膜下血肿在 CT 上很容易发现（图 38-1）。癫痫发作、晕厥、偏头痛、低血糖、高血糖或药物中毒与急性缺血相似。弥散加权成像（diffusion-weighted imaging，DWI）

MRI 序列在检测脑梗死方面的灵敏度约为 90%（图 38-2）。因此，一旦做出脑卒中的诊断，必须确定脑卒中的病因（表 38-2）。

无论诊断为缺血性脑卒中还是 ICH，都需要确定根本原因，从而确定最有效的脑卒中二级预防措施。对于缺血性脑卒中，对病情的判断应旨在确定脑卒中亚型：大动脉粥样硬化（即颈动脉或颅内血管狭窄）、心源性栓塞（如心房颤动）、小血管闭塞（如腔隙性脑卒中）、其他病因的脑卒中（如动脉夹层）或病因不明的脑卒中（即隐源性脑卒中）。

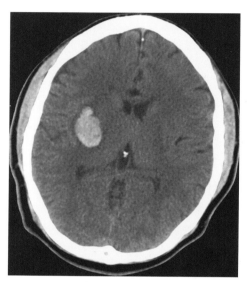

▲ 图 38-1　对突然发作的左侧肢体偏瘫患者进行 CT 扫描，显示右基底神经节区出血

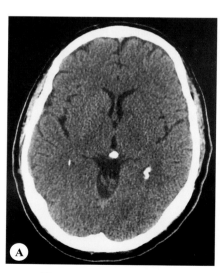 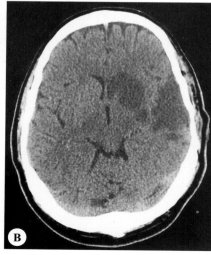 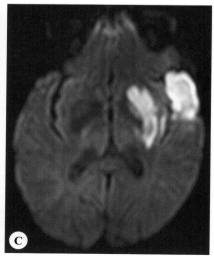

▲ 图 38-2　**A.** 一个右侧肢体偏瘫伴失语的患者发病前 **2h** 的 CT 扫描图像；**B.** 发病后几天，随访 CT 显示左侧大脑中动脉分布区域梗死灶；**C.** 缺血性脑卒中在磁共振弥散加权中显示为高信号

表 38-2　老年人缺血性脑卒中和脑出血的常见病因
缺血性脑卒中
● 心源性栓塞（心房颤动）
● 大动脉粥样硬化（颈动脉或颅内血管狭窄）
● 小血管闭塞（腔隙性梗死）
脑出血
● 高血压性血管病变
● 脑血管淀粉样病变
● 抗凝相关

对于大多数老年 ICH 患者，基础病因包括高血压、抗凝相关出血或脑淀粉样血管病（cerebral amyloid angiopathy，CAA）。长期高血压导致深部穿透微小动脉脆性增高，一旦破裂会导致大脑深层结构出血。使用华法林或直接作用口服抗凝血药进行抗凝治疗会增加 ICH 发生风险，同时加重出血的严重程度，使其死亡率加倍。CAA 定义为淀粉样蛋白在脑血管中的沉积，可能导致有症状的大血管出血或无症状的小血管出血（图 38-3）。CAA 相关脑出血在大于 85 岁的老年脑出血中占比约 12%。

大多数非创伤性 SAH 患者的典型表现为突发性头痛，可能导致恶心或呕吐、短暂意识丧失、癫痫

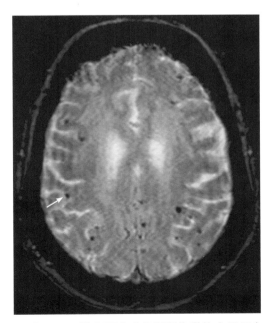

▲ 图 38-3　梯度回波磁共振影像学检查显示在皮质和皮质下区域多发性慢性"临床无症状"出血（深色病变），其临床特征为淀粉样蛋白沉积

发作或假性脑膜炎症状。在 SAH 发作后 24h 内，头部 CT 的诊断率 > 90%。对于头部 CT 正常但仍强烈怀疑 SAH 且头痛发作超过 6h 的患者，需要腰椎穿刺以排除 SAH。SAH 一旦确诊，必须通过血管成像［如 CT 血管造影或数字减影血管造影（digital subtraction angiography，DSA）］来确认病因。这也是诊断动脉瘤或脑血管畸形的金标准。

硬膜下血肿（subdural hematoma，SDH）由桥接静脉撕裂，血液流入硬脑膜和蛛网膜引起。头部创伤是 SDH 最常见的病因。SDH 的总体发病率在老年人中最高，脑萎缩、跌倒和使用抗凝血药是 SDH 的常见病因。急性 SDH 可能表现为局灶性神经功能缺损和进行性精神状态改变。慢性 SDH 更倾向于表现为整体性神经功能缺陷，如隐源性头痛、认知障碍、嗜睡和间歇性癫痫发作。

四、并发症

脑卒中发作后，一些患者可能在接下来的几小时或几天内出现神经系统恶化。临床表现可能表现为意识丧失、神经系统功能缺损加重或出现新的意识缺陷。如果及时发现，神经系统和非神经系统原因导致的神经功能恶化通常都是可以挽救的。

神经功能恶化的常见神经系统原因是进行性脑卒中、脑组织水肿、再发的缺血性脑卒中、缺血性脑卒中出血转化和较少见的癫痫发作。大脑半球或小脑的大面积脑卒中是脑水肿和颅内压增高的重要风险。小脑卒中脑水肿可能导致梗阻性脑积水，导致急诊神经外科介入治疗。

急性脑卒中后，躯体并发症是一个常见且重要的问题，因为它们可能是达到完全恢复的难点。住院期间，感染很常见。多达 1/4 的患者曾有尿路感染或肺炎，两者都与年龄增加有关。脑卒中后出现发热提示存在肺炎感染风险，这也是脑卒中患者死亡的重要原因。深静脉血栓形成和肺栓塞的风险在卧床和老年严重脑卒中患者中最高。疼痛、跌倒和抑郁都是住院期间常见的并发症。

五、治疗

（一）初始治疗和急诊辅助护理

缺血性脑卒中患者的急诊护理应包括：①可靠

的初步评估；②静脉注射组织纤溶酶原激活物（tissue plasminogen activator，t-PA）的溶栓决策；③血管内治疗的评估；④与患者和家属的有效沟通。

与任何紧急情况一样，急性脑卒中的管理始于评估"ABC"：气道、呼吸和循环。大多数脑卒中患者不需要插管。然而，意识水平低下的患者仍有较高风险需要呼吸机支持。循环状态的急性评估包括心电图、血压监测和心肌酶测定。

大多数急性缺血性脑卒中患者的血压会升高。这种升高通常是短暂的，有助于维持对缺血脑组织的灌注，因此应避免快速降压，除非收缩压＞220mmHg 或舒张前压＞120mmHg，否则不建议进行快速降压治疗。然而，在符合溶栓治疗条件的患者中，在静脉注射 t-PA 之前，血压应控制在＜185/110mmHg。

在急诊治疗后，患者应转入神经内科脑卒中亚专科继续治疗，专业护理可以改善脑卒中患者的生存率和功能结局。

（二）针对性治疗

1. 急性缺血性脑卒中

缺血再灌注是急性缺血性脑卒中最有效的治疗方法。通过恢复潜在梗死组织的血流灌注，再灌注疗法可挽救活的脑组织（缺血性半影），并改善临床结局。

溶栓治疗与改善结局之间的联系在所有年龄组中都保持不变，即使在 80 岁以上的人群中也是如此。因此，年龄本身不应成为溶栓治疗的障碍。对于老年个体中 ICH 发病风险的研究结论各不相同。一项对合并血栓形成数据的 Meta 分析得出结论，尽管 80 岁以上患者的临床结局较差，但发生有症状的 ICH 风险并未增加，较差的临床结局与其并发症有关。

溶栓治疗的益处与时间密切相关，尽早干预可以有更多受益。在发病后 3h 内且无禁忌证的情况下，患者应考虑静脉 t-PA 溶栓。一项欧洲临床研究（ECASS Ⅲ）显示，对于 80 岁以下的患者，临床获益的窗口期可延长至 3～4.5h。同时，患者和家属应具有 t-PA 的风险和益处的知情权。

最近，机械血栓切除术的血管内治疗已被证明可以显著改善由于前循环（颈内动脉和大脑中动脉）

大血管阻塞引起的脑卒中患者的功能结局。虽然老年患者的血管情况可能相对不理想，但血栓切除术对老年患者和年轻患者同样有效。对于不能接受溶栓治疗或血栓切除术的患者，请参阅后文。

2. 脑出血

ICH 仍然是最难治疗的脑卒中形式。除了在脑卒中专科或神经重症监护病房进行治疗外，没有特异性疗法被证明可以改善 ICH 后的结局。对于大多数原发性 ICH，潜在的病因是高血压（高血压性血管病变）、CAA 或抗凝相关的出血。急性治疗包括强化血压控制（目标收缩压＜140mmHg）、抗凝逆转，以及根据需要对颅内压和占位效应升高的干预。继发于 CAA 的有症状出血的患者应避免使用抗凝血药和抗血小板药物。年龄是 ICH 预后的独立预测因子，年龄＞80 岁与 30 天死亡率增加相关。

3. 蛛网膜下腔出血

SAH 患者的急性期治疗包括强化血压控制和动脉瘤修复（手术夹闭或血管内弹簧圈栓塞等）。这些患者需要密切监测并发症，如血管痉挛和迟发性脑缺血、颅内压升高、低钠血症和癫痫发作。

4. 硬膜下血肿

急性有症状的 SDH 通常需要手术清除血肿，特别是对于因脑疝或颅内压升高导致神经功能下降的患者。SDH 的非手术治疗适用于临床稳定的小血肿（血凝块厚度＜10mm）患者。保守治疗包括抗凝逆转、连续脑部影像学检查，以及在适当时密切观察颅内压监测。

（三）二级预防策略

预防缺血性脑卒中复发取决于全面干预。这涉及识别和治疗脑卒中危险因素，如高血压、糖尿病和高脂血症。改变增加脑卒中风险的生活方式同样重要，如饮食控制、运动和戒烟。

降压治疗是预防再发脑卒中的基石。最近的一篇 Meta 分析发现，在几个大型临床研究中，降低血压使再发脑卒中的相对风险降低了 20%。如果患者神经系统体征和血流动力学稳定，建议在脑卒中 24h 后开始降低血压。

使用高强度他汀类药物进行长期治疗可降低脑卒中和心血管事件的发病风险。

抗血小板药物是非心源性脑卒中患者预防继发的主要药物。阿司匹林单药治疗通常是初始治疗的首选，除此，阿司匹林和双嘧达莫联合用药和氯吡格雷单药治疗也是合理的选择。对于轻度缺血性脑卒中或高风险短暂性脑缺血发作的特定患者，与单用阿司匹林相比，氯吡格雷和阿司匹林的早期短期联合治疗可降低后续脑卒中的风险，但可能会小幅增加大出血性事件的发病风险。

1. 心房颤动

心房颤动的患病率随着年龄的增长而显著增加，并且与脑卒中风险增加近 5 倍相关。与心房颤动相关的心源性栓塞性脑卒中是老年患者中最常见的脑卒中亚型，华法林可将脑卒中风险降低 68%。尽管如此，许多临床医生认为，抗凝治疗和跌倒造成的头部创伤相结合，导致硬膜下出血的风险非常高，因此不推荐对容易跌倒的老年患者进行抗凝治疗。但也有临床实践提示，口服抗凝血药提供的脑卒中保护所带来的益处可以抵消硬膜下出血并发症的风险。

由于存在出血风险，为了防止早期再发脑卒中，因此不建议进行紧急抗凝治疗（肝素输注）。一般来说，患者可以在急性期使用阿司匹林作为最终口服华法林抗凝血药的过渡期治疗手段。抗凝治疗应在发病后 2 周内开始。

DOAC（达比加群、利伐沙班和阿哌沙班等）在预防心房颤动患者脑卒中方面与华法林一样有效，并且其大出血风险较低。这些药物具有共同的特性，包括固定的口服剂量，避免与食物同服，不需要抗凝监测，起效及失效快。与华法林相比，DOAC 的颅内出血风险较低，因此 DOAC 可能更受老年患者青睐，但可能需要根据体重和肾功能受损情况调整剂量。

2. 颈动脉狭窄

颈动脉狭窄是老年人缺血性脑卒中的另一个主要危险因素。有证据表明，颈动脉内膜切除术（carotid endarterectomy，CEA）在预防有症状的颈动脉狭窄患者（近期脑卒中或短暂性脑缺血发作的患者）再发脑卒中方面比药物治疗更有效，尤其是严重狭窄（70%～99% 堵塞）的患者。CEA 在中度狭窄（50%～69% 堵塞）的有症状颈动脉狭窄患者中也是有效的，但疗效稍差。由于此类患者再发脑卒中风险前移，建议对有症状的患者推荐在 2 周内进行早期手术。近期研究表明，对于老年患者，CEA 比颈动脉支架置入术更安全。无症状的颈动脉狭窄患者应接受药物治疗，包括阿司匹林、他汀类药物和血管危险因素控制。对于无症状的重度颈内动脉狭窄（>70%）患者，可考虑行 CEA 治疗，但与同期单独适用最佳药物治疗相比，其有效性尚不明确。正在进行的 CREST-2 试验是一项大型随机对照试验，比较了颈动脉血运重建与同期药物治疗预防无症状性高级别颈动脉狭窄患者脑卒中的临床结局，将有助于解决这一不确定性。

3. 短暂性脑缺血发作

在神经影像学高速发展的时代，短暂性脑缺血发作（transient ischemic attack，TIA）已从基于时间的诊断（<24h）重新定义为基于脑实质的诊断。TIA 是由局灶性脑缺血或视网膜缺血引起的一过性神经功能障碍发作，无急性梗死灶。持续的临床体征或特征性影像学异常就是脑卒中。

发生 TIA 后，短期内发生脑卒中的风险很高。10% 的患者在 90 天内发生脑卒中，其中一半在 2 天内发生脑卒中。因此，TIA 发生后，应进行与持续性神经功能缺损（即脑卒中）相同的及时评估和病情检查，并且需要进行干预，以降低潜在的短期脑卒中风险。

六、预后

高龄会增加脑卒中后死亡的风险，也是再发脑卒中的危险因素。与年轻患者相比，老年脑卒中幸存者恢复得更慢，神经功能缺损更严重。脑卒中的严重程度和脑卒中前的医疗条件对预后的影响很大。在接受溶栓治疗的 80 岁以上患者中，20% 最终没有明显的残疾，并回归社会。在接受机械血栓切除术的 70 岁以上患者中，约 30% 的患者在 90 天时达到生活自理。

致谢：感谢本章第 2 版著者 Daniel Antoniello 博士。

参考文献

Chao TF, Liu CJ, Lin YJ, et al. Oral anticoagulation in very elderly patients with atrial fibrillation: a nationwide cohort study. *Circulation*. 2018;138(1):37–47.

Cordonnier C, Demchuk A, Aiai W, Anderson CS. Intracerebral hemorrhage: current approaches to acute management. *Lancet*. 2018;392(10154):1257–1268.

Emberson J, Lees KR, Lyden P, et al. Effect of treatment delay, age, and stroke severity on the effects of intravenous thrombolysis with alteplase for acute ischaemic stroke: a meta-analysis of individual patient data from randomised trials. *Lancet*. 2014;384(9958):1929–1935.

Foody JM. Reducing the risk of stroke in elderly patients with non-valvular atrial fibrillation: a practical guide for clinicians. *Clin Interv Aging*. 2017;12:127–187.

Goyal M, Menon BK, van Zwam WH, et al. Endovascular thrombectomy after large-vessel ischemic stroke: a meta-analysis of individual patient data from five randomized trials. *Lancet*. 2016;387:1723–1731.

Hao Q, Tampi M, O'Donnell M, et al. Clopidogrel plus aspirin versus aspirin alone for acute minor ischaemic stroke or high risk transient ischaemic attack: systematic review and meta-analysis. *BMJ*. 2018;18:363:k5108.

Hemphill JC 3rd, Greenberg SM, Anderson CS, et al. Guidelines for the management of spontaneous intracerebral hemorrhage: a guideline for healthcare professionals from the American Heart Association/American Stroke Association. *Stroke*. 2015;26(7):2032–2060.

Heo SH, Bushnell CD. Factors influencing decision making for carotid endarterectomy versus stenting in the very elderly. *Front Neurol*. 2017;8:220.

Jayaraman MV, McTaggart RA. Endovascular treatment of anterior circulation large vessel occlusion in the elderly. *Front Neurol*. 2018;19(8):713.

Kernan WN, Ovbiagele B, Black HR, et al. Guidelines for the prevention of stroke in patients with stroke or transient ischemic attack: a guideline for healthcare professionals from the American Heart Association/American Stroke Association. *Stroke*. 2014;45(7):2160–2236.

Nogueria RG, Jadhav AP, Haussen DC, et al. Thrombectomy 6 to 24 hours after stroke with a mismatch between deficit and infarct. *N Engl J Med*. 2018;378(1):11–21.

Powers WJ, Rabinstein AA, Ackerson T, et al. 2018 guidelines for the early management of patients with acute ischemic stroke. *Stroke*. 2018;49(3):e46–e110

Texakalidis P, Chaitidis N, Giannopoulos S, et al. Carotid revascularization in older adults: a systematic review and meta-analysis. *World Neurosurg*. 2019;S1878–8750(19):30441–30443.

Whiteley WN, Emberson J, Lees KR, et al. Risk of intracerebral haemorrhage with alteplase after acute ischaemic stroke: a secondary analysis of an individual patient data meta-analysis. *Lancet Neurol*. 2016;15(9):925–933.

Zonneveld TP, Richard E, Vergouwen MD, et al. Blood pressure-lowering treatment for preventing recurrent stroke, major vascular events, and dementia in patients with a history of stroke or transient ischaemic attack. *Cochrane Database Syst Rev*. 2018;19;7:CD007858.

第 39 章　冠状动脉疾病
Coronary Artery Disease

Alan H. Baik　Sanket S. Dhruva　著

周　仑　译　涂　玲　校

诊断要点

- 存在伴随症状的危险因素（高血压、血脂异常、吸烟、糖尿病、肾病、男性、老年）。
- 因劳累引起的胸部不适或呼吸困难，休息或服用硝酸甘油后症状减轻。
- 老年冠心病的症状通常没有典型的症状，表现为不典型或非特异性症状，如腹痛、头晕、困惑或疲劳。
- 心电图变化：ST 段抬高、ST 段压低、T 波变化和新的 Q 波。
- 运动或药物应激试验证明心肌缺血。
- 冠状动脉狭窄的血管造影证据。

一、概述

心血管疾病，特别是冠状动脉疾病的发病率正逐渐增加，并且与全因死亡率和心血管死亡率增加相关。在美国，患有心血管疾病的人群达 9210 万人。在 60—79 岁的成年人中，69.6% 的男性和 68.6% 女性患有心血管疾病；而到 80 岁时，超过 80% 的人患有心血管疾病。而在 50 岁无心血管疾病的人群中，男性患心血管疾病的终生风险为 51.7%，女性为 39.2%。

在美国，冠心病占心血管病死亡人数的 43.8%，约占全因死亡率的 14%。CAD 的最大危险因素之一是年龄，并且 CAD 的患病率随年龄增加而增加。基于尸检数据，在 >80 岁的人群中，冠状动脉 ≥70% 狭窄占约 60%。值得庆幸的是，2005—2015 年，心血管疾病导致的总死亡率下降了 34.4%，同期的实际死亡人数也下降了 17.7%。这一下降的很大一部分归功于急性冠状动脉综合征和慢性稳定型心绞痛患者得到更好治疗。进一步的改善得益于更好地控制 CAD 风险因素，尽管这些改善越来越多地被肥胖和 2 型糖尿病更高的发生率所抵消。

在 85—94 岁的老年人中，首次心血管事件的平均年发生率是 35—44 岁人群的 24 倍。对于女性来说，第一次心血管事件发生要推迟 10 年左右，但随着年龄的增长，差异逐渐缩小。与年轻人相比，老年人死于冠心病的可能性更高，原因是冠心病危险因素、多支血管疾病、左主干病变和左心室（left ventricular，LV）功能障碍、其他非心血管慢性疾病的发病率更高。老年人也往往有更多的慢性病，这导致他们手术和介入手术更少，药物不良事件更多。他们也很少被转诊进行心脏康复。充血性心力衰竭是 CAD 的长期并发症之一，是出院时最常见的诊断，并且大多数患者年龄在 65 岁以上。

老年患者 CAD 处理的一般原则包括需要对 CAD 风险因素及 CAD 本身处理进行深思熟虑和仔细的评估。这意味着必须注重老年人的功能状态、虚弱、认知状态及其他心血管和非心血管慢性疾病。应始终考虑诊断和治疗干预（药物和外科或经皮介入手术）的风险和益处，并且老年人必须参与共同决策。尽管对冠心病危险因素的控制有显著益处，但在老年人也有较高的诊断和治疗相关不良反应风险。

（一）正常衰老时的心血管变化

正常衰老时，心脏和其他器官退行性变会改变其功能，这也是老年人多种疾病的前兆（表 39-1）。必须将这些预期变化与疾病（如 CAD 和其他血管疾病）相关的变化区分开来。血管老化与线粒体氧化应激、内皮稳态和脂质代谢的改变、炎症增加有关。从分子角度来看，心血管衰老与细胞凋亡增加、钙稳态异常、基因组不稳定性和表观遗传学改变有关。

表 39-1 列出了这些变化的后果。这些年龄变化对心功能的实际影响包括在休息或适度运动时心输出量没有变化，左心室射血分数或每搏输出量没有变化；在遭受压力（如创伤、疾病、贫血、感染、手术）时需要增加心输出量和增加氧气，由于心脏储备减少，满足这种需求增加的能力降低。

（二）心血管疾病的危险因素

心血管疾病的危险因素，包括冠心病，已经被认识了几十年。由于其对心血管疾病发展与存在的风险因素的数量和严重程度直接相关，这些风险因素的累积和持续时间在老年患者中尤为突出。风险因素是否会影响心血管疾病的发展部分也由基因决定。例如，并不是每个吸烟的人都会发展成冠心病。但是，危险因素干预可以减少老年患者的 CAD 进展。

1. 高血压

高血压在老年患者中非常普遍，影响 76.5% 的大于 80 岁患者。与欧裔美国人、西班牙裔和亚裔患者相比，非洲裔美国人患者高血压更为常见。与收缩压<120mmHg 的患者相比，65 岁以上收缩压>180mmHg 患者的冠心病发病率增加了 3～4 倍；其他心血管疾病（如脑卒中和外周动脉疾病）的风险也随着血压升高而增加。

有强有力的证据表明，控制血压可以减少心血管事件，包括老年患者。2017 年美国心脏病学会 / 美国心脏协会指南将 1 期高血压定义为 130～139/80～89mmHg（收缩压 / 舒张压），2 期高血压定义大于 140/90mmHg。建议血压在 120～129/<80mmHg 的患者改变健康的生活方式，并在 3～6 个月内重新评估。生活方式的改变可以使收缩压降低 4～11mmHg。生活方式的改变包括减肥、体育活动、DASH 饮食(饮食方法以阻止高血压，富含水果、蔬菜、全谷物和低脂乳制品)、限制钠、减少酒精摄入（男性每天不超过 2 杯标准酒精饮料，女性每天不超过 1 杯）、睡眠呼吸暂停的管理。对于动脉粥样硬化性心血管疾

288

表 39-1　年龄老化而引起的心血管系统变化及后果	
变　化	**后　果**
动脉弹性降低，动脉僵硬增加	左心室后负荷和左心室室壁张力增加，发生收缩期高血压和左心室肥厚，心肌细胞肥大和主动脉壁厚度增加
左心室壁变化降低了左心室顺应性	延长了心室舒张和收缩时间
左心室不协调	舒张末期左心室僵硬度增加了心房收缩对左心室充盈和心排量的重要性。左心室僵硬度的增加是导致第四心音。随着左心室顺应性降低，可发生射血分数保留的心力衰竭。在晚期 HFpEF 中，患者可出现心房压升高、左心房扩大伴随后房性心律过速（可减少心排量）和继发性肺动脉高压
左心室壁厚增加	左心室心肌细胞大小增加，但肌细胞数量减少，这最终会导致心室内充盈压力的增加和肺水肿
心房起搏器细胞凋亡	心肌细胞的凋亡，包括在 50 岁时丢失 50%～75% 的心房起搏器细胞，进而减缓了内在心率。这可能导致病窦综合征
心脏骨架的纤维化	环状瓣膜环和纤维三角区的纤维化可导致不同程度的房室传导阻滞。传导系统的纤维化可导致束支阻滞。主动脉瓣环的纤维化和钙化可能是主动脉瓣狭窄的第一阶段。50% 的老年患者患有 I～II 级收缩期射血杂音
对 β 受体刺激的反应性降低，以及对压力感受器和化学感受器的反应性降低	交感神经反应减少和体位性低血压导致对体位改变的反应减缓

病风险＞10% 或已知心血管疾病、糖尿病或慢性肾脏病的患者，除了改变生活方式外，还建议使用抗高血压药物。对于老年患者，小于 130/80mmHg 的血压目标是相同的，当然老年患者应考虑临床诊断、预期寿命和患者偏好，以平衡益处和风险，尤其是患有多种慢性病和多药的患者，这些人的药物相关不良事件风险增加。

高龄老年人高血压试验（hypertension in the very elderly trial，HYVET）纳入了近 4000 名 80 岁以上的患者，该试验表明，通过降压治疗，脑卒中发病率降低了 30%，心脏病死亡率降低了 23%。收缩压干预试验（systolic blood pressure intervention trial，SPRINT）表明，在未入住养老院或辅助生活设施的 75 岁以老年人的亚组中，收缩压目标为 120mmHg 的强化血压控制显著降低了心肌梗死（myocardial infarction，MI）、非 MIACS、脑卒中、急性失代偿性心力衰竭的综合结局，以及心血管死亡。综合结果的相对风险降低 34%，任何原因的相对死亡风险降低 33%。尽管强化对照组急性肾损伤、电解质异常、晕厥和直立性低血压的发生率较高，但除了非伤害性跌倒，其他严重不良事件的总发生率并无差异。

2. 血脂异常

血脂异常是另一个心脏危险因素。男性 50 岁和女性 65 岁之前，血清胆固醇浓度逐渐升高，然后开始下降。胆固醇浓度的年龄相关变化主要由低密度脂蛋白胆固醇（low-density lipoprotein cholesterol，LDL-C）的变化引起。随着年龄的增长，高密度脂蛋白胆固醇（high-density lipoprotein cholesterol，HDL-C）水平保持相对稳定，女性比男性高约 10mg/dl。高 LDL-C 和低 HDL-C 可预测老年人 CAD 的发展。临床试验数据表明，在已确诊冠心病的老年患者中，LDL-C 降低治疗（主要是他汀类药物）是有益的，并且对于风险较高且健康状况良好的老年患者来说，LDL-C 降低治疗是标准治疗，尽管在无心血管疾病的患者中，其益处较小。提高 HDL-C 的药物治疗尚未显示出临床益处。

3. 糖尿病

截至 2015 年，9.4% 的美国人口患有糖尿病，25.2% 的 65 岁以上患者诊断为或未诊断的糖尿病。糖尿病是美国第七大死亡原因。2005—2050 年，美国的糖尿病患病率预计将增加 1 倍以上，其中最年长的年龄组增长最大，65—74 岁的人群增长 220%，≥75 岁老年人增长 449%。老年人的 2 型糖尿病使冠心病的风险增加 1 倍。老年人因代谢综合征（中枢性肥胖、胰岛素抵抗、血脂异常和高血压）而增加心脏病风险。超过 44% 的 60 岁以上成年人估计患有代谢综合征。

4. 吸烟

吸烟是一个严重的公共卫生问题，也是美国预防死亡可干预的主要原因。吸烟是心肌梗死、CAD、高血压、脑卒中和心血管猝死的主要原因。2016 年，美国 65 岁以上的人群中有 8.8% 是吸烟者。老年吸烟者比年轻吸烟者更不可能戒烟。然而，当年龄较大的吸烟者试图戒烟时，他们更有可能成功。吸烟导致的心血管疾病发病率和死亡率的绝对比率随着年龄和吸烟时间的增加而稳步增加；与不吸烟者相比，重度吸烟者（每天＞40 支）全因死亡的相对风险增加了 4 倍。没有证据表明吸烟对老年人的疾病后果会减少。在老年人中，戒烟的比例益处较小，这是因为长期吸烟的累积损害，可能是因为易患冠心病风险增加的患者在较年轻时死亡，使这些患者更不易受影响。然而，戒烟是改变吸烟相关疾病风险的唯一途径。

电子烟使用频率越来越高，据估计，每 20 名美国人中就有 1 人使用电子烟。这些是电子尼古丁输送系统，含有成瘾性尼古丁和溶剂载体，如甘油，加热后产生可吸入的气雾剂。虽然使用电子烟的长期结果尚不完全清楚，但早期研究表明，与心血管事件增加（包括 MI 和 CAD）、氧化应激增加有关。电子烟使用者也有尼古丁依赖和吸烟的风险，进一步增加了心血管不良后果的风险。此外，还报道了与电子烟相关的严重肺部疾病，包括死亡。因此，建议老年患者完全停止电子烟和常规吸烟。

5. 缺乏运动

缺乏运动在 75 岁以上的患者中很常见，38% 的男性和 51% 的女性报告没有休闲时间的身体活动，缺乏运动是导致死亡的主要可逆原因。久坐行为和长时间坐着（＞8h/d）与 2 型糖尿病、全因死亡率和心血管疾病的风险增加相关。运动可以提高 HDL-C，控制肥胖，降低血压，降低胰岛素抵抗，改善葡萄糖耐量，这些都是对心血管疾病的保护作用。研究表明，60 岁以上的成年人每天只需进行 15min 中等强度到剧烈的体力活动，就能降低全因死亡率。锻炼还可以防止跌倒和提高肌肉强度，这两种情况对老年患者尤为重要。成年人应每周进行 150～300min 的中等强度或 75～150min 的剧烈有氧运动，每周进行两次等长阻力运动，尽管这些指南可能会根据老年人的基线活动水平和功能状态进行修改。对于运动能力或强度降低的患者，转诊到家庭或设施为基础的心脏康复计划有助于提高体力活动水平。

6. 肥胖和心脏健康饮食

肥胖在老年患者中常见，2013—2014 年的患病率为 37.7%。不良的饮食习惯和低活动水平导致肥胖、糖尿病、高血压和血脂异常。截至 2015 年，不良饮食习惯导致 22.4% 的男性和 20.7% 的女性的全因死亡率。此外，肥胖与心血管事件、运动耐力下降和虚弱有关。因此，应鼓励老年患者坚持心脏健康饮食，即高摄入蔬菜、全谷物、低脂或脱脂奶制品、海鲜和豆类，低摄入加工肉类和红肉、糖、加糖饮料和精制谷物。应鼓励患者保持正常的体重指数，以降低心血管疾病的风险。

参考文献

Arnett DK, Blumenthal RS, Albert MA, et al. ACA/AHA guideline on the primary prevention of cardiovascular disease. *Circulation* 2019;140:e596–e646.

Aronow WS, Fleg JL, Pepine CJ, et al. ACCF/AHA 2011 expert consensus document on hypertension in the elderly: a report of the American College of Cardiology Foundation Task Force on Clinical Expert Consensus documents developed in collaboration with the American Academy of Neurology, American Geriatrics Society, American Society for Preventive Cardiology, American Society of Hypertension, American Society of Nephrology, Association of Black Cardiologists, and European Society of Hypertension. *J Am Coll Cardiol.* 2011;57(20):2037–2114.

Darville A, Hahn EJ. E-cigarettes and atherosclerotic cardiovascular disease: what clinicians and researchers need to know. *Current Ateroscler Rep.* 2019;21:15.

Madhavan MV, Gersh BJ, Alexander KP, Granger CB, Stone GW. Coronary artery disease in patients > 80 years of age. *J Am Coll Cardiol.* 2018;71(18):2015–2040.

Williamson JD, Supiano MA, Applegate WB, et al. Intensive vs standard blood pressure control and cardiovascular disease outcomes in adults > 75 years: a randomized clinical trial. *JAMA.* 2016;315(24):2673–2682.

二、急性冠状动脉综合征

（一）一般原则

ACS 有三种表现：ST 段抬高型心肌梗死、非 ST 段抬高性心肌梗死和不稳定型心绞痛。这三种表现都有一个共同的病理生理机制，即与冠状动脉斑块的进展、不稳定性、破裂和血栓形成有关，导致冠状动脉血流减少或中断，以及随后的心肌细胞坏死。STEMI 是指至少两个相邻导联的 ST 段抬高，以及心肌坏死的生物标志物证据（心肌肌钙蛋白 I 或 T）或与缺血一致的症状。NSTEMI 具有类似的定义，但没有两个相邻导联中的 ST 段的升高。UA 是指频率或严重程度加重的胸痛或不适，可在休息时发生，但不会导致心肌坏死，心脏坏死生物标志物阴性。由于存在不稳定冠状动脉斑块，UA 患者进展为 MI 的风险增加，通常与 NSTEMI 患者相似。

预计 2018 年美国将有 720 000 人因首次心肌梗死或冠心病死亡而住院，335 000 人因再次心肌梗死住院。在这些冠心病事件中，67% 发生在 65 岁以上的人，44% 发生在 75 岁以上的老年。男性首次心肌梗死的平均年龄为 66 岁，女性为 72 岁。与 STEMI 相比，老年患者更有可能发生 NSTEMI 和 UA，以及无症状（临床未识别）心肌梗死。无症状或临床上未识别的心肌梗死的患病率随着年龄的增长而增加，在老年人中，其患病率可能是已识别心肌梗死的 2 倍。

MI 后的病死率随年龄显著增加；所有心肌梗死死亡的患者中，80% 发生在 65 岁以上的人群，而老年患者中 STEMI 的 30 天死亡率在 13%～30%。在所有年龄段，男性 MI 的发病率均高于女性，非洲裔美国人患者的 MI 发病率高于欧裔美国人患者。然而，75 岁以上的女性心肌梗死或致死性 CAD 事件的总数大于男性，这源于女性存活人口中的比例随着年龄的增长而增加。

老年患者 ACS 诊断和治疗的一般原则包括使用心电图和心脏生物标志物进行仔细评估。老年患者通常有非典型症状，因此在初始评估中需要更高程度的警惕，尤其是在有多种心脏风险因素的患者中。其他研究，包括超声心动图和无创压力负荷测试，可以帮助评估和风险分层。由于老年冠心病患者同时面临与手术和药物相关的不良后果的更高风险，因此应仔细权衡侵入性手术的风险和益处，并应密切监测药物的起始和滴定，以最大限度地降低与多药相关的风险。对诊断和治疗干预的共同决策至关重要。

（二）预防

尽管 CAD 和 ACS 的发病率很高，但如前所述，通过早期积极的风险因素管理，这些疾病是可以预防的或可以延迟的。尽管年龄、性别和基因等一些风险因素无法改变，但终身坚持保护心脏健康的生活方式，包括定期体育锻炼；保持理想的体重；进食富含水果、蔬菜和全谷物，同时反式脂肪和饱和脂肪含量低的饮食；避免使用烟草产品，可以显著降低这种风险。

阿司匹林、腺苷二磷酸酶（adenosine diphosphatase，ADP）受体拮抗药、β 受体拮抗药、血管紧张素转换酶抑制药、血管紧张肽受体拮抗药和他汀类药物已被证明可改善 ACS 后的预后。此外，心脏康复可减少 ACS 后的全因死亡率和再住院。老年人参加心脏康复与降低心肌梗死和死亡风险之间存在剂量反应关系。

（三）临床表现

1. 症状和体征

ACS 的典型症状是静息状态下的胸骨后压榨样胸痛，由劳累引起，持续 5～30min，并通过短效硝酸甘油改善。疼痛可扩散至颈部、下巴和（或）双侧手臂。相关症状包括发汗、心悸、恶心、腹痛、气短和头晕。心肌梗死患者胸痛的比例随着年龄的增长而下降，80 岁以上的心肌梗死患者中不到 50% 有胸痛。呼吸困难通常是老年人急性心肌梗死的主要表现，80 岁以上人群最常见的初始症状。非典型症状（如胃肠道紊乱、极度疲劳、头晕、晕厥、困惑、脑卒中）的患病率也随着年龄的增长而增加，痴呆、糖尿病和慢性肾脏病（chronic kidney disease，CKD）患者也会增加。多达 20% 的 85 岁以上急性心肌梗死老年患者有神经系统症状（见第 65 章）。

与 ACS 相关的体格检查结果也是非特异性的，但可能包括急性心力衰竭的症状。高达 40% 的老年 MI 患者出现急性心力衰竭。这些症状包括 S_3 或 S_4 心音，由于乳头肌缺血/破裂而出现的新的二尖瓣反流杂音，或肺或全身静脉充血的症状，如肺啰音或颈静脉压升高（jugular venous pressure，JVP）。右心室梗死患者可能出现 Kussmaul 征（吸气时颈静脉压升高）。

2. 心电图

ST 段抬高型心肌梗死的典型心电图特征是对应于冠状动脉解剖分布的两个或多个相邻导联的 ST 段抬高至少 1mm（如下导联 Ⅱ、Ⅲ、aVF），存在相互的 ST 段压低（如前壁 ST 段压低和后壁 ST 段抬高），并且通常随后演变为病理性 Q 波。在 V_2、V_3 导联中，≥40 岁男性 ST 段抬高必须超过 2mm，女性为 1.5mm。对于后壁 STEMI，后壁导联（$V_{7～9}$）只需抬高 0.5mm。检查右侧导联（$V_{3R～4R}$）以评估右心室梗死。新出现的左束支传导阻滞（left bundle branch block，LBBB）不再被认为是 STEMI 的表现；然而，在确定再灌注治疗的需要和紧迫性时，应考虑临床情况，包括血流动力学不稳定、新的心力衰竭和生物标志物升高。如果存在 LBBB，应采用 Sgarbossa 标准来帮助诊断 STEMI。aVR 升高通常表示左主干或多血管 CAD，这两种情况在老年人中更常见。

ST 段抬高在 NSTEMI 或 UA 中并不存在，但可能存在 ST 段压低、非特异性 T 波倒置或超急性 T 波高尖。心电图变化通常随着胸痛的缓解而消失，因此，当患者无症状时进行的非诊断性或甚至正常的心电图并不能排除心肌缺血。通过连续 ECG 监测，尤其是在症状复发时，检测缺血的灵敏度将得到提高。然而，由于先前存在传导系统疾病（如 LBBB）、心室起搏、既往梗死、左心室动脉瘤、左心室肥厚、代谢异常、药物效应（如低钾血症、地高辛）或 NSTEMI 的高发病率，心电图在老年人中可能是非诊断性的。

ECG 在老年人中可能无法明确诊断。非典型症状和体征，加上非诊断性心电图的高发生率，常常导致 ACS 的出现和识别延迟。这种时间延迟增加了并发症的风险，减少了及时有效干预的机会窗口。临床医生应保持对所有老年患者 ACS 的高度警惕数，这些患者有各种各样无法解释的症状、严重的身体痛苦、心力衰竭和血流动力学不稳定。

3. 心脏标志物

STEMI 或 NSTEMI 的确诊需要异常的心脏生物标志物升高。高灵敏度心肌肌钙蛋白 I 和 T 因其高灵敏度和特异性而成为诊断的金标准，高灵敏度肌钙蛋白测定（正在变得广泛）具有心肌坏死的阴性预测值为 ≥99%。因此，肌酸激酶 MB 同工酶不再推荐用于诊断 ACS。对于具有心脏缺血临床和（或）心电图特征的患者，超过上参考水平第 99 百分位并呈现典型上升和下降模式的生物标志物的连续测量可诊断心肌梗死。如果连续测量增加＞20%，则心肌梗死的可能性更大。肌钙蛋白测量值的升高程度和绝对值都预示了关于死亡风险。肌钙蛋白水平在症状出现后 2～4h 内升高，在 24～72h 达到峰值，并可能在 10～14 天内保持升高，特别是在大面积梗死中。如果临床考虑有 ACS，应在到达时立即测定肌钙蛋白水平，并每 3～6 小时重复一次，以评估是否是病理性升高。值得重视的是，老年患者肌钙蛋白升高的要考虑其他原因，包括供血不足和非缺血性心肌损伤（如心肌炎、心包炎、创伤）。

（四）风险评估

鉴于老年人可能出现非典型症状，在急诊科（emergency department，ED）评估 ACS 可能具有挑战性。计算器可以帮助将患者分为低、中、高风险组，以确定患者是否可以从急诊室出院，或者是否需要额外的检查或入院。这些包括心脏评分（https://www.mdcalc.com/heart-score-major-cardiac-events）、温哥华胸痛规则（https://www.mdcalc.com/vancouver-chest-pain-rule）和 GRACE 评分（https://www.mdcalc.com/grace-acs-risk-mortality-calculator）。心脏评分评估未明确的胸痛患者发生重大不良心脏事件（全因死亡率、心肌梗死和冠状动脉血运重建）的住院和 6 周风险，内容包括病史、心电图变化、年龄、危险因素和初始肌钙蛋白。一旦患者被诊断为 NSTEMI 或 UA、心肌梗死，心肌梗死溶栓（thrombolysis in myocardial infarction，TIMI）风险评分可用于估计 14 天全因死亡率、新的或复发性心肌梗死或需要紧急血运重建的严重复发性缺血的风险。中高危组的患者应入院，进行遥测监测，对 ACS 进行医疗管理，并可能进行血运重建。GRACE 评分是一种前瞻性研究的评分系统，用于估计诊断为 STEMI 或 NSTEMI 患者的 6 个月～3 年死亡率。它涉及 8 个变量，包括年龄、心率、收缩压、肌酐、Killip 分级、入院时是否有心搏骤停、心电图 ST 段偏移和异常心肌酶。

（五）鉴别诊断

老年人 ACS 的鉴别诊断包括其他心血管疾病，以及肺、胃肠、肌肉骨骼、神经和精神疾病（表 39-2）。

2 型心肌梗死

2 型心肌梗死，也通常称为需求性缺血，定义为在没有急性血栓性冠状动脉阻塞的情况下，由于心肌氧/营养素供需失衡而导致的心肌损伤（即生物标志物升高）。这是由于血液流量不足，无法满足心脏的代谢需求，通常反映了潜在的 CAD，是由生理应激所致。常见的应激原包括败血症、急性心力衰竭加重、严重瓣膜病、心房颤动或快速心室率扑

表 39-2　急性冠状动脉综合征的鉴别诊断

系　统	鉴别诊断
心脏	主动脉夹层、心包炎、心肌炎、心肌病、急性心力衰竭、高血压急诊、严重主动脉瓣狭窄、心律失常（室上性心动过速、室性心动过速、VF）、Brugada 综合征、左心室动脉瘤/假性动脉瘤、冠状动脉血管痉挛、钝性心脏创伤、有症状的主动脉瘤、心脏压塞
肺部	急性肺水肿、肺炎、支气管炎、肺栓塞、气胸、胸膜炎、胸腔积液、结核
胃肠	食管炎、食管痉挛、食管破裂、胃食管反流、消化性溃疡疾病、胰腺炎、胆囊炎、胆石症、胆道疾病、食管裂孔疝、肝炎
神经系统	脑卒中、颅内出血、TIA、神经根病、精神状态改变、精神错乱
骨骼肌肉	肌肉紧张、肋软骨炎、颈椎或胸椎损伤、肩关节紊乱、胸壁创伤、带状疱疹
精神	焦虑、恐慌发作、换气综合征
其他	可卡因、甲基苯丙胺使用

TIA. 短暂性脑缺血发作；VF. 心室颤动

动、缓慢心律失常、冠状动脉血管痉挛、贫血、术后状态、高血压急症、呼吸衰竭和肺栓塞。一般来说，这些机制往往是复杂和多因素的。老年患者（＞75 岁）和患有多种慢性疾病、基线功能状态受损和冠心病危险因素的患者更容易出现需求性缺血。慢性肾功能不全患者可能由于肌酐清除率不足和慢性心肌损伤的心脏生物标志物释放增加而导致肌钙蛋白水平慢性升高，即使患者没有症状。应通过监测心电图和心脏生物标志物并评估心绞痛来排除 ACS。需求性缺血的心电图变化通常是非特异性的。心脏生物标志物将随着潜在应激原的控制而降低，如贫血时的输血、低氧血症时的呼吸支持、快速心律失常时的心率控制和急性心力衰竭时的利尿。在没有 ACS 的情况下，没有明确的证据表明患者应接受抗血小板或抗血栓药物治疗，以满足需求性缺血，尽管患者应评估和治疗 CAD 的危险因素。此外，这些患者不太可能从冠状动脉血运重建中获益，事实上，并非所有患者都有阻塞性冠心病。在潜在应激原解决并达到临床稳定后，可进行无创压力测试以评估有无阻塞性 CAD。

（六）并发症

STEMI 的并发症比 NSTEMI 更常见，包括急性心力衰竭、心源性休克、传导障碍（如束支传导阻滞、晚期房室传导阻滞、室性心律失常）、左心室游离壁或室间隔破裂、乳头肌缺血或断裂、左心室动脉瘤、脑卒中和猝死。每一种并发症都与较差的预后相关，并且在老年患者中发生的频率要高出 2～4 倍。缺血性二尖瓣反流影响多达 50% 的 ACS 患者，并可导致肺水肿和心输出量减少。左心室游离壁破裂通常发生在心肌梗死后 3～6 天，是一种相对罕见、灾难性的并发症，死亡率极高，需要明确的急诊手术治疗。Dressler 综合征是一种免疫介导的现象，患者在心肌梗死后数周出现心包炎的体征和症状。

（七）治疗

表 39-3 列出了所有 ACS 患者的主要治疗方案。通常，ACS 患者应采用以下治疗方案：阿司匹林、P2Y12 抑制药、高强度他汀类药物、β 受体拮抗药、血管紧张素转换酶抑制药和盐皮质激素受体拮抗药。对于 STEMI 患者，冠状动脉造影和可能的经皮冠状

表 39-3　急性心肌梗死的治疗

一般处理
- 吸氧维持动脉饱和度≥90%
- 心肌缺血和心力衰竭应用硝酸甘油

再灌注治疗
- 溶栓（仅对 STEMI）
- 经皮冠状动脉介入治疗
- 冠状动脉搭桥

抗血栓治疗
- 抗血小板

阿司匹林
- P2Y12 抑制药
- 抗凝治疗
- 肝素 / 低分子肝素

糖蛋白Ⅱb/Ⅲa 抑制药

β 受体拮抗药

血管紧张素转换酶抑制药

其他药物
- 硝酸盐
- 血管紧张素受体拮抗药（如果对 ACEI 不耐受）
- 钙通道阻滞药
- 降血脂（高强度他汀首选）
- 镁
- 钾（范围为 3.5～4.5mEq/L）

STEMI. ST 段抬高型心肌梗死

动脉介入治疗（percutaneous coronary intervention, PCI）或溶栓（取决于 PCI 的是否及时可行）至关重要。

1. STEMI

STEMI 是一种紧急医疗的情况，需要立即进行血运重建以保护和挽救心肌免受缺血。总体原则，STEMI 应尝试血运重建，目标是门诊到血管开通的时间小于 90min，或静脉溶栓的门诊到溶栓的时间为 60min。

2. 非 ST 段抬高型急性冠状动脉综合征

非 ST 段抬高型急性冠状动脉综合征（UA 或 NSTEMI）患者应分为早期有创介入或抗缺血药物保守策略。如果患者有心源性休克或中高危特征，包括难治性心绞痛、新发心力衰竭、年龄＞75 岁、短

293

暂性 ST 段偏离、持续性室性心动过速、GRACE 评分＞140 或生物标志物显著升高，则应采用早期介入策略（冠状动脉造影后 24h 内 PCI）。主要来自登记和 Meta 分析的数据表明，老年人（＞75 岁）可以受益于早期介入策略；然而，重要的是认识到介入性手术的禁忌证并降低风险。老年患者更有可能出现多病共存、介入手术禁忌证、冠状动脉造影并发症（如对比剂肾病和出血）风险增加。对于具有低风险临床特征且经药物治疗后病情稳定的患者，宜采用抗缺血药物保守策略；除非出现复发性缺血症状或血流动力学不稳定，否则延迟侵入性手术。这些决定应包括患者偏好、对老年人风险和益处的评估，同时考虑到衰弱、整体健康状况、侵入性手术与医疗管理的愿望。

对于 UA，治疗的主要目标是缓解症状并防止发展为 NSTEMI 或 STEMI。指南建议老年患者接受与年轻患者相同的治疗，密切监测不良事件，注意考虑他们的一般健康、共病、认知状态、基线功能状态和预期寿命，并考虑对药物诱导低血压敏感性增加和药代动力学的可能改变。

3. 患有 ACS 的危重老年人

高风险的危重病患者尽管接受了强化的药物治疗，但仍有反复或持续性缺血，导致心源性休克或不稳定的室性心律失常，在等待最终治疗的同时，可能受益于正性肌力的药物治疗和机械循环支持，以改善其血流动力学。严重心源性休克患者应考虑使用多巴酚丁胺（β_1 受体激动药）和米力农（磷酸二酯酶 3 型抑制药）等肌力药物。血管升压药，包括去甲肾上腺素、肾上腺素和多巴胺，由于正性肌力药物的血管舒张作用，可能需要升高血压。当患者有中心静脉和连续动脉血压监测时，应使用这些药物。机械支持包括主动脉内球囊反搏、经皮左心室辅助装置（如 Impella）和 ECMO。考虑到高发病率和死亡率，在老年患者开始使用正性肌力的药物治疗、血管升压药和机械生命支持之前，应仔细评估他们的偏好和护理目标。症状管理和临终计划很重要，姑息治疗咨询很有帮助。

4. 一般措施

维持充足的动脉氧合和缓解胸部不适是重要的目标。只有在患者缺氧（SpO_2＜92%）时才应给予补充氧气，因为研究表明，缺氧情况下补充氧气与更高水平的生物标志物和更大的梗死面积相关，这可能是由再灌注损伤增加所致。

心绞痛最初应使用 β 受体拮抗药和舌下硝酸盐治疗。右心室梗死时应避免使用硝酸甘油，因为它可能导致显著低血压。持续性胸痛或肺充血症状的患者应接受局部硝酸甘油软膏或静脉输注硝酸甘油，滴定以控制症状，同时避免过度降压。在观察性研究中，吗啡与死亡率增加有关，应避免使用非甾体抗炎药，因为它们具有促血栓作用，并与更差的心血管结局相关。

5. 再灌注治疗

在 STEMI 中，尽可能快地对受累冠状动脉进行再通可降低所有患者的死亡率和并发症。再灌注可以通过药物溶栓或机械 PCI 支架植入实现。一般来说，机械再灌注是及时的，因为死亡率、再梗死和脑卒中率较低。经皮冠状动脉介入治疗颅内出血的风险较低，尤其是在 75 岁以上的患者中，而药物溶栓患者的颅内出血风险为 1%～2%。

PCI 有利于 STEMI 和 NSTEMI 患者，而溶栓治疗仅对 STEMI 有效，并且在 NSTEMI 治疗中禁用。

在急性冠状动脉综合征患者中，选择老年患者可能受益于冠状动脉旁路移植术而非经皮冠状动脉介入治疗，尽管由于该患者群体中缺乏随机数据，80 岁以上患者的选择标准尚不明确。冠状动脉旁路移植术（coronary artery bypass graft，CABG）可能是中低手术风险患者、复杂的多血管 CAD、无保护的左主干疾病、糖尿病、左心室功能不全和既往无胸骨切开术的首选。在这些患者中，与经皮冠状动脉介入治疗相比，冠状动脉旁路移植术可减少未来的再入院、血运重建和心血管事件，尽管一些数据表明，在某些临床情况下，经皮冠状血管介入治疗和冠状动脉旁路术在全因死亡率、死亡或心肌梗死方面没有显著差异。年龄＞80 岁的患者行冠状动脉旁路移植术的死亡率为 5%～8%，与经皮冠状动脉介入术相比，老年患者发生缺血性和出血并发症的风险增加，恢复时间延长，需要术后康复。术前应继续服用阿司匹林，而 P2Y12 抑制药应在选择性冠状动脉旁路移植术前至少停用 5 天，以降低冠状动脉旁路术相关出血的风险。

（1）PCI：NSTEMI/UA 治疗与 STEMI 的主要区别之一是机械再灌注的时间，定义为 PCI 加支架或不加支架。在 STEMI 中，推荐的门到球囊时间（即从患者到达急诊室到冠状动脉导丝穿过病变部位球囊插入术的时间）为 90min。在 NSTEMI/UA 中，PCI 的时机取决于患者的风险因素和临床特征。溶栓通常仅在患者不能在 120min 内接受 PCI（包括转移到具有 PCI 功能的设施的时间）时使用。对于再灌注失败（纤溶后 90min 重复心电图显示 ST 段抬高未改善）、复发性 ST 段抬高和持续血流动力学不稳定或心源性休克，应考虑进行抢救性 PCI。

在 NSTEMI 患者中，早期血管造影和冠状动脉介入治疗可改善短期和长期预后，包括复发性心绞痛、心肌梗死和心血管死亡。机械再灌注（如果可用）是老年 ACS 患者的首选策略，尽管其使用频率低于年轻患者。老年患者 PCI 成功率较低，心电图 ST 段改善较低，可能是由于存在多血管疾病。此外，老年患者也有更多的并发症，包括出血、血管并发症、栓塞和神经系统并发症、对比剂肾病。

在 STEMI 和 NSTEMI 中，可以植入裸金属支架（bare metal stents，BMS）或药物洗脱支架（drug-eluting stents，DES）。两者都为冠状动脉通畅提供了机械支撑，DES 包括含有药物（如依维莫司、西罗莫司）的聚合物涂层。DES 通常是首选的，因为它们具有较低的长期再狭窄风险。然而，尽管建议所有患者至少接受 12 个月的治疗，但 DES 需要更长时间的双抗血小板药物治疗，以防止再次发生缺血性事件。对于药物依从性差、出血风险高或拟行半紧急非心脏手术需要减少双重抗血小板治疗持续时间的患者，BMS 可能是首选。

（2）纤溶剂：在美国批准静脉注射用于治疗 STEMI 的五种纤溶剂是链激酶、阿替普酶、茴香氨酸酶、瑞替普酶和替奈普酶。纤溶剂的使用应仅限于符合纤溶标准的患者，这些患者可以在症状出现后 12h 内接受治疗，但在到达医院后 120min 内无法接受 PCI（表 39-4）。接受纤溶治疗的患者必须接受至少 48h 的抗凝治疗，以防止再次血栓形成。老年患者接受溶栓治疗的可能性更高。在接受纤溶治疗的老年患者中，住院死亡率随着年龄的增长而增加，同时伴有颅内出血和心室游离壁破裂的风险。

表 39-4　老年 ST 段抬高型心肌梗死的溶栓治疗标准	
适应证	禁忌证
• 急性心肌梗死的症状发病时间在 6～12h，特别是在症状出现 2h 内，如果预计在初次医疗接触后的 120min 内不能进行初次 PCI 手术 • 除 $V_{2\sim3}$ 导联 ST 抬高≥2mm 外，其他 2 个或以上相邻导联的 ST 段抬高≥1mm；以及症状与 ACS 一致的新发 LBBB 患者 • 溶栓后，所有患者都应转运到有 PCI 能力的医疗中心	**绝对禁忌** • 既往任何时候有过出血性脑卒中 • 1 年内任何脑卒中或脑血管事件 • 已知颅内肿瘤或血管病变 • 疑似主动脉夹层或急性心包炎 • 活动性出血 • 3 个月内严重闭合性头部或面部创伤 • 严重未控制的高血压 **相对禁忌** • 血压≥180/110mmHg，未控制 • 既往缺血性脑卒中>3 个月 • 出血障碍 • 最近的重大创伤或内出血（2～4 周内） • 不可压迫部位的血管穿刺（如锁骨下静脉导管） • 活动性消化性溃疡疾病 • 痴呆 • 创伤或心肺复苏>10min

LBBB. 左束支传导阻滞

6. 抗血栓治疗

（1）阿司匹林：阿司匹林适用于所有 ACS 患者。它在老年人中有效，应在所有确诊冠心病患者中无限期持续使用，以防止进一步的缺血性事件。急性冠状动脉综合征急性期的推荐剂量为非肠溶阿司匹林 325mg，长期服用后每天 81mg。

（2）抗凝治疗：ACS 患者需要抗凝治疗。所有患者在 PCI 期间接受普通肝素或比伐卢定抗凝治疗。抗凝治疗适用于接受短效纤溶剂（如重组组织型纤溶酶原）的患者，抗凝治疗至少 48h 以防止再血栓形成。在 ACS 的管理中，抗凝治疗需要 48h。经皮冠状动脉介入治疗成功后，除非有其他持续抗凝的适应证（如预防心房颤动血栓栓塞），否则可以停止抗凝。抗凝血药选择包括重量调整的普通肝素（unfractionated heparin，UFH）、比伐卢定（直接凝血酶抑制药）、低分子肝素（low-molecular-weight

295

heparin，LMWH）制剂，如依诺肝素和达特肝素、磺达肝癸钠（活化因子 X 的选择性抑制药）和阿加曲班。LMWH 比 UFH 提供更稳定的抗凝作用，并具有皮下给药的优点，无须监测活化的部分凝血活酶时间。此外，与 UFH 相比，低分子肝素与改善临床结果相关，包括降低死亡、复发性心肌梗死或难治性缺血的风险。然而，低分子肝素在肾衰竭中禁用，并与老年人出血增加有关，这可能是由肌酐清除率降低所致。对于年龄＞75 岁的患者，建议调整依诺肝素的剂量。如果肌酐清除率＜30ml/min，则禁用磺达肝癸钠。阿加曲班是一种经肝清除的直接凝血酶抑制药，通常用于对肝素过敏或先前由肝素诱导的血小板减少症的患者。

(3) 抗血小板治疗：除阿司匹林外，大多数患者应接受双重抗血小板治疗（dual antiplatelet therapy，DAPT），包括 P2Y12 受体抑制药（氯吡格雷、替格瑞洛或普拉格雷）。双重抗血小板治疗适用于所有 ACS 患者，包括那些未经 PCI 治疗的患者。抗血小板药物可减少 PCI 支架术后血栓形成和复发性缺血性事件，在老年人的发病率较高。此外，在 NSTEMI 后的长期治疗中，与单独使用阿司匹林相比，双重抗血小板治疗可降低心血管死亡率、非致命性心肌梗死和非致命性脑卒中约 20%。然而，DAPT 的益处必须与大出血风险的增加进行权衡。氯吡格雷是最常用的 ADP 受体拮抗药。负荷剂量为口服 300～600mg，然后每天 75mg。

与氯吡格雷相比，替格瑞洛和普拉格雷是更有效的血小板抑制药。与氯吡格雷相比，替格瑞洛可减少心血管事件，即使在＞75 岁的患者中也是如此，尽管它与较高的出血风险相关。替格瑞洛的负荷剂量为 180mg，口服一次，随后为 90mg，每天两次。与氯吡格雷相比，普拉格雷的缺血性并发症也较少，但不推荐用于 75 岁以上、低于 60kg 或因出血风险增加而有颅内出血或脑卒中/短暂性脑缺血发作史的患者。患有胃肠道出血风险增加的老年人在接受 DAPT 治疗时应使用质子泵抑制药。

DAPT 的持续时间取决于 PCI 实施的对象（ACS vs. 稳定缺血性心脏病）和支架放置的类型（BMS vs. DES）。在稳定缺血性心脏病的情况下，植入 BMS 后，DAPT 应持续至少 1 个月，植入 DES 后至少 6

个月。在急性冠状动脉综合征（有无 PCI）的情况下，在无明显出血的情况下（ACC/AHA I 级建议），DAPT 应持续至少 12 个月。老年患者，尤其是既往有严重出血史、CKD、糖尿病或低体重的患者，发生严重出血并发症的风险增加。在极少数情况下，稳定型缺血性心脏病患者的 P2Y12 抑制药治疗可减少到 3 个月，ACS 患者的治疗可减少至 6 个月（ACC/AHA II b 级建议）。长期 DAPT 减少缺血的益处、支架血栓形成的风险和出血的风险应与患者偏好（包括多药风险）相平衡。根据冠状动脉解剖结构和 PCI 细节，进行 PCI 的介入心脏病专家可能有更具体的建议，并且应该咨询确定抗血小板治疗的持续时间。

(4) 糖蛋白 II b/III a 抑制药：这类有效的抗血小板药物能够可逆地阻断导致血小板聚集的最终途径。可用的药物包括阿昔单抗、依替巴肽和替罗非班。这些药物的大多数数据都是在常规使用 P2Y12 抑制药之前获得的。糖蛋白 II b/III a 抑制药被证明可降低经皮冠状动脉血运重建术后心肌梗死患者复发缺血性事件的风险并改善临床预后。老年人出血风险较高，肾功能受损患者需要调整替罗非班和依替巴肽的剂量。如果使用，在 PCI 时，除了口服 DAPT 和应用肝素外，还给予糖蛋白 II b/III a 抑制药治疗 12～24h。它们通常用于 PCI 时血栓负荷高且冠状动脉再通血流不良的患者。

7. β 受体拮抗药

在适应证的 ACS 患者中，在前 24h 内给予 β 受体拮抗药可降低死亡率，因为心源性猝死和复发性缺血事件减少。在没有禁忌证的情况下（如心源性休克，心率＜50 次/分，收缩压低于 90～100mmHg，PR 间期≥240ms，心脏房室阻滞大于一级，中度或重度肺充血，或活动性支气管痉挛），所有疑似 ACS 患者应尽快开始 β 受体拮抗药治疗。

首选心脏选择性 β 受体拮抗药，美托洛尔和阿替洛尔已被批准用于治疗 ACS。静脉注射 β 受体拮抗药的患者应仔细观察缓慢心律失常、低血压、呼吸困难和支气管痉挛。对于年龄 75 岁以上的患者和有多种并发症的患者，谨慎的做法是从较低剂量开始，并缓慢增加剂量。阿替洛尔在肾损害中的剂量调整是必要的。左心室功能降低的患者应使用有循证依

据的 β 受体拮抗药（如琥珀酸美托洛尔、卡维地洛或比索洛尔）（见第 40 章）。

8. ACEI 和血管紧张素受体拮抗药

血管紧张素转换酶抑制药可降低 STEMI 患者和合并临床心力衰竭和显著左心室收缩功能障碍（左心室射血分数＜40%）的心肌梗死患者的死亡率。射血分数保留的患者也可考虑使用。ACEI 的绝对禁忌证包括双侧肾动脉狭窄和与 ACE 抑制药使用相关的血管水肿史。相对禁忌证包括收缩压低于 90～100mmHg、肾功能恶化和高钾血症；而这些在 75 岁以上的患者中更常见。ACEI 治疗可采用每天 3 次短效卡托普利 6.25mg，或赖诺普利每天 2.5mg 开始。一旦达到维持剂量，则应改用等量的每天一次药物（如赖诺普利 20～40mg）。在 ACE 抑制药治疗的起始和滴定阶段，应监测血压、血清肌酐和钾。血管紧张素受体拮抗药通常用于因咳嗽而不能耐受 ACE 抑制药的患者。

9. 调脂药物

3- 羟基 -3- 甲基戊二酰辅酶 A（3-hydroxy-3-methylglutaryl-coenzyme A，HMG-CoA）还原酶抑制药（他汀类药物）应在 ACS 早期以高剂量（如阿托伐他汀 40～80mg 或瑞舒伐他汀 20～40mg）开始使用，并无限期持续使用，因为它们可降低 NSTEMI 和 STEMI 后的死亡率和复发性缺血事件。

10. 硝酸盐

硝酸盐制剂可有效控制 ACS 患者的缺血、治疗心力衰竭和管理高血压，因为其具有冠状血管扩张作用，并可降低前负荷和心室壁张力。右心室梗死或近期使用磷酸二酯酶抑制药（如西地那非、他达拉非）时应避免使用硝酸盐。如前所述，选择包括舌下硝酸甘油、局部硝酸甘油软膏和静脉输注硝酸甘油。硝酸盐耐受通常发生在大约 24h 内。

11. 钙通道阻滞药

钙通道阻滞药由于其冠状动脉血管舒张特性可用于复发性缺血，尤其是在 β 受体拮抗药无效或不能耐受的情况下。与二氢吡啶（如硝苯地平、氨氯地平）相比，非二氢吡啶（如维拉帕米、地尔硫䓬）的抗心绞痛效果更好，导致低血压的可能性更小。对于左心室功能降低、即将发生心源性休克、房室或窦房结功能障碍、PR 间期＞240ms 的患者，应避免使用这类药物。ACS 患者应避免使用短效硝苯地平，因为它与 CAD 患者的死亡率增加有关。

12. 盐皮质激素受体拮抗药

应向所有 MI 射血分数≤40%、已经在使用 ACE 抑制药和 β 受体拮抗药糖尿病或心力衰竭的患者提供醛固酮拮抗药（如螺内酯、依普利酮）。肌酐＞2.5mg/dl 的男性、肌酐＞2.0mg/dl 的女性或血钾＞5.0mEq/L 禁用这些药物。

13. 钾和镁

钾应保持在 3.5～4.5mEq/L 的范围内，镁应保持在 2.0mEq/L 以上

（八）预后

15%～20% 的 STEMI 患者在入院前死亡，这一比例可能随着年龄的增长而增加。在已确诊的 ACS 患者中，短期和长期死亡率均随着年龄的增长而逐渐增加。与死亡率增加相关的其他因素包括前壁心肌梗死、临床表现的心力衰竭、左心室收缩功能受损、心房颤动、复杂的室性心律失常、失能、糖尿病和缺乏基于指南的治疗。尽管 NSTEMI 的短期预后比 STEMI 更为有利，但 2 年死亡率相似。ACS 后，应将患者转至综合性心脏康复，并鼓励患者在症状耐受的情况下缓慢恢复常规体力活动。

297

参考文献

Amsterdam EA, Wenger NK, Brindis RG, et al. 2014 AHA/ACC guidelines for the management of patients with non-ST elevation acute coronary syndromes: report of the American College of Cardiology/American Heart Association Task Force on Practice Guidelines. *J Am Coll Cardiol.* 2014;64(24):e139–e228.

Levine GN, Bates ER, Bittl JA, et al. 2016 ACC/AHA guideline focused update on duration of dual antiplatelet therapy in patients with coronary artery disease. *J Am Coll Cardiol.* 2016;68(10):1082–1115.

Patel MR, Calhoon JH, Dehmer GJ, et al. ACC/AATS/AHA/ ASE/ ASNC/SCAI/SCCT/STS 2016: appropriate use criteria for coronary revascularization in patients with acute coronary syndromes. *J Am Coll Cardiol.* 2017;69(17):2212–2241.

Thygesen K, Alpert JS, Jaffe AS, et al. Executive Group on behalf of the Joint European Society of Cardiology (ESC)/American College of Cardiology (ACC)/American Heart Association (AHA)/World Heart Federation (WHF) Task Force for the Universal Definition of Myocardial Infarction. Fourth universal definition of myocardial infarction (2018). *Circulation.* 2018;138:e618–e651.

Williams MA, Fleg JL, Ades PA, et al. American Heart Association Council on Clinical Cardiology Subcommittee on Exercise, Cardiac Rehabilitation, and Prevention. Secondary prevention of coronary heart disease in the elderly (with emphasis on patients > or =75 years of age): an American Heart Association scientific statement from the Council on Clinical Cardiology Subcommittee on Exercise, Cardiac Rehabilitation, and Prevention. *Circulation.* 2002;105(14):1735–1743.

三、慢性冠心病

（一）一般原则

慢性冠心病定义为冠状动脉内无 ACS 的斑块。这是由于慢性冠状动脉粥样硬化，从内膜增厚开始，然后发展为含有脂质、血小板和凋亡巨噬细胞的大斑块。由于管腔狭窄和冠状动脉血流阻塞，慢性冠心病可导致心绞痛和劳累相关症状，如呼吸短促和心绞痛。慢性稳定型心绞痛是 CAD 最常见的形式，是 80% 患者的初始表现形式。75—79 岁患者中稳定型缺血性心脏病的总患病率为 24.8%，80—84 岁患者中为 29.3%。虽然男性冠心病的发病率和患病率均高于女性，但女性的发病率在绝经后逐渐增加；与男性相比，女性的寿命更长，导致女性在冠心病总人数中略占优势。与年轻患者相比，老年患者更有可能出现左主干 CAD、多血管 CAD 和左心室功能障碍。

（二）预防

冠心病的初级预防包括避免吸烟，参加定期体育锻炼，保持理想的体重，食用富含水果、蔬菜和全谷物食品的饮食，以及限制高反式和饱和脂肪、胆固醇的食品。如前所述，早期识别和积极治疗风险因素至关重要。

（三）临床表现

1. 症状和体征

慢性 CAD 最常见的症状是胸部中央不适，通常被描述为压力、紧张或沉重，通常由体力消耗或情绪压力引起，并通过休息或硝酸甘油缓解。这种不适可能会扩散到或下颌、左臂或双臂、背部或上腹部。这种不适通常持续几分钟以上，最长可达 20～30min，并且通常不会通过深呼吸、咳嗽或手臂运动而缓解。然而，许多患有冠心病的老年人表现出非典型症状，包括呼吸困难、疲劳、虚弱、头晕或腹部不适；而其他人，尤其是糖尿病患者，则完全没有症状。此外，由于老年人虚弱、肺部疾病和外周动脉疾病的高发病率，他们可能不会出现劳累症状（见第 65 章）。

当心肌供血增加不能满足心肌氧需求时，就会发生心肌缺血。最早的事件是缺血心肌的心肌硬度增加，随后是收缩力下降，代谢改变导致乳酸形成增加，电复极改变，最后是我们认为的心绞痛。产生的症状和事件可能是心绞痛、呼吸困难或恶性室性心律失常，包括猝死。

根据产生症状所需的活动水平，使用加拿大心血管学会分类系统对心绞痛进行分级（表 39-5）。

表 39-5　加拿大心血管学会心绞痛分级

- Ⅰ级：普通活动无不适（如行走、爬楼梯），只有剧烈运动才有心绞痛
- Ⅱ级：普通活动轻度限制（如正常速度水平表面行走 2 个或以上街道或爬 1 层或以上楼梯）
- Ⅲ级：普通活动明显限制（如正常速度水平表面行走少于 2 个街道或爬 1 层中楼梯）
- Ⅳ级：无任何活动或休息时有心绞痛，不能在没有不适下进行任何身体活动

慢性冠心病患者的体检可以完全正常。一些患者可能有非特异性的体征表现，包括 S_3 或 S_4 心音、二尖瓣反流杂音、侧向移位或心尖冲动障碍（尤其是既往心肌梗死患者）或心力衰竭症状（如肺部啰音、颈静脉充盈、周围水肿）。

2. 实验室检查

基础实验室检查可以揭示导致稳定型心绞痛病理生理学的因素，如全血计数（贫血）、促甲状腺激素（甲状腺功能亢进）、B 型利钠肽和毒理学筛查（如可卡因或安非他明使用）。

(1) 心电图：心电图可显示既往心肌梗死患者的病理性 Q 波。其他心电图发现，包括束支阻滞和 T 波倒置，是非特异性的。如果在患者出现胸部不适时进行 ECG，则 ECG 特别有用。此时，可以看到平坦或向下倾斜的 ST 段凹陷。如果患者在执行 ECG 时没有出现心绞痛，则 ECG 可能完全正常。

(2) 超声心动图：超声心动图是一种无创超声，可评估左心室和右心室功能、舒张功能、瓣膜功能和心脏结构病理。冠心病患者的左心室功能降低，心肌梗死后室壁变薄，冠状动脉分布相关的室壁运动异常。在胸痛、心电图改变和肌钙蛋白升高的情况下，冠状动脉分布相关的室壁运动异常表明 ACS，应及时治疗。

(3) 压力测试：无创压力测试可用于诊断有症状患者（如胸痛患者、阴性生物标志物患者和非缺血性心电图患者）的血流限制性 CAD，以及已知 CAD（如心肌梗死史）和危险因素（如外周动脉疾病）患者的风险分层。高风险压力测试结果与每年＞3% 的心脏死亡率相关。

应激模式可以是运动或药理学。运动方式包括跑步机（通常使用标准或改进的 Bruce 方案）或直立或卧置自行车。如果可能，通常首选运动测试，因为运动持续时间（4～6min）独立预测预后。在老年人中，运动持续时间可能受到肌肉骨骼疼痛、身体状况恶化、跛行、神经状况、头晕和早期疲劳的限制。与年轻患者相比，能够达到 85% 最大估计心率（这是诊断研究的阈值）的老年人更少。运动负荷试验的禁忌证包括高危 UA、基线高血压控制不良（SBP＞200mmHg）、未控制心律失常、严重主动脉狭窄、近期心肌梗死或肺栓塞、肥厚性梗阻性心肌病。

药理学应激药物包括多巴酚丁胺（正性肌力，递增剂量的输注方案，直到达到最大预测心率的 85%）和血管扩张药，包括腺苷、双嘧达莫和安替诺酮。这些血管活性药物增加冠状动脉血流量，并可能引发缺血。二度或三度房室传导阻滞、活动性支气管痉挛和全身性低血压（SBP＜90mmHg）患者应避免使用血管扩张药。腺苷受体的竞争性抑制药，包括咖啡因和茶碱，应在血管扩张药压力测试前停用 48h。

压力测试中的检测方法包括心电图、超声心动图、放射性核素成像（单光子发射计算机断层扫描、心肌灌注成像或正电子发射断层扫描）或心脏磁共振成像。心肌成像的增加提高了检测 CAD 的灵敏度。只有当静息心电图正常时，才能解释心电图负荷测试；基线 LBBB、起搏节律、心室预激、Q 波或 ST 段改变妨碍准确诊断。放射性核素成像技术还可以评估心肌存活、灌注、心脏大小和整体功能，以及短暂性缺血扩张（这是多血管 CAD 的标志）。建议对 LBBB、永久性起搏器和心室预激患者进行药物性血管舒张药负荷试验。药理学 SPECT、MPI 的敏感性为 88%～91%，特异性为 75%～90%。心脏 MRI 在急性情况下不太常用，尽管它可以检测和定位小

面积的梗阻性 CAD。

(4) 冠状动脉造影：冠状动脉造影仍然是确定是否有冠心病、冠状动脉狭窄严重程度、经皮或手术血运重建指征的金标准。老年患者更有可能患有多血管疾病和左主干冠心病。冠状动脉造影相关的并发症包括感染、出血、血管并发症（如动脉瘤）、心律失常、低血压、脑卒中、冠状动脉夹层和死亡。桡动脉入路通常优于股动脉入路，因为它降低了出血和血管并发症的风险，甚至显示出更低的死亡率。

(5) 其他检查：计算机断层扫描冠状动脉造影使用低剂量多探测器 CT 成像来诊断、可视化和表征 CAD。检测冠心病的敏感性为 98%，特异性为 90%，阴性预测值非常高。非对照低剂量 CT 直接测量冠状动脉粥样硬化，并确定冠状动脉钙化评分（也称为 Agatston 评分），这改善了具有多种 CAD 风险因素的老年患者的风险预测。它是冠心病事件的独立预测因子，包括心肌梗死和冠心病死亡，即使没有危险因素。

CAC 评分为 0 的患者发生 CAD 事件的风险非常低。更高的 CAC 分数，尤其是与多种风险因素结合时，与 CAD 事件的风险显著增加相关。在平均年龄为 80 岁的老年患者中，约 36% 的患者有显著的亚临床 CAD，Agatston 评分＞400 分。CAC 评分可用于指导预防性治疗，包括生活方式改变和药物治疗（如他汀类药物、阿司匹林）。

（四）鉴别诊断

鉴别诊断见表 39-2。心肌缺血导致的心绞痛可在心肌氧供需失衡时发生。心绞痛是无心外膜 CAD 症状的其他疾病，包括主动脉瓣狭窄、肥厚型心肌病和心肌炎。对于非阻塞性冠状动脉斑块，心肌氧需求异常增加可导致心肌缺血和心绞痛。一些原因包括甲状腺功能亢进、动静脉瘘和过度交感神经刺激。贫血、低氧血症和高黏血症患者的氧输送减少，导致心绞痛。

（五）并发症

慢性 CAD 的主要并发症是 ACS、难治性心绞痛、由于心肌损伤或梗死（缺血性心肌病）的累积效应而发展为心力衰竭，以及传导异常或心律失常，包括室性心动过速和心室颤动。心源性猝死是冠心病的

最初表现，高达 20%。

（六）风险分层

最危险的患者是 ACS 患者。在慢性 CAD 患者中，风险随着加拿大心血管风险评分等级的提高而增加；风险包括左心室射血分数降低，冠状动脉狭窄的位置、严重程度和范围，无创应激试验提示高风险，一般身体健康较差，多病共存，功能较差，认知功能障碍，以及不受控制的心血管危险因素。

（七）治疗

1. 治疗目标

慢性 CAD 治疗的目标是控制症状，使患者恢复正常活动，防止或减缓进展，并预防主要并发症。应通过生活方式和药物干预积极管理风险因素。考虑到老年患者通常有多种慢性疾病，并有多种药物的风险，医疗处理可能具有挑战性，因此决策应包括患者的倾向性。此外，老年患者的药效学可能发生改变，导致药物的生物利用度降低。由于心肌缺血是症状的基础，因此必须考虑与心肌氧需求有关的因素。心肌需氧量的主要要求是心肌收缩力和左心室壁张力，其决定因素是收缩压、左心室舒张半径、左心室壁厚度、左心室舒张期终压和心率。流向心肌的冠状动脉血流量取决于冠状动脉阻塞的程度和影响通畅性的变化，这些变化由动脉粥样硬化斑块的严重程度、血小板聚集或血栓斑块破裂、冠状动脉血管张力的不同程度和冠状动脉痉挛决定。治疗的药理学方法解决了以下因素。

- 减少心肌氧氧耗：β 受体拮抗药、ACE 抑制药、ARB、高血压治疗、心率降低。
- 增加冠状动脉血流量：硝酸盐、钙通道阻滞药。
- 减少导致阻塞的因素：硝酸盐、抗血小板药物。
- 血运重建：冠状动脉旁路手术、PCI 植入支架或不植入支架。

总体而言，最佳治疗包括生活方式的改变、风险因素的降低、药物干预，以及有适应的患者的选择经皮或手术血运重建。

2. 生活方式的改变

生活方式的改变已被证明能降低所有年龄组的心血管风险。主要危险因素包括吸烟、血压升高、血脂异常（LDL-C 和总胆固醇升高、HDL-C 降低）、糖尿病和计算的 10 年动脉粥样硬化性心血管疾病风险。应强烈建议所有 CAD 患者停止使用所有烟草产品。应鼓励超重患者通过饮食和定期运动逐渐减轻体重（即体重指数 $>25kg/m^2$）。CAD 患者应吃富含水果、蔬菜和全谷物的均衡饮食，同时限制反式和饱和脂肪（包括部分氢化油）和胆固醇的摄入，同时每周进行 150～300min 的中等强度体力活动，除非受到活动性心血管症状或其他医疗条件的限制。步行、固定自行车和游泳是适合轻度功能损伤老年人的锻炼方式。开始锻炼计划时，应指导患者以缓慢舒适的步伐开始，在数周内逐渐增加持续时间和强度。应大力鼓励有心肌梗死史、既往 PCI 或冠状动脉搭桥手术史的患者参加正式的心脏康复计划。

3. 药物治疗

（1）阿司匹林：冠心病患者长期服用阿司匹林可降低死亡、非致命性心肌梗死和脑卒中的风险。绝对获益最大的是高危患者，包括 65 岁以上的患者。不建议阿司匹林用于 80 岁以上未确诊冠心病患者的一级预防，是因为其需要住院或输血的出血风险增加。阿司匹林的最佳剂量可能是每天 75～100mg（在美国，通常每天 81mg），这因为这更高剂量有相当的益处，出血风险更低。对于对低剂量阿司匹林不耐受的患者，氯吡格雷每天 75mg 是可接受的替代方案。

（2）β 受体拮抗药：β 受体拮抗药可降低心肌梗死后死亡和再梗死的风险，并减少不良心室重构。β 受体拮抗药也是高效的抗心绞痛药物，因为它们可降低心肌氧需求量，并可降低慢性 CAD 患者的冠状动脉事件发生率。除非有禁忌证，所有存在 ACS 病史的患者（ACS 后至少 3 年，左心室功能障碍伴或不伴心力衰竭症状的患者无限期）开始使用 β 受体拮抗药是合理的。治疗目标是逐渐增加剂量，直到患者没有或仅有轻微缺血症状，静息心率 <60 次 / 分。老年患者对 β 受体拮抗药的耐受性可能较低，这是因为年龄对传导系统的影响和并发症（如肺部疾病）的存在；因此，应相应调整剂量，并监测心率和血压是否出现心动过缓和低血压。

（3）硝酸盐：硝酸盐是有效的抗心绞痛药物，可减少肺充血，尽管它们没有降低死亡率的益处。舌下硝酸甘油仍然是治疗急性心绞痛发作的首选药物。由于老年人口腔黏膜干燥，硝酸甘油喷雾剂对老年患者可能比片剂更有效。老年患者使用硝酸甘油时可能更容易发生直立性低血压，应建议他们在坐姿、躺姿或睡前服用药物。长期硝酸盐，如单硝酸异山梨酯，是有效的抗心绞痛药物。此外，对硝酸盐的耐受性发展迅速，需要每天 6～8h 的无硝酸盐时间间隔。几种口服和经皮硝酸盐制剂可长期使用。如果患者在 48h 内服用了磷酸二酯酶 5 型抑制药，由于存在低血压的风险，对于任何硝酸盐都是严格禁忌证。

（4）钙通道阻滞药：钙通道阻滞药是有效的抗高血压和抗心绞痛药物，但尚未显示其可改善 CAD 患者的临床结果或降低死亡率。此外，它们可能与心力衰竭恶化有关，除氨氯地平和非洛地平外，左心室收缩功能受损的患者应避免使用。维拉帕米和地尔硫䓬会减慢心率和房室结传导，尤其是与 β 受体拮抗药联合使用时，从而增加传导系统疾病老年患者缓慢性心律失常和晕厥的风险。维拉帕米和地尔硫䓬也会损害胃肠运动，导致便秘或肠梗阻。其他不良反应包括下肢水肿和低血压。

（5）ACEI：ACEI 不发挥直接的抗缺血作用，但在广泛的血管性疾病或糖尿病患者中能降低死亡率和主要心血管事件，包括 MI 和死亡率。此外，ACEI 可改善左心室收缩功能降低患者的预后。ACEI 应作为伴发高血压、左心室功能降低、糖尿病和（或）慢性肾脏病的 CAD 患者的一线治疗。

（6）ARB：ARB 改善糖尿病患者和高血压左心室肥厚患者的预后；然而，这些药物在冠心病患者中的价值尚未得到证实。目前，冠心病患者常规使用 ARB 通常限于需要 ACEI 但由于不良反应（如咳嗽）而不能耐受的患者。

（7）降脂药：他汀类药物可降低冠心病患者的死亡率和心血管发病率，其益处至少延伸至 75 岁以下的患者。关于 80 岁以上患者使用他汀类的风险和益处的数据不足。他汀类药物已被证明可减少不良心血管事件，即使在 LDL-C＜100mg/dl 的 CAD 患者中。这一有益效果归因于他汀类药物的胆固醇非依赖性多效性作用，包括改善内皮功能、增强动脉粥样硬化斑块的稳定性、降低血管氧化应激和炎症、抑制血栓形成反应。

如果不是禁忌证，临床动脉粥样硬化性心血管疾病（包括冠心病）患者应服用高强度他汀类药物（阿托伐他汀 40mg 或 80mg，或瑞舒伐他汀 20mg 或 40mg），以将 LDL-C 水平降低至≤70mg/dl。与其他药物一样，建议 75 岁以上的患者从较低剂量开始，并更缓慢地滴定药物，同时每 3～12 个月监测一次血脂水平。他汀类药物的不良反应包括早期糖尿病、肌痛、严重肌病和肌炎。肌痛定义为肌酐激酶水平正常的肌肉疼痛，是一种常见的不良反应，影响高达 15% 的患者，经常导致治疗中断。对于肌痛患者，建议减少他汀类药物的剂量，或在暂时停药后试验另一种他汀类，并消除他汀类与细胞色素 P_{450} 抑制药的相互作用。如果 LDL-C 保持升高，可在最大耐受他汀类药物中添加依折麦布，也可考虑使用前蛋白转化酶枯草杆菌素丝氨酸蛋白酶 –9（PCSK-9）抑制药。

（8）抗凝：抗凝治疗通常适用于老年人用于预防心房颤动引起的血栓栓塞、静脉血栓栓塞史（肺栓塞/深静脉血栓形成）和（或）存在机械瓣膜。

老年患者可能有抗凝加抗血小板治疗的适应证（如心房颤动和 ACS 伴或不伴 PCI）。三联疗法（抗凝血药加阿司匹林加 P2Y12 抑制药）的出血并发症增加 2～3 倍。因此，三联疗法应缩短至最短时间，并应根据 WOEST 试验考虑抗凝血药加氯吡格雷的双重治疗，该试验显示，与三联疗法相比，出血事件减少，无缺血性并发症。试验还表明，与三联疗法相比，达比加群、利伐沙班或阿哌沙班加氯吡格雷可减少出血并发症，而不会增加缺血事件。

（9）雷诺嗪：雷诺嗪是一种晚期内向钠通道抑制药和部分脂肪酸氧化抑制药，经美国食品药品管理局批准用于治疗慢性心绞痛。因为它不影响心率或血压，所以对于对其他最大耐受抗心绞痛药物无反应且不适合血运重建的患者有用。QT 间期延长的患者或其他 QT 延长药物患者使用应仔细监测。不良反应包括恶心和便秘。

4. 其他疗法

对于难治性心绞痛患者，尽管进行了血运重建和抗心绞痛药物治疗，可以考虑使用体外反搏。体外反搏使用套在患者小腿、骨盆和大腿周围的袖带，并在舒张期连续充气至 300mmHg，以增加动脉血压和逆向血流。研究表明，在体外反搏治疗的患者中，心绞痛发作和运动诱发的缺血较少。然而，它在美国并不广泛。

5. 血运重建

稳定型冠心病患者可以在最佳药物治疗下进行正常活动而无症状，左心室功能正常，可以进行药物治疗。在 COURAGE 试验中，稳定型心绞痛、心肌缺血客观证据和左心室射血分数≥30%、适用于 PCI 的患者分为优化药物治疗和 PCI 加优化药物治疗组。随访时间为 2.5～7 年（中位数为 4.6 年），在心肌梗死、脑卒中和死亡的综合治疗中，采用或不采用经皮冠状动脉介入治疗的两组没有差异。因此，耐受不良反应（如头晕、低血压和心动过缓）的症状前提下，应最大限度地提高药物治疗。

冠状动脉血运重建可能适用于血流动力学受限且与症状相关的冠状动脉狭窄。如果通过目视检查无法确定中度冠状动脉病变的重要性，则应进行冠状动脉内生理测试（瞬时无波率或血流储备分数），以指导 PCI 的决定。PCI 和冠状动脉旁路手术可有效改善老年冠心病患者的症状和生活质量。事实上，美国 50% 以上的血运重建手术是在 65 岁以上的患者中进行的。另一方面，PCI 和旁路手术均与老年人死亡率和主要并发症增加相关，尤其是 80 岁以上的患者；因此，通过考虑患者的偏好、功能状态（如肾功能和神经功能）、慢性疾病，仔细选择血运重建适应证人群至关重要。老年患者还必须能够在 PCI 期间平躺，并耐受中度镇静。

考虑到复杂、多血管 CAD 的高发病率，在老年人群中选择 PCI 还是 CABG 通常并不简单。一般而言，与老年患者的冠状动脉搭桥手术相比，PCI 与较低的死亡率和并发症发生率（包括脑卒中和谵妄）、更快的恢复相关。然而，与冠状动脉旁路移植术相比，经皮冠状动脉介入治疗术后重复血运重建的需求明显更高。因此，这两种手术都适合患有严重症状性 CAD 的老年患者，手术的选择应基于解剖学考虑（如多血管 CAD、左主干或近端左前降支狭窄）、

并发症（如射血分数降低的心力衰竭、糖尿病）和患者偏好。高达 50% 的接受冠状动脉搭桥手术的老年患者在围术期可能出现认知功能下降，这可能在长期随访期间持续存在。

（八）预后

慢性 CAD 的预后变化很大。尽管一些患者几十年来症状轻微或无症状，但其他患者尽管进行了多次治疗干预，仍有明显残疾。还有一些人在遭受严重心肌梗死或致命心律失常后死于 CAD。对预后产生不利影响的因素包括年龄、男性、严重 CAD、心力衰竭、左心室收缩功能降低、严重症状或功能限制、糖尿病、心房颤动和存在严重室性心律失常。对于体弱患者和患有多种共病的患者，应始终明确护理目标。

致谢：感谢 Melvin Cheitlin 博士和 Michael Rich 博士对第 2 版的贡献。

参考文献

Boden WE, O'Rourke RA, Teo KK, et al. Optimal medical therapy with or without PCI for stable coronary disease. *Circulation.* 2007;356(15):1503–1516.

Dewilde WJ, Oirbans T, Verheugt FW, et al. Use of clopidogrel with or without aspirin in patients taking oral anticoagulant therapy and undergoing percutaneous coronary intervention: an open-label, randomized, controlled trial. *Lancet.* 2013;381(9872): 1107–1115.

Lopes RD, Heizer G, Aronson R, et al; for the AUGUSTUS Investigators. Antithrombotic therapy after acute coronary syndrome or PCI in atrial fibrillation. *N Engl J Med.* 2019;380(16): 1509–1524

Patel MR, Calhoon JH, Dehmer GJ, et al. ACC/AATS/AHA/ ASE/ ASNC/SCAI/SCCT/STS 2017 appropriate use criteria for coronary revascularization in patients with stable ischemic heart disease: a report of the American College of Cardiology Appropriate Use Criteria Task Force, American Association for Thoracic Surgery, American Heart Association, American Society of Echocardiography, American Society of Nuclear Cardiology, Society for Cardiovascular Angiography and Interventions, Society of Cardiovascular Computed Tomography, and Society of Thoracic Surgeons. *J Nucl Cardiol.* 2017;24(2): 439–463.

Williams MA, Fleg JL, Ades PA, et al; American Heart Association Council on Clinical Cardiology Subcommittee on Exercise, Cardiac Rehabilitation, and Prevention. Secondary prevention of coronary heart disease in the elderly (with emphasis on patients > or =75 years): an American Heart Association scientific statement from the Council on Clinical Cardiology Subcommittee on Exercise, Cardiac Rehabilitation, and Prevention. *Circulation.* 2002;105(14):1735–1743.

第 40 章 心力衰竭和心律失常
Heart Failure & Heart Rhythm Disorders

Sangita Sudharshan　Breck Sandvall　Michael W. Rich　著

阮　磊译　涂　玲校

一、心力衰竭

诊断要点

- 劳累性呼吸困难、疲劳、端坐呼吸、下肢或腹部肿胀。
- 肺部啰音、颈静脉压升高、周围水肿。
- 超声心动图显示左心室收缩或舒张功能障碍。

（一）一般原则

心力衰竭（heart failure，HF）是一种日益严重的全球流行病，影响 2300 多万人，仅在美国每年就有超过 550 000 例新病例被确诊。HF 的发病率和患病率随年龄呈指数增长，随着老年人高血压和冠心病的发病率增加，以及伴随着年龄相关的心血管功能储备显著减少。在美国，60% 以上的心力衰竭患者年龄在 65 岁以上。在所有年龄段，虽然男性 HF 的发病率均高于女性，但女性占心力衰竭患者的比例仍超过 50%，因为女性在老年人中的比例较高，女性 HF 的预后略好于男性。

HF 目前是医保患者高年龄组中最常见的住院原因。每年约 100 万例 HF 住院患者中，超过 70% 的患者年龄超过 65 岁，超过 20% 的 HF 患者在 30 天内再次入院。HF 是老年人慢性致残的一个主要原因，也是医疗保险相关人群中花费最高的。

（二）预防

通过积极治疗和预防 HF 的主要危险因素（即高血压和冠心病），HF 的一级预防是可行的。抗高血压治疗显著降低了老年人收缩性和舒张性心力衰竭的发生率，患有收缩性高血压的 80 岁老年人获益最大。同样，治疗其他冠状动脉风险因素（糖尿病、高脂血症、吸烟、肥胖）可预防或延迟冠心病的发病，从而降低心力衰竭的风险。

（三）临床表现

1. 症状和体征

症状包括劳力性呼吸困难、活动不耐受、疲劳、咳嗽、端坐呼吸、阵发性夜间呼吸困难、腹胀和下肢水肿。然而，老年人的劳累症状不太突出，可能与老年人体力活动减少有关。相反，感觉改变、易怒、嗜睡、厌食、腹部不适和胃肠道紊乱是老年人心力衰竭更常见的症状（见第 16 章）。

心力衰竭的体征包括心动过速、呼吸急促、S_3 或 S_4 亢进、肺部啰音、颈静脉压升高、肝颈静脉回流、肝大、腹部肿胀和活动后性水肿。在严重心力衰竭中，脉压可能变小，并且可能存在组织灌注不够的情况，如认知障碍或皮肤冰冷潮湿。根据 HF 的原因，其他发现可能包括严重高血压、心尖冲动减弱、主动脉或二尖瓣源性杂音或心内膜炎的周边症状。与症状一样，老年人 HF 的体征通常是非特异性或非典型的。

2. 实验室检查

急性心力衰竭患者的生物标志物：B 型利钠肽和 N- 末端（NT）–proBNP（BNP 的前体）通常升高。然而，BNP 和 NT-proBNP 水平随着年龄的增长而适度增加，女性比男性更为明显。但是随着年龄的增长，升高水平的特异性下降。此外，肾功能不全与 BNP 较高水平的这些生物标志物相关，而肥胖与较低水平相关。与射血分数降低的 HF 患者相比，射血

303

分数保留的 HF（HFpEF）患者的水平升高较少。

3. 影像学特征

(1) 胸部 X 线：胸部 X 线可以评估是否存在肺水肿或心脏肿大，并排除呼吸困难的其他原因（如肺炎、气胸、胸腔积液）。值得注意的是，高达 40% 的肺毛细血管楔压升高的 HF 患者没有充血的影像学证据。

(2) 心电图：心电图可能显示缺血或梗死、心律失常、左心室肥大或左心房扩大的迹象。低电压可能提示浸润性心肌病或心包积液。

(3) 超声心动图：通常是评价左心室功能的首选试验。超声心动图提供了有关心房和心室大小、壁厚、瓣膜功能、左心室舒张功能和心包疾病的信息。较不常见的非侵入性超声心动图替代方法包括放射性核素造影和磁共振成像。

(4) 压力测试：如果怀疑冠心病是 HF 的病因，可考虑进行压力测试。冠状动脉计算机断层血管造影（computed tomographic angiography，CTA）是评估冠心病的替代性无创方法，但在冠状动脉钙负荷高或心房颤动的老年人中可能无法进行检查。

(5) 心导管检查：由于冠心病是老年人心力衰竭的常见原因，应考虑对新诊断为心力衰竭的患者进行心导管介入手术，除非更可能有其他病因或存在血运重建禁忌证（包括患者在必要时避免侵入性手术）。此外，在冠状动脉血运重建或瓣膜手术之前，需要进行心导管术。

(6) 肺动脉导管插入术：虽然不是心力衰竭评估的常规建议，当心脏血流动力学的临床标志物不清楚或正在考虑先进的心力衰竭治疗时，右心导管插入术有助于指导心源性休克和灌注减少患者的治疗。

（四）鉴别诊断

在有严重症状和明显充血症状的患者中，HF 的诊断是明确的，但在不严重 HF 和非典型症状的患者中可能很难诊断。老年人呼吸困难和疲劳的其他原因包括急性和慢性肺疾病、阻塞性睡眠呼吸暂停、肥胖、贫血、甲状腺功能减退、身体状况不佳和抑郁症（有关评估呼吸困难的更多详细信息，参见第 66 章）。在没有其他 HF 症状的情况下，下肢水肿可能由静脉功能不全、肾脏或肝脏疾病、严重营养 / 蛋白质缺乏或药物（尤其是钙通道阻滞药）引起。BNP

或 NT-proBNP 水平升高可能有助于区分心脏源性呼吸困难与肺部或其他原因引起的呼吸困难。然而，如前所述，BNP 和 NT-proBNP 水平随年龄增加而增加，尤其是在女性中，因此升高水平诊断 HF 的特异性随年龄下降。

除了确定 HF 的诊断和确定病因外，重要的是确定可能导致 HF 症状恶化的因素。老年人心力衰竭恶化的常见诱因包括不遵守饮食限制（即盐摄入量或液体摄入量）或药物、心肌缺血或梗死、未控制的高血压、心律失常（最常见的是心房颤动或扑动）、贫血、全身性疾病（肺炎、脓毒症）、医源性疾病（术后容量过载、输血）和不良药物反应（非甾体抗炎药）。

（五）并发症

并发症包括进行性症状恶化和功能下降、反复住院、室上性和室性心律失常（可能导致晕厥或猝死）、认知障碍、灌注不足引起的肾功能恶化、深静脉血栓形成、伴全身栓塞的血栓、心功能恶化的终末期心力衰竭。

（六）治疗

1. 治疗目标

HF 治疗的目标是缓解症状，提高心功能和生活质量，减少住院，最大限度地提高功能存活率。老年患者的最佳管理包括确定和治疗潜在原因和诱发因素，实施有效的药物治疗方案，以及通过使用跨专业团队协调护理。老年人心力衰竭的管理往往因可能病程和共病情况而使治疗变得复杂（表 40-1）。

因此，HF 管理必须个性化，适当考虑伴随疾病、预后、护理目标、生活方式和治疗偏好（有关护理目标的更多信息，参见第 4 章）。

2. 跨专业护理

HF 最好通过基于团队的方法和跨专业护理进行管理（见第 3 章）。成功干预的共同特征包括护士协调员、强化患者教育和自我管理技能（如每天体重）的提升，以及密切随访（尤其是出院后）。

3. 收缩性心力衰竭

(1) 药物治疗：收缩期 HF 涉及多种药物，血管紧张素转换酶抑制药和血管紧张素受体拮抗药已经在临床使用超过 25 年，现在已经成为无论是有症状的还是无症状的左心室收缩功能受损患者治疗的基

表 40-1　常见慢性疾病对老年心力衰竭患者的影响	
疾　病	**影　响**
肾功能障碍	利尿药和 ACEI 加重；限制药物的使用
慢性肺疾病	诊断的不确定性，难以评估容量状态
认知功能障碍	依从性和患者评估的冲突
抑郁，社会隔离	依从性、预后变差的冲突
体位性低血压，跌倒	血管扩张药、β 受体拮抗药和利尿药所致的恶化
尿失禁	利尿药和 ACEI（咳嗽）所致的恶化
感觉缺失	与依从性的冲突
营养障碍	进食限制的加重
多重用药	药物相互作用的加重，依从性降低
衰弱	住院和跌倒风险的增加会加重

ACEI. 血管紧张素转换酶

表 40-2　批准血管紧张素转换酶抑制药和血管紧张素受体阻滞药用于收缩期心力衰竭 [a]		
代　理	**起始剂量**	**目标剂量**
卡托普利	6.25mg，TID	50mg，TID
依那普利	2.5mg，BID	10～20mg，BID
赖诺普利	2.5～5mg，QD	20～40mg，QD
雷米普利	1.25～2.5mg，QD	10mg，QD
喹那普利	10mg，BID	40mg，BID
福辛普利	5～10mg，QD	40mg，QD
群多普利	1mg，QD	4mg，QD
坎地沙坦	4mg，QD	32mg，QD
氯沙坦	25mg，QD	100～150mg，QD
缬沙坦	40mg，BID	160mg，BID

a. FDA 批准在美国治疗心力衰竭的药物
TID. 每日 3 次；BID. 每日 2 次；QD. 每日 1 次

石。现有证据表明，接受 ACEI 或 ARB 治疗的老年患者生活质量提高，症状和住院次数减少，死亡率降低。表 40-2 列出了美国批准用于治疗 HF 的 ACEI 和 ARB。ACEI 和 ARB 的潜在不良反应包括肾功能恶化、高钾血症和低血压。在接受 ACEI 治疗的患者中，多达 20% 的患者会出现咳嗽，5%～10% 的患者可能会严重到需要停药，但没有证据表明这种情况在老年人中更常见。另一方面，ARB 没有被证明能引起咳嗽。在开始和滴定这些药物期间，应密切监测肾功能、电解质和血压。

β 受体拮抗药可降低心力衰竭患者的死亡率和住院率，并降低左心室收缩功能。在没有禁忌证的情况下，建议所有 HFrEF 稳定的患者使用这些药物。主要禁忌证包括：静息心率 < 45 次 / 分、收缩压 < 90mmHg，PR 间期明显延长或者大于一度心脏传导阻滞、活动性支气管痉挛和失代偿性心力衰竭。美国批准用于治疗 HF 的 β 受体拮抗药包括琥珀酸美托洛尔缓释药、卡维地洛和比索洛尔。美托洛尔的起始剂量为 25mg、每日 1 次；卡维地洛为 3.125mg、每日 2 次；比索洛尔为 1.25mg、每日 1 次。剂量应该逐渐增加，以达到每日美托洛尔 100～200mg、卡维地洛 50mg、比索洛尔 10mg 的剂量。通过适当的患者选择和剂量滴定，大多数 HF 患者都能耐受

β 受体拮抗药。然而，有些患者可能会出现短暂的症状加重，少数患者可能因为严重的副作用而需要停药。严重的支气管痉挛患者的 β 受体拮抗药的滴定应谨慎，因为这会使症状恶化。

螺内酯是一种皮质激素拮抗药（MRA），可使晚期收缩期 HF 伴左室射血分数（LVEF）≤35% 的患者降低高达 30% 的死亡率。螺内酯的剂量为每天 12.5～25mg。螺内酯的主要禁忌证包括静息心率慢、血清肌酐 > 2.5mg/dl 或血清钾 > 5.0mEq/L，应在开始治疗后 1～2 周内评估血清电解质和肾功能。在长期治疗期间，高达 10% 的患者经历痛苦的男性乳房发育，需要中止。依普利酮（Eplerenone）是一种更具选择性的醛固酮受体拮抗药，已证明对已经服用 ACEI 和 β 受体拮抗药的心肌梗死后左心室功能障碍患者、NYHA Ⅱ 级患者和左心室射血分数 ≤35% 的患者有益。与螺内酯相比，依普利酮治疗男性乳房发育不常见，其他不良影响与螺内酯类似。

地高辛是一种温和的正性肌力药，可改善中度 HFrEF 患者的症状并减少住院，但对死亡率无影响。地高辛对 80 岁以上患者的益处与年轻患者相似。地高辛推荐用于他治疗仍有症状 HFrEF 患者。老年患者中地高辛的分布体积和肾清除率降低。因此，

0.125mg/d 地高辛剂量通常是足够的；肾功能降低的患者可能需要较低剂量和监测毒性症状。血清地高辛治疗性浓度水平为 0.5～0.9ng/ml。较高的浓度水平不会提供额外的益处，但会增加中毒风险。不建议对血清地高辛水平进行常规监测，但应在怀疑有毒性时进行监测。由于地高辛潜在不良反应的风险，包括心动过缓、心脏传导阻滞、室上性和室性心律失常、胃肠道紊乱和中枢神经系统疾病（尤其是视觉变化），应仔细权衡老年患者使用地高辛的风险和益处。低钾血症、低镁血症和高钙血症增加地高辛中毒的风险，许多药物（包括奎尼丁、胺碘酮、决奈达隆和维拉帕米）都会影响地高辛浓度。

利尿药，除螺内酯和依普利酮外，尚未显示能改善 HF 患者的临床结果，但它们对缓解充血和水肿、维持正常血容量至关重要。一些轻度 HF 患者可能对噻嗪类利尿药有反应，但大多数患者需要更有效的环路利尿药（呋塞米、托塞米或布美他尼）。应指导患者避免摄入过量的膳食钠（如>3g/d），并且应调整利尿药剂量以维持正常血容量，如每天记录的患者体重，如果超过预期 3 磅干体重，需要向医师汇报。患有更严重 HF 或难治性容量超负荷的患者可受益于每天添加美托拉宗 2.5～10mg。利尿药通常与钾和镁丢失有关，老年患者利尿药引起电解质紊乱的风险增加。需要对电解质进行连续监测，并根据需要规定补充。尿过量可能导致低血压、疲劳、肌肉痉挛和肾功能恶化。

最近，两种额外的药物被批准用于慢性 HF 治疗。沙库巴曲 - 缬沙坦是一种结合 ARB 的中性溶酶抑制药。在一项大型随机试验中，与 ACEI 依那普利相比，沙库巴曲 - 缬沙坦降低了 NYHA Ⅱ～Ⅳ级 HFrEF 患者的死亡率，并改善了生活质量。年轻和老年患者（包括 75 岁以上的患者）的研究结果相似。基于这些研究结果，沙库巴曲 - 缬沙坦现在被推荐为有症状 HFrEF 患者的一线治疗，并作为先前耐受此类药物的患者的 ACEI/ARB 的合理替代品。由于类似的不良反应特征，在开始使用沙库巴曲 - 缬沙坦之前，让 ACEI/ARB 从患者体内洗脱 36h 是很重要的。

伊伐布拉定是窦房结 "funny 通道" 的抑制药，已被批准用于治疗尽管已经使用了 β 受体拮抗药的最大耐受剂量，但窦性心律和静息心率仍超过 70 次

/min 的症状性 HFrEF 患者。在这些患者中，伊伐布拉定已被证明可减少住院和 HF 相关死亡，对年轻人和老年人具有类似的效果。

总之，除非有禁忌证，所有 HFrEF 患者均应接受沙库巴曲 - 缬沙坦（NYHA Ⅱ～Ⅳ级）或 ACEI/ARB（NYHA Ⅰ～Ⅳ级），以及 β 受体拮抗药（NYHA Ⅰ～Ⅳ 类）。在大多数 LVEF≤35% 和至少 NYHA Ⅱ 级症状的患者中，除非禁忌，否则应添加醛固酮受体拮抗药。应开利尿药处方并调整剂量以维持正常血容量。对于不能耐受 Neprilysin 抑制药、ACEI 或 ARB 的患者，肼嗪和硝酸盐的组合提供了替代方案。尽管这一组合尚未在老年人中进行广泛研究，但它降低了年轻收缩期 HF 患者和自我确认的非洲裔美国 HFrEF 患者的发病率和死亡率，对于这些患者，存在 Ⅰ 类建议。肼嗪/硝酸盐最常见的不良反应是头痛和头晕。尽管采取了其他治疗措施，但仍可以将低剂量地高辛添加到持续症状患者的方案中。

(2) 装置治疗：HFrEF 患者因恶性室性心律失常导致心源性猝死（sudden cardiac death，SCD）的风险增加。植入式心脏复律除颤器（implantable cardioverter-defibrillators，ICD）可有效降低收缩功能障碍高危患者的 SCD。然而，ICD 在降低全因死亡率方面的益处似乎随着年龄的增长而下降，部分原因是老年患者因其他原因（包括心脏和非心脏）死亡的风险增加。此外，老年人更有可能出现与手术相关的并发症，也更有可能接受不适当的电击（如心房颤动），这可能会显著恶化生活质量。因此，对老年人进行 ICD 治疗的决定必须因人而异。共同决策过程中需要考虑的因素包括总体预后、左心室射血分数以外的 SCD 风险因素（如冠心病、左束支传导阻滞）、普遍的共病（如中重度痴呆、晚期肾功能不全），最重要的是，个体患者的护理目标（如生活质量与寿命）和个人偏好（如避免手术）。ICD 不适用于预期寿命的患者。

4. HFpEF

HFpEF 的患病率随着年龄增长而增加，尤其是在女性中。HFpEF 通常与高血压、慢性肾脏病、糖尿病、向心性左心室肥厚、血管僵硬和左心室舒张功能障碍相关。初级治疗需要积极治疗高血压和冠心病。高血压应根据当前指南进行治疗，冠心病应

通过药物治疗和经皮手术血运重建（如适用）加以控制。左心室舒张充盈受损的老年患者患心房颤动（atrial fibrillation，AF）的风险增加，AF 是急性 HF 的常见诱因。在这种情况下，恢复和维持窦性心律可能是最可取的。对于持续性心房颤动患者，应使用 β 受体拮抗药、钙通道阻滞药（地尔硫草或维拉帕米）或地高辛控制心室率。

HFpEF 的药物治疗侧重于治疗高血压、限制钠和控制血容量。利尿药用于缓解充血和容量过载。应避免过度尿，因为 HFpEF 患者可能依赖于前负荷，左心室前负荷不足可能会降低心输出量。尽管 ACE 抑制药、ARB 和 β 受体拮抗药可改善收缩期 HF 的预后，但目前尚无证据表明 HFpEF 患者的生存获益。在一项对老年 HFpEF 患者使用螺内酯的多中心、随机、安慰剂对照试验中，该药物对心血管死亡、心搏骤停或因 HF 住院的复合结局没有影响，但显著降低了 17% 的 HF 住院率。在一项 Meta 分析中，美国、加拿大或南美洲入选的患者在复合结局、心血管死亡率和心力衰竭住院方面受益于螺内酯。基于这些发现，螺内酯目前在适当选择的患者中具有治疗 HFpEF 的 ⅡB 类适应证。2019 年 9 月，报道了 PARAGON-HF 试验的结果。研究将射血分数≥45% 的心力衰竭患者（平均年龄 73 岁，52% 为女性）随机分组至服用沙库巴曲 - 缬沙坦组或单独使用缬沙坦组。沙库巴曲 - 缬沙坦组总心力衰竭住院率或心血管原因死亡的综合结果率降低 13%，但差异无显著性（$P=0.06$）。沙库巴曲 - 缬沙坦组中更多的患者发生 NYHA 功能分级改善，并且肾功能恶化的患者较少。年轻患者和老年患者的结果相似，而亚组分析表明，女性患者明显受益，但男性患者没有。

5. 康复性运动

康复运动，如心脏康复计划，已被证明可提高运动耐受性和生活质量。当稳定的 NYHA Ⅱ～Ⅲ级或非卧床Ⅳ级 HF 症状（HFpEF 和 HFrEF）患者在最佳时间段加入康复训练，可以有明显获益。锻炼也被证明能适度改善抑郁症，但 1 年后效果会减弱。心脏康复并没有显示出能减少心力衰竭患者的再入院率或死亡率。

6. 进展性心力衰竭

尽管进行了最大限度的药物治疗，一些心力衰竭患者仍有持续的严重症状和不可接受的生活质量下降。这些患者的其他选择可能包括姑息性强心治疗、心脏再同步或手术治疗。

（1）正性肌力药物：多巴酚丁胺和米力农等正性肌力药物已用于增加晚期心力衰竭患者的心输出量。在小型临床研究中，发现正性肌力药可改善生活质量，但总体死亡率仍然很高。多巴酚丁胺和米力农都会引起心律失常，必须谨慎使用，尤其是在没有除颤器的情况下。这些药物通过静脉持续输注给药，并可在一些门诊环境中维持以缓解症状。许多疗养院和临终关怀患者不接受静脉注射正性肌力药物疗法的患者，这可能对这些药物的使用构成挑战。

（2）中度至重度心力衰竭症状患者的心脏再同步治疗：LVEF≤35%、心电图 QRS 持续时间延长、双心室起搏或"心脏再同步"可改善症状和心脏血流动力学。尽管很少有 75 岁以上的患者参加了心脏再同步治疗（cardiac resynchronization therapy，CRT）的临床试验，但一些小型观察研究表明，对于 75—80 岁的患者生活质量和运动耐受性有所改善。因此，CRT 可能是某些 NYHA Ⅱ～Ⅳ级且有 HF 症状的老年人的合理选择。

（3）手术管理

左心室辅助装置：左心室辅助设备（left ventricular assist devices，LVAD）是手术植入的心脏泵，为左心室提供支持，以增加心输出量，并减少晚期收缩期 HF 患者的充血症状。植入性 LVAD 被批准为"移植桥"（bridge to transplant，BTT）或"目的地治疗"（destination therapy，DT）（永久使用，无移植计划），适用于不适合心脏移植的晚期心力衰竭患者；因此，这些设备越来越多地被用作老年人的 DT。

随机试验表明，与单独的药物治疗（包括持续静脉肌力治疗）相比，接受 LVAD 治疗的难治性心力衰竭患者的生活质量和生存率有所改善。然而，LVAD 治疗仍有相当高的发病率和死亡率，尤其是 DT 患者，他们往往比 BTT 患者年龄大。HeartMate Ⅱ DT 试验参与者的 1 年和 2 年生存率分别为 68% 和 58%，但美国食品药品管理局批准后的最新注册数据显示 1 年生存率超过 80%。大多数死亡发生在植入后的前几个月，最常见的原因是脑卒中、多器官衰竭和

HF。年龄越大，并发症风险越高，但年龄本身并不是 LVAD 治疗的排除标准。在对机械循环支持研究网络（mechanical circulatory support research network, MCSRN）登记的回顾性分析中，70 岁或以上的患者有相似的泵血栓形成和脑卒中率，但胃肠道出血率较高。年龄较大不是死亡率的独立预测因素，存活率与年轻人相似。新一代 LVAD 显示出类似高的 1 年和 2 年生存率，但脑卒中和泵血栓发生率降低。进行多层面的术前评估，包括强制性姑息治疗讨论，以加强患者选择和结果。该评估应关注目标、风险和效益的个体化决策相结合，以确定每位患者的最佳护理方法。随着患者选择的改进和技术进步，围术期发病率和死亡率可能还会下降。

心脏移植：心脏移植为终末期心力衰竭提供了明确的治疗，但由于供体缺乏，只能用于极少数患者。2018 年，美国有 2940 例成人心脏移植，其中 659 例（22.4%）≥65 岁。虽然没有明确的移植年龄界限，但候选人是基于总体临床情况，大多数中心认为高龄是移植的相对禁忌。尽管如此，65 岁以上患者的移植量在超过 15 年的时间里一直在稳步增长。其他禁忌证包括严重肺动脉高压、活动性感染或恶性肿瘤、严重慢性肺病、严重肾损害、严重外周血管疾病或颈动脉疾病、严重精神疾病、伴有凝血障碍的原发性肝病、伴有终末器官功能障碍的糖尿病。

尽管年龄较大的心脏移植受者在移植后发病率和死亡风险增加，但幸存者报告的生活质量、心理适应和依从性比年轻患者更好。因此，心脏移植可考虑用于严格选择的 65—75 岁的晚期 HF 患者。

手术 / 经导管瓣膜治疗：具体如下。

主动脉狭窄（aortic stenosis, AS）：随着年龄的增长，具有临床意义的 AS 患病率增加。传统上，外科主动脉瓣置换术（surgical aortic valve replacement, SAVR）是在有严重症状的 AS 患者中进行的，但老年患者认为开放手术风险太高，仅限于药物治疗。在过去的 20 年中，已经开发了一种微创的经导管主动脉瓣置换术（transcatheter approach to aortic valve replacement, TAVR）。在一项大型临床试验中，对于严重视为心脏直视手术风险太高的患者（平均年龄 83 岁，54% 为女性），TAVR 与单独药物治疗相比死亡率较低。最近，在严重 AS 的高、中、低风险患者中，TAVR 比 SAVR 更有利，死亡率更低，住院率更低。因此，大多数患有严重 AS 的老年患者可以通过 TAVR 而不是 SAVR 进行治疗，住院时间和恢复时间通常较短。

二尖瓣反流（MR）：二尖瓣反流（mitral regurgitation, MR）被分类为退行性或功能性。退行性 MR 可归因于二尖瓣或相关结构的原发性异常。传统上，二尖瓣手术修复或置换是在有严重 MR 和心脏功能障碍症状或证据的患者中进行的。2013 年，经导管二尖瓣修复术获得 FDA 批准，用于治疗部分退行性 MR 患者，包括手术风险高的患者。

功能性 MR 被定义为在正常瓣膜解剖结构的情况下由于心室扩张和重构引起的 MR。2019 年 5 月，FDA 批准使用米特拉利普治严重功能性 MR 和心室功能障碍患者，这些患者正在接受最佳指南指导的 HF 药物治疗和 CRT（如有指示）。

7. 临终关怀

鉴于确诊 HF 患者十分差的预后（比大多数形式的癌症更糟），应在所有 HF 患者中解决生命末期问题。应提供有关临床过程和预后的信息，应鼓励患者表达其对临终护理的偏好，并指定持久的授权书。对于那些终末期心力衰竭患者，尽管有最佳药物治疗，但仍有持续严重症状，应考虑转诊至姑息治疗或临终关怀。与未纳入姑息治疗的治疗相比，作为多学科方法的一部分，早期接触姑息治疗可以改善生活质量，缓解焦虑和抑郁。

（七）预后

老年 HF 患者的预后较差，65 岁以上患者的 5 年生存率约为 25%；年龄大于 85 岁，中期生存率小于 2 年，HFrEF 或 HFpEF 患者的长期预后相似。预后较差的相关因素包括年龄、男性、更严重的症状、较低的 LVEF、缺血性病因、AF、糖尿病、低钠血症、肾功能不全、贫血和室性心律失常。进展性 HF 和 SCD 是 HFrEF 患者的两个主要死亡原因，但随着指南指导的药物治疗的使用，死亡率有所下降。HFpEF 患者的死亡率通常与 HF 无关，并可能作为其他急性疾病（如肺炎、髋部骨折）或相关共病（如痴呆）的并发症发生。

参考文献

Hess PL, Al-Khatib SM, Han JY, et al. Survival benefit of the primary prevention implantable cardioverter-defibrillator among older patients: does age matter? An analysis of pooled data from 5 clinical trials. *Circ Cardiovasc Qual Outcomes.* 2015;8(2):179–186.

Kim JH, Singh R, Pagani FD, et al. Ventricular assist device therapy in older patients with heart failure: characteristics and outcomes. *J Card Failure.* 2016;22(12):981–987.

Mack MJ, Leon MB, Thourani VH, et al. Transcatheter aortic-valve replacement with a balloon-expandable valve in low-risk patients. *N Engl J Med.* 2019;380:1695–1705.

McMurray JJ, Packer M, Desai AS, et al. Angiotensin-neprilysin inhibition versus enalapril in heart failure. *N Engl J Med.* 2014;371(11):993–1004.

O'Connor CM, Whellan DJ, Lee KL, et al. Efficacy and safety of exercise training in patients with chronic heart failure: HF-ACTION randomized controlled trial. *JAMA.* 2009;301(14):1439–1450.

Rogers JG, Patel CB, Mentz RJ, et al. Palliative care in heart failure: the PAL-HF randomized controlled clinical trial. *J Am Coll Cardiol.* 2017;70(3):331–341.

Solomon SD, McMurray JJV, Anand IS, et al. Angiotensin-neprilysin inhibition in heart failure with preserved ejection fraction. *N Engl J Med.* 2019;381(17):1609–1620.

Stone GW, Lindenfeld J, Abraham WT, et al. Transcatheter mitral-valve repair in patients with heart failure. *N Engl J Med.* 2018;379:2307–2318.

Upadhya B, Pisani B, Kitzman DW. Evolution of a geriatric syndrome: pathophysiology and treatment of heart failure with preserved ejection fraction. *J Am Geriatr Soc.* 2017;65(11):2431–2440.

Yancy CW, Jessup M, Bozkurt B, et al. 2013 ACCF/AHA guideline for the management of heart failure: a report of the American College of Cardiology Foundation/American Heart Association Task Force on Practice guidelines. *J Am Coll Cardiol.* 2013;62:e147–e239.

相关网站

American Heart Association (excellent source of materials for both practitioners and patients). www.americanheart.org. Accessed April 2, 2020.

Heart Failure Society of America (source materials for physicians and patients). www.hfsa.org/. Accessed April 2, 2020.

二、心律失常

（一）缓慢性心律失常

诊断要点

- 运动不耐受、呼吸短促、疲劳、心悸、头晕、晕厥。
- 窦性心动过缓、窦性停顿、房室结传导延迟或阻滞、阵发性室上性心动过速伴缓慢性心律失常（心动过缓综合征）。

1. 一般原则

老年人心动过缓主要由影响脉搏形成和传导的退行性变化引起。窦房结功能障碍包括窦性心动过缓、窦性停搏、顺应性功能不全（无法根据活动需要增加心率）和心动过缓综合征（心房颤动或心房扑动与窦性心动过缓交替）。房室结传导阻滞也是老年人心动过缓的常见原因。起搏器植入是无可逆原因的症状性心动过缓的唯一有效治疗方法。

2. 预防

目前，尚无已知的预防老年性窦房结功能障碍或传导系统疾病的措施。

3. 临床表现

(1) 症状和体征：窦性心动过缓最常见的表现是疲劳。窦性停顿可能导致头晕或晕厥。顺应性不全患者在休息时可能没有症状，但在运动时会出现疲劳或呼吸短促。在快 – 慢综合征患者中，快速心律失常可能导致心悸。心动过速的终止导致长时间的停顿可能与头晕或晕厥症状有关。

老年患者通常有房室结传导阻滞（一度房室传导阻滞或 Mobitz Ⅰ 型二度房室阻滞），通常无症状且良性。Mobitz Ⅱ 型房室传导阻滞（结下阻滞）可能无症状，但有进展为完全房室传导阻滞的风险。完全性房室传导阻滞（complete heart block，CHB）可出现疲劳、呼吸短促或晕厥症状。在老年慢性完全性房室传导阻滞患者中，稳定的逸搏节律往往症状轻微，收缩压轻度升高。

颈动脉过敏症是老年患者不明原因跌倒的常见原因。在仔细听诊以排除杂音后，轻柔的颈动脉窦按摩可能导致颈动脉超敏患者暂停超过 3s。颈动脉窦按摩过程中暂停不到 3s 为正常。

(2) 特殊测试

心电图：十二导联 ECG 和节律图可显示窦性心动过缓、窦性暂停、房室结传导延迟或希氏 – 浦肯野系统疾病（左或右束支传导阻滞、束支阻滞）。

动态监测：与症状相关的心律异常的动态监测记录对于确定治疗至关重要。24h 或 48h 动态心电图监护仪适用于症状频繁的患者，而 30 天事件监护仪适用于症状较少的患者。对于具有罕见但潜在严重症状（如晕厥）的患者，应考虑使用植入式环路记录仪。在一项对 61—81 岁复发性不明原因晕厥患者的研究中，植入式环路记录器在 43% 的病例中确定了诊断，而传统方法仅在 6% 的病例诊断。

其他心脏测试：运动测试对疑似变时功能不全的患者有诊断作用。与心率增加不足相关的劳累性呼吸短促或疲劳可确认诊断。运动测试也可引起晚期希氏 - 浦肯野系统疾病患者的 Mobitz II 型房室传导阻滞或完全性房室传导阻滞。心内电生理检查通常不用来确定缓慢性心律失常的病因，但对于特殊患者，可以确定房室传导阻滞水平（节内 vs. 节下），并确定是否需要永久性起搏器。

4. 鉴别诊断

心动过缓的症状是非特异性的，可归因于多种其他原因，包括心源性（心力衰竭、冠状动脉疾病、瓣膜性心脏病）和非心源性（慢性肺病、贫血、甲状腺功能减退、脱敏）。轻度头晕或晕厥可由低血压（尤其是直立性低血压）、自主神经功能障碍（如糖尿病或帕金森病的结果）、肺栓塞或神经源性引起。许多药物可以引起类似心动过缓的症状。肾功能下降和局部药物（如 β 受体拮抗药滴眼液）的全身吸收都必须被视为心动过缓的潜在病因。

5. 并发症

缓慢性心律失常可能导致跌倒或晕厥，并可能导致严重伤害（如髋部骨折或颅内出血）。极少数情况下，没有逸搏节律的严重窦性停搏或完全性房室传导阻滞可能是致命的。

6. 心动过缓的治疗

心动过缓的治疗从识别潜在加重因素开始。如果必要，应停止使用可导致心动过缓的药物。应询问患者可能导致心动过缓的草药制剂（如益母草和缬草）。同时，应进行甲状腺、肺或其他心脏病的评估和治疗。对于非可纠正原因引起的症状性心动过缓患者，永久性起搏器植入是唯一有效的治疗方法。起搏器也适用于 Mobitz II 型阻滞或 CHB。

无症状窦性心动过缓、一度房室传导阻滞和 Mobitz I 型二度房室阻滞不适用于起搏器植入。由于潜在可逆原因导致心动过缓的部分患者仍可能受益于起搏器。例如，在缺乏替代治疗的情况下，指南指导的 HF 药物治疗（即 β 受体拮抗药）导致出现症状性房室传导阻滞的患者需要使用起搏器。

7. 预后

起搏器植入不影响存活率，但可减轻症状性缓慢性心律失常患者的症状，并改善其生活质量。与单纯心动过缓患者相比，由于血栓栓塞和房性快速心律失常的其他并发症，心动过缓综合征患者的预后较差。

（二）快速心律失常——心房颤动和心房扑动

诊断要点

- 心悸、呼吸短促、胸痛、头晕。
- 快速、脉搏不规则（心房扑动时可能有规律）。
- 心电图显示心房颤动或心房扑动。

1. 一般原则

心房颤动的患病率随年龄增长而增加。一项研究发现，心房颤动患病率在 55 岁以下成年人中为 0.1%，在 80 岁以上的成年人中为 9%。2010 年，美国大约有 500 万人心房颤动患者，预计到 2050 年这一数字将翻一番。此外，据估计，到 2050 年底，近 50% 的心房颤动患者将达到 80 岁或以上。在所有年龄段，心房颤动在男性中比女性更为常见，但女性在老年心房颤动人口中所占比例越来越大。心房扑动（atrial flutter，AFL）与心房颤动密切相关，患者经常在不同时间出现两种心律失常。

2. 预防

在老年人中，心房颤动最常见于高血压、冠状动脉疾病、瓣膜异常或心力衰竭。心房颤动也常见于患有系统性疾病（如肺炎）的老年患者，以及心脏或非心脏手术后。甲状腺功能亢进（包括亚临床甲状腺功能亢进）、急性或慢性肺病、睡眠呼吸紊乱（尤其是阻塞性睡眠呼吸暂停）、肺栓塞和心包疾病是心房颤动的额外诱因。预防和适当治疗这些疾病可减少心房颤动的发生。

3. 临床表现

(1) 症状和体征：与心房颤动相关的症状无特异性。由快速心室率引起的心悸是常见的，呼吸短促、疲劳和头晕也是常见的。许多患者无症状或仅有轻度症状。由心动过速和心房收缩丧失引起的急性心力衰竭是老年患者（尤其是心功能受损患者）心房颤动的常见表现。一些患者没有心脏症状，但出现血栓栓塞事件，如短暂性脑缺血发作或脑卒中。对于心动过速介导的心肌病，心房颤动和快速心室率的无症状患者很少出现心力衰竭症状。

心房颤动的主要体征是心律不规则。心房颤动可能非常迅速，心室率为 130～180 次 / 分。在患有传导疾病的老年患者中，心室率可能正常甚至缓慢。心房扑动通常是规则的，因为心房活动更为有序，传导至心室的房室传导比例为 2:1、3:1 或 4:1。由心房颤动引起的不规则心律也很常见，仅根据体格检查可能无法与心房颤动区分。舒张或收缩性心室功能不全的患者可能出现容量保留性心力衰竭的迹象，其中心房收缩丧失会减少心输出量。

(2) 特殊检查

心电图：心电图对正在发生的心房颤动或心房颤动患者具有诊断作用。心房颤动的特征是缺乏有组织的心房电活动和 QRS 波群之间的间歇不规则。心房扑动的心室律更为有序，最常见的 AFL 形式（即典型 AFL）的心房电活动（即扑动波）呈锯齿状，最常见于下壁导联（II、III 和 aVF）。在非典型 AFL 中，扑动波不呈现锯齿形，但仍然均匀，与心房颤动的不规则和无序心房活动形成对比。

超声心动图：有助于评估潜在心脏疾病和心室尺寸，并排除心动过速介导的心肌病引起的左心室收缩功能障碍。左心房增大与复发性心律失常风险增加相关。严重瓣膜病、收缩功能障碍、肺动脉高压与恢复和维持窦性心律的可能性降低相关。

心导管介入术：心导管介入术不是 AF 评估的常规指示，但可用于评估 CAD、心肌病或瓣膜异常。

其他测试：所有新诊断的 AF 或 AFL 患者都需要查血清电解质和甲状腺功能。对于植入永久起搏器或 ICD 的患者，询问可提供有关心率控制和整体 AF 负荷的信息。

4. 鉴别诊断

AF 和 AFL 必须与其他类型的室上性心律失常相区分。频繁的房性期前收缩、阵发性房性心动过速和多灶性房性心律失常（multifocal atrial tachycardia，MAT）可能出现与心房颤动或心房扑动相似的症状和体征，在大多数情况下，12 导联心电图足以确定正确诊断。迷走神经刺激或腺苷可能是区分 AFL 与其他室上性心律失常的必要手段。一些患者在心动过速期间出现 QRS 增宽。在 QRS 波增宽的室内传导阻滞和束支传导阻滞患者中，AF 或 AFL 可能表现为广泛复杂的心动过速，难以与室性心动过速区分。

5. 并发症

AF 和 AFL 通常不会立即危及生命，但如果治疗不当，可能会导致严重并发症。最严重的并发症是脑卒中。对于阵发性心房颤动或心房颤动的患者，脑卒中可能发生在存在或不存在持续性心律失常的情况下。在一项研究中，60% 以上的患者在脑卒中时处于窦性心律。如 CHA_2DS_2VASc 评分所示，脑卒中的危险因素包括充血性心力衰竭、高血压、75 岁或以上、糖尿病、既往脑卒中或短暂性脑缺血发作、血管疾病（冠状动脉、主动脉或外周动脉疾病）、65—74 岁、性别类别（女性）。CHA_2DS_2VASc 为脑卒中或短暂性脑缺血发作评分 2 分，75 岁或 75 岁以上者评分 2 分，其他危险因素评分 1 分。无危险因素的患者年脑卒中风险 < 1%，而有 9 分的患者年脑卒中风险约为 12%。除脑卒中和 TIA 外，AF 或 AFL 引起的血栓栓塞事件可影响肠、肾、其他器官或四肢的循环。

慢性心房颤动和快速心室率患者可能发生心动过速性心肌病。心力衰竭和 SCD 可能由心肌病引起。老年患者在左心室肥大的情况下，心肌缺血可能是氧供需失调的结果。

6. 治疗

(1) 治疗目标：新发 AF 或 AFL 患者的治疗管理目标应从识别可能的诱因开始。治疗的主要目标包括预防脑卒中和其他血栓栓塞事件，控制心室率，缓解症状。

(2) 抗血栓治疗：心房颤动患者发生血栓栓塞事件的风险略高于单纯心房颤动患者，但阵发性心房颤动和持续性心房颤动之间无显著差异。脑卒中风险应使用 CHA_2DS_2VASc 评分进行评估。值得注意的是，女性性别被认为是一种风险调整因素，并取决于年龄。最近的研究表明，在缺乏其他心房颤动风险因素的情况下，女性脑卒中风险较低，与男性相似。相反，有两个或两个以上非性别相关脑卒中风险因素的女性存在过度风险。因此 2019 年美国心脏协会 / 美国心脏病学会 / 心律学会指南建议对心房颤动或心房颤动且 CHA_2DS_2VASc 评分为 ≥2 分或 ≥3 分的女性进行抗凝治疗。根据这些建议，所有 75 岁或以上患有心房颤动的男性和女性均应接受抗凝治疗。此外，由于脑卒中风险随着年龄的增长而逐渐增加，老年患者从抗凝治疗中获得最大的绝对益处。

在过去10年中，心房颤动和心房颤动治疗的最大变化是越来越多地使用直接口服抗凝血药。批准用于减少AF或AFL患者心源性栓塞脑卒中的四种DOAC可分为两类：直接凝血酶抑制药（达比加群）和因子Xa抑制药（阿哌沙班、利伐沙班和依多沙班）。重要的是，2019年心房颤动和心房扑动治疗指南建议非瓣膜性心房颤动或心房颤动符合DOAC条件的患者使用DOAC而非华法林（即在没有中度至重度二尖瓣狭窄或机械性心脏瓣膜的情况下，华法林仍是首选抗凝血药）。这一变化反映了这样一个事实，即当作为一个对照组考虑时，DOAC在预防脑卒中和全身性栓塞方面至少不劣于华法林，并且在一些试验中优于华法林。此外，2014年的一项Meta分析证实，DOAC的益处扩展到≥75岁的患者。与华法林相比，DOAC的其他优势包括更少的药物-药物相互作用，更少的饮食-药物相互影响，以及不需要进行系列实验室测试以确保治疗性抗凝。

DOAC的主要局限性在于，所有药物的成本远远高于普通华法林的成本，这可能会妨碍其在许多老年人中的使用。DOAC也禁止用于V期慢性肾脏病患者，对于较轻的CKD患者需要减少剂量。评估晚期CKD患者DOAC的其他研究正在进行中。

口服或静脉注射维生素K、新鲜冷冻血浆或四因子凝血酶原复合物浓缩物（prothrombin complex concentrate，PCC）可逆转华法林引起的出血并发症。对于DOAC，FDA于2015年批准伊达鲁珠单抗逆转达比加群，2018年批准安德塞那α逆转因子Xa抑制药。如果这些药物不可用，可给予PCC，其对Xa因子抑制药的疗效优于达比加群。

对于脑卒中风险较高但有长期抗凝禁忌证的老年患者，经皮左心耳（left atrial appendage，LAA）封堵术可被视为预防脑卒中的替代疗法。一项Meta分析比较了FDA批准的Watchman LAA封堵器与华法林的疗效，接受封堵器的患者出血性脑卒中明显少于接受华法林的患者，但在封堵器组中缺血性脑卒中增加。在因其他原因接受心脏手术的患者中，手术结扎左心耳最近被证明可以降低脑卒中风险。

对于有抗血小板治疗［即阿司匹林和（或）

P2Y12抑制药］和抗凝适应证的患者，必须仔细考虑调整方案以降低出血风险。WOEST研究是一项大型、多中心、随机试验，比较了口服抗凝血药和氯吡格雷单独（双重治疗）与口服抗凝血药加氯吡格雷和阿司匹林（三联治疗）对需要抗凝治疗（心房颤动患者占69%）并接受经皮冠状动脉介入治疗的患者的疗效。主要结果是经皮冠状动脉介入术后1年内的出血。该研究还评估了死亡、心肌梗死、脑卒中、靶血管血运重建或支架血栓形成的复合次要终点。与接受三联疗法的患者相比，接受双联疗法治疗的患者在第1年出血并发症的风险降低了64%，具有统计学意义（绝对风险降低25%）。令人惊讶的是，接受双重治疗的患者的次要终点也显著降低了44%。随后的研究证实，在出血方面，双重治疗优于三联治疗，并且在缺血性结果方面不劣于三联治疗。此外，在这种情况下，DOAC的出血风险低于华法林。综上所述，这些研究支持在有抗凝和抗血小板治疗适应证的患者中避免三联疗法，并在可行时选择DOAC而不是华法林。

老年心房颤动患者脑卒中风险增加，大出血风险也增加。为了评估出血风险，并帮助临床医生和患者权衡抗凝导致大出血的风险与减少心源性栓塞脑卒中的益处，已经制定了几种出血风险评分。其中，2010年创建的HAS-BLED评分使用最为广泛。在制定该工具时，主要出血定义为颅内出血、需要住院治疗的出血、血红蛋白下降＞2g/dl或需要输血的出血。通过给每个危险因素1分来计算得分：高血压（未控制，收缩压＞160mmHg），肾或肝功能异常（每个因素1分），脑卒中，出血史或易感性，不稳定的国际标准化比值（治疗范围内的时间为65年），以及药物或酒精同时使用（抗血小板药物、非甾体抗炎药；药物1分，酒精过量1分）。HAS-BLED评分为1分的患者的严重出血的年发生率为1%，评分为5分的患者为12.5%。结合CHA_2DS_2VASc评分估计脑卒中风险，使用该信息可帮助患者和临床医生评估心房颤动抗凝治疗的净临床获益，可作为共同决策过程的一部分。

(3) 速率控制：AF和AFL急性和慢性管理阶段的主要目标是有效控制心室率。最佳心率控制，静息心率为60～80次/分，活动心率为90～115次/分。

然而，"宽松"心率控制（静息心率<110 次 / 分）相对于严格的心率控制（休息心率<80 次 / 分）被证明没有降低生活质量，同时只需要较少的药物治疗。β 受体拮抗药是治疗冠心病或收缩功能减退患者心率控制的选择。钙通道阻滞药地尔硫䓬和维拉帕米对速率控制有效，但不建议在左心室收缩功能低下的患者使用。地高辛对副交感神经系统产生影响，从而起到减慢心室传导的作用，但对交感神经兴奋的患者疗效有限，如在康复运动时、术后患者或发生感染。相对稳定的患者中，低剂量地高辛可以单独或联合 β 受体拮抗药或钙通道阻滞药用于心室率的控制。胺碘酮可以用作速率控制的辅助剂，长期使用不良反应很常见。对药物进行心室率控制无效的患者，可以考虑射频消融房室结后植入永久起搏器，从而提高患者生活质量。

（4）节律控制：恢复和维持窦性心律通常是缓解心房颤动症状的必要条件。使用抗心律失常药物进行节律控制尚未显示出降低死亡率或脑卒中的效果，也不能避免血栓栓塞事件高风险患者长期抗凝的需要。心房颤动持续时间长、收缩功能降低、严重舒张功能障碍或左心房扩大的患者更难实现心律控制。

对于出现心房颤动合并快心室率且血流动力学不稳定的患者，应立即进行电复律。在稳定患者中，应开始使用 β 受体拮抗药或钙通道阻滞药进行心率控制。对于仍有症状的患者，如果 AF 或 AFL 持续时间<48h，或患者已连续至少 3 周使用华法林或 DOAC 进行治疗性抗凝，可以在低血栓栓塞风险的情况下进行电复律。如果心房颤动持续 48h 或更长时间，或持续时间未知，在前 3 周未记录治疗性抗凝的情况下，建议在复律前进行经食管超声心动图检查以排除左心耳血栓。心脏复律后，抗凝治疗必须至少持续 4 周，因为心脏复律之后，心房顿抑导致血栓形成的风险仍然存在。如前所述，CHA_2DS_2VASc 评分为男性≥2 分和女性≥3 分，抗凝应无限期持续。

心脏复律可通过药物或电复律。直流电复律比药物复律更有效、更安全。FDA 批准用于心房颤动转复的唯一静脉注射药物是伊布利特，但存在诱发 QT 间期延长和尖端扭转室性心动过速的风险，尤其是在心力衰竭患者中。尽管广泛使用，静脉注射胺碘酮在心房颤动转为窦性心律的急性转复中（即给药后 2h 内）并不比安慰剂更有效，6h 后胺碘酮的转化率更高。

长期维持窦性心律通常需要口服抗心律失常药。奎尼丁和普鲁卡因胺很少使用，因为其疗效有限且不良反应多。由于明显的抗胆碱能不良反应，老年人相对禁用苯丙胺。氟卡尼和普罗帕酮对维持窦性心律相对有效，但不应用于结构性心脏病患者。索他洛尔和多非利特可延长 QT 间期，因此必须谨慎使用这些药物，尤其是对于肌酐清除率降低的老年女性（基线时 QT 间期较长）。胺碘酮因其有效性和相对缺乏短期不良反应而被广泛使用，长期使用期间可能会出现甲状腺、肝脏、神经、眼部和肺部毒性，对这些器官系统的常规监测至关重要。决奈达隆是一种类似于胺碘酮的药物，具有较少的长期器官毒性，但已报道了罕见的急性肝衰竭病例。决奈达隆禁用于活动性心力衰竭或持续性心房颤动患者。

典型锯齿状心房颤动的射频消融通常成功率高，并发症发生率低。心房颤动消融主要涉及肺静脉与左心房的电隔离，已成为一种常见且相对有效的手术。阵发性心房颤动的成功率（定义为 1 年后无心房颤动复发）约为 70%，但持续性或永久性心房颤动成功率较低。心房颤动的主要并发症，包括脑卒中、肺出血、深静脉血栓形成、肺栓塞、心脏穿孔或压塞、食管穿孔和死亡，发生率为 3%～5%。心房颤动消融术尚未被证明能降低脑卒中风险，因此在高危患者中并不排除长期抗凝的需要。很少有研究专门研究老年患者心房颤动消融的有效性和安全性，但有限的回顾性数据表明，在 80 岁以上患者中，结果与年轻患者相似。外科手术治疗心房颤动的手术方法主要为 Cox 迷宫手术，1 年成功率>90%，5 年成功率高达 70%；它也被证明可以减少脑卒中。对于有心房颤动病史且需要瓣膜或旁路手术的患者，应考虑同时进行 Cox 迷宫手术。

最近的两项随机试验研究了导管消融治疗心房颤动的益处。CASTLE-AF 试验表明，与药物治疗组相比，接受心房颤动导管消融的 HFrEF 和 AF 患者的全因死亡率或因心力衰竭恶化住院的复合终点有所改善，其包括频率或节律控制治疗策略。年龄大于或小于 65 岁的患者的绝对益处相似。CABANA 试验比较了心房颤动患者的导管消融术与药物治疗（频率或节律控制）。通过意向性治疗分析，尽管导管消融术组死亡或心血管住院的次要结果显著减少17%，两组在主要复合终点死亡、致残性脑卒中、严重出血或5年后心搏骤停方面没有差异。此外，随机接受导管消融术的患者在12个月时报告的生活质量更为获益。在亚组分析中，随着年龄的增长，尤其是在75岁以后，导管消融对主要终点的益处有减少的趋势（*P*=0.07），但对生活质量的影响在年龄组之间相似。

7. 预后

未经治疗的心房颤动与死亡率增加相关，主要是脑卒中和心动过速诱发的心肌病导致的心力衰竭和猝死风险增加。此外，由心房颤动或心房颤动引起的血流动力学不稳定和严重症状与复发性住院、手术和抗心律失常药物的高发病率和高成本相关。在适当的治疗下，心房颤动和心房颤动的长期预后良好，并且在心率控制或节律控制的患者中存活率相似。

（三）室性心律失常

1. 一般原则

室性心律失常的发病率随着年龄的增长而增加，这是由于心室电重构和心肌中与年龄相关的变化和心脏疾病发病率增加。室性心律失常的范围涉及孤立性室性异位搏动或非持续性室性心动过速（nonsustained ventricular tachycardia，NSVT），这两种情况在心脏结构正常的患者中都是良性的，但可能导致晕厥或SCD的室性心动过速和纤颤。

2. 预防

由于大多数严重的室性心律失常与潜在的心脏疾病有关，因此预防和早期治疗心肌梗死和其他可能导致心肌病的疾病（如高血压和糖尿病）至关重要。心肌病的早期检测对于预防致命性室性心律失常非常重要。

3. 临床表现

症状和体征：孤立性室性期前收缩综合征（premature ventricular complexes，PVC）通常无症状。偶尔，患者可能会感到"心跳重"或心悸。NSVT定义为三个或多个连续PVC，速度超过每分钟100次，持续时间<30s。NSVT通常无症状，但可引起心悸、短暂性轻度头痛或晕厥。室性心动过速（ventricular tachycardia，VT）可能导致心悸、头晕或晕厥。心室颤动与血流动力学衰竭相关，如果不立即治疗，会导致晕厥或SCD。

与PVC相关的体征包括听诊期间的间歇性不规则心率，这可能与缺乏外周脉搏有关。NSVT和VT与快速脉搏相关，在某些情况下与低血压相关。心室颤动与脉搏或血压不足有关。

4. 特殊检查

（1）心电图：孤立性PVC患者的心电图显示心室起源的宽QRS波搏动。室性心动过速表现为连续宽QRS波，通常是规则而持续的。尖端扭转型室性心动过速是一种多型室性心律失常，在QT间期延长的情况下，QRS振幅有增有减。心室颤动是一种无离散QRS复合波的混沌节律。应检查基线心电图是否有心肌梗死或QT间期延长（如药物或电解质异常引起）。超过总心跳20%的PVC负荷可能与发展为心肌病有关。

（2）超声心动图、运动试验和心导管检查：这些检查提供了有关潜在心脏疾病的存在和严重程度、严重室性心律失常的可能性的信息。LVEF和严重缺血的存在是预后不良的主要决定因素。急性冠状动脉缺血可能导致持续性室性心动过速或心室颤动，需要紧急PCI。

（3）电生理检查：电生理检查（electrophysiology study，EPS）的主要作用是对结构性心脏病和NSVT患者进行SCD风险分层。在无症状的冠心病患者中，LVEF为36%～40%，以及非持续性室性心动过速，在EPS期间诱导持续性VT与SCD风险增加相关。病因不明的晕厥患者中，已知CAD或局灶性室壁运动异常，LVEF≥40%，EPS可用于评估室性心律失常作为晕厥原因的可能性。EPS对非缺血性心肌病患者的SCD风险分层没有帮助。

5. 鉴别诊断

广泛复杂异位搏动可能起源于心室或室上。P波前的孤立宽QRS搏动提示室上起源异常传导。伴房室分离的宽QRS心动过速起源于心室，可诊断为室性心动过速。其他诊断标准为融合或捕获搏动（宽QRS搏动中突然出现窄QRS）和左束支传导阻滞形态伴右轴偏移。在老年患者中，基线传导异常很常见。心动过速时，QRS形态与窦性心律时基线QRS形态的比较有助于区分室上性心动过速和室性心动过速。

6. 并发症

室性心律失常最重要的并发症是 SCD，通常无先兆症状。室性心律失常也可能与晕厥、跌倒、胸痛、呼吸困难或急性心力衰竭有关。

7. 治疗

孤立的 PVC 通常不需要治疗。在症状严重的患者中，β 受体拮抗药是首选药物；如果患者对 β 受体拮抗药无反应，可以使用抗心律失常药物。一些 PVC 负荷高的患者（如占所有搏动的 20% 以上）可发展为心肌病。在某些情况下，可通过使用抗心律失常药物或射频消融单形态 PVC 实现心肌病逆转。

非持续性室性心动过速的存在表明需要进一步检查。对于左心室射血分数正常的患者，可以用于持续性室性心动过速同样的方法消融。在冠心病患者中，左心室射血分数为 36%～40%，EPS 期间可诱导单型室性心动过速，ICD 可预防此类 SCD。左心室射血分数≤35% 的患者无论病因如何都可以选择 ICD 作为 SCD 的一级预防。存在心肌病的不明原因晕厥患者应该植入 ICD 进行 SCD 二级预防（其晕厥可能归因于严重室性心律失常的事件）。对药物治疗无反应的复发性心律失常患者进行室性心动过速的消融可减少 ICD 电击。室性心动过速消融通常使用血管内导管进行。最近，立体定向放射治疗已用于无创进行室性心动过速消融。这项技术的其他研究正在进行中。

在 75 岁以上患者植入 ICD 的作用存在争议。多项研究和亚组分析评估了老年患者 ICD 的死亡率效益，结果参差不齐。尽管 ICD 可降低入组老年患者的死亡率，但由于老年人中其他原因的死亡风险存在混杂因素，因此绝对临床益处似乎小于年轻患者。对于老年人 ICD 的植入，临床医生需要考虑患者共病、功能状态、死亡率竞争风险和患者偏好。还应注意的是，ICD 电击通常是痛苦的，有效治疗室性心律失常可能会将死亡模式从突然改变为渐进的过程，虽然延长了寿命，但降低了生活质量。在植入 ICD 之前和之后，尤其是当健康状况或预后发生重大变化时，应定期讨论在终末期疾病或重复电击情况下的装置失效。此外，关于 ICD 更换（最常见的原因是电池耗尽）应包括使用共享决策重新评估风险和收益。

8. 预后

室性心律失常的预后取决于潜在心脏疾病的性质和严重程度。在没有结构性心脏病或 LVEF 降低的情况下，PVC 和 NSVT 的预后良好。收缩功能下降是 NSVT 患者死亡率增加的标志，但没有证据表明抑制 PVC 和 NSVT 可提高生存率。在左心室射血分数≤35% 的患者植入 ICD，降低了年轻患者的死亡率，但在老年患者死亡率中的获益尚不清楚。

致谢：感谢 Susan Joseph 博士和 Jane Chen 博士在本书第 2 版中对本章的贡献。

参考文献

Connolly SJ, Ezekowitz MD, Yusuf S, et al. Dabigatran versus warfarin in patients with atrial fibrillation. *N Engl J Med*. 2009;361:1139–1151.

Granger CB, Alexander JH, McMurray JJ, et al. Apixaban versus warfarin in patients with atrial fibrillation. *N Engl J Med*. 2011;365:981–992.

January CT, Wann LS, Calkins H, et al. 2019 AHA/ACC/HRS focused update on the 2014 AHA/ACC/HRS guideline for the management of patients with atrial fibrillation. *J Am Coll Cardiol*. 2019;74(1):104–132.

Kusumoto FM, Schoenfeld MH, Barrett C, et al. 2018 ACC/AHA/ HRS guideline on the evaluation and management of patients with bradycardia and cardiac conduction delay: executive summary. *Heart Rhythm*. 2019;16(9):e128–e226.

Lampert R, Hayes DL, Annas GJ, et al. American College of Cardiology; American Geriatrics Society; American Academy of Hospice and Palliative Medicine; American Heart Association; European Heart Rhythm Association; Hospice and Palliative Nurses Association. HRS expert consensus statement on the management of cardiovascular implantable electronic devices (CIEDs) in patients nearing end of life or requesting withdrawal of therapy. *Heart Rhythm*. 2010;7(7):1008–1026.

Mark DB, Anstrom KJ, Sheng S, et al. Effect of catheter ablation vs medical therapy on quality of life among patients with atrial fibrillation: the CABANA randomized clinical trial. *JAMA*. 2019;321(13):1275–1285.

Packer DL, Mark DB, Robb RA, et al. Effect of catheter ablation vs antiarrhythmic drug therapy on mortality, stroke, bleeding, and cardiac arrest among patients with atrial fibrillation: the CABANA randomized clinical trial. *JAMA*. 2019;321(13):1261–1274.

Patel MR, Mahaffey KW, Garg J, et al. Rivaroxaban versus warfarin in nonvalvular atrial fibrillation. *N Engl J Med*. 2011;365:883–891.

Sardar P, Chatterjee S, Chaudhari S, Lip G. New oral anticoagulants in elderly adults: evidence from a meta-analysis of randomized trials. *J Am Geriatr Soc*. 2014;62:857–864.

Van Gelder IC, Groenveld HF, Crijns H, et al. Lenient versus strict rate control in patients with atrial fibrillation. *N Engl J Med*. 2010;362:1363–1373.

相关网站

American Heart Association (excellent source of materials for both practitioners and patients). www.americanheart.org. Accessed April 2, 2020.

Heart Rhythm Society (source materials for physicians and patients). www.hrsonline.org. Accessed April 2, 2020.

第 41 章 高血压
Hypertension

Saket Saxena　Gina Ayers　Ronan M. Factora　著

糜 涛 译　涂 玲 校

316

诊断要点

- 1 级高血压被定义为平均收缩压（SBP）为 130～139mmHg 或平均舒张压（DBP）为 80～89mmHg。
- 2 级高血压被定义为平均的 SBP≥140mmHg 或 DBP≥90mmHg。

一、一般原则

根据 2017 年美国心脏病学会 / 美国心脏协会工作小组的报告，血压（blood pressure，BP）根据收缩压和舒张压的平均值分为四个级别。

- 正常血压（血压＜120/80mmHg）。
- 血压升高（收缩压 120～129mmHg，舒张压＜80mmHg）。
- 1 级高血压（收缩压 130～139mmHg 或舒张压 80～89mmHg）。
- 2 级高血压（收缩压≥140mmHg 或舒张压≥90mmHg）。

血压应该被准确测量，分级的读数至少是在两个不同的场合下所获得的，而且每个场合下至少测量 2 次。当患者的收缩压和舒张压处于不同级别时，应根据较高的级别进行分类。

高血压在老年人中非常常见，是心血管（cardiovascular，CV）和脑血管疾病致残和致死的主要危险因素。一般情况下，收缩压随着年龄的增加而上升，但舒张压在 55 岁前上升，此后逐渐下降。高血压的患病率在 65—74 岁年龄阶段高达 77%，在 75 岁以上年龄阶段高达 85%。2010 年，高血压是全球死亡的主要原因。高血压的风险因素包括肥胖、体力运动过少、饮酒过量、钾的摄入降低、盐的摄入过多。

脉压升高，即收缩压减去舒张压的差值，越来越被认为是预测老年人群心脑血管风险的重要指标。脉压随年龄的增加平行于收缩压的增加。

二、发病机制

老年人的高血压主要是由增龄性的动脉僵硬度增高（动脉硬化，主动脉弹力层中的弹性蛋白被胶原蛋白所取代）所致，但也有其他被证实的病理生理机制导致高血压。内皮功能障碍通过降低血管扩张药（如前列环素、一氧化氮和利钠肽）的作用而导致高血压。此外，年龄相关的肾功能障碍导致肾素 - 血管紧张素 - 醛固酮系统发生改变，前者与肾小球硬化和间质纤维化有关，并在影响肾功能的急性损伤或慢性疾病中加速恶化。这些变化与肾脏和小动脉血管组织中氧化应激的增加有关。除了由此导致的肾小球滤过率降低以外，其他的内平衡机制也受到影响（如膜钠 / 钾三磷酸腺苷酶），导致细胞内钠升高，钠 - 钙交换减少，液体潴留，从而导致高血压。肾小管的减少导致钾的排泄减少，使老年高血压患者更容易发生高钾血症。

继发于炎症的全身及肾脏的血管硬化与高血压互为因果。在观察性和前瞻性研究中，血管炎症标志物的升高（如 C 反应蛋白、TNF-α、IL-6）与高血压相关。最近的研究已经证实了先天免疫系统在引起血管炎症浸润方面的潜在作用。对这些病理生理机制的进一步了解，可能会改善个性化的抗高血压治疗。由炎症性疾病带来的慢性炎症可引起动脉硬化，从而导致高血压。此外，一些药物和补充剂可能会导致收缩压升高；识别这些物质并停止使用，也可以降低血压（表 41-1）。

表 41-1　可能导致高血压的药物

- 非甾体抗炎药
- 糖皮质激素
- 促红细胞生成素类似物
- 改善病情的抗风湿药物（如来氟米特）
- 免疫抑制药（如环孢素、他克莫司）
- 抗抑郁药（如高剂量文拉法辛）
- 兴奋药（如哌甲酯）
- 锯棕榈精华
- 圣约翰草
- 甘草
- 麦角胺
- 含麦角的草药制剂
- 街头毒品：草药性摇头丸、可卡因
- 尼古丁

三、鉴别诊断

大多数患有高血压的老年人都是原发性高血压。继发性高血压是指病因明确并可去除的高血压，如肾血管性高血压、阻塞性睡眠呼吸暂停、原发性醛固酮增多症、嗜铬细胞瘤和甲状腺疾病。这些继发性病因导致的高血压通常表现为顽固性高血压。在使用了三种最大耐受剂量的降压药物后，血压仍高于目标，并且病史和体检提示有这些疾病的情况下，应该考虑存在继发性高血压。

四、临床表现

（一）症状和体征

大多数老年高血压患者无症状。少数患者可能出现头晕、心悸或头痛。晨间头痛，通常是枕部头痛，可能是严重高血压的特征。靶器官损害，如脑卒中、心力衰竭或肾衰竭，可能是首发表现。如果没有诊断过高血压，新发心房颤动时需要再次检查血压。

（二）病史

病史采集时可能会发现有餐后或体位性低血压

的情况。这些综合征提示长期高血压或在治疗高血压时需要考虑相关问题的存在。

病史采集应关注继发性高血压的可能性，重点关注近期体重增加、多尿、多饮、肌无力、头痛、心悸、出汗、体重减轻、焦虑和睡眠障碍（如日间嗜睡、鼾声明显和清晨头痛）。

怀疑靶器官损伤的症状包括头痛、短暂无力或失明、跛行、胸痛和呼吸短促。明确糖尿病、冠状动脉疾病、心力衰竭、慢性阻塞性肺病、痛风和性功能障碍等并发症是非常重要的，因为它们将影响冠状动脉危险分层和初始治疗的选择。

用药史应包括先前的降压药物、目前的处方药、药物治疗的依从性、非处方药（特别是非甾体抗炎药和口服鼻黏膜收缩药）和草药补充剂（特别是圣约翰草和锯棕榈精华）。生活方式，包括吸烟、饮酒、吸毒、定期锻炼和体力活动程度，都应该进行评估。包括钠盐（会升高血压）、脂肪（会增加 CV 风险）和酒精（过量摄入会升高血压）摄入的饮食史也很重要。

（三）体格检查

体检的重点是确认高血压和识别可能的继发性原因。高血压的诊断应基于至少三次的血压测量（异常），并且是在两次及以上的就诊时所获得的。舒适地坐上至少 5min 后，使用合适的袖带在心脏水平处测量常规血压。建议在摄入酒精、咖啡因或烟草后至少 1h 再检测血压。

随着诊所外监测设备的普及，家庭血压监测（home BP monitoring，HBPM）和动态血压监测（ambulatory BP monitoring，ABPM）在高血压的诊断和管理中发挥着越来越重要的作用。在美国，ABPM 的使用仍然存在问题，部分原因是医疗保险报销的问题。然而，TASMINH4（一项非盲随机对照试验）等欧洲研究表明，无论是否伴有医生的远程监测，ABPM 都可以更好地控制血压。远程干预（由医生、药剂师或患者进行系统性的药物滴定，教育，生活方式咨询）可以更有意义且持久地降低血压。为了准确无误的诊断，在家中的下午 1—5 点之间，测量8～10 次血压就可以粗略估计白天的平均血压。

继发性原因〔包括肾血管杂音（肾动脉狭窄），

满月脸、水牛背和腹纹（库欣综合征），震颤、反射亢进和心动过速（甲状腺功能亢进）]应该仔细搜寻。应该研究存在高血压继发原因的临床表现。

养老院中的年老体弱者，在白天可能会表现出更多的血压变异性，早餐前血压可能升高，早餐后下降。为了避免在这一高危人群中的过度治疗，建议根据多个血压读数诊断高血压，包括餐前和餐后，以及仰卧和站立。

（四）临床检查

高血压的初步评估包括全血细胞计数、肾脏和代谢指标、血脂、促甲状腺激素、尿液分析（尿蛋白定量）和 12 导联心电图。应寻找靶器官损害性疾病的证据（即眼底血管改变、颈动脉杂音、颈静脉扩张、第三或第四心音、肺啰音和脉搏短绌）。

（五）并发症

老年高血压患者发生心脑血管事件的绝对风险较高。他们也更有可能合并其他共病而导致病情恶化。因此，预防老年高血压患者的靶器官损害对于降低高血压的致残率和致死率至关重要。靶器官损害可以表现得非常明显，如脑卒中、急性心肌梗死、心力衰竭或心律失常，或者表现为非常隐匿的神经精神障碍，如认知功能障碍。

与高血压相关的病理生理变化使老年人容易发生左心室肥厚和心力衰竭，并增加心房颤动的发生风险。来自于瑞典心血管初级保健数据库（Swedish Primary Care Cardiovascular Database，SPCCD）的结果显示，高血压患者较好的血压控制与较低的新发心房颤动风险相关。当心房颤动被诊断出来时，患者管理的第一步是对患者进行脑卒中的危险分层。由于高血压作为脑卒中的危险因素，在 CHA_2DS_2 VASc 评分中标记为 1 分，此类患者在降压治疗的同时，应考虑抗凝治疗以预防脑卒中。因与较高的致死率相关，应避免过度降压至 110/60mmHg 以下。

其他重要的并发症包括慢性肾功能不全、终末期肾病、恶性高血压和脑病。这些疾病在严重或控制不佳的高血压患者中最为常见。

中年阶段（40—64 岁）的高血压是老年阶段（＞65 岁）发生认知功能障碍的一个重要危险因素。高血压是血管性痴呆的已知原因，尽管这一结论背后的证据力度在女性中比在男性中更大。

高血压和阿尔茨海默病相关痴呆之间的关联还不清楚。虽然多项研究表明，老年期异常低的 DBP 可能会增加患阿尔茨海默病的风险，但目前老年高血压并不是罹患阿尔茨海默病的危险因素。

SPRINT MIND 试验的最新结果显示，在对非卧床成年高血压患者（平均年龄 68 岁，28% 的参与者年龄≥75 岁）为期 5 年的随访中发现，与标准治疗组（SBP＜140mmHg）相比，强化治疗组（SBP＜120mmHg）有相似的痴呆风险，但轻度认知功能障碍的风险较低。无论关注的重点如何，预防老年人的脑血管疾病和治疗中青年高血压的目标仍然是预防认知功能的下降。

五、特殊情况

（一）白大褂高血压

白大褂高血压是指未接受降压治疗的患者，在诊所时血压升高，而在诊所外时血压正常的现象。在一项平均为期 8 年的随访中，白大褂高血压与罹患更高的家庭高血压风险相关；白大褂高血压也与更高的新发 CV 事件风险和 CV 相关死亡风险相关。尽管有这些发现，但目前的指南对于疑似白大褂高血压的患者，不推荐一开始就进行药物治疗。HBPM 或 ABPM 可证实高血压的诊断。

（二）白大褂效应

白大褂效应是指服用降压药物的患者，HBPM 或 ABPM 可以确定是否有必要强化降压。

（三）隐匿性高血压

隐匿性高血压是指未接受降压药物治疗的患者，在诊所时血压正常，而在诊所外时血压升高的现象。老年隐匿性高血压患者发生不良 CV 事件的风险较高。

（四）未控制的隐匿性高血压

未控制的隐匿性高血压是指已接受降压药物治疗的患者，在诊所时血压正常，而在诊所外时血压升高的现象。有未控制的隐匿性高血压的老年患者，发生不良 CV 事件的风险也较高。

（五）体位性或直立性低血压

直立性低血压的诊断为，从仰卧位转化为直立

318

位 3min 后测量血压时，收缩压下降 20mmHg 或舒张压下降 10mmHg。在 65 岁以上的社区居民中，大约 20% 的人有此现象，而在 75 岁以上的社区居民中，30% 的人有此现象。其与跌倒的风险（尤其是第一次跌倒）相关，也与认知功能障碍相关。直立性低血压与糖尿病、高血压、低体重指数、帕金森病、多系统萎缩、路易小体痴呆和某些药物有关。

在降压药物中，α 受体拮抗药、兼具 α 和 β 拮抗作用的药物、硝酸制剂和利尿药可引起或加重直立性低血压。此外，抗抑郁药物（尤其是三环类抗抑郁药物）、一些抗精神病药物（如喹硫平）和单胺氧化酶抑制药可引起直立性低血压。在老年人的例行检查中，应筛查直立性低血压（表 41-2）。

表 41-2 直立性低血压的筛查

- 最近有没有晕厥
- 站立时是否会头晕
- 站立时是否有视觉障碍
- 站立时是否觉得双腿无力
- 上述症状在坐卧时是否会改善
- 上述症状在早上是否会加重
- 跌倒前是否出现上述症状
- 在站立位运动时或在站立 3～5min 后，是否有其他症状出现，并且这些症状可以通过坐卧得到改善

一旦体位性低血压得到确认，必须行全面的药物评估，以确定潜在的导致低血压的药物，并应该减量或停用。过膝弹力袜可能对轻症病例有帮助。更严重的病例往往需要更有效的带有腹带的齐腰弹力袜。对于有自主神经功能障碍和严重直立性低血压的患者，可以考虑使用氟氢可的松、米多君或屈昔多巴等药物。对于因调节功能障碍导致直立性低血压的老年人，包括游泳、卧式自行车或划船在内的运动方案可以帮助其缓解症状。对于有症状的体位性低血压老年患者，应避免强化降压治疗，重点是采用上述措施，最大化减轻直立性低血压。表 41-3 列出了直立性低血压的潜在干预措施。

（六）难治性高血压

在使用了可耐受的最大剂量，并且组合合理的至少三种不同种类的降压药物（包括利尿药）治疗

表 41-3 直立性低血压的非药物和药物干预

干预措施	证据水平	安全性
腹带	中	未涉及
弹力袜	低	未涉及
米多君	高	仰卧位低血压、尿潴留、头痛
屈昔多巴	中	仰卧位低血压、头痛、疲劳、眩晕、晕厥
氟氢可的松	低	仰卧位低血压、头痛、眩晕、水肿、低钾

后，仍未达到目标血压时，可诊断为难治性高血压。

难治性高血压也包括使用了四种以上降压药物的患者。排除其他导致血压升高的原因是非常重要，包括白大褂效应、患者对药物和饮食依从性差、未达到药物治疗的最大化、血压测量技术不当、导致血压升高的药物。因为有白大褂效应的患者发生 CV 疾病的风险与血压控制良好的患者相似，所以前者被排除在难治性高血压之外。在诊断难治性高血压之前，还应综合多种因素，如患者自我报告、药房补药记录和药片数量，以排除药物治疗依从性不佳的情况。良好的药物治疗依从性通常定义为服用至少 80% 的处方剂量。如果可能的话，可以通过每天一次给药、使用复方药物、使用过保护期的药物以降低支出和统一补药，从而改善依从性。

建议筛查原发性醛固酮增多症和阻塞性睡眠呼吸暂停（obstructive sleep apnea，OSA）。OSA 是高血压（尤其是难治性高血压）及其 CV 和肾脏并发症发生发展的独立而显著的危险因素。容量负荷过重和体液转移，以及交感神经活性、氧化应激、炎症和继发于间歇性低氧血症的血管活性释放的增加，都导致 OSA 患者血压升高。

对于超重的有阻塞性睡眠呼吸暂停的高血压患者，治疗的基石是减轻体重，这可以提高睡眠质量和氧合，并降低血压。在 OSA 病因没有显著减少的情况下，这些患者通常需要终生接受持续气道正压治疗，以减少发生低氧事件的数量。对于合并 OSA 和难治性高血压的患者，在传统的降压药物治疗方案中加入盐皮质激素受体拮抗药螺内酯，可以减轻

OSA 的严重程度和降低血压。

嗜铬细胞瘤是一种罕见的肿瘤，在继发性高血压病例中占 0.5%，通常发生在 30—60 岁。临近舌咽神经的颅内肿瘤可导致压力感受器衰竭，可表现为剧烈波动的高血压（血压突然升高，持续数分钟至数小时，心动过速）、高血压危象（严重持续的高血压、心动过速和头痛）或直立性心动过速（从仰卧位到直立位心率增加 30 次 / 分）。

（七）假性高血压

当外周血压（如臂部）明显高于直接测量的动脉血压时，可以确定为假性高血压。广泛的动脉粥样硬化引起的动脉硬化被认为是造成这种相对罕见现象的原因。虽然可以通过直接动脉内检测来确诊，但这种侵入性技术通常是非必要的。

一旦排除了以上的因素，就应该寻求难治性高血压的原因。通过眼底检查、超声心动图来评估器官损伤，进行尿液分析以查找蛋白尿，并通过踝臂指数评估外周动脉疾病。表 41-4 列出了难治性高血压的常见原因。

表 41-4　难治性高血压的常见原因

- 测量血压的方法不当
- 依从性差
- 白大褂效应
- 原发性醛固酮增多症
- 肾动脉狭窄
- 嗜铬细胞瘤
- 库欣综合征
- 阻塞性睡眠呼吸暂停
- 主动脉缩窄

六、治疗

（一）治疗目标

社区和养老院的高血压管理的总体目标是通过早期诊断，并采取创伤性最小、最具成本效益的方法进行治疗，以降低致残率和致死率。治疗老年人高血压的临床效益在治疗 1 年内就会显现。然而，对于老年人降压治疗的目标值是有争议的，不同的指南目标值不同（表 41-5）。初始的降压药物治疗方案应体现个体的临床目标，以确保在达到降压目标值时，特定的个体可以取得预期获益。

表 41-5　老年人血压控制目标值

指　南	人　群	推荐血压（BP）目标值（mmHg）
2013 JNC8	不伴糖尿病或慢性肾脏病的 60 岁及以上的成年人	BP<150/90
	伴有糖尿病患者	BP<140/90
	伴有慢性肾脏病患者	BP<140/90
2017 ACC/AHA 工作组	居住在社区，而非社会福利机构的、可走动的 65 岁以上成年人	SBP<130
2018 ESC/ESH	65—80 岁成年人	SBP130～139 DBP<80
	80 岁以上成年人	SBP130～139（如果可耐受）DBP<80

SBP. 收缩压；DBP. 舒张压

新的证据支持以较低的血压值为目标，可以减少致命和非致命的主要心血管事件及死亡率。

2015 年，收缩压干预研究（systolic blood pressure intervention trial，SPRINT）公布了其结果，这在很大程度上影响了目前的指南建议。SPRINT 研究将标准降压治疗（SBP<140mmHg）与强化降压治疗（SBP<120mmHg）进行了比较。该研究包括 50 岁以上、有增高的 CV 事件风险的成年人。排除标准包括糖尿病、既往有脑卒中或痴呆的患者，养老院住院患者，左心室射血分数降低者（<35%），预期生存期小于 3 年者，以及站立 1min 收缩压<110mmHg 的患者。需要注意的是，应该在患者坐下休息 5min 后，再使用自动血压计测量血压，但通常在门诊就诊时没有这样做。SPRINT 研究由于其较好的结果，在大约进行 3 年后被提前结束。与标准治疗组（治疗后平均收缩压 136.2mmHg）相比，强化治疗组（治疗后平均收缩压 121.4mmHg）患者的复合终点事件

（心肌梗死、不含心肌梗死的急性冠状动脉综合征、脑卒中、心力衰竭或心血管死亡）发生率较低（每年1.65% vs. 2.19%）。然而，在强化治疗组中，严重不良事件的发生率较高，如低血压、晕厥、电解质紊乱和急性肾损伤。SPRINT 研究发现，强化治疗组因跌倒而导致的受伤风险没有增加。

虽然对一些社区老年人进行更严格的血压控制可能会有获益，但严格的血压控制可能并不适用于所有老年人，特别是非常虚弱的老年人、养老院居住患者和直立性低血压患者，这些人通常没有纳入到随机对照试验中。SPRINT 研究的老年亚组分析了75 岁以上患者的结果。这些患者的平均年龄大约为80 岁，约有 1/3 的参与者被认为存在虚弱（虚弱指数＞0.21）。SPRINT 老年亚组研究发现，强化治疗组的主要复合终点事件明显降低，但严重不良事件的总发生率没有差异。

然而，在 INVEST 的亚组研究中，与接受高血压治疗的 80 岁以下的冠心病患者相比，80 岁以上的冠心病患者的低血压（尤其是舒张压）与其全因死亡率、非致死性心肌梗死和非致死性脑卒中的增长之间存在着一个持续性的 J 型曲线关系（图 41-1）。此外，对于那些住在照护机构的 80 岁以上老年人，当收缩压小于 130mmHg，并接受 2 种或 2 种以上的降压药物治疗时，他们的死亡风险可能会增加。因此，老年人高血压的治疗需要以患者为中心的方法。

血压目标应始终以患者为中心，考虑患者的功能状态、CV 风险、慢性疾病、预期寿命和药物依从性。

对于高心血管风险的可自由活动的社区患者，应考虑更加严格的血压控制；而对于预期寿命有限、有直立性低血压或在照护机构居住患者，应考虑适当放宽血压控制。

（二）非药物治疗

非药物干预应纳入所有的高血压管理计划中。一些干预措施已经过充分研究，并已证明对降低血压有显著影响。随着在高血压患者中越来越多地使用这些干预措施，多种干预措施的总体影响可能是有价值的。虽然已经开展了许多随机对照试验来加强这些干预措施的证据水平，但这些开展的试验与那些药物干预试验有着相同的局限性，包括缺乏有代表性的 70 岁或以上的老年人队列来证明干预措施对该人群有真正影响。虽然与这些干预措施相关的

321

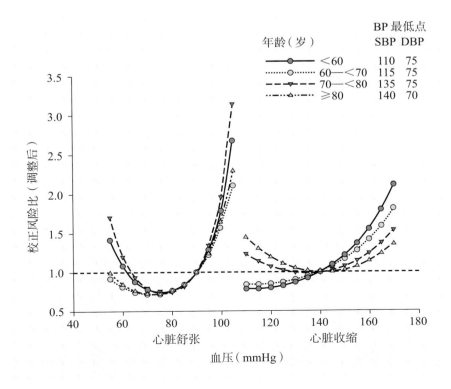

▶ **图 41-1 根据年龄（以每 10 年递增）、收缩压（SBP）及舒张压（DBP）校正的风险比**

收缩压和舒张压的参考风险比分别为 140mmHg 和 90mmHg。血压值是在基线治疗后的平均值。收缩压和舒张压的风险比在所有年龄组均有统计学意义（除了 60—70 岁阶段的 DBP 的 P 值小于 0.006 以外，其他所有的 P 值小于 0.001）。校正的依据是性别、种族、病史（心肌梗死、心力衰竭、周围血管疾病、糖尿病、脑卒中 / 短暂性脑缺血发作、肾功能不全）和吸烟史［经许可 Denardo SJ, Gong Y, Nichols WW 转载，引自 Blood pressure and outcomes in very old hypertensive coronary artery disease patients: an INVEST substudy, *Am J Med* 2010 Aug;123(8):719-726.］

风险通常是有限的，但仍应予以考虑。此外，这些建议实施起来可能很困难，特别是对于在社区居住或居家照护的较虚弱的老年人。在这些患者中，身体和认知功能的障碍可能会阻碍他们遵循这些指导建议，而且患者的照护目标可能妨碍完成这些建议。

1. 膳食钠

美国农业部建议，50 岁及以下成年人的每天钠摄入量应减少至 2.3g（氯化钠 6g），51 岁以上及血管疾病高危人群的每天钠摄入量应减少至 1.5g。证明减少膳食钠长期益处的试验排除了高龄受试者，但对于老年人高血压的膳食钠的建议，最有力的证据是来自 70 岁以下成年人的膳食钠的摄入量降低到平均每天 2.3g。没有数据支持限制老年人每天钠摄入量为 1.5g。对虚弱的老年人，尤其是那些热量摄入已经受到限制的人，限制钠摄入量可能会加重或恶化厌食症、营养不良、肌肉减少症和直立性低血压。一些资料显示，在老年人中，低钠饮食与较高的死亡风险之间存在关联。

2. 饮食计划

降压的膳食疗法的饮食包括全谷物产品、鱼、家禽和坚果，减少瘦肉、红肉、糖果、添加糖和含糖饮料。这些食物富含钾、镁、钙、蛋白质和纤维。尽管 DASH 饮食在多达 8 周随访的短期研究中显示可以降低中年人的血压，但在老年人中缺乏长期随访的数据。地中海饮食已被证明可以降低老年人的全因死亡率和因癌症、心血管疾病而导致的死亡率，但临床试验表明其对高血压的影响是有限的。与膳食钠限制一样，地中海饮食或任何其他"心脏健康"饮食的实施，应该权衡其热量限制的潜力，并从有限的方法中进行简化选择。

3. 酒精

重度酒精摄入量（超过每周 300ml 或每天 34g）与 SBP、DBP 的升高存在强烈、显著而独立的相关。与偶尔饮酒相比，其也与 CV 事件、脑卒中和全因死亡率的高风险相关。适度饮酒（每天饮用一个标准量，或 14g 纯酒精）与降低心血管疾病的风险相关。一个标准饮用量是 12 盎司（340g）含 5% 酒精的啤酒，5 盎司（142g）含 12% 酒精的葡萄酒，或 1.5 盎司（43g）含 40% 酒精的烈性酒。戒酒应该与适量饮酒的潜在好处相权衡。

4. 运动

最佳的临床证据已经证实了 CV 和阻力运动对降低血压有积极影响。身体锻炼的主要目标是逐渐增加体力活动，直至每周至少 5 天、每次至少 30min 的有氧运动。如果这个无法实现，增加的任何体力活动都可能是有益的。避免长时间的久坐对血压也可能有益。任何运动都比没有运动要好。

5. 减肥

肥胖老年人的体重指数 $>30kg/m^2$。通过体育锻炼和饮食限制以减轻体重能够降低血压，但对于 80 岁以上的老年人和那些伴有慢性疾病的患者，是否有这种获益并不清楚，因为他们往往被排除在实施这些干预措施的临床试验以外；长期随访没有显示减肥和非减肥组之间在致死率方面的获益。老年人的人口数据表明，体重过轻与过度肥胖一样对身体残疾构成巨大威胁。只有在符合功能和营养目标的情况下，才应该鼓励肥胖的老年人有目的性地适度减肥。

6. 戒烟

应该鼓励老年人借助于尼古丁贴片、口香糖和其他方法来戒烟。在发现不良反应时，可使用安非他酮和伐伦克林。

7. 多重用药

如果临床可能，应停止使用可能影响血压控制的药物（如文拉法辛、非甾体抗炎药），并权衡此类治疗的获益和风险。表 41-1 列出了许多能导致血压控制较差的药物。

表 41-6 总结了目前具有最佳证据的对高血压有积极作用的干预措施。就降压而言，许多其他非药物干预措施可能有潜在的获益，但是还需要进一步的临床试验来证明其有效性，这些干预措施列在表 41-7 中。

（三）药物治疗

根据目前的指南，推荐的一线药物有血管紧张素转换酶抑制药或血管紧张素受体拮抗药、钙通道阻滞药或噻嗪类利尿药，它们可以有效预防心血管疾病。然而，初始治疗的选择取决于适应证、不良反应和患者偏好。噻嗪类利尿药或 CCB 是无高血压并发症的非洲裔美国人的一线治疗药物。肾素 - 血

非药物干预		推荐剂量	老年人的注意事项
减肥		大多数超重的成年人减重 1kg 每减轻 1kg 体重，血压下降 1mmHg	仅对超重 / 肥胖者有目的性的减肥才能获益。对于正常体重 / 过低体重者或非目的性减肥的风险可能超过益处
健康饮食：DASH 饮食		膳食中主要摄入水果、蔬菜、全谷物和低脂乳制品（减少饱和脂肪和总脂肪）	有营养不良风险的个人的饮食限制可能会进一步加剧他们的营养不良状况
饮食调整	低钠饮食	指南最佳目标：<1500mg/d；建议大多数成人每天减少 1000mg	极低的钠摄入量可能与较高的死亡率有关。膳食中的低盐可能会影响食物的味道，导致总热量摄入的减少，并伴有体重减轻、肌少症，进一步发展为虚弱
	高钾	指南建议 3500～5000mg/d，通过进食富钾食物而不是补充钾制剂	注意老年人服用可能增加血清钾水平或有肾脏损害的药物
体育运动	心血管 / 有氧运动	每周 90～150min，达到心率储备为 65%～75%	缓慢开始，在可耐受的情况下增加持续时间和目标强度
	动态阻抗运动	每周 90～150min；6 次练习，每次练习 3 组；每组 10 个；每个 = 最大的 50%～80%	指导下的运动（如心脏康复）可能适用于特定人群
	等长抗阻运动	每次 4 组 2min 的握力训练（每组间隔 1min），每周 8～10 次	骨关节炎可能会限制定期参加运动；考虑适当的镇痛治疗，以帮助提高运动的参与度；患者最初可能需要转诊，进行物理治疗，以学习如何正确地进行锻炼
适度饮酒		适度饮酒的目标：男性≤2 个酒精单位；女性≤1 个酒精单位	注意戒酒者有否服用抗凝血药、血小板抑制药或精神病药物

表 41-6　具有最佳证据的非药物干预措施

DASH. 饮食方法来阻止高血压

表 41-7　其他的非药物干预措施

- 膳食添加剂：益生菌，增加蛋白质摄入，纤维素，亚麻籽，鱼油，黑巧克力，茶，咖啡
- 饮食变化：低糖类饮食，素食，地中海饮食
- 补充剂：钙，镁
- 行为疗法：瑜伽，冥想，生物反馈

管紧张素 - 醛固酮系统抑制药似乎不如其他类型药物能有效降低老年非洲裔美国人的血压，除非加用利尿药或 CCB。

在开始治疗和滴定降压药物时，"小剂量起始，缓慢加量"是老年人取得最大获益和最小风险的关键。较低的降压药物初始剂量可以减少体位性低血压、餐后低血压、缺血性症状的风险，尤其是对于虚弱的老年人而言。

在开始使用一种新的降压药物时，应特别注意虚弱的患者和 80—90 岁的老年人。他们应经常复诊，以完善病史和评估任何新的不良反应，特别是头晕或跌倒。应经常测量立位血压，以确定有否明显的直立性血压下降。

对于有吞咽困难和不愿服药的养老院住院患者，给药途径可能是一个问题。在这些情况下，低剂量的可乐定或硝酸甘油贴片可能有利于血压管理，但同时要监测潜在的不良影响。由于直立性低血压和餐后低血压可能有导致跌倒的风险，因此基于直立位获得的血压读数来调整降压药物的方法可能是合适的。养老院住院患者的血压在早餐前往往会达到高峰，而在早餐后下降，所以降压药物应基于一天内不同时间的多次血压值来进行调整。表 41-8 总结了老年人常用降压药物的不良反应和注意事项。一般来说，虽然有些复方降压制剂可能还没有可用的仿制药，但大多数作为仿制药的降压制剂都可使用。

					表 41-8 降压药物 [a]
一线治疗					
类别	药物	起始剂量（mg/d）	常用剂量（mg/d）	用法（次/天）	不良反应 / 注意事项
噻嗪类及相关利尿药	氯噻酮 氢氯噻嗪	6.25～12.5 12.5	12.5～25	1	• 低钾血症、低钠血症、高尿酸血症、高钙血症、代谢性碱中毒增多、尿频（以上在小剂量时发生率可能性均较低） • 有痛风者应谨慎使用 • 首选氯噻酮（基于 CVD 结局）
钙拮抗药：二氢吡啶类	氨氯地平 非洛地平	2.5	2.5～10	1	• 外周水肿（剂量依赖且女性多见）
钙拮抗药：非二氢吡啶类	维拉帕米速释药 维拉帕米缓释药 维拉帕米控释药 地尔硫䓬缓释药	120 100 120～180	120～360 100～300 240～360	3 1～2 1（每晚） 1～2（依剂型）	• 便秘（维拉帕米更常见），房室传导阻滞，转氨酶升高 • 由于心动过缓和心脏传导阻滞的风险，不应常规与 β 受体拮抗药联合使用 • 避免在射血分数降低者中使用
血管紧张素转换酶抑制药（ACEI）	卡托普利 依那普利 赖诺普利	12.5～25 2.5 5	25～150 5～40 10～40	2～3 1～2 1	• 咳嗽、高钾血症、血肌酐升高、皮疹、味觉丧失；罕见白细胞减少和血管性水肿 • 不与 ARB 类或直接肾素抑制药合用 • 因有急性肾衰竭的风险，应避免在双侧肾动脉狭窄者中使用
血管紧缩素受体拮抗药（ARB）	氯沙坦 缬沙坦	25 80	50～100 80～320	1 1	• 高钾血症，血清肌酐升高；很少血管性水肿 • 不与血管紧张素受体拮抗药或直接肾素抑制药合用 • 因有急性肾衰竭的风险，应避免在双侧肾动脉狭窄者中使用
二线治疗					
β 受体拮抗药	比索洛尔 美托洛尔 卡维地洛	2.5 25 6.25	2.5～10 100～200 12.5～50	1 1～2（依剂型） 2	• 心动过缓，房室传导阻滞，疲劳，失眠 • 有射血分数降低或缺血性心脏病等强适应证时首选，避免突然停药 • 支气管痉挛性疾病者，慎用卡维地洛
醛固酮拮抗药	螺内酯	25	25～100	1	• 高钾血症，肾功能障碍，男性乳房发育，阳痿 • 顽固性高血压时首选
襻利尿药	布美他尼 呋塞米 托拉塞米	0.5 20 5	0.5～2 20～80 5～10	2 2 1	• 低钾血症，低钠血症，肾功能障碍 • 有症状性心力衰竭时首选 • 有中重度 CKD 时优先于噻嗪类首选
保钾利尿药	氨苯蝶啶	37.5 [b]	50～100	1～2	• 不推荐作为单用 • 如有低血钾，可考虑与噻嗪类联用 • 肾功能不佳者应避免使用

324

（续表）

					二线治疗
α₁ 受体拮抗药	特拉唑嗪	1～2	1～20	1～2	• 根据 2019 年 Beers 标准，由于有发生直立性低血压的高风险，不建议作为老年人的一线治疗或常规使用
	多沙唑嗪	1～2	1～16	1	
	哌唑嗪	2	2～20	2～3	
α₂ 受体激动药	可乐定片	0.1	0.1～0.8	2	• 根据 2019 年 Beers 标准，由于有发生中枢神经系统不良反应、心动过缓和直立性低血压的高风险，不推荐作为老年人一线治疗或常规使用
	可乐定贴剂	0.1	0.1～0.3	每周	• 需逐渐减量，以避免血压反弹
直接血管扩张剂药	肼屈嗪	30	100～200	2～3	• 头痛，反射性心动过速，高剂量药物介导的狼疮样综合征，体液潴留
直接肾素抑制药	阿利吉仑	150	150～300	1	• 血钾过高；罕见血管性水肿 • 不与 ACEI 或 ARB 联用 • 因有急性肾衰竭的风险，避免在有双侧肾动脉狭窄者中使用

CKD. 慢性肾脏病；CVD. 心血管疾病
a. 这张表不是治疗高血压的所有可用药物列表，而是提供一些较常用药物的信息
b. 该剂量仅可与氢氯噻嗪联合使用，单用氨苯蝶啶的最低起始剂量为 50mg

1. 噻嗪类利尿药

噻嗪类和相关利尿药是首选的一线治疗，并已证明对非洲裔美国人群和盐敏感高血压人群都非常有效。利尿药已被证明可以降低心脑血管疾病的发病率和死亡率，减少左心室质量，预防心力衰竭。噻嗪类药物可能对肌酐清除率小于 30ml/min 的患者无效，当需要利尿药时，可以用襻利尿药（如呋塞米）替代。基于氯噻酮已证实的减少心血管疾病发生的作用，尽管与氢氯噻嗪相比，其可能有更多低钾的发生，但氯噻酮还是首选药物。

2. ACEI 和 ARB

这两种药物都被认为是一线治疗，尽管由于涉及高钾血症和肾功能不全，它们不应联合使用。由于肾小管数量的减少，钾排泄的转运途径减少，老年人在使用这些药物时更容易发生高钾血症。这两类药物都是成本效益好的选择。ARB 常用在因 ACE 抑制药不耐受而导致持续咳嗽时。阿利吉仑是在直接肾素抑制药类中唯一可用的药物，因为增加高钾和肾损伤的风险，而且没有进一步减少 CV 事件的发生，阿利吉仑没有被包括在指南推荐的药物之中，

也不应与 ACEI 或 ARB 联合使用。

3. CCB

钙拮抗药是由很多类药物组成的一个大群体，其中一类 CCB 的效应不一定能外推到另一类上。尼群地平（目前在美国还不能够使用）是一种二氢吡啶类 CCB，能够显著降低脑血管疾病致残和致死的风险。二氢吡啶类 CCB 在美国有售，包括氨氯地平、非洛地平和硝苯地平。根据 2019 年 Beers 标准，由于存在导致老年人低血压和心肌缺血的风险，硝苯地平即释片被认为可能是一种不合适的药物。

地尔硫䓬和维拉帕米是两种常用的非二氢吡啶类 CCB；与氨氯地平或非洛地平相比较，在左心室收缩功能方面具有负性肌力和变时性作用。它们可以被用作肾实质性疾病和难治性高血压的辅助药物，但在心脏收缩功能不全时应谨慎使用。

4. β 受体拮抗药

老年人对 β 受体拮抗药的反应性不如年轻人，单用 β 受体拮抗药较少能够控制血压。此外，在接受降压治疗的老年人中，β 受体拮抗药减少心脑血管事件发生的作用较利尿药要弱。然而，在老年冠心病

心肌梗死二级预防、心房颤动室率控制、降低左心室收缩功能不全患者的死亡率和再入院方面，β 受体拮抗药是有效的。在治疗社区老年单纯收缩期高血压时，由于阿替洛尔与长期死亡率相关，其较少作为首选的 β 受体拮抗药。

5. α₁ 受体拮抗药

低剂量的选择性 α₁ 肾上腺素拮抗药（如特拉唑嗪、多沙唑嗪）可用于治疗良性前列腺肥大时的高血压。在 ALLHAT 试验中发现，与氯噻酮相比，多沙唑嗪组的脑卒中和 CV 事件风险略有增加，心力衰竭风险增加了 1 倍，这表明 α₁ 受体拮抗药不应作为一线降压药物。如果需要这些药物来治疗良性前列腺肥大，而不是高血压，可以考虑使用坦索罗辛，它是更有选择性的前列腺 α₁ 受体拮抗药，而且较少发生低血压。

6. 醛固酮拮抗药

醛固酮拮抗药（螺内酯和依普利酮）被推荐用于治疗由原发性醛固酮增多症和阻塞性睡眠呼吸暂停引起的难治性高血压，包括非洲裔美国人。

7. 联合用药

指南建议，对于血压高于目标值 20/10mmHg 以上的患者，应考虑联合用药治疗。在 ALLHAT 试验中，约 50% 的高危老年高血压患者需要联合用药治疗。然而，考虑到老年人的低血压或体位性问题，以单药起始可能是合理的。

联合用药通过同时作用于不同的位点来加强降压。由低剂量的不同种类药物组成的降压方案可以改善血压控制，同时最大限度地减少各自药物的不良反应。在某些情况下，与其中任何一个单药相比，联合用药的价格更具有竞争优势，可以减少患者的支出。一旦老年人确定需要一种以上的降压药物，费用更低、依从性更好和不良反应更少的联合用药方式对于老年人群更有吸引力。

七、慢性疾病状态的注意事项

（一）糖尿病和高血压

糖尿病患者的血压目标尚不明确，因为针对这一人群的证据有限。ACCORD 血压研究（年龄范围为 40—79 岁）显示，在有心血管事件高风险的糖尿病人群中，与将目标 SBP 定在 140mmHg 以下相比，将 SBP 降低到 120mmHg 以下时，在致死性和非致

死性主要 CV 事件方面，没有任何减少。由于难以收集高龄老年人的数据，ACCORD 血压研究排除了那些年龄 79 岁以上的人群。对于合并糖尿病的老年高血压患者，降压目标定在小于 140/90mmHg 是合理的。

ACEI、ARB、噻嗪类药物和 CCB 都被认为是合并糖尿病的高血压患者的一线治疗方法。ACEI 抑制药或 ARB 应作为伴有蛋白尿（≥300mg/d）的糖尿病患者的一线药物，以减缓肾脏疾病的进展。

（二）高血压和慢性肾脏病

在蛋白尿大于 300mg/d 的情况下，推荐使用 ACEI 或 ARB 进行治疗，以减缓慢性肾脏病的进展。

（三）高血压和心力衰竭

所有合并高血压和射血分数降低的心力衰竭（HFrEF）的老年人，都应使用最大耐受剂量的 β 受体拮抗药、ACEI、ARB 或血管紧张素受体 – 脑啡肽酶抑制药进行治疗。在这一人群中，β 受体拮抗药中的卡维地洛、琥珀酸美托洛尔和比索洛尔已被证实具有降低死亡率的获益。进一步的降压治疗方案应该包括醛固酮，其可进一步降低该人群的死亡率和住院的风险。合并高血压和 HFrEF 的老年非洲裔美国人也能从肼屈嗪和硝酸异山梨酯的联合使用中获益。症状性 HFrEF 患者应予以襻利尿药，可以进一步降低血压。如果心力衰竭的常规治疗效果不佳，应检查有否肾动脉狭窄，当高血压患者的肾血运重建后，其心力衰竭可以改善。在 PARADIGM-HF 研究中，与依那普利单药治疗相比，脑啡肽酶抑制药沙库巴曲和 ARB 类药物缬沙坦的联合治疗可以减少总的住院和 CV 死亡，但导致低血压的发生较多。价格可能是沙库巴曲 / 缬沙坦使用的限制因素，不建议用于未合并心力衰竭的高血压患者。此外，考虑到高钾血症、肾功能损害和血管性水肿，不应与 ACEI 或 ARB 联合使用。

射血分数保留的心力衰竭在老年人中非常常见。应予以襻利尿药对液体潴留进行充分治疗，同时控制高血压和治疗慢性疾病。目前还没有特定类的药物显示出优越的临床效果，但如前所述，非二氢吡啶 CCB 可能会恶化临床结局，在这些人群中应避免使用。

（四）高血压和脑卒中

对于那些有脑卒中史的患者，如能耐受，将 SBP

的目标值定在小于 130mmHg 是合理的，特别是近期有缺血性脑卒中者。在既往有短暂性脑缺血发作或脑卒中的高血压患者中，ACEI、ARB 和噻嗪类药物都显示出了获益，并且在没有其他适应证的情况下，是这些患者的首选药物。SPS-3 研究发现，在近期有症状性的腔隙性脑梗死患者中，SBP 的目标为＜130mmHg，而不是 130～149mmHg，可降低脑出血的发生率。

（五）难治性高血压

如果患者的高血压仍然难以控制，则可以在三联疗法中加入其他药物。然而，重要的是要考虑多种降压药物的不良反应是否会超过进一步降压所带来的好处。如果氢氯噻嗪包括在三联疗法中，可考虑改用氯噻酮，后者可能有更明显的降压效果。只要血钾和肾功能的情况允许，起始治疗时即可加用螺内酯。虽然依普利酮需要每天使用 2 次，但如果考虑到男性乳房发育或勃起功能障碍的不良反应，可以使用其代替螺内酯。如果仍然需要其他药物，没有心动过缓，建议使用 β 受体拮抗药；存在心力衰竭，则可以考虑将肼屈嗪与硝酸制剂联合使用。尽管米诺地尔耐受性不佳，而可乐定因依从性不佳会导致血压反弹性升高，但两者均可作为替代方案。

致谢：感谢 Quratulain（Annie）Syed 博士和 Barbara Messinger-Rapport 博士，他们对本章第 2 版的贡献是此次更新的基础。

参考文献

ACCORD Study Group, Cushman WC, Evans GW, et al. Effects of intensive blood-pressure control in type 2 diabetes mellitus. *N Engl J Med*. 2010;362(17):1575–1585.

Carey RM, Calhoun DA, Bakris GL, et al. Resistant hypertension: detection, evaluation, and management: a scientific statement from the American Heart Association. *Hypertension*. 2018;72(5):e53–e90.

Doroszko A, Janus A, Szahidewicz-Krupska E, et al. Resistant hypertension. *Adv Clin Exp Med*. 2016;25(1):173–183.

Duan Y, Xie Z, Dong F, et al. Effectiveness of home blood pressure telemonitoring: a systematic review and meta-analysis of randomised controlled studies. *J Hum Hypertens*. 2017;31(7):427–437.

Dzeshka MS, Shantsila A, Shantsila E, Lip GYH. Atrial fibrillation and hypertension. *Hypertension*. 2017;70(5):854–861.

Gibbons CH, Schmidt P, Biaggioni I, et al. The recommendations of a consensus panel for the screening, diagnosis, and treatment of neurogenic orthostatic hypotension and associated supine hypertension. *J Neurol*. 2017;264(8):1567–1582.

James PA, Oparil S, Carter BL, et al. 2014 evidence-based guideline for the management of high blood pressure in adults: report from the panel members appointed to the eighth Joint National Committee (JNC 8). *JAMA*. 2014;311(5):507–520.

Kalogeropoulos AP, Georgiopoulou VV, Murphy RA, et al. Dietary sodium content, mortality, and risk for cardiovascular events in older adults: the Health, Aging, and Body Composition (Health ABC) Study. *JAMA Intern Med*. 2015;175(3):410–419.

Knoops KT, de Groot LC, Kromhout D, et al. Mediterranean diet, lifestyle factors, and 10–year mortality in elderly European men and women: the HALE project. *JAMA*. 2004;292(12):1433–1439.

McManus RJ, Mant J, Franssen M, et al. Efficacy of self-monitored blood pressure, with or without telemonitoring, for titration of antihypertensive medication (TASMINH4): an unmasked randomised controlled trial. *Lancet*. 2018;391(10124):949–959.

SPRINT MIND Investigators for the SPRINT Research Group. Effect of intensive vs standard blood pressure control on probable dementia. *JAMA*. 2019;321(6):553–561.

SPRINT Research Group. A randomized trial of intensive versus standard blood-pressure control. *N Engl J Med*. 2015;373(22): 2103–2116.

SPS3 Study Group. Blood-pressure targets in patients with recent lacunar stroke: the SPS3 randomised trial. *Lancet*. 2013;382(9891):507–515.

Walker KA, Power MC, Gottesman RF. Defining the relationship between hypertension, cognitive decline, and dementia: a review. *Curr Hypertens Rep*. 2017;19(3):24.

Welton PK, Carey RM, Aronow WS, et al. 2017 ACC/AHA/APPA/ ABC/ACPM/AGS/APhA/ASH/ASPC/NMA/PCNA guideline for the prevention, detection, evaluation, and management of high blood pressure in adults: a report of the American College of Cardiology/American Heart Association task force on clinical practice guidelines. *Hypertension*. 2018;71:e13–e115.

Wheeler MJ, Dunstan DW, Ellis KA, et al. Effect of morning exercise with or without breaks in prolonged sitting on blood pressure in older overweight/obese adults. *Hypertension*. 2019;73(4):859–867.

Williams B, Mancia G, Spiering W, et al. 2018 ESC/ESH guidelines for the management of arterial hypertension. *Eur Heart J*. 2018;39(33):3021–3104.

Williamson JD, Supiano MA, Applegate WB, et al. Intensive vs standard blood pressure control and cardiovascular disease outcomes in adults aged ≥ 75 years: a randomized clinical trial. *JAMA*. 2016;315(24):2673–2682.

相关网站

American College of Cardiology. www.acc.org. Accessed April 2, 2020.

American Heart Association. www.americanheart.org. Accessed April 2, 2020.

Centers for Disease Control and Prevention. Hypertension. www .cdc.gov/nchs/fastats/hypertension.htm. Accessed April 2, 2020.

National Heart, Lung, and Blood Institute. www.nhlbi.nih.gov. Accessed April 2, 2020.

第 42 章　瓣膜病

Valvular Disease

Margarita M. Sotelo　Michael W. Rich　著

范阳译　涂玲校

一、概述

随着人口老龄化，退行性心脏瓣膜病（valvular heart disease，VHD）的患病率有望增加。根据 1989—1996 年接受超声心动图检查的成年人的美国人群综合研究，左心室肥厚的患病率为 2.5%，中重度左心室肥厚的负担随年龄增加而增加：18—44 岁＜1%，65 岁＞9.9%，75 岁＞13.2%。2016 年公布的一项更现代的横断面研究对英国初级保健人群中 2500 名≥65 岁的人进行了研究，估计中度或重度 VHD 的患病率为 11.3%。二尖瓣反流（mitral regurgitation，MR）和主动脉瓣狭窄（arotic stenosis，AS）是老年人最常见的 VHD。

美国心脏病学会（ACC）/ 美国心脏协会（AHA）指南依据瓣膜血流动力学改变及其结局和相关症状、瓣膜形态改变对 VHD 进行分期。

- A 期（危险期）：有发生瓣膜病危险因素的患者。
- B 期（进展期）：无症状或轻至中度瓣膜病变的患者。
- C 期（无症状重度病变期）：无症状重度瓣膜病的患者。
- D 期（有症状重度病变期）：有症状重度瓣膜病的患者。

经导管技术的出现，特别是经导管主动脉瓣置换术（transcatheter arotic valve replacement，TAVR）治疗有症状的严重 AS 改变了老年人 VHD 的治疗。

在这一人群中对 VHD 的适当管理，包括干预的决定和干预的选择，需要复杂的决策。在详细讨论风险、好处和护理目标后，患者的偏好是首要考虑的因素。权衡任何瓣膜介入治疗的预期收益和潜在风险与未治疗疾病的自然进程是至关重要的。患者的预期寿命和生活质量独立于瓣膜疾病影响任何干预的潜在益处（见第 4 章）。综合心脏瓣膜团队成员的多学科方法是实现预期结果的关键。

提高生活质量是 VHD 外科治疗的重要结果，尤其是对于老年患者。对 44 项研究（主要是回顾性研究）进行系统回顾性评价，测量了 80 岁以上心脏手术（冠状动脉旁路移植术和瓣膜手术）后的生活质量和功能结果。尽管大多数患者描述症状改善，但 8%～19% 的患者经历了生活质量恶化。在一项研究中，43% 的人在术后 1 个月不建议手术，在 1 年后这一比例提高到 14%。需要一种预测术后生活质量的工具来加强知情同意程序。

经验证的风险分层模型用于评估和咨询患者手术干预和经导管选择的风险和好处。最常用的风险计算器是欧洲评分（EuroSCORE）和胸外科医生协会（Society of Thoracic Surgeons，STS）评分。2008 年 STS 评分包括一个风险模型组合，使用 2002—2006 年在美国接受心脏手术的患者的数据开发和验证。STS 模型为特定的心脏手术人群提供了医院死亡率和选择的术后并发症（如脑卒中和急性肾损伤）的风险估计。由于患者特征的时间变化、围术期护理的发展和新技术，模型的预后能力可能落后于当前的结果，需要定期对模型进行修正。STS 模型最后一次更新是在 2018 年。其他临床变量，如解剖（瓷质主动脉、辐射损伤）和血流动力学因素、慢性疾病（严重肝病、严重慢性阻塞性肺疾病、慢性肾脏病）、残疾和虚弱，预示着手术风险的增加，但这些预测模型没有捕捉到。ACC/AHA 指南建议，结合 STS 风险评估、脆弱指数、主要器官系统功能障碍和手术特异性障碍，将患者分为低、中、高或禁止手术风险。

对于患有 AS、MR、二尖瓣狭窄或主动脉瓣反流（aortic regurgitation，AR）的老年人，存在与瓣膜疾病相关的限制性症状是进行干预的最明确的理由。对于无症状的重度 AR 患者，ACC/AHA 指南建议当左心室尺寸和射血分数达到特定参数时进行手术。目标是防止进一步恶化。当脑卒中、急性肾衰竭、认知功能障碍和其他影响生活质量的并发症的围术期风险相对于预期获益较低时，对于预期寿命较长（至少 1 年）的老年患者，此类预防性手术可能是合理的。一般来说，老年患者在瓣膜手术（主动脉和二尖瓣）后发生主要并发症的风险增加，包括心房颤动、心力衰竭、机械通气时间延长、肾功能恶化、出血和谵妄。因此，住院时间往往较长，恢复期较慢。

影响机械瓣膜和生物瓣膜选择的因素是预期的血流动力学和瓣膜的耐久性、程序风险、长期抗凝的需要、患者的偏好。对于年龄大于 65 岁的患者，生物人工瓣膜通常受到青睐，因为生物人工瓣膜结构恶化的 15 年风险较低（<10%），并且机械瓣膜长期抗凝的需求提出了更大的挑战和风险。一般来说，生物假体被认为适合于患有多种慢性病和预期寿命较短的患者。对于 50—65 岁的患者，假体的最佳类型是不确定的，建议与患者共享决策。

直接口服抗凝血药不允许用于机械瓣膜患者，维生素 K 拮抗药在所有病例中都有指示。

二、主动脉瓣狭窄

诊断要点

- 胸痛，气短，头晕，晕厥。
- 右侧胸骨上缘有刺耳的收缩期射血杂音，放射到颈动脉。
- 超声心动图显示主动脉瓣钙化，收缩期速度增加，开口面积减少。

（一）一般原则

AS 的患病率随年龄增长而增加。在对 1989—2009 年横断面研究的系统回顾中，在≥75 岁的普通人群中 AS 和严重 AS 的总患病率分别为 12.4% 和 3.4%。AS 是最常见的瓣膜置换指征。

老年人 AS 最常见的原因是钙化性 VHD。主动脉瓣（arotic valve，AV）硬化是该病的早期阶段。在一项研究中，大约 1/3 的主动脉硬化患者在 4 年的随访中发展为某种程度的 AS。不只是一个"磨损"的过程，证据表明钙化瓣膜疾病与动脉粥样硬化和常见的危险因素包括年龄、男性性别、高血压、吸烟、脂蛋白（a）和低密度脂蛋白胆固醇水平升高有共同的发病机制。血管内皮的机械损伤导致脂质沉积、炎症、新生血管生成、钙化和硬化。二尖瓣型房室瘘是成人<60 岁重症 AS 最常见的病因，≥70 岁者占重症 AS 的 10%～20%。

（二）预防

目前尚无有效的预防 AS 的策略。一项大型试验将无症状的轻度或中度患者随机分为辛伐他汀和依折麦布或安慰剂强化降胆固醇治疗组，在 52 个月的中位随访中，发现 AS 的临床或血流动力学进展没有差异。在没有其他适应证的情况下，如冠状动脉疾病，他汀类药物目前不推荐用于 AS 的预防或治疗。

肾素－血管紧张素系统被认为在钙化性 AV 疾病的发病机制中发挥作用，就像在动脉粥样硬化中一样；然而，缺乏血管紧张素转换酶抑制药改变 AS 进程的证据。

（三）临床表现

1. 症状和体征

AS 是一种进展性疾病，无症状期延长，有症状期缩短。症状通常在第六个十年或更晚的时候出现。早期症状为用力时呼吸困难或运动耐量下降。晕厥、心绞痛和心力衰竭提示 AS 晚期。由于久坐不动的老年人可能很少出现症状，或者可能将其症状归因于另一种疾病或老年（见第 16 章），所以在达到晚期之前往往是隐匿的。

明显的 AS 几乎总是与Ⅱ级或更大的收缩期射血杂音相关，通常是刺耳的，最好在右侧第二肋间隙听到，辐射到颈动脉。在肥胖患者和因慢性肺病而胸径增大的患者中，杂音可能很难听到，而在其他人中，它可能在心尖部听得最好。在收缩后期达到峰值的杂音往往与更严重的 AS 有关，但在严重的左心室衰竭患者中，杂音的强度通常会减弱。其他物理发现包括左心室隆起、S_4 疾驰、第二心音 A_2 成分强度降低或缺失。正常拆分的 S_2 排除严重 AS。传统上，严重 AS 患者的颈动脉上行延迟，但这一发现可能被老年患者僵硬的血管掩盖。

2. 特殊测试

(1) 心电图和 X 线摄影：心电图常显示左心室肥厚，胸部 X 线常显示左心室突出。

(2) 超声心动图：超声心动图是诊断 AS 和分级严重程度的首选无创程序。典型的超声心动图特征包括中度或重度增厚和钙化瓣膜，开放受限。多普勒检查测量平均梯度和通过瓣膜的峰值速度，并允许计算有效的房室面积。AS 的严重程度分类见表 42-1。

(3) 心导管术：因为大约 50% 的老年重症 AS 患者有梗阻性 CAD，所有考虑房室置换（AV replacement, AVR）的患者都需要进行心导管术和冠状动脉造影。当超声心动图不能诊断时，导管检查也可以提供关于 AS 严重程度的明确信息。

(4) TAVR 前成像：TAVR 前成像要求广泛，包括门控对比增强胸部计算机断层扫描用于环状和主动脉根部测量，以及周围血管的血管通路成像。

(5) 多巴酚丁胺负荷试验：严重时可看到低的房室速度和梯度，如 LVEF 降低。多巴酚丁胺负荷试验有助于区分严重后负荷不匹配引起的左心室收缩功能障碍和中度左心室功能障碍，以及由经瓣膜流量低引起的左心室开放受限引起的原发性左心室功能障碍。

（四）鉴别诊断

AS 的症状可能类似于许多其他心脏和非心脏疾病，包括冠心病、心力衰竭、心律失常和慢性肺部疾病。同样，心电图和胸部 X 线通常是不特异性的。因此，临床医生必须对可能归因于 AS 的症状与收缩期射血杂音相关的患者保持较高的怀疑指数。

（五）治疗

严重 AS 尚无有效的药物治疗。因为高血压通常

表 42-1　主动脉瓣狭窄严重程度分级

AS 阶段和定义	瓣膜血流动力学
A.AS 风险	• 主动脉 V_{max}<2m/s
B. 渐进式 AS	**轻微：** • 主动脉 V_{max} 2.0～2.9m/s 或平均 ΔP<20mmHg **中度：** • 主动脉 V_{max} 3.0～3.9m/s 或平均 ΔP 20～39mmHg
C. 无症状严重 AS 　C_1. 无症状 　C_2. 无症状，左心室功能障碍	• 主动脉 V_{max}≥4m/s 或平均 ΔP>40mmHg • AVA≤1.0cm^2 • LVEF<50%
D. 症状严重 AS 　D_1. 症状严重，梯度高	• 主动脉 V_{max}≥4m/s 或平均 ΔP≥40mmHg • AVA≤1.0cm^2，混合 AS/AR 可能更大
D_2. 症状严重低流量 / 低梯度，LVEF 降低	• AVA≤1.0cm^2，静息主动脉 V_{max}<4m/s 或平均 ΔP<40mmHg • 多巴酚丁胺负荷超声心动图显示 AVA≤1.0cm^2，最大值≥4m/s
D_3. 症状严重低梯度 AS 伴正常 LVEF 或矛盾低流量严重 AS	• AVA≤1.0cm^2，主动脉 V_{max}<4m/s 或平均 ΔP<40mmHg • 指标 AVA≤0.6cm^2/m^2，每搏输出量指数<35ml/m^2

V_{max}. 最大主动脉瓣流速；AR. 主动脉瓣反流；AS. 主动脉瓣狭窄；AVA. 主动脉瓣面积；LVEF. 左心室射血分数；ΔP. 压力梯度

引自 Nishimura RA, Otto CM, Bonow RO, et al. 2014 AHA/ACC guideline for the management of patients with valvular heart disease: a report of the American College of Cardiology/American Heart Association Task Force on Practice Guidelines, *J Am Coll Cardiol* 2014 Jun 10;63(22):e57-185.

是老年人的疾病，是一种常见的共病，增加了左心室的负荷。对于这些患者，没有明确的降压治疗建议。在治疗时，包括硝酸盐和 ACE 抑制药在内的血管扩张药应以低剂量给药，并在中重度患者中谨慎滴定，因为有低血压的风险。如果左心室较小，也应谨慎使用利尿药，因为预负荷减少可能导致心输出量下降。

一旦症状出现，严重 AS 患者应转诊为 AVR，因为在缺乏明确治疗的情况下预后较差。AVR 是严重症状 AS 患者的首选手术，适当选择的患者瓣膜置换术效果良好。表 42-2 列出了 AVR 的其他 I 类适应证。

外科 AVR（surgical AVR，SAVR）是 TAVR 发生前症状严重的唯一有效治疗方法。随机试验证实了 TAVR 与 SAVR 相比的非劣性，以及 TAVR 与内科治疗相比的优越性，这些患者具有高手术风险（STS 评分的围术期死亡率风险≥8%），或因 SAVR 死亡或严重并发症的可能性为 50% 或更大而无法手术。在后一组中，TAVR 与药物治疗相比，1 年的绝对死亡率降低了 20%。在 TAVR 出现之前，超过 1/3 的患者被认为无法手术，主要是由于年龄较大和慢性疾病。TAVR 改变了老年患者严重症状 AS 的管理。

2009—2015 年，接受隔离房室手术的医疗保险受益人人数从每 10 万人中 48 人增加到 89 人。SAVR 的发病率在 2011 年达到峰值，为每 10 万人中有 54 人，到 2015 年降至每 10 万人中有 48 人；而 TAVR

表 42-2　美国心脏病学会 / 美国心脏协会 VHD 干预指南

瓣膜病	I 类瓣膜介入的适应证及介入的选择
主动脉狭窄	● 在符合 AVR 指征、手术风险低或中等的患者中推荐使用 AVR ● 综合心脏瓣膜小组应为考虑 TAVR 或 SAVR 的患者提供护理 ● 在符合 AVR 适应证、手术风险高且 TAVR 术后生存期>12 个月的患者中推荐 TAVR ● SAVR 或 TAVR 对于有症状的严重主动脉瓣狭窄和手术 AVR 高风险的患者是推荐的，这取决于患者特定的程序风险、价值和偏好
主动脉瓣反流（AR）	**AVR** ● 症状严重的 AR，无论左心室收缩功能如何 ● 无症状慢性重度 AR 和 LVEF<50% ● 慢性重度 AR，并因其他适应证接受心脏手术
二尖瓣狭窄	● PBMC 推荐用于有症状的重度 MS 患者，瓣膜形态良好，无禁忌证（尽管抗凝，但仍有左心房血栓，中度至重度 MR） ● MV 手术适用于具有 NYHA III / IV 级症状、手术风险不高、不适合 PBMC 或 PBMC 失败的严重 MS 患者 ● 伴发 MV 手术适用于接受其他心脏手术的有症状和无症状的严重 MS 患者
慢性原发性二尖瓣反流	**MV 更换或修理（首选）** ● 有症状的慢性重度原发性 MR 和 LVEF>30% ● 无症状的慢性严重原发性 MR 和 LV 功能障碍［LVEF30%～60% 和（或）LVESD≥40mm］ ● 慢性重度原发性 MR 和因其他适应证而接受心脏手术
三尖瓣反流（TR）	左侧瓣膜手术时的严重 TR

AVR. 主动脉瓣置换术；LV. 左心室；LVEF. 左心室射血分数；LVESD. 左心室收缩末期内径；MR. 二尖瓣反流；MS. 二尖瓣狭窄；MV. 二尖瓣；NYHA. 纽约心脏协会；PBMC. 经皮二尖瓣球囊扩张术；SAVR. 外科主动脉瓣置换术；TAVR. 经导管主动脉瓣置换术；VHD. 心脏瓣膜病

引自 Nishimura RA, Otto CM, Bonow RO, et al. 2014 AHA/ACC guideline for the management of patients with valvular heart disease: a report of the American College of Cardiology/American Heart Association Task Force on Practice Guidelines, *J Am Coll Cardiol* 2014 Jun 10;63(22):e57–185.

的发病率从 2012 年的每 10 万人中有 11 人上升到 2015 年的每 10 万人中有 41 人。TAVR 占所有分离 AVR 的 46%。在此期间，孤立性房室瘘手术的结果显示出改善，住院死亡率和累积 30 天死亡率下降。

TAVR 包括将生物人工瓣膜植入导管，最好是通过股骨入路，在天然瓣膜内。TAVR 比 SAVR 的短期好处包括更短的重症监护室和住院时间。与 SAVR 后 30 天健康相关 QoL（health-related QoL，HRQoL）评分的降低相比，侵入性较小的 TAVR 与 HRQoL 更直接的改善有关。TAVR 特有的并发症包括需要转开放手术（1.4%）、瓣膜栓塞（0.3%~7.5%）、需要再次干预以纠正瓣膜反流（0.7%）。TAVR 后中度或重度 AR 与 5 年死亡风险增加有关。TAVR 术后随访 2 年的 111 例患者中，91% 的认知功能得以保留。

指南建议，TAVR 治疗有症状的严重 AS 和对 TAVR 后生存期 >12 个月的患者有禁止手术的风险。在经导管主动脉瓣膜放置（placement of aortic transcatheter valve，PARTNER）研究中，有严重症状的患者被认为不能手术（平均年龄为 83.1 岁；53.6% 的女性），被随机分为经股 TAVR 或药物治疗组，在交叉和撤退后 5 年时，对照组仅有 6 例患者存活，中位生存期（TAVR 组 31 个月，对照组 11.7 个月）和 5 年死亡率（分别为 71.8% 和 93.6%）有显著性差异。在存活者中，83.1% 的 TAVR 组和 42.5% 的对照组在 2 年随访时无症状或有轻度（NYHA Ⅰ 级或 Ⅱ 级）症状。

对于有严重症状的 AS 患者，手术风险高，在 SAVR 和 TAVR 之间的选择是基于患者特定的手术风险、价值和偏好。随机试验的长期随访显示类似的存活率。有试验报道了类似的 5 年死亡风险。

对于 AS 严重且手术风险高的无症状患者，尚未进行 TAVR 评估；指南建议继续监测症状的发作。然而，由于疾病进展几乎发生在所有严重无症状 AS 患者中，并且在心脏手术时发生 AVR 的附加风险小于再次手术的风险，因此对于有症状和无症状严重 AS 患者在接受另一次心脏手术时，最常见的是 CABG，推荐 SAVR。

对中危患者 TAVR 和 SAVR 的随机对照试验和倾向匹配观察研究的 Meta 分析报道，在 1.5 年的中位随访中，TAVR 和 SAVR 的死亡率没有差异。TAVR

与植入起搏器和主动脉瓣关闭不全的高风险相关。SAVR 组早期脑卒中、心房颤动、急性肾损伤、心源性休克和大出血更常见。

PARTNER3 试验将 1000 例低风险患者（平均年龄 73 岁，平均 STS 风险评分 1.9%）随机分为 TAVR 或手术组，发现 TAVR 在死亡、脑卒中或 1 年后再住院的主要综合终点上优于 TAVR。在几个次要终点（脑卒中、脑卒中或死亡、新发心房颤动和生活质量）方面，TAVR 的住院时间较短，优于手术。两组的主要血管并发症、新起搏器插入率、中重度瓣旁反流率无明显差异。对于年轻、低风险的接受者，需要对 TAVR 的耐久性和结果进行长期研究。

1. 老年人 SAVR

年龄本身并不是手术的禁忌证。2007 年 11 月—2011 年 8 月，在荷兰一家机构对接受单独 SAVR 或 SAVR 联合 CABG 的患者进行了观察性研究，80 岁患者（163 例或 762 例患者）的手术死亡率预测风险高于 <80 岁患者，但实际手术死亡率在 80 岁患者中为 1.9%，<80 岁患者为 2.9%。80 岁以上的患者术后谵妄的发生率更高，住院时间更长。术后 1 个月的 HRQOL 短暂性恶化，但 1 年后明显改善到荷兰年龄匹配参考人群的水平。在另一组接受单独 AVR 的 80 岁老年人中，近 75% 的人在 5 年内存活：81% 的人享有良好的 NYHA 功能等级，91% 的人没有心绞痛，68% 的人住在家里。随着围术期管理的进步，术后死亡率逐年下降。预测 80 岁老年人手术死亡率的因素是紧急手术、并发 CABG 和 NYHA Ⅳ 级 HF。左心室射血分数 <30% 和左心室收缩功能不全导致的低梯度严重 AS 也与术后较差的结局有关。另一个较高风险的亚组包括患者，大多数是老年女性，他们在 AS 反应中发展出过度的左心室肥厚。

2. AVR 评估

选择 SAVR、TAVR 或不干预需要个体化的风险 - 效益评估，考虑预期寿命、手术风险、脆弱性、共病情况和患者偏好。指南建议，由多学科心脏瓣膜小组对有 AVR 适应证并有望从干预中获得生存和（或）生活质量益处的患者进行评估。预期寿命 <1 年或生存 2 年且症状和功能改善的概率 <25% 的患者不太可能从任何干预中受益。建议集中于减轻症状的医疗管理。

心脏瓣膜小组使用验证的风险计算器，如 STS 预测死亡率风险和 EuroSCORE 来估计 SAVR 的死亡率和发病率风险。心脏和非心脏共病并存影响 TAVR 或 SAVR 的选择。合并 SAVR 和 CABG 的严重多血管病变患者可能最好通过手术治疗，尤其是合并糖尿病的患者。

虚弱是 SAVR 或 TAVR 后死亡和功能衰退的重要危险因素。一项对接受 TAVR 或 SAVR 的老年人的前瞻性队列研究比较了 7 个脆弱指数在预测 12 个月全因死亡率、30 天全因死亡率和 12 个月死亡或残疾恶化的综合方面的增量预测值。根据使用的量表，脆弱的患病率为 26%～68%。35% 的队列在 1 岁时死亡或残疾恶化。该量表被发现与结果密切相关，并且当添加到包含程序类型和 STS-PROM 评分的预测模型中时，贡献了最大的增量值，这是必要的脆弱工具集（essential frailty toolset，EFT）。EFT 评分是基于程序前贫血、低白蛋白血症、下肢无力和认知障碍的存在。

主动脉球囊瓣膜成形术是一种将球囊放置在狭窄的 AV 上并充气的手术，通常会导致经瓣梯度的适度降低和早期症状的改善。然而，不推荐治疗老年人，因为频繁的急性并发症，大多数患者的再狭窄发生在 6～12 个月内。然而，它可能被认为是通往 SAVR 或 TAVR 的桥梁。

（六）预后

当主动脉速度≥4m/s 或平均压力梯度≥40mmHg 时，症状可能在 2～5 年内出现。症状的出现预示着死亡风险的增加。在最近的一项研究中，出现症状后的 2 年生存率约为 50%。HF 是 50%～60% 的患者死亡原因，15%～20% 的患者发生心源性猝死。SCD 在无症状患者中很少见，几乎总是先于症状。AVR 后的生存率与一般人群中年龄和健康状况相当的人相似。

三、主动脉瓣反流

诊断要点

- 呼吸困难，乏力，心悸，胸痛。
- 左侧第 3 和第 4 肋间隙出现舒张期渐减杂音。
- 超声心动图显示 AR。

（一）一般原则

AR 的患病率随着年龄的增长而增加，在一项基于社区的研究中，中度或更严重的 AR 在≥65 岁的个体中有 1.6% 被记录。单纯性 AR 在老年人群中不常见，大多数 AV 病合并 AS 和 AR。老年人慢性 AR 的常见原因是钙化性房室结疾病和高血压、二叶主动脉瓣或主动脉原发疾病引起的升主动脉扩张。中重度假体周围 AR 是 TAVR 不常见的并发症，但与较差的短期和长期存活率相关。

慢性 AR 导致左心室重塑，进行性左心室扩张和肥厚。随着进展，左心室收缩末期内径（LV endsystolic diameter，LVESD）和室壁应力增加，直到最终左心室功能下降。老年患者出现症状或左心室功能障碍的时间更早，手术死亡率更高。伴发 CAD 使症状、左心室功能障碍和手术指征的评估变得复杂。

（二）预防

旨在预防引起慢性 AR 的各种疾病的治疗可能会降低其患病率。有效的血压控制可以减轻 AR 的严重程度和（或）减缓进展速度。

（三）临床表现

1. 症状和体征

轻度或中度慢性 AR 患者通常无症状，而慢性重度 AR 患者报告进行性运动不耐受、呼吸急促、端坐呼吸和疲劳。

在轻度至中度慢性 AR 患者中，短暂的舒张早期渐减杂音通常是唯一的物理发现，尽管其敏感性较差（一项研究中为 21%）。在慢性严重 AR 患者中，舒张期杂音变得更大，偶尔达到Ⅴ级或Ⅵ级，并且时间更长，通常持续整个舒张期，伴有收缩前加重。左心室心尖冲动常呈弥漫性，向外侧和下方移位。奔马律可能存在，可能是可以触摸到的。血压的特点是脉压增宽，尤其是舒张压低。严重慢性 AR 的外周表现包括边界脉冲、头部晃动、丘疹脉冲（毛细血管搏动）和股动脉杂音伴轻度压迫。

2. 特殊测试

(1) 胸部 X 线：急性重症急性呼吸衰竭患者的胸部 X 线显示肺水肿，通常伴有正常的心脏轮廓。在慢性严重 AR 患者中，心脏大小通常明显增大。

（2）心电图：心电图表现无特异性，但严重慢性 AR 患者可能有明显的 LV 肥厚。表 42-3 对 AR 的严重程度进行了分类。

表 42-3 主动脉瓣反流（AR）严重程度分级

阶段与定义	瓣膜血流动力学
A.AR 风险	• ≤痕量 AR
B. 渐进式 AR	**轻度 AR** • 射流宽度<25%LVOT • AR 射流的最窄区域<0.3cm • RVol<30ml/ 次 • ERO<0.10cm^2 **中度 AR** • 射流宽度 25%～64%LVOT • AR 射流的最窄区域 0.3～0.6cm • RVol30～59ml/ 次 • RF30%～49% • ERO0.10～0.29cm^2
C. 无症重症 AR	**重度 AR** • 射流宽度≥65%LVOT • AR 射流的最窄区域>0.6cm • RVol≥60ml/ 次 • RF≥50% • ERO≥0.3cm^2 • LV 肥厚
D. 症状严重 AR	**射流宽度≥65%LVOT** • AR 射流的最窄区域>0.6cm • RVol≥60ml/ 次 • RF≥50% • ERO≥0.3cm^2 • LV 肥厚

ERO. 有效反流口；LVOT. 左心室流出道；RF. 反流率；RVol. 反流量；LV. 左心室
引自 Nishimura RA, Otto CM, Bonow RO, et al. 2014 AHA/ACC guideline for the management of patients with valvular heart disease: a report of the American College of Cardiology/American Heart Association Task Force on Practice Guidelines, *J Am Coll Cardiol* 2014 Jun 10;63(22):e57-185.

（3）超声心动图：经胸和经食管超声心动图、CT 和磁共振成像是评估 AR 的有效无创技术。在大多数情况下，经胸超声心动图是评估病因、严重程度、左心室大小、收缩功能、指导治疗的首选程序。在轻中度慢性 AR 中，可见 AR 射流，但超声心动图可能正常。在慢性重度 AR 中，左心室通常扩张，并有突出的 AR 射流。超声心动图对 AR 的病因提供了有价值的见解，如钙化性房室疾病、感染性心内膜炎、连枷状房室小叶、主动脉根部动脉瘤或夹层。如果超声心动图的数据不理想或与临床评估不一致，心脏 MRI 可以增加有用的信息。

（4）心导管检查：在大多数情况下，心导管检查不是诊断和量化 AR 所必需的。老年患者需要手术治疗 AR 应首先进行冠状动脉造影。

（四）鉴别诊断

在严重慢性 AR 的鉴别诊断中，必须考虑慢性 HF 的其他原因。

（五）并发症

慢性重度 AR 病程隐匿，多年来逐渐进展，最终导致重度 HF。

在 LVEF 正常的无症状患者中，进展到症状和（或）LV 功能障碍的年发生率<6%，无症状者占 1.2%，对 SCD 的影响<0.2%。在一系列研究中，初始和收缩末期 LVESD 和 LVEF 的变化率可以预测 LVEF 正常的无症状 AR 的症状或死亡。LVESD>50mm 与每年 7%～19% 的死亡、症状和（或）LV 功能障碍风险相关。左心室收缩功能不全（LVEF<50%）的无症状患者在 2～3 年内出现症状，提示需要 AVR。

心绞痛、呼吸困难或心力衰竭的发作预示着更高的死亡率，心绞痛患者的年死亡率为 10%，心力衰竭患者的年死亡率为 20%。心力衰竭症状的严重程度与死亡风险相关；NYHA Ⅱ级患者的年死亡率为 6%，而 NYHA Ⅲ～Ⅳ级 HF 症状患者的年死亡率为 25%。

（六）治疗

轻度慢性 AR 无须特异性治疗。建议每隔 2～3 年进行一次临床评估和超声心动图检查。如果适当考虑预后和治疗目标，建议对中度至重度 AR 和轻度心室扩张的患者进行年度超声心动图检查。当心室扩大程度接近手术指征时，建议每 6 个月做一次超声心动图检查。

无症状 AR 患者的高血压治疗建议使用血管扩张药（二氢吡啶钙拮抗药或 ACE 抑制药 / 血管紧张素受体拮抗药）作为一线药物。新的高血压指南建议将收缩压降至 <130mmHg 的目标，但 <140mmHg 的目标通常适用于较虚弱的老年患者。在没有高血压的情况下，血管扩张药治疗尚未被确凿地证明能改变疾病的自然病程，通常不推荐用于慢性无症状 AR 和左心室收缩功能正常的患者。对于左心室扩大但收缩功能正常的无症状患者，血管扩张药可延长代偿期。慢性血管扩张药治疗也被推荐用于有症状或有左心室功能障碍但不被考虑手术的严重 AR 患者。

β 受体拮抗药可能通过延长舒张期和增加反流体积而使 AR 恶化。另一方面，β 受体拮抗药可能通过其对左心室重塑的作用而具有心脏保护作用。观察数据表明，β 受体拮抗药的使用与非共病高血压和 CAD 的慢性重度 AR 患者的生存率提高有关。

表 42-2 列出了手术治疗 AR 的 I 类适应证。目前的指南建议推迟手术，直到出现症状和（或）左心室功能障碍或严重的左心室扩张（Ⅱ 类推荐）。一项前瞻性观察性研究的结果显示，在无症状的严重 AR 患者中，早期手术和观察等待相似的 10 年总体生存率和心血管生存率支持这一建议。手术时较低的 NYHA 分级能够预测术后较好的长期生存率，与左心室功能无关。手术时的左心室收缩功能和 LVESD 也可以预测 SAVR 后的生存率和功能结果。对于症状轻微、左心室收缩功能不全较轻、手术时 LVESD 较低、左心室功能不全持续时间较短的患者，术后左心室功能更有可能改善。在老年人中，症状和患者偏好应该指导是否考虑慢性严重 AR 的 AVR 的决定，尤其是在 80 岁以上的老年人中。

几乎所有因慢性严重 AR 需要手术的患者都会进行瓣膜置换，因为瓣膜修复的耐久性尚未确立。估计 3%～5% 的老年人瓣膜手术是单纯原发性 AR（定义为缺乏并发 AS 和扩张的升主动脉）。

TAVR

欧洲心脏瓣膜病调查报告，7.8% 符合瓣膜手术指征的严重 AR 患者围术期死亡风险高，未接受干预。尽管 TAVR 已用于有症状的纯自然 AR 患者，但仍需随机研究来评估长期结果，并指导患者和设备的选择。目前，针对 AR 的 TAVR 还处于研究阶段。

四、二尖瓣狭窄

诊断要点

- 是否有风湿热或链球菌感染史。
- 乏力，咯血，心力衰竭症状。
- 心尖部舒张中期隆隆杂音。
- 超声心动图显示二尖瓣增厚，运动受限，左心房和左心室之间有舒张压梯度。

（一）一般原则

根据美国人口研究的综合数据，65 岁以上人群 MS 的患病率为 0.2%。

MS 是由二尖瓣结构异常引起的左心室流入道梗阻。正常阀门面积为 4～6cm²。当面积缩小到 <2cm² 时，瓣膜压力梯度上升；当 <1.5cm² 时，症状出现。MS 的病理生理学与通过瓣膜的流量和舒张持续时间有关。因此，严重 MS 患者可能对导致心动过速和血流增加的条件不耐受，如运动、贫血、心房颤动和感染。

在发达国家，风湿热已变得罕见，而退行性 MV 疾病是常见的。MS 可发生于先前进行 MV 置换的患者，尤其是那些使用生物人工瓣膜的患者。二尖瓣环钙化（mitral annular calcification，MAC）是一种退行性过程，其特征是钙沿瓣环沉积，钙化向瓣叶延伸，但不融合。患病率在 8%～15%，随年龄增长而增加。MAC 可通过损害舒张期正常发生的环状扩张而导致功能性 MS。除年龄外，慢性肾脏病、慢性炎症状态和动脉粥样硬化风险因素与 MAC 相关。研究支持血管动脉粥样硬化和 MAC 之间的共同发病机制。关于钙化性 MS 中平均 MV 梯度自然进展的数据有限。

（二）预防

风湿性多发性硬化症可以通过及时识别和治疗 A

组 β- 溶血性链球菌感染来预防。没有任何干预措施可以阻止或推迟 MAC 的发展。

（三）临床表现

1. 症状和体征

在发达国家，从急性风湿热到症状性 VHD 的潜伏期为 20～40 年，平均发病年龄为 5—60 岁。典型的症状包括劳累、运动耐受性逐渐下降、咯血、呼吸困难和端坐呼吸。

风湿性多发性硬化症的特点是舒张早期的开放突然，然后是舒张中期的隆隆杂音。杂音低沉，在左侧卧位心尖部听得最好，并因心动过速而加剧。较早的开口和较长的舒张期杂音持续时间与较严重的狭窄有关。所有这些特征在继发于 MAC 的 MS 患者中可能都不存在。与 MS 相关的其他发现可能包括肺动脉高压（右心室隆起，P$_2$）和双心力衰竭（肺部啰音、颈静脉压升高和外周水肿）的证据。

2. 特殊测试

(1) 胸部 X 线：胸部 X 线可显示 MV 区钙化，左心房或 RV 增大，下肺野血管斑纹增加。

(2) 心电图：心电图显示左心房扩大或心房颤动，右轴偏斜和房室肥大的迹象也可能存在。

(3) 超声心动图：超声心动图是首选的诊断程序，因为它可以可靠地确定 MS 的存在，评估疾病的严重程度，估计左心房大小，评估经皮二尖瓣球囊分离术（percutaneous balloon mitral commissurotomy，PBMC）的适用性，以及评估其他瓣膜的风湿性或钙化性受累。经食管超声心动图能更好地显示 MS 严重程度，排除左心房凝块；在 PBMC 之前是必要的。表 42-4 对 MS 的严重程度进行了分类。

(4) 心导管检查：考虑进行心脏手术的老年重症 MS 患者，冠状动脉造影可评估阻塞性 CAD。

（四）鉴别诊断

鉴别诊断包括产生左心衰竭或右心衰竭、心房颤动或肺动脉高压的其他心肺疾病。

（五）并发症

在症状轻微的患者中，10 年生存率>80%。一旦出现限制性症状，10 年生存率下降到<15%，并与症状严重程度成反比。

表 42-4 二尖瓣狭窄（MS）严重程度的分类	
阶段和定义	**瓣膜血流动力学**
A. MS 风险	• 正常传输流速
B. 渐进式 MS	• 传输流速增加 • MVA>1.5cm^2 • 舒张压减半时间<150ms
C. 无症状重度 MS	• MVA≤1.5cm^2 • 舒张压减半时间≥150ms
D. 症状性重度 MS	• MVA≤1.5cm^2 • 舒张压减半时间≥150ms

舒张压减半时间. 左房室压梯度降至舒张早期最大压梯度一半所需时间；MVA. 二尖瓣面积

引自 Nishimura RA, Otto CM, Bonow RO, et al. 2014 AHA/ACC guideline for the management of patients with valvular heart disease: a report of the American College of Cardiology/American Heart Association Task Force on Practice Guidelines, *J Am Coll Cardiol* 2014 Jun 10;63(22):e57–185.

重度肺动脉高压发病后，平均生存 3 年。增加的肺动脉阻力可以防止肺水肿，并允许患者在较长一段时间内无症状。最终，肺动脉高压导致 RV 功能受损，并对预后产生不利影响。

心房颤动使 1/3 有症状的 MS 病例复杂化，并更频繁地影响老年患者。由于心房收缩有助于维持左心室充盈，心房颤动的发作减少心输出量，加重症状，增加血栓栓塞的风险（在没有抗凝治疗的情况下，每年接近 20%）。

在未经治疗的严重 MS 患者中，60%～70% 死于进行性心力衰竭，20%～30% 死于全身栓塞，10% 死于肺栓塞。

（六）治疗

对于心房颤动合并 MS（见第 40 章），采取抗凝和控制心率或节律。在窦性心律存在左心房血栓或有栓塞史的情况下，抗凝治疗也是必要的。DOAC 预防 MS 栓塞事件的有效性尚未得到充分的研究，维生素 K 拮抗药是目前唯一被批准的药物。维持窦性心律可提高运动能力；然而，即使在心房颤动切开术后，维持可能是困难的，特别是如果心房颤动持续时间>1 年，心房直径>45mm。风湿过程对窦房结的损伤也导致节律控制的困难。PBMC 后持续心房颤动患者应继续抗凝治疗。限制盐和利尿药对处理血管充血是有用的。在没有左心室收缩功能障碍的情况下，血管扩张药治疗没有显示出益处。

PBMC 是指借助球囊扩张的机械力，使半夜交接部分的粘连结构分离。PBMC 被推荐用于有症状的严重风湿性 MS 患者，瓣膜形态良好（可移动、相对较薄、钙化较少），无 LA 凝块或中重度 MR。虽然 PBMC 是年轻患者 MS 的主要治疗方法，但大多数老年人由于瓣膜形态不利或伴有中重度 MR 而不适合。然而，在没有禁忌证的老年患者中，PBMC 是一种改善症状的安全方法，并可被认为是不适合手术治疗的老年人的姑息选择。与年轻患者相比，老年患者 PBMC 术后的长期预后较差。在一项研究中，<40 岁的患者中有 87% 在 5 年随访时处于 NYHA Ⅰ级或Ⅱ级，而>70 岁的患者中有 19% 处于 NYHA Ⅰ级或Ⅱ级，死亡率分别为 0% 和 59%。晚期 NYHA 分级和心房颤动的存在是不良预后的其他预测因素。

在 MAC 中，小叶环和基部钙化，但裂隙不融合；因此，分离术无效。

指南建议在严重症状性重度 MS（NYHAⅢ/Ⅳ级）中对手术风险不高、不适合 PBMC 或 PBMC 失败的患者进行 MV 手术。手术选择包括分叉切开术、修补术（用于 MAC）或置换术。中度至重度 TR 患者可从手术治疗中获益，并伴有 TV 修复。严重 MAC 的存在可能会给外科医生进行瓣膜置换或修复带来技术问题。此外，MAC 患者通常体弱多病，有多种共病，手术风险高。在患有共病或严重肺动脉高压的老年患者中，围术期死亡率可能高达 10%～20%。肺动脉压明显升高的患者在 PBMC 或瓣膜置换术后表现为 RV 功能下降和持续性肺动脉高压。

对于重度无症状或有症状的 MS 患者，由于其他适应证正在接受心脏手术，建议同期进行 MV 手术。考虑中度 MS 患者合并 MV 手术时，应考虑的因素包括心房颤动的存在、进展速度、瓣膜对后续 PBMC 的适用性。此外，由于将 MV 手术与其他手术结合，如 CABG，增加了围术期的风险，并可能减缓恢复，因此在计划手术时应考虑患者的总体预后。

五、二尖瓣反流

诊断要点

- 劳力性呼吸困难或疲劳，端坐呼吸，周围水肿。
- 心尖部的全收缩期杂音辐射到腋部。
- 超声心动图显示 MR，左心房增大，心室扩张（慢性重度 MR）。

（一）一般原则

在 Framingham 心脏研究中，轻度或更严重的 MR 患病率为 19%。MR 患病率随着年龄的增长而增加，是老年人群中最常见的瓣膜疾病。

负责 MR 的机制分为初级和次级。原发性 MR 是由于瓣膜器官的一个或多个组成部分的固有异常导致小叶不完全接合、血液回流到左心房和左心室容量超载。最终，左心室功能障碍和心力衰竭症状发展。原发性 MR 的病因包括退行性病变（如 MV 脱垂和环形钙化）、缺血（如脊索断裂）、风湿性心脏病或心内膜炎。

与一期 MR 相比，二期 MR 瓣膜结构正常；左心室重构继发于心肌梗死或其他扩张型心肌病的原因导致乳头肌和小叶移位。老年人 MR 的常见原因是退行性过程、缺血和非缺血性心肌病。

（二）预防

旨在预防引起急性或慢性 MR 的各种疾病的治疗可能会降低这种情况的患病率。

（三）临床表现

1. 症状和体征

慢性轻中度原发性 MR 通常无症状，慢性重度 MR 只要保留 LV 功能，往往耐受良好。一旦出现左心室功能障碍，严重的慢性 MR 患者通常会出现左侧 HF 的症状和体征，包括劳力性呼吸困难、端坐呼吸、奔马律和肺部啰音。症状的出现表明预后恶化，与左心室功能无关。随着疾病的进展，右侧 HF 的征象，包括 JVP 升高和周围水肿，可能会随之而来。慢性 MR 的特点是心尖部的全收缩期杂音辐射到腋部、背部或穿过心前区，在某些情况下，由于高容量血流穿过 MV，出现舒张期隆隆声。在 MV 脱垂的患者中，可以听到收缩中期的咔嗒声，随后是 MR 杂音。在严重的慢性 MR 患者中，心尖冲动横向移位，奔马律可能存在，S_1 和 S_2 钝化。

继发性 MR 症状的出现往往由潜在的左心室疾病引起，相关杂音往往不明显，即使 MR 很严重时也是如此。

2. 特殊测试

(1) 胸部造影：最常见的发现是左心室的心脏大和左心房扩大，可见环形钙化。在无肺动脉高压的情况下，RV 大小正常。

(2) 心电图：慢性重度 MR 时，心电图提示左心房扩大或心房颤动；在晚期，可能有 RV 肥大的证据。

(3) 超声心动图：超声心动图的表现取决于原发和继发性 MR 的病因、慢性和严重程度。反流 MR 总是存在，彩色多普勒技术可以对 MR 的严重程度进行定性和半定量评估。MR 的前负荷增加，后负荷减少，导致 LVEF 大于正常。左心室功能可为高动态（如脊索断裂引起的急性重度 MR）、正常（如中度慢性 MR）或受损（如缺血性或扩张型心肌病引起的 MR）。急性 MR 时左心房大小通常正常，但严重慢性 MR 时左心房进行性扩张。MV 可能表现为结构正常，或有黏液瘤变性、风湿受累、心内膜炎或连枷状小叶的证据。在继发性 MR 中，左心室通常扩张，整体功能降低，可出现局灶性左心室壁运动异常。

对于经胸超声心动图后 MR 的病因或严重程度仍有疑问的患者，经食管入路提供了极好的 MV 解剖和功能可视化。超声心动图对左心室大小、射血分数和肺动脉压的连续测量在干预的管理和时机选择中起着至关重要的作用。轻度 MR 每 3～5 年随访一次，中度 MR 每 1～2 年随访一次，在症状发作时随访一次，在新发心房颤动时随访一次。超声心动图也有助于确定瓣膜修复的可行性。

(4) 心导管插入术：心导管插入术结合血流动力学测量有助于评估 MR 严重程度，对于确定考虑心脏手术的老年人的冠状动脉解剖结构至关重要。表 42-5 对 MR 的严重程度进行了分类。

（四）鉴别诊断

MR 的鉴别诊断包括许多其他条件，可能导致左

表 42-5　原发性二尖瓣反流（MR）严重程度的分类

等级和定义	瓣膜血流动力学
A.MR 风险	• 喷射 MR<20%LA • MR 射流最窄的区域<0.3cm
B. 渐进式 MR	• 中央喷射 MR20%～40%LA • MR 射流最窄的区域<0.7cm • RVol<60ml • RF<50% • ERO<0.40cm^2
C. 无症状严重 MR	• 中央喷射 MR>40%LA • MR 射流最窄的区域≥0.7cm • RVol≥60ml • RF≥50% • ERO≥0.40cm^2
D. 症状性严重 MR	• 中央喷射 MR>40%LA • MR 射流最窄的区域≥0.7cm • RVol≥60ml • RF≥50% • ERO≥0.40cm^2

ERO. 有效反流口；LA. 左心房；RF. 反流率；RVol. 反流量

引自 Nishimura RA, Otto CM, Bonow RO, et al. 2014 AHA/ACC guideline for the management of patients with valvular heart disease: a report of the American College of Cardiology/American Heart Association Task Force on Practice Guidelines, *J Am Coll Cardiol* 2014 Jun 10;63(22):e57–185.

或右 HF 的临床表现。通常，在老年患者中，多种慢性疾病并存，可能很难确定患者的症状在多大程度上是 MR 或其他原因造成的。

（五）治疗

慢性 MR 的机制影响药物治疗的结果。目前还没有任何药物治疗可以延缓原发性慢性 MR 退行性病变患者的手术治疗。急性 MR 使用血管扩张药，通过降低左心室射血阻抗来增加前向流量；然而，目前尚无 ACE 抑制药、血管紧张素受体拮抗药或其他血管舒张药治疗原发性慢性 MR 的结论性研究，也不推荐用于 LVEF 正常的非高血压无症状患者。对于严重原发性 MR 和 LVEF<60% 的有症状的患者，没有计划手术，尽管支持证据有限，但推荐标准的收

缩功能障碍治疗。

收缩功能障碍的最佳药物治疗可以导致逆转心室重构和减少继发性 MR（见第 40 章）。

ACC/AHA I 类手术建议见表 42-2。

MV 修复是原发性 MR 的首选手术治疗方法，以防止 LV 功能的进一步恶化。在系列研究中，当左心室大小进行性增加或射血分数减少时，如果成功的可能性高，手术风险低，手术是合理的。与无症状严重退行性 MR、LVEF＞60% 和 LVESD≤40mm 的登记患者的密切等待相比，诊断后 3 个月内早期手术与 10 年平均随访期间更高的长期存活率和更低的心力衰竭风险有关。

近年来，外科技术的改进在所有年龄组中都取得了更好的结果，尽管在年龄最大的年龄组中仍较差。总的手术死亡率从 1980 年的 16% 下降到 1995 年的 3%。在此期间，所有年龄组的心输出量和住院时间也有改善。接受 MR 手术的 75 岁以上患者具有更严重的 NYHA Ⅲ/Ⅳ 级症状和更多的共病，但与年轻患者相比，在调整到预期生存期时，预期寿命得到了类似的恢复。1991 年 1 月—2007 年 12 月，对 14 604 名老年人进行了单侧原发性 MV 修补术，结果的最新数据显示，手术总死亡率为 2.59%。平均随访 5.9 年，生存率为 74.9%。二尖瓣再手术、心力衰竭、出血和脑卒中的 10 年生存率分别为 6.2%、30.1%、15.3% 和 16.4%，10 年生存率与匹配的美国人群（57.4%）相当。

31 688 例单纯 MV 置换或联合 CABG 或三尖瓣手术的患者，手术死亡率由＜50 岁的 4% 上升到＞80 岁的 17%，主要手术并发症由 13.5% 上升到 35.5%。

虽然对于无症状的 MR 和早期左心室功能障碍的年轻患者建议手术，但对于 80 岁以上的老年人来说，有症状通常是推荐的手术指征。然而，在发生左心室功能障碍之前进行 MV 手术也与 80 岁孤立性、非缺血性、非风湿性 MR 患者更大程度地避免心血管死亡和住院有关。在观察性研究中，7 年生存率极高，在手术时 LVEF＞40% 和 NYHA Ⅰ 级或 Ⅱ 级症状的年轻和年长患者之间没有差异。手术的延迟可能会导致老年 MV 手术的不良后果。严重左心室功能障碍（LVEF＜30%）或左心室明显扩张的老年患者对手术反应不佳，应进行药物治疗。

作为原发性 MR 的治疗，MV 修复优于置换。

- 保留自体瓣膜，无须人工瓣膜，在无心房颤动的情况下，无须慢性抗凝治疗。
- 保留左心室的形态和功能，降低左心室扩张和心力衰竭的风险。
- 与提高存活率有关。

此外，二尖瓣修补术与术后脑卒中减少、75 岁及以上患者 ICU 和住院时间缩短有关。然而，由于瓣膜形态不佳，以及伴随而来的其他心脏手术的需要，对于老年人来说，MV 修复可能是一个更复杂的手术。

继发性 MR 主要是心室疾病，手术治疗不太简单。继发性 MR 的手术结果仍然不理想，手术死亡率和长期死亡率高，复发 MR 和 HF 率高。对于严重的非缺血性继发性 MR，没有证据支持瓣膜干预可以提高生存率或防止左心室功能障碍的进展。对于左心室收缩功能不全和无创检测有存活心肌证据的严重缺血性 MR 患者，尽管对 MR 的影响不同，但 CABG 血运重建改善了长期预后。对于患有严重缺血性 MR 的 80 岁老年人，任何 MV 手术的好处都是值得怀疑的；在一项研究中，不到一半的患者接受了两种类型的 MV 手术，在 1 年后还活着。

生活质量被认为是手术成功的关键指标，尤其是在老年人中。225 名患者年龄≥70 岁的原发性 MR 手术患者在 3 年后进行调查；91% 的患者活着，但超过一半患者的生活质量评分低于最佳，定义为明尼苏达的心力衰竭评分＞30 分。年龄增加、术前心房颤动、糖尿病、肾脏疾病、残留 MR 和肺动脉高压预测评分较低。

1. 经导管 MV 修补术

近于前叶和后叶的经皮放置夹（MitraClip）已被用于治疗原发性退行性和继发性 MR。目前的指南建议将经导管 MV 修复（transcatheter MV repair, TMVR）限制在慢性原发性 MR 患者中，这些患者尽管接受了最佳的 HF 治疗，但仍有严重的症状，具有良好的解剖结构，有合理的预期寿命，但手术风险很高。

血管内瓣膜边缘到边缘修复研究随机选择中重度退行性病变和继发性 MR 患者分为 MitraClip 组或 MV 手术组；随访 1 年时患者的综合终点为无死

亡、MV 手术和 3+ 或更高的 MR，经皮修补组的主要终点率为 55%，手术组为 73%（*P*=0.007），差异完全是由 MitraClip 组手术需求增加引起的。在 6 个月时，很少有患者经历 MR 恶化或手术表明设备的长期耐用性。在 30 天内发生主要不良事件的患者中，MitraClip 组为 15%，手术组为 48%（*P*<0.001）。两组在 1 年时 LV 维度、NYHA 功能等级和生活质量指标均有改善。5 年时，手术和经皮修补术的死亡率没有差异。NYHA Ⅲ/Ⅳ 症状在手术后 12 个月明显更频繁，这一趋势在 5 年时逆转，8.6% 的经皮修补患者和 2.5% 的手术患者被归类为严重的 HF 症状。观察到治疗效果的异质性，70 岁以下的患者和退行性 MR 患者手术效果更好，LVEF≥60% 的患者手术效果也更好。年龄大于 70 岁、有继发性 MR 或 LVEF<60% 的患者，经皮修补术与手术治疗的结果相似。

根据 2013 年 11 月—2014 年 8 月接受 TMVR 的患者（中位年龄 83 岁）的登记数据，美国早期 TMVR 社区经验产生了良好的短期结果。退行性 MV 疾病是 91% 的 MR 的原因，86% 的患者出现 NYHA Ⅲ～Ⅳ 级症状，57% 的患者以虚弱为经皮手术的指征。住院死亡率为 2.3%，84% 的患者在中位住院 3 天后直接回家。30 天病死率为 5.8%，脑卒中率为 1.8%，再入院率为 3.1%。总体而言，86% 在 30 天内存活，并在 MR 等级≤2 的情况下出院，无须心脏手术。HF 特异性健康状况评分在 30 天时有显著改善，在 1 年时保持稳定。虽然死亡率很高（23.0%），特别是在晚期肾脏或肺部疾病的亚组和基线健康状况非常差的亚组，但大多数幸存的患者在症状、功能状态和生活质量方面都有改善。

COAPT 试验随机选择了 614 例（平均年龄 72 岁）患有 HFrEF 和中重度继发性 MR 的患者，尽管使用了最大限度的药物治疗，但这些患者仍然有症状。结果表明，TMVR 加药物治疗与单纯药物治疗相比，24 个月内 HF 住院率明显降低（NNT=3.1）、死亡率降低（NNT=5.9），生活质量和功能能力明显改善。因此，TMVR 为适当选择因各种原因而患有严重 MR 的老年患者提供了一个可行的选择。

2. 心脏再同步化治疗

左束支传导阻滞是继发 MR 的原因之一，在某些严重 HF、LVEF<35% 和 QRS 持续时间≥150ms 的 LBBB 患者中，心脏再同步化治疗可能导致 MR、心输出量、症状和心室逆重构的长期改善。接受 CRT 的老年人在 NYHA 级别改善和没有心力衰竭住院的情况下的 1 年生存率与 75 岁以下的患者的生存率一致（见第 40 章）。此外，两组中 2 级以上 MR 的发生率均有显著降低。对于符合器械治疗指征的有症状的慢性重度继发性 MR 患者，可以考虑 CRT。

（六）预后

慢性重度 MR 的并发症包括进行性左心室衰竭，最终导致心房颤动、肺动脉高压、症状恶化和死亡。原发性 MR 无症状者 5 年不良事件（死亡、心力衰竭、新心房颤动）的决定因素是超声心动图有效反流口>0.4cm^2、年龄增长、糖尿病、左心室增大和左心室功能下降。

存在连枷小叶的严重 MR 患者经常在 2～3 年内出现症状、左心室功能障碍或心房颤动，与 MR 相关的死亡率估计为每年 6%～7%。在接受治疗的 MR 患者中，多达 25% 因连枷小叶而猝死。

MR 的存在与缺血性和非缺血性心肌病预后不良有关。在老年患者中，MR 的程度与 1 年死亡率独立且直接相关。与非 MR 相比，70 岁及以上反流严重程度为 1+～4+ 的收缩期心力衰竭患者与功能性 MR 相关的 1 年死亡率分别为 7%、15%、45% 和 57%。

六、三尖瓣反流

诊断要点

- 右侧 HF 的症状和体征，包括显著 V 波的 JVP 升高，肝扩张性搏动增大，腹水和下肢水肿。
- 全收缩期，高音杂音最好在左下胸骨边缘听到，在吸气时增加。
- 多普勒超声心动图可以显示三尖瓣反流射流进入右心房在收缩期。

（一）一般原则

三尖瓣（tricuspid valve，TV）由三个小叶、腱索和乳头肌组成。虽然三尖瓣狭窄是罕见的，但三尖瓣反流（tricuspid regurgitation，TR）经常发生。当存在于老年人，三尖瓣狭窄通常是由于风湿性心脏病或类癌心脏病。在 Framingham 心脏研究中，70 岁以上男性中重度 TR 的患病率为 2%，女性为 6%。

TV 的结构完整性与房车的大小和功能密切相关。在超过 80% 的病例中，TR 是继发性的，由慢性容量超负荷状态引起 RV 重塑、TV 环扩张和小叶拴系。阀门装置本身在二次 TR 中结构正常。主要原因是左瓣膜（尤其是二尖瓣）和心肌疾病、心房颤动、非心脏疾病引起的肺动脉高压和房室壁梗死伴重构。心房颤动导致双房扩大和房室瓣环扩张，是老年人常见的原因。原发性 TR 是由先天或后天原因而发生的，在老年人中发病率低得多。

原发性 TR 的后天原因包括风湿性疾病、TV 脱垂、类癌、心内膜炎、心脏设备、辐射和创伤。RV 起搏在插入或环内导线放置时可通过小叶损伤导致 TR。

原发性 TR 的处理应侧重于潜在的疾病过程。本部分的其余部分重点讨论次级 TR。

（二）预防

旨在预防导致 TR 的各种疾病的治疗可能会降低其患病率。

（三）临床表现

1. 症状和体征

TR 通常在临床上没有表现，直到进展到晚期。在严重的阶段，它与右心衰竭的症状和体征相关，包括低心输出量引起的疲劳，因肝充血而引起的肝区扩大，伴有右上象限不适，出现腹水和水肿。患者可出现心悸，特别是伴有心房颤动。TR 的 V 波与 C 波合并，在 JVP 检查时可检出较大的收缩期 C-V 波。典型的 TR 杂音是全收缩期的高音调，在左侧胸骨下缘最易听到，吸气时加重。

2. 特殊测试

经胸超声心动图用于鉴别原发性和继发性 TR，确定病因和严重程度，定义相关左心疾病，评估 RV 大小和功能，以及估计肺动脉压的一线诊断测试。

较少见的是，如果怀疑有心内膜炎，可能需要经食管超声心动图来评估赘生物。

尽管有创血流动力学测量对于诊断肺动脉高压和评估对血管扩张药的反应仍然很重要，但右心导管术在测量 TR 严重程度方面较少使用。

（四）严重程度和分期

临床上无意义的轻度 TR 常见于结构正常的瓣膜。TR 严重程度的分级需要超声心动图测量的血流动力学参数的评估。TV 环的直径与反流体积直接相关。舒张期直径＞40mm 被认为是有意义的。TV 瓣环成形术建议在左瓣手术时进行，即使在轻中度 TR 中也是如此，因为孤立 MV 手术后进行性 TR 的风险增加。

（五）治疗

目前尚无有效的药物治疗严重继发性 TR。利尿药用于优化 RV 预负荷和治疗右侧 HF 的临床后遗症。RV 后负荷的药物治疗包括优化左心疾病的治疗。在右心导管术中显示血管反应性肺动脉高压患者亚组中，肺血管扩张药降低 RV 后负荷和 TR。

1. 外科手术及经导管修补与替换

继发性 TR 的外科治疗旨在纠正潜在的左侧瓣膜疾病和减少瓣环扩张，后者通常通过瓣环成形术来完成。瓣环成形术，通过缝合或假体环植入，缩小瓣环直径和纠正瓣环几何形状来改善瓣叶的吻合。当修复技术上不可行时，如在严重房室重塑和小叶拴系的继发性 TR 中，更换 TV 被认为是主要的手术选择。

孤立 TV 手术很少进行，与瓣膜手术中最高的死亡率相关。当代美国的大规模统计中只有 5005 次这样的手术是在 10 年期间进行的。与住院死亡率增加相关的因素包括早期左侧瓣膜手术、高龄和 NYHA 分级、RV 失败和肺动脉高压。

建议在左侧瓣膜手术时进行二次 TR 的手术处理，因为瓣膜反流在缓解 RV 过载后不能预期地改善。此外，伴随的 TV 修补不会显著增加手术风险，而左侧瓣膜手术后严重 TR 的再次手术与显著的围术期死亡率相关。

如果在左侧瓣膜手术时没有纠正，轻中度继发性 TR 的进展估计发生在 25% 的病例中。TV 瓣环舒张期直径＞40mm 或＞21mm/m² 是进展的危险因素。观察性研究和一项随机对照试验支持在 MV 手术时对 B 期继发性 TR（轻度至中度 TR 伴小叶接合受损）

和 TV 环形扩张进行三尖瓣修复的建议。对于在左侧瓣膜手术时有右心室颤动证据的 B 期继发性 TR 患者，也建议进行同步 TV 修补。

2. 经导管手术

经导管手术治疗 TV 疾病处于发展和临床应用的早期阶段。TV 的几个解剖学特征对经导管介入提出了挑战。三种类型的 TV 经导管手术正在出现：在腔静脉水平上植入瓣膜；三尖瓣环成形器缩小三尖瓣环尺寸；改善 TV 传单拼接的装置。需要更大规模的试验来评估这些程序的安全性和有效性。

（六）预后

在一项对 5223 名退伍军人管理系统的非卧床患者进行了 4 年随访的研究中，中重度或更严重的 TR 与死亡率增加独立相关，调整了年龄和左心室、右心室功能。重度 TR 患者的 1 年生存率为 65%，而非 TR 患者的 1 年生存率为 90%。

（七）感染性心内膜炎的预防

异常心脏瓣膜的高速血流与内皮细胞损伤有关，导致血小板 – 纤维蛋白沉积，这可能是感染性心内膜炎（infective endocarditis，IE）的病灶。估计美国人口中高度和中度感染 IE 的比例分别为 0.83% 和 7.21%。由于退行性瓣膜疾病和可植入设备的负担更大，以及易感疾病的患病率增加，如牙科疾病、菌血症、侵入性手术和恶性肿瘤，老年人患 IE 的风险更高。

2017 年较 2007 年 AHA 预防 IE 指南更新的包括以下几点。

1. 极少数病例的 IE 是通过抗生素预防来预防的，即使它是 100% 有效的。

2. 在心脏瓣膜条件下，如有人工心脏瓣膜、有心脏瓣膜病史、心脏移植术后有心脏瓣膜病，以及某些先天性心脏病患者，牙科手术中预防措施是合理的，因为心脏瓣膜条件对 IE 的不良后果风险最高，包括人工心脏瓣膜、心脏瓣膜病史和先天性心脏病史。

3. 涉及牙龈组织、牙齿尖周区或口腔黏膜穿孔的牙科手术对高危人群有必要预防。

4. 不建议在泌尿生殖系统或胃肠道手术（如膀胱镜检查、结肠镜检查）前进行 IE 预防。

2007 年指南修订后，对 IE 趋势的研究限制了预防适应证，报告了不一致的结果。在对 2000—2007 年和 2008—2011 年全国住院患者样本数据的中断时间序列分析中，2000—2011 年间 IE 住院发病率稳步上升，两个时期的发病率相似。IE 瓣膜置换率在 2000—2007 年稳步上升，在 2007—2011 年趋于稳定。2003 年 5 月—2015 年 8 月，在另一项纵向研究中调查了 2007 年建议对抗生素处方和 IE 发病率的影响，按 IE 风险分层。到研究期结束时，中风险和低 / 未知风险个体的抗生素处方显著减少。令人担忧的是，高危人群的抗生素处方减少了 20%。这些抗生素预防处方行为的改变与 IE 发病率的增加有关，高危人群增加最多，中危患者增加程度中等，低 / 未知风险组发病率不变。这些发现支持 2017 年 ACC/AHA 指南，该指南为接受高危牙科手术的高危人群提供了 2a 级抗生素预防建议。值得注意的是，尽管老年人患 IE 的风险增加，但指南在推荐抗生素预防时没有考虑年龄。

综上所述，心脏瓣膜疾病的发病率随着年龄的增长而显著增加，VHD 的负担预计将随着美国和世界各地人口的老龄化而增加。经导管瓣膜技术的出现，尤其是 TAVR 治疗有症状的重症 AS 的出现，改变了这一人群中 VHD 的管理。老年人 VHD 的适当管理，包括干预的决定和干预的选择，需要患者和综合的多学科心脏瓣膜团队进行复杂的共同决策，以实现以患者为中心的预期结果。

参考文献

Afilalo J, Lauck S, Kim D, et al. Frailty in older adults undergoing aortic valve replacement: the FRAILTY-AVR study. *J Am Coll Cardiol.* 2017;70(6):689–700.

d'Arcy JL, Coffey S, Loudon MA, et al. Large-scale community echocardiographic screening reveals a major burden of undiagnosed valvular heart disease in older people: the OxVALVE Population Cohort Study. *Eur Heart J.* 2016;37: 3515–3522.

Jansen Klomp WW, Nierich AP, Peelen LM, et al. Survival and quality of life after surgical aortic valve replacement in octogenarians. *J Cardiothorac Surg.* 2016;11:38.

Kapadia SR, Leon MB, Makkar RR, et al. 5–year outcomes of transcatheter aortic valve replacement compared with standard treatment for patients with inoperable aortic stenosis (PARTNER 1): a randomised controlled trial. *Lancet.* 2015;385: 2485–2491.

Mack MJ, Leon MB, Smith CR, et al. 5–year outcomes of transcatheter aortic valve replacement or surgical aortic valve replacement for high surgical risk patients with aortic stenosis (PARTNER 1): a randomised controlled trial. *Lancet.* 2015;385:2477–2484.

Nishimura RA, Otto CM, Bonow RO, et al. 2014 AHA/ACC guideline for the management of patients with valvular heart disease: a report of the American College of Cardiology/ American Heart Association Task Force on Practice Guidelines. *J Am Coll Cardiol.* 2014;63:e57–e185.

Nishimura RA, Otto CM, Bonow RO, et al. 2017 AHA/ACC focused update of the 2014 AHA/ACC guideline for the management of patients with valvular heart disease: a report of the American College of Cardiology/American Heart Association Task Force on Clinical Practice Guidelines. *Circulation.* 2017;135:e1159–e1195.

Pant S, Patel NJ, Deshmukh A, et al. Trends in infective endocarditis incidence, microbiology, and valve replacement in the United States from 2000 to 2011. *J Am Coll Cardiol.* 2015;65:20170.

Rodés-Cabau J, Taramasso M, O'Gara PT. Diagnosis and treatment of tricuspid valve disease: current and future perspectives. *Lancet.* 2016;388:2431–2442.

Sabbagh AE, Reddy YNV, Nishimura RA. Mitral valve regurgitation in the contemporary era insights into diagnosis, management, and future directions. *J Am Coll Cardiol.* 2018;11:628–643.

第43章 外周动脉疾病和静脉血栓栓塞
Peripheral Arterial Disease & Venous Thromboembolism

Sik Kim Ang   James C. Iannuzzi   著

李崇健 译   涂 玲 校

一、外周动脉疾病

诊断要点

- 常见腿部不适症状，包括行走不便、静息痛、难愈性溃疡或坏疽。
- 大多数患者动脉搏动触诊异常。
- 踝肱指数异常可诊断。
- 常伴全身动脉粥样硬化。
- 可能有糖尿病、吸烟、高血压或高脂血症病史。

（一）一般原则

周围血管疾病广泛定义为颅外颈动脉、主动脉及其分支和四肢的任何血管疾病。然而，外周动脉性疾病（peripheral arterial disease，PAD）通常被用来指下肢的动脉粥样硬化性疾病，动脉粥样硬化性PAD是老年人最常见的PAD。但动脉血管疾病的鉴别诊断相当广泛（表43-1）。

60岁以上人群的PAD患病率为10%，75岁以上人群的患病率为25%。虽然PAD与心血管危险因素（如吸烟、高血压、糖尿病和高胆固醇血症）相关，但在没有传统危险因素的患者中约有9%的患病率。包括种族因素在内的非传统风险因素也影响疾病的流行。最近，美国预防服务工作组得出结论，没有足够的证据建议对无症状的成年人进行PAD筛查。

在评估老年人PAD时，进行全面的临床病史、症状回顾和体格检查是很重要的。若要对PAD患者进行成功的治疗，有两个重要的问题需要处理。首先，需要充分解决潜在的心血管风险因素，动脉粥样硬化是一个全身性的疾病，30%的PAD患者已证实伴有脑血管或冠状动脉疾病。其次，通常是患者更关心的，是与血管闭塞性疾病相关的症状。虽然PAD患者多无症状或下肢症状不典型，但间歇性跛行、反复发作 - 休息后迅速缓解的劳损肌疼痛是临床上PAD最常见的症状。少数患者出现严重肢体缺血（critical limb ischemia，CLI），包括溃疡、组织坏疽，并有失去肢体的风险。鉴于这种风险，CLI越来越被视为慢性的威胁肢体的缺血（chronic limb threatening ischemia，CLTI）。

（二）临床表现

1. 体征和症状

间歇性跛行（intermittent claudication，IC）被认为是PAD的标志。然而，患者可能难以充分描述IC的症状。IC是由动脉供应无法满足肌肉的代谢需求引起的。其症状被描述为肌肉疼痛、抽筋、疲劳，甚至与用力有关的虚弱。这些症状应该在持续工作的情况下反复出现，并在5～10min的休息时间内消除。最重要的是，休息时或单独站立时不会出现症状。

大多数PAD患者不存在IC症状。只有10%的PAD成人患者会出现典型的IC症状，而40%的PAD成人患者会无症状，其余50%的患者会出现非特异性的下肢劳损症状，甚至有难以与PAD联系起来的静息症状。在许多情况下，患者无症状是因为他们改变了生活方式，变得更久坐或消除产生症状的活动。其他患者在运动和休息时出现非特异性下肢症状，可能与共病的肌肉骨骼或神经病变有关。IC

表 43-1　外周动脉性疾病

血管因素

- 动脉粥样硬化性疾病，包括颈动脉、肾动脉、主动脉、肠道和四肢动脉
- 栓塞性疾病，包括心源性栓塞、反常栓塞、动脉到动脉栓塞
- 夹层
- 血栓性疾病，与遗传性和后天性血栓形成过程有关

炎症

- 血管炎，可能累及任何血管，包括大、中、小动脉
- 节段性动脉中层溶解，表现为病因不明的中膜坏死

感染性

- 真菌性动脉瘤，梅毒、沙门菌和多种其他病原体已被报道

肿瘤性疾病

- 原发性动脉血管肿瘤：血管肉瘤和其他恶性肿瘤
- 继发血栓栓塞性疾病：恶性肿瘤或骨髓增生性疾病

药物

- 可能包括可卡因、安非他命、麻黄碱、静脉用免疫球蛋白、升压药（如肾上腺素、去甲肾上腺素和去氧肾上腺素）、麦角胺和肝素（与肝素诱导的血小板减少症相关）

医源性因素

- 使用血管闭合、压迫装置
- 导管相关动脉损伤
- 穿刺后小血管动脉粥样硬化性栓塞

创伤性因素

- 压迫综合征、腘动脉卡压和胸廓出口综合征
- 髂动脉内膜纤维化
- 血管外膜囊性病变
- 小鱼际锤打综合征
- 震动伤

环境性因素

- 雷诺病
- 霜冻
- 冻伤
- 战壕足
- 血栓闭塞性脉管炎（Buerger 病），通常发生于年龄小于 50 岁的患者；与吸烟有关，偶尔也与大麻使用相关

内分泌因素

- 钙过敏症：尿毒症性或非尿毒症性钙过敏

的病史应该包括步行距离的估计，这可以用于评估病情严重程度随着时间的变化。

CLI/CLTI 是一种更严重的 PAD 表现，表现为静息痛、难愈性溃疡或组织坏疽。患者可能会抱怨脚或脚趾发冷、麻木或疼痛。这经常被误诊为与糖尿病相关的神经性疼痛，是一种常见的共病。一个更特有的临床表现是，当患者在夜间仰卧时，这些症状会加重，即所谓的夜间静息痛。这些患者可选择在椅子上睡觉或将四肢悬吊在床侧，通过重力提供的额外灌注来改善血液流动，减轻症状。静息性疼痛通常表现为足背部疼痛或抽筋，而糖尿病引起的神经病变则表现为整个足部发麻。

还有一些非特异性但常见的皮肤变化，包括毛发脱落和指甲营养不良的变化；也常见皮肤红肿随后变为苍白或随着肢体抬高而出现的皮肤苍白厥冷。体格检查发现肢体抬高时出现皮肤苍白，这对区分蜂窝织炎所致的皮肤红肿很重要。患者应该定期检查脚部，观察是否存在脚趾间的溃疡，也就是所谓的"接吻溃疡"，这种溃疡的发生与不合脚的鞋子有关。PAD 所致的溃疡是一个预后不良的征兆，因为许多患者最终需要血管重建术来治愈。

动脉搏动的检查应包括触诊和外周脉搏的分级。脉搏可分为无搏动（0 级）、搏动减弱（1 级）、正常（2 级）或临界（3 级）。除了常规触诊和足部检查外，患者还应检查是否有其他血管性疾病。确诊为 PAD 的患者合并锁骨下动脉狭窄的风险较高，应记录两臂的血压。两臂血压差为 15～20mmHg，提示锁骨下动脉狭窄。应听诊主动脉、颈动脉和股动脉是否有杂音，触诊主动脉以确定是否存在腹主动脉瘤。同时应警惕心肺功能异常、神经病变、心律失常和严重贫血的共存，因为这些情况可能会对 PAD 相关预后产生负面影响。

2. 实验室检查

目前还没有特异性的实验室标志物来识别动脉粥样硬化性外 PAD 患者。PAD 患者应检测空腹血脂，以帮助管理血脂异常。空腹血糖或糖化血红蛋白也应测量，以发现和治疗糖尿病。应根据需要进行实验室评估以排除其他非动脉粥样硬化性血管疾病（表43-1）。这可能包括全血细胞计数、红细胞沉降率、C 反应蛋白和生化全套检查。

3. 诊断性检查

对临床可疑 PAD 的患者，在进行下肢动脉脉搏评估的同时，应对其灌注进行评估。踝肱指数（ankle-brachial index，ABI）可用于判断灌注的存在和严重程度（表 43–2）。ABI 是记录上肢和下肢的收缩压之比。它可以很方便地在办公室或血管实验室进行检测。所需的设备包括连续波手持多普勒和血压袖带。进行 ABI 检查时，将血压袖带依次置于双上肢，然后置于双下肢。将手持式多普勒依次置于腘动脉、足背动脉（dorsalis pedis，DP）和胫后动脉（posterior tibial，PT）上，将血压袖带充气至收缩压上，然后缓慢放气。记录可以听到收缩压信号的压力。ABI 的计算方法是将肢体的最高压力（DP 或 PT）除以最高臂压。ABI≤0.90 为异常。

目前美国心脏病学会 / 美国心脏协会的指南建议对有可疑外周动脉疾病的劳累性腿痛症状、年龄＞65 岁的伤口长期未愈合患者测量 ABI。有劳累性疼痛症状但静息 ABI 正常的患者应在跑步机上进行运动测试。由于血流量的增加，正常人的 ABI 应该随着运动而增加，而 PAD 患者的 ABI 此时会下降。运动测试还可以记录下是什么不适症状阻止了患者继续行走，以及在症状出现之前他们能走多远。运动测试需采用标准化的评估方案，确保患者能够在没有辅助的情况下安全地在跑步机上行走。有明显的

心肺疾病史、未愈合的溃疡或 CLI、步态异常是运动测试的禁忌证。

对于糖尿病、肾脏疾病、老龄或其他因素引起动脉钙化的患者，ABI 通常会异常升高，此时 ABI＞1.4 并不能支持诊断，应使用趾臂指数（toe-brachial index，TBI）。当 TBI＜0.7 时可考虑 PAD。当患者出现足趾创面时，测量足趾动脉压力也很重要，只有当压力＞55mmHg 时，创面才能愈合。

4. 其他检查

当需要对严重的 PAD 症状或 CLI 进行干预时，应进行额外的检查以确定病变的解剖水平，并合理地规划血管重建术。无论是否进行运动测试，节段性肢体动脉压力和脉搏容积图可以定位病变部位，以及提供血流动力学信息。动脉双功超声用于定位疾病，双功能多普勒成像可提供关于动脉粥样硬化病变血管的狭窄、闭塞和钙化的解剖信息。超声的使用也避免了其他血管造影成像带来的辐射。血管造影成像，包括计算机断层血管造影、磁共振血管造影和传统的数字减影血管造影，并不是一种诊断工具，而是用于确定疾病的解剖水平和计划手术或血管内血运重建。

（三）鉴别诊断

患者一般不会在行走时抱怨下肢疼痛。许多患者将腿痛归因于关节炎或机体老化的一部分。腿部

表 43–2　ABI 的分级

ABI	临床意义	推　荐
＞1.4	动脉钙化	应使用 TBI 来确定疾病的存在；PVR 可用于疾病分级
1.0～1.4	正常	如有高度怀疑 PAD 的临床症状，则可以考虑进行踏车运动测试
0.91～0.99	临界	如有高度怀疑 PAD 的临床症状，则可以考虑进行踏车运动测试
0.71～0.9	轻度异常，患者多为无症状或仅表现为跛行	PVR 进行疾病严重程度分级
0.41～0.7	中度异常，习惯性跛行	PVR 进行疾病严重程度分级
＜0.4	重度异常，常伴难愈性创面	对于伤口不愈合或坏疽的患者，须行血管造影成像，以确定再灌注方式的选择

ABI. 踝肱指数；PAD. 外周动脉疾病；PVR. 脉搏容积图；TBI. 趾臂指数

劳力症状的鉴别诊断可能相当广泛，包括各种肌肉骨骼、神经源性和炎症。详细的病史，包括疼痛持续时间、起病、加重和缓解的因素，以及完整的体格检查，有助于将 PAD 和 IC 与其他血管和非血管原因引起的下肢劳累性症状区分开。IC 与神经源性跛行常难以鉴别（表 43-3），病史显示症状多变性，休息或站立时症状开始，推着购物车行走或前屈时症状改善，均提示神经源性跛行的可能。PAD 和引起下肢缺血的其他血管疾病被纳入 IC 的鉴别诊断（表43-1）。当高度怀疑神经源性跛行时，应进行脊柱磁共振成像检查。

（四）治疗

1. 一般处理

应该教育患者保持适当的足部卫生，穿着合适的鞋子和袜子。重要的是，患者或护理人员应检查他们的脚，以便及时发现是否有伤口和脚趾感染。在 PAD 患者中，轻微创伤都有可能危及肢体及生命。糖尿病患者应进行常规足甲护理和日常足部检查。使用合适的鞋具和装置来缓解对足部突出点的压迫。住院患者、疗养院或其他不能活动的患者容易发生压伤，应予以重点保护。

2. 降低心血管风险

在一项为持续健康而降低动脉粥样硬化（reduction of atherosclerosis for continued health，REACH）的研究中已经证实，对 PAD 危险因素的治疗不足，也是发生原发性和继发性心血管事件的风险因素之一。因此，PAD 患者需要积极地修正心血管危险因素，以减缓外周动脉疾病的进展，并降低未来的心脑血管发病率和死亡率。PAD 患者应该和诊断为冠状动脉疾病的患者一样，接受相应治疗以达到降低风险的目标。

应建议患者停止吸烟，并提供咨询或药物治疗。有新的证据表明，老年人可以更低、更严格地控制血压，一般来说，糖尿病或慢性肾脏病患者的降压目标应在 <140/90mmHg 或 <130/80mmHg。根据并发症和预期寿命的不同，应设法将糖化血红蛋白维持在 7%～9% 的水平。对于所有 PAD 患者，无论其低密度脂蛋白水平如何，都应使用高强度的他汀类药物，如阿托伐他汀 40～80mg。所有患者都应接受抗血小板治疗。阿司匹林建议每天 75～325mg。对于阿司匹林不耐受的个体，应考虑使用每天 75mg 的氯吡格雷。

3. 运动疗法

一个专业的步行运动计划可以提高患者的无痛步行距离和最大步行距离。一套由专业人士规划和监护的运动疗法比患者进行运动更有效。有症状的 PAD 患者除了接受降低心血管和外周动脉疾病风险的治疗外，还应接受医生监护下的运动治疗。积极治疗的患者可以从自主行走项目中受益。应指导患者每周至少进行三次步行。走路的速度要快，要在 5min 内诱发症状。出现症状后，应休息至症状减轻后再恢复行走。每次运动应以步行-休息-步行为周期，持续 30～45min。大多数患者在参与 4～8 周内会得到行走能力的改善，12～26 周通常会有显著的改善。应该告诉患者，一旦停止锻炼，所获得的

表 43-3　间歇性跛行和神经源性跛行的鉴别

临床特征	间歇性跛行	神经源性跛行
病变部位	常在小腿；也可是大腿、臀部或主髂动脉疾病	可累及大腿、臀部或小腿
临床表现	肌肉酸痛、痉挛、无力或疲劳	症状可能是一样的，但也包括灼热、麻木、剧烈的疼痛或刺痛
与运动的相关性	起病和跛行距离具有可重复性	在发病、持续时间和症状反复性方面存在差异
单纯站立是否发病	否	常发病
症状缓解	单独站立可以在 3～5min 内可缓解疼痛	通常需要坐下或改变体位才能缓解疼痛；疼痛可持续长达 30min

症状改善就会很快消失。

4. 药物治疗

PAD 患者常用的药物治疗包括抗血小板药物和他汀类药物，以及基础高血压和糖尿病的治疗药物。西洛他唑是一种磷酸二酯酶 3 型抑制药。关于它是如何改善 IC 行走能力的，目前还不太清楚。西洛他唑的常规剂量为 100mg，每天两次。有心力衰竭病史的患者禁用西洛他唑。常见的不良反应包括头痛、心悸、头晕，以及恶心和腹泻等胃肠道反应，在老年人中不良反应更为常见。大多数不良反应都是自限性的，或者在开始治疗时减少剂量，从 50mg 的剂量开始，然后逐步扩大到完全剂量治疗，可以使患者更好地耐受。

己酮可可碱是一种血液流变学药物，被认为可通过提高红细胞的扩张性来发挥作用。常规剂量为每天 3 次，每次 400mg。虽然己酮可可碱相关的不良反应很少，但还没有证明它对 IC 患者有好处。

5. 血管重建

尽管有最佳的药物治疗和运动治疗方案，但血管重建术仍适用于 CLI 患者，也适用于生活方式受限的 IC 患者。血管造影、MRA 或 CTA 被用来制订最佳的血管重建策略。对于 CLI 患者，包括静息性疼痛、缺血性溃疡或坏疽，血管重建术可以挽救肢体。对于 IC 患者，血运重建则一般是选择性的。

关于血运重建的全面讨论超出了本章的范围。血管重建术的技术、策略和选择仍在不断发展，可能包括结合球囊血管成形术和支架置入术的微创血管内手术，采用动脉内膜切除术或下肢搭桥术的开放式手术修复，或采用以上所有方法的杂交手术。同时应该对患者进行有关血管重建术的预期风险和收益的宣教。在"跛行：运动 vs. 腔内血管重建术"（claudication：exercise versus endoluminal revascularization，CLEVER）研究中，比较了运动治疗方案、支架置入血管重建术和药物治疗的疗效，有监护的运动治疗和支架置入血管重建治疗的患者步行时间和 ABI 较单纯药物治疗的患者有所改善，接受支架治疗的患者有更好的生活质量评分。参加运动项目的患者需要步行直到症状出现，这种劳累和疼痛可能会导致生活质量的下降。由于开放性手术有较高的并发症发生率和致残率，因此尽管开放性手术比血管内手术的疗效持久性可能会更好，但手术者和患者通常更喜欢选择血管内治疗。如今，也有越来越多的患者选择了微创血管内手术。血管重建术的方式选择应根据患者的意愿和护理目标进行个体化，并应将患者转诊给具有开放性和血管内治疗经验的专家，以确保能提供个体化治疗和护理。

（五）预后

如前所述，PAD 患者的最大风险是与继发性心脑血管事件相关的发病率和死亡率。PAD 患者肢体病变整体预后良好。大约 75% 的 IC 患者在药物治疗和运动疗法的影响下能保持稳定或有所改善。只有大约 25% 的患者的行走能力会恶化。这些患者中的一小部分需要通过介入治疗或手术来提高行走能力。不到 4% 的患者会截肢。这些患者大多患有糖尿病或继续吸烟。与 PAD 相比，CLI 的预后较差，1 年后，25% 的 CLI 患者可能死亡，30% 需进行截肢。如果不能及时诊断 CLI，则 CLI 患者的 5 年生存率约为 70%。

参考文献

Bhatt DL, Eagle KA, Ohman EM, et al. Comparative determinants of 4-year cardiovascular event rates in stable outpatients at risk or with atherothrombosis. *JAMA.* 2010;304(12):1350–1357.

Curry SJ, Krist AH, Owens DK, et al. Screening for peripheral artery disease and cardiovascular disease risk assessment with the ankle-brachial index: US Preventive Services Task Force recommendation statement. *JAMA.* 2018;320(2):177–183.

Davies MG. Critical limb ischemia: epidemiology. *Methodist Debakey Cardiovasc J.* 2012;8(4):10–14.

Gerhard-Herman MD, Gornik HL, Barrett C, et al. 2016 AHA/ ACC guideline on the management of patients with lower extremity peripheral artery disease: executive summary: a report of the American College of Cardiology/American Heart Association Task Force on Clinical Practice Guidelines. *Circulation.* 2017;135(12): e686–e725.

Murphy TP, Cutlip DE, Regensteiner JG, Mohler ER, Cohen DJ, Reynolds MR. Supervised exercise, stent revascularization, or medical therapy for claudication due to aortoiliac peripheral artery disease the clever study. *J Am Coll Cardiol.* 2015;65(10):999–1009.

Peters CML, de Vries J, Lodder P, et al. Quality of life and not health status improves after major amputation in the elderly critical limb ischemia patient. *Eur J Vasc Endovasc Surg.* 2019;27:pii: S1078–5884(18) 30799–8.

Treat-Jacobson D, McDermott MM, Bronas UG, et al; American Heart Association Council on Peripheral Vascular Disease; Council on Quality of Care and Outcomes Research; and Council on Cardiovascular and Stroke Nursing. Optimal exercise programs for patients with peripheral artery disease: a scientific statement from the American Heart Association. *Circulation.* 2019;139(4):e10–e33.

二、静脉血栓栓塞

诊断要点

- 手术（尤其是骨科手术）、制动和恶性肿瘤是常见的危险因素。
- 典型的症状包括下肢深静脉血栓形成引起的急性疼痛和肿胀，肺栓塞引起的胸膜炎性胸痛和呼吸短促。
- 体格检查结果是非特异性的，经常无阳性体征。
- 需要影像学进行诊断确认。

（一）一般原则

静脉血栓栓塞，包括深静脉血栓（deep vein thrombosis，DVT）和肺栓塞（pulmonary embolism，PE），是美国心血管死亡的第三大原因。每年有超过 40 万人死于静脉血栓栓塞。静脉血栓栓塞的风险随着年龄的增长而增加。老年人占静脉血栓栓塞事件的 60%。70 岁以上患者静脉血栓栓塞的发病率和死亡率均高于年轻患者。VTE 的遗传和获得性危险因素见表 43-4。尽管已知遗传性血栓病和静脉血栓栓塞相关，但很少在老年人中检测这些疾病。对于没有明确病因的特发性静脉血栓栓塞患者，应进行与年龄和性别相应的癌症筛查。在完整的病史、体格检查和基本的实验室检查之后，额外的检查可能包括计算机断层扫描、支气管镜检查和骨髓评估以调查潜在的异常。

（二）临床表现

1. 体征和症状

VTE 的体征和症状是非特异性的，很难用于确定诊断，尤其是在老年人中。因此，患者出现非特异性的体征、相关肢体或心肺疾病，临床上需高度警惕，并使用影像学检查排除 VTE。

高达 50% 的 DVT 是无症状的。临床症状包括肢体疼痛、肿胀、红斑和皮温升高。浅表血栓性静脉炎可表现为局部红斑和压痛，并可触及浅表静脉条索。霍夫曼征（即伸直患肢，将踝关节急速背曲，可引起腓肠肌疼痛）阳性是常见的体征之一，但仍对诊断 DVT 缺乏敏感性和特异性。

表 43-4　静脉血栓栓塞的危险因素	
常见的 VTE 危险因素	**少见的 VTE 危险因素**
遗传因素	- 骨髓增殖性疾病
- V因子 Leiden 突变	- 化疗药物
- 凝血酶原基因缺陷	- 炎症性肠病
- 遗传性蛋白 C 缺乏症	- 多发性骨髓瘤
- 遗传性蛋白 S 缺乏症	- 感染 / 炎症
- 遗传性抗凝血酶缺陷症	- 脓毒症
- 高同型半胱氨酸血症	- 阵发性睡眠性血红蛋白尿症
- 脂蛋白（a）升高	- 肝素诱导血红蛋白减少症
获得性因素	- 血管炎
- 抗心磷脂抗体	- Ⅷ因子增多
- 高同型半胱氨酸血症	- 肾病综合征
- 恶性肿瘤	- 异常纤维蛋白溶酶原血症
- 肥胖症	- 异常纤维蛋白原血症
- 旅行	
- 制动固定	
- 外科手术	
- 创伤	
- VTE 病史	
- 激素治疗和口服避孕药	
- 置入装置和缝线	

PE 的症状同样是非特异性的。患者可出现心动过速和呼吸急促，但无相关主诉。当存在 PE 时，胸痛可能表现为胸膜炎性胸痛。呼吸困难、咳嗽、晕厥和心悸是常见的临床表现。咯血不常见，通常与肺梗死有关。晕厥是一种常见的入院主诉，而 PE 在鉴别诊断中常常被忽视，导致诊断和治疗的延误。

2. 实验室检查

目前没有诊断 VTE 特异性的实验室检测指标。在适当的临床条件下，D- 二聚体阴性可用于将 VTE 排除在鉴别诊断之外。D- 二聚体在手术、创伤、长期住院、妊娠和老年人中经常呈阳性，因此，它最适用于门诊、可走动的低 VTE 风险患者的筛查。

VTE 患者应进行全血细胞计数、全面地代谢检查和尿检，以确定与 VTE 相关的潜在疾病。初始实验室检测的异常应用于指导可能需要的额外检测或成像。抗磷脂抗体检测可能对老年人群的诊断有一定的意义，狼疮抗凝因子和抗心磷脂抗体的检测可能会对治疗的时机和抗凝血药的选择有意义。其他血栓形成相关的实验室测试可能意义甚微，而蛋白 C、蛋白 S 和抗凝血酶缺乏症的检测在老年人中几乎没有必要。

急性 PE 患者应进行生化指标的评估，包括肌钙蛋白、BNP 或 NT-proBNP，以寻找心肌损伤的证据。当患者的肌钙蛋白和 BNP 恢复正常时，其住院期间和出院后 30 天后死亡率极低，因此可依据这两项指标来缩短已行风险分层的患者的住院时间。

3. 诊断性检查

静脉造影临床上很少需要，但仍是诊断深静脉血栓的金标准。双功多普勒超声已成为诊断或排除深静脉血栓的首选方法，它无创，耐受性良好，可广泛使用。多普勒超声的检查依赖对静脉管腔使用外部施加的压力，但又不能完全压缩静脉管腔，腔内回声对深静脉血栓的特异性较低。静脉波形的继发性变化也具一定意义，正常的静脉波形随呼吸波动，在腓肠肌受压时增强，若不能增强或丧失相位性，呈单相波形，可能提示有近端梗阻。只有充分检查完整的静脉段才能评估是否有 DVT，如果没有充分评估静脉段，就不能排除 DVT。双功多普勒超声诊断 DVT 的敏感性和特异性约为 98%。如果检测阴性，但临床仍高度怀疑，特别是髂静脉、下腔静脉（inferior vena cava，IVC）或小腿静脉 DVT，需要在 5～7 天内重复超声检查。

CT 静脉成像（CT venography，CTV）和磁共振静脉成像（magnetic resonance venography，MRV）可用于诊断，特别是对下腔静脉和盆腔静脉的成像。CTV 可以很容易地加入到 CT 肺栓塞成像中。这并不需要额外对比剂，但缺点是具有辐射暴露。MRV 不使用辐射，也不一定需要对比剂。此外，MRV 使用的对比剂（通常为钆）发生肾源性系统纤维化的概率要低得多，而且一般来说，即使对肾功能下降的患者也是安全的。影像学有助于评估患者的急性和慢性 DVT，然而，影像学检查也可能不容易耐受，幽闭恐惧症可能会限制一些患者进行检查。当超声成像不能诊断 DVT 时，CTV 和 MRV 可作为静脉造影术的替代选择。

高达 50% 的 DVT 患者可能合并有无临床症状的 PE。临床怀疑 PE 时，应及时进行适当的检查，包括心电图、胸部 X 线、通气灌注扫描、CT 肺血管造影或肺血管造影术。胸部 X 线检查的异常主要表现为肺容积损失、肺不张、积液或浸润，但往往是非特异性的，而且也可能是正常的。一些特异性影像学表现，如 Westermark 征（局灶性缺血）、Hampton 驼峰（胸膜下楔形实变）和肺动脉扩张并不常见。心电图检查结果也常常是非特异性的，最常见的异常是窦性心动过速，典型的 S_1、Q_3、T_3 改变可以在大面积 PE 和右心室心肌劳损时看到。

肺通气灌注扫描仍用于诊断急性肺栓塞，然而其适用性是有限的。该检查应在胸部 X 线结果正常而临床上高度怀疑 PE 时进行，其结果往往是可疑或不确定的，只有当扫描结果为正常或接近正常或有明显异常时才有助于排除或诊断 PE。

CT 肺血管造影（CT pulmonary angiogram，CTPA）是诊断 PE 最广泛、最常用的检查方法。它很容易实施，耐受性也很好。PE 的 CTPA 表现为肺动脉腔内的充盈缺损。通过先进的技术，扫描仪可以在一次屏气中完成对亚段肺动脉的成像。CTPA 需要使用对比剂，在肾功能不全的患者可能受限。对比剂注射的时机是至关重要的，对一些患者，特别是存在有更多的外周栓塞时，CTPA 检查的敏感性和特异性可能会受限制。CTPA 的影像也可用于评价 PE 患者的右心劳损情况，在四腔切面上测得的右心室与左心室比值 >0.9 提示右心劳损。

肺血管造影仍然是诊断 PE 的金标准，但它已经基本上被 CTPA 成像所取代。尽管对比剂使用和辐射暴露是相似的，但 CTPA 较肺血管造影具有微创的优势。如果 CTPA 成像不能诊断 PE，而临床上又需要诊断或排除 PE 时，血管造影则是首选的检查方法。尽管人们普遍认为血管造影术的侵入性太强，不能经常使用，但与血管造影术相关的并发症并不常见。血管造影可用于大面积 PE、肺静脉取栓，也可用于血流动力学不稳定的患者。对于血流动力学不稳定的大面积 PE 患者，血管造影、肺静脉取栓也可以作为一种治疗手段。

超声心动图并不是 PE 的诊断检查，但超声心动图的信息能够对溶栓治疗或加速出院的患者进行风险分层。超声心动图也用于评估右心功能不全。与没有右心室容量超负荷的患者相比，右心劳损预示更差的治疗预后。超声心动图的异常表现包括右心室扩张、室间隔变平或向左心室偏移、三尖瓣反流、右心室收缩压升高。

（三）鉴别诊断

单侧腿痛、红斑和肿胀是 DVT 常见症状。在鉴别诊断时，必须考虑浅表血栓性静脉炎、伴或不伴破裂的腘窝囊肿、外伤（如扭伤或小腿肌肉撕裂伤）、蜂窝织炎、慢性区域疼痛综合征，以及与慢性静脉功能不全相关的急性炎症。在临床上可疑度较低的患者中，D- 二聚体阴性可排除 DVT，无须进行额外检查。

PE 相关的体征和症状也是非特异性的。必须排除其他心肺、血管和炎症性的病因。鉴别诊断包括心肌损伤、心包炎、充血性心力衰竭、肺炎、胸膜炎、气胸、主动脉夹层、肌肉骨骼扭伤、劳损或挫伤。

（四）并发症

发生深静脉血栓形成后综合征（post thrombotic syndrome，PTS）的风险是显著的。许多患者在发病后 2 年内出现症状。较广泛的 DVT 和复发事件均可增加 PTS 的风险。穿着压力袜可用于有症状的 PTS。少数患者（＜5%）在 PE 后会发展为慢性血栓栓塞性疾病（chronic thromboembolic disease，CTED），目前还没有相关的临床特征、生物标志物或其他方法来诊断哪些患者有 CTED 风险。PE 后出现进行性呼吸困难或右心功能障碍的患者应评估 CTED 的风险。

（五）治疗

1. 一般处理

抗凝是静脉血栓栓塞的主要治疗方法。当临床可疑静脉血栓栓塞的诊断时，即应开始适当的治疗。对于抗凝并发症风险低的患者，病史资料收集和诊断检查不应延迟抗凝的启动。静脉注射普通肝素（unfractionated heparin，UFH）、低分子肝素和磺达肝癸钠是静脉血栓栓塞的合适的初始治疗方法。长期选择包括维生素 K 拮抗药（vitamin K antagonists，VKA）、直接口服抗凝血药和 LMWH。抗凝血药的选择可能是由静脉血栓栓塞的潜在机制决定的（见第 44 章）。

无 PE 症状或体征的 DVT 患者可以完全或至少部分行门诊治疗。安排家庭治疗、自我注射教学和患者教育需要工作人员的时间和奉献，但许多患者能够成功地完成必要的任务。临床上稳定的 PE 患者可以使用超声心动图、肌钙蛋白和 BNP 等生物标志物进行评估。当这些检查正常时，患者可以选择住院治疗或加速出院计划。所有静脉血栓栓塞患者均应安排密切的出院临床随访。

对于有抗凝禁忌证的患者，应进行下腔静脉置入滤器治疗。然而，一旦抗凝风险消除，即去除下腔静脉过滤器，并启动适当的抗凝。

2. 药物治疗

参见第 44 章，以获得更深入的讨论。对急诊住院患者，UFH 应根据患者体重来计算剂量。监测活化部分凝血活酶时间（activated partial thromboplastin time，aPTT），以保持患者在适当的治疗剂量范围内。aPTT 的治疗范围对于每个医疗机构是不同的，因此对当地医疗机构参考值范围的认识是必要的。在考虑静脉溶栓治疗的患者中，UFH 是首选的药物，因为它的半衰期短，而且能够很容易地监测治疗过程。

替代疗法，如 LMWH，提供了每天一次或两次给药的机会，易于管理，有利于加速患者出院，也可对适合的患者进行家庭治疗。低分子肝素均由肾脏排泄，对于肌酐清除率＜30ml/min 的老年人，临床医生应根据产品说明书中推荐的肾功能来调整剂量，或改用经肾脏排泄率较低的抗凝血药。在潜在恶性肿瘤的情况下，发生静脉血栓栓塞的患者最好使用低分子肝素进行治疗。

磺达肝癸钠是一种戊糖分子，被批准用于治疗 DVT 和 PE 的住院患者，其剂量根据患者体重来计算。体重＜50kg 的患者每天使用 5mg，体重在 50～100kg 的患者每天使用 7.5mg，体重＞100kg 的患者应该每天使用 10mg。磺达肝癸钠经肾排泄，肾功能不全者慎用，肌酐清除率＜30ml/min 者不宜使用。半衰期约为 17h，当需要介入治疗或出血风险高时，应避免使用该药。目前没有药物可以对抗磺达肝癸钠的作用。

VKA 已成为大多数患者的长期首选药物。一般情况下，第一剂 VKA 可在入院当天开始。华法林是一种维生素 K 拮抗药，可阻断维生素 K 依赖蛋白的末端羧基化。因此，非口服抗凝血药和华法林之间需要 4~5 天重叠，以确保体内存在的维生素 K 依赖蛋白被充分消耗。对于大多数患者，口服华法林的目标国际标准化比值为 2.5，可接受范围为 2~3。重叠最少 4~5 天后，INR 应为＞2，再连续重叠 2 天，然后停止非口服抗凝血药，维持华法林治疗。

DOAC 是新型的口服抗凝血药，如直接凝血酶抑制药达比加群，以及直接 Xa 因子抑制药利伐沙班、阿哌沙班和依度沙班。这些药物的优势是每天口服一次或两次，不需要监测。有一些新开发的 DOAC 拮抗药，将在第 44 章中讨论。当需要拮抗 DOAC 时，如果没有特定的拮抗药，可给予活性炭（服药时间＜6h，口服或经鼻胃管注入 100g）或四因子凝血酶原复合物（静脉注射 50U/kg，单次剂量不超过 5000U）。总的来说，DOAC 的费用仍然大大高于 VKA。

3. 介入治疗

对于入院时有不稳定的大范围 DVT 或大范围 PE 患者，应进行溶栓评估。药物机械血栓清除术（pharmacomechanical thrombolysis，PMT）或导管接触性溶栓（catheter-directed thrombolysis，CDT）的使用并不局限于股青肿（phlegmasia cerulean dolens，PCD）或静脉坏疽的患者。PCD 是急性 DVT 的一种危及生命的并发症，表现为由于静脉流出阻塞导致四肢明显肿胀，并伴有疼痛和发绀。如果不及时治疗，可发展为疼痛性股白肿，使动脉血流受损，并导致坏疽。对于股总静脉和髂总静脉近端 DVT 的患者，PMT 可以清除血栓，保持瓣膜功能，改善活动能力，减少与急性 DVT 相关的症状。目前尚不清楚哪些患者能受益于 PMT，以及 DVT 发病后何时使用 PMT 对瓣膜功能保护的影响。

对于大面积不稳定 PE 的患者，也应考虑使用注射或导管介入的溶栓治疗。有明显心肺功能障碍的较大面积 PE 患者也适合进行溶栓治疗，但这些患者的出血风险可能大于收益。溶栓术中发生大出血的风险约为 15%，颅内出血的风险通常为 1%~2%。70 岁以上的患者出血风险增加。近期手术或外伤、消

化道出血、未控制高血压、近期脑卒中均为溶栓禁忌证。

对于有抗凝禁忌证患者，或虽有足够的抗凝治疗但并发出血或血栓的患者，可置入下腔静脉滤器。目前下腔静脉滤器有广泛的适应证，包括潜在的心肺疾病、严重的 PE、在超声中显示的自由漂浮的 DVT，以及抗凝治疗医从性差的高风险患者。下腔静脉过滤器有助于管理深静脉血栓患者和防止大规模 PE。然而，IVC 过滤器不能治疗 DVT 或预防 PE，仍需要抗凝来阻止 DVT 的进展，防止 DVT 复发，防止栓塞。一旦抗凝的绝对或相对风险得到缓解，应启动适当的抗凝。对于有选择性可取出的下腔静脉滤器的患者，应在停止抗凝前评估滤器是否可取出。有足够的数据表明，留置的过滤器可能导致后续 DVT。一旦病情不再需要 IVC 过滤器，应该将其取出。

4. 额外的注意事项

DVT 和 PE 患者通常建议卧床休息，但这实际上不利于康复。研究表明，下床活动与 PE 风险增加无关，但可改善静脉通畅。临床稳定的患者应鼓励在住院期间适当走动，出院后恢复正常活动。当患者深静脉血栓形成后出现腿部肿胀症状时，应考虑穿着弹力袜。压力为 20~40mmHg 的弹力袜已被证明可以提高生活质量，并有助于预防 PTS，并且弹力袜与任何不良事件无关。

5. 治疗持续时间

静脉血栓栓塞治疗的最佳持续时间尚不清楚。决定是否继续抗凝治疗应考虑 VTE 的潜在病因、患者的并发症、患者对抗凝治疗的意愿、VTE 复发的风险。一般来说，手术、住院或其他较低风险的患者应治疗至少 3 个月，直到不再存在可归因的风险因素。特发性静脉血栓栓塞患者需要至少 6~12 个月的抗凝治疗。复发的静脉血栓栓塞、潜在的高危血栓症或癌症患者可能需要长期治疗。然而，为了确定最佳的治疗时间，需要全面权衡抗凝治疗的获益和风险。

（六）预后

老年 VTE 患者的死亡率明显高于年轻患者。在 VTE 治疗的前 3 个月，老年人可能死于潜在的癌症、PE、感染或出血并发症。对此类衰弱人群应进行 VTE 后的密切随访，因为超过 20% 的人将在 5 年内复发 VTE。PTS 是 DVT 的主要长期并发症，超过 1/3 的 DVT 患者发生 PTS。主要症状可能包括腿部症状（疼痛、痉挛、瘙痒和感觉异常），血液淤滞的症状（胫骨前水肿、发红、硬化、色素沉着和静脉扩张），以及腿部溃疡。

致谢：感谢第 2 版的本章著者 Teresa L. Carman 博士的投入。

参考文献

Gould MK, Garcia DA, Wren SM, et al. Prevention of VTE in nonorthopedic surgical patients: Antithrombotic Therapy and Prevention of Thrombosis, 9th ed: American College of Chest Physicians evidence-based clinical practice guidelines. *Chest*. 2012;141(suppl 2):e227S-277S.

Kearon C, Akl EA, Ornelas J, et al. Antithrombotic therapy for VTE disease: CHEST Guideline and Expert Panel report. *Chest*. 2016;149(2):315–352.

Lim W, Le Gal G, Bates SM, et al. American Society of Hematology 2018 guidelines for management of venous thromboembolism: diagnosis of venous thromboembolism. *Blood Adv*. 2018;2(22):3226–3256.

Merli GJ. Pathophysiology of venous thromboembolism, thrombophilia and the diagnosis of deep vein thrombosis-pulmonary embolism in the elderly. *Clin Geriatr Med*. 2006;22(1):75–92.

Prandoni P, Noventa F, Ghirarduzzi A, et al. The risk of recurrent venous thromboembolism after discontinuing anticoagulation in patients with acute proximal deep vein thrombosis or pulmonary embolism. A prospective cohort study in 1,626 patients. *Haematologica*. 2007;92:199–205.

Tritschler T, Aujesky D. Venous thromboembolism in the elderly: a narrative review. *Thromb Res*. 2017;155:140–147.

Tritschler T, Kraaijpoel N, Le Gal G, Wells PS. Venous thromboembolism: advances in diagnosis and treatment. *JAMA*. 2018;320(15):1583–1594.

第 44 章　抗凝治疗
Anticoagulation

Anita Rajasekhar　Rebecca J. Beyth　著
高　翔　译　涂　玲　校

一、一般原则

抗凝血药是一类针对在老年患者中非常普遍血栓栓塞和血管疾病的治疗药物。抗凝血药与大多数药物相比是独一无二的，因为即使是很小的偏离"治疗水平"的剂量，患者也会有危及生命的并发症。尽管年纪较大的多发病患者比普通人群更容易发生血栓事件，但是他们也有更高的出血风险。与传统抗凝血药相比，由于老年患者使用方便和出血风险较低，直接口服抗凝血药被批准用于血栓性疾病的治疗。本章简要回顾了目前的抗凝治疗，并着重于在老年患者中应用新的药物和相关建议。

二、抗凝治疗的分类

目前，在美国应用的抗凝血药包括普通肝素、维生素 K 拮抗药、低分子量肝素、间接选择性因子Xa 抑制药、直接凝血酶（亲和性和口服）和 Xa 因子抑制药。表 44-1 和表 44-2 总结了这些药物的具体药理学特性。

（一）口服维生素 K 拮抗药

对老年患者使用抗凝血药的担忧源于其增加与抗凝有关的出血。口服维生素 K 拮抗药引起的出血的主要决定因素为抗凝血效果的强度。抗凝血效果强度的衡量标准包括：国际标准化比值（international normalized ratio，INR），患者个体差异，药物拮抗（指与止血药物或维生素 K 代谢相互干扰），以及治疗时间。其中，INR 是最重要的危险因素，尤其是严重的颅内出血。INR 值大于 4.0，脑出血的风险增加7 倍。患者自身因素，包括年龄和具体的共病症（缺血性脑卒中、糖尿病、肾功能不全、恶性肿瘤、高

血压、肝脏疾病或酗酒）也与严重出血的风险增加有关。在一般情况下，老年患者较年轻人大出血的风险高 2 倍。使用抗凝血药的决定是困难的，因为与抗凝有关的出血危险因素与增加血栓形成的风险是相似的。老年患者抗凝血药的使用是一个应用共享决策制订原则至关重要的领域。是否选择抗凝血药和选择哪类药物来使用，应该是个体化治疗，不仅要考虑到循证医学，还有患者的预期目标和个人偏好，以确保其合理性。

然而，在老年患者中，基于药物遗传学的华法林剂量的临床效用是不明确的。Schwartz 等注意到，≥65 岁患病人群（平均年龄 81 岁）队列研究中华法林稳定治疗阶段的 INR 值，其中包括养老院和养老社区的居民，考虑基因型因素相比于没有考虑基因型因素（50% vs. 12%，$P < 0.0001$）更有助于解释 INR变异度比例更大的原因。然而，在规定华法林用量<2mg/d 的患者中，将预估华法林剂量和实际华法林剂量相比较时，尽管有药物遗传基因学的使用，实际华法林用量超过预估量；也就是说，基因型因素的加入并未改变实际剂量的管理。因为早期研究中观察到年龄的增加与提高每天应用低剂量华法林的相应效果是相关联的，药理遗传学剂量算法来解释老年患者需要较低华法林剂量的做法是有限的。因此，"低启动，慢加量"的格言仍然适用于华法林加药的老年患者。

许多药物与抗凝血药之间存在可知的相互作用，并且由于大多数老年患者至少应用大于 1 种该类药物，因而老年患者更易发生药物不良反应。可增强抗凝作用的药物（增加 INR）会增加出血的风险。其他药物增加肝脏代谢导致降低抗凝作用，需要提高用药剂量（表 44-3）。当继续应用这些药物时，可以

	肝素及其衍生物			直接凝血酶抑制药		
特　性	UFH	LMWH	特异性抗Ⅹa抑制药	阿加曲班	地西卢定	比伐卢定
子类型		依诺肝素，达尔特肝素，丁扎肝素	磺达肝癸钠			
代谢途径	网状内皮系统	肾	肾	肝	肾	酶促反应，20%经肾
达峰时间	IV：立刻SQ：20～60min	约1.5h	约2h	立刻	立刻	立刻
半衰期	约1.5h	2～5h	17～21h	约45min	约120min	约25min
实验室监测指标	aPTT、抗Ⅹa肝素水平	不需要，可以测定抗Ⅹa LMWH水平	不需要，可以测定抗Ⅹa磺达肝癸钠水平	aPTT，ACT	不需要，可以检测aPTT	aPTT，ACT
延长INR治疗浓度	无	无	无	显著	较小	较小
可逆性（解毒剂）	完全与鱼精蛋白结合	部分与鱼精蛋白结合	无	无	无	无
调整剂量	不需要	肾功能不全、肥胖者适当调整剂量	肾功能不全适当调整剂量	中度肝损害：出现肝素诱导的血小板减少禁忌用于严重心力衰竭患者中	CrCl<31～60ml/min者，不必减小剂量	CrCl15～60ml/min者，剂量减少15%～50%；CrCl<15ml/min者，禁用
FDA适应证	• AF合并血栓者• DIC• 动脉和心脏手术时预防血栓形成• 预防和治疗静脉血栓栓塞和外周动脉栓塞• 治疗不稳定型心绞痛和NSTEMI	低分子肝素的不同亚型适应证有所不同：• 预防和治疗VTE• 预防血液透析管路血栓形成• 治疗不稳定型心绞痛、NSTEM和STEMI	预防以下状态下DVT形成：• 髋关节骨折手术• 髋关节置换手术• 膝关节置换手术• 腹部手术治疗：• 急性静脉血栓栓塞时与华法林合用	• 预防或治疗血栓形成合并HIT• HIT合并或不合并PCI术后血栓形成	• 髋关节置换术后预防DVT	• PTCA后不稳定型心绞痛• PCI同时临时使用GPI• HIT伴或不伴血栓形成

表 44-1　抗凝血药的药理学特性

ACT. 活化凝血时间；AF. 心房颤动；aPTT. 活化部分凝血活酶时间；CrCl. 内生肌酐清除率；DIC. 弥散性血管内凝血；DVT. 深静脉血栓形成；GPI. 糖蛋白抑制药；HIT. 肝素诱导的血小板减少症；IV. 静脉注射；LMWH. 低分子肝素；NSTEMI. 非ST段抬高型心肌梗死；PCI. 经皮冠状动脉介入治疗；PTCA. 经皮冠状动脉腔内成形术；SQ. 皮下；UFH. 普通肝素；VTE. 静脉血栓栓塞；INR. 国际标准化比值；FDA. 美国食品药品管理局；STEMI. ST段抬高型心肌梗死

356

表 44-2 口服抗凝血药的药理特性

特性	维生素K拮抗药	新型口服抗凝血药				
类型	华法林	达比加群	利伐沙班	阿哌沙班	艾多沙班	贝曲沙班
作用机制	抑制依赖维生素K凝血因子的合成	直接凝血酶抑制药	直接抑制Xa	直接抑制Xa	直接抑制Xa	直接抑制Xa
达峰时间	90min（峰值拮抗5~7天）	约1.5h	约3h	3~4h	1~2h	3~4h
半衰期（正常肌酐清除力）	36~42h	12~14h	4~9h 老年患者最多13h	12h	10~14h	19~27h
代谢途径	肝	80%经肾	33%经肾	25%经肾	35%经肾	11%经肾
	肝损害者应避免使用 CYP2C9*2, CYP2C9*3 和VKORC1A变异患者可能需要较低的维持剂量	CrCl 15~30ml/min: 75mg, BID CrCl<15ml/min: 严重肝损害者禁忌 >80岁: 110mg, BID	CrCl 15~30ml/min: 慎重 CrCl<15ml/min: 禁忌	心室颤动: 年龄≥80岁, 体重≤60kg, 或血清肌酐≥1.5mg/dl的患者, 建议剂量为2.5mg, 口服, BID	对于心室颤动: CrCl>95ml/min: 不使用 CrCl 15~50ml/min: 30mg, QD 对于VTE: CrCl 15~50ml/min 或体重≤60kg或使用某些P糖蛋白抑制药: 30mg, QD	CrCl 15~30ml/min: 建议减少剂量
实验室监测	INR	不需要, TT/TCT 或 aPTT	不需要; 抗Xa测定校准利伐沙班	不需要; 抗Xa测定校准阿哌沙班	不需要; 抗Xa测定校准依托沙班	不需要; 抗Xa测定校准利伐沙班

（续表）

特　性	维生素 K 拮抗药	新型口服抗凝血药				
	华法林	达比加群	利伐沙班	阿哌沙班	艾多沙班	贝曲沙班
可逆性（拮抗药）	维生素 K、新鲜冰冻血浆、凝血酶原复合物、rFⅦa	依达鲁奇单抗	Andexanet α	Andexanet α	没有 FDA 批准的可逆性	没有 FDA 批准的可逆性
FDA 批准的适应证	1. 预防和治疗静脉血栓形成及其延伸 2. 预防和治疗与心房颤动和（或）心脏瓣膜置换血栓栓塞 3. 降低风险死亡、复发心肌梗死和血栓栓塞事件，如脑卒中或全身性栓塞后心肌梗死	1. 非瓣膜性心房颤动患者脑卒中和全身栓塞的预防 2. 已接受肠外注射治疗的 DVT 和 PE 患者 3. 预防先前治疗过的患者复发 DVT 或 PE 4. 髋关节置换术患者 DVT 或 PE 的预防	1. 预防非瓣膜性心房颤动患者的脑卒中和全身栓塞 2. DVT 和 PE 的治疗 3. 首次治疗完成至少 6 个月后，有复发 VTE 风险的患者 DVT 和（或）PE 复发风险的降低 4. 在接受髋关节和膝关节置换手术的患者中预防 DVT 或 PE 5. 降低以下人群发生重大心血管事件的风险，联合阿司匹林治疗慢性冠状动脉疾病或外周动脉疾病 6. 预防静脉血栓栓塞有血栓栓塞的风险	1. 预防非瓣膜性心房颤动患者的脑卒中和全身栓塞 2. DVT 和 PE 的治疗 3. 预防先前治疗过的患者复发 DVT 或 PE 4. 髋关节和膝关节置换患者 DVT 或 PE 的预防	1. 预防非瓣膜性心室颤动脑卒中和全身栓塞 2. 接受治疗的患者的 DVT 和 PE 治疗用肠外抗凝药 5~10 天	1. 预防因中度或重度限制活动和其他危险因素而有血栓栓塞并发症风险的成年人因急性内科疾病住院的静脉血栓栓塞

aPTT. 活化部分凝血活酶时间; BID. 每天 2 次; CrCl. 内生肌酐清除率; INR. 国际标准化比值; rFⅦa. 重组活化因子Ⅶ; TT/TCT. 血酶时间/凝血酶凝血时间; QD. 每天 1 次; DVT. 深静脉血栓; PE. 肺栓塞; VTE. 静脉血栓栓塞

表 44-3 常见华法林药物相互作用		
药 物	**对华法林的影响**	**机 制**
甲硝唑	可能	抑制肠道菌群合成维生素 K，抑制 CYP2C9
大环内酯类	可能	抑制肠道菌群合成维生素 K，抑制 CYP2C9
氟喹诺酮类	可能	抑制肠道菌群合成维生素 K，抑制 CYP2C9
复方新诺明	可能	抑制 CYP2C9
氟康唑	可能	抑制 CYP2C9
选择性 5- 羟色胺再摄取抑制药	可能	抑制 CYP2C9
胺碘酮	可能	抑制 CYP2C9
左甲状腺素	可能	增加的维生素 K 依赖性凝血因子的分解代谢
大蒜	可能	不清楚
生姜	可能	不清楚
银杏	可能	不清楚
人参叶	可能	不清楚
卡马西平	抑制	诱导 CYP2C9
苯妥英钠	抑制	诱导 CYP2C9
苯巴比妥	抑制	诱导 CYP2C9
圣约翰草	抑制	诱导 CYP2C9

CYP2C9. 细胞色素 P_{450} 2C9

增加 INR 和出血。因此，在应用华法林治疗的老年患者中，这些药物需要额外的监控与调整剂量，要么添加或改变药物方案。

尽管华法林在治疗和预防上有疗效，但它也有一些限制，使其使用起来很麻烦。这包括其起效缓慢、治疗窗窄、药物剂量、许多饮食和药物相互作用的抗凝效果可预测性的缺乏，以及常规 INR 监测的需要。一些这样的负担可能会因为减少频繁的 INR 监测而减少（每 12 周 vs. 每 4 周），在稳定的 INR 患者中显示是安全的。年龄较大的患者能自主活动，并能证明可以自我管理和（或）自我测试。确保安全的最佳实践包括使用有患者教育的协

调监测系统、系统 INR 监测、跟踪和随访、良好的沟通（关于老年人旅行中使用华法林的建议，参见第 77 章）。

参考文献

Coumadin (warfarin sodium) tablet and injection. Safety Labeling Changes Approved by FDA Center for Drug Evaluation and Research (CDER)—January 2010. Accessed May 8, 2012.

Heneghan C, Ward A, Perera R, et al. Self-monitoring of oral anticoagulation: systematic review and meta-analysis of individual patient data. *Lancet*. 2012;379(9813):322–334.

Higashi MK, Veenstra DL, Kondo LM, et al. Association between CYP2C9 genetic variants and anticoagulation-related outcomes during warfarin therapy. *JAMA*. 2002;287(13):1690–1698.

Hutten BA, Lensing AW, Kraaijenhagen RA, Prins MH. Safety of treatment with oral anticoagulants in the elderly. A systematic review. *Drugs Aging*. 1999;14(4):303–312.

Hylek EM, Singer DE. Risk factors for intracranial hemorrhage in outpatients taking warfarin. *Ann Intern Med*. 1994;120(11):897–902.

James AH, Britt RP, Raskino CL, Thompson SG. Factors affecting the maintenance dose of warfarin. *J Clin Pathol*. 1992;45(8):704–706.

Robinson A, Thomson RG; Decision Analysis in Routine Treatments Study (DARTS) Team. The potential use of decision analysis to support shared decision making in the face of uncertainty: the example of atrial fibrillation and warfarin anticoagulation. *Qual Health Care*. 2009;9(4):238–244.

Schwartz JB, Kane L, Moore K, Wu AHB. Failure of pharmacogenetic-based dosing algorithms to identify older patients requiring low daily doses of warfarin. *J Am Med Dir Assoc*. 2011;12(9):633–638.

Witt DM, Nieuwlatt R, Clark NP, et al. American Society of Hematology 2018 guidelines for management of venous thromboembolism: optimal management anticoagulation therapy. *Blood Adv*. 2018;2(22):3257–3291.

（二）注射用抗凝血药

低分子肝素和选择性间接抗 Xa 抑制药（磺达肝癸钠）还在老年患者中应用。在老年患者中剂量调整两个主要关注点是肾功能损害和体重减低。肾脏清除率会随着年龄而增加降低，增加严重出血的发生率，如低分子量肝素和磺达肝癸钠主要是经由肾脏代谢的。低分子肝素的蓄积和出血的风险是由严重的肾功能不全、剂量（预防或治疗）和低分子肝素的类型决定的。其中在低分子肝素中，只有依诺肝素可以减少剂量应用于肾功能不全的老年患者中。年龄的增长和肾功能损害也降低磺达肝癸钠代谢。小剂量的磺达肝癸钠在轻度肾功能损害的老年患者中有很高的安全性和有效性，但在严重肾功能损害的患者中并没有被证实。肾功能不应该只有血清肌酐评估，因为这会导致过低估计老年患者的肾衰竭，评估肾功能首选肾小球滤过率。因此，对肾功能受损或低体重的老年患者应严格检测低分子肝素或磺

358

达肝癸钠抗 X a 因子水平，避免过量。

参考文献

Cohen AT, Davidson BL, Gallus AS, et al. Efficacy and safety of fondaparinux for the prevention of venous thromboembolism in older acute medical patients: randomised placebo controlled trial. *BMJ.* 2006;332(7537):325–329.

Lim W. Low-molecular-weight heparin in patients with chronic renal insufficiency. *Intern Emerg Med.* 2008;3(4):319–323.

Turpie AG, Lensing AW, Fuji T, et al. Influence of renal function on the efficacy and safety of fondaparinux 1.5 mg once daily in the prevention of venous thromboembolism in renally impaired patients. *Blood Coagul Fibrinolysis.* 2009;20(2):1141–1121.

（三）新型口服抗凝血药

自 1954 年华法林问世后，五种新型口服抗凝血药已被 FDA 批准。达比加群酯是 FDA 批准的用于脑卒中和非瓣膜性心房颤动引起的全身性栓塞的预防。利伐沙班是 FDA 批准用于预防行膝关节或髋关节置换术后引发的静脉血栓栓塞症，以及减少脑卒中和非瓣膜性心房颤动引起的全身性栓塞。虽然达比加群酯和利伐沙班被批准了包括老年患者在内的临床试验，但患有肾功能和肝衰竭仍被系统地排除在这些试验外。这些新型口服抗凝血药克服了华法林的一些限制，包括起效缓慢，治疗窗窄，药物和饮食的相互作用，需要常规实验室监测。尽管在老年人群中这些药物的使用增加，临床医生也应注意其适应证、药理作用、监测抗凝活性的方法，对于这些新型口服抗凝血药的出血情况的治疗建议（表 44–2 和表 44–4）。

尽管起效更快和抗凝效果更可预测的特点使这些新型口服制剂成为华法林的替代品，但在老年患者中使用时仍需谨慎。由于没有定期的凝血实验室监测，这也意味着在危及生命的出血情况下，没有现成的准确机制来客观评估治疗依从性或抗凝活性。对于老年患者来说，这可能是一个更大的问题，由于其肾功能和体重的变化，这些药物的安全性和有效性尚不确定，该方案可能不会普遍适用。此外，由于缺乏定期的患者 – 提供者互动，缺乏监测可能导致错过早期发现并发症的机会。最后，必须考虑这些 DOAC 与华法林的比较药物成本（包括 INR 监测），尤其是在经济资源有限的情况下经常服用多种药物的老年患者。

尽管有这些警告，但越来越多的数据表明这些药物在老年人群中的安全性和有效性。与华法林相比，DOAC 在老年患者中的总体疗效似乎至少与普通人群相似，可能更安全，尤其是 ICH 发生率更低。对真实世界数据的 Meta 分析结果与临床试验结果相似。单个 DOAC 试验之间的研究人群差异，以及 DOAC 之间缺乏头对头比较，阻碍了对需要抗凝治疗的老年患者选择哪一个 DOAC 的明确建议。选择一种 DOAC 而非其他，取决于个体患者的偏好、先前治疗失败、费用和器官功能。

1. 达比加群

达比加群是一种新型竞争性直接凝血酶抑制药。达比加群被 FDA 批准用于预防非瓣膜性心房颤动（nonvalvular atrial fibrillation，NVAF）中的脑卒中和全身性栓塞，治疗深静脉血栓形成和肺栓塞，预防先前接受过治疗的患者的复发性 DVT 或 PE，以及预防接受过髋关节和膝关节置换手术的患者的 DVT 或 PE。值得注意的是，达比加群最依赖于肾脏清除率（约80%）。应考虑与年龄相关的肾功能变化，这导致药物浓度增加和更大的暴露，导致潜在的出血并发症。RELY 研究表明，两种不同剂量的达比加群与华法林一样有效，在预防脑卒中或全身性栓塞的出血方面没有差异。然而，按年龄组进行的亚组分析显示年龄大于 75 岁的患者，大剂量达比加群（150mg）组出血增加。无论肾功能如何，都会出现这种影响。在 RECOVER 试验中，达比加群在复发性静脉血栓栓塞的主要疗效结果和大出血的安全性结果方面均不低于华法林。在 2019 年世界脑卒中大会上，有两项研究达比加群新适应证的试验，包括不明来源栓塞性脑卒中（undetermined sources，ESUS）和脑静脉血栓形成（cerebral vein thrombosis，CVT）；两项试验均未能显示出优于标准治疗的益处（RE-SPECT ESUS 试验中的阿司匹林和 RESPECT CVT 试验中的华法林）。然而，RE-SPECT ESUS 试验的一项事后亚组分析表明，与单独使用阿司匹林相比，75 岁及以上的患者可能受益于达比加群，这可能是因为该组患者的心房颤动发生率最高。

2. 利伐沙班

利伐沙班是一种可逆的 X a 因子直接抑制药。利伐沙班是 FDA 批准用于预防脑卒中、NVAF 的全身

表 44-4 抗凝血药引起危及生命的出血处理措施			
抗凝血药	药物 / 血制品选择	可逆转的实验室检测指标	特别注意事项
肝素	鱼精蛋白	PTT 或抗 Xa 活性	<ul><li>仅考虑鱼精蛋白前 3h 内给药的肝素量进行剂量计算</li><li>鱼类过敏或曾接触鱼精蛋白患者可能出现过敏 / 过敏反应</li><li>将鱼精蛋白限制在 50 毫克 / 次</li><li>5～10min 内逆转效果</li><li>可能需要重复剂量</li></ul>
华法林	(1) 四因子凝血酶原复合物浓缩物和维生素 K，Ⅳ（优选）或 (2) 新鲜冷冻血浆（FFP）和维生素 K，Ⅳ	PT/INR	<ul><li>PCC 的剂量应基于 INR；考虑 FEIBA，而不是 PCC（如有肝素过敏记录）</li><li>FFP 可能导致容量过载、TRALI、与制备和递送 FFP 相关的延误；FFP 不建议使用 PCC</li><li>PCC 给药后 10～30min 进行 PT/INR 检查，以评估疗效</li><li>每 6 小时重复 PT/INR，持续 24h；PCC 的短半衰期</li></ul>
低分子肝素 • 依诺肝素 • 达肝素钠 • 亭扎肝素	(1) 鱼精蛋白（优选） (2) rFⅦa 应用于危及生命的出血	抗 Xa 活性	<ul><li>鱼精蛋白只能部分逆转低分子量肝素（约 60%）</li><li>每毫克低分子肝素配 1 毫克鱼精蛋白（如果使用抗凝血药）如果鱼精蛋白前 8h 给予抗凝血药，则每毫克低分子肝素配 1 毫克鱼精蛋白；如果鱼精蛋白前 8～12h 给予抗凝血药，则每毫克低分子肝素配 0.5 毫克鱼精蛋白</li><li>如果出血持续存在或 4h 后抗 Xa 活性升高，则每毫克低分子肝素配 0.5 毫克鱼精蛋白</li><li>鱼类过敏或曾接触鱼精蛋白患者可能出现过敏 / 过敏反应</li><li>将鱼精蛋白限制在 50 毫克 / 次</li><li>如果检测不到抗 Xa 活性，则不需要逆转</li></ul>
间接肠外 Xa 因子抑制药 • 磺达肝癸钠	(1) PCC 或 (2) 活性 FⅦa	抗 Xa 活性	<ul><li>如果 PCC 无临床反应或肝素有记录过敏，则为 rFⅦa</li><li>如果检测不到抗 Xa 活性，则不需要逆转</li></ul>
胃肠道的直接凝血酶抑制药 • 阿加曲班 • 比伐芦定 • 地西卢定	(1) 去氨加压素 (2) 冷沉淀 (3) 纤溶物质	aPTT，PT	<ul><li>这些抗凝血药具有短半衰期</li></ul>
口服直接凝血酶抑制药 • 达比加群	(1) 依达鲁奇单抗（推荐） (2) 活性 FⅦa (3) PCC 口服活性炭如果最后一次用药在 3h 内	aPTT，TT/TCT	<ul><li>血液透析可以清除达比加群</li><li>如果 PTT、TT、TCT 正常，不需要逆转</li></ul>

（续表）

抗凝血药	药物 / 血制品选择	可逆转的实验室检测指标	特别注意事项
口服 直接 Xa 因子抑制药 ● 利伐沙班 ● 阿哌沙班 ● 艾多沙班 ● 贝曲沙班	(1) Andexanet α；FDA 批准仅用于阿哌沙班和利伐沙班 (2) PCC 口服活性炭如果最后一次用药在 3h 内	抗 Xa 活性	● rFⅦa 或 FEIBA（如果对 PCC 没有临床反应或记录的肝素过敏 ● 如果检测不到抗 Xa 活性，则不需要逆转

aPTT. 活化部分凝血活酶时间；FDA. 美国食品药品管理局；FEIBA. 因子Ⅷ旁路剂；INR. 国际标准化比值；IV. 静脉注射；PCC. 凝血酶原复合物浓缩物；PT. 凝血酶原时间；PTT. 凝血酶原时间；rFⅦ. 重组子；TRALI. 输血相关的急性肺损伤；TT/TCT. 血酶时间 / 凝血酶凝血时间

栓塞的药物，治疗 DVT 和 PE，预防之前接受过治疗的患有 DVT、PE 的患者复发，预防接受过膝关节置换手术和复位手术患者的 DVT 或 PE，降低与阿司匹林联合治疗慢性冠状动脉疾病或周边动脉阻塞性疾病的主要心血管事件风险。在 4 个大型Ⅲ期临床试验研究发现，利伐沙班可以预防全髋关节和膝关节置换术后的静脉血栓栓塞（RECORD1～4）。在所有四个试验表明，利伐沙班的预防作用优于依诺肝素，总 VTE 和全因综合终点大出血死亡率无显著差异。在 Rocket-AF 研究中，利伐沙班并不劣于华法林预防患者脑卒中或全身栓塞的 NVAF。在所有这些试验中，具有代表性数量的老年患者均纳入进来，增加发现的外部有效性。在 Rocket-AF 研究中，预先指定的亚组分析比较老年和年轻患者的预后。患者≥75 岁组相较于＜75 岁组的绝对出血性脑卒中和大出血发生率要显著增高。因此，老年心房颤动病患者使用利伐沙班时仍然需要谨慎。

EINSTEIN-DVT 和 EINSTEIN-PE 试验中，利伐沙班在治疗急性 VTE 在疗效和安全性方面均不劣于华法林。然而，有趋势显示在 65 岁及以上接受利伐沙班的人群中有较低的复发性静脉血栓栓塞事件。在 EINSTEIN-PE 研究中，在年龄≥75 岁或肌酐清除率 50～80ml/min 和衰弱患者中，有趋势显示服用利伐沙班的 VTE 复发率较低，与此同时并无显著趋势的原发性出血不良结局。更老的患者在这些利伐沙班试验中表现良好。

利伐沙班最近在老年患者的动脉事件预防方面进行了评估。在 COMPASS 实验中，65 岁及以上冠状动脉稳定患者中，动脉疾病、外周动脉疾病或两者均随机使用低剂量利伐沙班（2.5mg，每天 2 次）加阿司匹林（100mg，每天 1 次），与单独服用阿司匹林的患者相比，复合不良终点（心肌梗死、脑卒中或心血管疾病死亡）的风险较低。类似的研究比较稳定型外周动脉疾病或颈动脉疾病患者，服用利伐沙班加阿司匹林的患者死亡减少近 50%，与单用阿司匹林相比显示，能减少心肌梗死、脑卒中或心血管疾病死亡等不良结局。也许正如所料，使用利伐沙班组比单用阿司匹林组的出血风险是增加的。但是值得注意的是，因为实验因有效性提前终止，利伐沙班组报道的出血率可能被低估。

DOAC 治疗癌症相关静脉血栓栓塞的疗效的新数据正在涌现。SELECT-D 试验表明，在治疗有症状或偶发 PE 或有症状癌症患者下肢深静脉血栓形成的患者中，利伐沙班不劣于达肝素。大出血结局也没有差异，但与严重相关的非大出血接受治疗的患者出血量（critically relevant nonmajor bleeding，CRNMB）较高。其他几项对包括冠状动脉疾病合并慢性心力衰竭、栓塞性脑卒中后的脑卒中预防、长期住院的内科疾病患者的血栓预防和 ESUS 患者在内的新人群中利伐沙班研究均显示其有效性（表 44-4）。

3. 阿哌沙班

阿哌沙班与利伐沙班一样，是可逆的 Xa 因子直接抑制药。阿哌沙班被 FDA 批准用于预防脑卒中、NVAF 的全身栓塞、DVT 和 PE 的治疗，预防复发性 DVT 或之前治疗过的 PE，以及接受过膝关节置换手术的患者的 DVT 或 PE 预防。

在所有 DOAC 中，对肾脏清除率的依赖性最小（约 25%）。服用阿哌沙班预防脑卒中的 NVAF 和全身栓塞患者，如果患者至少具有以下两个特征，则建议减少剂量：年龄≥80 岁，体重≤60kg，血清肌酐≥1.5mg/dl。许多老年患者都适用于这种剂量减少。而对于 VTE 的标准治疗，无论年龄、体重或肌酐清除率均无须降低剂量。

ARISTOTLE 临床试验（阿哌沙班 vs. 华法林）和 AVERROES 临床试验（阿哌沙班 vs. 不适合华法林的阿司匹林应用患者）中，阿哌沙班在用于预防脑卒中和 NVAF 患者的系统性栓塞中均优于对照组。在 ARISTOTLE 研究，阿哌沙班组显示更少的大出血发生率和更低的死亡率。AVERROES 研究尤其与老年患者密切相关，因为在真实世界中＞50% 的 75 岁以上患者因心房颤动而有脑卒中风险，并未进行抗凝治疗。基于 ADVANCE1-3 研究表明，阿哌沙班被 FDA 批准用于预防全膝关节置换术后静脉血栓栓塞。根据 AMPLIFY 和 AMPLIFY Ext 试验的有利结果，阿哌沙班被 FDA 批准用于治疗急性 VTE，并用于已经完成 6～12 个月的 VTE 抗凝治疗的患者的延长治疗。在所有上述研究中，老年患者比例较高（65 岁以上占 30%～70%，75 岁以上约占 15%）。在 AMPLIFY 和 AMPLIFY-Ext 研究，比较老年组与年轻组的受试者，观察到安全性或有效性并无显著临床差异。

在 AVERT 研究中，中等风险或高风险 VTE 的癌症患者因预防性使用阿哌沙班而较安慰剂组明显获益，VTE 发生率更低，但大出血风险相应增高。这项研究对老年癌症患者可能普适性不强，因为其中只有很少的结直肠癌患者和前列腺癌患者包括在内，只有 5.9% 的患者有肾功能不全。ADOPT 研究中评估了有充血性心力衰竭或呼吸衰竭和至少一个额外的 VTE 风险因素的住院患者的阿哌沙班与依诺肝素的持续延长治疗，其中年龄较大的老年患者有很好的代表性（约 30% 超过 75 岁）。在所有参与者中，阿哌沙班与比依诺肝素相比大出血显著增多，而并无降低 VTE 结局的优势证据。因此当前循证指南不推荐急性住院静脉血栓栓塞患者在出院后的预防性延长用药。

4. 艾多沙班

艾多沙班是一种口服 X a 因子直接抑制药。FDA 批准用于预防脑卒中和全身 NVAF 中的栓塞和 DVT 或 PE 的治疗。剂量建议用于肾功能不全，而对于肌酐清除率＞95ml/min 的患者并不推荐，可能是因为艾多沙班水平较低导致缺血风险增加。

艾多沙班已在三个大型 RCT 中进行了评估，包括以下适应证：预防 NVAF 脑卒中或全身栓塞，治疗急性静脉血栓栓塞和治疗癌症相关静脉血栓栓塞的治疗。在 ENGAGE-AF TIMI 试验，艾多沙班在预防脑卒中或全身栓塞的效果不劣于华法林，但艾多沙班与较低的心血管疾病大出血发生率与死亡率相关。脑卒中和全身栓塞事件、大出血事件更经常出现在高龄患者中；然而，在那些 75 岁以上人群中，血栓性结局相似，与华法林相比，艾多沙班减少了大出血率。在 HOKUSAI 研究中，在治疗急性 VTE 方面，艾多沙班不劣于华法林，而在主要或 CRNMB 方面，艾多沙班优于华法林。在癌症相关性 VTE 患者中，HOKUSAI-Cancer VTE 研究显示，艾多沙班在预防复发性 VTE 方面并不逊色于 LMWH（达肝素）。然而，艾多沙班的大出血率较高，特别是胃肠道癌患者，这是老年患者常见的肿瘤类型。

5. 贝曲沙班

贝曲沙班是一种直接口服 X a 因子抑制药。贝曲沙班是 FDA 批准用于预防因中度或严重限制活动性和其他 VTE 危险因素而有血栓栓塞并发症风险的急性内科疾病住院成年人的 VTE。贝曲沙班在 DOAC 中拥有最长半衰期（19～27h），允许稳定且可预测的每天一次剂量将抗凝血药变异性降至最低。贝曲沙班仅在急性住院患者中被研究预防 VTE 的效果，即 APEX 试验。研究人群的平均年龄高于其他 DOAC 试验（76 岁）。当延长持续贝曲沙班（每天 40mg，持续 35～42 天）与依诺肝素（每天 40mg，持续 10±4 天）进行对比时，无症状的近端深静脉血栓和有症状的 DVT 或大出血的发生率无显著性差异。然而，预先指定探索性研究显示，D- 二聚体升高的和年龄＞75 岁的患者中，尽管增加了大出血或 CRNMB 的风险，贝曲沙班确实比依诺肝素显示主要疗效结局更佳。

参考文献

Burnett AE, Mahan CE, Vazquez SR, et al. Guidance for the practical management of the direct oral anticoagulants (DOACs) in VTE treatment. *J Thromb Thrombolysis*. 2016;41:206–232.

Jacobs JM, Stessman J. New anticoagulant drugs among elderly patients is caution necessary? Comment on "The use of dabigatran in elderly patients." *Arch Intern Med.* 2011;171(14):1287–1288.

Mitchell AP, Conway SE. Rivaroxaban for treatment of venous thromboembolism in older adults. *Consult Pharm.* 2014;29(9):627–630.

Mitchell A, Watson MC, Welsh MC, McGrogan A. Effectiveness and safety of direct oral anticoagulants versus vitamin K antagonists for people aged 75 years and over with atrial fibrillation: a systematic review and meta-analyses of observational studies. *J Clin Med.* 2019;8(4):554.

Ng KH, Hart RG, Eikelboom JW. Anticoagulation in patients aged ≥ 75 years with atrial fibrillation: role of novel oral anticoagulants. *Cardiol Ther.* 2013;2:135–149.

Ntaios G, Papavasileiou V, Makaritsis K, et al. Real-world setting comparison of nonvitamin-K antagonist oral anticoagulants versus vitamin-K antagonists for stroke prevention in atrial fibrillation: a systematic review and meta-analysis. *Stroke.* 2017;48(9):2494–2503.

Schunemann HJ, Cushman M, Burnett AE, et al. American Society of Hematology 2018 guidelines for management of venous thromboembolism: prophylaxis for hospitalized and nonhospitalized medical patients. *Blood Adv.* 2018;2:3198–3225.

Stangier J, Stahle H, Rathgen K. Pharmacokinetics and pharmacodynamics of the direct oral thrombin inhibitor dabigatran in healthy elderly subjects. *Clin Pharmacokinet.* 2008;47(1):47–59.

三、老年患者抗凝血药的出血和围术期管理

出血是抗凝治疗的主要并发症。老年患者在抗凝时特别容易出现抗凝血药相关出血，例如，摔倒后会造成继发内出血，合并慢性疾病如肾衰竭、肝功能不全、营养不良、恶性肿瘤、淀粉样血管病，同时使用抗血小板药物，违反药物治疗方案。虽然有许多可逆转的旧药，如肝素和华法林，以及许多较新的抗凝血药，包括低分子肝素、磺达肝癸钠、胃肠道的直接凝血酶抑制药和新型口服抗凝血药，但没有一个完全可逆转和有特定拮抗药。因此，在接受这些药物治疗的患者中，理想的治疗出血的方案不清楚。最近，依达鲁奇单抗和 Andexanet α 分别被 FDA 批准用于逆转达比加群和口服抗 Xa 抑制药。依达鲁奇单抗是一种人源化小鼠单克隆抗体，与内源性凝血酶相比，其与达比加群的亲和力更高，并中和药物的抗凝活性。依达鲁奇单抗随后通过肾脏与结合的达比加群快速清除。

在 REVERSE-AD 研究中，达比加群组出现危及生命的出血或需要紧急手术的患者接受依达鲁奇单抗后，出血迅速停止，需要紧急手术者术中止血正常。Andexanet α 是一种重组人 Xa 因子诱饵，以高亲和力结合 Xa 因子抑制药，从而阻断 Xa 因子的抑制。同样，在 ANNEXA-4 试验中，服用抗 Xa 抑制药并伴有危及生命的出血的患者服用 Andexanet α 致临床止血时抗 Xa 因子活性显著逆转。患者平均年龄为 77 岁，大部分患者患有潜在的心脑血管疾病。与年轻患者相比，75 岁或以上患者的临床止血情况相似。值得注意的是，18% 的患者发生了反弹性血栓事件，包括 1 例心肌梗死、5 例脑卒中、7 例 DVT 和 1 例 PE。根据这些结果，当因危及生命或不受控制的出血而需要逆转抗凝治疗时，Andexanet α 被 FDA 批准用于逆转利伐沙班和阿哌沙班。

尽管与 VKA、UFH 和 LMWH 相关的抗凝相关大出血的处理众所周知，但治疗 DOAC 患者出血的理想方法尚不清楚。此外，这些较新的口服制剂可能无法通过准确且广泛可用的实验室测试来测定抗凝活性。尽管 DOAC 患者不需要常规的实验室监测，但特殊的临床情况，如临床显著出血，可能需要测量抗凝效果。尽管凝血酶时间 / 凝血酶凝固时间、活化部分凝血活酶时间（达比加群）和抗 Xa 活性（利伐沙班、阿哌沙班或艾多沙班）是确定抗凝活性的最有效的可用凝血测定法，但这些试验的治疗范围尚未明确，并且这些测试最好用于确定药物的存在或不存在。临床医生不应常规使用这些实验室测试来监测和调整 DOAC 剂量或评估外科手术的出血风险程度。针对利伐沙班、阿哌沙班或艾多沙班的市售抗 Xa 因子测定或任何 DOAC 的药物浓度测定将是测定血浆药物水平的理想方法。在没有它们的情况下，正常的 TT/TCT 和 aPTT 基本上排除了达比加群活性，而正常的抗 Xa 活性（如肝素或低分子肝素水平）不仅排除了标准肠外抗凝血药（如 UFH 和低分子肝素）的抗凝活性，而且还排除了口服直接 Xa 因子抑制药（利伐沙班、阿哌沙班或艾多沙班）。然而，近期基于证据的指南不建议在处理危及生命的出血时测量 DOAC 抗凝效果。在等待 DOAC 测试结果时，建议采用综合方法评估出血，而不是延迟对大出血的干预。表 44-4 描述了抗凝患者出血并发症的处理建议。

在有出血风险的干预措施之前，必须仔细权衡抗凝治疗的中断与血栓形成风险。停药前需要考虑肾和肝损害，这可能延长抗凝血药的清除时间，以及药物的半衰期长。表 44-5 提供了中断新型抗凝血药（包括 LMWH、磺达肝癸钠、肠外直接凝血酶抑制药和 DOAC）的建议。显然，有些手术出血的风

表 44-5 抗凝血药的中断和重新启用

	普通肝素	低分子肝素	华法林	达比加群	阿哌沙班/利伐沙班/艾多沙班
术前中断					
CrCl>80ml/min	考虑到其短半衰期，操作前 4h	操作前 24h 使用最后一剂	操作前 5 天停用确保 INR<2 高栓塞风险者 INR<2时，需考术前桥接	高风险：≥48h 低风险：≥24h 考虑其短半衰期和快速达峰浓度时间，普通肝素/低分子肝素的桥接应避免使用	高风险：≥48h 低风险：≥24h 考虑其短半衰期和快速达峰浓度时间，普通肝素/低分子肝素的桥接应避免使用
CrCl 50~80ml/min	同上	同上	同上	高风险：≥72h 低风险：≥36h	高风险：≥48h 低风险：≥24h
CrCl 30~50ml/min	同上	同上	同上	高风险：≥96h 低风险：≥48h	高风险：≥48h 低风险：≥24h
CrCl 15~30ml/min	同上	同上	同上	N/A	高风险：≥48h 低风险：≥36h 先于手术外科术
术后管理	根据出血风险在8~24h重新启动	根据出血风险在 8~24h 重新启动	操作当晚重启家庭剂量的华法林 术后高栓塞风险患者（上次发作 VTE 和脑卒中在 3 个月内、机械瓣膜，有类似抗磷脂抗体综合征的高风险血栓形成倾向，以前口服抗凝血药使用中临时停用药物发生过栓塞事件）中应考虑术后桥接回华法林；其他情况无须桥接，因为会增加出血风险	无须桥接 低出血低栓塞风险：8~24h 高出血低栓塞风险：术后 48~72h 重新启动 高出血高栓塞风险：术后当晚重新启动预防剂量的低分子肝素或直接口服抗凝血药，48~72h 内启用治疗剂量	无须桥接 低出血低栓塞风险：8~24h 高出血血栓塞风险：术后 48~72h 重新启动 高出血高栓塞风险：术后 6~8h 重新启动预防剂量/中等剂量控制 当出血得到控制的低分子肝素；当出血得到控制重新启用直接口服抗凝（48~72h）重新启用直接口服抗凝血药

CrCl. 肌酐清除率；INR. 国际标准化比值；N/A. 不适用；VTE. 静脉血栓血栓
高出血风险操作：主要的腹部盆腔，关节腔，心胸外科手术/神经轴突手术；肾脏活检；经颈静脉肝内门静脉分流术
低出血风险（无须中断抗凝血药）：表浅皮肤手术，白内障手术，无须活检的简单内镜和小的牙科操作

险非常低，可能不需要抗凝治疗（如浅表皮肤手术、白内障手术、无活检的简单内镜和小型牙科手术）。起搏器或心脏复律除颤器设备可以在不停止 VKA 的情况下安全植入，但 DOAC 患者需要更多证据。与高风险出血相关的外科手术包括神经轴麻醉、颅内手术、心胸外科手术、大型腹盆外科手术、重大矫形外科手术、肝脏和肾脏活检、经尿道前列腺和膀胱切除术等。由于出血风险增加和围术期血栓形成率的极小降低，目前很少进行肠外抗凝桥接治疗。然而在某些围术期血栓形成风险高的患者中，应考虑桥接治疗 [例如，在 3 个月内最后一次 VTE 或脑卒中、机械性心脏瓣膜、高危血栓形成（如抗磷脂综合征）、抗凝治疗暂时中断期间血栓形成事件] 的患者。术后及时重新开始抗凝取决于对手术出血风险和潜在高凝状态血栓形成风险的个体化评估。术后，需要注意的是，与华法林不同，DOAC 有更直接的作用。因此，如果这些药物因手术而中断，在确保止血之前，不应再次使用。

抗凝血药是在老年人群中用于预防和治疗血栓形成和血管疾病最常见的药物。老年患者需要特别注意药物种类、剂量、监控和出血管理情况，这些可能会影响抗凝血药的选择。需要针对老年患者进行随机对照试验，以便对该人群抗凝血药的使用提出循证建议。

参考文献

Burnett AE, Mahan CE, Vazquez SR, et al. Guidance for the practical management of the direct oral anticoagulants (DOACs) in VTE treatment. *J Thromb Thrombolysis*. 2016;41:206–232.

Crowther M, Warkentin T. Bleeding risk and the management of bleeding complications in patients undergoing anticoagulant therapy: focus on new anticoagulant agents. *Blood*. 2008;111(10):4871–4879.

Dubois V, Dincq A, Douxfils J, et al. Perioperative management of patients on direct oral anticoagulants. *Thromb J*. 2017;15:14

Heidbuchel H, Verhamme P, Alings M, et al. Updated European Heart Rhythm Association practical guide on the use of non-vitamin K antagonist anticoagulants in patients with non-valvular atrial fibrillation. *Europace*. 2015;17:1467–1507.

第 45 章　慢性静脉功能不全
Chronic Venous Insufficiency

Samira Ghaniwala　Teresa L. Carman　著

窦　磊　译　涂　玲　校

诊断要点

- 症状包括沉重、疼痛、肿胀、搏动或瘙痒。
- 皮肤变化包括含铁血黄素染色、脂质皮肤硬化和皮肤萎缩症。
- 静脉曲张可从毛细血管扩张到蚯蚓状静脉曲张。
- 水肿可能是柔软而凹陷的，或坚硬而纤维变的，通常在一天中，水肿会随平躺加重，抬高后减轻。
- 超声影像显示静脉反流或慢性栓塞后改变。
- 严重的疾病可表现为内踝上方的溃疡。

一、一般原则

慢性静脉疾病是一个广义的术语，是指由于静脉系统的解剖或功能变化促使个人寻求医疗的一类疾病。一种情况是 CVD 患者可能没有明显的临床体征，但报告有沉重、疼痛或午后的腿部疲劳症状。另一种情况是慢性静脉功能不全（chronic venous insufficiency，CVI）。CVI 是指一种进展期 CVD，与明显的临床体征相关，如营养性皮肤变化、水肿、淋巴水肿或静脉瘀积性溃疡。从最近的流行病学研究来看，CVD 的患病率在一般人群中可高达 70%～80%。纵向随访显示，CVD 的年发病率为 1%～2%。一旦个体受到影响，CVD 经常进展，5 年发病率为 30%～50%。CVI 治疗费用是昂贵的；在美国，每年在 CVI 和相关治疗上花费 20 亿～30 亿美元。

尽管 CVD 的发病率很高，但它在临床上尚未得到充分的认识和重视。一方面，是由于所表现出的症状往往为非特异性。腿部疼痛、肿胀、夜间抽筋、非特异性的症状（如灼烧、瘙痒或搏动）可能是由于许多不同的病因。该疾病经常被忽视，直到它变得更严重，表现为进展期皮肤变化，如静脉瘀积性溃疡。CVD 在女性中比在男性中更常见，其比例约为 3：1。男性往往表现为更晚期的静脉疾病，而女性更容易出现浅表静脉疾病，如蜘蛛状静脉和静脉曲张。CVD 和 CVI 的危险因素包括高龄、肥胖、妊娠、下肢损伤史、长期站立或平躺。活动能力受限、有脑卒中史、使用行走辅助器或足矫形器的患者经常出现小腿肌肉泵功能下降和继发性 CVI。询问睡眠的习惯是很重要的。由于背部或关节疼痛、活动受限、心肺疾病或不良睡眠习惯，躺椅睡眠在老年人中很常见。睡在椅子或躺椅上的老年人容易发生继发性静脉高压，可发展为 CVD 甚至 CVI。

二、发病机制

静脉系统由以下部分组成：①深静脉位于肢体的筋膜下，肌肉间隔内；②浅静脉位于筋膜外，皮下间隔内；③穿支静脉，位于两个间隔之间。正常的静脉循环依赖于通畅的静脉、完整的静脉瓣膜、功能良好的小腿肌肉泵使血液从周围返回到心脏右侧。此外，组织血液循环也需要正常的右心功能、完整的血管内皮和完整的淋巴管功能。

虽然水肿可能由静脉生理异常或与液体管理相关的原因导致，但 CVI 与浅静脉或深静脉的动态静脉高压或持续静脉高压特别相关。静脉高压可能与以下任何方面的功能丧失有关：①异常或损坏的静脉瓣膜和相关的回流或逆流；②静脉由于内在损伤或外部损伤或压迫导致的静脉流出阻塞；③正常小腿肌肉泵功能丧失。静脉功能不全可能为原发性或继发性。原发性 CVD 是一种没有相关继发性病因或可识别的静脉损伤的静脉功能障碍。原发性静脉疾病和静脉曲张的潜在病理原因尚不清楚。原发性静脉疾病（即静脉曲张）更常见于女性。相关危险因素包括年龄的增长、妊娠、肥胖和静脉曲张的家族史。尽管确定了家族聚集因素，但遗传风险尚未确定。

血栓后综合征（postthrombotic syndrome，PTS）是最常见的继发性静脉功能不全的形式。PTS 与深静脉血栓形成或浅表血栓性静脉炎后静脉不完全再通导致的瓣膜损伤或静脉阻塞有关。由于许多静脉血栓形成是无症状的，患者可能不会报告静脉血栓栓塞发作，而慢性静脉损伤的发现通常只有在进行多普勒超声检查时才得以证实。

另一个日益常见的 CVD 原因是中心型肥胖。与肥胖相关的 CVD 患者，即使没有潜在的静脉改变，也可能出现进展期 CVD。当伴有严重的皮肤变化和继发性淋巴水肿时，被称为静脉淋巴水肿。

三、预防

必须首先考虑减少可能导致 CVD 的风险因素。体重会影响静脉功能。因此，建议所有 CVD 患者减轻体重或保持理想体重。虽然压迫是 CVD 的主要治疗方法，但没有足够的证据表明压迫可以抑制 CVD 的进展。采用适当的院内预防和预防深静脉血栓形成是预防 PTS 和继发性 CVD 最重要的干预措施。

四、临床表现

（一）体征和症状

病史和体格检查通常足以诊断 CVD 和 CVI。临床病因学、解剖学和病理生理学（clinical, etiology, anatomy, and pathophysiology，CEAP）分类可用于描述 CVD，并允许从业者进行交流疾病的严重程度。采用 CEAP 分类来进行 CVD 临床分期的方法见表 45-1。静脉曲张是 CVD 的一个显著特征。曲张的范围可能从小静脉毛细血管扩张或蜘蛛状静脉，到皮下网状静脉（1～3mm 大小），到蚯蚓状凸起的静脉曲张。另一个显著的临床特征是水肿。在疾病的早期，水肿通常是柔软和凹陷的；然而，随着疾病的进展，许多患者也会发展为皮下组织的增厚和纤维化，称为脂皮硬化症。与淋巴水肿不同，水肿通常累及踝

关节、小腿下部，而且一般不累及足背部。患者会经常报告醒来时水肿轻微，但随着时间的推移而出现水肿加重。在 CVI 中，皮肤的变化是显著的。患者可能有皮肤干燥、脱屑或角化过度。在进展期炎性或淤积性皮肤改变时，过度色素沉着或含铁血黄素沉积、脂质皮肤硬化、皮下组织的瘢痕性白色萎缩很常见。静脉溃疡是 CVI 最严重的并发症。在溃疡的特点上，静脉溃疡与动脉溃疡有所区别（表 45-2）。认识到这一点对区分混合型动脉和静脉疾病非常重要，尤其是在老年人中，可能影响静脉溃疡的愈合。

表 45-1　静脉疾病的临床分类

C_0	无明显的静脉疾病迹象
C_1	毛细血管扩张症（蜘蛛状静脉）或网状静脉
C_2	静脉曲张
C_3	水肿
C_4	营养性皮肤变化，包括色素沉着、湿疹、脂质皮肤硬化或萎缩
C_5	愈合性静脉溃疡
C_6	活动性静脉瘀积性溃疡

表 45-2　静脉溃疡和动脉溃疡的区别

特 征	静 脉	动 脉
位置	内侧踝或小腿	在脚趾、脚或脚后跟的远端
基本特点	少量纤维化脱落颗粒状且健康	干燥、纤维性或坏死性痛性皮肤开裂 凹陷性外观
疼痛	通常没有或较轻	疼痛，可能需要麻醉治疗
相关体征	温暖的肢体 水肿，含铁血红素染色，皮肤纤维化	冰冷的肢体 抬高时苍白，下垂时暗红 肢体下垂时水肿
颜色	由静脉充血引起的棕色、紫色或蓝色	红斑状的体位依赖性发红
脉搏	通常正常	缺失
治疗	压迫，抬高和湿性敷料护理	需要血管再通

CVD 的临床症状是非特异性和多样的。CVI 患者可以从几乎无症状到患有疼痛性静脉溃疡的严重程度。CVI 相关的常见症状包括身体沉重、疼痛、肿胀、悸动和瘙痒，即所谓的 HASTI 症状。此外，患者经常反馈有身体抽筋、不安和行走时腿部疲劳。与水肿类似，症状可能会在白天恶化，在休息和腿部抬高后得到缓解。许多女性报告在月经周期内症状加重。

（二）实验室检查

CVI 的诊断或评估并不需要实验室检查结果。然而，患者有明显的水肿时，应充分评估可能与肿胀相关或加重的全身情况。这包括完整的代谢学检查，以排除显著的肾脏疾病、肝脏疾病和低蛋白或白蛋白水平。促甲状腺激素也应评估，因为黏液水肿需要被考虑在皮肤变化的鉴别诊断中。脑钠肽或相关指标可能有助于排除伴随的心力衰竭和容量超载。

（三）影像学检查

静脉功能不全的多普勒超声检查被认为是诊断 CVI 的金标准。测试在血管实验室进行。通常是在站立位或在直立的反 Trendelenburg 位进行，以增加瓣膜不闭合和反流。除了压迫超声探头排除深静脉血栓形成外，Valsalva 操作和远端小腿受压都可用于在成像过程中诱发反流。考虑到外周动脉疾病在老年人群中普遍存在，在启动压迫治疗前，需进行血管试验为动脉脉搏缺失或减少的患者排除 PAD。踝臂指数 <0.6 的患者在使用压迫治疗水肿或静脉溃疡时需要格外谨慎。

（四）特殊体检

对 CVD 最基本的评估包括让患者站立以检查是否有鼓胀的曲张静脉。当患者进行 Valsalva 操作时，将手放在腹股沟的隐股连接处，可以确认静脉加压时的反流。该临床发现对 CVI 的诊断具有较高的特异性，但总体敏感性较低。光学体积描记术和空气体积描记术是一种简单的无创测试，可以评估反流、阻塞和小腿肌肉泵。然而，这种检测并没有被广泛应用，并且在很大程度上被静脉功能不全超声检查所取代。

（五）特殊检查

非血栓性髂静脉病变或 May-Thurner 综合征通常

表现在年轻患者；然而，对于单侧肢体肿胀的患者，特别是伴有进展期 CVD 时，这可能是一个病因。使用顺行静脉造影或对比增强静脉造影进行压力性血管内超声可能是必要的。这可以进行腔内评估，当与压力措施相结合时，可为外部静脉阻塞和腔内分隔或粘连提供最准确的评估。

对于单侧肢体肿胀或双侧对称性肿胀的患者，特别是近期发病或进展迅速的患者，可能需要腹部和盆腔 CT 成像来排除肿瘤或纤维化造成的内在或外源性损伤。盆腔充血综合征可表现为臀肌、外阴和（或）大腿的静脉曲张。其他症状也经常出现，如盆腔疼痛、性交后疼痛、痛经、尿急和（或）深部性交困难。对于从臀部或在会阴或前腹壁延伸的静脉曲张患者，进一步评估磁共振静脉造影或 CT 静脉造影以排除通过卵巢静脉的盆腔反流可能是必要的。

五、鉴别诊断

当面对患有下肢肿胀和疑似 CVD 的患者时，需要进行系统的评估。病史、体格检查和支持性无创检测往往足以确定诊断和排除其他水肿原因。然而，在老年人中，大多数水肿是多因素的，其原因包括全身性疾病、CVD、小腿肌肉泵的功能缺失和药物治疗。所以需要进行彻底的病史和体格检查，以排除 CVI 或淋巴水肿外的其他继发性水肿原因。系统性疾病因素包括心力衰竭、肺动脉高压或瓣膜病引起的右心压力增加、睡眠呼吸暂停、与肾脏或肠道疾病相关的蛋白质损失、肝硬化、其他肝病或营养不良引起的蛋白质减少、内分泌疾病（如库欣病）。与甲状腺疾病相关的黏液水肿也可能与水肿相混淆，在适当的临床环境下，应通过活检排除。确定使用踝关节 - 足矫形器和活动辅助工具，如手杖或步行器，以及对踝关节活动范围或步态障碍的临床评估对于排除小腿肌肉泵功能障碍至关重要。由于睡在椅子上而引起的慢性依赖性水肿也非常常见。所有患者的睡眠习惯均应询问。

药物治疗是导致下肢水肿的一个常见原因。激素治疗、类固醇、二氢吡啶钙通道阻滞药、噻唑烷二酮类和非甾体抗炎药物都与水肿相关。此外，加巴喷丁、普瑞巴林和普拉克索也是常见的诱因。

六、并发症

疼痛、肿胀、活动受限和皮肤改变是 CVI 的典型并发症。最成问题的并发症是静脉瘀积性溃疡。据保守估计，每年有 2 万名患者被诊断为静脉瘀积性溃疡。溃疡护理需要经常进行诊所或家庭卫生保健方面的访视。患者可能会经历与清创术和换药相关的疼痛。一些患者可能会因为敷料的外观或与活动性伤口有关的气味感到孤立。浅表静脉曲张的出血虽然可能剧烈，但通常对轻度压迫和肢体抬高反应良好。硬化剂治疗也可预防复发性出血。

七、治疗

（一）一般原则

对无明显 CVD 征象但主诉有静脉症状的患者应进行保守治疗。治疗 CVI 的目标是减少水肿，减轻疼痛，并改善皮肤的整体状况。在静脉瘀积性溃疡患者中，伤口愈合和防止溃疡复发是护理的目标。彻底的评估将使患者能够获得一个全面的护理计划，包括适时的介入管理（表 45-3）。皮肤护理、抬高和压迫治疗是 CVI 的主要治疗方法。对于保守治疗后仍有明显反流的患者，或静脉瘀积性溃疡有持续症状的患者，可考虑进行血管内或手术干预。

（二）医疗处理原则

1. 皮肤护理

瘀积性皮炎、接触性皮炎和静脉溃疡与 CVI 相关。静脉湿疹或瘀积性皮炎可表现为强烈的瘙痒、水疱和（或）渗出，需要皮肤清洁、润肤剂和（或）维持皮肤屏障的制剂。水基润肤剂可改善皮肤纹理，防止干燥和开裂，以免溃疡加重。弱效或中效局部类固醇可短时间用于减少瘙痒，控制炎症，促进愈合。足癣是蜂窝织炎的一种常见原因。如果脚趾间有浸渍和破裂，建议每天 2 次使用抗真菌粉。静脉溃疡的管理包括基本的伤口护理，包括清创术和换药来管理渗出物和保持基底湿润和高强度压迫。

2. 抬高

如前所述，应询问患者有关他们的睡眠习惯。椅子或躺椅睡眠维持静脉高压，应强烈建议这些患者返回床上休息。下肢抬高有助于腿部的被动充血。抬高可降低静脉高压，减轻肿胀和疼痛。应建

表 45-3　慢性静脉功能不全的治疗模式

皮肤护理

- 水基或油基润肤乳
- 使用乳酸或尿素为基础的润肤霜去除角质化皮肤
- 弱效或中效固醇类用于皮炎

压迫：最初的充血减轻

- 管状弹性压迫
- 中等或低等延展性的弹力绷带
- 多重压力系统

压迫：维持

- 梯度压力弹性袜
- Velcro 压力装置

辅助药物

- 七叶树种子提取物
- 微粒纯化的黄酮类成分（MPFF）
- 己酮可可碱

静脉消融

- 血管内激光消融
- 射频消融
- 硬化治疗
- 机械化学消融（MOCA）
- 氰基丙烯酸盐胶闭合

手术治疗

- 静脉剥脱
- 静脉切除或撕脱

议患者每天将腿抬高几次在右心房以上。应鼓励患者在床柱下用一块 3~4 英寸（7.6~10.2cm）的砖抬高床脚。这提供了大约 10° 的床脚高度，以支持他们在睡觉时小腿的被动充血。使用枕头抬高下肢和垫高床脚一样有效。在使用枕头时，患者必须保持背部静止的睡眠姿势，以免枕头被踢下床。抬高床脚可以让患者在保持抬高的同时使用任何姿势舒适地睡觉，使用枕头可能与臀部疼痛、膝盖疼痛，甚至是背部疼痛有关。除非患者有明显的食管反流，大多数患者及其配偶可容忍这种睡眠姿势的变化。

3. 压迫治疗

鉴于 CVI 的病因，压迫疗法可能是终其一生的

实践。压迫疗法降低静脉容积，降低毛细血管渗出，改善射血分数和行走时小腿肌肉泵的射血容积。压力袜的类型和压力大小需要给患者个体化定制。恰当的压力测量是必需的。相比齐大腿高度的压力袜，齐膝高的压力袜增加了依从性和接受性。大多数患者可以自我管理齐膝高的压力袜。

一般来说，$C_{0\sim1}$ 疾病的患者使用低等级的 15～20mmHg 压力就会看到症状改善。$C_{2\sim3}$ 疾病的患者通常需要 20～30mmHg 压力以得到更好的管理。更严重的疾病包括静脉溃疡或已愈合的溃疡（即 $C_{5\sim6}$ 疾病）最好需要 30～40mmHg 压力。事实上，大多数老年人都不能耐受超过 20mmHg 压力的长筒袜。建议 CVD 患者进行压迫以改善 CVD 症状（ⅠB 级），改善 CVD 患者生活质量（ⅠB 级），预防和减少与飞行和职业相关的水肿（ⅠB 级），改善皮肤改变（ⅠC 级）和脂质性皮肤硬化（ⅠB 级）。

护理人员或家庭成员可为压力袜的使用提供协助。压力应始终考虑患者的耐受性和控制能力进行个性化定制。此外，中度或重度外周动脉疾病的患者也不应处于较高水平的压力等级。压力值必须与 PAD 的严重程度相匹配。一般来说，压迫治疗应该在 ABI＜0.4 时避免使用。

受骨关节炎限制，活动受限，既往髋关节置换术或肥胖的患者往往不能自由地穿脱。长袜辅助器可有所帮助。此外，对于关节炎患者，他们的手部力量减弱，使用棉性长袜和橡胶手套可能有助于穿上和脱下袜子。应该建议患者在需要时控制体重。中心型肥胖增加了静脉系统压力，进一步限制压力袜使用的依从性。病态肥胖的患者可能需要更高等级的压力以缓解症状。锻炼有助于增加静脉回流。如果可能的话，患者应规律步行来改善静脉循环。游泳锻炼或步行可能对不适合负重运动的关节炎患者有帮助。正常的脚和脚踝运动，增加小腿肌肉泵的功能，可以用来改善静脉回流。

袜子需经测量以适合肢体。因此，在使用压力袜之前，水肿应得到适当控制。管状弹性压迫、中等拉伸弹力绷带和多重压力绷带可用于缓解淤血和溃疡的管理。然而，这些装置并不适合长期使用。基于 Velcro 非弹性压迫装置可能是一个有用的压力袜替代品，特别是在老年人群。在使用 Velcro 压迫

时，往往需要较少的灵活性和力量。压力袜的护理是非常重要的。长袜应轻轻清洗，不要使用织物柔软剂，多余的水应通过挤压去除而不应拧来拧去。它们应被挂起来晾干，永远不要放在烘干机里。好的护理下，长筒袜可以使用 4～6 个月。

4. 全身治疗

改善静脉循环药物（如黄酮类和皂苷类）在欧洲比在美国更常用。一些患者受益于七叶皂苷，这是一种七叶树籽提取物，可作为非处方制剂。美国食品药品管理局批准的唯一治疗 CVD 药物是地奥司明复合物。地奥司明复合物含有纯化的地奥司明，被归类为医疗食品。它是一种微粉纯化的黄酮类成分（micronized purified flavonoid fraction，MPFF）。目前的指南建议 MPFF 可作为 CVD 的辅助治疗。己酮可可碱被推荐作为静脉溃疡愈合的辅助药物。

（三）静脉内治疗

有症状的明显浅表静脉反流的患者，压力和抬高等保守治疗 3～6 个月后不缓解，可考虑进行消融或手术。静脉内消融术可改善静脉扩张、外观不雅或疼痛症状。此外，激光消融已被证明有助于改善溃疡愈合和延迟溃疡再犯。通常，这些手术可以在门诊环境中进行，患者很少感到疼痛或损伤。许多患者在手术后的第二天就恢复了正常的活动。静脉内治疗的目标是通过对内皮产生化学或热诱导的损伤，引发血栓炎症反应，最终使病变静脉纤维化和闭塞。最常见的技术是使用激光或射频热能来损伤内皮细胞，促进血栓形成、纤维化和静脉闭塞。非热消融技术正在增加。液体硬化疗法常用于有症状的毛细血管或网状静脉扩张。超声引导下的泡沫硬化疗法的使用频率越来越高，甚至用于较大的静脉曲张。其他非热、非膨胀消融技术，包括机械化学消融和聚合胶也可应用。确定最佳的治疗方式取决于临床因素、静脉解剖和成像，以及操作者和患者的偏好。外科医生或操作者应该选择最佳方式来确保成功的静脉闭塞。

（四）外科干预（静脉切除术）

对于大的轴向静脉曲张，静脉剥离曾广泛用于大多数患者。虽然仍在一些临床实践中使用，但

传统的静脉剥离已经在很大程度上被静脉内消融所取代。有些患者仍然会从其他小的外科手术操作中获益,包括电凝静脉剥脱或点刺静脉剥脱。最佳的血管内和(或)手术入路应该由管理医师制订。

八、预后

CVI 很少危及生命或肢体,在没有管理的情况下,是一种慢性进展性疾病。有效管理后,可改善体征和症状。

参考文献

Belramman A, Bootun R, Lane TRA, Davies AH. Endovenous management of varicose veins. *Angiology.* 2019;70(5):388–396.

Carman TL, Al-Omari A. Evaluation and management of chronic venous disease using the foundation of CEAP. *Curr Cardiol Rep.* 2019;21(10):114.

Garcia R, Labropoulos N. Duplex ultrasound for the diagnosis of acute and chronic venous diseases. *Surg Clin North Am.* 2018;98:201–218.

Gloviczki P, Comerota AJ, Dalsing MC, et al. The care of patients with varicose veins and associated chronic venous disease: clinical practice guidelines of the Society for Vascular Surgery and the American Venous Forum. *J Vasc Surg.* 2011;53(suppl):2S-48S.

Rabe E, Partsch H, Hafner J, et al. Indications for medical compression stockings in venous and lymphatic disorders: an evidence-based consensus statement. *Phlebology.* 2018;33: 163–184.

Wittens C, Davies AH, Bækgaard N, et al. Management of chronic venous disease. Clinical practical guidelines of the European Society for Vascular Surgery. *Eur J Vasc Endovasc Surg.* 2015;49:678–737.

第46章 慢性肺疾病
Chronic Lung Disease

Brooke Salzman Danielle Snyderman Michael Weissberger Gillian Love 著

廖文慧 译 涂 玲 校

慢性肺疾病在老年人中很常见，可显著影响老年人整体健康、功能和生活质量。然而，老年人通常存在其他并发症，以及在肺部疾病过程中和治疗中起作用的复杂因素。当评估老年人时，临床医生必须考虑和区分衰老的正常生理变化和疾病病理。

随着年龄增长，胸壁顺应性和呼吸肌力都会下降。年龄和骨质疏松等疾病与胸椎变化有关，从而在结构上影响肺功能。1s用力呼气量随着年龄增长而下降，70岁以后下降得更快。在肺内，肺泡无效腔增加，一氧化碳弥散量减少，受体对药物的敏感性降低。对低氧血症和高碳酸血症的呼吸反应也会降低，从而导致意识减退，并使老年患者面临更大的呼吸困难风险。因为肺部变化与衰老有关，肺功能测试可能需要对老年患者进行不同的解读。当治疗患有慢性肺疾病的老年人时，必须考虑机体功能、认知状态和多重用药。

一、慢性阻塞性肺疾病

诊断要点

- 症状：呼吸困难、咳嗽、咳痰和喘息。
- 危险因素：吸烟、空气污染。
- 肺功能检测：气道受限，$FEV_1/FVC \leqslant 0.7$。

（一）一般原则

慢性阻塞性肺疾病是一种以持续性呼吸系统症状和气流阻塞为特征的常见肺部疾病。COPD是美国和全世界发病和死亡的主要原因。在美国，COPD影响5%～10%的成年人口，具体取决于所研究的人群。COPD是老年人特别关注的问题，因为其患病率随着年龄的增长而急剧上升。在过去的30年里，美国COPD的死亡率大幅上升，死于COPD的女性人数已超过男性。COPD目前是美国第四大死因，2016年死亡人数超过154 000人。在全球范围内，COPD目前是第四大死因，但预计到2020年将成为第三大死因。

慢性阻塞性肺疾病成为一项重大公共卫生挑战，因为它在很大程度上是可以预防和治疗的，但它却是发病率和死亡率唯一持续攀升的常见慢性病。这是住院的一个重要原因，特别是在老年人群中。在1992—2006年，COPD患者住院率超过30%。在美国，2010年COPD出院人数约为715 000人，高于2006年的672 000人。大约65%的出院患者年龄在65岁及以上。65岁及以上的住院率是45—64岁年龄组的4倍。根据美国国家心肺血液研究所的数据，2010年COPD的预计年度成本为499亿美元，其中包括295亿美元的直接医疗支出、80亿美元的间接发病成本和124亿美元的间接死亡成本。由于持续暴露的COPD危险因素和人口老龄化，预计未来几十年COPD所带来的经济负担将增加。

慢性阻塞性肺疾病被定义为一种炎症性呼吸道疾病，涉及持续的呼吸道症状和气流受限。气流阻塞通常是进行性的，并与肺部对有害颗粒或气体的异常慢性炎症反应有关，主要与吸烟有关。目前COPD的定义不再包括术语肺气肿和慢性支气管炎，尽管这些术语仍在临床上使用。肺气肿的定义是病理性的，是指肺泡（肺的气体交换表面）的破坏，导致末端细支气管远端的气腔扩大。慢性支气管炎是一个临床术语，用于描述在连续2年中每年至少3个月出现咳嗽和咳痰。

COPD 是一种以持续呼吸系统症状和气流受限为特征的呼吸道炎性疾病。气流受限通常呈进行性，并与肺部对有害颗粒或气体的异常慢性炎症反应有关，主要与吸烟有关。目前 COPD 的定义不再包括肺气肿和慢性支气管炎这些术语，尽管这些术语依旧在临床上使用。肺气肿病理上定义为肺泡及肺内气体交换面的破坏，导致终末细支气管远端气腔的扩张。慢性支气管炎是一种临床术语，是指慢性咳嗽、咳痰，每年持续 3 个月以上并连续 2 年。

（二）病因

取决于 COPD 的定义和诊断标准，全球范围内 COPD 患病率的评估数据差异很大，为 5.5%～20%。据估计，美国有 1270 万～1470 万的 18 岁及以上成年人被临床诊断为 COPD。然而，由于对 COPD 普遍的认识不足和诊断不足，患病率数据可能大大被低估了，远低于 COPD 的真实患病率。据估计，美国多达 2400 万成年人可能患有慢性阻塞性肺疾病。

COPD 的患病率和死亡率随着年龄增长而显著上升，其中 65 岁以上老年人群患病率最高。35 岁以下人群很少患有 COPD，因为疾病会在吸入致病原数年后逐渐进展。过去研究表明，男性 COPD 的患病率和死亡率高于女性，这通常是由于男女性吸烟率的不同导致的结果。近期更多的数据表明男性和女性人群的 COPD 患病率几乎相等，而且女性可能比男性更容易受到烟草的影响。从 2000 年开始，美国死于 COPD 的女性人数超过了男性。

COPD 是遗传和环境因素相互作用的结果。迄今为止吸烟是 COPD 最重要的危险因素，估计 80%～90% 的 COPD 归因于吸烟。吸烟者死于 COPD 的风险可能是不吸烟者的 12～13 倍。通常认为仅 15%～20% 吸烟者会发展成为具有临床意义的 COPD。然而，专家提出这些统计学数据大大低估了 COPD 所带来的真正负担。10 包／年的吸烟史被认为是发展为 COPD 的临界点。25 岁以后，不吸烟成人的 FEV_1 平均每年下降 20～40ml。易患 COPD 的吸烟者，FEV_1 下降速度是正常生理下降速度的 2～5 倍。戒烟可以使吸烟者的肺功能持续下降速度与从不吸烟者相同。

除吸烟外，其他烟草（如烟斗、雪茄）和大麻也是 COPD 危险因素。其他危险因素包括年龄增长、暴露于二手烟、妊娠期肺发育不良、长期暴露于环境或职业污染物、$α_1$- 抗胰蛋白酶缺乏、儿童期反复呼吸道感染史、COPD 家族史、社会经济地位低。与 COPD 有关的职业污染物包括来自煤炭和硬质岩石开采、隧道工程、混凝土制造和二氧化硅暴露的矿物粉尘，来自棉花、亚麻、大麻和其他谷物的有机粉尘，包括二氧化硫、异氰酸酯、镉和焊接烟雾等有害气体。职业暴露所致的 COPD 估计占全部 COPD 患者的 19.2%，在不吸烟中占 31.1%。

燃烧木材、动物粪便、农作物残渣或用于烹饪或取暖的煤炭导致的高水平室内空气污染可能使发展中国家的个人，尤其是女性更容易患上慢性阻塞性肺疾病。高水平的室外空气污染可能对患有心脏病或肺病的人有害，但其作为 COPD 发展风险因素的作用尚不清楚。在发展中国家，烹饪和取暖时燃烧的木材、动物粪便、农作物秸秆或煤炭所产生的高浓度室内污染导致个体，尤其女性更容易患有 COPD。高浓度的室外污染可能对换有心脏或肺部疾病的患者有害，但其作为 COPD 危险因素所发挥的作用尚不清楚。

$α_1$- 抗胰蛋白酶缺乏是 COPD 中很罕见的遗传性因素，仅占 2%～4% 的病例。$α_1$- 抗胰蛋白酶缺乏是由第 14 号染色体变异所致，由于弹性蛋白酶增加组织损伤，导致过早的肝脏和肺疾病。然而，吸烟显著增加与 $α_1$- 抗胰蛋白酶缺乏相关的肺气肿进行性进展的风险。这种罕见的隐性遗传在北欧人种中非常普遍。遗传性缺陷研究表明，这些患者早年就患有 COPD，包括 45 岁以下发病。

（三）临床表现

1. 症状和体征

有吸烟史或暴露于 COPD 危险因素的患者，具备以下任何一项，均应怀疑为 COPD：慢性咳嗽、咳痰、劳力或静息性呼吸困难。咳痰通常是 COPD 的初始症状。COPD 患者咳嗽一般在清晨最严重，但也可以持续一整天，然而很少出现单纯的夜间咳嗽。咳痰最初也是发生在清晨，随着疾病进展而越来越频繁。痰液颜色和痰量变化可能提示感染加重。疾病早期的呼吸困难通常与劳力或运动有关，可以通过避免运动来防止其出现。然而随着疾病进展，呼吸困难可能发展为静息性呼吸困难。喘息也是 COPD 症状之一。COPD 症状的严重程度与气流受限的程度之间的关系变异很大。一些严重气流受限患者可能相对无症状。COPD 其他症状，如乏力、水肿、胸闷、体重减少和夜间觉醒增加等较少有报道。

COPD 的评估应评价上述症状及其频率、程度和对日常生活的影响。改良版英国医学研究委员会（Medical Research Council，MRC）呼吸困难指数是一种用于量化呼吸困难和评估 COPD 严重程度的有效工具。MRC 将呼吸困难分为 5 个等级，1 级表示只有剧烈活动时才出现呼吸困难，5 级表示因呼吸短促而不能离开家或者从事日常活动便出现呼吸困难。其他衡量 COPD 症状影响的综合性评估工具包括 COPD 评估测试（COPD assessment test，CAT）和 COPD 控制问卷（COPD control questionnaire，CCQ）。

COPD 初步评估的重要因素包括评估危险因素，尤其是吸烟，以及既往有哮喘、过敏或反复呼吸道疾病病史和 COPD 家族史。因为 COPD 通常合并有冠状动脉疾病、心力衰竭、抑郁、焦虑等疾病，这些并发症对症状和预后有着重大的影响，临床医生应当重在识别和处理这些并发症。例如，约 30% 的 COPD 患者有充血性心力衰竭，约 30% 的 CHF 患者有 COPD。各个疾病之间相互关联，常常导致另一个疾病急性加重或急剧恶化。病史中另一个重要因素包括症状发展方式、急性加重病史和住院史、症状对患者日常生活的影响。

虽然通过肺功能测量的气流受限加重与 COPD 急性加重的发生率增加有关，但 COPD 急性加重风险的最佳预测因子是既往急性加重病史。因此，中重度急性加重病史应当作为 COPD 综合评估的一部分。

疾病早期的体征可能不明显。随着疾病进展，COPD 患者可能出现呼吸音减弱、叩诊呈过清音、呼气相延长、呼气相干啰音。与 COPD 相关的体征还包括有胸廓前后径增大或称为"桶状胸"，使用辅助呼吸肌包括胸骨上窝凹陷，缩唇呼吸。后者身体前倾、利用肘部支撑以缓解呼吸困难。颈静脉怒张

提示右心压力升高。下肢水肿、中心性发绀、第二心音分裂增宽可能提示右心衰竭和肺心病。血氧饱和度仪可在静息时和运动时评估血氧不足和供氧的需求。

COPD 通常影响全身，不仅影响呼吸系统，还常常累及心血管、肌肉、免疫系统，尤其是患有严重疾病的患者。此外，COPD 与慢性体重减轻有关，并可能导致恶病质，而恶病质是独立的死亡危险因素。因此，COPD 患者应测量和监测体重指数。其他系统表现包括因细胞凋亡和肌肉废用导致的外周肌肉萎缩和肌无力。COPD 个体还可能并发骨质疏松、抑郁、慢性贫血和心血管疾病。

2. 实验室检查

疑似 COPD 患者应通过肺功能检查确诊。肺功能检查是一种判断气流受限及评价其严重程度的肺功能测试。肺功能检查提示存在气流受限则可诊断 COPD。COPD 相关的关键指标是 FEV_1 和 FVC。FEV_1 是深吸气后 1s 用力呼气容积。FVC 是深吸气后的所能呼出的最大总气量。使用支气管扩张药后，$FEV_1/FVC < 0.7$ 可诊断气流受限并确诊 COPD。尽管使用支气管舒张药后的肺功能检查用于 COPD 的诊断和评估，但不再推荐用于评估气流受限可逆性程度，因为可逆性程度不再证实能增加 COPD 诊断、鉴别 COPD 和哮喘、预测对长期治疗的反应。

COPD 气流受限严重程度分级见表 46-1。然而，仅用气流受限分级不足以对 COPD 进行分期。当前的慢性阻塞性肺疾病全球倡议（Chronic Obstructive Lung Disease，GOLD）指南推荐使用精简的 ABCD 评估工具（表 46-2），该工具结合了症状和既往中重度急性加重病史进行综合评估，将 COPD 患者分为 A—D 四组。当前美国预防服务工作组不推荐使用肺功能检查来筛查无症状 COPD 成年患者，因为无论患者的年龄、吸烟状态、COPD 家族史等，都没有证据表明该人群能从中获益。此外，在 70 岁以上不吸烟的老年人群中非选择性使用肺功能检查会导致大量的 COPD 过度诊断。也不推荐在初始治疗后定期进行肺功能检查用来常规监测疾病或调整治疗。然而，如果患者症状或功能能力发生明显改变时，肺功能检查会有所帮助。

尽管肺功能检查是诊断 COPD 的主要检查手段，

表 46-1　COPD 患者气流受限严重程度分级

分级： FEV$_1$/FVC<0.70 的患者 气流受限严重程度	肺功能结果： 使用支气管扩张药 后的 FEV$_1$ 值
1 级：轻度	FEV$_1$≥80% 的预计值
2 级：中度	FEV$_1$ 在 50%～80% 预计值之间
3 级：重度	FEV$_1$ 在 30%～50% 预计值之间
4 级：极重度	FEV$_1$<30% 预计值或 FEV$_1$<50% 预计值且存在慢性呼吸衰竭

COPD. 慢性阻塞性肺疾病；FEV$_1$. 1s 用力呼气容积；FVC. 用力肺活量

表 46-2　COPD 患者 ABCD 评估工具

中重度急性加重病史	COPD 分组	
≥2 次或≥1 次导致住院的急性加重	C	D
0 或 1 次急性加重（未导致住院）	A	B
症状	mMRC 0～1 CAT<10	mMRC≥2 CAT≥10

CAT.COPD 评估测试；COPD. 慢性阻塞性肺疾病；mMRC. 改良版英国医学研究委员会呼吸困难指数

其他检查可有助于排除其他疾病或伴随疾病。胸部 X 线检查用于评估肺肿块或结节、间质性或纤维化改变、肺水肿。COPD 的影像学改变包括肺过度充气征、肺透亮度增加、血管纹理突然变细小。除了检测符合肺癌风险评估标准的支气管扩张和 COPD 患者外，胸部 CT 扫描不作为常规推荐。全血细胞计数用于排除贫血或红细胞增多症。心电图和超声心动图对怀疑有心肌缺血或 CHF 或肺心病的患者有所帮助。

（四）鉴别诊断

COPD 的鉴别诊断包括哮喘、CHF、支气管扩张、闭塞性细支气管炎、弥漫性泛细支气管炎、肺癌、间质性肺疾病、肺纤维化、结节病、囊性纤维化、肺结核、支气管肺发育不良。根据病史、体格检查、诊断性检查（如肺功能检查），可以帮助诊断 COPD。然而有证据表明，病史和体格检查不能准确预测气流受限。研究表明，识别成人 COPD 最佳的独立变量是>40 包 / 年的吸烟史。以下三项因素的组合，高度预示发展为 COPD：>55 包 / 年的吸烟史，听诊有干啰音，患者自诉有喘息。反之，排除 COPD 的最佳因素组合包括无吸烟史、患者自诉无喘息症状、体格检查无干啰音。

（五）治疗

COPD 治疗目标是多方面的，包括减少长期肺功能下降、预防和治疗急性发作、降低住院率和死亡率、缓解症状、改善运动耐量、提高健康相关的生活质量。所有 COPD 患者应当接受疫苗接种，包括肺炎球菌疫苗和每年的流感疫苗接种。因为吸烟是 COPD 的常见病因，对于吸烟者来说，戒烟是最重要的治疗措施。戒烟能预防和延缓 COPD 的发生和发展，大大降低死亡率。患者戒烟后，其肺功能下降速度接近于非吸烟患者。处理烟草使用和依赖是美国卫生和公众服务部在 2008 年发布的综合性循证指南。

对于任何年龄阶段 COPD 患者，戒烟都非常重要，高龄患者从戒烟中的获益并没有减少。戒烟不仅对于普通人群有效，对于老年吸烟者也有效。具体来说，研究表明，对于 50 岁以上吸烟患者，咨询干预、医生建议、伙伴支持计划、根据年龄定制的自主材料、电话咨询、尼古丁贴片等治疗是有效的。遗憾的是，65 岁以上吸烟者不太可能接受戒烟药物治疗。使用尼古丁替代物（如尼古丁口香糖、吸入器、鼻喷剂、透皮贴剂、舌下片剂或锭剂）能提高长期戒烟率，使用伐尼克兰和安非他酮药物治疗也是如此。立法禁烟也能有效提高戒烟率和减少二手烟暴露造成的危害。

1. 药物治疗

COPD 患者的药物治疗取决于症状严重程度、肺功能下降的程度、对具体药物的反应和耐受性。通常采用阶段性治疗来缓解症状，提高运动耐量和生活质量，尽可能降低死亡率。然而，现有的药物治疗最终不能改变 COPD 患者肺功能进行性下降。因此，COPD 的药物治疗通常用来减轻症状、降低急性加重的发生率和严重程度、改善运动耐量和健康状况。表 46-3 总结了 COPD 的药物治疗，表 46-4 给出了基于 COPD 患者 ABCD 分组的治疗建议。

研究表明，对肺功能证实有气流受限的无症状患者进行治疗没有意义，因为无症状患者的药物治疗对于肺功能障碍的发展和症状的进展没有发挥作用。

当 COPD 患者使用吸入药物治疗时，培训和评估患者掌握吸入器技术是必不可少的。部分老年 COPD 患者不能有效地使用定量气雾剂（metered-dose inhaler，MDI）装置，要么因为握力不足或协调性差，要么因为认知障碍，使用储物罐或雾化器则有效。使用储物罐或雾化器能让护理员更容易协助给药。一些研究表明干粉吸入剂（dry powder inhalers，DPI）比 MDI 更容易操作，但 DPI 并没有表现出更优的临床效果。

2. 非药物治疗

(1) 氧疗：指南推荐临床医生对严重静息性低氧血症的 COPD 患者（动脉血氧分压 55mmHg 或脉血氧饱和度 88%）给予持续性氧疗。研究表明，每天 15h 以上的给氧可以提高此类患者的生存率和生活质量。稳定期 COPD 患者或中度低氧血症患者不能从氧疗中获益。

(2) 无创通气：无创正压通气（noninvasive positive-pressure ventilation，NPPV）用于降低 COPD 急性加重合并急性呼吸衰竭住院患者的发病率和死亡率。使用长期家庭 NPPV 用于慢性呼吸衰竭急性加重患者出院后的治疗，意义尚不明确，但研究表明其可提高生存率和减少再住院率，尤其对于持续性高碳酸血症患者。对于 COPD 合并阻塞性睡眠呼吸暂停患者，持续性气道正压通气对生存率和住院率有确切的意义。

表 46-3 COPD 的药物治疗				
	作 用	优 点	适应证	不良反应
支气管扩张药				
β₂ 受体激动药 短效 β₂ 受体激动药（SABA、沙丁胺醇、左旋沙丁胺醇） 长效 β₂ 受体激动药（LABA、福莫特罗、沙美特罗）	通过刺激 β₂ 受体和增加环磷酸腺苷（AMP）含量促进平滑肌松弛	SABA：改善 FEV₁ 和症状 LABA：改善 FEV₁ 和肺容量、呼吸困难和健康状况；减少急性加重和住院次数	SABA：作为一线初始治疗，用于间歇性症状轻微患者的按需治疗 LABA：用于症状持续的患者，1~2 喷，BID	静息性心动过速，心律失常，震颤，睡眠障碍，低钾血症
抗胆碱药物 短效抗胆碱药物（SAMA、异丙托溴铵、氧托溴铵） 长效抗胆碱药物（LAMA、噻托溴铵、乌美溴铵）	通过阻断毒蕈碱受体促进平滑肌松弛	SAMA：在肺功能、健康状况和口服类固醇需求方面益处不太大 LAMA：改善症状和健康状况，减少急性加重和住院次数	短效：用于症状发作时的按需治疗，起效不如 β₂ 受体激动药，但作用持续时间更长 长效：用于症状持续的患者的一线治疗，1 喷，QD	口干，苦味或金属味，使用面罩的闭角型青光眼
甲基黄嘌呤（茶碱）	作为非特异性磷酸二酯酶抑制药，通过增加细胞内环磷酸腺苷含量促进平滑肌松弛	有效性不如长效支气管扩张药，相比效果较差，与沙美特罗联合使用可改善 FEV₁ 和症状	症状持续患者的三线药物	毒性与剂量相关，清除率随年龄增长而下降，房性和室性心律失常，惊厥大发作，头痛，失眠，恶心，胃灼热，与华法林和地高辛等药物有明显的相互作用

（续表）

	作　用	优　点	适应证	不良反应
抗炎药				
吸入糖皮质激素（ICS）	减轻炎症	可能减缓 FEV_1 下降	对于Ⅲ～Ⅳ期 COPD 患者或反复急性加重的患者，血嗜酸性粒细胞计数可预测 ICS 的有效性	口腔念珠菌病、声音嘶哑、瘀斑和肺炎等可能性增加，可能与骨密度下降有关
PDE4 抑制药（罗氟司特）	通过抑制细胞内 AMP 的分解来减轻炎症	改善肺功能和减少急性加重	适用于有急性加重史的Ⅲ期或Ⅳ期 COPD 患者	不能与茶碱合用，恶心，厌食，腹痛，腹泻，睡眠障碍，头痛
抗生素	抗菌药物	对于 COPD 急性加重患者，降低治疗失败和死亡的风险	在慢性 COPD 管理中不作为常规推荐使用 对于充分使用其他治疗方法仍频繁住院的患者，可考虑阿奇霉素（250mg，每周 3 次） 用于 COPD 急性加重患者	细菌耐药性、耳鸣和听力障碍的发生率增加
黏液溶解药（厄多司坦、羧甲司坦和 N-乙酰半胱氨酸）	降低痰液黏稠度和黏附力，促进排痰	减少部分人群的急性加重		
口服糖皮质激素	减轻炎症	用于 COPD 急性加重患者，延缓下次急性加重的时间，降低治疗失败率，缩短住院时间，改善低氧血症和 FEV_1	避免在 COPD 慢性管理中使用，用于 COPD 急性加重患者	高血压，高血糖，骨质疏松，肌病，谵妄
联合治疗				
SABA+SAMA	具有不同作用机制的短效支气管扩张剂的组合	在改善 FEV_1 和症状方面，双联治疗比单药治疗更有效		
LABA+LAMA	具有不同作用机制的长效支气管扩张药的组合	在改善肺功能和生活质量方面，双联治疗比单药治疗更有效，并可能减少急性加重		
ICS+LABA	吸入皮质类固醇与长效支气管扩张药的组合	改善肺功能和健康状况，以及减少急性加重方面，双联治疗比单药治疗更有效	适用于中度至重度 COPD 患者和急性加重患者	
LABA+LAMA+ICS	具有不同作用机制的长效支气管扩张药与吸入皮质类固醇的组合	可改善肺功能并减少急性加重		

COPD. 慢性阻塞性肺疾病；FEV_1.1s 用力呼气容积；QD. 每天 1 次；BID. 每天 2 次

COPD 分组	初始药物治疗	非药物治疗（与分组无关）
A组	SABA 或 SAMA	积极减少危险因素，包括戒烟
B组	LABA 或 LAMA	流感和肺炎球菌疫苗接种
C组	LAMA	
D组	LAMA，或 LAMA+LABA，或 LABA+ICS	肺康复 若慢性缺氧，加用长期氧疗

表 46-4　COPD 的治疗

COPD. 慢性阻塞性肺疾病；ICS. 吸入糖皮质激素；LABA. 长效 β 受体激动药；LAMA. 长效抗胆碱药物；SABA. 短效 β 受体激动药；SAMA. 短效抗胆碱药物

（3）减少肺容量：肺大疱切除术、肺减容手术（lung volume reductive surgery，LVRS）和肺移植都均已用于治疗 COPD 患者。但在老年患者中的应用和获益的研究有限。肺大疱切除术用于治疗 COPD 合并巨疱性肺气肿的极少数患者，其中单个或多个巨大肺大疱占一侧胸腔的 30% 以上。手术切除这些肺大疱可显著恢复肺功能并改善症状。当严重肺气肿和失能性呼吸困难患者使用药物治疗无效时，可考虑 LVRS。各种外科方法和减容技术已被应用于临床。整体而言，LVRS 对于生存的获益并不优于药物治疗。LVRS 被证实仅对一小部分上叶肺气肿和基线运动耐量低的患者提高生存率和改善生活质量。对于患有严重 COPD 的高度选择性患者，单侧肺或双侧肺移植是一种治疗选择。研究表明，肺移植可改善患者生活质量，但对生存的影响尚不明确。然而，年龄超过 60 岁是双肺移植的相对禁忌证。减少肺容量的支气管镜微创术对某些晚期肺气肿患者有益。

（4）肺康复：无论年龄大小，肺康复在改善运动能力、生活质量、呼吸困难和健康状况方面都是有效的。肺功能康复还可以降低近期病情加重患者的住院率。肺康复采用的是跨学科方法，包括教育、自我管理支持和运动训练。它适用于大多数 COPD 患者，尤其对中重度 COPD 患者的效果最好。

（六）预后

尚未证实药物治疗可以减缓或逆转已经丧失的肺功能，由于 COPD 患者病史和个体的异质性，因此很难预测 COPD 的预后。来自患者和医生的研究数据表明，即使有针对 COPD 患者的预先照护计划，很少能做得好。患者通常不太了解 COPD 是一种生命限制性疾病。只有不到 1/3 的重度 COPD、CHF 或肿瘤患者在临终前 1 个月估计其预期寿命不足 1 年。临床医生自己指出，当与晚期 COPD 患者讨论临终关怀时，他们存在不足之处，通常等到患者病情严重到无法做出决定时才讨论这个问题。旨在改善临终决策的里程碑式研究，即了解预后和倾向结局及治疗风险的研究（study to understand prognoses and preference for outcomes and risks of treatments，SUPPORT），对临终关怀的影响是失败的。具体来说，SUPPORT 研究表明，注重舒适性护理而非延长寿命措施的 COPD 患者与肺癌患者相比，更有可能接受无创机械通气、心肺复苏和管饲饮食。

尽管评估预后可能很困难，但已经研发了几种工具可以帮助临床医生对疾病的严重程度进行分层。例如，GOLD 指南根据肺功能检测的气流受限程度将 COPD 分级为 I～IV 级，根据症状的严重程度和急性加重史将 COPD 分为 A～D 组。GOLD 指南针对每个阶段的患者提出了相应的治疗建议（表 46-4）。BODE 指数（包括 BMI、6min 步行试验、FEV_1 和改良 MRC 呼吸困难量表）已被证明可以预测死亡率，并为临床医生提供实用工具用以分类疾病的严重程度对预期寿命的影响。其数值提供约 4 年的存活率，低分值（0～2 分）提示 4 年存活率为 80%，高分值（7～10 分）提示 4 年存活率为 18%。

尽管 BODE 指数有助于预测 1～3 年的生存率，但它不能准确预测 6 个月的生存率。目前，国家临终关怀和姑息治疗组织对 COPD 临终关怀入院的标准包括致残性静息呼吸困难导致肺功能下降和终末期肺疾病的进展，可以通过肺部感染和（或）呼吸衰竭的急诊科就诊或入院增多得以证明。FEV_1 每年下降 30% 和（或）40ml 提供了疾病进展的客观证据，但不是认证所必需的。此外，存在以下任一情况证实可以从临床关怀中获益：低氧血症（吸氧下，$PaO_2 <$ 55mmHg 或 $SpO_2 < 88%$）或高碳酸血症（$PaCO_2 >$ 55mmHg），肺病导致的右心衰竭（肺心病），过去 6 个月内体重减轻 10%，静息时心动过速（心率 >100

次 / 分）。当然，这些标准作为经验法可以指导临床医生更积极地考虑为终末期 COPD 患者增加可行的服务，但研究表明，它们不能准确地预测生存时间。尽管流行病学专家和研究者开始确定在未来 6～12 个月内最高死亡风险的 COPD 患者的特征，但考虑对 COPD 患者进行预先临终关怀计划，或许这一常识是最实用的。

COPD 患者不良预后的相关因素包括 $FEV_1 < 30\%$ 的预计值，体能状态下降和对日常生活的新依赖，过去 1 年内 1 次以上的急诊入院，伴有其他共病，高龄，抑郁和单身状态。若患者存在有许多这样的特征，临床医生需进一步讨论预先临终关怀计划。确定医疗代理人是有意义的第一步。理想情况下，可以安排临床医生、患者和指定代理人在门诊就诊期间就这一特定目的进行讨论。会议上可能讨论的主题包括患者对疾病和疾病进程的理解，讨论患者对启动和终止延长生命措施的倾向想法（包括积极的机械通气），确定最适合临终关怀的环境（家庭或医疗机构）。SUPPORT 表明，对维持生命治疗的倾向想法在疾病过程中可能会发生变化，因此在近期住院、功能状态新的下降和（或）新的氧依赖之后对患者的倾向想法进行重新评估尤为重要。

由于 COPD 慢性特征和严重性，很显然 COPD 成为消耗卫生资源和费用的主要因素。医疗保险和医疗补助服务中心要求制订医疗计划实施绩效改进措施以减少再入院。具体而言，2014 年开始，对 COPD 患者出院后 30 天以内再入院率高的医院，CMS 减少支付其费用。为减少再入院，绩效改进计划重点关注 COPD 患者管理中的药物管理、出院计划和过渡期护理方面。除了适当的药物调节外，出院计划还应重点关注必要时的氧气治疗、必要时的后续预约协调、肺部康复。过渡规划对所有慢性病管理至关重要，应侧重于健康提供者、家庭成员和家庭护理机构之间的良好沟通。使用 GOLD 指南优化个体化的药物治疗方案，尤其关注教会正确使用吸入器，住院后药物的调整，向患者宣教每个药物的作用。除了适当的药物调整外，出院计划需要关注必要时的氧疗，随访安排和肺康复。过渡计划对所有慢性疾病管理至关重要，需要关注医疗人员、家庭成员和家庭护理机构之间的良好沟通。

参考文献

American Lung Association Epidemiology and Statistics Unit. Trends in COPD (Chronic bronchitis and emphysema): morbidity and mortality. 2013. https://www.lung.org/assets/ documents/research/copd-trend-report.pdf. Accessed October 29, 2019.

Criner GJ, Bourbeau J, Diekemper RL, et al. Prevention of acute exacerbations of COPD: American College of Chest Physicians and Canadian Thoracic Society Guideline. *Chest.* 2015;147(4):894–942.

Department of Veterans Affairs, Department of Defense. VA/ DoD clinical practice guideline for the management of chronic obstructive pulmonary disease, version 3.0, 2014. https://www.healthquality.va.gov/guidelines/CD/copd/ VADoDCOPDCPG2014.pdf. Accessed October 29, 2019.

Global Initiative for Chronic Lung Disease (GOLD). Global Strategy for the Diagnosis, Management, and Prevention of Chronic Obstructive Pulmonary Disease (2019 Report). https:// goldcopd.org/wp-content/ uploads/2018/11/GOLD-2019-v1.7– FINAL-14Nov2018-WMS.pdf. Accessed October 29, 2019.

Jin J. Screening for obstructive pulmonary disease. *JAMA.* 2016; 315(13):1419.

Karner C, Chong J, Poole P. Tiotropium versus placebo for chronic obstructive pulmonary disease. *Cochrane Database Syst Rev.* 2014;7:CD009285.

National Institute of Clinical Excellence. Chronic obstructive pul-monary disease in over 16s: diagnosis and management, 2018. https://www. nice.org.uk/guidance/ng115/resources/chronic-obstructive-pulmonary-disease-in-over-16s-diagnosis-and-management-pdf-66141600098245. Accessed October 29, 2019.

Papi A, Rabe KF, Rigau D, et al. Management of COPD exacerbations: a European Respiratory Society/American Thoracic Society guideline. *Eur Respir J.* 2017;49:1600791.

Puhan MA, Gimeno-Santos E, Cates CJ, Troosters T. Pulmonary rehabilitation following exacerbations of chronic obstructive pulmonary disease. *Cochrane Database Syst Rev.* 2016;12: CD005305.

Van Eerd EA, van der Meer RM, van Schaych OC, Kotz D. Smoking cessation for people with chronic obstructive pulmonary disease. *Cochrane Database Sys Rev.* 2016;8:CD010744.

Walters JA, Tang JN, Poole P, Wood-Baker R. Pneumococcal vaccines for preventing pneumonia in chronic obstructive pulmonary disease. *Cochrane Database Syst Rev.* 2017;1:CD001390.

379

二、支气管哮喘

诊断要点

- 症状：咳嗽、气促和喘息。
- 危险因素：儿童期哮喘、吸烟、接触变应原。
- 诊断：气流受限，$FEV_1/FVC \leq 0.7$。

（一）一般原则

研究表明年龄 >65 岁人群中哮喘的终身患病率接近 13%，而年龄 <18 岁的儿童中哮喘终身患病率是 14%。尽管年龄差异，这些患病率接近，但老年人哮喘的后果比年轻人更严重。2007—2009 年，

65 岁以上患者哮喘相关的死亡率是一般人群的 4 倍。研究表明，老年哮喘患者的住院率、医疗费用和死亡率更高。

此外，目前报道的老年人哮喘发病率可能偏低。由于多种因素老年人哮喘可能被漏诊。随着年龄增长，他们不太可能报告自己的症状。COPD 的误诊很常见。最后医务人员可能将症状归因于肺结构的正常老化或并发症。

（二）病因

40% 的 60 岁以上哮喘患者报告他们的症状始于 40 岁以后。老年患者哮喘的病因可能与年轻患者不同。2017 年，Baptist 及其同事研究了 180 名 55 岁以上患有持续性哮喘的成年人，聚类分析表明，老年人存在不同的哮喘表型。表型的不同特征包括存在其他并发症，哮喘病程≥40 年，固定的气流受限；这些在老年人中更为明显。此研究表明，进一步研究评估对不同表型的老年哮喘患者进行适当管理尤为重要。

老年人哮喘分为两类：长期性哮喘和晚发性哮喘。前者代表 12 岁以前发生的哮喘，后者则在晚年发生。尽管两者严重程度不同，但有人认为长期性哮喘与变应性和家族史的关系更为密切，晚发性哮喘与肥胖和吸烟有关。长期性哮喘与气道过度充气有关。晚发性哮喘的 EFV$_1$ 基线值较高，对支气管扩张药的反应更好。与大多数其他年龄组相比，老年人的肥胖率上升更快，为此指出了未来晚发性哮喘的发病率会增加的担忧。

哮喘被认为是一种具有显著环境因素的异质性疾病。尽管变应性与哮喘之间存在联系，但在老年人中，这种联系不如在儿童中那么明显。尽管老年人哮喘以前被认为是非变应性的，但近来越来越多的研究表明，变应性可能与老年人哮喘有关。研究证实，猫、尘螨和蟑螂是老年患者最常见的过敏源。然而，这些过敏源对疾病严重程度的影响尚未明确。

2017 年，Busse 及其同事组织了一项比较老年化城市和年轻化城市哮喘患者的前瞻性研究。研究表明，老年患者痰液中中性粒细胞和嗜酸细胞数量较高，哮喘控制率降低，肺功能测定的 FEV$_1$ 值较低。此外，研究表明，痰液中细胞因子的增加与哮喘控制率降低和住院率增加之间存在相关性。

（三）鉴别诊断

与任何年龄患者一样，老年患者哮喘的鉴别诊断十分广泛。因为咳嗽是最常见的症状，所以需鉴别胃食管反流病（gastroesophageal reflux disease，GERD）、鼻漏、CHF 和其他肺部病变。尽管 FEV$_1$/FVC 比值降低是衰老的正常表现，但这可能导致老年人 COPD 的误诊。

（四）临床表现

老年人哮喘症状与年轻人相似，包括气促、喘息和咳嗽。事实上咳嗽可能是一些老年患者的唯一症状，因为他们不太可能注意到呼吸困难。

Cavallazzi 及其同事研究了 60 岁以上临床上疑似哮喘的患者，其支气管舒张试验结果为阴性。给患者进行醋甲胆碱激发试验。报告有喘息和变应性咳嗽的患者，其醋甲胆碱激发试验结果更有可能为阳性。因此，询问老年患者这些特异性症状有助于哮喘的诊断。

然而，与临床表现一样，在诊断老年人哮喘时，还必须特别考虑对诊断工具的解释。肺功能检查时应考虑虚弱因素，因为虚弱患者可能难以进行此类检查。随着年龄增长，FEV$_1$/FVC 比值下降，支气管对醋甲胆碱的高反应性增加。因此，年龄校正的肺功能检查可以用来防止过度诊断气流受限，并且随着年龄增长，醋甲胆碱激发试验可能不太准确。对于心肺功能差的老年患者，支气管激发试验可能是禁忌的。

（五）并发症

尽管患者报告哮喘症状不频繁，医疗人员并非总能发现哮喘，但在老年人群中诊断哮喘的重要性仍然存在。老年人哮喘会显著降低其生活质量，抑郁与哮喘预后不良有关。老年患者占每年哮喘死亡人数的 50% 以上。2012 年的一项研究表明，与年轻患者相比，55 岁以上哮喘患者的急诊就诊次数、住院次数和濒临死亡事件更多。事实上，老年患者死于哮喘并发症的可能性是年轻患者的 5 倍以上，老年患者的死亡率并没有像其他年龄组那样在下降。

（六）治疗

目前还没有足够的研究评估老年人哮喘的治疗；因此，老年人哮喘的治疗通常与年轻人相似。然而，老年人哮喘的治疗会因多种因素而变得复杂。50%以上患有哮喘的成年人报告有共存疾病，36% 的 60岁以上成人每天服用 5 种以上处方药。除了共病和多重用药以外，其他因素还包括认知功能和体能下降、药物使用不当和药物不良反应。吸力下降导致只有10%～40% 的吸入剂量沉积在肺部。尽管雾化器治疗不需要太多的协调，可以增加药物的输送，但其便携性和效率不高。研究表明，老年患者气流受限更严重，需要频繁地使用更大剂量的药物治疗。

消除可变因素是哮喘控制中的重要一步。减少吸烟暴露可以减少哮喘的急性发作和增加患者对吸入糖皮质激素（inhaled corticosteroids，ICS）的反应。控制过敏源暴露和 IgE 致敏有助于哮喘治疗。随着肥胖在老年人群中以最快的速度增长，肥胖与晚发哮喘有关，减肥可能有助于患者控制哮喘。

对于老年哮喘患者，仔细的药物治疗调整是必要的，因为多重用药可能导致哮喘恶化。由于 β 受体拮抗药的口服制剂和局部眼药制剂可能导致支气管痉挛加重，因此建议哮喘患者使用心脏选择性的受体拮抗药。除了多种药物的多重用药以外，许多药物的成本也会影响患者的哮喘控制。

许多常用的哮喘药物对老年患者的不良反应增加。β 受体激动药可引起震颤、心动过速和心律失常。老年患者长期使用 ICS 与白内障、开角型青光眼、眼压升高和绝经后女性骨密度降低有关。ICS 相关的骨折风险已被证实与剂量相关。

白三烯拮抗药可作为 ICS 以后的二线治疗。然而，这些药物被证实对老年人肺功能和症状改善的影响较小。近来研究表明，在老年哮喘患者中，联合孟鲁司特和低剂量 ICS 的用药方案较 ICS 的单药

治疗更能减少哮喘急性发作。它被证实可以减少老年重症哮喘患者急救药物的使用。

与沙美特罗一样，噻托溴铵是一种安全且可耐受的支气管扩张药，可以添加到 ICS 中。噻托溴铵联合 ICS 已被证实可以减少气流阻塞和改善哮喘控制。噻托溴铵联合 ICS 和长效 β 受体激动药已被证实可以降低需要口服糖皮质激素的哮喘急性发作的风险。

与年轻患者相似，上呼吸道病毒感染可能会诱发老年患者哮喘急性发作。流感和肺炎也是哮喘急性发作的已知诱因。美国 CDC 建议，65 岁以上老年患者同时接种肺炎球菌结合疫苗 -13 和肺炎球菌多糖疫苗 -23，以降低肺炎风险。

参考文献

Baptist AP, Hao W, Karamched KR, et al. Distinct asthma phenotypes among older adults with asthma. *J Allergy Clin Immunol Pract*. 2017;6:244–249.

Blackwell DL, Villarroel MA. Tables of summary health statistics for U.S. adults: 2015 National Health Interview Survey. National Center for Health Statistics. 2016. https://www.cdc.gov/nchs/ nhis/shs/tables.htm. Accessed April 6, 2020.

Busse PJ, Birmingham JM, Calatroni A, et al. The effect of aging on sputum inflammation and asthma control. *J Allergy Clin Immunol*. 2017;129(6):1808–1818.

Cavallazzi R, Jorayeva A, Beatty B, et al. Predicting asthma in older adults on the basis of clinical history. *Respir Med*. 2018;142:36–40.

Dunn RM, Busse PJ, Wechsler ME. Asthma in the elderly and late-onset adult asthma. *Allergy*. 2018;73:284–294.

Herscher ML, Wisnivesky JP, Busse PJ, et al. Characteristics and outcomes of older adults with long-standing versus late-onset asthma. *J Asthma*. 2017;54:223–229.

Kerstjens HA, Casale TB, Bleecker ER, et al. Tiotropium or salmeterol as add-on therapy to inhaled corticosteroids for patients with moderate symptomatic asthma: two replicate, double-blind, placebo-controlled, parallel-group, active-comparator, randomized trials. *Lancet Respir Med*. 2015;3:367–376.

Pasha MA, Sundquist B, Rownley R. Asthma pathogenesis, diagnosis, and management in the elderly. *Allerg Asthma Proc*. 2017;38:184–191.

Trinh HK, Ban GY, Lee JH, Park HS. Leukotriene receptor antagonists for the treatment of asthma in elderly patients. *Drugs Aging*. 2016;33:699–710.

US Department of Health and Human Services. Centers for Disease Control and Prevention. National Center for Health Statistics. National Surveillance of Asthma: United States. 2001– 2010. Centers for Disease Control and Prevention. Most Recent Asthma Data; 2016. https://www. cdc.gov/nchs/data/series/ sr_03/sr03_035.pdf. Accessed April 6, 2020.

Vaz Fragoso CA, McAvay G, Van Ness PH, et al. Phenotype of normal spirometry in an aging population. *Am J Resp Crit Care Med*. 2015;192:817–825.

Vercelli D. Does epigenetics play a role in human asthma? *Allergol Int*. 2016;65:123–126.

381

三、间质性肺疾病

诊断要点

- 危险因素：吸烟，职业暴露，接触放射线，间质性肺疾病家族史或结缔组织病。
- 症状：咳嗽（通常是干咳），喘息，呼吸困难，慢性运动不耐受。
- 体征：Velcro 啰音/爆裂音；结节病或 CTD-ILD 可见淋巴结病变、肝脾大、葡萄膜炎和皮疹；右心衰竭伴下肢水肿。
- 肺功能检查：通常限制性通气功能检测方式，其不同取决于特定患者的 ILD 病因。
- 影像学表现：高分辨率 CT 显示蜂窝状或不透明磨玻璃影。

（一）一般原则

ILD 描述了一系列慢性、进行性肺实质性疾病包括纤维化、炎症和职业性损害。在这个疾病谱里有 100 种以上独立的、基本上不相关的疾病。在老年人群中诊断这些疾病，其典型症状出现在 60 岁或 70 岁，很少早期发病。在这类疾病中，ILD 最常见的分类为特发性间质性肺炎〔（最常见的是特发性肺纤维化（idiopathic pulmonary fibrosis，IPF）〕、CTD 相关 ILD（CTD-related ILD，CTD-ILD）、过敏性/职业性肺炎和结节病相关 ILD。ILD 患病率估值因研究人群而异；然而，每 10 万人中有 1000 人患病。IPF 通常是其中预后最差之一，其患病率明显较低，10 万人中有 10～70 人患病。结节病和 CTD 引起的 ILD 更为常见，除了类风湿关节炎（rheumatoid arthritis，RA）继发性的 ILD 以外，其发病率通常较低，总体预后较好。

这些不同疾病的共同特征是典型的慢性呼吸困难和进行性运动不耐受的表现，胸部 X 线或高分辨率 CT（high-resolution CT，HRCT）有特征性的表现，肺活检有间质纤维化。COPD/肺气肿、哮喘、肺部恶性肿瘤、睡眠呼吸暂停、CHF 和肺动脉高压等并发症往往会影响 ILD 的诊断或促进 ILD 的临床表现。吸烟是所有 ILD 一致的特殊危险因素。临床表现和影像学疑诊为 ILD 的患者最好由呼吸科医生会诊以明确诊断。有证据表明，IPF 的诊断最好由包括放射科医生、病理医生和肺科医生组成的多学科团队来做出。在单个临床医生或单个专业决策者做出的诊断中，多达 30% 可能与多学科团队做出的诊断不同。对于有可疑临床表现或先前患有 CTD（RA、系统性红斑狼疮、干燥综合征、混合性结缔组织病）和结节病的患者应高度怀疑 ILD 的诊断，必须彻底调查职业暴露和药物毒性。ILD 的诊断通常是推测的，尤其在老年人群中，因为外科肺活检的风险往往超过明确诊断的获益。

（二）病因

在许多 ILD 疾病中纤维化的确切病理生理机制尚不十分清楚。IPF 和其他特发性间质性肺炎尤其如此，通常认为炎症并不起主要作用；相反，上皮细胞和成纤维细胞功能紊乱导致肺实质进行性纤维化。IPF 可能存在遗传易感性、环境暴露和药物毒性的相互作用。在 CTD-ILD 和结节病亚型中，自身免疫的潜在缺陷及其相关的慢性炎症状态可能导致肺纤维化。过敏性肺炎也称变应性肺泡炎，通常涉及对化学物质、病原体和其他物质的免疫反应紊乱。一方面，这些致病物质通常与职业暴露有关，如饲鸟者肺、农民肺、热浴缸肺和蘑菇工人病；另一方面，尘肺是由于吸入有机粉尘或矿物质引起的肺内炎症和纤维化的逐渐积累，以及肺组织对这种损伤的反应和重塑。最常见的是石棉肺、矽肺和煤尘肺。

吸烟是所有 ILD 的独特和特殊的危险因素。在诊断为 ILD 的患者中，超过 50%～70% 是当前吸烟者或既往吸烟者。相较于其他疾病亚型，吸烟在某些疾病亚型中所起的作用能更好地被理解。例如，在 RA-ILD 中，吸烟被认为可引起瓜氨酸蛋白在肺间质沉积，进而导致自身免疫炎症反应。吸烟导致其他 ILD 风险显著增加的机制尚不清楚，但它是所有这些不同疾病的共同危险因素。最后，慢性误吸也可能在 ILD（尤其是特发性间质性肺炎）中发挥作用，因为胃食管反流病患者更有可能在以后的生活中出现这些情况。

（三）临床表现

1. 症状与体征

对于进行性呼吸困难和运动不耐受的患者应怀

疑 ILD。有时表现为喘息和咳嗽，通常无痰。体检时患者还表现为典型的双肺底干性 Velcro 啰音和爆裂音。在 CTD-ILD 患者病程中，肺部症状的出现通常晚于关节和骨骼肌。与这些疾病相关的表现包括淋巴结病变、肝脾大、葡萄膜炎和皮疹、关节痛、肌痛或弥散性慢性疼痛综合征。最后，许多这些 ILD 及其限制性肺通气导致肺动脉高压，最终导致右心衰竭的症状（肺心病）。其中包括肝淤血和腹水、肝颈静脉回流征、第二心音分裂增宽、下肢水肿、中心性发绀和门静脉高压的症状。

肺功能检查是诊断 ILD 的重要组成部分。肺功能检查通常表现为限制性模式，常伴有 FVC 和 FEV_1 降低（FEV_1/FVC 比值保持不变）；然而在 COPD 合并结节病的患者中，可能也表现为阻塞性模式。肺功能检查在监测疾病进展方面很有用；然而，这在 IPF 中得到了充分的研究，但在其他 ILD 中研究较少。肺功能较差的 IPF 患者往往病情进展更快、预后更差。

2. 影像学和实验室检查

如果疾病临床表现显著，影像学通常是异常的。在临床中，非增强 HRCT 出现典型"蜂窝状"、支气管扩张和磨玻璃影伴或不伴有纵隔淋巴结增大等特定表现通常高度提示 IPF。HRCT 显示的几种纤维化形式涉及 ILD 的不同病因。这些包括普通型间质性肺炎，伴有蜂窝状和牵拉性支气管扩张；隐源性机化性肺炎，伴有实变影和条索影；非特异性间质性肺炎，伴有磨玻璃影和条索影；淋巴细胞性间质性肺炎，伴有小叶中心和胸膜下结节、囊肿和磨玻璃影。每种疾病通常意味着不同的病程和预后，普通型间质性肺炎预后较差。这些放射组织学表现也都可能出现在特发性间质性肺炎和 CTD-ILD 疾病中。

诊断 ILD 的实验室检查通常包括排除可能导致 ILD 的其他病因或疾病诊断。通常进行尿试纸分析、全血细胞计数及分类、血清电解质、肌酐和肝功能检测以排除血管炎和恶性肿瘤。炎性标志物（如C- 反应蛋白）、红细胞沉降率、抗核抗体、类风湿因子和抗环瓜氨酸肽抗体、肌炎组合（包括肌酸激酶和肌红蛋白）、抗 SSA 和抗 SSB 提示 ILD 的诊断与 RA、干燥综合征、系统性红斑狼疮、混合性结缔组织病和硬皮病相关。血清学阳性和临床体征提示

CTD 的患者或统计学上不典型的患者（年轻女性）应考虑风湿病。结节病通常需要检测血清血管紧张素转换酶、血清钙和尿钙、心电图。最后，在过敏性或职业性肺炎中，仔细的病史可提示对可能暴露的抗原（如饲鸟者肺可能由某些鸟类抗原所致）有特异性的血清 IgG。遗憾的是，这些血清免疫学检测的假阳性率往往很高。对于 RA 检查阳性的患者，类风湿因子阳性、红细胞沉降率快、抗 CCP 阳性（94% vs. 55%）与 RA 患者 ILD 的发生有关，这些实验室异常应提高对当前或未来发生肺部疾病的怀疑。

最后，在正确的临床情况下，排除其他诊断的检查，包括 ECG、心肌肌钙蛋白、B 型利钠肽前体，排除肺栓塞检查，排除 CHF 和瓣膜异常的超声心动图和多导睡眠图。

（四）鉴别诊断

ILD 的鉴别诊断范围广泛，包括 COPD、CHF、囊性纤维化、急性感染性疾病（如细菌性肺炎、肺曲霉菌、HIV 患者的肺孢子菌肺炎、结核病、病毒性流感）和其他急性病毒综合征、急性呼吸窘迫综合征、哮喘和反应性气道疾病。ILD 急性加重的表现与急性肺栓塞、心肌梗死、胸腔积液和气胸相似。最后，原发性和转移性肺部恶性肿瘤也是需要考虑的鉴别诊断。根据特征性的病史和临床表现，HRCT 纤维化表现，以及少许情况下的肺活检来明确 ILD 的诊断。

（五）治疗

不幸的是，许多 ILD 的有效治疗手段非常有限。事实上，对于 IPF、一些影像学或组织病理学与 IPF 相似的 ILD，没有证据表明目前的治疗方法可以提高生存率。所有诊断为 ILD 的患者都应记录基线肺功能和一氧化碳弥散量（diffusing capacity for carbon monoxide，DLCO），以作为预后的指标和指导治疗。可能最有效的一个建议是对继续吸烟患者进行戒烟治疗。戒烟不仅对降低肺癌发病风险至关重要，而且对改善肺功能、减少会引起预后恶化的肺部并发症（如 COPD）也至关重要。对于晚期 IPF 和其他 ILD，对症治疗包括给呼吸困难或用力后氧饱和度降低的患者予以氧疗，给呼吸急促患者口服阿片类药物，以及使用止咳药物。临床医生需平衡患者的症状

负担，以及老年患者中阿片类药物增长的不良反应。肺康复是一项多学科综合干预措施，可提高重症患者的生活质量，减轻其呼吸困难。有症状和可能无症状的胃食管反流病患者服应用质子泵抑制药，因为慢性微量的胃内容物误吸可能参与了该疾病的发病机制。

吡非尼酮（TGF-β抑制药和抗纤维化药物）和尼达尼布（非特异性受体酪氨酸激酶抑制药）被认为是缓解疾病的治疗方法，对FVC为50%～80%的患者有用。少量研究表明，该两种药物能显著减缓FVC的下降，然而多项研究未能显示全因死亡率和呼吸疾病相关死亡率有显著下降。这两种药物的疗效大体相似。该两种药物应在IPF疾病的早期开始使用，因为它们似乎对轻中度活动期的患者效果更明显。对于IPF，硫唑嘌呤、波生坦、吗替麦考酚酯、口服糖皮质激素、华法林或西地那非无效。

对于CTD-ILD亚型，免疫抑制药和改善疾病的抗风湿药物是一线用药。治疗RA-ILD、SLE-ILD、干燥综合征相关ILD可使用糖皮质激素（急性发病使用大剂量，维持时与麦考酚酯、环磷酰胺、硫唑嘌呤合用）或麦考酚酯，还可使用生物制剂阻断TNF-α，使用利妥昔单抗进行抗CD20治疗。然而，生物制剂和甲氨蝶呤可能会加剧该人群的肺部疾病。一个重要的警告是，在所有这些ILD亚型中，普通型间质性肺炎的出现预示着对这些免疫抑制治疗缺乏反应。

在结节病、过敏反应、职业性肺炎和尘肺中，给予氧疗和全身糖皮质激素治疗是有用的。治疗后者的最佳方法包括避免暴露于致病原，或将致病原尽可能减少到最低水平。最后，肺移植仍然是晚期ILD患者的一种选择。

（六）预后

对于IPF和所有具有IPF样特征（影像学和组织病理学表现为普通型间质性肺炎）的ILD亚型，平均生存期是诊断后3年，仅有20%生存至5年。向患者传达这一事实很重要，因为很多患者认为他们"没有得癌症"而放松警惕，然而实际上IPF的预后比许多恶性肿瘤还差。同样，RA-ILD从诊断为RA-ILD到死亡的平均生存期为3年，这是CTD-ILD中唯一较差的。干燥综合征相关ILD预后同样较差，接近50%的患者病情加重后恢复缓慢，其余患者表现为持续性或恶化的呼吸系统症状。在干燥综合征相关ILD中，伴有雷诺现象和食管受累的患者预后更差。肺结节病、SLE-ILD和混合型CTD预后较好，肺部症状通常对免疫治疗有反应。最后，过敏反应和职业性肺炎的预后与致病原暴露的持续时间和程度相关，以此强调了减少暴露治疗的重要性。

参考文献

Canestraro WJ, Forrester SH, Raghu G, Ho L, Devine BE. Drug treatment of idiopathic pulmonary fibrosis: systematic review and network meta-analysis. *Chest*. 2016;149(3):756–766.

Kelly CA, Saravanan V, Nisar M, et al. Rheumatoid arthritis-related interstitial lung disease: associations, prognostic factors and physiological and radiological characteristics—a large multicentre UK study. *Rheumatology (Oxford)*. 2014;53(9):1676–1682.

Litow FK, Petsonk EL, Bohnker BK, et al. Occupational interstitial lung diseases. *J Occup Environ Med*. 2015;57(11):1250–1254.

Medlin JL, Hansen KE, Mccoy SS, Bartels CM. Pulmonary manifestations in late versus early systemic lupus erythematosus: a systematic review and meta-analysis. *Semin Arthritis Rheum*. 2018;48(2):198–204.

Moua T, Zamora Martinez AC, Baqir M, Vassallo R, Limper AH, Ryu JH. Predictors of diagnosis and survival in idiopathic pulmonary fibrosis and connective tissue disease-related usual interstitial pneumonia. *Respir Res*. 2014;15:154.

National Clinical Guideline Centre (UK). Diagnosis and management of suspected idiopathic pulmonary fibrosis: idiopathic pulmonary fibrosis [internet]. London: Royal College of Physicians; 2013 (NICE Clinical Guidelines, no. 163). https://www .ncbi.nlm.nih.gov/books/nbk247530/. Accessed April 6, 2020.

Patterson KC, Shah RJ, Porteous MK, et al. Interstitial lung disease in the elderly. *Chest*. 2017;151(4):838–844.

Raghu G, Remy-Jardin M, Myers JL, et al. Diagnosis of idiopathic pulmonary fibrosis. An official ATS/ERS/JRS/ ALAT clinical practice guideline. *Am J Respir Crit Care Med*. 2018;198(5):e44–e68.

Roca F, Dominique S, Schmidt J, et al. Interstitial lung disease in primary Sjögren's syndrome. *Autoimmun Rev*. 2017;16(1):48–54.

Skeoch S, Weatherley N, Swift AJ, et al. Drug-induced interstitial lung disease: a systematic review. *J Clin Med*. 2018;7(10):E356.

四、肺动脉高压

诊断要点

- 症状：疲乏、心绞痛、劳力性呼吸困难、运动不耐受、晕厥，以及与肺动脉高压相关的伴随诊断。

- 危险因素：慢性肺疾病和睡眠障碍、高心排血量状态、高血压、左心疾病、肥胖、容量超负荷、慢性肾脏病、终末期肾病和结缔组织病。

- 诊断：超声心动图估测的肺动脉收缩压35～40mmHg（老年人通常更高）提示肺动脉高压；如果怀疑动脉性肺动脉高压，建议行右心导管检查。

（一）一般原则

肺动脉高压是一系列复杂疾病的总称，这些疾病导致右心导管检查下的平均肺动脉压＞25mmHg。对于老年患者，这是个具有挑战性的诊断，因为其症状不明确且非特异性，这往往归因于该人群的共患病。肺动脉高压和动脉性肺动脉高压意义不同。许多疾病（如阻塞性睡眠呼吸暂停、慢性阻塞性肺疾病、心力衰竭）均可导致肺动脉压力增高。然而，动脉性肺动脉高压指的是血管收缩导致的肺动脉压力增高。

根据病理生理学和治疗方案，将肺动脉高压分为 5 类：第 1 组为动脉性肺动脉高压，第 2 组为左心疾病所致肺动脉高压，第 3 组为肺部疾病和（或）低氧所致肺动脉高压，第 4 组为慢性血栓栓塞性肺动脉高压，第 5 组为多因素所致肺动脉高压（表 46-5）。

（二）病因

虽然已知与年龄相关的血管硬化增加会导致体循环收缩性高血压，但年龄对肺动脉收缩压（pulmonary artery systolic pressure，PASP）的影响知之甚少。年龄相关的肺动脉重塑可能会导致肺血管硬化和 PASP 增高。年龄相关的左心室射血分数保留的心力衰竭可导致左心充盈压升高，从而进一步影响肺动脉压力。有证据支持一些遗传相关联的因素，如 *BMPR2*，但在缺乏其他致病因素情况下，单从基因上似乎不能解释疾病过程。鉴于肺动脉高压的病因范围广泛，多种潜在机制参与其病理生理改变。最终，肺动脉压力升高的后果是右心室压力增加，从而不能维持心输出量。因此，肺动脉高压患者最常见的死因是右心衰竭。

（三）临床表现和鉴别诊断

肺动脉高压患者通常表现为隐匿性的疲乏和劳力性呼吸困难，当疾病严重时，最终表现为明显的右心衰竭。通常情况下，患者在确诊前会受非特异性症状影响 2 年。不建议对一般人群进行肺动脉高压的筛查，由此增加漏诊可能性，直到疾病很严重时才被诊断出来。鉴于 CTD 患者发生肺动脉高压的可能性增加，指南建议对所有硬皮病患者每年进行超声心动图和肺功能检查以筛选有症状的肺动脉高压。对于持续存在与已知慢性疾病不相符的提示性症状

表 46–5　世界卫生组织的肺动脉高压分类	
第 1 组，动脉性肺动脉高压	特发性，遗传性，HIV 相关；系统性硬化病和其他结缔组织病；先天性心脏病；血吸虫病；药物和毒物所致
第 2 组，左心疾病所致肺动脉高压	射血分数降低的心力衰竭，射血分数保留的心力衰竭，心脏瓣膜病
第 3 组，肺部疾病和（或）低氧所致肺动脉高压	慢性阻塞性肺疾病，睡眠呼吸障碍，间质性肺疾病
第 4 组，慢性血栓栓塞性肺动脉高压	
第 5 组，多因素所致肺动脉高压	代谢性疾病，系统性疾病，血液系统疾病（镰状细胞病），其他

或对一线治疗无效的患者，应高度注意鉴别肺动脉高压，从而促使临床医生进行诊断性检查。体格检查包括缺氧、颈静脉压升高、腹水、下肢水肿、右心室隆起、胸骨左下缘全收缩期杂音，这是三尖瓣反流的特征。

（四）诊断

根据患者临床表现，可使用多种检查来确诊肺动脉高压患者。心电图有助于显示右心室劳损或肥厚的征象。其次的最佳检查是经胸超声心动图。三尖瓣反流速度可作为测量 PASP 的指标（ePASP）。此外，还应评估右心室，确定其大小、厚度和功能。左心疾病的表现也可通过超声心动图来识别，是确定为第 2 组肺动脉高压的关键。超声心动图可提示肺动脉高压，但如果临床医生试图明确动脉性肺动脉高压为肺动脉高压的病因，超声心动图不足以确定疾病的严重程度或评估其对治疗的可能反应。右心导管检查在确诊 PAH 中起着至关重要的作用，但对于明确归因于左心疾病或潜在肺部疾病的肺动脉高压患者，可能不需要进行右心导管检查。

（五）治疗

肺动脉高压的准确诊断和分型对治疗至关重要。PAH 或慢性血栓栓塞性肺动脉高压是仅有的两种推荐靶向治疗的肺动脉高压特异性诊断。左心疾病所致肺动脉高压的治疗应关注其根本病因。射血分数

385

降低的心力衰竭的标准治疗包括有血管紧张素转换酶抑制药、β受体拮抗药和利尿药。积极治疗包括在合适且符合患者治疗目标的情况下放置植入型心律转复除颤仪。射血分数保留的心力衰竭的治疗依赖于收缩压和心率的控制，必要时使用利尿药。慢性肺疾病所致肺动脉高压的治疗旨在纠正缺氧和合适的病因治疗。必要时，应对患者进行阻塞性睡眠呼吸暂停的检查及相应治疗。慢性肺部疾病应避免使用血管扩张药，因为血管扩张药可能会加剧通气/血流不匹配。对于适合手术的患者，肺动脉内膜切除术是慢性血栓栓塞性肺动脉高压患者的一种可能根治的治疗选择。尽管PAH的靶向治疗疗效不佳，但可用于无法接受手术的患者。所有慢性血栓栓塞性肺动脉高压患者需终身抗凝治疗。对于诊断为PAH的患者，应转诊至专科中心以利于明确诊断和探索治疗进展（表46-6）。此外，适合转诊至专科中心的患者可能有机会参与临床试验，并在适当时接受肺移植评估。

（六）预后

肺动脉高压患者的预后因病因而异。无论何种病因，肺动脉高压的存在通常被认为是不良的预后指标，尤其在心力衰竭或COPD等疾病中。动脉性肺动脉高压近期及远期管理评价注册研究（registry to evaluate early and long-term PAH disease management，REVEAL）对PAH的预后有了更多了解。该研究的目的是设计一个有临床意义且准确的模型来预测世界卫生组织分类中第1组PAH患者的预后。这个多中心研究包括CTD相关的PAH、功能Ⅲ级、平均右心房压、静息收缩压和心率、6min步行试验、脑钠肽水平、一氧化碳弥散量与预计值的百分比和心包积液，均可预测1年死亡率增加。该研究数据用于研发一种工具，该工具已被验证可作为预后计算器。

表 46-6 PAH 的治疗进展

分 类	机 制	说 明
内皮素受体拮抗药（波生坦、安比生坦）	拮抗内皮素-1，即一种有效的内源性血管收缩药和有丝分裂原，在PAH患者中水平较高	提高运动能力、提高功能级别、延长恶化时间监测肝功能和血红蛋白
磷酸二酯酶5型抑制药（西地那非、他达拉非）	通过抑制环磷酸鸟苷的分解来增强其血管舒张作用	西地那非，每天3次；他达拉非，每天1次；同时使用硝酸盐可导致低血压
前列环素类（依前列烯醇）	具有强的血管舒张、抗血小板和抗增殖特性	静脉或皮下注射治疗最有效

PAH. 动脉性肺动脉高压

参考文献

Al Danaf J, Harry J, Catino A. Pulmonary hypertension: better or for worse. *J Am Coll Cardiol.* 2018;71:A2443.

Harari S, Elia D, Humbert M. Pulmonary hypertension in parenchymal lung diseases: any future for new therapies? Any future for new therapies? *Chest.* 2018;153:217–223.

Kolte D, Lakshmanan S, Jankowich MD, et al. Mild pulmonary hypertension is associated with increased mortality: a systematic review and meta-analysis. *J Am Heart Assoc.* 2018;7(18):e009729.

Maron BA, Galiè N. Diagnosis, treatment, and clinical management of pulmonary arterial hypertension in the contemporary era: a review. *JAMA Cardiol.* 2016;1(9):1056–1065.

Pugh ME, Sivarajan L, Wang L, et al. Causes of pulmonary hypertension in the elderly. *Chest.* 2014;146(1):159–166.

Taichman DB, Ornelas J, Chung L, et al. Pharmacologic therapy for pulmonary arterial hypertension in adults: CHEST guideline and expert panel report. *Chest.* 2014;146(2):449–475.

第 47 章　胃肠道疾病
Gastrointestinal Diseases

Annsa Huang　Priya Kathpalia　著

彭　阳　译　　涂　玲　校

一、概述

胃肠道疾病易发于老年患者，表现形式及严重程度不一，包括从轻度便秘到危及生命的缺血性肠病。实际上，某些特殊疾病（如血管性疾病或肿瘤）在老年人中患病率更高。除此之外，老年人往往患有多种慢性疾病且长期使用药物（如非甾体抗炎药或抗凝血药）进行治疗，这些药物既会导致罹患胃肠道疾病的风险增加，也会导致病情复杂化。当然，我们可以使用无痛内镜对老年患者的消化道进行检查，但必须仔细考虑患者的多病共存、心肺状况和对麻药的耐受能力。

二、吞咽困难

诊断要点

- 吞咽困难可表现为口咽部吞咽困难或食管吞咽困难。
- 如出现警报症状，如意外体重减轻、贫血或吞咽痛时，应进行内镜检查进行评估。
- 改进的钡吞咽试验可评估口咽部吞咽功能，但无法向远端延伸，无法对整个食管进行评估。食管钡餐 X 线检查可以评估远端食管。
- 吞咽困难的成功治疗需要多种治疗协作，包括常规医学治疗、内镜治疗或行为疗法。

（一）一般原则

吞咽困难是老年患者常见的主诉。吞咽困难部位可出现在口咽部或食管。口咽部吞咽困难是指从口腔到上端食管中，液体或固体食物的移动能力下降。而食管吞咽困难发生在食管上括约肌到远端食管。两种类型的吞咽困难均很常见，约有 20% 的社区成年人出现过超过 1 年以上病程的吞咽困难。老年患者的很多疾病都可能影响吞咽功能，如神经系统疾病（脑卒中、痴呆）、呼吸道相关性肿瘤等。老化过程本身随着肌肉含量下降和结缔组织弹性的减少，也会导致老年人患上老年性食管病，同样可能会损害老年人的吞咽过程。

（二）临床特点

1. 症状和体征

口咽部吞咽困难的患者往往表现为咳嗽、哽咽感，或是吞咽初始阶段即出现食物反流。而食管吞咽困难的患者常常感到食物被卡在食管里，表现为喉部或胸骨后区域的不适。患者有时主诉为吞咽痛。固体食物的吞咽困难常常反映了患者食管结构可能出现了异常，如机械性梗阻等，而同时出现固体和液体食物的吞咽困难可能是由食物运动能力下降所致。报警症状的出现往往意味着已经出现了严重的病变，如恶性肿瘤等疾病。常见的报警症状包括非故意的体重下降、贫血和吞咽痛等。

2. 诊断评估

针对吞咽困难目前有多种检查方法，包括改良吞钡试验、食管钡餐 X 线检查、胃镜和食管测压。

改良吞钡试验可用于评估口咽部吞咽困难。本吞咽试验由语言病理学家和放射学家同时执行，用以实时评估吞咽时相。本试验会观察吞咽不同黏稠度（稀薄、黏稠或固体）食物的患者，用以评估口咽协同能力和对呼气的影响。需要注意的是，改良吞钡试验无法评估远端食管状况，同时也无法排除远端食管病变，如阻塞性肿块或病变。

食管钡餐 X 线检查是对食管的无创检查，在此期间，食团从口咽进入胃，可用以评估食管上、下括约肌功能。食管钡餐 X 线检查能够在整个过程中检测到解剖异常的食管，如狭窄、食管环或肿瘤病变。本检查对食管蹼和食管环的敏感率要高于内镜。

即便改良吞钡试验和食管钡餐 X 线检查可以提供较多有用的信息，但如果条件允许，所有患者均需进行胃镜检查。胃镜检查可以直观看到食管黏膜的病变，因此可以发现食管黏膜炎症、肿块、病损和其他异常结构。另外，胃镜检查除了可以明确诊断，还可以作为一种治疗手段。例如，食管狭窄的患者可以在胃镜下行食管狭窄扩张术。

对正在遭受吞咽困难折磨的患者来说，除了常规胃镜检查，食管测压也是一种评估食管运动能力的方法。实际上，食管测压是诊断贲门失弛缓症的金标准。

（三）鉴别诊断

食管吞咽困难的鉴别诊断较多（表 47-1），一般来说，需从食管结构异常或动力异常两方面进行鉴别。吞咽困难常见的良性病变包括胃食管反流病及其并发症（消化道狭窄）、食管 Schatzki 环、食管蹼、嗜酸性食管炎、环咽肌切迹。同样，导致吞咽困难的恶性病变也应被排除。主要的食管动力障碍原因

包括贲门失弛缓症、远端食管痉挛、食管收缩能力消失。在诊断吞咽困难之前，首先应排除导致胸痛或胸骨后疼痛的心肺疾病。因为急性冠状动脉综合征、主动脉夹层或严重肺部疾病会对老年患者产生潜在的生命威胁。

（四）治疗

吞咽困难主要的治疗方案是针对病因进行治疗，此外还需要防治吸入性肺炎并确保患者获得足够的营养。吞咽困难的成功治疗在于多学科合作，包括内科医生（老年科医生、胃肠科医生、耳鼻咽喉科医生等）、护士、营养师、语言病理学家。同时，行为疗法也是改善吞咽困难症状的主要方法，包括食谱调整、改变食物黏稠度、吞咽时姿势调整、恰当的吞咽技术。吞咽困难患者的病因往往决定了治疗方法。例如，胃食管反流病需要给予质子泵抑制药（PPI）、H_2 受体拮抗药或者是进行生活方式干预；而贲门失弛缓症需要行内镜下球囊扩张术、肉毒素注射等治疗，严重症甚至需要在内镜下或通过外科手术完成食管括约肌切开术。

参考文献

Cho SY, Choung RS, Saito YA, et al. Prevalence and risk factors for dysphagia: a U.S. community study. *Neurogastroenterol Motil.* 2015;27(2):212–210.

Firth M, Prather CM. Gastrointestinal motility problems in the elderly patient. *Gastroenterology.* 2002;122(6):1688–1700.

Kuo P, Holloway RH, Nguyen NQ. Current and future techniques in the evaluation of dysphagia. *J Gastroenterol Hepatol.* 2012;27(5):873–881.

Nawaz S, Tulunay-Ugur OE. Dysphagia in the older patient. *Otolaryngol Clin North Am.* 2018;51(4):769–777.

三、胃食管反流病

诊断要点

- GERD 的定义为至少每周一次的胃灼热或泛酸症状。
- GERD 的并发症为食管炎、消化道狭窄或 Barrett 食管。
- 针对有报警症状或经治疗后仍存在症状的患者，需完善胃镜检查。
- GERD 的主要治疗为质子泵抑制药或 H_2 受体拮抗药加生活方式干预。

388

表 47-1 食管吞咽困难的原因

良　性	恶　性	蠕动功能障碍
胃食管反流病	食管鳞癌	贲门失弛缓症
消化道狭窄	食管腺癌	远端食管痉挛
Schatzki 环	外源性压迫	Jackhammer 食管
食管蹼		失蠕动
嗜酸性食管炎		无效食管动力
感染性食管炎		节端性蠕动
药物相关性食管炎		
环咽肌切迹		

- 仅符合以下临床表现的患者才可使用 PPI，包括：①有典型的 GERD 症状，需要长期使用 PPI 控制症状；②有酸相关并发症，如糜烂性食管炎或 Barrett 食管；③因长期使用非甾体抗炎药存在较高溃疡出血风险。

（一）一般原则

GERD 是常见的胃食管疾病，定义为至少每周一次的胃灼热或泛酸。GERD 在美国的发病率在 18%～28%。GERD 的严重程度随年龄增加，严重的糜烂性食管炎往往见于老年患者。大型研究表明，尽管 GERD 严重程度随年龄增加，但患者症状却随年龄减少。

（二）临床特点

1. 症状或体征

GERD 的主要症状包括胃灼热、反流及上腹痛。患者常表现为胸骨后胃灼热感，并放射至口腔及喉部。同时，也存在一些不典型的症状，包括慢性咳嗽、难以控制的哮喘、反复胸痛。糜烂性食管炎会导致缺铁性贫血，甚至更为明显的黑便或呕血。GERD 如不经过规范治疗，可能导致基于食管炎或溃疡的消化道出血、食管狭窄、Barrett 食管（会明显增加食管腺癌发生的癌前病变）。

2. 诊断评估

胃镜可发现 GERD 相关的食管病变，如糜烂性食管炎、消化道狭窄或恶性肿瘤。如患者无 GERD 并发症且无报警症状，使用 PPI 的经验性治疗优于胃镜检查。但是，如患者在经过治疗后仍存在持续的 GERD 症状，而且出现了吞咽困难、吞咽痛、非故意的体重下降、贫血、消化道出血或影像学考虑可能存在肿瘤或狭窄等危险信号，则应立即行胃食管十二指肠镜检查。而考虑行抗反流手术的患者，一般来说也需要行胃镜检查。

其他 GERD 的诊断方法包括动态 pH 监测和阻抗检测。这些检查可反映食管接触胃酸持续的时间和频率，同时也可以反映反流相关事件对症状的影响。这样能够有效地区分酸反流和非酸反流。

（三）治疗

老年患者 GERD 的治疗方案与青年患者一致。

改变生活方式可以显著地减少患者症状，如少吃多餐、避免诱发性食物、睡前 3～4h 不要进食、睡时床头抬高等。有 GERD 症状、GERD 并发症（如糜烂性食管炎、Barrett 食管）、长期使用 NSAID 导致溃疡出血风险高的患者，可使用 PPI 治疗。研究表明，PPI 治疗糜烂性食管炎的成功率明显高于 H_2 受体拮抗药，并且复发率也低于 H_2 受体拮抗药。

研究表明，长期使用 PPI 可能会出现一些不良反应。但遗憾的是，由于研究方法的限制，这些回顾性或观察性研究的证据级别通常较低。长期使用 PPI 的潜在风险包括痴呆、慢性肾脏病、冠心病和骨质疏松，但是这些结论也没有在对照研究中证实。高级别证据表明，PPI 治疗是艰难梭菌感染或其他腹泻性疾病的危险因子，这可能是酸抑制导致的肠道菌群失调。尽管在这一领域还需要进一步的研究，但现有研究表明，长期使用 PPI 需要进行充分的评估以减少发生不良反应的风险。如需长期使用 PPI，PPI 的剂量应严格掌控，以尽量减少不良反应的发生。

对已经使用最大剂量抑酸药治疗但仍疗效欠佳的顽固性 GERD，应考虑内镜下干预或者行抗反流手术治疗，主要方法是缩紧食管下括约肌以治疗 GERD。行抗反流手术前，首先应排除食管动力异常。

参考文献

El-Serag HB, Sweet S, Winchester CC, Dent J. Update on the epidemiology of gastro-oesophageal reflux disease: a systematic review. *Gut.* 2014;63(6):871–880.

Katz PO, Gerson LB, Vela MF. Guidelines for the diagnosis and management of gastroesophageal reflux disease. *Am J Gastroenterol.* 2013;108(3):308–328.

Scholl S, Dellon ES, Shaheen NJ. Treatment of GERD and proton pump inhibitor use in the elderly: practical approaches and frequently asked questions. *Am J Gastroenterol.* 2011;106(3): 386–392.

四、消化不良

诊断要点

- 消化不良定义为上腹痛并合并有其他胃肠道症状，如恶心、胃灼热或腹胀。
- 功能性消化不良患者无器质性病变，病程较长且有一定节律性。

389

- 幽门螺杆菌感染可能会导致消化不良，因此患者应行幽门螺杆菌检测，如为阳性则应根治。
- 年龄超过 60 岁或有报警症状的患者应行胃镜检查。
- 对功能性消化不良患者来说，PPI 及神经调节药物可作为治疗选项。

（一）一般原则

消化不良的定义为超过 1 个月以上的上腹痛。同时，可以合并有其他上消化系统症状，如恶心、呕吐、胃灼热和腹胀，但需注意，上腹痛应为主要症状。功能性消化不良首先应排除可能出现上述症状的器质性病变，一般来说，可通过实验室检查、影像学或胃镜来进行排除。消化不良是非常常见的主诉，全球范围发病率约为 20%。美国的一项人群研究表明，>65 岁以上的老年人较总人群来说更需要进行消化不良的治疗。功能性消化不良病程较长，并且容易复发。

（二）临床特点

1. 症状或体征

患者可能出现上腹痛、恶心、呕吐、腹胀、早饱感或反流症状。由于消化不良定义较广泛且缺乏典型症状，消化不良症状常和其他消化道疾病症状相混淆，如吞咽困难、GERD、消化系溃疡或肠易激综合征等。

2. 诊断评估

评估消化不良首先应详细询问患者病史并进行充分的体格检查，以此判断患者症状是否来自胃肠道或其他系统（心、肺或骨骼肌肉系统等）。应该询问患者是否有非故意的体重下降、吞咽困难、吞咽痛、消化性溃疡、胰腺炎或胆道疾病。

幽门螺杆菌（Helicobacter pylori，HP）感染作为消化系溃疡的危险因子，会导致消化不良。检测是否存在 HP 感染有数种方法，两种敏感且非侵入性检查分别为粪抗原检测或尿素酶呼气试验。但应注意，检测前 2 周不能使用 PPI，否则可能出现假阴性结果。

60 岁后才出现消化不良的患者原则上应行胃镜检查，以评估是否存在器质性病变并可排除肿瘤。报警症状的出现往往表明患者可能存在一些严重的疾病，如吞咽困难、吞咽痛、非故意的体重下降或者贫血，这些患者往往需要胃镜检查。对年龄 >60 岁、抑酸药使用 6~8 周后症状仍无改善的患者，原则上也应进行胃镜检查。因此，基于以上原因，老年消化不良患者可能一开始就需要进行胃镜检查。

最后，如果胃镜检查结果正常，动态 pH 监测和阻抗检测可确定患者是否存在酸反流（检查时患者应停用 PPI）。影像学（如腹部超声或腹部 CT）可以发现患者消化不良是否存在其他病因，如胰腺炎或胆系病变等。

（三）治疗

如果胃镜检查发现了导致消化不良的病变，则治疗应围绕具体的诊断来进行。然而，功能性消化不良（胃镜未能发现具体病变）的治疗具有一定挑战性。首先，患者应进行 HP 检测，如为阳性，则根治 HP。如根治 HP 后患者消化不良的症状仍然存在，则应进行 PPI 的经验性治疗。根治 HP 可能对改善患者消化不良症状作用较为有限，有一种理论认为 HP 的存在可能会减少胃酸分泌，因此起到了一种保护效果。抗抑郁药可作为二线或三线用药治疗功能性消化不良，其作用机制可能是影响了脑肠轴。这些神经调节药物包括三环类抗抑郁药、选择性 5- 羟色胺再摄取抑制药、5- 羟色胺 - 去甲肾上腺素再摄取抑制药，以及其他类药物，如安非他酮或米氮平等。基于同样原因，如果传统治疗方法无法改善患者消化不良症状，可也试用催眠或针灸疗法。

参考文献

Ford AC, Marwaha A, Sood R, Moayyedi P. Global prevalence of, and risk factors for, uninvestigated dyspepsia: a meta-analysis. *Gut*. 2015;64(7):1049–1057.

Moayyedi PM, Lacy BE, Andrews CN, Enns RA, Howden CW, Vakil N. ACG and CAG clinical guideline: management of dyspepsia. *Am J Gastroenterol*. 2017;112(7):998–1013.

Talley NJ, Ford AC. Functional dyspepsia. *N Engl J Med*. 2015; 373(19):1853–1863.

五、消化系溃疡

诊断要点

- 消化系溃疡指胃及十二指肠溃疡。
- 消化系溃疡的主要病因为 HP 感染和 NSAID 的使用。
- 患者应行 HP 检测，如为阳性则应根治。
- 消化系溃疡的治疗一开始就应选择 PPI。

（一）一般原则

消化系溃疡（peptic ulcer disease，PUD）指胃溃疡或十二指肠溃疡。PUD 的主要病因为 HP 感染和 NSAID 的使用，也有少数 PUD 为自发性。对老年患者来说，NSAID、抗血小板药物（如阿司匹林）和抗凝血药都是导致 PUD 的主要危险因素。总人群中，PUD 的发病率约为 5%，但近年来发病率有所下降，可能归因于 HP 感染率的下降、NSAID 药物的合理应用、抑酸药物的广泛使用。

（二）临床特点

1. 症状和体征

患者主要表现为上腹痛，同时也可能出现腹胀、恶心或呕吐等症状。此外，也可能出现消化道出血的症状，如呕血、呕吐咖啡渣样物或黑便等。慢性溃疡可能无明显症状，而老年患者常无症状或轻微症状。PUD 并发症包括明显溃疡、出血、穿孔、幽门梗阻。

应询问患者是否有 PUD 的病史，HP 感染的危险因素，是否服用过阿司匹林、NSAID 或抗凝血药。

2. 诊断评估

如患者怀疑 PUD，应完善血常规、凝血功能、血肌酐和尿素氮检测。同时也应行直肠指检明确是否有活动性消化道出血。

检测是否存在 HP 感染有数种方法，粪抗原检测或尿素酶呼气试验作为非侵入性检测，可明确患者是否有活动性 HP 感染。但应注意检测前 2 周不能使用 PPI，否则可能出现假阴性结果。HP 的血清学检测 IgG 无法区分活动性 HP 感染或既往感染，因为抗体可能存在数年，但该检查的优点是结果不受 PPI 治疗的干扰。

最后，对怀疑患有消化性溃疡（PUD）的老年患者，胃镜检查可以了解患者胃内病变情况。此外，胃镜活检可以明确患者是否有幽门螺旋杆菌感染，是否存在恶性病变。最后，对活动性出血的消化性溃疡患者，必要时可给予内镜下治疗。

（三）治疗

如果消化道溃疡被诊断，为尽早修复黏膜，应从治疗起始阶段开始就使用 PPI，并且疗程至少 >8 周。如条件允许，应停用 NSAID 和阿司匹林。美国指南推荐，针对自发性 PUD 患者，PPI 治疗应长期维持，因为此类患者的溃疡出血率较高。

HP 感染的 PUD 患者，应使用 3～4 倍的剂量来根治 HP。根治 HP 有多种组合方法，包括 2～3 种抗生素并加上 1 种 PPI。表 47-2 描述了一线治疗方案，但同样也有其他组合方法。选择合适的抗 HP 方案取决于当地抗生素耐药谱，以及患者的具体情况，如之前是否有 HP 感染、是否经常使用抗生素、是否对青霉素过敏等。治疗完成后可重新检测 HP 以评估根治 HP 的疗效，但检测 HP 之前应停用 4 周抗生素，停用 2 周 PPI。

表 47-2　HP 感染的一线治疗方案		
方　案	**药物及用量**	**时　间**
3 倍克拉霉素	PPI（标准或双倍剂量），BID 克拉霉素 500mg，BID 阿莫西林 1000mg，BID 或 甲硝唑 500mg，TID	14 天
4 倍铋剂	PPI（标准剂量），BID 枸橼酸铋剂 420mg，QID 四环素 500mg，QID 甲硝唑 250mg，QID 或 500mg，TID 至 QID	10～14 天
3 倍左氧氟沙星	PPI（标准剂量），BID 左氧氟沙星 500mg，QD 阿莫西林 1000mg，BID	10～14 天

QD. 每天 1 次；BID. 每天 2 次；TID. 每天 3 次；QID. 每天 4 次；PPI. 质子泵抑制药

胃溃疡患者经 PPI 治疗 8～12 周后，应复查胃镜了解黏膜修复情况，同时也可排除是否为恶性溃疡。

但十二指肠溃疡患者可不用复查胃镜，因为十二指肠溃疡发生恶变的概率非常低。

部分患者可通过预防性地使用 PPI 获益，因为预防性使用 PPI 可能会阻止 PUD 的进展，同时也可避免并发症。这些患者包括 NSAID 相关溃疡患者，但以后仍须使用 NSAID、阿司匹林或抗凝血药。对那些服用破坏胃黏膜屏障药物（如糖皮质激素）的患者，预防性使用 PPI 也可获益。

参考文献

Crowe SE. Helicobacter pylori infection. *N Engl J Med*. 2019;380 (12):1158–1165.

Laine L, Jensen DM. Management of patients with ulcer bleeding. *Am J Gastroenterol*. 2012;107(3):345–360.

Lanas A, Chan FKL. Peptic ulcer disease. *Lancet*. 2017;390(10094): 613–624.

六、腹泻

诊断标准

- 急性腹泻是指病程<4 周，而慢性腹泻是指病程持续超过 4 周。
- 慢性腹泻的病因较多，包括感染、炎症、吸收障碍和恶性病变。
- 检查应包括粪便病原学检查，以及根据病史选择其他粪检或血检。慢性腹泻的检查应考虑内镜。

（一）一般原则

腹泻患者的主诉多为频繁大便（一天至少 3 次）或大便性状改变（大便不成形或水样便）。但要注意的是，很多老年患者会把大便失禁也当作腹泻。腹泻在老年人中多见，可能是老年人比年轻人更容易出现体液紊乱或营养状况改变。总的来说，急性腹泻是指病程<4 周，而慢性腹泻是指病程持续超过 4 周。由于急性腹泻和慢性腹泻的病因、检查方法和治疗很多都完全不一样，因此区分急性和慢性腹泻很重要。

（二）临床特点

1. 症状和体征

详细地询问病史和仔细的体格检查（包括直肠指检）可能得到很多有用的信息，甚至能直接找到腹泻的病因。服药史可能发现腹泻的致病菌，而近期使用过抗生素或住过院的患者，应完善艰难梭菌相关检查。近期体重下降的患者则需要考虑是否存在恶性病变、炎症性肠病、吸收不良或是内分泌疾病。腹胀和排气则表明可能存在小肠内细菌过度生长。老年腹泻患者应注意水电解质平衡，因为老年患者容易脱水。

2. 诊断评估

急性腹泻应行粪便病原学检查以排除艰难梭菌感染，尤其是那些近期服用过抗生素的患者，实际上社区内无危险因素的患者艰难梭菌感染率也在增高。急性腹泻患者早期一般不用内镜检查，因为腹泻可能自行停止。

慢性腹泻的检查可能更复杂，同时也应该注意患者的病史和进行体格检查。除了粪便病原学检查，可能还需要完善其他的粪检，如粪弹性蛋白酶检查（评估胰腺外分泌功能）或粪钙网蛋白检查（作为炎症指标）。如怀疑乳糜泻，需检测血清组织型转谷氨酰胺酶 IgA 抗体。如考虑小肠内细菌过度生长，需行呼吸试验，尽管该检查的敏感性和特异性都较低。

经过经验治疗仍持续慢性腹泻的患者，或者有较严重症状（如血性腹泻、体重明显下降）的患者，行内镜检查是一种比较适合的方法。同样，如果常规血检或粪检无法明确病因，也应考虑内镜检查。可独立行电子结肠镜，或者行电子结肠镜加胃镜检查。即便内镜检查正常，也需要常规取活检行病理检查，因为有些病变需要病理检查才能发现证据，如微小结肠炎、乳糜泻或 IBD 早期。

（三）鉴别诊断

大多数腹泻都与细菌或病毒感染有关，但药物的不良反应也可能是腹泻的原因之一。艰难梭菌可能是导致老年患者急性腹泻的重要原因之一。频繁住院、长期服用抗生素、长期居住在公共社区或养老院的患者都是艰难梭菌的易感人群。老年急性或慢性腹泻的另一个重要原因是鼻饲管饮食。

慢性腹泻的病因种类繁多，一般来说，可分为分泌型、渗透型、炎性或吸收障碍型。恶性病变包括结肠癌和小肠淋巴瘤，也是导致慢性腹泻的重要原因，需要我们考虑并排除（表 47-3）。分泌型腹泻可能是由各种内分泌疾病（如甲状腺功能亢进等）、微小结肠炎或药物导致，具体发病机制与小肠液吸收减少有关。微小结肠炎主要表现为水样泻，但在结肠镜下无明显异常改变，其组织病理可分为淋巴性结肠炎和胶原性结肠炎。渗透型腹泻病因是体内摄入了难以被肠道吸收的物质，如乳糖不耐受症。炎性因素导致腹泻的病因较多，包括 IBD、感染、缺血和肿瘤。吸收障碍型病因为乳糜泻、小肠细菌过度生长或胰腺外分泌功能障碍。乳糜泻是机体对谷蛋白饮食的过度免疫应答导致，后果是小肠功能受损，以及营养吸收功能障碍。越来越多的观点认为，乳糜泻是导致老年人腹泻及其他胃肠道症状的原因。小肠内细菌过度生长的原因是小肠蠕动功能下降或长期使用抗生素导致菌群移位。菌群移位会导致小肠微生物提前发酵糖类，因此产生腹胀和排气症状。除此之外，功能性腹泻（如肠易激综合征）也应该考虑。

（四）治疗

不管是急性腹泻或慢性腹泻，腹泻的治疗原则应为针对病因治疗。因为急性腹泻可能存在自限性，充分的营养支持治疗对老年患者意义较大。除非患者有免疫功能不全，否则针对急性腹泻一般不常规使用抗生素治疗。

如无证据表明患者存在急性感染，抗腹泻药物对缓解患者症状效果较好。老年患者必须小心使用抑制胃肠动力型药物（如阿托品地芬诺酯），因为该药物既有阿片样成分（地芬诺酯），也有抗胆碱成分（阿托品）。同样，如腹泻患者对其他治疗效果欠佳，也可以小心使用阿片酊。

针对艰难梭菌感染的一线治疗方案是口服万古霉素或非达霉素 10 天，艰难梭菌感染早期也可使用甲硝唑治疗。艰难梭菌反复感染患者可考虑行粪菌移植（fecal microbiota transplantation，FMT）治疗。FMT 可使用结肠镜或口服胶囊来执行，不同机构执行方式不一。虽然 FMT 无年龄限制，但应评估满足 FMT 标准老年患者行结肠镜的风险。

布地奈德是一种局部活跃但整体生物利用度低

类 型	疾 病
表 47-3	慢性腹泻的原因
分泌型	• 内分泌疾病 • 微小结肠炎 • 药源性 • 胆汁酸吸收不良 • 术后（如胆囊切除术、胃切除术、迷走神经离断术）
渗透型	• 糖类吸收障碍（如乳糖、果糖） • 渗透性泻药（镁剂） • 代糖（如山梨醇、木糖醇）
炎性	• IBD • 感染性 • 恶性病变（如结肠癌、淋巴瘤）
吸收障碍型	• 乳糜泻 • SIBO • 胰腺外分泌功能障碍 • 术后（如胃旁路手术、短肠综合征）
功能性	• IBS

IBD. 炎症性肠病；IBS. 肠易激综合征；SIBO. 小肠细菌过度生长

的糖皮质激素，是治疗微小结肠炎的一线用药。诱导治疗应至少进行 8 周，随后逐渐减少布地奈德剂量。中断布地奈德治疗后，症状可能再发，因此很多患者需要维持 6~12 个月，但是也应尽量避免长时间使用。

抗生素是治疗小肠内细菌过度生长的主要手段。服用 14 天抗生素被证明是很有效的，抗生素包括环丙沙星、甲硝唑、新霉素、利福昔明等。因不易被全身吸收，利福昔明耐受性良好，除此之外，它与其他药物的相互作用也较小，但是较高的售价往往限制了利福昔明的使用。

在治疗乳糜泻疾病中，消除谷蛋白是非常有必要的。谷蛋白常见于小麦、大麦和黑麦，保持无谷蛋白饮食需要患者的饮食知识和依从性，因此最好寻求营养专家获得帮助。对大多数患者来说，无谷蛋白饮食会让患者停止腹泻并恢复受损肠道。

参考文献

Krajicek EJ, Hansel SL. Small intestinal bacterial overgrowth: a primary care review. *Mayo Clin Proc.* 2016;91(12):1828–1833.

McDonald LC, Gerding DN, Johnson S, et al. Clinical practice guidelines for Clostridium difficile infection in adults and children: 2017 update by the Infectious Diseases Society of America (IDSA) and Society for Healthcare Epidemiology of America (SHEA). *Clin Infect Dis.* 2018;66(7):987–994.

Nguyen GC, Smalley WE, Vege SS, Carrasco-Labra A. American Gastroenterological Association Institute guideline on the medical management of microscopic colitis. *Gastroenterology.* 2016;150(1):242–246.

Rubio-Tapia A, Hill ID, Kelly CP, Calderwood AH, Murray JA. ACG clinical guidelines: diagnosis and management of celiac disease. *Am J Gastroenterol.* 2013;108(5):656–676.

Shen B, Khan K, Ikenberry SO, et al. The role of endoscopy in the management of patients with diarrhea. *Gastrointest Endosc.* 2010;71(6):887–892.

七、消化道憩室

诊断要点

- 消化道憩室症状表现为憩室炎或憩室出血。
- 腹部及盆腔 CT 是诊断急性憩室炎的一种手段。
- 对憩室出血的患者，结肠镜可用来明确诊断，同时也可以辅以治疗。
- 憩室炎需给予对症支持治疗，以及 7～10 天的抗生素治疗。

（一）一般原则

结肠憩室是结肠黏膜及浆膜向外凸出形成薄壁囊袋，其发生机制可能是由于结肠管腔压力增大（如便秘、肠管受到牵拉等）导致。结肠憩室多见于左半结肠。结肠憩室的发病率随着年龄而增加，50 岁以上人群发病率约为 30%，而 80 岁以上人群发病率可升至 60%。

（二）临床特点

1. 症状和体征

结肠憩室通常无症状，只是偶然通过结肠镜或影像学检查发现。有症状的结肠憩室表现为憩室炎或憩室出血。

憩室炎常表现为急性腹痛，伴恶心、呕吐、食欲下降和排便习惯改变，同时患者可能出现发热和血象升高。急性憩室炎患者常会出现并发症，如肠脓肿、肠穿孔、瘘管形成和肠梗阻。

憩室出血常以突发无痛血便起病，并且有时出血量较大。病史采集时应询问患者是否有过下消化道出血史，是否有过 NSAID 用药史，因为这些常常为憩室出血的危险因素。

2. 诊断评估

诊断憩室炎应从实验室检查开始，如血常规、炎症指标及终末器官损伤标志物（可评价疾病严重程度）。腹部及盆腔 CT 是诊断急性憩室炎的一种手段，具有较高的敏感性和特异性。对憩室炎并发症，如肠脓肿、肠穿孔等，腹部和盆腔 CT 也具有较高的诊断价值。急性憩室炎患者早期不宜行结肠镜检查，因为有穿孔或出现其他并发症的可能。在急性憩室炎治愈 6～8 周后，可完善结肠镜检查以排除结肠癌。

无法自行停止的憩室出血患者，结肠镜可用来明确诊断，同时也可以辅以治疗。如在做结肠镜检查时，发现了出血的憩室，可以使用不同的内镜技术来止血。实际上，结肠镜也可排除其他原因导致的下消化道出血，如动静脉畸形、缺血性肠病、IBD 和恶性肿瘤。针对无法行结肠镜的患者，或经结肠镜止血后再次复发的患者，可选择红细胞标记核素扫描、CT 血管造影或血管造影等放射技术来明确活动性出血的部位。

（三）鉴别诊断

憩室炎的鉴别诊断包括 IBD、缺血性肠病、阑尾炎和感染性胃肠炎，这些疾病都有急性腹痛、发热和排便习惯改变的症状。憩室出血的鉴别诊断包括动静脉畸形、缺血性肠病、IBD、恶性肿瘤和痔疮。

（四）治疗

憩室炎的治疗方式取决于患者的临床状况，以及是否存在并发症。对于急性无并发症的憩室炎，如无毒血症，可在门诊开始治疗。评估患者的一般情况及危险分级后，可使用覆盖革兰阴性菌和厌氧菌的抗生素 7～10 天。对有并发症的憩室炎患者应住院治疗，给予静脉注射抗生素以更好地恢复肠道功能。如脓肿形成，应通过皮下或外科方式进行引流。对严重的有并发症的急性憩室炎患者，如出现感染性休克、弥漫性腹膜炎或经药物治疗或皮下引流无效，可使用外科手术切除病变肠段。

对憩室出血，尤其是老年患者，应尽量住院治疗，因为液体复苏、血制品对病情的稳定很有帮助。如果患者已行充分的液体复苏，可行结肠镜检查。如果出血点被发现，可行内镜下止血治疗，如止血夹、肾上腺素注射或电凝止血。约 80% 的憩室出血无须治疗即可自行止血。

当急性憩室炎或憩室出血治愈后，治疗的首要目的是阻止憩室疾病的再发。但遗憾的是，阻止憩室疾病再发的医疗手段有限，包括高纤饮食或停用 NSAID 类药物。对发作过急性憩室炎的患者来说，高纤饮食能有效阻止复发。另外有研究表明，食用坚果或玉米类食物不增加憩室炎复发的风险，因此患者无须避免食用上述食物来防止憩室炎的再发。历史上曾有人对复发憩室炎的患者行外科手术切除病变肠段，但实际上对无并发症的患者来说，抗生素也是一个很好的选择。另外，对老年患者来说，外科手术切除病变肠段存在高风险。因此，对老年憩室病患者来说，外科手术并非常规选择，而应该针对患者的具体情况选择合适的个体治疗。

参考文献

Morris AM, Regenbogen SE, Hardiman KM, Hendren S. Sigmoid diverticulitis: a systematic review. *JAMA.* 2014;311(3): 287–297.

Stollman N, Smalley W, Hirano I. American Gastroenterological Association Institute guideline on management of acute diverticulitis. *Gastroenterology.* 2015;149(7):1944–1949.

Strate LL, Gralnek IM. ACG clinical guideline: management of patients with acute lower gastrointestinal bleeding. *Am J Gastroenterol.* 2016;111(4):459–474.

八、缺血性结肠病

诊断要点

- 缺血性结肠病主要表现为腹痛和便血，发生部位多位于结肠"分水区"，即两根血管供血的结肠移形部。
- 大部分缺血性结肠病患者通过支持治疗即可恢复。
- 对于中至重度的缺血性结肠病患者，应考虑给予 7 天左右的抗生素治疗。重度缺血性结肠病患者，如大量出血或急性腹膜炎，应考虑外科手术干预。

（一）一般原则

缺血性结肠病（colonic ischemia，CI）的发生是肠系膜血流的突然减少导致的。因此，导致 CI 的原因较多，如肠系膜血栓形成或栓子脱落、血管炎、药物不良反应（血管收缩药、诱导便秘药物等）、非法药物使用（可卡因、安非他命）和腹主动脉手术等。CI 发生的典型部位在结肠"分水区"，即两根血管供血的结肠移形部，该部位易于缺血。例如，左半结肠与结肠脾曲的交界处是缺血的高发部位，因为此部位的血流较为缓慢。直肠由内脏血管和系统血管双重供血，因此较少受到缺血的影响。

（二）临床特点

1. 症状和体征

急性 CI 患者多表现为肠绞痛，同时可出现便血或血性腹泻。体征为不同程度的腹部压痛，压痛点多位于病变肠管上方。腹膜刺激征提示透壁血栓形成，需要立即行手术探查，因为此类患者多为严重的 CI 患者，会出现暴发性结肠炎等并发症，病情进展迅速。

应详细询问患者既往史，如有无心血管疾病、是否服用过罪犯药物或非法药物。CI 患者一般合并有其他慢性疾病，如高血压、糖尿病、冠心病、充血性心力衰竭、心房颤动、周围性血管病或肾疾病。

2. 诊断评估

对怀疑 CI 的患者应先进行基本的实验室检查和粪病原学检查。实验室检查有助于发现重型 CI，一般来说应包含血常规、血生化和血清乳酸等。同样应进行腹部和盆腔 CT 检查以评估病变范围，CT 显示结肠积气和门静脉积气往往提示透壁血栓形成，应立即手术探查。

如 CI 诊断不明确或经经验治疗后症状无明显好转，应行结肠镜和组织活检。但应注意，结肠镜检前应先排除是否有腹膜炎、穿孔和不可逆的缺血损伤，如有上述疾病，则不应行结肠镜检查。

（三）鉴别诊断

腹痛和血性腹泻的鉴别诊断较多，包括感染性腹泻、IBD、结肠癌。

（四）治疗

大多数 CI 患者通过支持治疗即可恢复，包括静脉输液、肠道休息和针对病因治疗。一般来说，经过 2～3 天的治疗，患者的主要症状即可缓解，但要完全恢复可能需要数周至数月的时间，这取决于疾病的严重程度。对中度至重度的患者，应给予抗生素治疗，因为可以减少结肠细菌移位。但研究表明，抗生素的治疗价值比较有限。根据肠道菌群特点，抗生素应覆盖革兰阴性菌和厌氧菌。关于抗生素的最优使用时间尚无明确的研究，但一般来说建议使用 7 天。重度 CI 患者，如出现急性腹膜炎或腹膜刺激征、大量出血、结肠积气和门静脉积气，应考虑外科手术干预。

参考文献

Brandt LJ, Feuerstadt P, Longstreth GF, Boley SJ. ACG clinical guideline: epidemiology, risk factors, patterns of presentation, diagnosis, and management of colon ischemia (CI). *Am J Gastroenterol.* 2015;110(1):18-44.

九、炎症性肠病

诊断要点

- 炎症性肠病的发病率在老年人中有上升的趋势，需要做好腹痛和腹泻症状的鉴别。
- 结肠镜能确定炎症性肠病的严重程度和累及范围。
- 治疗炎症性肠病有很多种方式，其中生物制剂对老年患者来说比较安全。

（一）一般原则

虽然一般认为炎症性肠病（inflammatory bowel disease，IBD）多见于年轻患者，但目前研究表明，IBD 的发病率在老年人中有上升的趋势。研究表明，IBD 峰值发病率在 30—40 岁，而另一些研究发现，IBD 发病率呈双峰分配，即 60 岁以上老年人有增高的趋势。另外，部分老年患者在年轻时已诊断了 IBD，只是延长至了老年期。IBD 的治疗药物进展迅速，新一代的生物制剂已经能成功治疗克罗恩病（Crohn disease，CD）和溃疡性结肠炎（ulcerative colitis，UC）。CD 的特点是胃肠道的透壁炎症，从口腔至肛门的任一部分都可能受累，通常呈节段性分布。UC 则为局限在结肠黏膜层的炎症，多见于直肠，但能延伸至远端结肠，通常呈连续性分布。

（二）临床特点

1. 症状和体征

CD 和 UC 的临床症状包括腹痛、伴或不伴出血的腹泻、大便急迫、里急后重。同样，还存在全身症状，如发热、体重下降和疲劳等。另外，还有肠外表现，如口腔溃疡、关节炎、眼球受累（葡萄膜炎）和皮肤改变（结节性红斑、坏疽性脓皮病）。IBD 患者由于血液处于高凝状态，有出现静脉血栓栓塞的风险，尤其对于疾病控制欠佳的患者，风险更大。

某些疾病与 IBD 的表现很像，如感染性腹泻、憩室疾病和缺血性肠病等。老年患者常常出现 IBD 误诊，因为老年患者并非 IBD 的高发年龄段。

老年 UC 患者的首发症状常常比青年患者更加严重，但是一旦度过最初的急性阶段，老年患者的预后要优于青年患者。老年 CD 患者的发病部位多位于结肠，而不是小肠或回结肠受累。此外，老年 CD 患者瘘管或肠腔狭窄的发病率也要低于青年患者。纵向前瞻性临床研究发现，老年 IBD 患者的严重程度要低于青年患者。

2. 诊断评估

所有怀疑 IBD 的患者应先完善粪便病原学检查以排除感染性腹泻。常规实验室检查应包括血常规、生化常规和炎症标志物（红细胞沉降率和 C- 反应蛋白）。IBD 的诊断主要依靠内镜检查。结肠镜能确定 IBD 的严重程度和累及范围，组织活检也能发现慢性炎症。内镜同时可以发现 IBD 的一些其他内镜下表现，如黏膜红斑、水肿、血管受损、易碎、糜烂、溃疡等。

（三）治疗

IBD 的治疗有多种方式，如今更有较多的生物治疗方法来诱导和维持 IBD 处于缓解期。总的来说，老年 IBD 患者的治疗方案应与青年患者相似。药物治疗包括糖皮质激素（仅急性期短暂使用）、5- 氨基水杨酸（美沙拉嗪、柳氮磺胺吡啶）、免疫抑制药

（6-疏基嘌呤、咪唑硫嘌呤）和生物制剂（抗肿瘤坏死因子抑制药、白介素抑制药和整合素受体拮抗药）。一般来说，老年 IBD 患者使用生物制剂比较安全，而生物制剂的效果与多种因素有关，包括是否存在多重疾病，以及病变的范围与程度等。这需要患者和他（她）的胃肠科医生谨慎地共同做出决定。

参考文献

Charpentier C, Salleron S, Savoye G, et al. Natural history of elderly-onset inflammatory bowel disease: a population-based cohort study. *Gut*. 2014;63(3):423–432.

Katz S, Pardi DS. Inflammatory bowel disease of the elderly: frequently asked questions. *Am J Gastroenterol*. 2011;106(11):1889–1897.

Shergill AK, Lightdale JR, Bruining DH, et al. The role of endoscopy in inflammatory bowel disease. *Gastrointest Endosc*. 2015;81(5):1101–1121.e1–13.

Sturm A, Maaser C, Mendall M, et al. European Crohn's and Colitis Organisation topical review on IBD in the elderly. *J Crohns Colitis*. 2017;11(3):263–273.

十、大便失禁

诊断要点

- 大便失禁在老年患者中较常见，非常影响生活质量。
- 视力、语言功能和步态受损均可能导致大便失禁，神经系统疾病和认知功能障碍，如脑卒中、痴呆等疾病，同样会导致大便失禁。
- 矛盾的是，便秘会导致大便失禁。
- 大便失禁主要治疗方式包括行为治疗，处理潜在的腹泻和便秘，加强身体协调性和力量。

（一）一般原则

大便失禁是指排泄物不自觉地通过或无法控制排泄物的通过。大便失禁常见于老年患者，特别是患有慢性疾病的患者。大便失禁的患病率随年龄增长而增加。在社区居住的成年人中，患病率约为 8%，在 90 岁以上的人群中高达 16%。大便失禁在养老院人群中特别普遍。在一项调查中，大约 42% 的疗养院居民经历过大便失禁。尽管大便失禁对患者有显著的不良影响，包括生活质量，但经常被医生低估。

有许多常见的情况下，老年人容易发生大便失禁。大便失禁与神经和认知疾病有关，如脑卒中、痴呆和糖尿病。身体活动能力的丧失也会影响肛门直肠的控制。重要的是，大便失禁也可能是便秘导致了大便阻塞的后果。

（二）临床表现

1. 症状和体征

大便失禁有不同的类型，包括急迫性失禁、被动性失禁和粪便渗漏。急迫性失禁发生在患者有排便欲望但不能及时到达厕所时。另一方面，被动性失禁是指患者在没有意识到需要排便的情况下，不自觉地排便。粪便渗漏指的是正常排便，但随后会有粪便渗漏到内衣里。半成型或液体大便失禁提示盆底肌功能障碍，而固体大便失禁的主要机制是括约肌无力。

应仔细询问病史，以评估患者的认知状态、失禁发作的情况、多病状况、任何可能损害运动能力的视力异常和步态障碍。患者可能会把腹泻当作他们的主诉，而不是大便失禁。相反，慢性便秘也会导致大便失禁，可能与大便阻塞引起的溢便失禁或诱导便秘的药物有关。应进行仔细的体格检查，尤其是直肠指检，以检查肛门括约肌张力和远端结构病变，如是否有直肠肿块。肛门括约肌张力缺失可能提示阴部神经受损（$S_{2\sim4}$）。

2. 诊断评估

在仔细地询问病史和检查后，可以通过影像学、内镜检查或更深入地肛门括约肌结构和功能检查来进一步诊断大便失禁。当怀疑有大便阻塞时，可考虑行腹部平片。所有患者都应考虑使用乙状结肠镜或结肠镜进行内镜下评估，以评估是否为恶性肿瘤或直肠炎，因为两者均可表现为大便失禁。而更加深入的检测方式，如肛门直肠测压、肛门超声和直肠顺应性研究，可由胃肠病学家判断是否执行。

（三）治疗

大便失禁的治疗需要确定潜在的病因和其他因素。这需要跨专业协作，包括居家看护、医生、护士、营养师和物理治疗师。排便失禁的主要治疗应包括行为矫正，包括排便习惯训练、排便时间安排，如果涉及行动不便，应使用床边便桶。鼓励患者进行体育活动和锻炼，尽可能地保持其活动能力和功

397

能。根据发病机制的不同，合理选择止泻药或通便药。纤维补充药可以增加大便的体积，以减少因腹泻或便秘引起的大便失禁。生物反馈和盆底康复训练也是一种可供选择的治疗方案，旨在重新训练盆底肌肉，但这些锻炼需要患者具备完整的认知和配合治疗。

参考文献

Ng KS, Sivakumaran Y, Nassar N, Gladman MA. Fecal incontinence: community prevalence and associated factors: a systematic review. *Dis Colon Rectum*. 2015;58(12):1194–1209.

Shah BJ, Chokhavatia S, Rose S. Fecal incontinence in the elderly: FAQ. *Am J Gastroenterol*. 2012;107(11):1635–1646.

Wald A, Bharucha AE, Cosman BC, Whitehead WE. ACG clinical guideline: management of benign anorectal disorders. *Am J Gastroenterol*. 2014;109(8):1141–1157.

十一、结肠癌筛查

诊断要点

- 结肠癌的发病率随年龄增长而增加。
- 何时停止结肠癌筛查因人而异，这取决于预期寿命、既往结肠镜检查结果、多病状态和总体功能状况。

一般原则

老年人更易罹患结肠癌。结肠癌（colorectal cancer，CRC）的发病率随年龄增长而增加，80岁时的发病率几乎高于40岁时的1倍。目前已明确50岁以上人群应常规进行CRC筛查，但是何时应停止筛查还存在着很大的争议。部分原因是基于老年人口的多样性，而这在年龄上并无体现。虽然一些老年患者相对健康，但其他类似年龄的患者可能患有严重的慢性疾病，这无疑又增加了筛查的复杂程度。此外，还应考虑结肠镜检查的潜在风险，尤其是老年人。

停止筛查受多种特定因素的影响，包括预期寿命、既往结肠镜是否发现息肉和多病状况。CRC筛查的好处是可以发现腺瘤和恶性肿瘤，因此可以延长预期寿命。然而，筛查获益随着年龄的增长而减少，特别是对于80岁以上的患者。老年患者CRC筛

查的风险，特别是行结肠镜检查的风险，包括并发症发生率较高、肠道准备不足和筛查完成率低。

结肠镜检查的肠道准备本身也有潜在的风险，应该根据患者的具体情况进行调整。聚乙二醇灌肠液（polyethylene glycol electrolyte lavage solution，PEG）和口服磷酸钠（oral sodium phosphate，OSP）是两种常用的肠道准备药。PEG是首选的肠道准备药，因为它在老年人中具有良好的安全性。另一方面，OSP是一种小容量制剂，但因较快的液体交换，易出现肾损伤和电解质紊乱。因此，不建议在老年人中使用小容量制剂，特别是在存在肾功能或心功能不全的情况下。

美国指南认为，CRC筛查应持续到75岁。76—85岁时，停止筛查的决定应因人而异，并应考虑到患者的整体健康状况和先前的筛查史。美国结直肠癌多协会工作组（Multi-Society Task Force on Colorectal Cancer，MSTF）由三个医学协会组成，建议那些刚完成筛查的患者，如果之前的筛查结果呈阴性，可以在75岁或预期寿命<10年时停止筛查。MSTF还建议，对于85岁之前没有进行过筛查的患者，可以考虑进行初次筛查。

最后，在任何年龄停止CRC筛查的决定应该是因人而异的，必须考虑到患者的预期寿命、并发的慢性疾病，以及结肠镜检查的潜在风险。

参考文献

Bibbins-Domingo K, Grossman DC, Curry SJ, et al. Screening for colorectal cancer: US Preventive Services Task Force recommendation statement. *JAMA*. 2016;315(23):2564–2575.

Day LW, Velayos F. Colorectal cancer screening and surveillance in the elderly: updates and controversies. *Gut Liver*. 2015;9(2):143–151.

Rex DK, Boland CR, Dominitz JA, et al. Colorectal cancer screening: recommendations for physicians and patients from the U.S. Multi-Society Task Force on Colorectal Cancer. *Am J Gastroenterol*. 2017;112(7):1016–1030.

Travis AC, Pievsky D, Saltzman JR. Endoscopy in the elderly. *Am J Gastroenterol*. 2012;107(10):1495–1501.

十二、结论

老年人易患多种胃肠道疾病，而且这些疾病会严重影响他们的生活质量。治疗老年胃肠道疾病需要仔细考虑患者的多病性、预期寿命和整体治疗目标。

第 48 章　体液和电解质平衡失调
Fluid & Electrolyte Abnormalities

Anna Malkina　Lesca Hadley　著

罗 剑 译　涂 玲 校

诊断要点

- 低钠血症通常定义为血钠浓度<135mmol/L。
- 高钠血症通常定义为血钠浓度>145mmol/L。
- 低钾血症通常定义为血钾浓度<3.5mmol/L。
- 高钾血症通常定义为血钾浓度>5.0mmol/L。
- 夜间多尿症指夜间 8h 睡眠尿量>24h 总尿量的 33%，夜间产尿率>0.9ml/min 或晚 7 点—次日早 7 点间的尿量>24h 总尿量的 50%。

一、概述

　　体液和电解质平衡失调在老年人中很常见，多与年龄相关的肾功能改变有关，其次也与多种共病和药物使用有关。本章主要介绍老年人的钠、钾异常和夜间多尿症。

二、低钠血症

（一）一般原则

　　由年龄相关的水钠代谢改变而使得老年人更容易出现钠平衡失调。原因在于功能性肾单位数量及肾血流量的减少而使水的排出和尿液稀释功能受损，从而使他们更易出现水中毒和低钠血症。另外，老年患者常服用可导致钠平衡失调的多种药物，如利尿药和精神性药物（表 48-1）。因此，回顾患者的用药史是评估钠平衡失调的一个重要部分。

　　低钠血症指血钠浓度<135mmol/L。在社区环境中，老年人低钠血症发病率为 7%～11%，而在住院患者中可升至 50%。

表 48-1　低钠血症相关药物

药物种类	示 例
抗精神病药	氟非那嗪、硫噻蒽、吩噻嗪、氟哌啶醇
抗抑郁药	三环类抗抑郁药、单胺氧化酶抑制药、选择性 5- 羟色胺再摄取抑制药
抗惊厥药	卡马西平
利尿药	襻利尿药、噻嗪类利尿药
血管紧张素转化酶抑制药	赖诺普利、依那普利、雷米普利
化疗药物	长春新碱、长春碱、环磷酰胺、顺铂、甲氨蝶呤

数据引自 Liamis G, Milionis H, Elisaf M. A review of drug-induced hyponatremia, *Am J Kidney Dis* 2008 Jul;52(1):144-153.

（二）发病机制

1. 高血容量性低钠血症

　　在有心、肾、肝功能受损的老年人中，常见的低钠血症病因是过度的水潴留。此种低钠血症常被称为稀释性或高血容量性低钠血症，常由充血性心力衰竭、肝硬化或肾病综合征所引起，表现为水肿。由于上述疾病会显著减少有效循环血量，从而导致抗利尿激素（antidiuretic hormone，ADH）分泌增加，进而引起水潴留。另外，稀释性低钠血症也可由医源性因素引起，尤其在静脉输入过多低渗液体的住院患者中。

2. 低血容量性低钠血症

钠和（或）水缺失会导致低钠或低血容量性低钠血症。除了通过肾脏丢失水和钠之外（如利尿药的应用），其他如呕吐、腹泻、过度导泻、造瘘、大面积烧伤等也会导致低容量性低钠血症。在老年患者中需要注意一种特殊的病因，即限制性钠摄入，尤其是在管饲情况下。

3. 正常血容量性低钠血症

抗利尿激素分泌异常综合征（syndrome of inappropriate secretion of ADH，SIADH）是抑制抗利尿激素分泌的功能不全而导致水排出功能部分受损，此类患者血容量往往是正常的。老年人的多种常见疾病都与 SIADH 有关，如中枢神经系统病变和恶性肿瘤（表 48-2）。此外，高龄本身也是一种少见的 SIADH 的高危因素，而药物治疗（表 48-1）也同样是 SIADH 的重要病因。由于多病，老年人常合用多种药物，合用多种药物通常被定义为使用五种或五种以上的药物。因此，仔细审核用药物极其重要。其他的正常血容量性低钠血症的病因还包括甲状腺功能减退、肾上腺功能不全等。当血钾升高伴低钠血症和低血压时，应考虑存在肾上腺功能不全的可能。而将高脂血症和高蛋白血症时出现的假性低钠血症纳入鉴别诊断也非常重要。

表 48-2	与抗利尿激素分泌异常综合征相关的疾病（SIADH）
中枢神经系统疾病	脑卒中、脑出血、脑血管炎、肿瘤、创伤、感染
恶性肿瘤	小细胞肺癌（最常见）、胰腺和肠道肿瘤、淋巴瘤
肺部疾病	感染（如肺炎、肺脓肿、肺结核）、支气管扩张、肺不张、急性呼吸衰竭、正压通气
内分泌疾病	甲状腺功能减退、肾上腺功能不全
其他	急性精神错乱、疼痛、术后精神障碍、严重低血钾
原发性因素	高龄可能是 SIADH 的危险因素

引自 Fried LF, Palevsky PM. Hyponatremia and hypernatremia, *Med Clin North Am* 1997 May;81(3):585-609.

（三）临床表现

1. 症状和体征

钠平衡失调（高钠血症或低钠血症）都以神经系统改变为主要症状，包括厌食、恶心、呕吐、头痛、乏力、共济失调、肌肉痉挛、躁动、震颤、定向障碍、谵妄、癫痫和昏迷等。虽然血钠的缓慢改变（慢性低钠血症）使大脑有时间适应渗透压的改变而更可能表现为无明显临床症状，但出现明显步态改变和注意力障碍，更易增加跌倒风险。

2. 容量状态评估

在采集病史之后，评估低钠血症患者的首要内容是血容量状态。低血容量患者除了相对或真性低血压外，还会出现皮肤、黏膜干燥、心动过速。而高血容量患者则会有颈静脉压升高、双侧肺底湿性啰音、腹水和周围性水肿。

3. 实验室检查

对于钠平衡失调的患者，血浆渗透压、尿渗透压和尿钠检查是诊断所必需的。继发于假性低钠血症或高血糖的低钠血症患者的血浆渗透压正常，而其他病因所引起的低钠血症患者的血浆渗透压则是降低的。真性低容量血症、心力衰竭和肝硬化通常由 SIADH 或低有效循环容量状态所引起，表现为尿渗透压为 >100mOsm/kg，并且与少尿一致。尿钠有助于区分 SIADH 和低有效循环容量。尿钠 <25mmol/L 提示血容量不足，尿钠 >40mmol/L 提示 SIADH。

（四）治疗

低钠血症的治疗方法选择需基于患者临床症状的严重程度和病情的紧急程度。即使是无症状的低钠血症患者，治疗的目的也都应以减少相关死亡率和发病率为目标（如步态障碍、跌倒和认知障碍等）。

1. 急性低钠血症

发生于 48h 内的急性低钠血症，常伴有与脑水肿引起的神经系统并发症，需要及时治疗。如有症状，则给予 3% 高渗静脉盐水，使血清钠在数小时内从最低点迅速升高 4~6mmol/L 以缓解症状。如无症状，则应明确潜在低钠血症的病因并进行相应治疗，并密切监测血钠的升高情况，应考虑使用高渗盐水（3%）以预防血钠进一步的下降。

2. 慢性低钠血症

慢性低钠血症是指低钠血症病程超过48h，或持续时间未知。对慢性低钠血症的快性纠正会导致严重且不可逆的神经系统并发症，即渗透性脱髓鞘综合征（osmotic demyelination syndrome，ODS），以前称为中央脑桥髓鞘溶解。表现为血清钠快速升高后的2～6天，出现典型的ODS症状，即构音障碍、吞咽困难、麻痹、癫痫、脑病和昏迷。ODS的高危因素包括血钠浓度≤105mmol/L、低钾血症、酗酒、营养不良和肝病。如果患者是伴有症状的严重低钠血症（血清钠＜120mmol/L），或是无症状的中度低钠血症（血清钠＜130mmol/L）且伴有颅内病变，此时的治疗应选择3%高渗盐水输注，并在前数小时内提升血清钠4～6mmol/L。并在接下来24h进行维持。之后血钠每24小时提升不得超过8mmol/L，直至正常化。

根据预期血钠浓度，可利用下列公式。

$$老年男性患者需钠（Na）量 = （输入液 Na - 血 Na）/[0.50 \times 体重（kg）+ 1]$$
$$老年女性患者需钠（Na）量 = （输入液 Na - 血 Na）/[0.45 \times 体重（kg）+ 1]$$

由于上述公式的局限性，因此血清钠的实际变化可能与预期有所不同。这些公式用于指导初始输注量，然后应通过反复检测的血清钠水平来加以调整，以避免快速过度校正。

有颅内病变的轻度低钠血症（＞130mmol/L）患者或没有颅内病变的无症状的轻度至中度低钠血症（120～135mmol/L）患者的治疗应针对潜在病因。例如，对于由于利尿药应用而导致低血容量的低钠血症患者，应在静脉输注等渗盐水的同时暂停利尿药的使用。相比之下，SIADH患者则不会从静脉输注等渗盐水中获益，因为输入的盐会在浓缩尿液中排出，导致水潴留和低钠血症病情的恶化。这些患者则可能需要长期限制水的摄入。对限水无反应的患者，应使用盐片或加压素受体拮抗药。

三、高钠血症

（一）总述

老年人尿液浓缩功能和口渴的感官能力下降，

如同时伴有水的摄入不足，容易导致缺水和高钠血症。高钠血症通常指血钠浓度＞145mmol/L。高钠血症与高死亡率相关。在65岁及以上的住院患者中，其患病率虽然仅约为1%，但死亡率是同龄其他住院患者的7倍。在一项针对短期和长期老年护理单位高钠血症患者的研究中，死亡率甚至高达40%。

（二）发病机制

四种临床情况会导致老年人的高钠血症，并且这四种情况会出现相互重叠。高钠血症通常是由于相对于钠的丢失更为严重的水的丢失而引起，老年患者的高钠血症则通常与低渗液体（如水、果汁、茶、咖啡、牛奶等）的摄入不足有关，而由盐摄入过量所引起的高钠血症较为罕见。

1. 液体摄入不足

老年人液体摄入不足的原因有很多。例如，渴感减退，认知障碍和谵妄，行动不便或依赖照料者获取水，吞咽困难等导致老年人液体摄入不足。

2. 水的丢失

失水常以不显性的方式丢失（如发热）和发生尿崩症（diabetes insipidus，DI）。DI是一种以ADH分泌不足（中枢性尿崩症）或ADH肾反应不足（肾源性尿崩症）引起的低渗性多尿为特征的综合征。肾源性DI可由锂、顺铂等药物诱导。尿崩症患者通常通过增加液体的摄入来代偿，因此在液体摄入充足时，大部分患者的血钠浓度可以维持在正常范围内；而在他们摄入液体不足时，就会出现高钠血症。

3. 水丢失超过盐丢失

通过消化系统导致的水丢失超过盐丢失，如呕吐和腹泻；或通过肾脏，如继发于高血糖的渗透性利尿、肠外营养的溶质负荷或管饲，以及利尿药的使用；或通过皮肤，如烧伤和严重皮炎。

4. 过度摄入盐

盐的过度摄入通常是医源性的，如过量的输注高盐水或碳酸氢钠。

（三）临床表现

高钠血症的症状包括精神错乱、烦躁不安、反射亢进、进行性麻痹、昏迷，严重者可致死亡。

（四）治疗

治疗的主要目标是使用低渗液体来补充水分不

足，并限制进一步的水分流失。第一步是计算全身缺水量。

> 老年男性缺水量 = 体重（kg）×0.50
> （血钠浓度 −140）/ 血钠浓度
> 老年女性缺水量 = 体重（kg）×0.45
> （血钠浓度 −140）/ 血钠浓度

估算公式是基于假定为正常体重的患者。估算公式往往会高估容量不足患者的缺水量和低估水肿状态的缺水量，体液损失量（如尿液、粪便、胃液和汗液）需额外补充。除了尿量外，其他体液损失量通常无法准确测量，而不得不依赖于估计。因此，尽管上述计算为治疗提供了初步指导，但仍需依赖反复血钠测量，以不断评估和纠正机体缺水情况。

急性高钠血症（起病 <48h）应在 24h 内予以纠正，而慢性高钠血症（起病 >48h 或发病时间未知）应以每 24 小时 10mmol/L 的速度缓慢纠正。应使用低渗液体（0.5% 生理盐水或 5% 葡萄糖水），如可行，口服途径优于静脉注射。

尿崩症治疗的不同之处在于，治疗过程中应尽量减少过多的尿流失。中枢性尿崩症患者可鼻饲或口服去氨加压素，肾源性尿崩症患者的治疗包括正常饮食饮水、限钠的同时服用噻嗪类利尿药加前列腺素合成抑制药（如吲哚美辛或布洛芬）。

四、钾平衡失调

钾平衡失调虽然没有钠平衡失调常见，但也会造成严重的后果。老年人易患钾平衡失调的原因包括随年龄增长而发生的肾脏结构和功能的潜在变化、破坏钾平衡的慢性疾病、影响钾调节的多种药物作用。

五、低钾血症

低钾血症通常指血钾浓度 <3.5mmol/L。

（一）发病机制

低钾血症通常是由肾外、肾内丢失或医源性原因导致血钾缺乏所致。少见情况下，钾由细胞外液转运至细胞内液也会引起低钾血症。

1. 肾外丢失

钾的肾外丢失主要发生在胃肠道。慢性腹泻可因大便量增加而导致血钾的丢失。在老年人中，腹泻通常与许多常用药物有关，包括抗生素、质子泵抑制药、别嘌呤醇、安定类药、5- 羟色胺重吸收抑制药和血管紧张素 Ⅱ 受体拮抗药等。由于吸收不良或胃肠道感染导致的腹泻较少见。习惯性服用泻药也会导致钾的丢失，多达 1/3 的老年人患有慢性便秘而长期服用泻药。虽然钾摄入不足是一种少见病因，但会加剧其他损失引起的低钾血症。由于经济拮据、收容机构饮食不合理、牙列不齐或吞咽困难，可能存在老年人摄入富钾食物（如香蕉、土豆）受限而造成摄入不足。

2. 肾内丢失

直接影响肾脏的疾病会导致钾的肾内丢失，包括肾小管酸中毒（Ⅰ 型和 Ⅱ 型）、低镁血症、与近端肾小管功能障碍相关的恶性肿瘤（如多发性骨髓瘤）、药物、盐皮质激素活性增加、梗阻后利尿和渗透性利尿（表 48-3）。此外，还有部分在老年人中比较少见的导致肾内钾流失的情况，包括糖尿病酮症酸中毒和输尿管乙状结肠造口术。

表 48–3 低钾血症的肾内原因		
	作用机制	**老年人病因学**
Ⅰ 型肾小管酸中毒	对集合小管的远端影响导致氢分泌失调	良性前列腺增生、前列腺癌、自身免疫病所致梗阻性泌尿系疾病
Ⅱ 型肾小管酸中毒	近端小管受到影响，导致碳酸氢盐再吸收阻碍	与近端肾小管功能障碍相关的恶性肿瘤（如淀粉样变、多发性骨髓瘤）药物，如碳酸酐酶抑制药
盐皮质激素活性增加	醛固酮影响肾单位集合小管钠重吸收和钾分泌增加	产生醛固酮的肾上腺腺瘤
梗阻后利尿	远端小管对钠的再吸收能力降低，不能浓缩尿液，增加的管道输送流量减少了钠和水的再吸收时间	梗阻性尿路疾病治疗后

3. 医源性因素

老年人低钾血症最常见的原因是药物作用。噻嗪类利尿药和襻利尿药通常用于老年高血压、充血性心力衰竭和水肿的治疗。此类药物导致的钾离子跨细胞转运一般是暂时的，给药后数小时后可逆。而选择性 $β_2$ 受体激动药，如特布他林、沙丁胺醇，黄嘌呤（包括茶碱）和胰岛素，可导致血钾暂时转移至细胞内（表 48-4）。

表 48-4　低钾血症相关药物	
药物种类	**作用机制**
噻嗪类利尿药和襻利尿药	向远端肾单位输送的钠增加，导致钾分泌增加
盐皮质激素和糖皮质激素	通过醛固酮对集合小管的作用增加钾的分泌
β 受体激动药	钾转移到细胞中
黄嘌呤	钾转移到细胞中
胰岛素	钾转移到细胞中

（二）临床表现

轻度低钾血症通常无症状，但严重的低钾血症（<3mmol/L）会导致神经肌肉无力，包括瘫痪和呼吸肌功能障碍、横纹肌溶解症、胃肠道功能紊乱（包括便秘和肠梗阻），以及心电图改变（如 U 波增宽、QT 间期延长）和心律失常（如房性期前收缩和室性期前收缩）所证实的心脏功能失调。

（三）治疗

由于细胞外液中的钾只是全身的一小部分，因此根据血钾水平估计缺钾水平是比较粗略的，在慢性低钾血症中，每减少 1mmol/L 血钾，相当于全身缺钾 150～400mmol/L。对于肌肉质量下降的老年人来说，较低的估值是比较合理的。

低钾血症的治疗主要涉及钾的补充。但是，过量补钾会导致高钾血症，对于患者来说是十分危险的，尤其是住院患者和患有慢性肾脏病的患者。由于静脉输注钾与高钾血症、周围静脉疼痛和静脉炎高度相关，因此应尽可能口服补钾。一般说来，氯化钾是补钾的首选，可以有效治疗大多数低钾血症。

磷酸钾可用于补充磷酸盐，而碳酸氢钾可用于治疗代谢性酸中毒。对于服用利尿药的老年患者，指导其摄入足够的钾非常重要，可多食用富含钾的食物，如新鲜水果和蔬菜，包括香蕉、橙子、南瓜和牛油果等。另外，可以将保钾利尿药（阿米洛利、氨苯蝶啶或螺内酯）与噻嗪类或襻利尿药联合使用以抵消后者的钾排出。但是，治疗过程中应小心避免过度纠正而导致的高钾血症。

六、高钾血症

高钾血症通常指血钾浓度>5mmol/L。

（一）发病机制

高钾血症是潜在的生理和病理生理变化的结果，通常由医源性因素而加重。与年龄相关的肾脏变化包括肾小球硬化和动脉硬化，导致肾小球滤过率随年龄增大而逐渐下降。虽然这些结构和功能的变化不会直接导致高钾血症，但如果患者受到某些医疗行为或药物影响导致钾平衡破坏时，这些年龄相关因素确实会使老年人更易患高钾血症。

另外，老年人更易因糖尿病、高血压和尿路梗阻等疾病而导致出现肾脏病理变化，从而导致肾素和醛固酮代谢紊乱，进而阻碍肾小管向尿液中分泌钾，引起血钾水平升高。高钾血症的严重程度受血容量状况、钾摄入量、药物和慢性肾脏病等多种因素影响。

1. 血容量状态

老年人的血内容量往往不足。原因主要为老年人脱水后由于口渴感觉功能减退导致血容量不足，继而出现水钠重吸收增加（高钠血症），钾分泌减少，继发高钾血症。老年人也会因为全身容量超载而出现血管内容量减少，如充血性心力衰竭、肝硬化或肾病综合征。低醛固酮症（由自身免疫性疾病、出血或肿瘤浸润引起的原发性肾上腺功能衰竭）、低肾素性的低醛固酮血症（通常由糖尿病引起）或肾小管对醛固酮无反应（间质性肾病）的患者最易受到血管内容量减少的影响。

2. 钾摄入过量

钾摄入增多也是高钾血症的原因之一，尤其是在急性或慢性肾脏病的情况下。饮食摄入过多和补钾药物的使用都可以导致高钾血症。补钾药物通常与噻嗪类或襻利尿药联用来预防低钾血症。由于老年人使用噻嗪类或襻利尿药类药物的比例较高。出于对缺钾的担忧或对含有钾作为成分之一的辅助药物过度使用，从而摄入大量钾。另外，患有高血压或水肿的老年人在饮食中使用盐替代品来控制病情，其中很多盐替代品含钾而不是钠，也可能会对易感人群造成潜在的钾过量风险。

3. 药物引起的高钾血症

老年人高钾血症的主要病因是药物。在服用违规药物的患者中高钾血症的发生率接近 10%，而老年人的风险则更高。几种常见的处方药物可导致高钾血症（表 48-5）。

表 48-5 高钾血症相关药物	
药物种类	**作用机制**
保钾利尿药	
螺内酯	醛固酮拮抗
氨苯蝶啶、阿米洛利	阻断远端肾单位的钠重吸收导致尿钾排泄减少
非甾体抗炎药	减少肾素和醛固酮分泌
血管紧张素转换酶抑制药	减少醛固酮分泌，降低肾血流量和肾小球滤过率
β 受体拮抗药	减少钾进入细胞，减少肾素和醛固酮分泌
肝素	减少醛固酮合成
地高辛中毒	降低心脏和骨骼肌中的 Na-K-ATP 酶活性，导致细胞外钾增加
甲氧苄啶	阻断远端肾单位钠通道导致尿钾排泄减少

4. 肾脏疾病

高钾血症可发生于急慢性肾脏病，因为钾的排泄与肾小球滤过率成正比。随着肾小球滤过率下降，肾脏有效排泄钾的能力也下降。另外，高钾血症的严重程度还受钾的摄入量、肾脏代偿性钾分泌机制、粪便中钾排出的影响。

（二）临床表现

高钾血症的临床表现通常出现于慢性高钾血症患者伴严重高钾（＞6.5mmol/L）或急性高钾血症血钾轻度升高的患者中，通常表现为神经肌肉症状，包括无力、上行性麻痹、呼吸衰竭和肌肉痉挛，以及心脏异常，如胸痛和进行性心电图改变（T 波高尖→P 波扁平→PR 间隔延长→心室自主节律→QRS 增宽伴深 S 波→心室颤动→心搏骤停）。

（三）治疗

高钾血症的确诊需通过实验室检查，但应与可能的假性高钾血症相鉴别。假性高钾血症可能是由于静脉穿刺的机械性创伤所引起的溶血，手臂抽血过程中反复握拳致肌肉细胞内钾的短暂外移入血，样本保存时间过长，严重血小板增多症（血小板计数＞500 000）或白细胞增多症（白细胞计数＞120 000）。治疗前应排除上述因素所导致的假性高钾血症的可能，并重复测量血钾以最终确认。在真性高钾血症的情况下，应快速获得心电图，明确与高钾血症相关的变化后紧急治疗。

1. 急性高钾血症

伴有心电图改变的严重高钾血症的紧急治疗需要使用速效药物。

（1）钙剂输注：由于钙剂可以暂时拮抗高钾血症对心脏的影响，可防治心脏并发症。但对高钾血症的作用是即时性的，持续时间短，仅 30～60min。因此，应在进行转运和清除钾的治疗同时进行钙剂的治疗。葡萄糖酸钙 1000mg（10% 溶液 10ml）经外周静脉血管注入，3～5min 给药完毕；或者，氯化钙 100～500mg（10% 溶液 5～10ml）在 3～5min 内通过中心静脉或深静脉输注，以防出现外渗而导致周围血管刺激和组织坏死。

（2）葡萄糖和胰岛素：胰岛素通过增强骨骼肌中 Na-K-ATP 酶的活性，暂时将血钾转移到细胞内。葡萄糖应与胰岛素同时静脉输入以避免低血糖。可通过以下方案进行：10U 普通胰岛素加入 10% 葡萄糖溶液中静滴，输注时间应超过 60min 以上；或者先给予 10U 普通胰岛素，然后紧接着给予 50% 葡萄糖溶液 50ml（葡萄糖 25g）。由于治疗过程中存在低血糖风险，应密切监测血糖变化。

(3) β₂ 受体激动药：β₂ 受体激动药也可增强骨骼肌中 Na-K-ATP 酶的活性，并激活 Na-K-2Cl 共转运蛋白将钾转运到细胞内。沙丁胺醇可雾化给药 10min（10～20mg 溶于 4ml 生理盐水中），90min 达峰值；也可静脉滴注（0.5mg），30min 达峰值。

(4) 碳酸氢钠：碳酸氢钠会提高血 pH，导致细胞释放氢离子伴随钾离子进入细胞内，以维持电荷中性。碳酸氢钠用于治疗酸中毒时的高钾血症，但不建议作为单一药物进行治疗。在应急情况下，可在 5～10min 内通过静脉注射一支 50ml 的碳酸氢钠（50mEq）。

2. 钾的排出

前述的治疗方式有助于暂时降低危险水平的高钾血症，但需要额外的治疗来清除体内的钾，方法如下。

(1) 噻嗪类或襻利尿药：噻嗪类或襻利尿药会增加尿中的钾排出，对于肾功能正常至中度受损的患者尤其有效。

(2) 阳离子交换树脂：帕替罗姆、锆环硅酸盐和聚磺苯乙烯（sodium polystyrene sulfonate，SPS）都是阳离子交换树脂，可通过结合肠道中的钾以粪便排泄的方式增加体内钾排出，用于控制尚未接受透析的慢性肾脏病患者和接受透析的终末期肾病患者的高钾血症。但由于起效较缓，因而这些药物不应作为治疗威胁生命的高钾血症的唯一方法。SPS 也被称为 "降钾树脂"，可口服（每 4～6 小时 15～30g）或保留灌肠（50g 加入 150ml 水）治疗严重高钾；低剂量可用于治疗慢性高钾血症。帕替罗姆 8.4g 或锆环硅酸盐 10g 可根据需要每天口服。使用 SPS 的主要风险是有可能导致肠坏死，发生这类并发症的大多数病例均涉及口服山梨醇混悬液，因此不再推荐。肠坏死对于老年患者尤其值得关注，特别是有术后肠梗阻、接受阿片类药物治疗和发生活动性肠梗阻或肠道疾病（如溃疡性结肠炎、伪膜性结肠炎）的老年患者。当存在这些高风险因素时，应避免使用所有的阳离子交换树脂。

(3) 透析：严重的高钾血症、特别是其他治疗无效或细胞破裂释放大量钾离子（如挤压伤或肿瘤溶解综合征）引起的高钾血症，因为钾的去除速度很快，所以血液透析是首选治疗方法。

七、夜间多尿症

（一）一般原则

夜间多尿症是一种夜间产生过多尿液的综合征。在老年人中非常普遍，据估计，近 90% 的 80 岁以上的老年人存在夜尿症。夜间多尿会造成睡眠中断，从而出现白天嗜睡、认知障碍和生活质量下降。同时，夜尿症还是老年人跌倒受伤的高风险因素。如果满足以下标准之一，则认为存在夜间多尿。

1. 8h 睡眠期间的尿量 >24h 尿量的 33%。

2. 夜间尿量 >0.9ml/min。

3. 下午 7 点—早上 7 点的尿量 >24h 总尿量的 50%。

（二）发病机制

夜间多尿症的出现通常是多因素导致的。首先，ADH 昼夜分泌模式的年龄相关变化会导致夜间尿流量增加，有时甚至会超过白天。泌尿系统的结构和功能也会随年龄增长而变化，如功能性膀胱容量下降、良性前列腺肥大引起的膀胱出口梗阻、逼尿肌过度活跃。这些变化会导致老年人尿路感染，从而导致夜间多尿。此外，许多影响老年人的疾病，如糖尿病、糖尿病肾病、充血性心力衰竭、慢性肾疾病、慢性严重低钾血症和高钙血症，也可能导致夜间多尿。最后，许多常见药物，如利尿药、钙通道阻滞药、锂、选择性 5- 羟色胺重吸收抑制药、咖啡因和乙醇，也可能导致夜间多尿。

（三）治疗

详细了解病史、回顾疾病治疗和药物使用情况对于确定病因和选择合适的治疗方法非常重要。如存在尿路感染，则需要使用抗生素进行治疗，并需要多次重新评估以确定夜间多尿是否已解决。如果没有感染的证据，则应尝试非药物治疗，如减少液体摄入，睡前避免服用利尿药和咖啡因。对于水肿患者，建议白天使用弹力袜和患肢抬高。对于患有急迫性尿失禁的女性，Kegel 功能锻炼和规划性的白天排尿可能会有所帮助。对于导致夜尿症的慢性病患者，控制原发疾病是首要的。

有几种药物可用于治疗夜间多尿症。睡前 6～8h 服用利尿药可降低患者的机体总容量，从而减少夜

405

间尿量。如果存在良性前列腺肥大，可以使用 α 受体拮抗药和 5α- 还原酶抑制药。对于患有逼尿肌功能活跃和急迫性尿失禁的女性，奥昔布宁（oxybutynin）、溴丙胺太林（propantheline）和索利那新（solifenacin）等药物可能有用。然而，由于跌倒和认知障碍的风险增加，给老年人开抗胆碱药物时应谨慎。建议从低剂量开始，慢慢增加到最低有效剂量。如果没有雌激素依赖性恶性肿瘤的禁忌证存在，绝经期并发泌尿生殖系统症状的女性也可以从外用阴道雌激素治疗中获益。最后，针对睡眠障碍（如阻塞性睡眠呼吸暂停、不宁腿综合征）的诊断和治疗也可改善夜尿症。

致谢：感谢第 2 版的本章著者 Mariko Koya Wong 博士和 Kellie Hunter Campbell 博士。

参考文献

Filippatos TD, Makri A, Elisaf MS, Liamis G. Hyponatremia in the elderly: challenges and solutions. *Clin Intervent Aging.* 2017;12:1957–1965.

Liamis G, Milionis H, Elisaf M. A review of drug-induced hyponatremia. *Am J Kidney Dis.* 2008;52(1):144–153.

Passare G, Viitanen M, Törring O, Winblad B, Fastbom J. Sodium and potassium disturbances in the elderly: prevalence and association with drug use. *Clin Drug Investig.* 2004;24(9):535–544.

Pilotto A, Franceschi M, Vitale D, et al. The prevalence of diarrhea and its association with drug use in elderly outpatients: a multicenter study. *Am J Gastroenterol.* 2008;103(11):2816–2823.

Vaughan CP, Bliwise DL. Sleep and nocturia in older adults. *Sleep Med Clin.* 2018;13:107–116.

第49章 慢性肾脏病
Chronic Kidney Disease

C. Barrett Bowling　Laura Perry　著

高红宇　译　涂　玲　校

诊断要点

- 慢性肾脏病（CKD）的评估包括详尽的病史、体格检查和特定的实验室检查。
- CKD 的相关症状可能在疾病晚期才会出现，包括睡眠障碍、注意力下降、恶心、呕吐、体重变化、呼吸困难、下肢水肿、乏力、肌肉痉挛、周围神经病变和瘙痒。
- 在诊断 CKD 之前，eGFR 降低 [<60ml/（min·1.73m²）] 应结合病史和其他实验室异常（如糖尿病视网膜病变史、eGFR 下降率、白蛋白/肌酐比值升高）进行评估。

一、一般原则

CKD 被定义为 GFR 降低或肾脏损伤 3 个月以上。CKD 的患病率在老年人群中最高。绝大多数患有 CKD 的老年人在进展至终末期肾病（end-stage renal disease，ESRD）前死亡；然而，即使是轻度到中度 CKD 也与功能下降、认知障碍、虚弱和多病共存相关。

"改善全球肾脏病预后组织"（kidney disease: improving global outcomes，KDIGO）临床实践指南旨在指导 CKD 患者的评估和管理；然而，由于老年 CKD 患者在预期寿命、功能状态和健康优先事项上存在显著差异，因此适合采用以患者为中心的个体化方法。对于老年晚期 CKD 患者，透析相关的决策应使用共同决策的方法。老年综合评估可能有助于识别启动透析后易出现功能衰退和不良预后的老年

患者。无论处于哪种疾病阶段和进行何种透析方式，都应为那些存在高症状负担的患者提供姑息治疗和支持性护理。

二、诊断和分期

KDIGO 临床实践指南为 CKD 的评估和分期提供了标准。根据这些指南，CKD 被定义为肾脏结构或功能异常 3 个月以上并影响健康。肾功能异常包括 GFR 降低或肾损害的其他标志物（蛋白尿、尿沉渣异常、肾小管功能不全引起的电解质异常和异常的组织学证据）。在诊断 CKD 后，指南推荐使用 CGA 分类对 CKD 进行分期。CGA 分类代表着肾脏病的病因，GFR 水平和蛋白尿水平。

在老年人中，血清肌酐是评估肾功能较差的指标。然而，由于测量 GFR 在临床上不可行，因此 GFR 的确定应基于血清肌酐和其他影响肌酐产生的因素（包括年龄和性别）的估计方程。尽管有多种估算公式可用，但目前的指南建议使用慢性肾脏病流行病学合作（chronic kidney disease epidemiology collaboration，CKD-EPI），因为它已在大量人群中得到验证。GFR 的估计假定血清肌酐稳定，因此，在急性肾损伤（acute kidney injury，AKI）患者中，估计肾小球滤过率（estimated glomerular filtration rate，eGFR）可能不准确。胱抑素 C 已被确定为肾脏病的生物标志物，可单独使用，或与血清肌酐一起用于评估 GFR。目前，关于何时使用基于胱抑素 C 的 GFR 方程代替基于血清肌酐的 GFR 方程，还没有达成共识。

在评估 GFR 后，应根据预后进行分期。eGFR 的分期为 $G_{1\sim5}$，级别越高表示 CKD 越严重（图 49-1）。

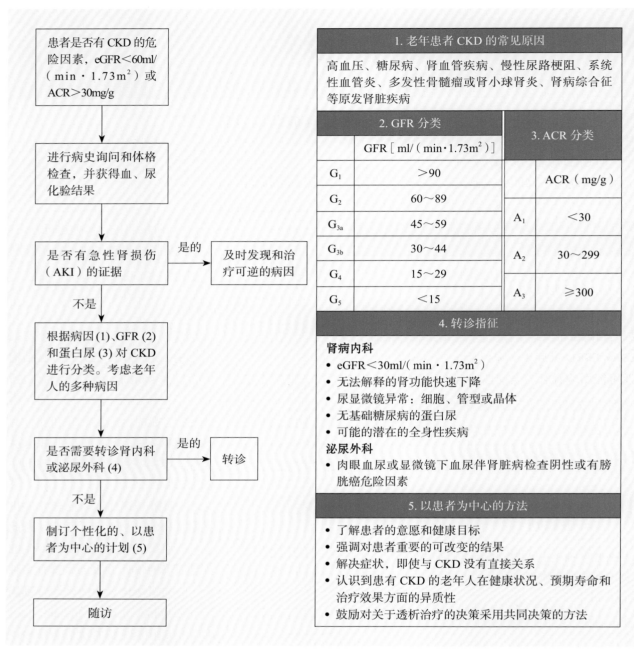

▲ 图 49-1 老年人慢性肾脏病（CKD）的评估和管理建议

ACR. 尿白蛋白与肌酐比；eGFR. 估计肾小球滤过率；GER. 肾小球滤过率

此外，分类系统还纳入了尿白蛋白 / 肌酐（ACR）比值，分为 A_1、A_2 和 A_3（ACR：正常<30mg/g，高30~300mg/g，非常高>300mg/g），预后取决于 ACR 水平。指南包括一个基于 CKD 预后的临床行动计划。在肾脏疾病早期（如 G_{3a}、G_{3b}、A_2），重点是 CKD 的诊断和并发症的治疗，以及减缓 CKD 进展。随着肾脏疾病的进展（如 G_4、G_5、A_3），指南建议准备和开始肾脏替代治疗。

CKD 的患病率和发病率随着年龄的增长而显著增加。在对来自美国 30 000 多名参与者的数据进行的大样本分析，CKD［定义为 eGFR<60ml/（min·1.73m²）］在<60 岁、60—69 岁、70—79 岁和≥80 岁人群中的患病率分别为 1%、10%、27% 和 51%。以 ACR（即 A_2）≥30mg/g 定义的白蛋白尿

在 <60 岁、60—69 岁、70—79 岁和 ≥80 岁人群中的患病率分别为 7%、14%、21% 和 33%。

在老年人中，慢性肾脏病与不良健康结局相关，包括死亡率、心血管疾病和 ESRD。CKD 的自然病史传统上被描述为肾功能的进行性线性下降，预期这些患者中有相当一部分将发展为 ESRD，并需要肾脏替代治疗。因此，CKD 治疗的首要任务是识别和治疗早期 CKD 患者，以减缓疾病进展。然而，在老年人中，肾功能下降的轨迹通常是非线性的，许多没有进展，95% 以上的 CKD 老年患者死亡前并没有经历肾衰竭。

三、临床发现

（一）常见危险因素

新发 CKD 的危险因素包括年龄、肥胖、吸烟史、糖尿病和高血压。其他重要的危险因素包括 CVD 史、CKD 或 ESRD 家族史、尿路感染史或尿路梗阻史，以及可能影响肾脏的全身性疾病（如系统性红斑狼疮、多发性骨髓瘤）。CKD 也可能因 AKI 而发展。

（二）慢性肾脏病的筛查

由于存在年龄相关的肾功能下降，eGFR 与肾活检病理结果之间的相关性较差，以及考虑到 GFR 估算方程在老年人群中的有效性，不建议使用 eGFR 筛查所有老年 CKD。对于老年患者，在诊断 CKD 之前，eGFR 降低［<60ml/(min·1.73m^2)］应结合病史和其他实验室异常（如糖尿病视网膜病变史、eGFR 下降率、ACR 升高）进行评估。

（三）病史和体检

CKD 的评估包括全面的病史、体检和特定的实验室方法。由于多病共存在老年人中很常见，因此评估的目的是确定潜在的原因，进一步的目标是明确 CKD 相关的并发症。

病史应包括糖尿病、高血压、心血管疾病、下尿路疾病的信息，以及提示血管炎的症状评估。应询问患者是否有 CKD 或 ESRD 家族史。通常情况下，CKD 的相关症状直到疾病晚期才会出现［eGFR<15ml/(min·1.73m^2)］，包括睡眠障碍、注意力下降、恶心、呕吐、体重变化、呼吸困难、下肢水肿、疲劳、肌肉痉挛、周围神经病变和瘙痒。还应对患者使用的药物进行评估，是否存在可能加重肾损伤的药物，如非甾体抗炎药，或 CKD 患者禁忌使用或需要减少剂量的药物，如降糖药、口服和静脉抗炎药、抗高血压药和阿片类药物。

由于老年 CKD 患者中老年综合征的比例比较高，因此应考虑对这一人群进行全面的老年医学综合评估，如功能状态、认知、抑郁和行动障碍的评估。

体格检查应包括生命体征、直立位血压和脉搏、容量状况、下肢水肿评估等。

（四）实验室评估

诊断性检测应包括尿液分析和随机 ACR。可考虑收集 24h 尿液以计算蛋白质和肌酐清除水平，但其往往难以收集，并且收集误差可能导致误导性的结果，特别是在尿失禁的个体中。血检包括钠、钾、氯化物、碳酸氢盐、血尿素氮、肌酐、葡萄糖、钙、磷、白蛋白、总蛋白、血脂全套和全血细胞计数。如果鉴别诊断包括除糖尿病或高血压以外的原因，可能需要进行额外的检测。

（五）评估潜在病因

在将 eGFR 降低归因于 CKD 之前，应考虑评估引起 AKI 的可逆性因素。此外，已知 CKD 患者的 eGFR 迅速降低应被视为 AKI，并及时进行评估（图 49-1）。

高血压和糖尿病是 CKD 的两个最常见原因。然而，多种因素可增加老年人群发生 CKD 的风险，包括肾血管疾病、慢性尿路梗阻、系统性血管炎、多发性骨髓瘤、原发肾脏疾病（如肾小球肾炎）或肾病综合征。大量蛋白尿、尿沉渣异常伴红细胞或白细胞，或肾功能快速进行性下降，应立即检查糖尿病或高血压以外的原因，并转诊给肾脏科医生。

四、并发症

CKD 相关并发症包括液体和电解质异常、骨和矿物质疾病、贫血和营养不良。其中很多并发症可以由初级保健医生治疗，但随着肾脏疾病的进展和并发症变得更加复杂，需要转诊给肾脏科医生。治疗老年 CKD 相关并发症也有一些特殊的注意事项（表 49-1）。随着 CKD 的进展，并发 CVD 的可能性也会增加，应评估患者的高脂血症、吸烟、糖尿病

表 49-1 老年患者 CKD 相关共病和并发症的治疗建议和特别注意事项		
	治疗建议	对老年患者的特别注意事项
共病		
高血压	- 目标≤130/80mmHg - ACEI 或 ARB 是蛋白尿患者的一线治疗方法，目标是尿蛋白 / 肌酐比值<0.2 或 ACR<30mg/g	- 体位性低血压常见 - 应检查直立位血压 - 老年 CKD 患者血压目标的证据仅限于社区居住的老年人，可能不能推广到住在疗养院的人、衰弱的老年人、痴呆患者或其他预期寿命有限的人 - 老年人群在 CKD 的 ACEI 和 ARB 临床试验中代表性不足
糖尿病	- 目标 HgbA1c 约 7% - 口服降糖药和胰岛素可能需要减少剂量或存在禁忌	- 对于衰弱的老年人，低血糖可能是危险的（避免格列本脲，并谨慎使用胰岛素） - 预期寿命有限的患者不太可能从严格的血糖控制中受益 - 考虑更高的 HgbA1c 目标
心血管疾病	- 目标 LDL<100mg/dl - 低剂量阿司匹林，除非有禁忌证 - 戒烟	- 目标不变，但必须权衡综合用药的风险与收益 - GI 出血的风险更大，特别是同时使用抗凝血药或其他抗血小板药物
并发症		
液体和电解质异常	- 使用襻利尿药和饮食限制以维持正常血容量和正常电解质范围	- 必须考虑治疗的负担（如尿失禁恶化）与获益 - 老年患者经常减少饮食摄入量，饮食限制可能不需要
骨骼和矿物质疾病	- 检查 25- 羟基维生素 D、钙、磷、iPTH、碱性磷酸酶的水平 - 补充 25- 羟基维生素 D 使其在正常范围内 - 通过饮食限制或磷酸盐结合药维持正常的钙和磷水平 - 根据 CKD 的分期，每 3~12 个月复查	- 应考虑患者频繁的血清学检查、饮食限制和综合用药的负担 - 老年人有并发骨质疏松的风险 - 骨密度测量在晚期 CKD 中可能不太准确 - 如果 GFR<30ml/（min·1.73m^2），应禁忌使用双膦酸盐
贫血	- 检查 CBC、铁饱和度、铁蛋白、叶酸和维生素 B_{12}，并排除其他原因 - 对于有充足铁储备和 Hgb<10mg/dl 的症状性贫血患者，考虑 ESA - 使用 ESA 使 Hgb>12mg/dl 与脑卒中和心血管死亡风险相关	- 老年人的贫血通常是多因素的 - ESA 的使用需要自我注射、频繁的实验室检查和门诊就诊 - 必须权衡治疗的负担与受益
营养	- 膳食钠<2000mg/d - 如果血清钾和磷水平升高，应限制饮食中的钾和磷 - 晚期 CKD 患者每天蛋白质限制：0.8~1.0g/kg 体重	- 老年人经常减少经口摄入量 - 鼓励充足的营养 - 提供营养建议时评估牙列 - 开始透析的患者低白蛋白血症与死亡风险增加有关

ACEI. 血管紧张素转化酶抑制药；ACR. 尿白蛋白 / 肌酐比值；ARB. 血管紧张素受体阻滞药；CBC. 全血细胞计数；CKD. 慢性肾脏病；ESA. 红细胞生成刺激药；GFR. 肾小球滤过率；GI. 胃肠道；Hgb. 血红蛋白；HgbA1c. 糖化血红蛋白；LDL. 低密度脂蛋白；PTH. 甲状旁腺激素；PTH. 全段甲状旁腺激素

等危险因素，并进行相应治疗。

五、治疗

（一）在初级保健机构中

由于有大量老年人患轻度到中度 CKD，这些患者的护理通常由初级保健医生提供。在初级保健机构中，CKD 的常规治疗包括监测肾功能，管理 CKD 相关并发症，治疗 CVD 危险因素，防止额外的肾脏损伤，促进整体健康。

高血压和糖尿病的治疗可改善肾功能，防止肾脏疾病进展（表 49-1）。CKD 患者控制血压的首选药物包括利尿药、血管紧张素转换酶抑制药或血管紧张素受体阻滞药和 β 受体拮抗药。血压和糖化血红蛋白控制达标通常需要多种药物治疗，为了达到推荐目标，积极的药物治疗的获益应结合患者的健康目标进行考虑，并与治疗风险相平衡，尤其是对衰弱的老年患者。

蛋白尿是肾脏疾病进展和死亡的独立危险因素。ACEI 或 ARB 被推荐为蛋白尿的一线治疗。然而，在用于制定 CKD 指南的临床试验中，老年人的代表性不足，关于 ACEI 和 ARB 在该人群中的获益证据有限。此外，许多 eGFR 降低的老年人没有蛋白尿，血管紧张素受体阻滞药对这些患者疗效有限。最后，老年人面临药物不良事件的风险；因此，在启动 ACEI 或 ARB 治疗或增加剂量后，应监测血清肌酐和钾浓度。

除了治疗高血压和高血糖外，预防 CKD 进展的其他危险因素包括戒烟和避免肾毒素和额外肾损伤。然而，这些干预措施在老年 CKD 患者中的有效性证据有限。

（二）以患者为中心的方法

照顾患有慢性肾脏病的老年人面临几个独特的挑战，适合以患者为中心的个性化 CKD 管理方法。大多数老年 CKD 患者有其他不相关的慢性疾病，其中许多有相反或不相关的治疗目标（即与 CKD 不一致的情况）。不一致状况的存在与较高的卫生保健利用率相关。患者报告提示 CKD 患者不一致的状况导致不同提供者的治疗方案相互冲突。认识到 CKD 不一致的情况并协调冲突的治疗建议可能是为这些患者提供个性化护理的一种方法（图 49-1）。

CKD 管理的另一个挑战是该人群中老年病的高发病率。在肾功能水平较低的人群中，认知障碍、跌倒、行动受限和多重用药的风险更高。然而，CKD 的常规护理不包括对这些情况的评估。简单的老年病学评估是可行的，并被证明有助于根据认知或身体限制制订适当的护理计划。

（三）转诊

KDIGO 指南建议将 4 期 CKD［eGFR＜30 ml/（min·1.73m^2）］的患者转诊给肾科医生共同管理（图 49-1）。早期肾脏科转诊的指征包括肾功能不明原因的快速下降、存在活动性尿沉渣、蛋白尿而无基础糖尿病或潜在的系统性疾病，如多发性骨髓瘤、肝炎或获得性免疫缺陷综合征。此外，有明显代谢紊乱的患者可能会从肾科医生的早期评估和管理中受益。有肉眼血尿或镜下血尿，并且肾脏病检查阴性或有膀胱癌危险因素的患者，应考虑泌尿科转诊。

（四）透析

老年人是 ESRD 进展最快的群体，决定是否开始透析是很有挑战性的。虽然在患者进展到终末期肾病之前就决定开始透析是理想的，但由于很难预测 CKD 进展和死亡竞争风险，这通常是不大可能的。该领域的定性研究表明，CKD 预期病程的不确定性似乎是患者和肾脏病学家的一个重要关注点。由于这种不确定性，肾科医生常避免与患者讨论未来和预后。

总的来说，进展到 ESRD 的患者预后较差。对于老年患者透析的益处研究较少，结论不一致，主要取决于患者的基线肾功能状态和其他医疗条件。80—84 岁开始透析的患者，平均预期寿命为 16 个月，生存期为 5～36 个月（四分位间距）。开始透析的老年人出现持续性功能衰退和住院次数增加的风险更高，在医院死亡的可能性也比在家更大。在一项对≥80 岁患者的研究中，在开始透析的 6 个月内，＞30% 的患者机体功能下降，需要更多的护理支持或养老院护理。透析通常是在住院期间开始的，患者可能需要在熟练的护理机构进行急性期后的护理。研究表明，多达 1/3 的患者可能会过渡到需要在疗养院长期护理，大多数患者再也无法恢复透析前的

411

功能。80 岁以上的高龄患者透析开始后 1 年内死亡的相关因素包括营养状况不佳、转诊肾脏医生较晚和功能依赖。与丧失独立性相关的因素包括认知障碍、行动能力差、跌倒史、抑郁、疲劳症状和多重用药。

应采用一种包括患者、家属和护理人员、肾科医生和初级保健医生在内的共同决策方法。了解患者和家人的价值观、意愿和健康目标，然后利用这些来指导决策。透析的讨论应包括考虑腹膜透析和家庭血液透析，这对于功能受损或衰弱的患者可能更可取。然而，这些模式可能需要更高水平的护理人员支持。由于透析开始后功能下降的可能性，透析开始前的老年病学评估包括步速、基础性和工具性的日常生活功能评估、认知测试等措施，可能有助于识别不良结局风险最高的患者。临床医生也可以使用预后计算器（www.eprognosis.org）来为这些讨论提供信息。可能出现不良结局的患者可以接受有时间限制的透析试验，并在预计的时间内重新考虑是否继续或终止透析。无论就肾脏替代治疗做出何种决定，都应讨论提前护理计划和终末期护理计划。

（五）停止透析

尤其是对于患有多种疾病和老年综合征的老年人，透析的任何早期获益或者无法改善 ESRD 导致的症状（如认知障碍）等，都可能很快成为患者及其家人的负担。由于停止透析后，患者可能会存活数天，并且伴有较重的症状，因此最好在临终关怀或姑息治疗团队的支持下停止透析。

（六）肾移植

移植是长期肾脏替代治疗的最佳选择。高龄本身不应是考虑移植的禁忌证；几项研究表明，在年轻和老年的移植患者中显示出相当的结局。然而，由于移植后护理的高复杂性和死亡竞争风险，必须仔细选择潜在的候选者。预测模型可能有助于确定哪些老年患者适合考虑肾移植。

（七）姑息和支持性护理

无论患者决定继续或放弃透析，晚期 CKD 患者的症状负担都很高，应考虑姑息性和支持性护理，以解决身体、情感和社会痛苦。对于未进行透析的患者，如果患者仍然有排尿，可以使用利尿药处理体液负荷过载。尿毒症通常表现为恶心，可以用止吐药控制。利尿药可在一定程度上控制高钾血症。排钾的药物（如聚磺苯乙烯）使用时需谨慎，因为这些药物有引起肠坏死的风险，这种风险可能会随着年龄的增长而增加。通过这些疗法获得的代谢参数的改善必须与治疗负担（如尿失禁、腹泻）相平衡。ESRD 患者的症状负担和生活质量下降与晚期恶性肿瘤患者类似。疼痛是常见症状，应积极治疗；然而，在使用经肾脏清除的阿片类药物（如吗啡）时需要谨慎。临终患者可以从临终关怀或姑息治疗转诊中受益。

参考文献

Bowling CB, O'Hare AM. Managing older adults with CKD: individualized versus disease-based approaches. *Am J Kidney Dis.* 2012;59(2):293–302.

Bowling CB, Plantinga L, Phillips LS, et al. Association of multimorbidity with mortality and healthcare utilization in chronic kidney disease. *J Am Geriatr Soc.* 2017;65(4):704–711.

Bowling CB, Vandenberg A, Phillips L, McClellan W, Johnson II TM, Echt KV. Older patients' perspectives on managing complexity in CKD self-management. *Clin J Am Soc Nephrol.* 2017;12(4):635–643.

Coresh J, Selvin E, Stevens LA, et al. Prevalence of chronic kidney disease in the United States. *JAMA.* 2007;298(17):2038–2047.

Galla JH. Clinical practice guideline on shared decision-making in the appropriate initiation of and withdrawal from dialysis. The Renal Physicians Association and the American Society of Nephrology. *J Am Soc Nephrol.* 2000;11(7):1340–1342.

Hall RK, Haines C, Gorbatkin SM, et al. Incorporating geriatric assessment into a nephrology clinic: preliminary data from two models of care. *J Am Geriatr Soc.* 2016;64(10):2154–2158.

KDIGO CKD Work Group. KDIGO 2012 clinical practice guidelines for the evaluation and management of chronic kidney disease. *Kidney Int Suppl.* 2013;3(1):1–150.

O'Hare AM, Choi AI, Bertenthal D, et al. Age affects outcomes in chronic kidney disease. *J Am Soc Nephrol.* 2007;18(10):2758–2765.

第50章　甲状腺、甲状旁腺、肾上腺疾病
Thyroid, Parathyroid, & Adrenal Gland Disorders

Steven R. Gambert　Ravi Kant　Myron Miller　著

张艳 译　涂玲 校

一、甲状腺疾病

（一）亚临床甲状腺功能减退

1. 一般原则

亚临床甲状腺功能减退，定义为血清促甲状腺激素（thyroid stimulating hormone，TSH）水平高于上限，游离甲状腺素（T_4）浓度正常，对相当多的老年人有影响。它最常见于老年女性，15%～20%的75岁以上的女性会出现亚临床甲状腺功能减退，大多数伴有血清抗甲状腺抗体水平的升高。老年女性如果有血清 TSH>6mU/L，以及抗微粒体和抗甲状腺过氧化物酶抗体阳性，每年大概以5%～7%的速度进展为临床甲状腺功能减退。相反，血清抗甲状腺抗体阴性的亚临床甲状腺功能减退老年女性甲状腺功能可能恢复正常。虽然几项研究表明，通过补充 T_4，亚临床甲状腺功能减退患者的心血管功能和总体健康状况获益，然而关于补充 T_4 是否获益依旧存在争议。

2. 临床表现

亚临床甲状腺功能减退症的老年患者可能没有明显的主诉。但研究表明，亚临床甲状腺功能减退与患者认知功能降低、肠道转运时间增加、眼压升高、低密度脂蛋白胆固醇水平升高、冠状动脉风险增加、外周血管动脉粥样硬化、左心室收缩和舒张功能降低、心力衰竭有关。亚临床甲状腺功能减退症也与缺血性心脏病、心血管死亡率和全因死亡率的风险增加相关。患有动脉粥样硬化和有心肌梗死病史的老年女性，亚临床甲状腺功能减退的发生率更高。

部分老年重症患者可出现 TSH 一过性升高，可同时伴 T_4 和 T_3 水平的降低，这是由血清甲状腺结合蛋白降低所致。这被称为甲状腺功能正常病态综合征，可与亚临床甲状腺功能减退相混淆，但当原发疾病好转后，患者甲状腺功能改变通常会在数周后恢复正常。

3. 治疗

左甲状腺素治疗组与安慰剂治疗组相比，左甲状腺素治疗组在总体体质、记忆力、精神、运动速度和血脂水平方面均有所改善。许多研究表明，左甲状腺素治疗可以改善左心室收缩和舒张功能、射血分数和内皮功能，同时降低收缩血管阻力。近期研究发现甲状腺素治疗亚临床甲状腺功能减退症可以使40—70岁的人群有效减少缺血性心脏病事件，但对年龄>70岁的人群无效。也有研究显示，甲状腺素治疗对降低老年人心血管事件和死亡率无明显获益。

虽然有些医生提倡对所有亚临床甲状腺功能减退患者进行甲状腺激素替代治疗，但目前的指南建议最好只对 TSH 水平>10mU/L 或那些血清 TSH 水平在 5～10mU/L 之间且有抗甲状腺球蛋白抗体和抗甲状腺过氧化物酶抗体水平升高的人群进行甲状腺激素替代治疗。如果未进行治疗，应仔细随访，这很重要，因为每年会有5%～7%的人发展为明显的甲状腺功能减退。

治疗的原则是只要所使用的甲状腺激素不产生不良临床影响，尽量使血清 TSH 值正常化。血清中 TSH 随着年龄的增长而增长，大多数专家建议制订针对老年患者的 TSH 正常值范围。一项针对"极端"个体的研究表明，百岁老人血清中 TSH 水平显著升高，7.5mU/L 被认为是80岁及以上人群 TSH 值的正常上限。

参考文献

Atzmon G, Barzilai N, Hollowell JG, Surks MI, Gabriely I. Extreme longevity is associated with increased serum thyrotropin. *J Clin Endocrinol Metab*. 2009;94(4):1251–1254.

Biondi B, Cooper DS. The clinical significance of subclinical thyroid dysfunction. *Endocr Rev*. 2008;29:76–131.

Bremner A, Feddema P, Leedman PJ, et al. Age-related changes in thyroid function: a longitudinal study of a community-based cohort. *J Clin Endocrinol Metab*. 2012;97(5):1554–1562.

Canaris GJ, Manowitz NR, Mayor G, Ridgway EC. The Colorado thyroid disease prevalence study. *Arch Intern Med*. 2000;160(4):526–534.

Garber JR, Cobin RH, Gharib H, et al. American Association of Clinical Endocrinologists and American Thyroid Association Task Force on Hypothyroidism in Adults. Clinical practice guidelines for hypothyroidism in adults. *Thyroid*. 2012;22:988–1028.

Ravzi S, Weaver JU, Butler TJ, et al. Levothyroxine treatment of subclinical hypothyroidism, fatal and nonfatal cardiovascular events, and mortality. *Arch Intern Med*. 2012;172:811–817.

Rodondi N, den Elzen WPJ, Bauer DC, et al. Subclinical hypothyroidism and the risk of coronary heart disease and mortality. *JAMA*. 2010;304:1365–1374.

Somwaru LL, Rariy CM, Arnold AM, Cappola A. The natural history of subclinical hypothyroidism in the elderly: the cardiovascular health study. *J Clin Endocrinol Metab*. 2012;97:1962–1969.

Stott DJ, Rodondi PM, Kearney I, et al. Thyroid hormone therapy for older adults with subclinical hypothyroidism. *N Engl J Med*. 2017;376:2534–2544.

（二）亚临床甲状腺功能亢进

1. 一般原则

亚临床甲状腺功能亢进是指血清 TSH 值低于正常下限，而血甲状腺激素水平正常。流行病学数据表明，60 岁以上的人群有 1%～4% 存在亚临床甲状腺功能亢进，女性较男性更为常见。随着时间的推移，一些亚临床甲状腺功能亢进症患者甲状腺功能会自发恢复正常。然而，大约 30% 的患者会有持续的甲状腺功能异常，还有一小部分患者会发展为临床甲状腺功能亢进。亚临床甲状腺功能亢进根本原因包括轻度 Graves 病、功能性甲状腺结节、甲状腺功能减退患者过量使用左甲状腺素。

2. 临床表现

亚临床甲状腺功能亢进症患者可能没有明显临床症状。但是，已经证实亚临床甲状腺功能亢进会对心血管有一定的影响。包括心率加快、房早增加、等容收缩时间缩短、左心室舒张充盈受损、左心室质量指数升高、峰值耗氧量降低。这些变化会导致患者运动减少，周围血管疾病的发病率增加。几项大型研究表明，亚临床甲状腺功能亢进会增加心房颤动的发作风险。评估老年新发心房颤动

患者的甲状腺功能显示，约 4% 的患者有亚临床甲状腺功能亢进。亚临床甲状腺功能亢进症患者发生充血性心力衰竭的风险增加。亚临床甲状腺功能亢进与心血管死亡和全因死亡的风险增加相关。除了心血管方面的不良反应，亚临床甲状腺功能亢进症与骨质流失加速有关，可以导致骨量减少或骨质疏松症。

3. 治疗

如果患者有明显的临床症状，如心功能恶化、心律失常、消瘦、严重骨量减少或骨质疏松症，就应该开始治疗。接受过量甲状腺激素替代治疗的患者，TSH 受到抑制，可以适当减少甲状腺激素应用。对于没有明显临床症状的患者，因为临床进展和预后多变，很难决定，是否开始甲状腺激素替代治疗。内分泌专家一致建议对年龄为 >65 岁且 TSH<0.1mU/L 的患者进行治疗。如果不采用任何干预措施，1 年内再复测时，1.5%～13% 的患者会发展为临床甲状腺功能亢进。无症状患者应该通过检测血清 TSH、游离 T_4 和游离 T_3，每 6～12 个月进行临床随访。如果出现症状或进展到临床甲状腺功能亢进，可以开始治疗，最好采用 ^{131}I 治疗甲状腺功能亢进。对于有明显骨质减少或骨质疏松的患者，抗甲状腺功能亢进治疗可能会改善患者骨密度情况。

参考文献

Collet T-H, Gussekloo J, Bauer DC, et al. Subclinical hyperthyroidism and the risk of coronary heart disease and mortality. *Arch Intern Med*. 2012;172:799–809.

Cooper DS. Approach to the patient with subclinical hyperthyroidism. *J Clin Endocrinol Metab*. 2007;92:3–9.

Nanchen D, Gussekloo J, Westendorp RG, et al. PROSPER Group. Subclinical thyroid dysfunction and the risk of heart failure in older persons at high cardiovascular risk. *J Clin Endocrinol Metab*. 2012;97(3):852–861.

Parle JV, Maisonneuve P, Sheppard MC, Boyle P, Franklyn JA. Prediction of all-cause and cardiovascular mortality in elderly people from one low serum thyrotropin result: a 10-year cohort study. *Lancet*. 2001;358(9285):861–865.

Ross DS, Burch HB, Cooper DS, et al. 2016 American Thyroid Association guidelines for diagnosis and management of hyperthyroidism and other causes of thyrotoxicosis. *Thyroid*. 2016;10:1343–1421.

Sawin CT, Geller A, Wolf PA, et al. Low serum thyrotropin concentrations as a risk factor for atrial fibrillation in older persons. *N Engl J Med*. 1994;331(19):1249–1252.

Seimer C, Olesen JB, Hansen ML, et al. Subclinical and overt thyroid dysfunction and risk of all-cause mortality and cardiovascular events: a large population study. *J Clin Endocrinol Metab*. 2014;99:2372–2382.

（三）甲状腺功能减退

1. 一般原则

甲状腺功能减退症是老年人的常见病，尤以老年女性多见，75岁以上老年女性的发病率为15%~20%，75岁以上老年男性发病率为4%~7%。因此，美国甲状腺协会建议，对65岁以上人群进行甲状腺功能减退筛查。老年人甲状腺功能减退最常见的原因是自身免疫性甲状腺炎，表现为血清中抗甲状腺过氧化物酶和抗微粒体抗体水平升高。甲状腺功能亢进患者行放射性碘治疗和甲状腺次全切除术也是甲状腺功能减退的病因之一。放射性碘治疗1年后发生甲状腺功能减退的风险>50%，此后每年的甲状腺功能减退发生率增加2%~4%。甲状腺功能减退也可能是先前Grave病的自然终点。药物也可能导致甲状腺功能减退，尤其多见于自身免疫性甲状腺炎患者。与甲状腺功能减退有关的常见药物包括含碘对比剂、锂、胺碘酮和含碘咳嗽药等。甲状腺功能减退也可能继发于垂体或下丘脑TSH产生或释放异常。

2. 临床表现

甲状腺功能减退的许多临床症状易与增龄引起的症状相混淆。这一问题常因潜伏疾病的发作而进一步复杂化。疲劳和虚弱是最常见的症状。甲状腺功能减退的年轻患者普遍存在体重增加、畏寒、感觉异常和肌肉痉挛，而老年患者可能没有或有这些症状，或者有其他一些症状，如便秘，而且没有明确甲状腺疾病病史。许多后来发现甲状腺功能减退的患者无法确定症状真正开始的时间。老年人群中高胆固醇血症可能更常见，可能不容易表现神经系统症状，如认知障碍、共济失调和腕管综合征，以及深部肌腱反射松弛的延迟。由于这些原因，内科医生在评估任何老年人，特别是老年女性或有甲状腺疾病家族史的人群时，应考虑存在甲状腺功能减退的可能性。

甲状腺功能减退还可以影响心功能，出现易疲劳和呼吸困难。临床表现为心率降低、心肌收缩力和射血分数降低、全身血管阻力增加，可导致舒张期高血压和不良心血管事件的风险增加。甲状腺功能减退会增加充血性心力衰竭、心房纤颤、缺血性心脏病、心肌梗死的发生风险和死亡率。心电图出现心动过缓，QT间期延长，QRS波振幅低，T波低平或倒置。甲状腺功能减退患者周围血管疾病发病率也增加。原发性甲状腺功能减退表现为血清TSH水平升高。有严重疾病或营养不良的患者，蛋白结合的改变可能降低总T_4水平；T_3可能会减少，甚至影响游离T_4水平。由于上述原因，血清中TSH升高仍然是诊断原发性甲状腺功能减退的最佳方法，而与年龄无关。然而，在急性非甲状腺疾病后的恢复期，出现的甲状腺功能减退，血清TSH水平升高，可能不能代表真实的临床甲状腺功能减退；在这种情况下，血清TSH会在4~6周内恢复正常。少数情况下，老年人甲状腺功能减退可继发于垂体或垂体-下丘脑功能减退，表现为低水平的血清TSH和T_4。TSH>10mU/L、女性、抗甲状腺抗体阳性与亚临床甲状腺功能减退发展为临床甲状腺功能减退的风险增加相关。当TSH<10mU/L时，检测到抗甲状腺抗体可以用左甲状腺素治疗。TSH筛查适用于有认知问题、甲状腺肿大、甲状腺功能异常病史、高胆固醇血症或家族甲状腺疾病史的老年患者。

3. 鉴别诊断

任何年龄阶段的人出现甲状腺功能减退的许多体征和症状易与其他相应年龄阶段的疾病，尤其是充血性心力衰竭、心功能或肝功能异常导致不明原因腹水混淆。原发性淀粉样变也可能导致舌头变厚。贫血也可能是由维生素B_{12}、叶酸、缺铁或扩容所致。患者可能会出现抑郁，其他认知方面的改变可能是由药物毒性或痴呆引起的。

4. 治疗

左甲状腺素是治疗甲状腺功能减退的首选药物，可改善临床症状、心血管功能和血脂状况。一般来说，建议使用一种品牌制剂，以尽量减少制剂改变可能发生的变化。老年人也更容易识别颜色和形状相同的药物。老年患者通常需要少量的左甲状腺素来恢复甲状腺功能。因为T_4半衰期随年龄增长而增加，80岁或以上的老年人约9天，老年人要达到稳定状态需要更长的时间，所以间隔较长时间增加左甲状腺素剂量是减少不良反应的必要条件。

5. 预后

经过有效治疗，甲状腺功能有望恢复健康。然而，对甲状腺激素治疗的完全反应可能需要数月时间，患者将需要长期应用甲状腺激素替代治疗，并终生定期监测甲状腺功能。

参考文献

Calsolaro V, Niccolai F, Pasqualetti G, et al. Hypothyroidism in the elderly: who should be treated and how. *J Endocr Soc*. 2019;3:146–158.

Cappola AR, Ladenson PW. Hypothyroidism and atherosclerosis. *J Clin Endocrinol Metab*. 2003;88:2438–2444.

Jonklaas J, Bianco AC, Bauer AJ, et al. Guidelines for the treatment of hypothyroidism. *Thyroid*. 2014;24:1670–1751.

Journy NMY, Bernier M-O, Doody MM, et al. Hyperthyroidism, hypothyroidism, and cause-specific mortality in a large cohort of women. *Thyroid*. 2017;27:1000–1010.

Thvilum M, Brandt F, Brix TH, Hegedus L. A review of the evidence for and against increased mortality in hypothyroidism. *Nat Rev Endocrinol*. 2012;8:417–424.

（四）黏液性水肿昏迷

1. 一般原则

黏液性水肿昏迷是一种严重的危及生命的疾病。该疾病罕见，几乎只发生在老年患者甲状腺功能减退症未经治疗或治疗不当，最严重的情况下出现昏迷。其他更常见的临床表现包括认知功能改变、嗜睡、癫痫、精神病症状、精神错乱和方向感障碍。在大多数情况下，出现这些症状的人有严重感染、受寒、酗酒或使用精神药物、镇静药或麻醉品的诱因，早期识别和治疗该疾病至关重要。

2. 临床表现

黏液性水肿患者常有疲劳和嗜睡的病史、甲状腺疾病治疗史，使用麻醉、镇静药或抗精神病药物史、感染，特别是肺炎和泌尿系统败血症很常见。体格检查可有甲状腺功能减退的典型体征和症状，包括皮肤干燥、鳞状皮肤、心动过缓和水肿，还可能存在严重的体温过低，以及低通气和低血压。患者在昏迷之前可能会出现头痛、共济失调、眼球震颤、精神病行为、肌肉痉挛和窦性心动过缓，也可能有心包积液。

典型的实验室结果包括显著升高的血清 TSH 和下降的总血清、游离血清 T_4。低血糖和低钠血症很常见。自身免疫缺陷状态，包括糖尿病和肾上腺功能不全，有时与甲状腺功能减退和其他自身免疫疾病有关。肌肉来源的肌酸磷酸激酶常因肌肉受累而升高。心肌梗死可在黏液性水肿昏迷的情况下发生，甚至可能是诱发事件，并可能使甲状腺激素治疗的

开始复杂化。在罕见的情况下，肌红蛋白尿和横纹肌溶解症可能发生。动脉血气通常表现为氧分压下降和二氧化碳分压的增加，提示出现或即将发生的呼吸衰竭。贫血也是一种常见的表现，出现正色素、正细胞或大细胞性贫血。胸部 X 线上常发现心脏扩大。诱发电位可能有异常振幅或潜伏期，脑电图可显示三相波，在甲状腺激素替代治疗后上述异常消失。

3. 鉴别诊断

鉴别诊断包括痴呆、败血症、颅内出血或肿瘤、肝性脑病、充血性心力衰竭和甲状腺功能减退。

4. 治疗

患者应该在重症监护室接受治疗。怀疑黏液性水肿昏迷可能的，需要立即静脉注射左甲状腺素治疗，甚至在可得到确认的实验室结果之前。

（1）如果治疗延误或不充分，黏液性水肿昏迷的死亡率非常高。

（2）怀疑可能诊断为黏液性水肿昏迷，要求在接受实验室检查前进行治疗。如果后来发现患者没有甲状腺功能减退，经验性治疗可以停止。

（3）必须提供支持性治疗，包括呼吸衰竭的通气支持，抗生素控制感染症状，外部保温处理体温过低。低血压用补充液体治疗，或者应用多巴胺升压也可能是必需的。严重的低钠血症必须进行补钠治疗，直到甲状腺激素的替代导致其减少抗利尿激素的含量，并产生利尿作用。低血糖和贫血需要仔细监测和治疗。必须小心防止误吸、粪便嵌塞、压疮和尿潴留。

（4）立即开始甲状腺激素替代治疗是必不可少的。治疗黏液性水肿昏迷的初始剂量为静脉注射左甲状腺素 300～500μg。因为严重长期的甲状腺激素缺乏，需要高剂量的甲状腺激素去结合甲状腺激素位点。此外，诱发因素（如感染）可能增加 T_4 的需求量，因此初始需要较高的替代剂量。高剂量甲状腺激素可增加心肌耗氧和心肌梗死的潜在危险。所以一旦出现尿量增多、体温和心率升高等临床有效的证据，每天剂量可减少至 25～50μg，改为口服给药，并根据临床反应和血清 TSH 水平调整甲状腺激素用量。一些临床医生建议 T_4 和 T_3 联合使用，因为在有严重疾病和（或）营养不良的患者中，T_3 的作用开始时间较短，使 T_4 脱碘转化为更活跃 T_3 的能力降低。目

前还没有数据可以据此提出更明确的建议。

(5) 因为肾上腺功能不全可能与黏液性水肿昏迷共存，皮质醇缺乏可能性较高。通过了解患者的病史、体格检查、电解质情况，必要时给予静脉糖皮质激素治疗。所有黏液性水肿昏迷患者初期给予糖皮质激素治疗都是可控的。在危及生命的情况下，抽血查血浆皮质醇水平，静脉给予相应剂量的皮质类固醇，直到有实验室检查确认的肾上腺功能恢复，逐渐减少或停止使用糖皮质激素。

5. 预后

黏液性水肿昏迷是一种严重的疾病，主要发生在甲状腺功能减退的老年人。积极的支持治疗和甲状腺激素治疗是必要的，同时评估和治疗可能的影响因素。治疗开始时需要密切监测，以避免相对大剂量的甲状腺激素的毒性。即使在最好的情况下，该疾病也有相当大的死亡率和误诊率，这与是否并存其他疾病有关。

参考文献

Dutta P, Bhansali A, Masoodi SR, Bhadada S, Sharma N, Rajput R. Predictors of outcome in myxoedema coma: a study from a tertiary care centre. *Crit Care.* 2008;12(1):R1.

Kwaku MP, Burman KD. Myxedema coma. *J Intensive Care Med.* 2007;22(4):224–231.

Yamamoto T, Fukuyama J, Fujiyoshi A. Factors associated with mortality of myxedema coma: report of eight cases and literature survey. *Thyroid.* 1999;9(12):1167–1174.

（五）甲状腺功能亢进

1. 一般原则

甲状腺功能亢进是血液循环中内源性或医源性的甲状腺激素过量的结果。在临床上，这种疾病伴随有广泛的体征和症状，这些体征和症状在个体之间不同，在年轻人和老年人之间可能有显著差异。年龄在 60 岁以上人受影响的比例更高。几项关于患病率的研究表明，社区居住的老年人中有 1%～3% 存在甲状腺功能亢进。甲状腺功能亢进在女性中比在男性中更为常见，估计在 4∶1～10∶1。

Graves 病仍然是年轻人甲状腺功能亢进最常见的原因，老年人也可能存在。然而，随着年龄的增长，更多的甲状腺功能亢进病例是由毒性多结节性甲状腺肿引起的。尽管多结节性甲状腺肿常见于老年人，通常与临床疾病无关，但它们可能演变为毒性多结节性甲状腺肿。甲状腺毒性腺瘤也可能是甲状腺功能亢进的原因之一，通常在甲状腺扫描中被确定为孤立的功能亢进结节，甲状腺的其余部分活性受到抑制。

罕见情况下，甲状腺功能亢进可能是由于摄入碘化物或含碘物质导致。碘可能是从海鲜中引入的，这种问题在接触碘化放射对比剂和胺碘酮后更为常见。在服用胺碘酮的患者中，由于药物对 T_4 的代谢作用，高达 40% 的患者会出现血清 T_4 水平高于正常范围，大约少部分（5%）会出现临床明显的甲状腺毒症。甲状腺功能亢进可迅速起病，病情严重。

已经接受甲状腺激素治疗的老年人必须警惕出现甲状腺功能亢进的可能。在接受左甲状腺素每天剂量＞0.15mg 老年人中，这一点更为重要，而且较小的剂量也可能会过量，特别是对年龄较大的小个子个体。年龄增加后，身体降解 T_4 的能力下降，多年服用相同剂量甲状腺激素的人也可能会发生甲状腺功能亢进。

虽然极其罕见，但产生 TSH 的垂体肿瘤也可能是甲状腺功能亢进的原因。在这些肿瘤患者中可以看到循环甲状腺激素增加时血清 TSH 水平不受到抑制。罕见情况下，滤泡癌广泛转移可以使甲状腺激素的产生增加，从而导致甲状腺功能亢进。

一过性甲状腺功能亢进可见于沉默性或亚急性甲状腺炎患者，主要是由于疾病的炎症期甲状腺激素释放增加并进入血液循环引起。甲状腺功能亢进的放射性碘治疗所引起的辐射损伤，可能会导致甲状腺激素大量释放。

甲状腺功能亢进通常伴随着 T_4 和 T_3 水平的升高。然而，有些老年甲状腺功能亢进患者仅表现为 T_3 水平升高，T_4 水平在正常范围或者被抑制。这种情况称为 T_3 中毒。虽然它可以见于任何类型的甲状腺功能亢进，但最常见的是老年患者毒性多结节性甲状腺肿或孤立性毒性腺瘤。诊断是基于临床症状和测量显示血清 T_3 水平升高，血清 T_4 水平被抑制。

2. 临床表现

(1) 症状和体征：老年人甲状腺功能亢进的临床表现差异很大。一般来说，老年人与年轻人甲状腺功能亢进的早期经典临床表现区别较大（表 50-1），表现的特征可能是功能下降，可能是疲劳加重、热不耐受、肌肉无力、认知能力改变、食欲减退、体重减轻，心脏方面出现心律失常、心房纤颤、充血性心力衰竭。新发心房纤颤的老年人需要检查是否有甲状腺功能亢进。与甲状腺功能亢进相关的眼球突出在老年人中不常见。老年人很少表现排便次数增加，更常见的是先前存在的便秘好转。贫血和低钠血症常发生，被认为是由其他同时存在的疾病引起。在患有甲状腺功能亢进的老年人中，不但甲状腺功能亢进的经典表现相对缺乏，而且有一个亚组表现为冷漠型甲状腺功能亢进。在这种情况下，患者没有常见于年轻患者的多动症、易怒、焦躁不安等甲状腺功能亢进症状，反而表现为严重虚弱、昏昏欲睡、无精打采、抑郁，类似于慢性消耗性疾病。这类人经常被误诊为恶性肿瘤或严重抑郁症。

表 50-1　年轻和老年患者甲状腺功能亢进症状和体征

症状 / 体征	年轻患者（%）	老年患者（%）[a]
心悸	100	61.5
甲状腺肿大	98	61
震颤	96	63
多汗	92	52
体重下降	73	77
眼征	71	42
心律失常	4.6	39

a. 数据是几项研究的汇编

在老年患者中，紧张、多汗、食欲增加和排便频率增加等症状不常见。更常见的症状包括明显体重减轻（＞80% 的老年患者出现）、食欲不振、心绞痛恶化、躁动、精神错乱和水肿。

同样，老年患者的体格检查结果也有所不同。通常不存在反射亢进、可触及的甲状腺肿和眼球突出的体征，但可能存在眼睑下垂和眼睑收缩，心率变慢。在有心脏疾病的老年人中，心脏表现尤为重要。心率增加与心肌需氧量、心搏出量、心排血量增加与左心室射血时间缩短相关，临床表现为心悸。同时也增加了心房颤动（通常伴有心室反应缓慢）的风险，既往有冠状动脉疾病的患者出现心绞痛加重，以及充血性心力衰竭对常规治疗反应不佳。

胃肠道问题可能包括腹痛、恶心和呕吐。由于甲状腺激素对肠动力的影响，患者可能会发生腹泻和排便频率增加，这些症状也可以经常不存在，而出现便秘症状。患者还可以出现肝酶的改变，包括碱性磷酸酶和 γ- 谷氨酰转肽酶水平升高，它们在甲状腺功能恢复正常后降至正常水平。乏力，特别是近端肌肉的无力，是老年人甲状腺功能亢进的主要特征，通常伴有肌肉萎缩和功能下降，出现步态紊乱、姿势不稳和跌倒等症状。70% 的甲状腺功能亢进老年人有震颤症状。这种震颤通常比其他常见的震颤更剧烈。在老年甲状腺中毒患者中，深部肌腱反射的快速松弛期很难识别。中枢神经系统的表现可能很突出，包括思维混乱、抑郁、短期记忆改变、躁动和焦虑，以及注意力持续时间缩短。其他与甲状腺功能亢进相关的表现包括糖耐量异常，血清钙轻度增加，骨质疏松症导致的骨转换增加。

(2) 实验室检查：老年患者甲状腺功能亢进的改变和非典型表现值得临床医生高度怀疑，并开展适当的实验室检查。血清游离 T_4 和测定血清 TSH 是诊断甲状腺功能异常的首选检查。如果发现血清游离 T_4 正常或低，血清 TSH 抑制，则增加了 T_3 中毒的可能性，因此需要用放射免疫分析法测定血清 T_3。虽然抗 TSH 受体抗体的发现证实了 Graves 病的诊断，但很少有必要进行这种检测。

(3) 特殊检查：甲状腺锝扫描和 24h ^{131}I 摄取测定有助于鉴别 Graves 病和中毒性结节性甲状腺肿。扫描也可以显示身体检查无法发现的小的、弥漫性活动甲状腺肿的存在。血甲状腺激素水平升高的患者 ^{131}I 摄入量极低提示摄入了外源性甲状腺激素、无痛性或亚急性甲状腺炎的甲状腺功能亢进期、碘源性甲状腺功能亢进。

3. 鉴别诊断

晚期甲状腺功能亢进的患者通常同时存在其他疾病，重要的是不要将所有出现的体征和症状都归因于甲状腺功能亢进状态本身。最常见的鉴别诊断包括焦虑、恶性肿瘤、抑郁、糖尿病、绝经和嗜铬细胞瘤。

4. 治疗

治疗应针对导致甲状腺功能亢进的具体原因。因此，必须确定根本原因，以排除一种短暂疾病的可能性，如过量摄入激素、碘暴露或亚急性甲状腺炎。大多数患有 Graves 病或多结节毒性甲状腺肿的老年患者可以用抗甲状腺药物、放射性碘或手术治疗。然而，首选的治疗方法是放射性碘，以避免住院和相关的麻醉和手术风险。

治疗疑似甲状腺功能亢进的有效的初始步骤是使用 β 受体拮抗药，如长效普萘洛尔、美托洛尔、纳多洛尔或阿替洛尔。这些药物能迅速控制相关的心悸、心绞痛、心动过速和躁动。然而，对于充血性心力衰竭、慢性阻塞性肺疾病或正在接受胰岛素治疗糖尿病患者，建议谨慎应用。

一旦确诊 Graves 病或中毒性结节性甲状腺肿，应开始使用抗甲状腺药物：丙基硫脲嘧啶或甲巯咪唑。这些药物阻止甲状腺激素的生物合成，耗尽甲状腺内的激素储备，最终导致激素分泌减少，血清 T_4 下降。通常在抗甲状腺药物治疗开始后的 2～4 周检测甲状腺功能，一旦甲状腺激素水平达到正常范围，应逐渐减少剂量，以避免甲状腺功能减退。在 1%～5% 的患者中，抗甲状腺药物可能导致发热、皮疹和关节痛。药物性粒细胞缺乏症可能在老年患者中更常见，最可能发生在治疗的前 3 个月，特别是那些接受甲巯咪唑 30mg/d 的患者。应考虑定期监测白细胞计数，如果有证据显示中性粒细胞减少，应停止抗甲状腺药物。

对于 60 岁以上的 Graves 病患者，长期使用抗甲状腺药物是有效的，他们似乎反应相当快，有更大的可能性得到长期缓解。因为这些药物很少会对那些有毒性多结节性甲状腺肿的人产生持久的效果，一旦患者通过药物恢复到甲状腺正常状态，就需要更明确的治疗。大多数老年甲状腺功能亢进患者的推荐治疗方法是甲状腺 [131]I 治疗。一旦患者通过抗甲状腺药物达到甲状腺功能正常状态，这些药物应停药 3～5 天，之后口服 [131]I。在放疗后 5 天，可以继续使用 β 受体拮抗药，并重新开始使用抗甲状腺药物，应持续 1～3 个月，直到放射性碘治疗达到主要效果。尽管一些医生试图计算一个特定的剂量，使患者甲状腺功能正常而不会随后发展为甲状腺功能减退，许多患者仍然会发展为永久性甲状腺功能减退。因此，现在大多数临床医生都主张用比较大的 [131]I 剂量治疗甲状腺功能亢进老年人，以确保消融甲状腺组织，从而避免甲状腺功能亢进复发的可能性。

治疗后，患者要接受密切监测，以便开始服用甲状腺激素替代剂量，因为在治疗后的短短 4 周内就可能出现甲状腺功能减退。无论使用哪种放射性碘给药方案，40%～50% 的患者在 [131]I 给药后的 12 个月内会出现甲状腺功能减退，此后每年有 2%～5% 的患者出现甲状腺功能减退。

先前的抗甲状腺药物治疗可防止 [131]I 治疗后诱发放射甲状腺炎的可能性。然而，在某些情况下，当临床和实验室特征提示甲状腺功能亢进轻度且无心脏问题时，对甲状腺功能亢进患者进行 [131]I 治疗可能是合适的，无须抗甲状腺药物预处理。当选择这一选项时，患者应该开始服用 β 受体拮抗药，继续服用直到甲状腺激素水平恢复正常。

不推荐手术作为老年甲状腺功能亢进患者的主要治疗方法。同时存在其他疾病，特别是心脏疾病，会增加手术风险。此外，手术也有出现甲状旁腺功能减退和喉返神经损伤术后并发症的显著风险。在罕见的大甲状腺肿继发气管压迫患者中，可能需要手术治疗。

10%～15% 的甲状腺功能亢进患者会发生心房颤动。基础疾病的治疗至关重要，根据个人情况考虑是否进行心房颤动转复和抗凝治疗。甲状腺功能亢进期越长，窦性心律恢复正常的可能性越小。甲状腺功能在 3 周内恢复正常的患者获益最多。在甲状腺功能亢进 16 周后仍处于心房颤动的患者通常需要进行转复。有心房颤动的甲状腺功能亢进症老年人发生血栓栓塞事件的风险更大，特别是那些有血栓栓塞史、高血压、充血性心力衰竭和有左心房增大或左心室功能不全疾病的人。若无禁忌证，应给予抗凝治疗，达比加群、利伐沙班和阿哌沙班不需要血液监测抗凝血药。甲状腺功能亢进增加了对华法林抗凝作用的敏感性，导致凝血因子 II 和 VII 的降低，因此可能需要比通常剂量更小的剂量来达到国际标准化比值（2.0～3.0）。因此，华法林不再是首选的抗凝血药。

参考文献

Allahabadia A, Daykin J, Holder RL, Sheppard MC, Gough SC, Franklyn JA. Age and gender predict the outcome of treatment for Graves' hyperthyroidism. *J Clin Endocrinol Metab.* 2000;85(3):1038–1042.

Boelaert K, Torlinska B, Holder RL, et al. Older subjects with hyperthyroidism present with a paucity of symptoms and signs: a large cross-sectional study. *J Clin Endocrinol Metab.* 2010;95:2715–2726.

Ryodi E, Almi J, Jaatinen, et al. Cardiovascular morbidity and mortality in surgically treated hyperthyroidism: a nation-wide cohort study with a long-term follow-up. *Clin Endocrinol* 2014;80:743–750.

Seimer C, Olesen JB, Hansen ML, et al. The spectrum of thyroid disease and risk of new onset atrial fibrillation: a large population cohort study. *BMJ.* 2012;345:e7985.

Trivalle C, Doucet J, Chassagne P, et al. Differences in the signs and symptoms of hyperthyroidism in older and younger patients. *J Am Geriatr Soc.* 1996;44(1):50–53.

Zhou Z, Ma L-L, Wang L-X. Risk factors for persistent atrial fibrillation following successful hyperthyroidism treatment with radioiodine therapy. *Intern Med.* 2011;50:2947–2951.

（六）结节性甲状腺疾病和瘤变

1. 一般原则

甲状腺结节的发病率随着年龄增加而增加，女性发病率也较男性增加。到50岁时，超声检查至少可以发现50%的女性有一个或多个甲状腺结节。多结节型甲状腺常见于居住在缺碘地区的人。甲状腺肿大的历史通常可以追溯到童年或青年时期。很大的多结节性甲状腺肿，特别是那些有明显胸骨后部分的甲状腺肿，可能压迫气管，导致呼吸困难、喘息或吞咽问题。所有甲状腺结节患者都应询问是否曾暴露于头部、颈部和上胸部的外部辐射。这些区域的辐射明显增加甲状腺恶性肿瘤的风险。辐射增加甲状腺恶性肿瘤、良性结节和甲状旁腺瘤的风险。在儿童时期接受低剂量头颈部辐射的人中，16%～29%会出现可触及的甲状腺结节；约33%为恶性，仅在10～20年后才被临床发现，在辐射照射后20～30年达到发病率高峰。

2. 临床表现

(1) 症状和体征：甲状腺结节通常是无症状的，由患者无意中发现或由医生在例行体检中发现。有时，甲状腺结节可能导致急性颈部疼痛和颈部压痛。这可能是急性或亚急性甲状腺炎或结节出血所致。尽管单个甲状腺结节比多结节发生恶性肿瘤风险更高，但只有5%的临床明显的孤立结节是恶性。绝大多数甲状腺结节是良性的，包括滤泡腺瘤、胶质腺瘤、桥本甲状腺炎和甲状腺囊肿。

恶性甲状腺肿瘤可以是乳头状、滤泡状、髓样癌或未分化癌，或者是罕见的淋巴瘤、恶性肿瘤转移到甲状腺。非甲状腺病变体检时可能表现为结节，包括淋巴结、动脉瘤、甲状旁腺囊肿和腺瘤、甲状腺舌管囊肿。孤立甲状腺结节有辐射病史，年龄＞60岁，

结节迅速增大，声音嘶哑（喉返神经受累），触诊硬，恶性风险增大。年龄是也是预测恶性肿瘤组织学类型的一个因素。所有甲状腺癌的总体病理类型分为79%乳头状癌，13%滤泡癌，3% Hürthle细胞癌，3.5%髓样癌，1.7%未分化癌。在60岁以上的患者中，乳头状癌占甲状腺癌的64%。

滤泡状癌的高发风险年龄出现在40—60岁（诊断时平均年龄44岁）。加上Hürthle细胞癌，超过60岁老年人甲状腺恶性肿瘤中滤泡状癌占比约20%。髓样癌在50岁和60岁时发病率最高，约占老年人甲状腺癌的5%（表50-2）。未分化癌几乎只发生在老年人中，约占甲状腺癌的6%。未分化癌以快速生长、岩石般坚硬和局部侵袭性为临床特点。未分化癌累及喉返神经和气管压迫比较常见。淋巴瘤和转移性癌症在老年患者中很少发生。淋巴瘤通常表现为迅速扩大的无痛颈部肿块，可引起压迫症状。甲状腺结节常常同时存在桥本甲状腺炎。

(2) 实验室检查：评估老年人甲状腺结节的主要目的是排除恶性肿瘤。甲状腺功能的血检通常正常，除非有功能亢进的腺瘤或毒性多结节性甲状腺肿。亚临床甲状腺功能减退和结节性甲状腺疾病患者血清TSH升高，可能是长期桥本甲状腺炎的结果。血清甲状腺球蛋白常在甲状腺癌的情况下升高，但不能区分恶性和良性结节、明确甲状腺炎发展程度。因此，在接受甲状腺全切除术的乳头状癌或滤泡癌患者中，它更常被用作复发或转移的标志。血清降钙素浓度升高提示有髓样癌，但不是初步评估的一部分，除非有多发性内分泌肿瘤家族史。

(3) 特殊检查：甲状腺细针穿刺（fine-needle aspiration，FNA）仍然是获取组织进行细胞学或组织学检查的最佳方法。FNA适用于任何单发结节和多结节甲状腺肿，根据临床评估、超声检查或甲状腺扫描怀疑甲状腺恶性肿瘤的患者。当熟练的临床医生进行该手术时，已被证明是安全、廉价的，并且能够确定是否存在恶性肿瘤，准确率接近95%，超声引导下准确率更高。一般来说，FNA的细胞病理学结果分为四类：恶性肿瘤阳性、恶性肿瘤可疑、恶性肿瘤阴性和不可诊断。对于没有诊断性但临床上可疑的结节，需要重复FNA检查。FNA上发现恶性细胞提示需要手术。FNA细胞学检查可疑，甲

状腺扫描发现冷结节，提示需要手术切除可疑结节。实性或囊性结节的良性细胞学检查都值得观察。如果 FNA 提示淋巴瘤，则需要使用粗针进行重复活检，甚至需要进行手术活检。对于 FNA 不能诊断的人，可以对样本进行基因变异检测，观察 *BRAF*、*RET/PTC* 或其他基因是否突变。现在已经有了可以同时搜索多种基因变异的面板。发现这些变化使甲状腺癌的可能性大大增加，因此也可能在确定癌症的最佳治疗方法方面发挥作用。大多数细胞学不确定的结节在术后组织病理学检查中为良性。因此，在细胞学无法明确的结节使用基因组分析来排除高敏感性癌症的检测已经证明具有临床实用价值。同位素扫描由于其相对较高的假阳性和假阴性率、较高的成本，不再被认为是评估可疑结节的初始诊断测试。同位素成像最好用于评估通过 FNA 无法明确诊断的甲状腺结节患者。

因为恶性组织更有可能无法吸收碘，所以在 ^{123}I 或锝扫描中确定结节为热结节，恶性结节的可能性会降低。扫描也可能发现一个明显的单一结节，实际上是多结节甲状腺的一部分，再次降低恶性肿瘤的风险。无功能结节或冷结节的存在并不能证明是恶性肿瘤，因为 95% 的甲状腺结节将被证明是冷结节；冷结节的恶性发生率为 5%。热结节与正常循环甲状腺激素水平相关，如甲状腺结节无压迫症状，应每 6～12 个月复查一次。临床研究表明，这些结节有可能最终导致甲状腺功能亢进。

高分辨率超声可以检测到小至 2mm 的甲状腺病变，也可以将结节分为实性、囊性或混合实性囊性。即使临床上只触诊到一个结节，它也常常能识别出一个腺体内的多个结节。这种技术不能用来确定地区分恶性结节和良性结节，因为在超声识别的特征中有大量重叠。然而，恶性结节常见的超声表现如下：①直径＞1cm；②实性而非囊性；③低回声；④中央血管增多；⑤存在微钙化；⑥不规则边界。超声检查被用于检测之前接受过治疗复发或残留的甲状腺癌患者，以及筛查早期有辐射暴露史的人。

计算机断层扫描和磁共振成像是昂贵的，对恶性肿瘤的初步评估意义不大。它们可用于评估未分化癌或淋巴瘤患者的病变程度，并可提供有关颈部结构、结节和甲状腺肿的大小和胸骨下甲状腺范围的有用信息。

无论是在基础状态下还是刺激后，甲状腺髓样癌可以通过血降钙素测量来监测，在残余或复发的髓样癌患者中，血中癌胚抗原的水平也可能升高。

3. 鉴别诊断

鉴别诊断包括甲状腺管囊肿、甲状腺良性腺瘤、中毒性甲状腺结节、甲状腺恶性肿瘤、甲状腺出血和甲状腺多结节。

4. 治疗

虽然治疗甲状腺癌的基本原则在年轻人和老年人之间没有显著差异，但老年人需要更仔细地评估其他基础疾病和手术风险。甲状腺癌手术只能由有经验的外科医生进行。因为多部位恶性肿瘤的发生率高，乳头状癌或滤泡癌通常采用近全甲状腺切除术切除功能性甲状腺组织，以便术后行全身放射性碘治疗。术后检测到的甲状腺残余可以进行 ^{131}I 消融。6 个月后，每隔 1 年进行一次扫描，测定血清甲状腺球蛋白，以确定是否存在残余功能组织。如果发现活性组织，应给予大剂量 ^{131}I 消融治疗。这种方法降低了乳头状癌和滤泡癌的复发率，延长了生存期。

已接受恶性肿瘤治疗的患者应在可以耐受的情况下给予左甲状腺素抑制剂量，目的是将血清 TSH 降低到第三代 TSH 测定法测定的正常水平以下。使用抑制性剂量的左甲状腺素具有诱发或加重缺血性心脏病和心律失常、加速骨转换的巨大风险。老年患者需要密切监测，如果出现心脏症状，应减少甲状腺激素的剂量。由于可能会发生骨质流失加速，在某些情况下（如骨质减少的女性），使用抗骨吸收药治疗可能是必要的。甲状腺髓样癌最好的治疗方法是全甲状腺切除术，因为这种疾病通常是在甲状腺多部位发生。大多数髓质癌对 ^{131}I 治疗无反应；因此，如果检测到残留的甲状腺组织或复发的疾病，建议姑息治疗使用外照射。甲状腺淋巴瘤应采用 CT 或 MRI 进行临床分期，外照射联合化疗的生存率接近 100%。

5. 预后

诊断年龄是预测分化型甲状腺癌侵袭性和死亡率的重要因素。50 岁以后确诊的患者复发率和死亡率更高（表 50-2）。＜45 岁的乳头状癌患者的

10年生存率约为97%，＞60岁的患者的10年生存率＜65%。45岁以下滤泡癌患者的10年生存率为98%，60岁以上患者的10年生存率＜57%。当滤泡癌被诊断时，患者年龄越大，复发和死亡的风险越大。

肿瘤类型	患者群（%）		10年生存率
	年龄＞40岁	年龄＞60岁	年龄＞60岁
乳头状癌/混合	79	64	＜65
滤泡状癌	13	20	＜57
髓样癌	3	5	＜63
未分化癌	2	6	0
淋巴瘤	3	5	99+

表 50-2　老年患者甲状腺恶性肿瘤

45岁以下的髓样癌患者的10年生存率为84%。随着患者年龄的增长，髓样癌的生存率下降。70岁的患者即使在手术后仍有很高的复发率。由于甲状腺未分化癌进展迅速，转移率高，诊断后生存期很少超过1年。压迫症状的姑息治疗可通过手术和高剂量外照射来实现。阿霉素或顺铂化疗，或两者连用，结合手术和外部照射可能有更好的疗效。

参考文献

Burman KD, Wartofsky L. Thyroid nodules. *N Engl J Med*. 2015;373:2347–2355.

Fagin JA, Wells SA. Biologic and clinical perspectives in thyroid cancer. *N Engl J Med*. 2016;375:1054–1067.

Ferris RL, Baloch Z, Bernet V, et al. American Thyroid Association statement on surgical application of molecular profiling for thyroid nodules: current impact on perioperative decision making. *Thyroid*. 2015;25(7):760–768.

Gharib H, Papini E, Garber JR, et al. American Association of Clinical Endocrinologists, American College of Endocrinology, and Associazione Medici Endocrinologi medical guidelines for clinical practice for the diagnosis and management of thyroid nodules – 2016 Update Appendix. *Endocr Pract*. 2016;22(suppl 1): 1–60.

Grani G, Lamartina L, Ascoli V, et al. Reducing the number of unnecessary thyroid biopsies while improving diagnostic accuracy: toward the "right" TIRADS. *J Clin Endocrinol Metab*. 2019;104:95–102.

Haugen BR, Alexander EK, Bible KC, et al. 2015 American Thyroid Association management guidelines for adult patients with thyroid nodules and differentiated thyroid cancer. *Thyroid*. 2015;26(1):1–251.

二、甲状旁腺疾病

（一）甲状旁腺功能亢进

1. 一般原则

甲状旁腺功能亢进是一种常见的疾病，主要影响绝经后女性，发病率约为2/1000。至少50%的患者没有或有很少的非特异性症状或体征。虽然一个或多个甲状旁腺的功能异常可能是导致甲状旁腺功能亢进的原因（原发性甲状旁腺功能亢进），但较低维生素D水平与甲状旁腺激素水平升高有关，通常也与正常或低水平的钙有关。甲状旁腺素浓度还受一些其他因素的影响：在老年人中，特别是老年女性中，甲状旁腺素水平更高；黑人相对于白人甲状旁腺素水平更高，钙含量低的人甲状旁腺素水平更高；在肥胖人群中，甲状旁腺素水平也更高。

原发性甲状旁腺功能亢进（primary hyperparathyroidism，PHPT）是由甲状旁腺素分泌过多所致，可导致高钙血症。最常见的基础疾病是单一良性甲状旁腺腺瘤。多个或四个腺瘤增生也可能存在，不过较少见。随着甲状旁腺激素测定的更广泛使用，血钙正常的甲状旁腺功能亢进正日益被识别。在诊断血钙正常的甲状旁腺功能亢进时，排除继发性甲状旁腺功能亢进等其他原因引起的甲状旁腺素升高和血钙正常至关重要。这些人可能有孤立的高钙尿，易患肾结石。

继发性甲状旁腺功能亢进（secondary hyperparathyroidism，SHPT）是甲状旁腺对低钙血症的反应，试图维持钙稳态的结果。SHPT的常见原因是慢性肾衰竭、维生素D不足、吸收不良综合征、药物（双膦酸盐、呋塞米、抗惊厥药、磷）、肾钙泄漏引起的尿钙增多和1b型假性甲状旁腺功能减退。三发性甲状旁腺功能亢进（tertiary hyperparathyroidism，THPT）是由于长时间的低钙，甲状旁腺增生和自主分泌的甲状旁腺素过多，导致高血钙。

2. 临床表现

（1）症状和体征：最常见的临床情况是在常规血液检查中意外发现高钙血症。轻度的非特异性症状可能包括疲劳和全身无力。可能出现抑郁或轻度认知障碍的中枢神经系统症状。询问可能揭示口渴和多尿的增加，被认为是由高钙血症对肾脏作用的拮抗作用引起的抗利尿激素。有肾结石、骨折、身高下降和（或）双能 X 线骨密度仪扫描显示不合比例的低年龄骨密度的患者需要测量血清钙。在 SHPT 和 THPT 中，患者可能有原发疾病过程中的症状，即使无症状，伴有钙石和（或）肾钙质沉着症的 PHPT 患者也被归类为有症状的疾病。

（2）实验室检查：当血钙较低或只是间歇性增加时，测量离子钙可以确定高钙血症的存在。PHPT 患者的维生素 D 缺乏和不足可能会掩盖高钙血症，在补充维生素 D 后，大多数情况下血钙水平会升高。建议测量所有 PHPT 患者的 1，25- 二羟基维生素 D_3〔1，25（OH）$_2$〕水平。通过测定血清甲状旁腺素和血清钙水平的相关性来确诊。甲状旁腺素的水平基本高于正常的上限或在正常范围内，但与高钙血症的水平不相称。如果怀疑有肾结石，建议采用超声肾脏显像。应该测量血清尿素氮和肌酐水平，因为 SHPT 常出现在肾功能不全的情况下。甲状旁腺素水平随着肾脏疾病的进展趋于稳定上升。甲状旁腺素上升到正常范围的 3 倍，通常被认为是补偿 1，25（OH）$_2$ 降低的"生理"机制，当补充维生素 D 时可以恢复正常。

一旦生物化学证实了 PHPT 的诊断，就应该测量骨密度。^{99m}Tc sestamibi 同位素扫描对甲状旁腺腺瘤的定位具有高度敏感性和特异性。如果既往甲状旁腺手术未能发现异常甲状旁腺组织，或 sestamibi 扫描不能诊断，可通过对甲状旁腺静脉选择性采样，测定甲状旁腺水平是否升高。

3. 鉴别诊断

高钙血症伴血清磷水平降低或正常范围偏低可诊断 PHPT。肾功能不全或衰竭的老年患者可能出现正常甚至高水平的磷。其他引起高钙血症的原因通常与甲状旁腺素水平降低有关，包括一些伴或不伴骨转移的恶性肿瘤（肺鳞状细胞癌、乳腺癌、肾细胞癌、多发性骨髓瘤、淋巴瘤）。许多恶性肿瘤中的高钙血症可能是由肿瘤分泌的甲状旁腺激素相关蛋白介导的。

其他引起高钙血症的原因包括噻嗪类利尿药、维生素 D 中毒、结节病、甲状腺功能亢进和家族性低尿钙高钙血症（familial hypocalciuric hypercalcemia，FHH）。通常，FHH 在家族中被诊断为存在高钙血症

和相对低尿钙。钙 - 肌酐清除率有特殊的价值，在 FHH 中通常 <0.01；在典型的 PHPT 中，这个比值通常 >0.01。

有一点很重要，就是确保排除其他引起高钙血症和相对低钙尿的原因，包括同时是否使用噻嗪类利尿药或锂盐治疗。

4. 治疗

患者进行甲状旁腺切除术应符合 2008 年美国国立卫生院共识组制定的手术标准（表 50-3）或有临床症状。老年患者如果脱水或因任何原因不能活动，都有血清钙突然升高的风险。患有严重骨质疏松症的老年女性骨折风险增加，可通过矫正甲状旁腺功能亢进来降低。拟钙剂西那卡塞可作为一种治疗方法，以降低血清钙，在有复杂且合并多种基础疾病的患者中达到类似于甲状旁腺切除术的效果。如果是甲状旁腺腺瘤，切除腺瘤可以治愈甲状旁腺功能亢进。如果是甲状旁腺增生，必须切除 4 个腺体中的 3.5 个。术中如果可以进行快速甲状旁腺激素检测，将帮助外科医生确认是否已成功除去异常组织。

表 50-3　原发性甲状旁腺功能亢进的手术治疗指征

有原发性甲状旁腺功能亢进症状

无原发性甲状旁腺功能亢进症状合并以下情况

- 血钙水平 >1.0mg/dl（0.25mmol/L）高于正常值上限
- 肌酐清除率（计算）降到 <60ml/min
- 任何部位骨密度 T 值 <-2.5 和（或）既往脆性骨折史
- 患者年龄 <50 岁
- 医疗监测不可取或不可进行

当不建议手术时，医疗监测是至关重要的。推荐的监测包括每年测量血清钙和肌酐水平，每年或每 2 年进行一次骨密度检测。维生素 D 不足患者的维生素 D 补充与血清甲状旁腺素的减少有关，并没有导致血清钙的进一步增加。如果血清维生素 D 水平 <50nmol/L（20ng/ml），在做出任何内科或外科治疗决定之前，所有 PHPT 患者都应考虑补充维生素 D。钙的摄入标准应该与没有 PHPT 的患者相同。

无法接受甲状旁腺切除术的患者的可进行内科保守治疗，包括抗骨吸收治疗，如双膦酸盐、雷洛昔芬、拟钙剂西那卡塞。一些随机对照试验报道，

双膦酸盐治疗和雌激素替代治疗在 PHPT 中可以减少骨转换和增加骨密度，但没有评估骨折结果。关于雷洛昔芬对绝经后 PHPT 女性的生化和骨骼影响的资料非常有限。如果保护骨骼是进行干预的主要原因，双膦酸盐是首选药物。如果存在维生素 D 缺乏，应该首先纠正，因为它增加了双膦酸盐治疗低钙血症的风险。在肾功能不全的情况下，应谨慎使用双膦酸盐。在 PHPT 的长期治疗过程中，只有拟钙剂可有效降低血清钙和甲状旁腺激素水平，但未显示其可改变骨转化率或增加骨密度。目前，这种药物在 PHPT 中的使用仅限于无法接受矫正手术和双膦酸盐无效或有禁忌的有症状的高钙血症患者。

SHPT 的医疗治疗目标是血钙的正常化和保护骨骼。药物治疗从预防严重 SHPT 的发展开始，密切监测血清钙、磷酸盐、甲状旁腺激素和维生素 D₃。治疗终末期肾脏疾病 SHPT 的原则包括降低高磷血症、调节血清钙、降低甲状旁腺素分泌（骨化三醇和拟钙剂）。只要可能，应该治疗导致 SHPT 的病因。THPT 应通过甲状旁腺切除术来处理，特别是在存在严重的代谢性骨病时。

参考文献

Marx SJ. Hyperparathyroid and hypoparathyroid disorders. *N Engl J Med.* 2000;343(25):1863–1875.

Silverberg SJ, Shane E, Jacobs TP, Siris E, Bilezikian JP. A 10-year prospective study of primary hyperparathyroidism with or without parathyroid surgery. *N Engl J Med.* 1999;341(17): 1249–1255.

Wu B, Haigh PI, Hwang R, et al. Underutilization of parathyroid-ectomy in elderly patients with primary hyperparathyroidism. *J Clin Endocrinol Metab.* 2010;95(9):4324–4330.

（二）甲状旁腺功能减退

1. 一般原则

甲状旁腺功能减退症很少在晚年被诊断出来。四个甲状旁腺产生和分泌甲状旁腺素。与激素维生素 D 一起，甲状旁腺激素调节人体的钙和磷酸盐水平，并激活 25- 羟基维生素 D 转化为 1，25- 二羟基维生素 D，这是维生素 D 的活性形式，刺激钙和磷酸盐在胃肠道的吸收。当甲状旁腺不能分泌足量的甲状旁腺素时，就会发生甲状旁腺功能减退，可能导致钙水平降低而磷水平高。在甲状旁腺功能减退症患者中，甲状旁腺素要么检测不到，要么在血清钙低的情况下甲状旁腺素反而正常。这有助于鉴别假性甲状旁腺功能减退症这种罕见的家族性疾病，表现为靶器官对甲状旁腺素抵抗性，出现低钙血症、高磷血症和甲状旁腺素水平升高。

甲状旁腺功能减退症可零星发生，也可由常染色体显性遗传病（Barakat 综合征）、常染色体隐性遗传的基因突变引起的原发性疾病（肝豆状核变性）、X 连锁伴或不伴其他多腺功能衰竭。激活甲状旁腺和肾脏钙敏感受体的突变，导致甲状旁腺素分泌抑制，从而引起低钙血症和高钙尿症。低钙血症通常是轻微、无症状的，可能直到晚年才被发现。自身免疫性甲状旁腺功能减退可能单独发生，也可能发生在一种或多种其他自身免疫性疾病的患者中，如自身免疫性多内分泌综合征 1 型。特发性甲状旁腺功能减退症是一种罕见的疾病，其特征是甲状旁腺缺乏、脂肪替代或萎缩。可能是家族性的，也可能是零星的。要诊断特发性甲状旁腺功能减退症，以下标准是必要的：甲状旁腺素水平低或正常，血清钙水平低，血清磷水平高；没有肾功能不全、脂肪过多、慢性腹泻和碱中毒。佝偻病和骨软化症也必须被排除在外，而且患者必须最近没有接受过输血或螯合剂治疗。虽然特发性或自身免疫性甲状旁腺功能减退症通常在幼时发生，但它可能要成年后才被诊断出来，如果还没有发现其他导致低钙血症的原因，就应该加以考虑。通过适当的治疗，个体可以达到正常的血清钙水平，并能够过正常的生活。甲状旁腺功能减退也可能发生在颈部手术中甲状旁腺损伤或切除后，特别是甲状腺切除术后。这是老年患者甲状旁腺功能减退最常见的原因。术后甲状旁腺功能减退通常是短暂的，但也可能是永久性的，因为甲状旁腺受到了不可逆的损伤或被无意摘除。甲状旁腺功能减退的其他可能病因包括免疫介导的甲状旁腺破坏，甲状旁腺素分泌调节缺陷，激活钙敏感受体突变，甲状旁腺被铁、铜、淀粉样蛋白或转移物浸润，甲状旁腺素分子缺陷，因化学或药物毒性导致甲状旁腺功能下降，结节病，辐射或机械损伤，感染。甲状旁腺功能减退症可能存在多年而没有任何临床体征或症状，只有在另一种情况进一步降低患者的血钙水平后才可能被诊断。

2. 临床表现

(1) 症状和体征：当细胞外液中钙的流出量超过

肠或骨骼所能替代的量时，就会发生低钙血症。主要症状是神经性钙含量不足导致神经膜过度兴奋。神经症状可能包括精神状态改变、精神错乱、抑郁、精神病、步态障碍、肌肉抽搐、感觉异常、震颤、癫痫、肌肉僵硬或手足搐搦。潜在的搐搦症的临床症状可能包括 Trousseau 征，当手臂上绑上充气的血压袖带数分钟，腕骨痉挛就会发生，从而造成上臂神经缺血。当轻拍耳前的面神经时，眼睛、嘴和鼻子的肌肉收缩也可能是 Chvostek 征。手足搐搦可伴有麻木、痉挛、腕关节痉挛、喉鸣和全身抽搐。低钙血症也可能引起心脏影响，包括 QT 间期延长。囊下白内障和脑区钙化也可被发现。

(2) 实验室检查：典型表现为低水平的血清钙、升高的血清磷和低水平甲状旁腺素。

3. 鉴别诊断

低钙血症在老年人中很常见。通过测量血总钙，判断低钙血症是不准确的，低结合蛋白可以出现血总钙偏低。测量离子钙是评估真实血清钙值的唯一准确方法。也就是说，除了甲状旁腺功能减退，还有许多其他因素可能会降低老年人的钙离子含量，包括维生素 D 缺乏，高磷血症，原发性或第三期甲状旁腺功能亢进症患者甲状旁腺切除术后，输血，镁代谢紊乱。

4. 治疗

首先，必须通过离子钙的测量来验证是否存在真正的低钙血症。应停止任何引起低钙血症的药物，并根据症状和低钙血症的急性程度开始治疗。主要治疗是使用钙盐和维生素 D。治疗的目标是保持血清钙水平在正常范围内，钙 – 磷酸钙产物 <55mg/dl。因为激活了钙感应受体，甲状旁腺功能减退的患者可能出现高钙尿，并增加形成肾结石和肾脏并发症的风险。这在低钙血症患者中最为常见，患者应至少每半年监测一次 24h 尿钙。当 24h 尿钙含量为 250mg 或更高时，应考虑使用噻嗪类药物。

有低钙血症症状的患者建议用钙和维生素 D 治疗。慢性低钙血症患者可能无症状或只有轻微症状。也就是说，即使急性的轻微血钙减少也可能引发严重的症状。如果出现严重的低钙症状或 QT 间期延长与低钙有关，可能需要住院并考虑静脉钙治疗。

甲状旁腺功能减退患者应定期监测血清肌酐、血清磷酸盐和 24h 尿钙。在甲状旁腺功能减退患者中定期监测甲状旁腺激素水平没有意义。如果 24h 尿钙 ≥250mg，应该低盐饮食和加用噻嗪类利尿药，以降低肾脏并发症的风险。即使在没有症状的情况下，也建议所有低钙血症患者进行心电图检查。由于低镁血症和高镁血症都可能导致功能性甲状旁腺功能减退，因此保持血清镁水平在正常范围内是很重要的。

不幸的是，甲状旁腺功能减退症是为数不多的激素替代疗法尚未被批准的内分泌疾病之一。两种甲状旁腺激素的配方目前正在研究中，将来可能成为甲状旁腺功能减退症的标准疗法。

参考文献

Cusano NE, Rubin MR, Sliney J Jr, Bilezikian JP. Mini-review: new therapeutic options in hypoparathyroidism. *Endocrine*. 2012;41(3):410–414.

Kant R, Zelesnick B, Saini B, Gambert SR. Hypocalcemia in the older adult: pathophysiology, diagnosis, and treatment. *Clin Geriatr*. 2013;21(4):24–28.

Shoback D. Hypoparathyroidism. *N Engl J Med*. 2008;359(4): 391–403.

三、肾上腺皮质疾病

随着年龄的增长，皮质醇代谢清除率降低，皮质醇的分泌也代偿性降低。因此，血清皮质醇的基础水平在整个生命周期中不受影响。在健康个体中，基础促肾上腺皮质激素（adrenocorticotropic hormone，ACTH）水平随年龄的增长不变或略有增加。据报道，皮质醇昼夜节律显示出明显的年龄相关的阶段进展（更早的峰值和最低点水平），类似于在抑郁症患者中观察到的。这被认为与睡眠模式的变化有关。

在男性和女性中，肾上腺雄激素前体脱氢表雄酮（dehydroepiandrosterone，DHEA）在 20—30 岁时达到血液水平的峰值，然后稳步下降。因此，在 70 岁后，水平为峰值的 20%。尽管早期的文献报道和流行病调查将一些抗衰老特性归因于脱氢表雄酮，但在最近的研究中，使用脱氢表雄酮 6~12 个月的研究显示，对生理功能的客观测量几乎没有影响。然而，一些研究表明，它对情绪和总体幸福感有有益的影响。

随着年龄的增长，下丘脑 – 垂体 – 肾上腺轴对已知主要刺激的反应保持不变。在老年人中，使用胰岛素诱导的低血糖，或给药美替拉酮对该轴进行刺激试验，可使皮质醇和ACTH分泌反应正常或稍延长。皮质醇对压力的峰值反应也更大，与年轻人相比，老年人的皮质醇和促肾上腺皮质激素水平保持较高的时间更长。此外，地塞米松对老年患者的皮质醇抑制作用较弱。目前还不清楚这种与年龄相关的垂体－肾上腺轴对应激情况的高反应性是否会导致老年性疾病，包括骨质疏松、葡萄糖不耐受、肌肉萎缩和免疫抑制。肾上腺皮质对外源性ACTH的反应，通过循环中皮质醇水平来衡量，不受年龄的影响。

（一）急性肾上腺功能不全

1. 一般原则

急性肾上腺功能不全是由皮质醇分泌不足引起的，在老年人中，最常发生的原因是肾上腺功能衰竭，而不是垂体功能紊乱。肿瘤或感染（如肺结核）取代了健康的肾上腺组织，累及整个肾上腺的自身免疫过程，可能导致肾上腺无法产生足够的糖皮质激素和盐皮质激素。肾上腺危机也可能是由个体对糖皮质激素的需求增加，但无法产生足量的糖皮质激素造成的。这种情况最常见的原因是外源性皮质激素的使用造成的慢性肾上腺抑制，较少的原因是创伤、手术、出血或感染造成的应激。极少数情况下，可能是由于皮质类固醇代谢率的突然增加，就像同时患有肾上腺功能不全和甲状腺功能减退的患者使用甲状腺激素治疗时可能发生的情况一样。每天使用外源性类固醇，如泼尼松15mg或其他等量糖皮质激素，可在3～4周的治疗后发生肾上腺抑制。一般来说，长期接受糖皮质激素治疗的患者在受抑制的肾上腺功能恢复之前就停止了治疗。因为肾上腺中的糖皮质激素活性受到抑制，为了能够维持肾素－血管紧张素醛固酮功能，需要更高剂量的糖皮质激素治疗。

2. 临床表现

(1) 症状和体征：肾上腺功能不全的患者常有恶心、呕吐和腹痛，并可发生精神状态改变和发热。一般来说，血压很低。原发性肾上腺功能不全的迹象可能包括色素沉着和脱水症状。老年人通常表现为阴毛和腋毛稀疏或者完全没有。这些症状在老年患者中较少被注意到。

(2) 实验室检查：实验室结果可能包括低钠血症或高钾血症。低血糖、血尿素氮和肌酐升高很常见，也可以出现嗜酸性粒细胞增多症。如果有潜在的感染，血培养可能是阳性的。原发性肾上腺功能不全患者血促肾上腺皮质激素水平升高，而且促肾上腺皮质激素（ACTH 1～24）刺激试验异常。在该试验中，患者静脉注射0.25mg促肾上腺皮质素2～3min，并分别在给药前、给药后30min和60min立即测量血清皮质醇。在正常情况下，给药30min或60min后，血清皮质醇升高至18～20µg/dl的峰值。氢化可的松的使用会干扰测试结果，但地塞米松不会干扰皮质醇的特异性测定。

3. 鉴别诊断

虽然对于任何出现高钾血症和低血压的患者都应考虑肾上腺功能不全，但也应考虑其他可能的原因。

其他引起低血压的原因包括败血症、出血和心源性疾病。肾功能不全可引起高钾血症，胃肠道出血、横纹肌溶解和服用螺内酯或血管紧张素转换酶抑制药等药物也可引起高钾血症。低钠血症可发生在使用利尿药，以及甲状腺功能减退、ADH分泌不当、营养不良、肝硬化或呕吐等疾病状态。嗜酸性粒细胞增多症可能与血液疾病、过敏、药物反应和寄生虫感染有关。与恶心、呕吐和腹痛相关的胃肠道症状实际上也可能是由晚年生活中常见的其他胃肠道疾病引起的。肤色黝黑的老年人或皮肤晒伤的老年人可能不会出现色素沉着。

4. 治疗

肾上腺功能不全的严重病例需要糖皮质激素和盐皮质激素的替代治疗。由于氢化可的松具有一定的盐皮质激素活性，因此它是轻症患者的首选皮质类固醇，剂量为10～12mg/（m²·d）口服有效；2/3的剂量用在上午，1/3的剂量用在下午。如果这种疗法的保钠效果不佳，可在每天方案中加入氟洛可的松，剂量为每天或每隔一天口服0.05～0.3mg。所需的确切剂量因个人而异，因此，临床应根据体位血压变化、血钾水平和体重进行调整。如果出现低钾血症、高血压或水肿，特别是当液体和电解质因心脏病或肾功能不全而复杂化时，应减少剂量。应该寻找可能导致肾上腺功能不全，特别是感染的潜在因素。在一般应激的情况下，每 6h 静脉注射或肌内注射 50mg 氢化可的松就足够了，在应激情况加重时氢化可的松的剂量可能需要向上调整到300mg/d。

5. 预后

通过适当的替代疗法，肾上腺功能不全是一种可以治疗的疾病。当伴有其他疾病时，死亡风险增加。如果基础病因是自身免疫疾病，其他内分泌问题（如糖尿病、甲状腺功能减退）和恶性贫血，可能同时存在。

参考文献

Bornstein SR, Allolio B, Arlt W, et al. Diagnosis and treatment of primary adrenal insufficiency: an Endocrine Society clinical practice guideline. *J Clin Endocrinol Metab*. 2016;101:364.

Parker CR Jr, Slayden SM, Azziz R, et al. Effects of aging on adrenal function in the human: responsiveness and sensitivity of adrenal androgens and cortisol to adrenocorticotropin in premenopausal and postmenopausal women. *J Clin Endocrinol Metab*. 2000;85(1):48–54.

（二）库欣综合征

1. 一般原则

库欣综合征是由血皮质类固醇过多所致。在老年患者中，因为各种医学疾病使用皮质类固醇，是外源性库欣综合征最常见病因。肿瘤异位产生ACTH，特别是肺小细胞癌和类癌，是最常见的内源性病因。库欣病（即垂体瘤促肾上腺皮质激素过度分泌）在老年患者中较年轻患者少见，通常与良性垂体腺瘤相关，并且女性多于男性。大约 15% 的内源性库欣综合征患者不依赖 ACTH，由肾上腺腺瘤、癌或双侧肾上腺结节性增生引起。肾上腺腺瘤通常很小，并且主要产生糖皮质激素，癌往往产生肾上腺皮质激素量更大，表现为大量的糖皮质激素和雄激素，通常导致男性化和多毛。

2. 临床表现

（1）症状或体征：尽管向心性肥胖、四肢消瘦、"满月脸"是典型的表现，但这些在老年患者中可能更难发现。例如，在老年女性中，颈后脂肪沉积的"水牛驼峰"可能与骨质疏松引起的后凸症相混淆。薄透的皮肤、瘀青、肌萎缩和无力、糖尿病和高血压，这些都是容易与其他疾病混淆的常见症状。与年轻患者相比，老年人较少表现口渴。多尿可能是糖皮质激素诱导的糖尿病引起血糖升高的结果。血糖常升高，可出现尿糖。偶伴有白细胞增多和低钾血症。伤口愈合可能受损，精神情绪可能发生变化，包括焦虑、精神病和抑郁。

（2）实验室检查：根据对特定患者的适宜性，可以使用 1mg 夜间地塞米松抑制试验、尿游离皮质醇试验、深夜唾液皮质醇试验（两次测量）或更长的低剂量地塞米松抑制试验（2mg/d，持续 48h）来筛查高皮质醇血症。在隔夜 1mg 地塞米松抑制试验中，晚上 11 点口服地塞米松 1mg，第二天早上 8 点收集血清皮质醇。皮质醇水平＜1.8μg/dl 被认为是正常的，排除了库欣综合征的诊断。如果抑制失败，进一步的评估应包括 24h 尿液游离皮质醇和肌酐、深夜唾液皮质醇（两个测量）。2mg 地塞米松抑制试验，每 6 小时口服 0.5mg 地塞米松，持续 48h，也可作为筛选试验。最后一剂地塞米松后 6h 测定血清皮质醇，皮质醇水平＜1.8μg/dl 视为正常抑制。与 1mg 地塞米松抑制试验相比，较长时间的 2mg 地塞米松抑制试验诊断皮质醇增多症的特异性有所提高。

一旦确诊皮质醇增多症，应测定血浆 ACTH 水平。ACTH 水平低于正常范围表明可能是肾上腺肿瘤，正常水平升高或偏高表明垂体或异位 ACTH 肿瘤。垂体 MRI 可以相当准确地识别垂体腺瘤。选择性岩下窦静脉取样 ACTH 可以确定垂体来源并帮助区分 ACTH 的起源和其他部位。一个胸部和腹部的 CT 或 MRI 扫描可以寻找 ACTH 的异位来源，可以定位肾上腺肿瘤。

3. 鉴别诊断

医源性使用类固醇药物可导致皮质醇增多症。酗酒患者和抑郁症患者的皮质醇水平也可能升高。异常地塞米松抑制试验用于鉴别诊断病态肥胖、抑郁和各种中枢神经系统疾病的患者。在这些患者中，应该测量尿液游离皮质醇，并尝试评估皮质醇分泌的昼夜变化，因为这些测试通常在肥胖患者的正常范围内。由其他原因引起的高血压在老年人中很常见，雌激素替代疗法可能改变正常的地塞米松抑制性。库欣病最好的治疗方法是切除垂体腺瘤导致 ACTH 分泌增加。切除肾上腺后，肾上腺在很长一段

427

时间内仍然不能对正常刺激做出反应，而且在压力条件下的反应能力也发生了改变。

4. 治疗

库欣病最好的治疗方法是切除垂体腺瘤导致ACTH分泌增加。切除垂体腺瘤后，肾上腺在很长一段时间内仍然不能对正常刺激做出反应，而且在应激情况下的反应能力也发生了改变。氢化可的松替代治疗是必要的，直到正常的垂体-肾上腺轴功能恢复，通常需要长达6～24个月。放射疗法也被用于治疗库欣病，在30%～85%的患者中，用生化方法控制了皮质醇过量。

对于非手术候选者或垂体手术后持续性疾病的患者，抑制肾上腺类固醇生物合成的药物治疗与放疗合用或是不合用都是有效的。卡麦角碱和帕西瑞肽直接作用于垂体肿瘤，抑制ACTH的产生。高血糖是帕西瑞肽常见的不良反应，大多数患者在服用帕西瑞肽后不久就会出现高血糖。因此，在糖尿病未控制的患者中应避免使用帕西瑞肽。

米非司酮可用于控制高糖血症引起的糖尿病。米非司酮是一种糖皮质激素受体拮抗药。因此，皮质醇水平不能用来监测治疗反应。米非司酮起始剂量为300mg/d，剂量根据血糖水平和体重减轻等临床参数进行调整。对类固醇生成的抑制也可以通过甲吡酮来实现，每天500mg～6g，分3～4次剂量，与酮康唑联合使用，每6小时200mg。生理替代剂量的糖皮质激素可能是必要的，以避免药物引起的肾上腺功能不全。

分泌皮质醇的肾上腺肿瘤应尽可能切除，通常可通过腹腔镜切除。因为未受影响的肾上腺通常被抑制，再次被氢化可的松替代，直到腺体恢复正常功能。转移性肾上腺癌可以用刚才提到的药物或米托坦治疗，每天2～10mg，分剂量服用。异位分泌ACTH的肿瘤应该手术切除。如果这是不可能的，再次使用药物来抑制高水平的皮质醇。

由于感染风险增加，库欣综合征患者应接受与年龄相适应的疫苗接种。

5. 预后

因医源性使用糖皮质激素而出现皮质醇增多症的患者在停止类固醇治疗后通常可以预期恢复正常。良性肾上腺腺瘤引起的皮质醇增多症在切除腺瘤后，可以得到完全恢复的最佳预后。垂体腺瘤更难治疗，即使是最好的医生，其失败率也在10%～20%。垂体大腺瘤患者的缓解率较低，约43%。即使是那些有反应的患者，在未来10年的复发率也有15%～20%。术后患者应定期复查血皮质醇，以评估是否复发。异位ACTH肿瘤患者的预后取决于肿瘤的类型和受累程度。

参考文献

Nieman LK, Biller BM, Findling JW, et al. Treatment of Cushing's syndrome: an Endocrine Society clinical practice guideline. *J Clin Endocrinol Metab.* 2015;100(8):2807-2831.

Papanicolaou DA, Yanovski JA, Cutler GB Jr, Chrousos GP, Nieman LK. A single midnight serum cortisol measurement distinguishes Cushing's syndrome from pseudo-Cushing states. *J Clin Endocrinol Metab.* 1998;83(4):1163-1167.

（三）肾上腺结节

1. 一般原则

偶然发现的肾上腺肿块或偶发瘤的发生率随年龄增加而增加。通过CT扫描偶然发现肾上腺肿块人群中，20—29岁年轻人中占0.2%，70岁以上老年人中占7%。大多数肾上腺肿块是良性的，临床无功能。恶性肾上腺肿块的类型包括恶性嗜铬细胞瘤、肾上腺皮质癌和肾上腺转移癌。在没有诊断肿瘤的患者中，恶性肾上腺肿块是罕见的。由于已知转移到肾上腺的癌症（肺癌、黑色素瘤、肾癌）的患病率较高，老年人更容易被诊断为肾上腺恶性肿块。高达15%的肾上腺肿块是有分泌激素功能的。因此，肾上腺偶发瘤患者应予以检测的皮质醇、醛固酮和儿茶酚胺的水平。

2. 临床表现

（1）症状和体征：大多数肾上腺肿块是无症状的，是在与肾上腺无关的诊断评估的影像学检查中偶然发现。醛固酮增多症患者有高血压，实验室检查可能有低钾血症。大多数嗜铬细胞瘤患者血压升高，但约12%的患者血压正常。只有10%的嗜铬细胞瘤患者表现为典型的三联征：出汗、头痛和心悸。在老年患者中，激素分泌过多的症状和体征可能不典型和（或）由于多种药物治疗而被掩盖。老年人群中原发性高血压患病率高，诊断有功能的肾上腺肿块是比较困难的。

（2）实验室和影像学检查：CT 检查特征有助于鉴别富脂腺瘤和低脂肾上腺结节。造影强化值<10HU，考虑良性腺瘤，排除恶性病变。强化值>10HU，15min 后<40% 的对比剂洗脱被认为是不确定的，可能是低脂腺瘤或恶性病变。其他提示恶性肿瘤的 CT 特征为尺寸大（4~6cm）、不均匀和边界不规则。CT 扫描强化值<−20HU 提示骨髓脂肪瘤，不需要进一步诊断评估。

因为有分泌功能的肾上腺结节患者可以无症状且血压正常，所以每个患者都应进行激素水平的筛查。尿液中分离的 3- 甲氧基肾上腺素或血浆中游离的 3- 甲氧基肾上腺素都可用于筛查嗜铬细胞瘤。血浆游离 3- 甲氧基肾上腺素比尿液分离 3- 甲氧基肾上腺素更敏感，但特异性较低。所有高血压患者都应评估醛固酮增多症。建议将血浆醛固酮 - 肾素比值（aldosterone-to-renin ratio，ARR）定为>20 作为初筛标准。ARR>20 且血浆醛固酮浓度 10~15ng/d 考虑原发性醛固酮增多症可疑，应进一步行一种确认性试验进行评估，如生理盐水输注试验、口服高钠负荷试验或氟氢可的松抑制试验。一旦确诊原发性醛固酮增多症，建议在老年人中进行肾上腺静脉采样，以区分醛固酮增多的病因是双侧肾上腺增生还是单侧肾上腺腺瘤。

肾上腺结节的细针穿刺活检通常不提倡，因为细胞学不能区分肾上腺癌和腺瘤。如果已诊断肿瘤的患者怀疑转移性肾上腺疾病，可以考虑 FNA。建议进行肾上腺结节 FNA 之前先通过实验室检查排除嗜铬细胞瘤，因为未排除嗜铬细胞瘤进行活检可能引起危及生命的并发症。

3. 治疗

功能性肾上腺结节和恶性肾上腺结节最好的治疗方法是手术切除。大多数专家也建议对>4cm 的所有肾上腺结节进行手术切除。嗜铬细胞瘤患者术前应尽可能使用 α 受体拮抗药进行药物治疗，以降低术中和术后的死亡率和发病率。对于醛固酮增多症患者，如果手术的潜在风险大于收益，则可选择使用螺内酯进行医疗管理。患者肾上腺肿块引起的库欣综合征需要在肾上腺切除术后短时间内进行氢化可的松替代治疗，直到未受影响的肾上腺恢复正常功能。无症状的骨髓脂肪瘤采用保守治疗，很少需要手术干预。

对于不需要手术或不适合手术的肾上腺腺瘤患者，建议持续监测。无功能的良性结节应在 1 年复查生化和影像学评估，未明确诊断的结节应在 3~6 个月复查影像学，以重新评估其生长情况。

4. 预后

腹腔镜肾上腺切除术显示 1 个月内死亡率为 0.2%，复发率为 9%。嗜铬细胞瘤的发病率和死亡率更高。老年患者以前行过开腹手术可能会使腹腔镜手术更加复杂。体弱的老年患者发生肺栓塞和心肺衰竭的风险较高。良性无功能腺瘤预后最好。

参考文献

Fassnacht M, Arlt W, Bancos I, et al. Management of adrenal incidentalomas: European Society of Endocrinology clinical practice guideline in collaboration with the European Network for the study of adrenal tumors. *Eur J Endocrinol*. 2016;175:G1–G34.

Kapoor A, Morris T, Rebello R. Guidelines for the management of the incidentally discovered adrenal mass. *Can Urol Assoc J*. 2011;5:241–247.

Mayo-Smith WW, Song JH, Boland GL, et al. Management of incidental adrenal masses: a white paper of the ACR Incidental Findings Committee. *J Am Coll Radiol*. 2017;14:1038–1044.

Nieman LK. Approach to the patient with an adrenal incidentaloma. *J Clin Endocrinol Metab*. 2010;95(9):4106–4113.

第51章　糖尿病
Diagbetes

Nami Safai Haeri　Sei Lee　Audrey K. Chun　著

杨思思　李彩萍　译　　涂　玲　校

诊断要点

- 血红蛋白 A1c≥6.5。
- 或空腹（无热量摄入≥8h）血糖≥126mg/dl（7.0mmol/L）。
- 或高血糖症状＋随机血糖≥200mg/dl（11.1mmol/L）。
- 或在 75g 口服葡萄糖耐量试验中，2h 血糖≥200mg/dl（11.1mmol/L）。

一、一般原则

糖尿病（diabetes mellitus，DM）是老年人常见的疾病，与发病率和死亡率的增加有关。据估计，美国老年人群中的糖尿病患病人数（确诊和未确诊）为 990 万，占 65 岁以上人群的 25.2%。如果照目前的趋势继续下去，到 2050 年，1680 万 65 岁以上的成年人将患有糖尿病。老年糖尿病患病率增加的原因有很多，包括 β 细胞功能下降、肥胖增加、缺乏体力活动和肌肉质量损失。与年轻的糖尿病患者相比，65 岁以上的糖尿病患者的持续时间更长，中位持续时间为 10 年，糖尿病并发症和共病的发生率更高，功能依赖性更强。

患有糖尿病的老年人的人口非常多样化。一些老年人患有 1 型糖尿病已有几十年，并伴随着严重的终器官并发症进入老年。其他人在 70 岁以上或 80 岁以上时出现胰岛素抵抗和糖尿病，没有相关并发症的明确证据。有些人能够有效地自我管理他们的疾病，而另一些人则不能，因为他们的认知、视觉或功能障碍。因此，老年糖尿病患者的管理必须考虑到这种巨大的异质性，决策应个体化，重点考虑患者的因素，如糖尿病的持续时间、并发症的存在、共病情况、预期寿命、患者的目标和偏好、功能能力。

参考文献

Boyle JP, Honeycutt AA, Narayan KM, et al. Projection of diabetes burden through 2050: impact of changing demography and disease prevalence in the U.S. *Diabetes Care*. 2001;24(11):1936–1940.

Centers for Disease Control and Prevention (CDC). *National Diabetes Fact Sheet: National Estimates and General Information on Diabetes and Prediabetes in the United States, 2017*. Atlanta, GA: Centers for Disease Control and Prevention US Department of Health and Human Services, 2017.

二、发病机制

大多数 65 岁以上确诊为糖尿病的患者为 2 型糖尿病，少数为 1 型糖尿病。1 型糖尿病是一种自身免疫性疾病，胰腺 β 细胞被破坏，导致胰岛素完全减少，随后出现高血糖，并有酮症酸中毒的风险。生存和血糖控制需要外源性胰岛素。

相反，2 型糖尿病是由于胰岛素抵抗、维持正常血糖的胰岛素需求增加，以及当胰腺 β 细胞不能满足更高的胰岛素需求时，最终导致相对的胰岛素缺乏。衰老与 β 细胞再生能力降低有关。在老年患者中，β 细胞对胰岛素抵抗的适应受损可能是 2 型糖尿病发病的主要因素。

参考文献

Saisho Y, Butler AE, Manesso E, Elashoff D, Rizza RA, Butler PC. β-Cell mass and turnover in humans: effects of obesity and aging. *Diabetes Care*. 2013;36:111–117.

Stumvoll M, Goldstein BJ, van Haeften TW. Type 2 diabetes: principles of pathogenesis and therapy. *Lancet*. 2005;365(9467): 1333–1346.

三、预防

许多研究表明，对于肥胖和糖耐量受损的成年人，他们有患 2 型糖尿病的高风险，改变生活方式，侧重于饮食、运动和减肥，可以推迟或防止糖尿病的进展。这些试验中最大的是糖尿病预防计划（Diabetes Prevention Program，DPP），这是一项全国性的多中心试验，旨在检查二甲双胍或改变生活方式是否能降低高危成年人的糖尿病进展。在老年人（＞60 岁）中，生活方式的改变尤其有效，在 10 年的随访中，与通常的护理相比，糖尿病发病率降低了 49%。然而，无论年龄大小，二甲双胍都能降低 18% 的糖尿病发病率。

参考文献

Knowler WC, Barrett-Connor E, Fowler SE, et al. Diabetes Prevention Program Research Group. Reduction in the incidence of type 2 diabetes with lifestyle intervention or metformin. *N Engl J Med.* 2002;346(6):393–403.

Saito T, Watanabe M, Nishida J, et al. Zensharen Study for Prevention of Lifestyle Diseases Group. Lifestyle modification and prevention of type 2 diabetes in overweight Japanese with impaired fasting glucose levels: a randomized controlled trial. *Arch Intern Med.* 2011;171(15):1352–1360.

四、并发症

（一）急性并发症

糖尿病的急性并发症主要是代谢性和感染性。

糖尿病酮症酸中毒（diabetic ketoacidosis，DKA）是 1 型糖尿病的特征，但也可发生在 2 型糖尿病，特别是西班牙裔和非洲裔美国人。胰岛素缺乏，最常见于胰岛素治疗不足的 1 型糖尿病，导致糖代谢下降，脂肪分解增加，游离脂肪酸代谢，并随后酮症酸中毒。DKA 的常见诱发因素，如肺炎、心肌梗死和脑卒中，通过引起全身应激反应，皮质醇、胰高血糖素和儿茶酚胺增加，抵消胰岛素的一些作用，从而导致 DKA。典型的患者表现为呼吸困难、酸中毒、脱水、腹痛、恶心和呕吐。可能出现精神状态改变和昏迷。有效的管理重点是识别和治疗沉淀因素，以及用胰岛素和容量恢复治疗代谢紊乱。

高血糖高渗状态主要发生在老年 2 型 DM 患者，导致明显的高血糖（葡萄糖通常＞600mg/dl）、高渗、严重的容量耗竭和相关的急性肾损伤。患者通常有几周的高血糖和渗透性利尿史，导致脱水和精神状态改变。与 DKA 一样，诱发因素包括严重感染、脑卒中和心肌梗死。除了识别和治疗沉淀情况，液体容量复苏可以导致快速，显著改善高血糖和高渗透压。精神状态的改变通常需要更长的时间才能正常化。

老年糖尿病患者感染的风险增加。高血糖与肺炎等常见感染的更坏结局有关，糖尿病是非糖尿病患者罕见的恶性外耳道炎等不寻常感染的有效危险因素。引起感染风险增加的原因有很多，包括中性粒细胞趋化性、吞噬功能和调理功能下降引起的免疫功能受损。下肢软组织和骨感染是常见的，因为血管功能不全和反复的创伤，患者没有意识到这是神经病变的结果。尿路感染在糖尿病患者中更常见，因为糖尿和自主神经病变引起的尿潴留。

参考文献

Kitabchi AE, Umpierrez GE, Miles JM, Fisher JN. Hyperglycemic crises in adult patients with diabetes. *Diabetes Care.* 2009;32(7):1335–1343.

Rajagopalan S. Serious infections in elderly patients with diabetes mellitus. *Clin Infect Dis.* 2005;40(7):990–996.

（二）慢性并发症

老年人是所有糖尿病慢性并发症的高危人群，包括微血管疾病（视网膜病变、神经病变和肾病）和大血管疾病（冠状动脉疾病、脑卒中和周围血管疾病）。由于血管病理在糖尿病相关并发症中起着核心作用，因此预防和治疗应侧重于血管危险因素，如戒烟、血压、血脂和血糖控制。

1. 大血管并发症

心血管疾病是老年人糖尿病发病率和死亡率的主要原因。糖尿病使冠心病和脑卒中的风险增加 2 倍，截肢的风险增加 10 倍。糖尿病常与高血压和高脂血症等其他心血管疾病危险因素共同发生，研究表明，针对多种危险因素的多层面方法在降低心血管风险方面最有效。目前，美国糖尿病协会推荐阿司匹林（75～162mg/d）用于糖尿病和已知 CVD 患者。此外，ADA 还建议在所有糖尿病和 CVD 患者中考虑高强度他汀类药物治疗，在老年糖尿病但无 CVD 患者中考虑中等强度的他汀类药物治疗。糖尿病和心血管疾病低风险（10 年风险＜15%）患者的血压目标＜140/90mmHg，而心血管疾病高风险（10 年风险＞15%）患者的血压目标＜130/80mmHg。对于体弱的老年人，治疗并发症的风险较高，如直立性低血压，较低的目标可能更合适。

参考文献

American Diabetes Association. Standards of medical care in diabetes—2019. *Diabetes Care*. 2019;42(suppl 1):S103–S123.

2. 微血管并发症

糖尿病在美国是导致视网膜病变失明的主要原因。早期发现增生性视网膜病变并用激光光凝治疗已被证明在 6 年内可将视力丧失的风险降低 50% 以上。此外，由于视力损害是潜在的，大多数患者不认识到视力下降，定期筛查以在早期可治疗阶段检测视网膜病变尤其重要。ADA 目前建议在诊断时由眼科医生进行扩张眼检查，根据单个患者的风险因素和最初的检查结果，每 1～2 年定期进行一次随访检查。除了视网膜病变，老年糖尿病患者与老年非糖尿病患者相比，患白内障的风险是老年患者的 2 倍，患青光眼的风险是老年患者的 3 倍。

参考文献

Solomon SD, Chew E, Duh EJ, Sobrin L, Sun JK, VanderBeek BL, Wykoff CC, Gardner TW. Erratum. Diabetic retinopathy: a position statement by the American Diabetes Association. *Diabetes Care*. 2017;40:412–418. *Diabetes Care*. 2017;40(9):1285.

3. 微血管并发症：神经病变

糖尿病神经病变一般按受影响的神经类型分类。最常见的类型的神经病是感觉远端对称性多发性神经病，或"手套和长袜"神经病。常见的症状包括手脚麻木和灼痛。由于感觉神经病变易使患者发生未被识别的下肢创伤，最终可发展为感染和截肢，建议每年在踇趾和跖骨关节的足底部分使用 10g 的单丝进行筛查。自主性糖尿病神经病变包括糖尿病胃轻瘫，由于胃排空障碍，可导致进食后恶心和呕吐，以及勃起功能障碍和神经源性膀胱。与许多其他微血管并发症不同，糖尿病胃轻瘫可以随着血糖控制的改善而迅速和显著地改善。

参考文献

Pop-Busui R, Boulton AH, Feldman EL, et al. Diabetic neuropathy: a position statement by the American Diabetes Association. *Diabetes Care*. 2017;40(1):136–154.

4. 微血管并发症

肾病 – 糖尿病肾病是终末期肾病最常见的原因，与心血管死亡率密切相关。糖尿病肾病在年龄较大的糖尿病患者中也比年轻患者更常见；然而，肾病的严重程度与死亡率之间的联系在老年人中似乎较弱。与其他常见的肾病原因相比，糖尿病肾病导致更多的白蛋白尿和较少的早期肾小球滤过率下降。这体现在糖尿病肾病的诊断标准中，即一名已知糖尿病患者的白蛋白尿＞300g/d，没有其他潜在的白蛋白尿原因。许多研究表明，血管紧张素转换酶抑制药或血管紧张素受体阻滞药可以减缓糖尿病肾病的进展，降低心血管事件的风险。因此，ADA 建议每年进行微量白蛋白尿筛查，这可以通过在现场尿液标本上测量尿白蛋白与肌酐的比值来完成。

参考文献

Tuttle KR, Bakris GL, Bilous RW, et al. Diabetic kidney disease: a report from an ADA Consensus Conference. *Diabetes Care*. 2014;37(10):2864–2883.

（三）老年综合征

老年综合征是老年人常见的严重疾病，尽管病因不同，但在不同的患者中往往表现相似。例如，谵妄在尿路感染和心肌梗死的患者中可能表现为意识水平波动的急性混乱状态。糖尿病似乎增加了许多老年综合征的风险，包括认知障碍、抑郁、尿失禁、跌倒和功能衰退。

参考文献

American Geriatrics Society Expert Panel on Care of Older Adults with Diabetes Mellitus, Moreno G, Mangione CM, et al. Guidelines abstracted from the American Geriatrics Society Guidelines for improving the care of older adults with diabetes mellitus: 2013 update. *J Am Geriatr Soc*. 2013;61(11):2020–2026.

Araki A, Ito H. Diabetes mellitus and geriatric syndromes. *Geriatr Gerontol Int*. 2009;9(2):105–114.

1. 认知障碍

在流行病学研究中，糖尿病似乎会增加阿尔茨海默病痴呆 50%～100% 的风险，血管性痴呆 100%～150% 的风险。这可能是由于胰岛素在葡萄糖代谢中的作用，以及它对乙酰胆碱和大脑中其他神经递质的调节作用。尽管有研究提示血糖控制不良和高血糖可能导致痴呆风险升高，但也有证据表明低血糖可能会增加后续痴呆的风险。认知障碍是糖尿病患者的一个特别重要的共病，因为患者的激活和自我管理是有效糖尿病治疗的基石。即使是轻度认知障碍的患者也可能较难控制饮食、运动和药物治疗，也较难识别早期低血糖的症状。因此，美国老年医学会建议在对患有糖尿病的老年人进行初步评估时筛查认知障碍，如果怀疑自我护理或自我管理的困难增加，则重复筛查。

参考文献

Biessels GJ, Staekenborg S, Brunner E, Brayne C, Scheltens P. Risk of dementia in diabetes mellitus: a systematic review. *Lancet Neurol.* 2006;5(1):64–74.

Munshi MN. Cognitive dysfunction in older adults with diabetes: what a clinician needs to know. *Diabetes Care.* 2017;40(4): 461–467.

2. 抑郁症

抑郁症是老年人常见的疾病，与不良后果相关，包括与健康相关的生活质量差、功能衰退和全因死亡率增加。糖尿病和抑郁症通常同时发生，30% 的老年糖尿病患者报告有抑郁症状，5%～10% 的老年糖尿病患者符合重度抑郁障碍的标准。如同认知障碍一样，抑郁症可能会干扰老年人自我管理糖尿病护理的能力，导致糖尿病控制更差。因此，AGS 建议用有效的仪器筛查抑郁症状。如果老年糖尿病患者在自我管理方面有新的困难，重复筛查可能是必要的。

参考文献

Kimbro LB, Mangione CM, Steers WN, et al. Depression and all-cause mortality in persons with diabetes mellitus: are older adults at higher risk? Results from the Translating Research Into Action for Diabetes Study. *J Am Geriatr Soc.* 2014;62:1017–1022.

Wu CY, Terhorst L, Karp JF, Skidmore ER, Rodakowski J. Trajectory of disability in older adults with newly diagnosed diabetes: role of elevated depressive symptoms. *Diabetes Care.* 2018;41(10):2072–2078.

3. 尿失禁

尿失禁在患有糖尿病的老年女性中非常常见，研究报道患病率超过 50%。研究表明，糖尿病和尿失禁之间有很强的关系，糖尿病与急迫性尿失禁的患病率增加 3 倍和压力性尿失禁的患病率增加 2 倍有关。体重指数似乎是尿失禁的一个重要危险因素，体重减轻减少了新的尿失禁的发生率。一些研究表明，血糖控制不良可能会通过糖尿导致更严重的尿失禁。关于老年糖尿病患者尿失禁的数据很少。

参考文献

Brown JS, Wing R, Barrett-Connor E, et al; Diabetes Prevention Program Research Group. Lifestyle intervention is associated with lower prevalence of urinary incontinence: the Diabetes Prevention Program. *Diabetes Care.* 2006;29(2):385–390.

Wang R, Lefevre R, Hacker MR, Golen TH. Diabetes, glycemic control, and urinary incontinence in women. *Female Pelvic Med Reconstr Surg.* 2015;21(5):293–297.

4. 跌倒和骨折

跌倒在老年人中很常见，与发病率和死亡率增加有关。超重的患者更有可能有更高的骨量和糖尿病，这导致一些人最初假设糖尿病患者可能不太容易发生伤害性跌倒。然而，随后的研究表明，与没有糖尿病的老年人相比，患有糖尿病的老年人发生伤害性跌倒的风险增加了近 2 倍。胰岛素的使用、视力低下和周围神经病变似乎进一步增加了跌倒的风险。AGS 建议对患有糖尿病的老年人进行跌倒风险筛查，以确定跌倒和骨折的潜在可改变的风险因素。

参考文献

Schwartz AV, Vittinghoff E, Sellmeyer DE, et al. Diabetes-related complications, glycemic control, and falls in older adults. *Diabetes Care.* 2008;31(3):391–396.

Vinik AI, Camacho P, Reddy S, et al. Aging, diabetes, and falls. *Endocr Pract.* 2017;23(9):1117–1139.

5. 功能减退

功能限制与生活质量、死亡率和养老院入住率密切相关。糖尿病增加了功能限制的风险，增加了日常生活活动（洗澡、转移、洗漱、穿衣和吃饭）、步行和购物的困难率。即使考虑到其他慢性疾病，糖尿病和功能限制之间的联系仍然存在。

参考文献

Sinclair AJ, Conroy SP, Bayer AJ. Impact of diabetes on physical function in older people. *Diabetes Care.* 2008;31(2):233–235.

五、治疗

（一）升糖治疗

高血糖是糖尿病的核心病理表现，控制高血糖是糖尿病治疗的基石。然而，重要的是要认识到，血压控制和血脂控制似乎在预防和减少糖尿病的大多数终器官并发症方面同样重要（如果不是更重要的话）。因此，在对医学上复杂的老年糖尿病患者进行干预时，首先关注血压是大多数患者的合理方法。

1. 血糖控制指标

HbA1c 与平均血糖水平密切相关，对微血管并发症有很强的预测作用。一个合理的经验法则是，HbA1c 每增加或减少 1%，就相当于平均葡萄糖水平相应的大约 30mg/dl 的变化（表 51–1）。

表 51–1　由 HbA1c 引起的平均葡萄糖水平的变化	
HbA1c（%）	**平均葡萄糖 mg/dl（95%CI）**
5	97（76～120）
6	126（100～152）
7	154（123～185）
8	183（147～217）
9	212（170～249）
10	240（193～282）
11	269（217～314）
12	298（240～347）

HbA1c. 糖化血红蛋白

在健康和虚弱的老年患者中，血糖治疗的目标不同，导致不同的推荐血糖目标。研究表明，严格的血糖控制在 HBA1C≤7% 可在 8 年内降低微血管并发症的发生率。因此，ADA 建议健康的老年人 HbA1c＜7% 可延长预期寿命。

然而，更严格的血糖控制也与低血糖和死亡率的增加有关。对于预期寿命有限的老年患者，严格的血糖控制使他们面临更高的不良事件风险，很少有机会从微血管并发症的减少中幸存下来。由于血糖控制非常差会导致疲劳等立即症状，预期寿命有限的老年患者应接受血糖治疗，旨在避免症状性高血糖，同时将低血糖风险降至最低。AGS 最近的一项指南建议老年人的 HbA1c 目标为 7.5%～8%。对于健康、有几种慢性疾病、很少功能限制和延长预期寿命的老年人来说，HbA1c 目标为 7%～7.5% 是合适的。相反，对于有广泛共病、功能受限和预期

寿命有限的老年人来说，HbA1c 目标为 8%～9% 是合适的（表 51–2）。

表 51–2　对预期寿命有限的老年患者的 HbA1c 指标的指南建议 [a]		
	年　份	**HbA1c 靶点**
美国糖尿病协会（ADA）	2019	8.0～8.5
美国老年医学会（AGS）	2013	8.0～9.0
退伍军人事务部和国防部（VA/DoD）	2017	8.0～9.0

HbA1c. 糖化血红蛋白

a. 多种并存的慢性疾病或功能或认知障碍

参考文献

American Geriatrics Society Expert Panel on Care of Older Adults with Diabetes Mellitus, Moreno G, Mangione CM, Kimbro L, Vaisberg E. Guidelines abstracted from the American Geriatrics Society guidelines for improving the care of older adults with diabetes mellitus: 2013 update. *J Am Geriatr Soc.* 2013;61(11):2020–2026.

Davies MJ, D'Alessio DA, Fradkin J, et al. Management of hyperglycemia in type 2 diabetes, 2018. A consensus report by the American Diabetes Association (ADA) and the European Association for the Study of Diabetes (EASD). *Diabetes Care.* 2018;41(12):2669–2701.

Lee SJ, Eng C. Goals of glycemic control in frail older patients with diabetes. *JAMA.* 2011;305(13):1350–1351.

Management of Diabetes Mellitus Update Working Group. *VA/DoD Clinical Practice Guideline for the Management of Type 2 Diabetes Mellitus in Primary Care. Version 5.0.* Washington, DC: Veterans Health Administration and Department of Defense; 2017.

Nathan DM, Kuenen J, Borg R, Zheng H, Schoenfeld D, Heine RJ; A1c-Derived Average Glucose Study Group. Translating the A1c assay into estimated average glucose values. *Diabetes Care.* 2008;31(8):1473–1478.

Ray KK, Seshasai SR, Wijesuriya S, et al. Effect of intensive control of glucose on cardiovascular outcomes and death in patients with diabetes mellitus: a meta-analysis of randomised controlled trials. *Lancet.* 2009;373(9677):1765–1772.

2. 住院患者的血糖控制目标

许多老年糖尿病患者住院，大多数是因为糖尿病以外的疾病。老年住院患者血糖控制的目标是维持正常血糖，避免不良事件，并尽快恢复稳定的门诊方案。然而，急性疾病的压力和频繁的术前禁食会使住院患者维持正常血糖具有挑战性。

尽管最初的研究表明，严格控制血糖（血糖水平为 80～110mg/dl）的危重外科患者的预后有所改善，但随后的研究表明，严格控制血糖与更高的低血糖风险相关，并不能改善结果，如任何原因的死亡、住院时间、心血管和感染性并发症。ADA 建议危重症

和非危重症患者的血糖水平在 140～180mg/dl。

参考文献

American Diabetes Association. Diabetes Care in the Hospital: Standards of Medical Care in Diabetes—2019. *Diabetes Care.* 2019;42(suppl 1):S173–S181.

Buchleitner AM, Martínez-Alonso M, Hernández M, Solà I, Mauricio D. Perioperative glycaemic control for diabetic patients undergoing surgery. *Cochrane Database Syst Rev.* 2012;9:CD007315.

Moghissi ES, Korytkowski MT, DiNardo M, et al. American Association of Clinical Endocrinologists; American Diabetes Association. American Association of Clinical Endocrinologists and American Diabetes Association consensus statement on inpatient glycemic control. *Diabetes Care.* 2009;32(6):1119–1131.

3. 长期护理患者的血糖控制

在疗养院设施中，糖尿病患病率很高，糖尿病与老年综合征和保健费用的显著增加有关。低血糖的风险是决定血糖控制目标的主要因素，因为许多这些患者因其多病和多药而有较高的低血糖风险。对于长期护理（long-term care，LTC）的居民，HbA1c的目标值为8%～9%，空腹血糖在100～200mg/dl之间是合理的。在这一人群中，基础/团注胰岛素方案是首选的，指南不鼓励单独使用滑动刻度胰岛素，因为它可能导致血糖的广泛波动。

参考文献

Munshi MN, Florez H, Huang ES, et al. Management of diabetes in long-term care and skilled nursing facilities: a position statement of the American Diabetes Association. *Diabetes Care.* 2016;39(2):308–318.

Pandya N, Thompson S, Sambamoorthi U. The prevalence and persistence of sliding scale insulin use among newly admitted elderly nursing home residents with diabetes mellitus. *J Am Med Dir Assoc.* 2008;9(9):663–669.

4. 临终患者的血糖控制

临终 DM 的管理需要强调通过放松血糖目标、避免低血糖或症状性高血糖、简化复杂的方案来提供侧重于舒适的护理。对于接近生命末期的患者，监测 HbA1c 的益处不大。由于死亡前的下降通常包括厌食、体重减轻和肾功能恶化，因此通常有必要减少降糖治疗以避免低血糖。对患者和家属进行降糖治疗的预期指导应该在患者病情恶化和临终关怀登记时开始。

参考文献

Lee SJ, Jacobson MA, Johnston CB. Improving diabetes care for hospice patients. *Am J Hosp Palliat Care.* 2016;33(6):517–519.

Munshi MN, Florez H, Huang ES, et al. Management of diabetes in long-term care and skilled nursing facilities: a position statement of the American Diabetes Association. *Diabetes Care.* 2016;39(2):308–318.

（二）非药物治疗

1. 饮食

饮食干预是糖尿病治疗不可或缺的组成部分。对于适当的 DM 患者，推荐的生活方式干预是限制热量，目标是体重至少下降 7%。人们已经研究了大量营养素（糖类、蛋白质、脂肪）比例不同的各种饮食，但很少有数据表明一种饮食优于另一种饮食。目前 ADA 的饮食建议反映了美国心脏协会的建议，并建议限制饱和脂肪（＜7%），减少反式脂肪，限制胆固醇摄入量（＜200mg/d）。由注册营养师提供的医学营养治疗是一项医疗保险福利。

重要的是要认识到，对于一些患有糖尿病的老年人来说，热量或饮食限制可能特别困难，甚至有害。第一，饮食的改变对于那些已经建立了一生饮食习惯的老年患者来说尤其具有挑战性。第二，有功能障碍的老年人在购买食品、杂货和准备食物方面有困难，他们有营养不良的风险；建议限制范围的食物可能会导致体重减轻或微量营养素缺乏。第三，患有糖尿病的老年人患牙周病和口干症的风险更高，这可能会限制他们适应新饮食的能力。第四，对于许多老年人来说，多病的存在可能会导致饮食选择的更多限制。因此，对于患有糖尿病而无肥胖的老年患者，应谨慎进行饮食调整。

参考文献

Klein S, Sheard NF, Pi-Sunyer X, et al. American Diabetes Association; North American Association for the Study of Obesity; American Society for Clinical Nutrition. Weight management through lifestyle modification for the prevention and management of type 2 diabetes: rationale and strategies: a statement of the American Diabetes Association, the North American Association for the Study of Obesity, and the American Society for Clinical Nutrition. *Diabetes Care.* 2004;27(8):2067–2073.

2. 锻炼

有规律的锻炼可以改善血糖控制、血压和血脂，并有助于减肥。ADA 建议患有糖尿病的老年人应该努力达到每周 150min 的中等强度运动，包括有氧活动和阻力训练。对于无法实现这一目标的老年功能障碍患者，ADA 建议最大限度地增加他们的体育活动，以获得锻炼的一些好处。因为老年糖尿病患者是心血管疾病的高危人群，所以运动方案应从低强度的体力活动开始，然后逐渐增加强度和持续时间。

参考文献

Colberg SR, Sigal RJ, Fernhall B, et al. American College of Sports Medicine; American Diabetes Association. Exercise and type 2 diabetes: the American College of Sports Medicine and the American Diabetes Association: joint position statement executive summary. *Diabetes Care.* 2010;33(12):2692–2696.

（三）药物治疗（表 51-3）

1. 双胍类药物

大多数指南推荐二甲双胍作为 2 型糖尿病的一线口服治疗，因为它有效（降低约 1.5% 的 HbA1c），并且与体重增加或低血糖无关。此外，与磺酰脲类药物相比，二甲双胍似乎与减少心血管并发症有关。大量基于注册的观察数据表明，与服用格列本脲或格列吡嗪的患者相比，服用二甲双胍的患者心血管并发症的风险降低了 15%～21%。此外，一项为期 5 年的随机试验显示，与格列吡嗪相比，二甲双胍治疗的患者心血管结局风险降低了 46%。

严重肾功能障碍［肌酐清除率＜30ml/(min·1.73m^2)］是二甲双胍的禁忌证，因为担心乳酸酸中毒。然而，使用二甲双胍治疗乳酸酸中毒似乎非常罕见，治疗发病率不到每 10 000 人年 1 例。

参考文献

Davies MJ, D'Alessio DA, Fradkin J, et al. Management of hyperglycemia in type 2 diabetes, 2018. A consensus report by the American Diabetes Association (ADA) and the European Association for the Study of Diabetes (EASD). *Diabetes Care.* 2018;41(12):2669–2701.

Hong J, Zhang Y, Lai S, et al. SPREAD-DIMCAD Investigators. Effects of metformin versus glipizide on cardiovascular outcomes in patients with type 2 diabetes and coronary artery disease. *Diabetes Care.* 2013;36(5):1304–1311.

Maruthur NM, Tseng E, Hutfless S, et al. Diabetes medications as monotherapy or metformin-based combination therapy for type 2 diabetes: a systematic review and meta-analysis. *Ann Intern Med.* 2016;164(11):740–751.

Qaseem A, Barry MJ, Humphrey LL, Forciea MA; Clinical Guidelines Committee of the American College of Physicians. Oral pharmacologic treatment of type 2 diabetes mellitus: a clinical practice guideline update from the American College of Physicians. *Ann Intern Med.* 2017;166(4):279–290.

2. 磺酰脲类

常用的磺酰脲类包括格列吡嗪、格列本脲、格列美脲和格列齐特。因为磺酰脲类药物主要通过增加胰腺胰岛素分泌起作用，所以体重增加是常见的，低血糖也可能发生。研究表明，使用格列本脲比其他磺酰脲类药物低血糖的风险高 1.5～2 倍，可能是活性代谢产物的结果；因此，在老年人中应避免使用格列本脲。通常，大部分治疗效果发生在最

表 51-3　高血糖的非胰岛素治疗

分　类	药　物	作　用	HbA1c 预期下降（%）	优　点	缺　点	成　本
双胍类药物	二甲双胍	降低肝脏葡萄糖生成	1～2	体重没有增加 无低血糖 降低心血管死亡率	恶心，腹泻，乳酸酸中毒（罕见）	$
磺酰脲类药	格列本脲 格列吡嗪 格列齐特 格列美脲	刺激胰岛素分泌	1～2	一般耐受性良好	低血糖（尤指与格列本脲） 体重增加	$
格列奈类药	瑞格列奈 那格列奈	刺激胰岛素分泌	1～2	降低餐后高血糖	低血糖 体重增加 频繁的餐前给药	$$
α- 葡萄糖苷酶抑制药	阿卡波糖 米格列醇	减少肠道碳水化合物吸收	0.5～1	未被吸收，限制了药物相互作用的可能性	胃肠道不良反应	$$
噻唑烷二酮	吡格列酮 罗格列酮	增加外周胰岛素敏感性	1～2	轻微低血糖	体重增加 心力衰竭加重 骨折增加	$$$

（续表）

分 类	药 物	作 用	HbA1c 预期下降（%）	优 点	缺 点	成 本
GLP-1 激动药	艾塞那肽 利拉鲁肽 度拉糖肽 利西那肽 塞格列酮	增加葡萄糖依赖型胰岛素分泌 延迟胃排空	1～2	体重减轻 改善心血管危险因素	恶心、呕吐、腹泻 急性胰腺炎 甲状腺髓样癌	$$$
DPP-4 抑制药	西他列汀 沙格列汀 利格列汀 阿格列汀	强化 GLP-1 活性 降低胰高血糖素	0.5～1	体重没有增加 无低血糖	急性胰腺炎 中度效力 可能伴有严重的关节痛 失代偿性心力衰竭住院人数增加（沙格列汀）	$$$
胰淀素模拟物	普兰林肽	延迟胃排空 促进饱腹感 减少餐后胰高血糖素分泌	0.5	总体耐受性良好 体重减轻	频繁注射 胃肠道不良反应 不能与胰岛素混用	$$$
SGLT-2 抑制药	卡格列净 达格列净 恩格列净 艾瑞格列净	阻止肾脏葡萄糖再吸收	0.5～1	无低血糖 体重减轻 降低血压和心血管风险	泌尿生殖道感染增加 低血压 卡格列净增加截肢和骨折的风险	$$$

大推荐剂量的一半，磺酰脲类药物可使 HbA1c 降低 1%～2%。开始剂量应该较低，也许是年轻患者使用的一半，并提倡关于低血糖的教育。肾脏疾病患者应慎用磺酰脲类药物，因为活性代谢产物排泄缓慢。低血糖风险的增加和心血管不良结局的证据越来越多，使得磺酰脲类药物与其他降糖药物相比较不受欢迎。

参考文献

Azoulay L, Suissa S. Sulfonylureas and the risks of cardiovascular events and death: a methodological meta-regression analysis of the observational studies. *Diabetes Care.* 2017;40(5):706–714.

Bain S, Druyts E, Balijepalli C, et al. Cardiovascular events and all-cause mortality associated with sulphonylureas compared with other antihyperglycaemic drugs: a Bayesian meta-analysis of survival data. *Diabetes Obes Metab.* 2017;19(3):329–335.

3. α- 葡萄糖苷酶抑制药

α- 葡萄糖苷酶抑制药阿卡波糖和米格列醇抑制肠道对糖类的吸收，降低餐后高血糖。因此，它们不会导致低血糖或体重增加。由于 α- 葡萄糖苷酶抑制药在通常剂量下（尤其是阿卡波糖）不会被全身吸收，它们通常可以安全地用于老年人和肾功能不全或肝功能不全的患者。α- 葡萄糖苷酶抑制药的主要缺点是胃肠道不适，包括胀气和腹泻，以及 HbA1c 降低 0.5%～1%。

参考文献

Sherifali D, Nerenberg K, Pullenayegum E, Cheng JE, Gerstein HC. The effect of oral antidiabetic agents on A1C levels: a systematic review and meta-analysis. *Diabetes Care.* 2010;33(8):1859–1864.

4. 噻唑烷二酮

噻唑烷二酮罗格列酮和吡格列酮是胰岛素增敏药。随着越来越多的证据表明心力衰竭、骨丢失和肝毒性增加，尤其是罗格列酮和吡格列酮会增加膀胱癌，噻唑烷二酮已经不再受欢迎。

参考文献

Home PD, Pocock SJ, Beck-Nielsen H, et al; RECORD Study Team. Rosiglitazone evaluated for cardiovascular outcomes in oral agent combination therapy for type 2 diabetes (RECORD): a multicenter, randomised, open-label trial. *Lancet.* 2009;373(9681):2125–2135.

Nissen SE, Wolski K. Rosiglitazone revisited: an updated meta-analysis of risk for myocardial infarction and cardiovascular mortality. *Arch Intern Med.* 2010;170(14):1191–1201.

Zhu ZN, Jiang YF, Ding T. Risk of fracture with thiazolidinediones: an updated meta-analysis of randomized clinical trials. *Bone.* 2014;68:115–123.

5. 格列奈类药物

格列奈类药物是短效胰岛素促分泌药，可降低餐后高血糖。瑞格列奈和那格列奈是在美国可用的格列奈类药物。那格列奈似乎比瑞格列奈起效更快，作用持续时间更短。在老年人中使用这些药物的经验有限，但它们可能对空腹低血糖和餐后高血糖患者有效。这两种药物都应该在每餐前服用，这可能会使药物的坚持更加困难。

参考文献

Black C, Donnelly P, McIntyre L, Royle PL, Shepherd JP, Thomas S. Meglitinide analogues for type 2 diabetes mellitus. *Cochrane Database Syst Rev.* 2007;2:CD004654.

6. GLP-1 类似物和 DPP-4 抑制药

GLP-1 类似物和 DPP-4 抑制药是调节餐后葡萄糖稳态的胃肠激素。促胰岛素调节药可通过增加葡萄糖依赖性胰岛素分泌和减缓胃排空来降低餐后高血糖。虽然这些药物单独使用时不会引起低血糖，但与胰岛素或磺酰脲类药物一起使用时可能会加重低血糖。

艾塞那肽、利拉鲁肽、多拉鲁肽、利西那肽和塞格列酮是在美国可注射的 GLP-1 类似物。艾塞那肽是艾塞那肽 –4 的合成类似物，在结构上类似于 GLP-1（降低餐后高血糖），但可抵抗 DPP-4 的降解，因此有更长作用时间。GLP-1 类似物可降低 HbA1c 1%～2%。利拉鲁肽和塞格列酮与改善心血管益处有关。由于胃排空延迟，恶心和体重减轻是常见的。

西他列汀、沙格列汀、利格列汀和阿格列汀是在美国可用的 DPP-4 抑制药，可使 HbA1c 下降 0.5%～1%。它们一般耐受性好，恶心和体重减轻比 GLP-1 类似物少。急性胰腺炎是一种罕见但严重的并发症。其中一些药物与老年人心力衰竭的增加有关。

参考文献

LeRoith D, Biessels GJ, Braithwaite SS, et al. Treatment of diabetes in older adults: an Endocrine Society clinical practice guideline. *J Clin Endocrinol Metab.* 2019;104(5):1520–1574.

Marso SP, Daniels GH, Brown-Frandsen K, et al. Liraglutide and cardiovascular outcomes in type 2 diabetes. *N Engl J Med.* 2016;375(4):311–322.

Shyangdan DS, Royle P, Clar C, Sharma P, Waugh N, Snaith A. Glucagon-like peptide analogues for type 2 diabetes mellitus. *Cochrane Database Syst Rev.* 2011;10:CD006423.

7. SGLT-2 抑制药

格列净类药物是通过促进葡萄糖的尿排泄来减少肾脏对葡萄糖的重吸收的口服药物。SGLT-2 抑制药的疗效高度依赖于患者的肾功能。随着肾功能恶化，这些药物可能变得不太有效。所有 SGLT-2 抑制药都与体重、血压和心血管风险的降低有关。这些药物的主要缺点包括增加急性肾损伤、脱水、低血压和泌尿生殖道感染的风险。在一些研究中，卡格列净还可能与骨折和下肢截肢的风险增加有关。SGLT-2 抑制药可使 HbA1c 降低 0.5%～1%。

参考文献

Neal B, Perkovic V, Mahaffey KW, et al; CANVAS Program Collaborative Group. Canagliflozin and cardiovascular and renal events in type 2 diabetes. *N Engl J Med.* 2017;377(7):644–657.

Wu JH, Foote C, Blomster J, et al. Effects of sodium-glucose cotransporter-2 inhibitors on cardiovascular events, death, and major safety outcomes in adults with type 2 diabetes: a systematic review and meta-analysis. *Lancet Diabetes Endocrinol.* 2016;4(5):411–419. Erratum in: *Lancet Diabetes Endocrinol.* 2016;4(9):e9.

8. 胰岛素

所有 1 型糖尿病患者和许多中度或重度 2 型糖尿病患者都需要胰岛素，有 80 多年的临床经验。在适当的剂量下，它可以安全地用于肾或肝功能不全的情况，以及在医院、疗养院或非卧床护理患者中。胰岛素的缺点包括低血糖、体重增加的风险，以及患者对注射的心理障碍。

不同类型的胰岛素已经被开发出来，为不同类型的高血糖提供灵活的治疗选择（表 51–4）。常用的长效胰岛素包括甘精、地特、德谷和中性鱼精蛋白（neutral protamine Hagedorn, NPH），每天使用 1～2 次，提供基础胰岛素来控制空腹血糖水平。常用的短效胰岛素，如赖脯胰岛素、门冬胰岛素、普通和吸入性胰岛素，在饭前使用，以控制餐后葡萄糖水平。对于许多老年 2 型糖尿病患者来说，除了二甲双胍之外，每天夜间一次长效胰岛素可能是一个合理的初始方案。

基础胰岛素的起始剂量为 0.1～0.2U/（kg·d），取决于血糖水平。在大多数情况下，基础胰岛素剂量是基于空腹血糖水平。尽管空腹血糖在目标范围内，HbA1c 持续升高的患者可能需要额外的短效餐前胰岛素。餐前胰岛素的起始剂量由目标葡萄糖水平和餐中糖类含量决定。

类　型	起效时间	起效峰值	持续时间	成　本
天冬胰岛素	15min	30～90min	3～5h	$$
赖谷胰岛素	15min	30～90min	3～4h	$$
吸入胰岛素	15min	30～90min	3～4h	$$
赖脯人胰岛素	15min	30～90min	3～4h	$$
普通胰岛素	30～60min	2～3h	4～6h	$
中性鱼精蛋白胰岛素	2～4h	6～10h	10～16h	$
地特胰岛素	1～2h	最小	长达 24h	$$
甘精胰岛素	1～2h	最小	长达 24h	$$
德谷胰岛素	1～2h	–	>24h（长达 42h）	$$$

表 51-4　美国常用胰岛素产品

其他胰岛素选择，如预混胰岛素（70/30 中性鱼精蛋白 / 普通胰岛素，70/30 门冬胰岛素混合物，75/25 或者 50/50 赖脯胰岛素混合物），有助于简化许多患者的胰岛素方案，也更便宜。然而，由于其不可预测的药效学，它们不被推荐作为第一步，因为可能增加血糖波动的风险，尤其是在饮食不规律的患者中。

参考文献

American Diabetes Association. 9. Pharmacologic approaches to glycemic treatment: standards of medical care in diabetes-2019. *Diabetes Care.* 2019;42(suppl 1):S90–S102.

Wallia A, Molitch ME. Insulin therapy for type 2 diabetes mellitus. *JAMA.* 2014;311(22):2315–2325.

9. 模拟胰淀素

胰淀素是一种与胰岛素共同分泌的肽，通过延迟胃排空、促进饱腹感和减少餐后胰高血糖素的分泌来调节葡萄糖的稳态。普兰林肽是在美国唯一可用的胰淀素模拟物，被批准用于服用胰岛素的 1 型或 2 型糖尿病患者皮下使用。虽然一般耐受性良好，但其效果是温和的，HbA1c 降低约 0.5%。普兰林肽必须与胰岛素分开注射，使药物依从性复杂化。

致谢：感谢 Josette A. Rivera 博士和 Jessamyn Conell-Price 博士对本章第 2 版的贡献。

参考文献

Riddle M, Pencek R, Charenkavanich S, Lutz K, Wilhelm K, Porter L. Randomized comparison of pramlintide or mealtime insulin added to basal insulin treatment for patients with type 2 diabetes. *Diabetes Care.* 2009;32(9):1577–1582.

第52章 贫 血
Anemia

Thomas Reske　Paul D. Zito 著

关玉琪 译　涂 玲 校

一、一般原则

贫血是发生于老年人中最常见的血液学异常。在社区居住的老年人中贫血的总体患病率为10%~24%，在长期护理或住院的老年人中患病率接近40%。贫血的年龄分布如图52-1所示。种族似乎也影响血红蛋白水平。NHANES Ⅲ 的研究显示，非西班牙裔黑色人种的贫血患病率是非西班牙裔白色人种的3倍。贫血被认为是增加发病率和死亡率的一个因素，因此，正确诊断和治疗贫血十分重要。

NHANES Ⅲ 研究显示，老年人的贫血分为三大类：1/3继发于营养缺乏（铁、叶酸或维生素 B_{12}）导致的贫血，1/3为炎症贫血，1/3为不明原因的贫血。不明原因的贫血通常是多因素的，包括骨髓衰竭、营养和炎症综合征。已有大量文献和研究显示贫血与促炎细胞因子增加（定义为炎症）影响骨髓功能，以及免疫系统逐渐退化（称为免疫衰老）有关。

二、贫血的定义

与年轻患者相似，老年人贫血最常用的定义是根据1968年世界卫生组织的标准，即男性血红蛋白<13g/dl，女性血红蛋白<12g/dl。

三、老年人贫血的症状

贫血的临床症状取决于贫血的严重程度、贫血发展的急性程度、患者的需氧量。老年人的贫血症状通常反映了血红蛋白浓度降低导致组织供氧受损，导致心输出量增加，组织缺氧加剧和器官功能的进行性下降。通常来说，不管潜在的病因是什么，随着时间的推移，发展缓慢的贫血往往比急性发作性

贫血所展现的症状更少。与年轻人一样，由于低血容量的影响，快速发展的贫血可能会引起其他症状。但由于虚弱程度增加和功能状态下降往往与老年人患有慢性共病相关，因此老年人患有贫血的症状可能更为严重，并且耐受性更差。贫血的主要症状可能包括以下情况。

1. 不同程度的疲劳。
2. 劳力性呼吸困难或休息时出现呼吸困难。
3. 交界性心动过速、心悸和脉率增高的高动力心脏状态。

更严重的贫血还可能伴有以下情况。

1. 昏睡和乏力。
2. 意识模糊。
3. 严重的心脏症状，包括充血性心力衰竭、心律失常、心绞痛或心肌梗死。

急性失血或严重急性溶血导致的贫血初期可能出现以下生理性低血容量的表现。

1. 头晕。
2. 直立性低血压。
3. 晕厥。
4. 低血容量性休克，包括昏迷和死亡。

流行病学研究已将贫血与许多临床相关疾病联系起来，包括心血管疾病、认知障碍、失眠、情绪受损和生存质量下降。贫血还与执行功能下降、生理性能下降、摔倒和骨折风险增加有关，导致患者住院次数增多，住院时间延长。人们已经认识到，即使是轻微形式的贫血也与老年人发病率、死亡率和虚弱的增加有关。

目前尚不清楚是贫血本身导致了不良结果，还是贫血是导致不良结果的潜在过程中的一种替代性

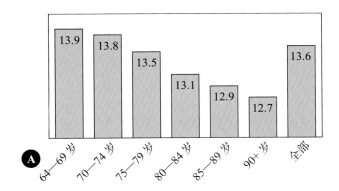

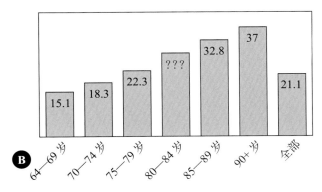

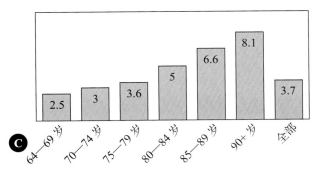

▲ 图 52-1　贫血的年龄分布

A. 各年龄的血红蛋白值；B. 各年龄段贫血患病百分率（%）；C. 各年龄重度贫血患病率（%）（血红蛋白＜10g/dl）（引自 Bach V, Schruckmayer G, Sam I, Kemmler G, Stauder R. Prevalence and possible causes of anemia in the elderly: a cross-sectional analysis of a large European university hospital cohort, *Clin Interv Aging* 2014 Jul 22;9:1187-96.）

标志物。与不明原因贫血相比，伴有营养紊乱、慢性肾脏病和慢性炎症的贫血死亡率最高。

四、老年人贫血的病理生理学

贫血的病理生理学仍缺乏完整详细的认识，其复杂的调控网络涉及多种信号分子的级联。图 52-2 展示了所涉及的分子间交互作用的全景。导致贫血的主要因素包括克隆干细胞的改变、包含炎症在内

的微环境改变、网状内皮系统和肾脏的改变、营养缺乏。

造血干细胞保持着自我复制的能力，并能够最终分化成骨髓中各种常见类型细胞。细胞转化为特定细胞系的精确分子机制十分复杂且未知全貌，但涉及表观遗传沉默及后续基因表达。促红细胞生成素（erythropoietin，EPO）是最重要的调节激素之一，它能对缺氧和贫血做出反应，进而刺激骨髓中红细胞（red blood cells，RBC）的发育。红细胞最初起源于骨髓中的有核细胞，随后失去细胞核形成网织红细胞。网织红细胞从骨髓中释放出来进行循环并完全成熟，变为成熟红细胞。进入循环后，红细胞的寿命约为 120 天，随后变为衰老红细胞从循环中被清除。造血干细胞向红细胞的生长和成熟需要大量的维生素和辅助因子，并且微环境变化、自由基损伤、机械性损伤、免疫和炎症变化等各种其他因素也可能影响循环中红细胞的寿命和持久性。

造血干细胞 EPO 反应受损与老年人贫血的病理生理学有关。有研究表明，在健康的成人中，EPO 水平会随着年龄的增长而增加。Baltimore 纵向老龄化研究表明，在健康、非贫血的个体中，EPO 水平会随着年龄的增长而上升；在没有糖尿病或高血糖的个体中，EPO 水平随年龄上升幅度更大。贫血患者的上升幅度较低，这表明贫血反映了正常的年龄相关代偿性 EPO 增长的衰弱。

除了 EPO 反应受损外，骨髓中的克隆性异常越来越被认为是导致不明原因贫血的原因。克隆性造血异常与髓系血液恶性肿瘤的发病率增加相关，如骨髓增生异常综合征（myelodysplastic syndromes，MDS）、骨髓增殖性肿瘤和急性白血病等。

炎症对细胞因子通路有直接的负面影响。TNF-α、IL-1 和 TGF-β 可影响红系造血祖细胞的增殖和分化。这种炎症可导致红系造血祖细胞上 EPO 受体表达的下调，以及红细胞净生成减少。炎症似乎也影响和调节网状内皮系统中铁的吸收和保留（以衰老/受损的红细胞形式），导致缺铁性红细胞生成不足。

铁调素通路是另一个重要的调控途径。铁调素是一种由肝脏产生的急性期蛋白质，可减少十二指肠的铁吸收和巨噬细胞的铁释放。当铁调素增加时，

441

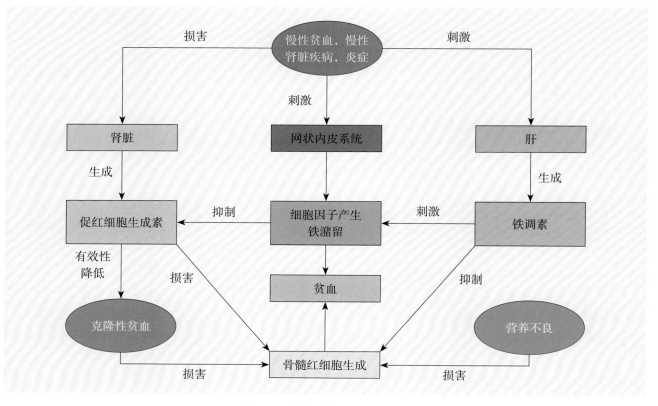

▲ 图 52-2　老年人贫血中的相互作用

图中展示了老年慢性肾脏病或炎性贫血患者的可能机制。炎症细胞因子刺激铁调素的产生，增加铁在网状内皮系统中的储存量。肾脏老化和炎症会影响促红细胞生成素的产生和有效性。在这些级联反应下，红细胞吞噬增多，进一步加剧贫血。这些因素加上营养缺乏造成的红细胞生成受损，导致骨髓红细胞生成减少

持续的铁限制会使铁蛋白水平增加、转铁蛋白饱和度降低，导致相应的缺铁性红细胞生成不足。铁调素的产生增加可见于炎症性疾病、感染和恶性肿瘤中。在小鼠模型中，利用基因干预技术上调铁调素的表达可导致轻度到中度贫血和 EPO 反应受损，模拟出了炎症性贫血的关键特征。

五、实验室检测及评估

当确定贫血潜在原因时，临床中考虑是否存在三个过程十分必要。

1. 红细胞的破坏。
2. 红细胞产生不足。
3. 失血。

在老年患者中通常存在不止一个因素可能导致贫血的发生，因此检查需全面。轻度贫血也不应被忽视，因为它可能是潜在疾病的警告信号。表 52-1 展示了老年人贫血相关情况的汇总。

除了完整的病史收集和体格检查外，贫血的基本检查还包括：全血细胞计数（complete blood count，CBC）、外周血涂片、平均血细胞体积（mean corpuscular volume，MCV）、平均血细胞血红蛋白、网织红细胞计数、铁蛋白、铁含量、EPO 水平、C 反应蛋白、纤维蛋白原、肌酐、维生素 B_{12}、血清叶酸、促甲状腺激素、乳酸脱氢酶（lactate dehydrogenase，LDH）、铁调素、天门冬氨酸转氨酶、丙氨酸转氨酶和血清电泳。临床典型疾病，如脊髓病和神经病变，应考虑铜缺乏症。唇裂症、舌炎和精神状态改变的症状提示维生素 B_6 缺乏。外周血涂片的形态学改变有助于排除危及生命的贫血原因，如微血管病性溶血性贫血［血栓性血小板减少性紫癜（thrombotic thrombocytopenic purpura，TTP）/溶血性尿毒症综合征（hemolytic uremic syndrome，HUS）］或急性白血病。

MCV 有助于将贫血分为小细胞性、正常细胞性

表 52-1 贫血的分类以及各类型的常见病因	
分类和亚型	**特征性代表**
慢性炎症疾病	
• 风湿病	• RA，风湿性多肌痛症，SLE
• 慢性感染性疾病	• 慢性肝炎，骨髓炎，获得性免疫缺陷综合征（HIV）
• 炎症	• 虚弱，恶病质，老年综合征
• 其他	• 慢性腿部溃疡，复发性感染，泌尿道感染 /PNA
非造血肿瘤	
• 消化道肿瘤	• 结肠癌，胃癌
• 多器官转移或骨髓转移	• 晚期癌症，包括乳腺癌、前列腺癌、黑色素瘤
内分泌和代谢原因	
• EPO 产量低	• 肾衰竭或单纯的 EPO 缺乏
• 甲状腺功能障碍	• 甲状腺功能减退或甲状腺功能亢进
• 胰岛素不足	• 糖尿病
失血	
• 胃肠道出血	• 消化性溃疡，溃疡性结肠炎，憩室，静脉曲张，血管发育不良，痔疮，肠系膜缺血，抗凝血相关疾病
• 外科手术	• 髋关节和骨科手术，结肠切除术，心胸外科，结肠镜检查后活检
• 可能的易出血点	• 鼻出血，泌尿生殖器，腹膜后
红细胞消耗或破坏增加	
• 慢性非机械性溶血	• 自身免疫性溶血性贫血，PNH，镰状细胞贫血，慢性 TTP
• 红细胞的机械破坏	• 心脏瓣膜介导的红细胞溶解
• 脾功能亢进	• 肝大，脾大
• 红细胞的急性破坏	• TTP/HUS，DIC，败血症，G6PD 缺乏症
营养不良	
• 维生素缺乏	• 维生素 B_{12}/ 恶性贫血，叶酸，维生素 B_6
• 微量元素缺乏	• 铜缺乏
• 缺铁	• 失血过多，饮食不足
药物性溶血性贫血	
• 化疗	• 化疗所致全血细胞减少症
• 抗代谢物，抗惊厥药物	• 甲氨蝶呤，苯妥英
• 药物毒性反应 / 药物诱发溶血	• β- 内酰胺类，头孢菌素类，复方新诺明，环丙沙星，氟达拉滨，劳拉西泮，双氯芬酸，乙醇
骨髓 / 生成能力受损	
• 血液恶性肿瘤	• AML，ALL，CML，CLL
• 脊髓发育不良	• MDS，MPN，再生障碍性贫血，骨髓纤维化
• 癌变病变	• ICUS，CCUS
• 感染	• 细小病毒，HIV，肺结核，Q 热，布鲁菌病，埃立克体病，EBV，CMV

ALL. 急性淋巴细胞白血病；AML. 急性髓系白血病；CCUS. 克隆性细胞减少，意义不明；CLL. 慢性淋巴细胞性白血病；CML. 慢性粒细胞性白血病；CMV. 巨细胞病毒；DIC. 弥散性血管内凝血；EBV. 巴尔病毒；EPO. 促红细胞生成素；G6PD. 葡萄糖 -6- 磷酸脱氢酶缺乏症；HUS. 溶血性尿毒症综合征；ICUS. 特发性细胞减少症无抑制意义；MDS. 骨髓增生异常综合征；MPN. 骨髓增殖性肿瘤；PNA. 肺炎；PNH. 阵发性夜间血红蛋白尿；RA. 类风湿关节炎；SLE. 系统性红斑狼疮；TTP. 血栓性血小板减少性紫癜

和大细胞性，结合网织红细胞绝对计数或网织红细胞指数将有助于确定贫血是高增殖性还是低增殖性。鉴于老年人中单克隆丙种球蛋白病的患病率增加，对正常细胞性贫血的患者进行血清蛋白电泳和尿蛋白电泳和免疫固定，以评估恶性浆细胞是否存在是十分必要的。

虽然老年人营养性贫血的诊断方法与年轻人相似，但仍有一些特殊情况需要考虑。例如，缺铁通常表现为微细胞小细胞低色素的红细胞表型，然而，当发现合并大细胞性贫血的原因时，如 MDS 或维生素 B_{12} 缺乏，可能导致 MCV 处于正常细胞范围内。

缺铁性贫血通常通过血清铁含量低、总铁结合能力增加和血清铁蛋白减少来诊断，其中血清铁蛋白 $<12\mu g/L$ 是外周血铁储量减少最敏感的实验室检测指标。然而，铁蛋白也可作为一种急性期反应物，其血清水平可能在慢性炎症条件下虚假升高，使得在潜在的炎症性贫血背景下的铁缺乏难以确定。铁蛋白水平也可能随着年龄的增长而增加，但这是否发生在健康的老年人中，或是否反映了与年龄相关的炎症共病的增加仍有待确定。

65 岁以上的贫血患者中至少有 1/3 被诊断为患有慢性疾病或炎症性贫血（anemia of inflammation，AI）。其典型的生物化学特征是在血清铁蛋白升高的情况下，血清铁含量低，以及铁结合能力低下。AI 是复杂的生化和炎症反馈过程的结果，也被称为炎性衰老。

在慢性炎症的情况下，有时很难识别出铁缺乏。骨髓活组织检查仍然是测量全身铁储量和评估红系祖细胞中铁含量或铁缺乏的金标准。由于老年人通常不愿意接受或不耐受骨髓活检，可使用可溶性转移蛋白受体（soluble transferrin receptor，sTfR）/log 铁蛋白指数。该指数是用 sTfR 除以 log 铁蛋白计算的，其中转铁蛋白受体是铁吸收的主要媒介，铁缺乏时其浓度升高。

六、红细胞破坏增加

（一）溶血的机械原因

在存在血管狭窄或异物（如金属心脏瓣膜）等的患者中，可出现红细胞因机械破坏和血管剪切应力而被破坏。此类患者发生溶血突然恶化提示应检查是否其存在抗凝不足或瓣膜周围渗漏的情况。

（二）自身免疫性溶血

在自身免疫性溶血性贫血（autoimmune hemolytic anemia，AHA）中，自身抗体可缩短红细胞存活时间。AHA 可能对温度敏感，并且温度变化诱导促进抗体结合，这导致了温抗体型 AHA（$>37℃$，温抗体）和冷抗体型 AHA（$<37℃$，冷抗体）（表 52–2）。

表 52–2　溶血性贫血的病因和分类

温抗体型 AHA：自身抗体在 37℃时最大激活
- 原发性或特发性温抗体型 AHA
- 继发性温抗体 AHA：与淋巴增生性疾病（如霍奇金病、淋巴瘤）相关
  - 淋巴细胞增生性疾病（如霍奇金病、淋巴瘤）
  - 风湿病（如 SLE）
  - 非淋巴肿瘤（如卵巢肿瘤）
  - 慢性炎症性疾病（如克罗恩病）
  - 摄入某些药物（如甲基多巴）

冷抗体型 AHA：自身抗体<37℃时最大激活
- 冷凝集素介导
  - 特发性冷凝集素病（通常与克隆 B 淋巴细胞增殖有关）
  - 继发性冷凝集素溶血性贫血
    - 感染后（如支原体、传染性单核细胞增多症）
    - 与恶性 B 细胞增生性疾病相关
- 冷溶血素介导
  - 特发性阵发性冷血红蛋白尿
  - 继发性
    - Donath-Landsteiner 溶血性贫血（通常在儿童急性病毒性疾病后）
    - 成人先天性或三期梅毒相关

混合抗体型 AHA
- 原发性或特发性混合抗体型 AHA
- 继发性混合 AHA
  - 与风湿病相关，主要是 SLE

药物诱发的免疫溶血性贫血
- 半抗原或药物吸收机制
- 三元（免疫）复合机制
- 真正的自身抗体机制
- 非免疫蛋白吸附（可能不会引起溶血）

AHA. 自身免疫性溶血性贫血；SLE. 系统性红斑狼疮
经许可转载，引自 Kaushansky K, Lichtman MA, Prhal JT, et al: *Williams Hematology*, 9th ed. New York, NY: McGraw Hill; 2016.

一些患者同时表现出温、冷反应性自身抗体，这被称为混合型 AHA。患者具有贫血的临床表现，并具有多种阳性实验室检测结果，包括 LDH 升高，胆红素升高，结合珠蛋白降低，直接抗球蛋白试验（direct antiglobulin test，DAT）或 Coombs 阳性。这些疾病可以是特发性、原发性或继发性于某些潜在疾病。治疗原发性疾病有助于解决溶血过程。

1. 温抗体型 AHA

温抗体型 AHA 主要 IgG 相关的 Fc 受体介导的脾巨噬细胞对循环中红细胞清除增加。外周血涂片可见部分吞噬作用所产生的球形红细胞。

2. 冷抗体型 AHA

冷反应性自身抗体主要在 37℃ 以下的温度凝集红细胞。这种结合通常由 IgM 抗体介导，其五聚体结构可以跨越大量红细胞间的距离。五聚体能够促进表面具有 C3b 的细胞与巨噬细胞的补体受体结合形成复合物，并在肝脏和脾脏中被清除。冷抗体型 AHA 常与支原体或 EB 病毒（Epstein-Barr virus，EBV）等感染性病原体有关。

3. 混合型 AHA

混合型 AHA 通常与 IgG 和 IgM 抗体相关，往往更为严重。IgA 抗体在这种情况下较为罕见。

（三）药物诱导的免疫性溶血性贫血

该类型患者呈现的症状与其他溶血性血症相似，因此了解详细的用药史和时间线十分重要。

第二代和第三代头孢菌素导致了 80% 的药物诱导的免疫性溶血性贫血。与免疫溶血性血症相关的药物清单见表 52-3。

药物诱导溶血的机制多种多样，如下所示。

1. 半抗原或药物吸附机制：药物可直接结合红细胞膜。

2. 三元或免疫复合物机制：药物或药物代谢物与红细胞膜或抗原结合，药物依赖性抗体与其结合形成三元复合物。

3. 自身抗体机制：在这种机制中，药物最可能通过 T 淋巴细胞的失调刺激产生自身抗体。

4. 非免疫蛋白吸附：其中多种血浆蛋白，包括免疫球蛋白、复合物、白蛋白、纤维蛋白原等都可在红细胞膜上检测到，虽然不会引起溶血性贫血，但

表 52-3　与老年人群红细胞免疫损伤或直接抗球蛋白试验阳性可能相关的药物	
半抗原或药物吸附机制	**奥沙利铂**
奥沙利铂	喷司他丁
头孢菌素	氟达拉滨
青霉素	普鲁卡因胺
四环素	替尼泊苷
氢化可的松	甲苯酰吡啶乙酸
甲苯磺丁脲	
6- 巯基嘌呤	**非免疫蛋白吸附**
三元或免疫复合物机制	卡铂
两性霉素 B	顺铂
奥沙利铂	头孢菌素
头孢菌素	奥沙利铂
培美曲塞	**不明原因免疫损伤机制**
氯磺丙脲	对乙酰氨基酚
丙磺舒	美法仑
双氯芬酸	对氨基水杨酸
奎宁	美芬妥因
己烯雌酚	卡铂
奎尼丁	氯丙嗪
多塞平	奥美拉唑
利福平	依法韦伦
依托度酸	非那西汀
氢化可的松	红霉素
二甲双胍	链霉素
甲苯酰吡啶乙酸	氟尿嘧啶
自身抗体机制	舒林酸
头孢菌素	布洛芬
来那度胺	替马沙星
甲氨酚美芬酸	杀虫剂
克拉屈滨	噻嗪类
α- 甲基多巴	异烟肼
双氯芬酸	氨苯蝶啶

可能使输血的交叉配型复杂化并导致 DAT 阳性出现。

5. 某些药物与不确定的溶血机制也存在关联。

（四）TTP、HUS 和不典型 HUS

对血栓性血小板减少性紫癜和溶血性尿毒综合征的深入讨论超出了本章的范围。最重要的是排除 TTP 和溶血性尿毒综合征，因为两者都是医疗紧急情

况。尽管两者均表现为微血管病性溶血性贫血，并伴有不同程度的血小板增多症、贫血、肾功能障碍、神经症状和发热，但其病理生理学不同。TTP 和溶血性尿毒综合征通常先于腹泻或肺炎等感染。及时的评估包括 CBC、乳酸脱氢酶、血清肌酐和完整的代谢评估，以及结合珠蛋白、纤维蛋白原和凝血试验。外周涂片显示裂体细胞。在获得性 TTP 中，一种自身抗体负责将 ADAMTS13 分子从循环中移除。ADAMTS13 的正常功能是将血管性血友病因子从大的分子量切割成更小的蛋白质。在缺乏 ADAMTS13 的情况下，大量的 vWF 多聚体持续存在，导致血小板黏附和微血管病变血栓形成，最终导致溶血性贫血。因为血浆 ADAMTS13 水平会受到外源性血浆产品的影响，怀疑有 TTP 的患者，应在使用任何血液或血浆产品之前进行相关检测。

血浆置换有两个目的，清除导致 ADAMTS13 分子耗竭的抗体，以及用外源性血浆补充患者的 ADAMTS13 水平。类固醇和利妥昔单抗（一种 CD20 抗体）也经常被使用，特别是在难治性病例中。这些药物通过减缓攻击 ADAMTS13 自身抗体的产生而发挥作用。不久将批准的新药包括卡普单抗，这是一种与 vWF 相结合的抗体，可抑制血小板黏附，有效阻止微血管病的溶血过程。

HUS 主要是由感染引起，因此通常进行支持性治疗，同时治疗并发的可能感染。当会发生 TTP 时，血浆交换不太可能有益，但可能在急性期已开始使用。

在老年人群中，这两种疾病都可能会遇到。然而，HUS 的发病高峰出现在儿童时期，在老年期发病率最低。TTP 的发病高峰则在 40 岁以后，但在老年人中也见发生。

七、红细胞生成不足

（一）营养缺乏，维生素 B_{12} 和叶酸缺乏

营养不良，特别是与酗酒有关的营养不良可能导致叶酸缺乏。抗惊厥药和甲氨蝶呤等药物也会导致叶酸缺乏。恶性贫血，即典型的维生素 B_{12} 缺乏性贫血则相对罕见；然而，需要注意在开始大剂量口服维生素 B_{12} 后，需严格监测以确保贫血和维生素 B_{12} 缺乏得到改善。幽门螺杆菌感染、抑酸药使用和萎缩性胃炎可引起胃酸过少，进而导致食物性维生素 B_{12} 吸收不良综合征。

针对可逆性贫血病因的及时治疗往往能有效地解决临床症状，包括与维生素 B_{12} 缺乏有关的神经问题。铜和维生素 B_6 缺乏是营养素缺乏性贫血的其他较为罕见的原因。缺铜可表现为贫血（小细胞性、正常细胞性或大细胞性）、中性粒细胞减少和骨髓活检出现 MDS 样改变。铜缺乏的常见原因包括吸收不良，特别是在有胃手术史、肠病、使用铜螯合剂、锌补充剂过度使用、义齿乳膏摄入、慢性 TPN 或单纯进食不足的患者中。

维生素 B_6 是另一种可逆性贫血的可能病因。一项横断面研究发现，疗养院中一半居民具有维生素 B_6 缺乏症。因此，养老院居民或不明原因贫血患者应考虑常规补充维生素 B_6。

（二）铁缺乏

缺铁性贫血是目前最常见的营养缺乏性贫血。与叶酸缺乏类似，铁缺乏通常与营养不良有关。然而，在工业化世界中，由饮食中铁摄入量不足引起的缺铁是非常罕见的。缺铁性贫血必须考虑失血，尤其考虑到恶性肿瘤和抗凝血药使用在老年组中高发。

胃肠道和泌尿生殖系统出血仍然是老年人最可能的缺铁原因。由于老年人恶性肿瘤的发病率增加，建议对诊断为缺铁性贫血的患者且能够耐受临床诊断评估、可能采取治疗干预的潜在对象进行泌尿生殖系统和胃肠系统检查。

（三）血红蛋白病

血红蛋白病，如镰状细胞病或珠蛋白生成障碍性贫血症，通常在幼年时期就被诊断出来，但由于缺乏就医途径或选择，患者最终可能会接受老年医学专家的治疗。患有这些疾病的患者预期寿命缩短，使他们中的许多人无法活到老年，但护理的改善正在延长这些患者的生存时间，此时如果给予患者铁补充，则可能存在铁过量的风险。

1. 镰状细胞和血红蛋白 C

镰状细胞性贫血是一种定性的血红蛋白病，由血红蛋白 β 基因突变引起，在缺氧环境下产生镰状红细胞。这是一种年轻人常患病，由于疾病的渐进性有害影响，大多数患者预期寿命大大减少。镰状细胞性贫血患者常为一种正常的携带者状态，这些

患者应该没有相应后遗症，并且在老年人群中该类患者更容易遇到。

血红蛋白 C 是血红蛋白 β 分子突变的结果，它降低了溶解度，因此红细胞不易变形，更倾向于滞留在脾脏中。血红蛋白 C 也可与 β- 珠蛋白生成障碍性贫血共存。在这两种疾病兼具的情况下，患者将有慢性小细胞溶血性贫血，并可能发展为胆石症。CBC 显示小细胞增多，由于细胞脱水导致平均红细胞血红蛋白浓度较高，并且网织细胞计数略有升高。

2. 珠蛋白生成障碍性贫血

珠蛋白生成障碍性贫血是一种定量的血红蛋白病。在老年患者中，珠蛋白生成障碍性贫血的特征经常被诊断出来。在体检中发现低 MCV 和充足的铁储备时，可能提示潜在的珠蛋白生成障碍性贫血特征。在这些病例中，家族史非常重要，要注意家系和国籍，以及其他可能被诊断或误诊为铁缺乏的家系成员。

血红蛋白电泳有时在经血液科医生参与的会诊中可能有用，然而，具有一些珠蛋白生成障碍性贫血特征的患者，有必要进行基因研究以获得最终的诊断。表 52-4 和表 52-5 总结了可能出现的最常见珠蛋白生成障碍性贫血的检查和结果，以及镰状细胞病的不同指标。

(1) β- 珠蛋白生成障碍性贫血：这种疾病在地中海地区、中东、印度、巴基斯坦和东南亚的人群中普遍存在，在北欧高加索人群中很少遇到。

β- 珠蛋白生成障碍性贫血导致一个或两个 β- 球蛋白分子合成受损，导致 α- 链球蛋白相对过量。由于大量的突变可以导致一系列的缺陷，该疾病的临床表现和严重程度十分多变。重度 β- 珠蛋白生成障碍性贫血患者的两个 β 基因等位基因缺失，导致 β°/β° 基因型，此类患者通常都活不到成年。然而，随着输血、使用铁螯合剂、感染的积极治疗、心脏并发症的改善，一些研究表明该类患者的生存率开始与中间型 β- 珠蛋白生成障碍性贫血相当。

中间型 β- 珠蛋白生成障碍性贫血的临床表现范围很广。这些患者可能疾病表现差异大，为从严重贫血和输血依赖到并发疾病期间很少需要输血的中度贫血。其临床表现可能包括肝脾大、假肿瘤性髓外造血、腿部溃疡、血栓、肺动脉高压、胆结石、骨畸形、无症状梗死、铁超载。

β- 珠蛋白生成障碍性贫血的特征最可能在老年人群中发现。这些患者通常携带 β 基因的相对缺陷，基因型为 β/β+ 或 β/β°，只有轻微的小细胞性贫血，并且不需要定期输血。

所有类型 β- 珠蛋白生成障碍性贫血都伴随终生的铁潴留趋势，因为持续性贫血会刺激铁的吸收和储存。患者病情可能会因误诊和不适当的铁补充而加剧，因此评估小细胞性贫血患者的铁储备具有必

表 52-4 β- 珠蛋白生成障碍性贫血的基因型总结及相应并发症和预期寿命汇总

常见基因型	名 称	表 型	寿 命
β/β	正常人	正常表型	正常
β/β°，β/β+	典型 β- 珠蛋白生成障碍性贫血	贫血症状轻 无症状 轻度小细胞性贫血	正常
β+/β+ β+/β° β^E/β+ β^E/β+	中间型 β- 珠蛋白生成障碍性贫血	病情严重性变异大 轻至中度贫血 可能存在骨髓外造血作用 铁超载	过去寿命<75 年，但积极治疗有所改善
β°/β°	重度 β- 珠蛋白生成障碍性贫血（Cooley 贫血）	严重贫血 输血依赖性 髓外造血 铁超载	过去寿命<60 年，但积极治疗有所改善

表 52-5　α- 珠蛋白生成障碍性贫血的变异及其临床表现

分　类	16 号染色体特征	症状与特征
α- 珠蛋白生成障碍性贫血无症状携带者	四个基因中的一个缺失 -α/αα	无症状
典型 α- 珠蛋白生成障碍性贫血	四个基因中的两个缺失 --/αα（顺式） -α/-α（反式）	无症状
CS 型 HbH	A 球蛋白的产生减少 (--/α^{CS}α)	无症状或轻症
伴显著血红蛋白 H 的中间型 α- 珠蛋白生成障碍性贫血	四个基因中的三个缺失 --/-α	中至重度溶血性贫血，中度无效红细胞生成，脾大，骨改变
Hgb Barts 综合征	四个基因全部缺失 --/--	导致非免疫性胎儿积液，通常是致命的

要性，可避免这种潜在的损伤性干预。

（2）α- 珠蛋白生成障碍性贫血：这类情况在非洲、地中海和东南亚人群中更为普遍，在中东地区也有较小程度的流行。

在每个 16 号染色体上各有一对控制合成 α- 链的 α- 基因，因此一个正常的细胞携带四个 α- 基因拷贝。1/3 的非洲裔美国人为沉默携带者（-α/αα）。同时复合型 α 珠蛋白生成障碍性贫血（CS 型 HbH 病）是东南亚地区常见的一种 α+ 基因变异，会影响翻译终止并产生异常长 α 链。α- 珠蛋白生成障碍性贫血性状涉及两种不同的基因型：--/αα（顺式）基因型在亚裔中更为常见，涉及同一 16 号染色体上两个基因的缺失。-α/-α（反式）基因型在来自地中海或非洲的个体中更为常见。沉默携带者在临床上常见，常导致终生的轻度小细胞性贫血。

较严重的 α- 珠蛋白生成障碍性贫血包括血红蛋白 H 病（--/-α）和 CS 型 HbH 病（--/α^{CS}α）。这些患者可能患有轻度到重度贫血，伴有脾大和输血需求。

Hgb Barts 综合征或纯合子 α^0（--/--）导致胎儿水肿，通常在新生儿期发生死亡。

类似于 β- 珠蛋白生成障碍性贫血，患有血红蛋白 H 病和 CS 型 HbH 病的患者预期寿命缩短，但由于护理的进步，预计未来患者的存活期将延长，这可能使老年科临床医生接诊到此类患者。

同样，具有 α- 珠蛋白生成障碍性贫血特征的患者可能被漏诊或误诊。对于典型患者，除了不宜进行铁补充外，通常没有管理策略上的差异，均应进行铁储备的评估。患有此病且 Hgb 电泳正常的成年人，可能需要通过基因检测进行确诊。

铁缺乏、α- 珠蛋白生成障碍性贫血和 β- 珠蛋白生成障碍性贫血的血液学指标如表 52-6 所示。

（四）慢性肾脏病贫血

肾脏中的氧感应机制对与血红蛋白浓度降低相关的缺氧增加做出反应，导致与贫血严重程度相应的促红细胞生成素水平的对数增加。肾脏疾病导致 EPO 迟发反应，肾功能下降的患者血清 EPO 水平较低。

由于肾功能随着年龄增加而下降，因此慢性肾脏病相关的贫血是老年人的一个重要考虑因素。然而，肾脏疾病发展到何种程度会促进贫血发展的仍然是一个问题。在 InCHIANTI 研究中，在 1005 名 65 岁或以上的参与者中，肌酐清除率 <30ml/min 与贫血风险显著增加相关，同时也与年龄和 Hgb 校正后的血清 EPO 水平显著相关。相比之下，一项涉及 3222 名平均年龄为 65 岁的受试者的横断面研究发现，CrCl 水平 <50ml/min 与女性和男性贫血风险分别增加 3 倍和 5 倍相关。这些差异提示，中等程度的肾脏疾病对贫血风险和 EPO 合成下降的整体影响需要更

表 52-6　α- 珠蛋白生成障碍性贫血和 β- 珠蛋白生成障碍性贫血的缺铁性血液学指标

实验室检查	铁缺乏	β- 珠蛋白生成障碍性贫血	α- 珠蛋白生成障碍性贫血
MCV（异常值为：成人<80fl，6 月龄—6 岁儿童<70fl，7—12 岁儿童<76fl）	轻	轻	轻
RDW	高	正常，偶尔偏高	正常
铁蛋白	低	正常	正常
Hb 电泳	正常（HbA2 可能减少）	HbA2 增加，HbA 减少，HbF 可能增加	成人：正常 新生儿：可能有 HbH 或 Hb Barts 综合征

Hb. 血红蛋白；HbF. 胎儿血红蛋白；MCV. 平均红细胞体积；RDW. 红细胞分布宽度

严格的测定。值得注意的是，除非 Hgb<10g/dl，否则血清 EPO 水平检测在诊断中往往不具备诊断价值。

（五）感染和药物诱导

如表 52-2 和表 52-3 所示，贫血病因包含多种感染和药物相关因素。本章未对这些问题进行详尽讨论。

HIV

由于 HIV 的慢性病程，以及更多有效治疗选择的出现，导致其很可能成为老年人护理中的重要因素。贫血是 HIV 感染最常见的血液系统并发症。HIV 感染背景下贫血的病因是多因素的，包括机会性感染、EPO 水平降低、造血细胞分化动力受损、营养缺乏、相关的恶性肿瘤和药物。即使是 HIV 感染活跃状态的年轻患者也会出现临床相关的贫血和细胞减少，这表明病毒本身或由感染引起的慢性炎症状态对骨髓有直接影响，这也使患者易发静脉血栓和其他并发症。

我们推荐感染 HIV 和贫血的患者接受包括感染性疾病和血液学病等可逆性病因的全面检查，以评估浸润性疾病如组织胞浆菌病、结核病、巨细胞病毒、EBV、Q 热和埃立克体病。

八、失血

这个话题在铁缺乏部分已经有一定讨论，表 52-1 列出了一些可能导致失血的原因。对于术后患者，临床医生必须关注手术细节，如持续时间和预期出血量。手术的早期和晚期并发症也应予以考虑，如脊柱手术或肾活检后腹膜后出血或腰肌出血。

除了术后出血量外，老年人更可能使用大剂量的非处方镇痛药，这使得老年人更易因消化性溃疡疾病、静脉曲张、血管发育不良或憩室病而出血。他们也更有可能因脑卒中、心房颤动、静脉血栓栓塞 / 肺栓塞和冠状动脉疾病等情况进行慢性抗凝治疗。诊疗应从病史和检查开始，随后根据临床情况进行进一步检查，如食管胃十二指肠镜、结肠镜或膀胱镜。

九、预防

目前还没有推荐或公认的预防老年人群贫血的策略。

十、治疗

一般来说，老年人贫血的有效管理应基于贫血的可治疗病因的识别。治疗的监测应侧重于个体对治疗的反应，以及贫血对患者临床状态的影响，并根据临床反应进行治疗调整。老年人贫血的可治疗原因包括以下几点。

（一）铁、维生素 B_{12} 和叶酸缺乏

补充叶酸和维生素 B_{12} 是一种常规治疗。叶酸通过口服补充，维生素 B_{12} 根据患者的喜好和缺乏的潜在原因经口服或肌内注射。我们推荐维持患者维生素 B_{12} 水平保持在正常的高水平范围内。

在大多数缺铁患者中，口服铁补充药似乎就足够了。建议同步补充铁与维生素 C，以帮助口服铁的吸收。

如果患者无法耐受口服铁剂或口服无法纠正铁

缺乏，静脉注射铁可能是有益的。临床上有多种静脉注射铁剂配方，包括蔗糖铁、葡萄糖酸铁、阿呋木醇、羧基麦芽糖铁和异麦芽糖铁。羧基麦芽糖铁的好处是，单剂含 750mg 铁，可以在 1~2 次治疗中充分补充。羧麦芽糖铁和异麦芽糖铁很少会导致严重的低磷血症，避免后续的骨软化和骨折。

（二）不明原因贫血和 MDS

大多数患有不明原因贫血的老年人都伴有轻度贫血，无须治疗。对于有症状的患者，目前可选择的治疗仅限于红细胞输注和促红细胞生成药（erythropoiesis-stimulating agents，ESA）。没有绝对需要开始治疗的 Hgb 水平，治疗干预应基于患者个体，考虑其机体状况、疾病共病影响和生活质量评估。需对红细胞输注的收益与铁超载、感染并发症、过敏反应和红细胞同种异体免疫的相关风险进行权衡。

目前，美国食品药品管理局尚未批准在患有不明原因贫血的老年人中使用 ESA，也很少有研究对其在老年人中的使用进行评估。在一项探索性的随机试验中，62 名主要由患有 AI 或不明原因贫血的黑人老年女性组成的人群接受了促红细胞生成素 –α 的影响，69% 接受促红细胞生成素 –α 的患者比服用安慰剂的患者血红蛋白增加>2g/dl（$P<0.001$），其用药组患者的疲劳评估有所改善。然而，本研究中的 Hgb 目标为 13.0~13.9g/dl，这一水平高于当前的 FDA 指南，在许多研究中显示与不良反应相关。未来需要进行随机对照研究，以有效确定 ESA 治疗不明原因贫血老年患者的安全性和有效性，并确定是否存在合适和安全的靶 Hgb 水平。在欧盟国家，ESA 被批准用于慢性肾病贫血和 MDS 患者治疗。关于 ESA 在其他亚型贫血中的应用数据有限。一般来说，血栓并发症的风险随着血红蛋白水平的升高而增加，因此目前的建议是将血红蛋白水平维持在 9~11.5g/dl。

（三）甲状腺功能亢进与甲状腺功能减退

甲状腺功能减退和甲状腺功能亢进必须纠正。

（四）急性失血

如前所述，急性或慢性失血最重要的治疗方法是识别并治疗潜在病因。可采取输血等支持性措施。

目前指南共识普遍更支持 Hgb<7g/dl 作为严格的输血阈值，只有在危及生命的情况下，如急性心肌梗死或出血非常剧烈，导致 Hgb 水平可能不可靠时，才采取更自由的输血阈值 Hgb<9g/dl。急性治疗后，口服或静脉注射铁可以补充铁储备。

（五）慢性疾病或炎症性贫血

由于目前直接针对 AI 患者炎症途径的可靠治疗方法，所以 AI 的管理应针对潜在的疾病。

（六）慢性肾脏病

对于慢性肾脏病引起的贫血，FDA 已经批准使用 ESA 疗法。患有血液透析依赖性和非依赖性肾脏疾病的老年人使用 ESA 的指南与年轻人相似。然而，最近的研究强调了在肾病贫血患者中使用 ESA 可能产生不良心血管结局，如血栓和脑卒中。用减少心血管事件的 aranesp 疗法试验（trial to reduce cardiovascular events with aranesp therapy，TREAT）评估了阿法达贝泊汀对 1872 名贫血、糖尿病和非透析依赖性慢性肾脏病患者的疗效，发现与安慰剂相比，接受阿法达贝泊汀的患者发生脑卒中的风险是前者的 2 倍。这些不良心血管结果的发病原因尚不清楚，但可能涉及试图使血红蛋白水平正常化的耐药细胞亚群。因此，FDA 发布关于肾脏疾病引起的贫血患者使用 ESA 的黑箱警告，建议血红蛋白水平在 10~12g/dl 时使用。

十一、并发症

并发症可能是来自贫血的慢性影响的结果，也可能与特定的治疗干预有关。慢性贫血可诱发与高输出血性心力衰竭相关的症状。常见的治疗并发症如下。

1. 口服铁治疗的不良反应包括腹痛、便秘、腹泻、恶心和呕吐。

2. 肠外给铁的不良反应包括过敏反应、背痛、全身肌肉疼痛、头晕、皮疹或红斑、发热、头痛、低血压或过敏反应。过敏反应是罕见的，特别是对较新的铁制剂，通常发生在几分钟内给药。

3. 叶酸治疗可能掩盖同时存在的维生素 B_{12} 缺乏症，使维生素 B_{12} 缺乏症的神经系统症状恶化。

4. ESA 可能加重高血压。

参考文献

Adamson JW. Renal disease and anemia in the elderly. *Semin Hematol*. 2008;45(4):235–241.

Agnihotri P, Telfer M, Butt Z, et al. Chronic anemia and fatigue in elderly patients: results of a randomized, double-blind, placebo-controlled, crossover exploratory study with epoetin alfa. *J Am Geriatr Soc*. 2007;55(10):1557–1565.

Berenson JR, Anderson KC, Audell RA, et al. Monoclonal gammopathy of undetermined significance: a consensus statement. *Br J Haematol*. 2010;150(1):28–38.

Carmel R. Nutritional anemias and the elderly. *Semin Hematol*. 2008;45(4):225–234.

den Elzen WP, Willems JM, Westendorp RG, de Craen AJ, Assendelft WJ, Gussekloo J. Effect of anemia and comorbidity on functional status and mortality in old age: results from the Leiden 85–plus Study. *CMAJ*. 2009;181(3–4):151–157.

Ershler WB, Sheng S, McKelvey J, et al. Serum erythropoietin and aging: a longitudinal analysis. *J Am Geriatr Soc*. 2005;53(8):1360–1365.

Ferrucci L, Guralnik JM, Bandinelli S, et al. Unexplained anaemia in older persons is characterised by low erythropoietin and low levels of pro-inflammatory markers. *Br J Haematol*. 2007;136(6):849–855.

Ferrucci L, Semba RD, Guralnik JM, et al. Proinflammatory state, hepcidin, and anemia in older persons. *Blood*. 2010;115(18):3810–3816.

Fishbane S, Besarab A. Mechanism of increased mortality risk with erythropoietin treatment to higher hemoglobin targets. *Clin J Am Soc Nephrol*. 2007;2(6):1274–1282.

Gaskell H, Derry S, Moore RA, McQuay HJ. Prevalence of anaemia in older persons: systematic review. *BMC Geriatr*. 2008;8:1.

Guralnik JM, Eisenstaedt RS, Ferrucci L, Klein HG, Woodman RC. Prevalence of anemia in persons 65 years and older in the United States: evidence for a high rate of unexplained anemia. *Blood*. 2004;104(8):2263–2268.

Liu K, Kaffes AJ. Iron deficiency anaemia: a review of diagnosis, investigation and management. *Eur J Gastroenterol Hepatol*. 2012;24(2):109–116.

Lucca U, Tettamanti M, Mosconi P, et al. Association of mild anemia with cognitive, functional, mood and quality of life outcomes in the elderly: the "Health and Anemia" study. *PLoS One*. 2008;3(4):e1920.

Price EA, Mehra R, Holmes TH, Schrier SL. Anemia in older persons: etiology and evaluation. *Blood Cells Mol Dis*. 2011;46(2):159–165.

Roy CN, Andrews NC. Anemia of inflammation: the hepcidin link. *Curr Opin Hematol*. 2005;12(2):107–111.

Skikne BS, Punnonen K, Caldron PH, et al. Improved differential diagnosis of anemia of chronic disease and iron deficiency anemia: a prospective multicenter evaluation of soluble transferrin receptor and the sTfR/log ferritin index. *Am J Hematol*. 2011;86(11):923–927.

Solomon SD, Uno H, Lewis EF, et al. Erythropoietic response and outcomes in kidney disease and type 2 diabetes. *N Engl J Med*. 2010;363(12):1146–1155.

Stauder R, Thein SL. Anemia in the elderly: clinical implications and new therapeutic concepts. *Haematologica*. 2014;99(7):1127–1130.

Stauder R, Valent P, Theurl I. Anemia at older age: etiologies, clinical implications, and management. *Blood*. 2018;131:505–514.

Tettamanti M, Lucca U, Gandini F, et al. Prevalence, incidence and types of mild anemia in the elderly: the "Health and Anemia" population-based study. *Haematologica*. 2010;95(11):1849–1856.

第 53 章　老年常见癌症
Common Cancers

Melisa L. Wong　Kah Poh Loh　Mina S. Sedrak　Grant R. Williams　YaoYao G. Pollock　William Dale　著

殷铁军　译　涂　玲　校

一、概述

随着美国老年人数的迅速增长，预计到 2030 年，所有新确诊的癌症中，70% 将是年龄≥65 岁的老年人。同样，到 2040 年，老年癌症幸存者人数预计将增加到 1910 万。无论治疗的目标是根治性还是姑息性，诊疗患有癌症的老年人都为临床医生带来了前所未有的挑战。根治性治疗需要更加积极的、可能更具潜在致死风险的治疗手段，包括手术、放射治疗、系统性治疗（如化疗、免疫治疗、靶向治疗）或多学科治疗。这些积极的治疗方法往往更有可能对老年患者产生不良反应，因为他们对这些治疗方法的耐受性较差。

对于老年人来说，尤其是那些身体虚弱的老年人在癌症临床试验中的代表性仍然不足，因此仍然缺乏这个脆弱人群癌症治疗相关的安全性、耐受性和有效性的有力证据。虽然大多数癌症临床试验不再对参加者有形式上的严格的年龄上限限制，但持续存在的入组注册障碍包括严格的一般情况表现和器官功能合格标准（例如，在非肾脏排泄药物的试验中，要求肌酐清除率＞60ml/min），在临床实验入组选项中没有表述的医生偏见（如年龄歧视）；基于患者年龄和患者缺乏社会支持或者缺乏能够满足严格的试验要求的出行能力。2017 年美国临床肿瘤学会（American Society of Clinical Oncology，ASCO）和癌症研究之友联合研究声明概述了安全扩大试验资格标准的共识建议，以优化试验结果的普及能力。2013 年，两个癌症合作组织（欧洲癌症研究与治疗组织和肿瘤学临床试验联盟）和国际老年肿瘤学学会的联合立场文件中详细说明了替代性试验终点的必要性，以涵盖总生存期这一金标准以外的内容，并且需要关注对老年人来说更重要的问题，如生活质量和维持功能的能力。

2018 年，ASCO 发布了第一份关于接受化疗的老年患者脆弱性的实践评估和管理指南。专家小组通过对医学文献的系统回顾，制定了这些临床实践指南。虽然该指南主要是针对接受化疗的老年人，但许多建议适用于广泛的癌症治疗和护理问题。ASCO 建议所有接受化疗年龄≥65 岁的患者需进行老年评估（geriatric assessment，GA）（见第 2 章），以识别传统肿瘤评估中经常被忽略的损伤。在常规临床诊疗和临床试验环境中，对患有癌症的老年人进行老年评估的可行性已被充分证实。对机体功能、跌倒、共病、药物治疗、心理健康、认知、营养和社会支持的评估可以帮助对老年人进行风险分层，以确定他们的治疗毒性风险，为共同决策提供信息，并通过老年评估指导下的干预措施，为优化与癌症无关的慢病治疗和减轻功能损害提供机会。在肿瘤学中，以患者为中心的指标（如癌症患者和照护者的生活质量）、沟通和身体功能这些有关老年评估干预措施的随机临床试验正在进行。

对于接受化疗的老年人，有两种有效的风险预测模型。这两种工具都是根据美国国家癌症研究所不良事件通用术语标准（common terminology criteria for adverse events，CTCAE）（1= 轻度，2= 中度，3= 重度，4= 威胁生命，5= 与不良事件相关的死亡）来预测严重不良事件的风险。癌症和老龄化研究小组（Cancer and Aging Research Group，CARG）的 Hurria Tox 工具是为年龄≥65 岁的实体瘤患者的研究而开发的，并被验证，它结合了老年评估的项目（即跌倒、听力受限、用药、步行一个街区、社交活动）、年龄、癌症类型和化疗信息、实验室结果（即血红蛋白、肌酐清除率）来预测化疗期间发生 ≥3 级不良事件的风险。

CARG Hurria Tox 工具可以提前预测化疗毒性，比临床医生常用的 KPS 量表有更好的分辨能力。高龄患者化疗风险评估量表（chemotherapy risk assessment scale for high-age patients，CRASH）得分包括 ≥70 岁的实体瘤或血液学恶性肿瘤患者。CRASH 评分结合了老年评估的项目（即日常生活活动、认知、营养）、东部肿瘤合作组（Eastern Cooperative Oncology Group，ECOG）的表现状态、舒张压、乳酸脱氢酶，以及用于预测 3 级或 4 级非血液学毒性和 4 级血液学毒性的 MAX2 指数，可用于指导特定化疗方案的调整。值得注意的是，这两个模型只包括接受化疗的老年人，不包括接受其他类型的系统治疗（如免疫治疗、靶向治疗）或其他治疗方式（如放疗、手术）的患者。

此外，ASCO 指南建议使用有效的工具，如在 ePrognosis 找到的工具，来估计预期寿命，以评估竞争性的死亡风险（见第 4 章）。了解与癌症无关的预期寿命在决定是否治疗惰性癌症或者确定进行辅助治疗时尤其重要，因为患者已经完成了确定的治疗，而考虑进行的额外治疗仅仅为减少复发的风险。

为了超越传统的癌症治疗毒性的衡量标准，一些研究已经研究了老年人在化疗期间身体功能的变化。在法国的一项针对年龄 ≥70 岁接受一线化疗的患者研究中，一个化疗周期后，与日常生活活动能力下降相关的因素包括高基线抑郁评分和对工具性日常生活活动的依赖性。在比利时的一项研究中，微型营养评定简表的营养状况异常与化疗后 2~3 个月的日常生活活动能力下降有关。新患癌症而接受化疗的患者与因癌症进展或复发而接受化疗的患者相比，具有更高的个人生活能力下降的风险。重要的是，生活自理能力的下降与总生存率的下降密切相关。美国一项针对 ≥65 岁新诊断癌症或者化疗期间癌症进展的患者的研究显示，较高的晨间疲劳基线与超过两个周期的功能下降有关。

二、治疗

接下来的部分将介绍针对特定癌症的治疗方法。除了特定疾病的治疗方案指南建议外，在对老年人群的癌症筛查和治疗进行共同决策时，应考虑到一些因素，包括功能状况、预期寿命、患者的偏好、价值观和治疗目标。如果已经确定癌症无法治愈或患者无法忍受积极的治疗，那么目标就变成了缓解癌症相关的症状，如恶心、呼吸困难和疼痛。

癌症疼痛管理应根据患者个人的疼痛需求进行调整，可能需要采取非药物干预措施如放射治疗。应注意有效管理疼痛处置中的潜在并发症，如便秘和谵妄（见第 22 章、第 36 章、第 61 章和第 63 章）。ASCO 建议所有晚期癌症患者在接受抗癌治疗的同时就应该早期接受相应的姑息关怀。

三、肺癌

（一）一般原则

肺癌诊断时的中位年龄为 70 岁，它是癌症死亡的首要原因。超过 50% 的肺癌患者在诊断时已经发生转移。肺癌分为非小细胞肺癌和小细胞肺癌，大多数的肺癌是腺癌。组织学类型的确认提供了重要的诊断、预后和治疗信息。预后还与临床分期、功能状态、性别和患者耐受治疗的能力有关。虽然年龄不是一个独立的预后因素，但是老年患者可能会产生更多的治疗相关的不良反应。

（二）筛查

自 2013 年以来，美国预防服务工作组已经建议，有 ≥30 包 / 年吸烟史并且目前仍在吸烟或者在过去 15 年内戒烟的 55—80 岁成年人应该接受每年的低剂量胸部 CT 扫描以筛查肺癌。预期寿命有限的老年人或不愿意、不能忍受标准肺癌治疗的老年人可以不接受筛查。美国联邦医疗保险和医疗补助中心要求采取共同决策，使用决策助手来讨论筛查的好处和坏处，以此作为肺癌筛查的一部分。但对这些访问的定性分析表明，对其潜在危害的讨论很少。关于癌症筛查的更详细的决策方法，请参见第 4 章和第 20 章。

（三）治疗

治疗方案由肿瘤组织学类型、分期和预测性

生物标志物［包括基因组突变和程序性死亡配体 1（programmed death-ligand 1，PD-L1）的肿瘤比例得分］来决定。分期诊断应该包括必要的分期检查，应包括 FDG-PET 和大脑磁共振成像。

1. 非小细胞肺癌

(1) 局限期肺癌：对于患有局部非小细胞肺癌的老年人来说，恰当的分期主要取决于在切除原发肿瘤之前进行纵隔镜或支气管镜检查以获取肿瘤样本。如果没有淋巴结受累，那么建议患者进行手术切除。对于身体虚弱的患者或倾向于不做手术的患者，立体定向放疗是一个可供选择的方案。如果存在高风险的病理特征或术中发现淋巴结受累，建议辅助化疗。对于局部晚期非小细胞肺癌，最佳的多种模式治疗方法包括化疗、放疗和（或）手术在内的治疗方法，它们应作为多学科肿瘤委员会讨论的部分。无法手术的局部晚期非小细胞肺癌应努力进行同步化放疗，与不进行辅助治疗的患者相比，辅助性的杜伐单抗（抗 PD-L1 单克隆抗体）可提高总生存率。值得注意的是，现有的化疗毒性风险模型（CARG Hurria Tox Tool，CRASH 评分）不包括接受放射治疗的患者。一项针对≥75 岁不可手术的局部晚期非小细胞肺癌患者的研究表明，老年评估和衰弱老年人调查表（vulnerable elders survey，VES-13），即一种评估年龄、自评健康状况、身体功能限制和功能障碍的简单虚弱筛查工具，具有独立预测作用，所以应使用它为临床决策提供参考。

(2) 转移性肺癌：转移性肺腺癌患者应进行分子基因检测，以确定是否存在可用于治疗的基因组突变，其中包括突变和基因重排，以指导治疗。因为肺部活检的组织通常很少，为了尽量减少组织的使用，国家综合癌症网络（National Comprehensive Cancer Network，NCCN）认为，为评估多个基因状况而进行的广泛的分子检测资料中，建议包括 *EGFR*、*BRAF* 和 *NTRK* 的突变，以及 *ALK* 和 *ROS1* 的重排（请参见在线 NCCN 的 NSCLC 指南的最新列表，了解可用于治疗的基因突变）。当活检组织样本用尽或活检风险较高时，外周血检测游离 DNA 是基因检测的额外选择。如果转移性鳞癌患者从不吸烟，活检标本小，或有混合组织学，应考虑进行分子检测。转移性非小细胞肺癌患者也应进行 PD-L1 检测以指导一线免疫治疗。

免疫疗法已经彻底改变了不适合分子靶向治疗的转移性 NSCLC 的治疗。对于转移性 NSCLC，一线治疗方案已经从单纯化疗转变为化疗联合免疫治疗。对于转移性 NSCLC，指南推荐的一线治疗是联合帕博丽珠单抗（抗 PD-1 单克隆抗体）、卡铂和培美曲塞（如果是腺癌）或白蛋白结合型紫杉醇（如果是鳞状细胞癌）。其他治疗方案包括卡铂、紫杉醇、贝伐单抗（抗 VEGF 单克隆抗体）和阿替利珠单抗（抗 PD-L1 单克隆抗体）；对免疫治疗有禁忌证的患者则行二药化疗；体能脆弱的患者可考虑单药化疗。对于 PD-L1 高表达（≥50%）的患者，单用帕博丽珠单抗是一种有效、更易耐受的治疗。值得注意的是，对于 PD-L1 表达低（<50%）的患者，目前 FDA 尚未批准一线单用帕博丽珠单抗治疗。负责患者免疫治疗的老年专科医生和初级保健医生应该警惕与免疫治疗相关的不良事件（如皮疹、结肠炎、肺炎、肾炎、肝炎）可能在免疫治疗期间的任何时候或在免疫治疗停止后发生，ASCO 和 NCCN 都发布了关于免疫相关不良事件的管理指南。

在老年 NSCLC 免疫治疗时代之前，治疗策略的里程碑是基于老年指数评估（elderly selection on geriatric index assessment，ESOGIA）决定老年患者的治疗选择，这是一项Ⅲ期随机临床研究，比较了基于年龄和 ECOG 评分确定的标准化疗策略与基于老年综合评估确定的化疗策略，随访结果显示，后者具有同样的总生存率，并因不良反应小和更好的生活质量导致更低的治疗中止率。在化疗免疫治疗时代，老年综合评估指导老年 NSCLC 治疗策略还没有完全确立。

2. 小细胞肺癌

小细胞肺癌占所有肺癌的 10%～15%。在局限期的小细胞肺癌患者中（Ⅰ～Ⅲ期，可以安全地完成标准的放射治疗），同步化放疗是标准的治疗方案。一部分局限期的疾病可以进行手术切除治疗，然后进行辅助化疗，如果有淋巴结受累，也需要进行辅助性放疗。老年患者更有可能因治疗毒性而需要推迟化疗或减少剂量。然而，尽管如此，治疗反应的可能性和总生存率与年轻患者仍然相似。对于初始治疗反应良好的患者，可以考虑进行预防性颅脑照射，但可能会导致显著的致病率。对于广泛期的小细胞肺癌患者，用卡铂、依托泊苷和阿替利珠单抗进行化疗联合免疫治疗是新的治疗标准。

四、乳腺癌

（一）一般原则

乳腺癌是全世界女性最常见的癌症。≥65 岁的女性约占所有乳腺癌患者的 40%，年龄是患乳腺癌发生的一个独立风险因素。多项研究表明，即使在调整了并发症、社会支持和功能状况等混杂因素之后，患有乳腺癌的老年人仍然不太可能被推荐使用指南中的治疗方案。因此老年乳腺癌的治疗不足将会导致乳腺癌特异死亡风险的增加，一些研究表明，与年轻患者相比，老年患者更有可能死于乳腺癌。

（二）筛查

USPSTF 建议 50—74 岁的女性每 2 年进行一次乳房 X 线检查，并认为没有足够的证据来评估≥75 岁女性进行乳房 X 线检查的好处和坏处。然而，老年女性癌症筛查的共同决策不应仅仅基于年龄，而应包括预期寿命、治疗目标、功能状况和并发症（见第 4 章和第 20 章）。必须通过权衡潜在的好处（如早期检测、早期治疗和降低死亡率）和危害（如假阳性、不必要的穿刺活检和焦虑）来做出共同决策。

（三）治疗

1. 早期乳腺癌

(1) 外科手术：外科手术切除是治疗早期乳腺癌的标准疗法。然而，临床医生可能会担心老年患者更高的麻醉和（或）手术并发症的发生率，因此对于雌激素受体（estrogen receptor，ER）阳性的老年乳腺癌患者，是否可以省略手术，而首选单独内分泌治疗，仍然是一个根本问题。有几项研究比较了手术 + 他莫昔芬辅助内分泌治疗、手术不伴他莫昔芬辅助内分泌治疗、首选单独内分泌治疗，结果表明，这些方案之间的总生存没有明显差异，仅仅在局部疾病控制方面，单用他莫昔芬治疗比手术 + 他莫昔芬联合治疗的局控率略低。因此对于那些身体虚弱、预期寿命有限（<2～3 年）的患者首选内分泌治疗是一个合理的选择。相比之下，身体健康且预期寿命较长的老年女性（估计至少存活 7 年）应采用标准

的外科治疗方法，包括前哨淋巴结活检。

(2) 放疗：虽然辅助性放射治疗一般来说耐受性良好，但对老年女性的绝对生存获益可能较小。这一发现已在随机临床试验中得到证实，这些试验对≥70 岁的小病灶、ER 阳性、淋巴结阴性的患者在内分泌治疗中不进行辅助放射治疗，结果显示，尽管局部复发率较高，但是在这一人群中保乳手术后进行额外的放射治疗并无生存优势。关于保乳手术后是否进行辅助放疗，应根据每个患者的治疗目标、价值和患者考虑的优先顺序进行精准决定。对于选择接受放射治疗的患者，宜采用低分割放疗方案（在较短的时间内进行较高剂量的放射治疗），其显示出在降低成本的同时取得同样的疗效和更低的放疗不良反应。目前正在研究更有效、可能对老年患者更具实用价值的放射技术，包括部分乳房照射、近距离放射治疗和术中放射治疗。

(3) 系统治疗：关于老年乳腺癌患者辅助化疗的疗效和毒性的前瞻性数据有限。现有的研究表明，辅助化疗可以提高老年患者的生存率，但有可能出现更高的治疗相关的毒性，包括心脏毒性和骨髓功能异常。最明显的好处是，淋巴结阳性或有其他高危特征（如肿瘤体积大）的患者获益最明显。因此，对于有适应证的患者，指导年轻患者使用辅助性系统治疗的原则也同样适用于老年人。

识别具有化疗毒性的高危人群将有助于指导早期老年高危乳腺癌患者制定科学治疗策略。为确定哪些临床因素可以预测≥3 级化疗相关的严重不良反应，来自 CARG 的 Hurria 及其同事进行了一项前瞻性多中心研究，它包含约 500 名接受新辅助化疗和辅助化疗的年龄≥65 岁的 Ⅰ～Ⅲ 期乳腺癌患者，研究结果显示，与化疗毒性风险增加有关的关键因素包括 Ⅱ/Ⅲ 期的乳腺癌、计划化疗时间 >3 个月、使用蒽环类药物、基线性贫血、肝功能异常、过去 6 个月内跌倒超过一次、行动能力受限、社会支持减少。这些因素被用来构建和验证一个化疗毒性风险的预测模型，称为 CARG- 乳腺癌化疗毒性工具（CARG-breast cancer，CARG-BC）。这是第一个专门为老年人开发的预测性模型。利用这个工具可以帮助肿瘤科医生和患者预测化疗风险，并有可能确定干预措施，以尽量减少毒性。

（4）内分泌治疗：与年轻患者相比，老年患者更可能有低级别的病理分级、ER 阳性的肿瘤。因此内分泌治疗是老年乳腺癌辅助系统治疗的主要手段。用他莫昔芬或芳香化酶抑制药辅助性内分泌治疗老年乳腺癌的疗效已被证实。ER 阳性乳腺癌的女性，无论年龄大小，持续使用他莫昔芬 5 年可使每年的复发和死亡风险分别降低 39% 和 31%。此外，一些研究表明，在各年龄组中，芳香化酶抑制药比他莫昔芬的疗效稍有更多获益。服用芳香化酶抑制药的老年患者应通过基线双 X 线吸收仪扫描评估骨量减少或骨质疏松症，因为治疗期间骨质流失增加，再加上与年龄相关的骨矿物质密度的下降。相反，服用他莫昔芬的患者需要被告知可能会有脑血管疾病和血栓栓塞事件和子宫内膜癌发生的风险。

2. 转移性疾病

考虑到大多数老年乳腺癌 ER 阳性，那么内分泌疗法则是治疗转移性老年乳腺癌的主要手段。特别是相对于他莫昔芬而言，芳香化酶抑制药取得了更高的肿瘤消退率、较长的有效期和更少的毒性。在内分泌治疗中加入靶向治疗，如 CDK4/6 抑制药，可以显著改善无进展生存期。对靶向治疗的回顾性汇总分析表明，老年患者和年轻患者的疗效和不良事件都很相似。然而，评估这些药物在老年患者中的安全性和耐受性的前瞻性试验正在进行中。

化疗可以有效缓解 ER 阴性和 ER 阳性但激素抵抗型乳腺癌患者的不良进展。鉴于联合化疗的毒性增加，建议采用单药化疗。对于 HER2 阳性乳腺癌的老年女性，可根据激素受体状态，单独对老年人进行抗 HER2 治疗或与芳香化酶抑制药或化疗联合使用。抗 HER2 治疗（曲妥珠单抗 + 帕妥珠单抗）+ 化疗方案与曲妥珠单抗 + 化疗相比，已被证明能进一步提高生存率。此外，恩美曲妥珠单抗也被证明比单用曲妥珠单抗减少复发风险，并具有更少的毒性。

五、前列腺癌

（一）一般原则

前列腺癌是男性仅次于肺癌的第二大非皮肤恶性肿瘤。目前超过 200 万男性患有此病，其中 100 万超过 75 岁。它是一种对老年人特别重要的癌症，因为其发病率和死亡率随着年龄的增长而稳步上升。大约 60% 被诊断为前列腺癌的患者和 90% 死于前列腺癌患者年龄≥65 岁。鉴于前列腺癌的异质性，存在从惰性到侵袭性的表型，因此采用一种风险分层方法来管理前列腺癌。将前列腺癌分为几种临床状态：①局部；②生化复发；③转移性去势敏感型；④去势抵抗型疾病。每种临床状态都有不同的预后和治疗目标，以平衡个人因前列腺癌发生转移或死亡的风险和他们的整体健康和竞争性并发症。因此，使用这种模式，一些患者可能不需要治疗，而另一些患者则会从立即干预中受益。

（二）筛查

筛查方式包括血清前列腺特异抗原测量和直肠指检（digital rectal exams，DRE）。由于前列腺癌的异质性，过度诊断和过度治疗的风险是常规筛查时的主要问题，特别是老年患者尤为突出。在平均风险男性中进行前列腺癌常规筛查，被确诊的患者很大一部分为低风险者，而这在他们的一生中不会进展为临床显著性疾病。因此，大多数组织，包括美国预防服务工作小组、加拿大预防保健工作组、欧洲肿瘤医学学会和 NCCN，都不建议对无症状老年男性进行 PSA 或 DRE 的常规前列腺癌筛查。ASCO 推荐对预期寿命超过 10 年的男性探讨筛查问题。通常，必须将个人的总体健康状况和预期寿命纳入筛查的考虑范围。处于平均风险水平、预期寿命＜10 年的无症状前列腺癌患者不太可能从常规筛查中受益，因为它们可能存在共病因素，许多人可能会因不必要的手术和情绪困扰而受到伤害。如果患者不适合接受治疗，就不应进行筛查。对于那些预期寿命为＞10 年的患者，重要的是要权衡筛查的风险、获益和筛查目前还存在科学证据的不确定性，同时与患者的偏好和基于生活质量的潜在疗效一并考虑。

关于癌症筛查的更详细的决策方法，请参见第 4 章和第 20 章。

（三）临床方法

1. 症状和体征

早期的前列腺癌通常没有症状。随着病情加重，症状出现，包括尿急、尿频、排尿延迟和夜尿症。前列腺癌也可表现为新发勃起功能障碍或伴有尿液或精液带血。当癌症已经转移到远处部位时，患者可能出现临床症状。最常见的转移部位是骨，表现为疼痛或病理性骨折。在体检中，前列腺癌有时可以通过DRE异常被发现。这些变化包括前列腺不对称、明显的硬化区域和明显的结节。

2. 实验室检查

血清PSA的升高可能与前列腺癌有关。一般的规律是，PSA越高，PSA随时间的增长越快，活检发现癌症的可能性就越高。如果PSA水平为＞10ng/ml或PSA持续升高，通常建议进行活检。

3. 诊断

前列腺癌的诊断需要组织学活检证实。通过经直肠超声检查可提高活检的准确性。活组织检查可能会带来很多相关的并发症，包括疼痛、血尿、感染、尿路梗阻和对可能不需要治疗的阳性结果的焦虑。

（四）治疗

活检结果和TNM（肿瘤、淋巴结、转移）临床分期将指导最初治疗方案的选择。老年综合评估很有必要，包括对共病、功能状态、认知、跌倒、营养、虚弱、情绪和社会支持的评估。平衡患者的既定目标和偏好与所考虑的每种治疗方案的风险和收益也同样很有必要。跨学科团队的参与，包括初级保健提供者、肿瘤学家和泌尿科医师，以及护理、社会工作和物理治疗，将能够制订一个全面的、以患者为中心的治疗计划。

1. 局部前列腺癌

对于局限在前列腺内的前列腺癌，治疗的目的是权衡前列腺癌转移和死亡的风险与治疗的不良反应和竞争性并发症。病理分级是关键，因为低级别疾病（Gleason评分≤6）通常通过观察或积极监测进行管理，而高级别疾病（Gleason评分≥8）应采用确切的前列腺癌治疗方案。

目前确切的治疗方案包括手术切除（前列腺切除术）、外部放射治疗或近距离放射治疗。没有证据表明在同样的患者中，哪些方法更优越。积极监测对于表型良好（肿瘤小、Gleason评分低）的患者是一个重要的选择。主动监测的目的是通过PSA监测和重复活检进行密切监测，只有在疾病进展的情况下才进行治愈性治疗。对于具有高风险特征（大肿瘤和Gleason评分≥8分）的身体健康的老年人，可以考虑采用短期去势治疗（androgen-deprivation therapy，ADT）作为辅助治疗来降低未来发生转移的风险。

2. 生化复发

生化复发是一种疾病状态，即在对局部疾病进行规范的治疗后PSA上升而影像学上没有发现转移性疾病。根据PSA的增长速度、Gleason评分、从规范的局部治疗到生化复发的时间，患者可采用观察或ADT治疗。如果使用ADT，应考虑间歇性ADT而不是持续性ADT，因为间歇性ADT具有相似的生存率、较少的毒性和较低的产生去势抵抗的风险。

3. 进展期前列腺癌

去势敏感型和去势抵抗型晚期前列腺癌在治疗上存在重要区别，因为后者生存时间最短。去势时血清睾酮水平（＜50ng/dl）用于区分这两种类型疾病。持续ADT被认为是所有晚期前列腺癌的主要治疗方法。它可以通过双侧睾丸切除进行手术去势或使用促性腺激素释放激素激动药或拮抗药进行化学去势。对于去势敏感型患者，单用ADT对有症状的虚弱的老年前列腺癌患者较为合理。对于健康的老年人，ADT可以与化疗（如多西紫杉醇）或其他治疗药物联合使用，如增强对雄激素的阻滞药（如阿比特龙、恩杂鲁胺或阿帕鲁胺）。值得注意的是，虽然与单独ADT相比，联合治疗可以提高生存期，但在老年男性中生存获益较少，同时有较高的毒性风险。

去势抵抗型前列腺癌的治疗选择对健康状况良好的男性来说，治疗方案包括加强对雄性激素阻断（如使用阿比特龙或恩扎鲁胺联合ADT）或ADT与化疗（如多西紫杉醇或卡巴他赛）相结合。这些方案都对生存有类似的影响，因此，基于毒性情况选择具体疗法。对于有症状的骨转移和对去势有抵抗力的患者，推荐使用^{223}Ra治疗，因为它能延长生命、减少并发症。使用Sipuleucel-T（一种自体细胞疫苗）进行免疫治疗是另一种经FDA批准的用于治疗转移性去势抵抗型前列腺癌患者的方法，但总生存获益只有4个月。

（五）并发症

老年男性手术并发症发生率较高。尿失禁和勃

457

起功能障碍非常常见。胃肠道（结肠炎）和泌尿生殖系统（直肠炎）症状是局部放疗最常见的不良反应。治疗晚期前列腺癌的 ADT 也有一些潜在的并发症，包括骨质疏松和骨折、代谢综合征、糖尿病、心血管疾病、潮热、男性乳房发育、睾丸萎缩、疲劳、肌少症和抑郁症。因为存在如此广泛的不良反应，医生必须考虑与已经存在的共病的潜在相互作用，因为这些毒性反应可能在治疗过程中进一步加剧。性功能障碍是一种常见的不良反应，可由所有治疗方案引起，发病率在 5%～60% 之间。这种潜在的不良结果应该在治疗开始前与患者讨论。

六、结直肠癌

（一）结直肠癌筛查

结肠镜检查已被确定为一种具有成本效益的筛查工具。最初的筛查应该从 50 岁开始，每 10 年筛查一次，直到 75 岁。如果发现有息肉，应每 3～5 年检查一次。与任何筛查测试一样，筛查的决定应权衡预期寿命和治疗目标，以及筛查的潜在风险和益处。关于筛查决策的更详细的方法，见第 4 章和第 20 章。

（二）直肠癌治疗

直肠癌的自然史与结肠癌不同。由于直肠与骶神经丛、子宫、膀胱和前列腺相邻，手术往往难以获得较宽的径向边缘，局部复发更为常见。为了防止局部疾病复发，在手术切除前，给予氟尿嘧啶（5-FU 为输液剂型或口服剂型卡培他滨）与放射治疗同步化放疗。在老年人中，直肠癌联合治疗模式的优点与在年轻患者中观察到的相似。

（三）结肠癌的辅助治疗

接受结肠切除术的 II 期或 III 期结肠癌的老年患者需要仔细考虑辅助化疗，包括评估个体的复发风险、评估化疗不良反应和评估预期寿命（没有复发）。具有高危因素 II、III 期结肠癌且预期寿命 >5 年的合适的老年人，建议采用 5-FU 或口服卡培他滨进行单药化疗。在 5-FU 基础上加用奥沙利铂的额外益处尚不清楚，在结肠癌 III 期临床试验中未发现可以提高 70 岁以上患者的生存，这在年轻的患者中［辅助性结肠癌终点研究（adjuvant colon cancer endpoints, ACCENT）试验］也证实了这一点。一项真实世界

的大数据分析表明，在年龄 >75 岁的 III 期结肠癌患者中，加入奥沙利铂后，患者仅有微小的生存获益。因此，可以考虑使用奥沙利铂，但应只限于最健康亚群的老年患者。虽然最近的数据显示辅助治疗 5-FU+ 奥沙利铂（FOLFOX）在低风险 III 期结肠癌（T_3N_1 疾病）中 3 个月和 6 个月的治疗有类似疗效，但这些数据不适用于单药治疗，6 个月的治疗仍然是单药辅助化疗的标准时间。

（四）转移性结直肠癌

尽管大多数大肠癌会转移到肝脏，但根据原发肿瘤是否来自结肠或直肠，疾病的复发模式略有不同。结肠的引流是通过门静脉，而肝脏是最常见的部位，也可能是唯一的转移部位。由于直肠引流到肠系膜下静脉，所以除肝脏外，还可能转移到全身其他部位。

老年患者的结直肠癌治疗与年轻患者没有本质区别；然而，临床相关的共病、功能障碍和老年综合征在老年人中更普遍，并且与衰老相关的器官功能衰退会改变全身化疗的耐受性。在确定系统治疗的风险和益处时，GA 能有助于评估系统治疗的耐受性。转移性结直肠癌一般是无法治愈的。然而，切除肝脏转移灶可能提供长期的无病生存期，以及为寡转移患者带来潜在治愈。

以 5-FU 为基础的治疗方案是主要的化疗方案，能提供生存期的延长，往往能改善或维持生活质量。在 5-FU 基础上加入伊利替康或奥沙利铂（FOLFIRI 或 FOLFOX）导致肿瘤消退的可能性更大和具有更长的生存期，与单独 5-FU 相比，联合治疗具有实用性。预先减量化疗可用于体弱的老年人，正如开创性的 FOCUS2 研究，证实了体弱的转移性结直肠癌老年患者可具有较好的耐受性和有效性。根据肿瘤位置和分子分型，一线化疗通常会添加贝伐单抗（一种抗血管生成单克隆抗体）或 EGFR 抑制药（西妥昔单抗或帕尼单抗）。

虽然这些药物可能会导致化疗毒性的风险增加，但这两种药物在转移性结直肠癌的合适的老年患者中显示可以耐受。虽然原发肿瘤可能导致潜在的穿孔、出血或阻塞，可能需要急诊手术，但大多数没有原发肿瘤症状的患者不需要预先切除，因为

这些事件只发生在少数接受 5-FU 化疗的患者身上
（9%～29%）。

七、白血病

（一）急性髓系白血病

急性髓性白血病（acute myeloid leukemia，AML）是急性白血病最常见的类型，急性髓性白血病新确诊病例中，约 58% 为年龄≥65 岁成年人。中位总生存期一般低于 1 年，5 年总生存期低于 5%。

治疗

尽管没有定义适合的标准，但急性髓系白血病的治疗通常基于患者是否适合。适合治疗通常是基于医生的主观评估，并且通常受到年龄和慢性疾病的影响。住院强化化疗是 40 多年来被认为适合的老年人的标准治疗方法。鉴于其较高的治疗相关死亡率，在过去 10 年的门诊化疗中，如低甲基化药物（地西他滨或阿扎胞苷）由于更好的耐受性，而被越来越多地使用，特别是对那些被认为是不适合的老年患者。与住院强化化疗相比，最近门诊联合治疗方案已被证明具有更好或相似的疗效和更好的耐受性。例如，维奈托克（Venetoclax，一种 Bcl-2 抑制药）被批准与低甲基化药物一起用于年龄≥75 岁的老年患者或因慢病而不能使用强化化疗患者。由于急性髓细胞白血病是一种异质性疾病，针对与急性髓细胞白血病有关的特定突变的癌症治疗方法也越来越多（如三酸异酯酶 -1 抑制药恩西地平）。异体干细胞移植（allogeneic stem cell transplantation，ASCT）是唯一可治愈性的手段，但年龄和身体状况往往使老年人无法接受 ASCT。人们越来越努力地使用 GA 来更好地定义治疗的适用性。例如，有研究表明不良的功能状态和身体表现与较差的疗效有关，与单纯使用年龄相比，可以更好地定义健康状况。然而，这些因素目前还没有被纳入治疗试验中。

（二）急性淋巴细胞白血病

急性淋巴细胞白血病（acute lymphoid leukemia，ALL）不如急性髓细胞白血病常见，12% 的 ALL 新病例发生在年龄≥65 岁成人。ALL 一般分为费城染色体阳性（Ph⁺）和阴性（Ph⁻）两种类型。

治疗

Ph⁺ 的急性淋巴细胞白血病患者对酪氨酸激酶抑制药和类固醇的初始治疗反应良好，但大多数患者最终会复发，很少有人能长期生存。Ph⁻ 的 ALL 治疗采用联合化疗方案，这对被认为是不适合的老年人来说可能是一个挑战。与急性髓系白血病一样，身体状况的标准主要是基于医生的主观评估，并且通常参照患者年龄。

（三）急性早幼粒细胞白血病

急性早幼粒细胞白血病（acute promyelocytic leukemia，APML）在老年人中并不常见，但与急性髓细胞白血病和 ALL 相比，结局相对有利。根据风险的不同，患有 APML 的老年人可以用全反式维甲酸（all-trans retinoic acid，ATRA）加亚砷酸盐治疗，或 ATRA 加化疗。

八、淋巴瘤

淋巴系统恶性肿瘤目前采用 2016 年世界卫生组织的分类系统进行分类。淋巴瘤大致被分为非霍奇金淋巴瘤（non-Hodgkin，NHL）和霍奇金淋巴瘤，或者惰性和侵袭性淋巴瘤。

（一）惰性淋巴瘤

常见的惰性淋巴瘤类型包括滤泡性淋巴瘤、边缘区淋巴瘤和成淋巴细胞性淋巴瘤（或 Waldenström 巨球蛋白血症）。

治疗

惰性淋巴瘤是可治疗的，但通常不能治愈。治疗方法包括观察、放射和全身治疗，如利妥昔单抗和化疗免疫疗法（如苯达莫司汀和利妥昔单抗）。

（二）慢性淋巴细胞白血病

慢性淋巴细胞白血病（chronic lymphocytic leukemia，CLL）或小淋巴细胞淋巴瘤（lymphocytic lymphoma，SLL）约占新诊断的 NHL 的 7%，被认为是一种惰性的淋巴瘤。大约 67% 的 CLL/SLL 新发病例年龄≥65 岁。许多 CLL 病例是在血液检查中偶然发现的。

治疗

CLL 治疗的开始依据是严重的症状（如发热、盗汗）、骨髓衰竭引起的血细胞减少、巨大的淋巴结病和（或）快速增加的淋巴细胞计数。值得注意的是，自身免疫性细胞减少症在 <10% 的 CLL 中发生。许多治疗被批准用于 CLL 治疗，包括酪氨酸激酶抑制药（bruton tyrosine kinase，BTK）爱布替尼、烷化剂（chlorambucil 或 bendamustine）、CD20 单克隆抗体（rituximab 或 obinutuzumab）联合治疗。

（三）侵袭性淋巴瘤

最常见的侵袭性淋巴瘤类型是弥漫性大 B 细胞淋巴瘤（diffuse large B-cell lymphoma，DLBCL）。其他包括具有 *MYC* 和 *BCL2* 和（或）*BCL6* 转位的高级别 B 细胞淋巴瘤（即双重打击或三重打击淋巴瘤）和伯基特淋巴瘤。

（四）弥漫性大 B 细胞淋巴瘤

DLBCL 是 NHL 中最常见类型，约占 NHL30%。约 58% 新确诊病例年龄≥65 岁。超过 50% 老年 DLBCL 患者经标准治疗可以治愈。

治疗

DLBCL 的标准一线治疗是联合化疗免疫疗法〔利妥昔单抗、环磷酰胺、多柔比星、长春新碱和泼尼松（R-CHOP）〕。放射疗法也被纳入早期 DLBCL 的治疗中。难治性 DLBCL 占初治病例的 10%，而复发性 DLBCL 中 30%～40% 为难治性病例。这些患者的选择包括不同的化疗免疫疗法，通常随后进行自体造血干细胞移植（hematopoietic stem cell transplantation，HCT）。最近，嵌合抗原受体 T 细胞（chimeric antigen receptor T-cell，CAR-T）疗法已经问世。虽然与治疗有关的毒性在老年人中令人担忧，但具有更好的耐受性的新型 CAR-T 疗法的发展将使老年人更能够接受这种治疗。

（五）多发性骨髓瘤

多发性骨髓瘤（multiple myeloma，MM）是一种浆细胞肿瘤，大约 63% 的 MM 新病例年龄≥65 岁。在过去 10 年里，由于出现了新的治疗药物和联合治疗方案，MM 的治疗模式发生了巨大的变化。无论是否接受自体造血干细胞移植，许多患有 MM 的老年人现在可接受连续多年的治疗，因此，MM 的支持性护理和治疗相关的毒性（如骨质疏松症、感染和

静脉血栓栓塞症）对这一人群至关重要。

致谢：感谢 Joanne E. Mortimer 博士和 Janet E. McElhaney 博士对本章第 2 版的贡献。

参考文献

Brahmer JR, Lacchetti C, Schneider BJ, et al. Management of immune-related adverse events in patients treated with immune checkpoint inhibitor therapy: American Society of Clinical Oncology Clinical practice guideline. *J Clin Oncol*. 2018;36(17):1714–1768.

Corre R, Greillier L, Le Caer H, et al. Use of a comprehensive geriatric assessment for the management of elderly patients with advanced non-small-cell lung cancer: the phase III randomized ESOGIA-GFPC-GECP 08–02 study. *J Clin Oncol*. 2016;34(13):1476–1483.

Extermann M, Boler I, Reich RR, et al. Predicting the risk of chemotherapy toxicity in older patients: the Chemotherapy Risk Assessment Scale for High-Age Patients (CRASH) score. *Cancer*. 2012;118(13):3377–3386.

Hoppe S, Rainfray M, Fonck M, et al. Functional decline in older patients with cancer receiving first-line chemotherapy. *J Clin Oncol*. 2013;31(31):3877–3882.

Hurria A, Mohile S, Gajra A, et al. Validation of a prediction tool for chemotherapy toxicity in older adults with cancer. *J Clin Oncol*. 2016;34(20):2366–2371.

Hurria A, Togawa K, Mohile SG, et al. Predicting chemotherapy toxicity in older adults with cancer: A prospective multicenter study. *J Clin Oncol*. 2011;29(25):3457–3465.

Kenis C, Decoster L, Bastin J, et al. Functional decline in older patients with cancer receiving chemotherapy: a multicenter prospective study. *J Geriatr Oncol*. 2017;8(3):196–205.

Kim ES, Bruinooge SS, Roberts S, et al. Broadening eligibility criteria to make clinical trials more representative: American Society of Clinical Oncology and Friends of Cancer Research joint research statement. *J Clin Oncol*. 2017;35(33):3737–3744.

Mohile SG, Dale W, Somerfield MR, et al. Practical assessment and management of vulnerabilities in older patients receiving chemotherapy: ASCO guideline for geriatric oncology. *J Clin Oncol*. 2018;36(22):2326–2347.

Smith BD, Smith GL, Hurria A, Hortobagyi GN, Buchholz TA. Future of cancer incidence in the United States: burdens upon an aging, changing nation. *J Clin Oncol*. 2009;27(17):2758–2765.

相关网站

Cancer and Aging Research Group (CARG) geriatric assessment tools. http://www.mycarg.org/SelectQuestionnaire. Accessed April 7, 2020.

International Society of Geriatric Oncology (SIOG) guidelines. http://siog.org/content/siog-guidelines-0. Accessed April 7, 2020.

National Cancer Institute Cancer Therapy Evaluation Program. Common Terminology Criteria for Adverse Events (CTCAE) v5.0. https://ctep.cancer.gov/protocolDevelopment/electronic_ applications/ctc.htm. Accessed April 7, 2020.

National Cancer Institute's Surveillance Epidemiology, and End Results database. http://seer.cancer.gov/index.html. Accessed April 7, 2020.

National Comprehensive Cancer Network (NCCN). https://www .nccn.org. Accessed April 7, 2020.

第 54 章　常见感染
Common Infections

Ana Montoya　Robin Jump　Lona Mody　著
余维巍　译　　涂　玲　校

诊断要点

- 老年人的诊断可能具有挑战性，因为在认知障碍患者中经常出现不典型症状。
- 非典型症状包括精神错乱、跌倒或功能衰退。而发热和其他局部症状可能很轻微或不存在。
- 因肺炎、流感和其他呼吸道感染而住院和死亡是常见的。
- 尿路感染仍存在最多的过度诊断。无症状菌尿在老年人中很常见，不需要治疗。
- 对慢性疾病的最佳管理包括：免疫接种、预防压疮、口腔卫生、合理的抗生素使用。感染预防措施包括：手卫生和适当的隔离衣和手套的使用，以上是减少感染和提高老年人护理质量的关键预防措施。

一、一般原则

感染仍然是所有卫生保健机构中老年人死亡和发病的主要原因。不典型的临床表现、与衰老相关的免疫变化和存在多种慢性疾病使老年人感染的诊断具有挑战性。感染与老年人较高的再住院率、功能下降和死亡率增加有关。当感染导致住院时，老年人可能因为暴露病原体和由此产生并发症，如功能残疾、精神错乱和压疮。

肺炎和流感仍然是导致老年人死亡的十大病因之一。老年人常见的感染包括尿路感染，上部和下呼吸道感染，胃肠炎包括 - 艰难梭状芽孢杆菌（原梭状芽孢杆菌）感染，皮肤和软组织感染，包括手术部位的感染、骨髓炎和假体装置相关的感染。老

龄化人口中的获得性免疫缺陷综合征也在不断增长，那些被感染的年轻人在有效的抗病毒治疗后现在已经有了预期寿命的延长，同时新感染的老年人的数量也在上升（见第 55 章）。

据估计，疗养院居民每年有 113 万～268 万人感染，与以前的相比有下降趋势，特别是尿路感染、伤口感染和由多药耐药微生物引起的感染。即便如此，感染仍然是一个主要问题。此外，在熟练护理机构收治的短期住院老年人中，约有 25% 在 30 天内返回医院接受抗感染治疗，每年有 32.5 万名患者因此向医院转诊，因此产生超过 40 亿美元的额外保健费用。

二、发病机制

感染的风险及由此所致的发病率和死亡率取决于病原微生物的毒力、接种能力和宿主的防御能力。病原微生物在宿主环境中附着和复制的能力决定其毒性。与年龄相关的免疫功能变化，被称为免疫衰老，免疫衰老增加机体被感染的概率，如流感和细菌肺炎，免疫衰老会导致疫苗的效力下降，使得季节性流感和肺炎球菌疫苗无法很好地预防疾病发生。具体的变化包括 B 细胞和 T 淋巴细胞数量的减少和激活延迟。由于到胸腺的退化，与年轻人相比，老年人未致敏 T 细胞及其 B 细胞产生的抗体水平均下降。慢性疾病，如慢性肾脏病、糖尿病、充血性心力衰竭、慢性肺部疾病和营养不良，可能会进一步损害宿主的防御机制。

不典型或轻微表现的体征和症状可能导致对感染的延迟识别，从而引起不良的结果。老年人感染的一些早期迹象常常是慢性疾病的加重，如充血性心力衰竭，或功能障碍，如有脑卒中病史的患者中

的偏瘫，用 CAM 量表评估出现精神错乱等。除了感染之外，精神状态的显著变化可能是由许多因素引起，包括脱水、疼痛、睡眠减少或药物改变，这些都不是潜在感染的具体敏感指标。由于发热反应往往迟钝，特别是在居住在长期护理机构的虚弱老年人，美国传染病学会实践指南委员会（Infectious Diseases Society of America，IDSA）建议对熟练护理机构的患者进行临床评估，单一口腔温度超过 100 ℉（37.8℃），或持续口腔温度超过 99 ℉（37.2℃）。两个或两个以上的读数＞2 ℉（1.1℃）高于基线温度也应促使临床医生进行进一步的评估，38.0℃或更高的发热与感染概率的增加相关。

常用的疾病严重程度评分已被发现对老年人脓毒症的风险分层不那么有用。用于评估脓毒症的标准（体温、心率和白细胞计数）在老年人中可能会减弱。因此，对于老年人，临床医生可能需要考虑非典型的体征，如精神状态改变、疲劳、食欲下降、跌倒和步态不稳，作为严重疾病的潜在早期指标。对患有这些非典型症状的老年人进行积极监测，可能有助于早期启动对改善患者有重大影响的干预措施结果。

相反，临床医生也必须谨慎，不要过度诊断老年人的感染，或寻求进行过度和不必要的检测。精神状态改变或不适的存在可能是由各种原因所致，在没有发热和（或）局部症状的情况下，不应被视为感染的表现。

三、抗菌药物治疗的原则

与年轻人群类似，老年人使用抗菌药物的一般原则包括对感染的早期准确诊断，及时决定开始使用广谱抗生素，根据临床进展和识别所涉及的病原体，酌情减少或停止使用抗生素。特定抗菌药物的选择取决于个体风险因素（如慢性病状况、近期健康照顾情况、之前的微生物学史），以及局部的易感状况和当下的检验、培养结果。老年人的药代动力学和药效动力学不同于年轻人，实际应用时却只有肌酐清除率降低表明肾小球滤过降低可能需要改变给老年人的抗生素剂量。

对于久居福利院的老年人，临床医生面临着诊断的不确定性，很容易将病情的变化归因于感染，

导致不适当的抗生素使用。使用基于证据和共识的标准可以帮助临床医生确定感染的可能性，还可以借此安排检测并最终解释检测结果，开始适当的抗生素治疗。在本研究中，对疗养院感染的几种共识已经出版，最常使用的是 Loeb 最低标准和疾病中心控制和预防的国家医疗保健安全网络（National Healthcare Safety Network，NHSN）标准，后者是基于 McGeer 修订后的标准。

Loeb 的最低标准是根据评估单纯性膀胱炎、呼吸道感染、皮肤和软组织感染、不明原因的发热的症状及体征，帮助临床医生为养老院的居民开始使用抗生素做出决定。在相比之下，NHSN 监测的定义用于识别和跟踪与医疗保健相关的感染情况，以帮助个别设施、网络、州和国家确定所关注的区域。虽然 NHSN 监测定义在改善老年人感染患者的护理方面发挥了作用，但其应用最适合于比较不同时间和跨卫生保健环境或地区的感染率。

四、感染预防

就像心血管疾病和癌症一样，在感染前干预是关键。除了慎重地使用抗生素外，对慢性疾病的最佳管理和预防压疮是减少不同卫生保健环境中老年人感染和提高护理质量的关键措施。成人接种疫苗在感染预防中也起着重要作用，向老年人和卫生保健工作者接种流感疫苗可以降低感染率，挽救生命和减少并发症。

2019 年 CDC 推荐的免疫计划包括针对老年人的肺炎球菌、流感、带状疱疹和破伤风疫苗。流感疫苗（流感灭活或重组流感）必须每年接种。对于肺炎球菌疫苗，所有 65 岁或以上的成年人都应接受一剂肺炎球菌多糖（PPSV23），无论他们以前是否有 PPSV23 疫苗接种史。65 岁或以上没有免疫损伤、脑脊液漏或人工耳蜗植入的成年人的疫苗接种决策建议如下：①个人既往未接种过肺炎球菌疫苗接种，不愿接种 PCV13，接种 1 剂 PPSV23；②既往未接种 PPSV23 和 PCV13，先给予 1 剂 PCV13，至少 1 年后接种 1 剂 PPSV23；③既往接种过，希望接种 PPSV23，在接种 35 年后接种 1 剂 PPSV2；④如果患者曾接受过肺炎球菌疫苗接种并希望接受 PPSV23 和 PCV13，则在最近一次 PPSV23 后至少 1 年给予 1 剂

PCV13，在一次 PPSV23 后至少给予 1 剂 PPSV2。建议 60 岁以上的成年人接种带状疱疹疫苗（带状疱疹重组疫苗）两剂。对于破伤风疫苗，建议接种 Tdap 一次，然后每 10 年加强一次 Td。

最后，注意感染预防和控制的做法还包括加强手卫生依从性，适当使用手术服和手套，早期识别潜在的流感暴发，及时识别在机构环境中普遍传播的病原体（如耐多药病原体、呼吸道病毒、艰难梭菌、疥疮），对预防老年人感染非常重要。手卫生是最有效的感染控制措施。世界卫生组织旨在改善卫生保健工作者手卫生的全球运动"拯救生命：清洁你的手"是"清洁护理是更安全的护理"计划的一个主要组成部分。它主张有必要在正确的时间和以正确的方式改善和维持卫生保健工作者的手卫生习惯，以帮助减少可能危及生命的在卫生保健设施中的感染的传播。新出现的证据表明，老年人通常手上会携带多药耐药微生物。因此，让老年人保持手卫生，特别是他们的功能残疾变得很重要。卫生保健工作者可能需要鼓励和协助养老院居民使用酒精擦手液。

参考文献

Cao J, Min L, Lansing B, Foxman B, Mody L. Multidrug-resistant organisms on patients' hands. *JAMA Intern Med*. 2016;176(5):705.

Clifford KM, Dy-Boarman EA, Haase KK, Maxvill K, Pass SE, Alvarez CA. Challenges with diagnosing and managing sepsis in older adults. *Expert Rev Anti Infect Ther*. 2016;14(2):231–241.

Herzig CTA, Dick AW, Sorbero M, et al. Infection trends in US nursing homes, 2006–2013. *J Am Med Dir Assoc*. 2017;18(7):635. e9–635.e20.

Jump RLP, Crnich CJ, Mody L, Bradley SF, Nicolle LE, Yoshikawa TT. Infectious diseases in older adults of long-term care facilities: update on approach to diagnosis and management. *J Am Geriatr Soc*. 2018;66(4):789–803.

McElligott M, Welham G, Pop-Vicas A, Taylor L, Crnich CJ. Antibiotic stewardship in nursing facilities. *Infect Dis Clin North Am*. 2017; 31(4):619–638.

Mody L, Foxman B, Bradley S, et al. Longitudinal assessment of multidrug-resistant organisms in newly admitted nursing facility patients: implications for an evolving population. *Clin Infect Dis*. 2018;67(6):837–844.

Stone ND, Ashraf MS, Calder J, et al. Surveillance definitions of infections in long-term care facilities: revisiting the McGeer criteria. *Control Hosp Epidemiol*. 2012;33(10):965–977.

五、尿路感染

（一）一般原则

UTI 通常是指单纯性膀胱炎，现在仍然是在疗养院中老年人最常见和过度诊断的细菌感染，有报道

称 30 天流行率范围为 5.6%～8.1%，容易与无症状的菌尿（脓尿和尿培养阳性）和 UTI（脓尿且尿培养阳性，患者有定位于泌尿生殖系统的症状）混淆，从而导致对老年人 UTI 的过度诊断和抗生素的过度使用。无症状菌尿在社区的患病率为 2%～10%，在熟练的护理机构中可高达 40%～50%，影响有或没有导尿管的个人。事实上，由于导管内外表面的细菌生物膜在 30 天后几乎普遍形成，大多数使用导尿管的居民都会有导管相关的无症状菌尿。老年人如果表现出非局限性的感染性症状，如发热和不适，并且尿培养呈阳性，可能会给临床医生带来一个具有挑战性的诊断困境。为了帮助减少抗生素的过量使用，UTI 的诊断，特别是导管相关 UTI（CAUTI），应作为排除的诊断。

尿路感染的危险因素包括前列腺增生所致尿潴留、复发性尿路感染史、失去雌激素保护的膀胱黏膜、认知障碍、置入导尿管。医疗机构内的患者有 5%～10% 都有导尿管。有症状 UTI 与导尿管密切相关，此外，UTI 是社区居民和机构内老年人菌血症的常见原因。

（二）感染预防

只要有可能，应停止留置导尿管。如果有绝对需要，留置导尿管可以用避孕套导管或间歇直导尿管更换。慢性留置导尿管需要更认真的医疗保健，注意保持一个封闭的引流系统，并保持引流袋定位在膀胱水平以下。在任何导管操作过程中，手卫生依从性和使用手套是预防感染的重要组成部分。常规尿检、膀胱冲洗或导管更换对预防 UTI 无效。仅根据临床指征，如感染、梗阻或封闭系统受损时，才建议更换留置导管或引流袋。

当出现 CAUTI 时，对于使用导尿管放置＞2 周的患者，应移除导尿管和收集系统，并从新放置的装置中获得尿样。个人导尿管＜2 周，应根据临床判断来确定是否移除和替换导尿管，消毒剂清洗端口后，用无菌注射器／套管转接器从无针取样口采集尿液样本。

下床后活动降低了疗养院居民因 UTI 住院的风险。增加活动、保持足够的营养和饮水可以减少尿路感染的频率和不良后果。蔓越莓制品不会降低感

染或菌尿的频率。目前尚不清楚阴道雌激素是否能降低绝经后女性发生症状性 UTI 的风险。

（三）临床表现

社区老年人有症状性尿路感染的表现包括排尿困难、尿急和尿频增加、尿失禁新发或恶化、血尿和耻骨上不适。肾盂肾炎可表现为发热、呕吐、腹痛和（或）侧腹疼痛。如果虚弱、认知障碍的疗养院居民有异常表现，但并没有尿路感染特异性症状，可能无法与他人正确沟通。尽管面临这些挑战，通过仔细的病史、体格检查、与护理人员和其他辅助人员的讨论、补液可减少这些老年人不适当的抗菌药物使用。最近的研究表明，排尿困难、尿样特征的改变和最近精神状态的改变三联征最能预测有症状 UTI。尿液特征的改变可能由脱水引起，这也可能影响精神状态，使那些关注 UTI 的老年人的水化作用成为一个重要的考虑因素。

由于真正的 UTI 和无症状菌尿患者都可能出现脓尿及尿培养阳性，因此老年人中存在脓尿和尿培养阳性都不足以诊断 UTI。然而，尿液分析阴性和（或）尿培养阴性足以排除 UTI，并减少不适当的抗菌药物使用。建议采用 Loeb 最低标准来指导在假定的 UTI 中使用抗生素的开始使用（表 54-1）。

（四）感染治疗

不建议治疗无症状菌尿，甚至可能有害。无症状菌尿只能在泌尿生殖系统手术或手术前使用抗生素治疗，以防止菌血症和脓毒症。有症状性 UTI 的治疗需要适当地抗菌治疗，注意充分补水，并努力减少排尿困难。抗菌药物的选择通常取决于从尿液培养物中分离出的生物体和局部敏感性模式。根据 IDSA 指南，如果引起急性无并发症膀胱炎的尿路病原体的当地耐药率不超过 20%，使用呋喃妥因（单晶体或多晶体）5 天或甲氧苄啶 – 磺胺甲噁唑 3 天是适当的选择，如果耐药率未知，建议进行经验性抗生素治疗。当其他推荐的药物不能使用时，3~7 天方案中的 β- 内酰胺药物是治疗的适当选择。鉴于抗生素耐药性的流行情况，阿莫西林或氨苄西林不应用于经验性治疗。如果患者出现病情严重，可能需要针对革兰阴性菌和肠球菌的广谱抗生素。由于它们缺乏全身吸收，呋喃妥因和磷霉素都不应用于有

表 54-1　对疑似尿路感染开始使用抗生素的最低标准

A. 对于没有留置导尿管的居民

- 急性排尿困难
- 发热 [>37.9℃（100 ℉）或高于基线温度 1.5℃（2.4 ℉）] 和至少有以下情况之一

新的或恶化的：

- 紧迫
- 频繁性
- 耻骨上疼痛
- 肉眼血尿
- 肋脊角压痛
- 尿失禁

B. 对于患有留置导尿管的居民

至少有以下内容之一：

- 发热 [>37.9℃（100 ℉）或高于基线温度 1.5℃（2.4 ℉）]
- 新发腰痛
- 寒战
- 新发精神错乱

肾盂肾炎问题的患者。此外，尽管单剂量给予磷霉素对膀胱炎有效，但应保留给有多药耐药微生物的病史的患者使用，如对广谱 β- 乳酰胺或碳青霉烯耐药的患者。氟喹诺酮类药物，如氧氟沙星、环丙沙星和左氧氟沙星，3 天方案非常有效，但也仅限于不能使用其他抗生素的患者。居住在有熟练护理人员机构的居民有泌尿系统导管可能需要更广泛的抗生素治疗方案，以纳入耐药革兰阳性器官的覆盖范围（如耐甲氧西林金黄色葡萄球菌），一旦有药敏试验结果，可以确定选择合适的抗生素和治疗期。

抗菌药物治疗的持续时间通常取决于该患病群体的风险。对于症状迅速缓解的 CAUTI 患者，建议使用 7 天的抗菌药物治疗时间；无论患者是否继续插管，10~14 天的疗程推荐给那些反应延迟的人；对于无重症的 CAUTI 患者，可考虑采用 5 天的左氧氟沙星治疗方案。现有数据不足以对其他氟喹诺酮类药物提出这样的建议。对于≤65 岁的患者，在拔除留置导尿管后出现无上尿路症状的 CAUTI，可考虑采用 3 天的抗菌方案。

此外，IDSA 指南建议，对于需要导尿管且排尿

后残留尿的男性，避孕套导尿管应作为短期和长期留置导尿的替代方案，以减少没有认知障碍的导尿管相关菌尿；此外，间歇导尿应作为短期或长期留置导尿的替代选择，以减少导尿管相关菌尿和CAUTI。

参考文献

Ashraf MS, Gaur S, Bushen OY, et al. Diagnosis, treatment, and prevention of urinary tract infections in post-acute and long-term care settings: a consensus statement from AMDA's Infection Advisory Subcommittee. *J Am Med Dir Assoc*. 2020;21(1):12–24.

Canales JP, Castro V, Rada G. Are vaginal estrogens effective for preventing urinary tract infection in postmenopausal women? *Medwave*. 2017;17(09):e7093–e7093.

Gupta K, Hooton TM, Naber KG, et al. International clinical practice guidelines for the treatment of acute uncomplicated cystitis and pyelonephritis in women: a 2010 update by the infectious Diseases Society of America and the European Society for Microbiology and Infectious Diseases. *Clin Infect Dis*. 2011;52(5):e103–e120.

Hooton TM, Bradley SF, Cardenas DD, et al. Diagnosis, prevention, and treatment of catheter-associated urinary tract infection in adults: 2009 international clinical practice guidelines from the Infectious Diseases Society of America. *Clin Infect Dis*. 2010;50(5):625–663.

Juthani-Mehta M, Van Ness PH, Bianco L, et al. Effect of cranberry capsules on bacteriuria plus pyuria among older women in nursing homes. *JAMA*. 2016;316(18):1879.

Mody L, Greene MT, Meddings J, et al. A national implementation project to prevent catheter-Associated urinary tract infection in nursing home residents. *JAMA Intern Med*. 2017;177(8): 1154–1162.

Nicolle LE. Asymptomatic bacteriuria in older adults. *Curr Geriatr Reports*. 2016;5(1):1–8.

六、呼吸道感染

（一）一般原则

因肺炎、流感和其他呼吸道感染而导致的住院和死亡在老年人中很常见。肺炎和流感是这个年龄组中十大最常见的死亡原因之一。老年人的肺炎可分为社区获得性（community-acquired，CAP）、医院获得性或熟练护理机构获得性。据报道，肺炎的年发病率为65—79岁的63/10 000，≥80岁的164.3/10 000。这一比率分别是18—49岁成年人肺炎发病率的9倍和25倍。在疗养院中，肺炎的流行率为1.4%～2.5%。在2017—2018年流感季节期间，有95.9万人住院治疗，79 400人死亡，其中70%的住院患者是≥65岁的成人。老年人也占死亡人数的90%，这突出表明老年人特别容易感染流感病毒的严重疾病。此外，季节性流感暴发的报告也很频繁，特别是在熟练的护理设施环境中。

呼吸道感染是在熟练的护理设施居民中第二大最常见的感染。吸入性肺炎在这一人群中很常见，常与口咽吞咽困难和胃内容物反流有关。不良的口腔卫生，包括牙菌斑，其中包含多达25 000种细菌，可能导致吸入性事件后发生肺炎的风险。

肺炎有几个危险因素，包括高龄、男性、误吸史、功能障碍史、吸烟史、慢性支气管炎或肺气肿、心脏病、恶性肿瘤、神经系统疾病（如脑血管疾病）、最近的手术或重症监护病房住院、饲管的存在。随着年龄的增长，肺实质失去弹性反坐力，胸壁减少顺应性，肺泡和肺泡管丧失，所有这些都可能增加在功能残疾和急性疾病的背景下发生肺炎的风险。

（二）感染预防

呼吸道感染的预防策略主要是为了帮助减轻危险因素。给老年人及其照护者接种肺炎球菌疫苗、流感疫苗可以减少该人群中呼吸道感染的发生率和并发症。2018年的一项系统综述发现，低质量的证据表明，与常规护理相比，专业的口腔护理可以降低疗养院居民因肺炎导致的死亡率。虽然没有发现高质量的证据来确定哪些口腔护理措施对减少养老院获得性肺炎最有效，但口腔卫生对于良好的护理质量很重要。戒烟还可以减少支气管炎和呼吸道感染。

（三）感染临床发现

在老年人中，肺炎可能表现为典型（如发热、咳嗽、胸充血、胸膜炎性胸痛）和不典型（如疲劳、厌食、功能衰退、新的精神错乱）的体征和症状。1/4患有肺炎的老年人可能不会出现发热，而且一般来说，他们不太可能出现寒战或胸膜炎性胸痛。>25次/分的呼吸频率增加和缺氧预示着预后不良，这是在评估时需要考虑的有用的客观体征。临床表现应通过诊断测试迅速确认，包括胸部X线片、白细胞计数和血培养。血液培养的可行性可能不高，但如果呈阳性，可能有助于推动适当的抗生素选择。虽然老年人痰液不易获取，即使获取也可能因为质控不合格而影响结果的判断，因没有足够的方法来帮助指导老年人有效咳痰，但痰液培养仍然可能有帮助。需要考虑的其他诊断试验是对肺炎链球菌和军团菌的尿抗原研究。这些标本可以在开始使用抗生素后获得。最后，应收集鼻咽部样本以检测流感，特别是在 10 月至次年 3 月期间，并根据环境和环境，建立呼吸道病毒小组。可以检测甲型或 B 型流感的快速检测，这些病毒可以在 30min 内检测到流感病毒。这些检测的敏感性和特异性增加。

与年轻人相比，老年人的呼吸道症状通常更少。咳嗽、发热和精神状态改变主要是因流感住院的老年人。与其他呼吸道病毒相比，老年流感患者可能有更多的胃肠道症状。建议采用 Loeb 最低标准来指导对假定的下呼吸道感染开始使用抗生素（表 54-2）。

表 54-2 对疑似下呼吸道感染开始使用抗生素的最低标准

发热＞38.9℃（102 ℉）和至少有以下情况之一：

- 呼吸频率＞25 次 / 分
- 有痰咳嗽

或

发热［＞37.9℃（100 ℉）或高于基线温度 1.5℃（2.4 ℉），但≤38.9℃（102 ℉）］和咳嗽和至少以下之一：

- 脉搏＞100 次 / 分
- 寒战
- 意识失常
- 呼吸频率＞25 次 / 分

或

慢性阻塞性肺病和＞65 岁，新发或咳嗽伴脓痰加剧

或

无慢性阻塞性肺病的发热居民，新发咳嗽伴脓性痰，至少有以下一种：

- 呼吸频率＞25 次 / 分
- 谵妄
- 意识失常

或

胸部 X 线片新发浸润被认为代表肺炎和至少以下情况之一：

- 发热［＞37.9℃（100 ℉）或高于基线温度 1.5℃（2.4 ℉）］
- 呼吸频率＞25 次 / 分
- 剧烈咳嗽

COPD. 慢性阻塞性肺疾病

（四）感染治疗

已经开发了一些风险指数来预测老年人的结果，特别是死亡率。其中包括肺炎严重程度指数

（pneumonia severity index，PSI）（一个 20 项的两步系统，更适用于年轻人）、CURB（四个项目：意识混乱、尿素、呼吸频率和血压）、英国胸科学会的 CURB-65（意识混乱、尿素氮、呼吸频率、血压和年龄≥65 岁）（表 54-3）和 SOAR（收缩压、氧合、年龄≥65 岁和呼吸频率）。CURB-65 和 PSI 对 CAP 预后的预测准确性随着年龄的增长而降低。评分系统可以帮助识别可能被视为门诊患者的老年人并提出治疗建议，特别是在生命即将结束时。最近的研究试图开发专门评估老年人肺炎死亡率的模型，并将生物标志物与表现和认知状态相结合，以提供更准确的预后信息。

54-3 CURB-65：预测社区获得性肺炎死亡率的风险指数

症 状	分 值
意识模糊	1
尿素氮＞7mmol/L	1
呼吸频率＞30 次 / 分	1
收缩压＜90mmHg，舒张压＜60mmHg	1
年龄≥65 岁	1
总死亡率（30 天死亡风险）	0（0.6%），1（3.2%），2（13%），3（17%），4（41.5%），5（57.5%）

经验性治疗各不相同，并取决于宿主和环境因素。对于没有慢性疾病和最近没有接触过医疗保健（90 天内）的社区老年人，CAP 的经验性治疗包括大环内酯或多西环素。对于患有慢性肺部疾病、慢性肾脏病、糖尿病或免疫抑制等慢性疾病的老年人，推荐使用呼吸性喹诺酮类或 β- 内酰胺加大环内酯。最近接触（在 90 天内）的卫生保健机构，包括疗养院和透析中心，被认为是医院获得性肺炎的一个危险因素。根据其表现的严重程度，这些患者可能需要一个初始的肠外抗生素治疗方案，如哌拉西林 - 他唑巴坦和万古霉素，以覆盖假单胞菌、MRSA 和（或）其他医院革兰阴性生物体。在选择经验性抗菌药物治疗时，应考虑局部抗菌药物的敏感性。经验性治疗可以缩小到针对一个特定的病原体，一旦它

已经被确定。CAP 和医院获得性肺炎的典型治疗时间分别为 5 天和 7 天。

遵循 2007 年 IDSA/ 美国胸科学会的 CAP 指南治疗对老年人的临床结果有显著的有益影响。同时必须注意老年患者的营养状况、液体管理、早期治疗和共病稳定治疗。

参考文献

Jain S, Self WH, Wunderink RG, et al. Community-acquired pneumonia requiring hospitalization among U.S. adults. *N Engl J Med.* 2015;373(5):415–427.

Liu C, Cao Y, Lin J, et al. Oral care measures for preventing nursing home-acquired pneumonia. *Cochrane Database Syst Rev.* 2018;9:CD012416.

Mandell LA, Wunderink RG, Anzueto A, et al. Infectious Diseases Society of America/American Thoracic Society consensus guidelines on the management of community-acquired pneumonia in adults. *Clin Infect Dis.* 2007;44(suppl 2):S27–S72.

Sanz F, Morales-Suárez-Varela M, Fernández E, et al. A composite of functional status and pneumonia severity index improves the prediction of pneumonia mortality in older patients. *J Gen Intern Med.* 2017;33(4):437–481.

Simonetti AF, Viasus D, Garcia-Vidal C, Carratalà J. Management of community-acquired pneumonia in older adults. *Ther Adv Infect Dis.* 2014;2(1):3–16.

七、胃肠道感染

（一）一般原则

胃肠道感染在老年人中相当常见。腹泻等其他传染病造成的死亡对老年人的影响尤为严重。感染是一般通过粪口传播。老年人胃酸减少、酒精摄入、胃运动受损，抗生素药物使用不当、生物制剂和免疫力的减弱增加了老年人腹泻性疾病的易感性。常见病原体包括病毒性胃肠炎（由轮状病毒和包括 Norwalk 病毒在内的肠道病毒引起）、细菌性肠胃炎（由艰难梭菌、芽孢杆菌、蜡样杆菌、大肠杆菌、弯曲杆菌、产气荚膜梭菌引起），而寄生虫是众所周知的原因，胃肠诺如病毒这在养老院居民中也很常见，在 ≥65 岁以上成年人占感染诺如病毒患者总人数的 90%。

艰难梭菌感染是最常见的医疗相关性腹泻。老年人 CDI 发生率至少是年轻人的 5 倍。2011 年，>90% 的 CDI 死亡患者是 ≥65 岁的成年人。特别是养老院发病的 CDI 患者发病率和死亡率很高。2012 年养老院发病的 CDI 发生率为 11.28 万例，其中 28% 的人在 7 天内住院阳性标本，19% 复发 CDI，8% 将在 30 天内死亡。因 CDI 引起的发病率、住院、复发和死亡率在 85 岁或以上的成年人中最高。

（二）感染预防

预防腹泻性疾病，特别是 CDI 和病毒性疾病胃肠炎（如诺如病毒），遵守手部卫生指南仍然是关键。然而，手卫生是复杂的。在所有情况下，手卫生的依从性依旧很低。使用基于酒精的洗手液提高了手卫生率，然而，它对某些腹泻病原体（特别是艰难梭菌和诺如病毒）的有效性可能会降低。老年人 CDI 不可改变的危险因素包括与年龄相关的免疫和肠道菌群的变化，导致肠道细菌的多样性和数量减少。CDI 的主要危险因素是暴露于抗生素，这可以通过尽可能减少不适当的抗生素使用来改变，可能被认为是一种质量改进过程的措施。氟喹诺酮类、克林霉素和头孢菌素与 CDI 风险增加特别相关。根据最新的 IDSA 指南，尽管质子泵抑制药的使用与 CDI 之间存在流行病学关联，但没有足够的证据表明停止使用质子泵抑制药作为预防 CDI 的措施。此外，目前还没有足够的数据在临床试验之外推荐使用益生菌进行 CDI 的一级预防。

（三）临床表现

患者的病史通常是做出一个适当诊断评估的第一步。为获得关于食物的历史和接触情况的信息，在初步评估时应获得旅行史、使用抗菌药物、使用免疫抑制药物、腹泻频率、里急后重、粪便中存在血液和黏液的情况，还应获得其他家庭成员或密切接触者的接触史和症状。体格检查最初应关注腹泻疾病的严重程度，包括脱水症状，如黏膜干燥、疲劳、食欲不振、心理状态变化、血压降低和心动过速。腹部检查可能是有用的，尽管它经常可能是误导性的，因为缺乏阳性的结果。

（四）治疗

最初的实验室检测应包括电解质和全血细胞计数。白细胞的粪便研究、粪便培养、卵细胞和寄生虫的评估、艰难梭菌和其他病原体的分子检测在临床上是合适的。初始治疗应解决脱水和电解质紊乱。在严重的情况下，应密切监测生命体征。抗胃肠动力药物（洛哌丁胺、二苯氧酸盐）在老年人中经常被过度使用，通常应限制其使用。旅行者的腹泻是自限性的，充足的水合和休息通常就足够了。由于存在耐药性细菌性病原体的风险，大多数旅行者不建议使用预防性抗生素。诺如病毒可表现为恶心、呕吐和腹泻，支持性治疗是早期康复的关键。在疗养院，感染预防和控制措施必须针对居民和卫生保健提供者。受影响的居民应在症状解决后至少 48h 内采取接触预防措施。抗生素相关性腹泻很常见，通常是自限性的。

CDI 是最有可能导致老年人腹泻的细菌性病原体，可能与需要住院治疗的严重疾病有关，从而导致发病率和死亡率。在怀疑为 CDI 后，应及时诊断和治疗，包括容量补充，并在可能的情况下，停止使用诱发性抗生素。2017 年 IDSA 指南建议对 CDI 的初始和复发发作使用口服万古霉素或非达霉素，而不是甲硝唑。如果没有这些药物，甲硝唑只能用于非严重 CDI 的初始发作。老年人复发 CDI 的风险增加，这可能发生在从以前的发作恢复后几周至几个月。抗生素暴露是 CDI 复发的最常见原因。

与 CDI 相比，其他细菌远不是老年人急性腹泻的常见原因。以下体征和症状表明患有严重的疾病，应考虑使用抗生素：发热，每天超过 6 次的粪便，严重出血或黏液样粪便，以及需要住院治疗的容量不足。如有需要，应立即开始使用抗生素，并考虑使用阿奇霉素或氟喹诺酮类药物（环丙沙星或左氧氟沙星）的经验性药物治疗。

参考文献

Hunter JC, Mu Y, Dumyati GK, et al. Burden of nursing home-onset *Clostridium difficile* infection in the United States: estimates of incidence and patient outcomes. *Open Forum Infect Dis.* 2016;3(1):ofv196.

McDonald LC, Gerding DN, Johnson S, et al. Clinical practice guidelines for *Clostridium difficile* infection in adults and children: 2017 update by the Infectious Diseases Society of America (IDSA) and Society for Healthcare Epidemiology of America (SHEA). *Clin Infect Dis.* 2018;66(7):e1–e48.

八、皮肤和软组织感染

（一）一般原则

除了免疫衰老外，一些慢性医学和皮肤疾病使老年人面临皮肤和软组织感染的风险，包括糖尿病、周围血管疾病、充血性心力衰竭导致下肢水肿、湿疹、静脉淤积和轻微创伤。随着年龄的增长，皮肤免疫缺陷增加了老年人对 SSTI 的易感性。抗生素和糖皮质激素的使用会导致细菌和真菌的过度生长。此外，老年人卧床不起的可能性更大，因此患压疮的风险也会增加。

老年人最常见的 SSTI 类型包括蜂窝织炎、脓肿（即疖和痈）和感染性压疮。这些 SSTI 的发病率都有所不同：蜂窝织炎 1%～9%，感染性压疮为 4%～6%。与年轻人相比，老年人发生手术部位感染和坏死性筋膜炎的风险更大，与患有 SSTI 的年轻人相比，老年患者感染的死亡率、发病率和可归因的住院费用更高。疱疹病毒感染的复发在老年人中也是常见问题，带状疱疹时常发生在大约一半的 85 岁以上的人群中，由于慢性疼痛会在所有皮肤变化消失后持续数周至数月，带状疱疹尤其严重。

SSTI 第三种最常见的原因是在养老院的居民，除了细菌和前面提到的病毒感染，疗养院的居民可能会经历真菌感染和侵扰。念珠菌属可能会引起浅表黏膜皮肤感染，如皮肤皱褶糜烂、鹅口疮和阴道念珠菌病。一系列其他真菌引起皮肤真菌病，更常见的是称为癣或指定癣，与拉丁术语来描述所涉及的解剖位置（如足癣或头癣）。疥疮（*sarcoptes scabiei*）、虱子（*pediculus humanus capitis*，*p humanus corporis*，*phthirus pubis*）和臭虫（*cimex lectularius*）也会引起皮疹。据报道，3.3% 的养老院居民患有疥疮，发病率约为 70%。

（二）预防

预防 SSTI 的方法因类型而异。蜂窝织炎可以通过抬高肢体来帮助足够的液体引流和防止水肿，使用医疗袜，用局部抗真菌药物治疗浸渍皮肤以防止细菌通过真菌感染或伴随的皮肤进入而复发。金黄色葡萄球菌，包括甲氧西林敏感和耐甲氧西林菌株，是最可能引起皮肤脓肿的原因，通常被认为是疖痈。良好的手卫生，使用抗菌肥皂浴，不共用个人物品，可以减少由金黄色葡萄球菌传播，特别是 MRSA 引起的感染的风险。压疮的预防策略包括经常转向卧床不起的患者、适当使用减压装置、良好的营养和保持骶骨皮肤湿润。预防 SSTI 的其他原则包括控制血糖、戒烟、预防体温过低，对于那些接受手术的人，进行适当时间和剂量的预防性抗生素使用。

468

预防也是避免疥疮暴发的关键。与受感染者或其财物的长期接触会促进疥疮的传播。主要的预防策略包括清洁污染物、适当的手卫生和工作人员使用个人防护设备，以及避免熟练的护理设施过度拥挤。最后，确保受影响的人每周接受 2 次治疗，可以降低再感染的风险。

（三）临床表现

与其他感染类似，SSTI 在老年人中的表现可能与年轻人不同。皮肤的萎缩性变化和慢性皮肤变化可能会混淆临床检查。受感染的压疮在长期卧床不起的老年人中可能会被忽视。

丹毒和蜂窝织炎都是皮肤感染，丹毒累及更浅层，常表现为清晰的边界。蜂窝织炎影响更深的皮肤层，可能累及真皮，边界不太明显。这两种情况都涉及皮肤浅表肿胀，伴有红斑、热和疼痛，通常由链球菌引起，特别是 A 组链球菌（化脓性）、B 组链球菌（无乳链球菌）和 C 组链球菌引起。金黄色葡萄球菌是这些疾病的不常见原因，一旦存在，往往表现为脓肿。

压疮感染通常是多微生物的，大多数发生在骶骨、脚后跟、肘部和下肢。很少有标本培养，实质上应保留标本，在严重脓液时候需要进行引流。

坏死性筋膜炎是一种罕见、严重的 SSTI，涉及更深的皮下组织，沿筋膜平原快速扩散，毒素介导的组织被破坏。引起坏死性筋膜炎的病原体包括 A 组链球菌和金黄色葡萄球菌，这两种情况都可能单独发生或者是与其他细菌混合。混合厌氧生物常伴有肠杆菌科，也可引起疾病，这些更常见与 Fournier 坏疽有关，这是一种始于会阴的坏死性筋膜炎。无论涉及的病原体如何，临床表现多位于非常柔软、发热且肿胀的皮肤区域，通常是下肢，没有明显边缘。患者描述的疼痛与检查不成比例，并可能会有发热和明显的全身毒性。诊断坏死性筋膜炎需要高的临床怀疑指数，早期咨询手术团队和进行计算机断层成像。

对于真菌和病毒感染，皮肤病变的位置、分布和外观可能有助于识别潜在的病原体。如前所述，尽管念珠菌属可能对皮肤和黏膜组织的影响不同，由皮肤真菌引起的感染的特征往往比其他病原体有

更具体的位置。带状疱疹通常表现在固定的皮肤位置，之前可能有瘙痒、灼烧、针扎的感觉，或发生严重的疼痛。在急性护理环境中，累及多个皮肤部位、眼睛或耳朵时应及时评估。

疥疮在老年人中常常被漏诊，因此导致在医疗疗养机构内居民暴发。疥疮可能出现在手指间的指缝中，可表现为正常的或结痂的疥疮，这两种情况在老年人中都很难诊断。正常的疥疮表现为隆起、红色、发痒的病变，称为疥疮，通常发生在指间区域和脚踝。另一方面，结痂的疥疮由于缺乏抓伤和产生免疫反应的能力，在老年人中表现得更具非典型性（只有 50% 的患者出现瘙痒）。结痂疥疮皮肤上螨虫的负担比正常疥疮高得多，因此有更多的机会暴发。皮肤刮伤和检测有助于确认结痂性疥疮的诊断，因为它经常与牛皮癣或湿疹相混淆。在疗养院，瘙痒和皮肤病的鉴别诊断应考虑疥疮，因为延迟诊断可能不仅对涉及的患者有影响，而且对其他居民、家庭成员和卫生保健工作者也有影响。

（四）治疗

在对 SSTI 的评估中，正在处理的临床综合征是开始使用抗菌药物的紧迫性的最有力的决定因素。大多数细菌感染（丹毒、蜂窝织炎、坏死性筋膜炎）都需要立即紧急使用抗生素，而真菌感染通常速度较慢，允许有时间考虑其他诊断。开始使用抗生素的最低标准对于 SSTI，包括伤口、皮肤或软组织部位的脓液或至少有以下两种症状：发热、新发或加重的可疑部位发红、压痛、发热或肿胀。

蜂窝织炎和丹毒通常由链球菌引起；因此，抗菌药物包括头孢唑林、头孢氨苄、阿莫西林、氨苄西林、纳非西林、苯唑西林、双氯西林，对于那些对青霉素过敏的人，可选择克林霉素。对于脓肿或化脓性蜂窝织炎，金黄色葡萄球菌是一种典型的病原体。对于直径 4～5cm 的脓肿，通常需要切口和引流。对于较大的脓肿或有全身感染指征或其他有关疾病的个体，如控制不良的糖尿病患者或接受透析的患者，需要使用具有抗 MRSA 活性的抗生素。口服和静脉治疗的决定通常取决于表现的严重程度和共病。一线治疗包括多西环素或甲氧苄啶 – 磺胺甲噁唑；对于病情较重的个体，应考虑万

469

古霉素、达托霉素或利奈唑胺，再次保留克林霉素为真正的青霉素过敏患者。如果病原体是对甲氧西林敏感的金黄色葡萄球菌，在脓肿切开和引流时收集的培养结果将有助于缩小对头孢氨苄或类似的窄谱药物的治疗范围。万古霉素加氨苄西林-舒巴坦或哌拉西林-他唑巴坦作为严重感染的合理经验方案。

坏死性筋膜炎在老年人中尤其严重。手术干预是诊断和治疗方式的金标准。除了手术外，抗菌药物治疗在感染管理中也很重要。除了早期针对严重感染指定的经验性抗生素治疗方案外，克林霉素的添加还提供了额外的好处，因为它有助于防止毒素的产生。

因为所有的压疮，都有细菌定植，抗生素治疗不适用于没有感染迹象和症状的表面拭子培养阳性。压疮（蜂窝织炎、骨髓炎或脓毒症）的真正感染是一种严重的情况，通常需要广谱静脉抗生素，有时还需要在急性护理机构进行手术清创。参与伤口护理和换衣的卫生保健工作者注意手卫生和使用手套应有助于防止病原体的传播。

对于手术部位的感染，切除缝合线加上切口和引流通常都足以促进愈合。在没有全身体征或感染症状的情况下，全身抗菌治疗不是常规的。对于躯干、头颈部或四肢清洁手术后的手术部位感染，第一代头孢菌素可提供适当的治疗；如果患者有耐MRSA的高风险，其他选择包括万古霉素、利奈唑胺、达托霉素、特拉万辛或头孢他林。对于在腋窝、胃肠道、会阴或女性生殖道手术后的手术部位感染，可以用头孢菌素、阿莫西林-克拉维酸、氨苄西林-舒巴坦，对于青霉素过敏患者，可选择氟喹诺酮联合甲硝唑。

疥疮的治疗包括从颈部以下局部应用氯菊酯，然后在8～14h后洗澡。1周后的重复使用可能是必要的，并建议在机构专人管理。两剂口服伊维菌素，间隔1～2周，也是一个合理的选择。口服伊维菌素联合局部氯菊酯是治疗疥疮的首选方法。根据感染的严重程度，伊维菌素的治疗方案从3剂（第1、2和8天）到7剂（第1、2、8、9、15、22和29天）。每2～3天同时使用氯菊酯，持续1～2周。在开始治疗前确认疥疮的诊断将避免使老年人暴露于与这些强烈的治疗方案相关的不适和不良反应中。由于疥疮可以通过亚麻和衣服传播，环境应该彻底清洁，包括无生命表面、可清洗物品（如衣服、床单、毛巾）和地毯。

参考文献

Stevens DL, Bisno AL, Chambers HF, et al. Executive summary: practice guidelines for the diagnosis and management of skin and soft tissue infections: 2014 update by the Infectious Diseases Society of America. *Clin Infect Dis*. 2014;59(2):147–159.

Suwandhi P, Dharmarajan TS. Scabies in the nursing home. *Curr Infect Dis Rep*. 2015;17(1):453.

九、假体关节感染和骨髓炎

（一）一般原则

随着老年人和老年假体关节患者的全关节置换术数量的增加，假体关节感染（prosthetic joint infections，PJI）的发生率也在增加。在美国，髋关节和膝关节置换术后的年发病率为2%，肩关节置换术后为1%，肘关节置换术后为3.3%。考虑到老年人的多种共病，PJI通常与关节功能和活动能力的潜在丧失相关。患有脓毒性关节炎的老年人有关节相关不良结局的高风险，包括严重的功能恶化或截肢，死亡率为10%～15%。与其他感染类似，老年人的脓毒性关节炎可能表现为非典型的炎症反应不良，并经常被误认为是已存在的关节疾病。

骨髓炎（osteomyelitis，OM）的发生率也随着年龄的增长而增加。造成这种情况的原因是多方面的，包括跌倒或其他造成骨骼损伤、周边动脉阻塞性疾病、糖尿病、周围神经病和假体关节的损伤。根据一项历时40年的以人口为基础的研究数据，直到50—60岁，OM的年发病率为每10万人年<11例；此后，每十年的发病率增加50%。发病率最高的是年龄≥80岁的男性，每10万人年有128例。

（二）临床表现

由于炎症反应减弱，老年人的PJI有时可能难以诊断，特别是对于迟发性感染的患者。PJI的常见体征和症状包括疼痛、积液或肿胀和影响关节的红斑，有时伴有发热和寒战。偶尔，引流或存在与假体相连的窦道可能是PJI的第一个迹象。关节松动可能是骨感染的一个迹象。炎症标志物，如红细胞沉降率和 C- 反应蛋白，可以帮助区分感染和机械性松动。即使是老年人，脓毒性关节炎也往往有更急性的表现，包括关节热、发红、疼痛和肿胀，并有全身受累的证据，包括发热、僵硬或寒战等。对于 PJI 和脓毒性关节炎，在开始使用抗生素之前，从关节抽吸液体进行革兰染色、培养和细胞计数是后续诊断和治疗决定的一个关键方面。对于 PJI 和脓毒性关节炎，革兰阳性菌，特别是金黄色葡萄球菌，其次是凝固酶阴性的葡萄球菌，是最有可能的病原体。B 组链球菌（S agalactiae）在 80 岁以上的老年人中非常常见，痤疮角质杆菌（Propionibacterium）在肩关节病中是典型的致病菌。尽管 <10% 的患者可以从革兰阴性病原体感染中恢复，但它们在老年人中引起了约 25% 的脓毒性关节炎病例，可能的原因与影响胃肠道或尿路的病原体的血行传播有关。

与年轻人一样，老年人中 OM 的表现可能是急性、亚急性或慢性的。疼痛是一种常见的表现，而发热和寒冷可能存在，也可能不存在。对于慢性 OM，平片可能足以做出诊断，与磁共振成像或其他成像研究更适合检测急性 OM。血液培养和骨活检可以支持诊断和治疗。椎体 OM 是一种典型的亚急性表现，开始于中度到重度背部疼痛，并可能会发展为发热和发冷。慢性 OM，定义为 >6 周，可能与压疮、糖尿病足感染、周围血管疾病、牙齿感染或胸骨切开术后相关。典型的病原体取决于解剖位置，其中金黄色葡萄球菌和其他革兰阳性菌体最有可能导致椎体或胸骨 OM，口咽部细菌通常与下颌骨 OM

有关，虽然金黄色葡萄球菌和其他革兰阳性病原体仍占优势，但假单胞菌属在糖尿病足部感染中可能引起 OM。

（三）治疗

PJI 的治疗包括 4~6 周的静脉抗菌治疗，根据宿主的护理目标和整体健康，假体的类型和可用的外科专业知识，考虑手术清创，以及可能的关节切除和置换。与感染科医生商议后，患有 PJI 的老年人可能会口服抗生素进行长期抑菌治疗。脓毒性关节炎的治疗包括密切关注，通过连续关节穿刺或手术清创，长期静脉注射抗生素（2~4 周）来控制。OM 的治疗也以长期使用抗生素为中心，通常为 6 周，并对涉及足部或骶部区域的 OM 进行手术清创。对于所有这些感染，随着时间的推移，ESR 和 CRP 的趋势有助于评估对抗生素治疗的反应。在抗生素使用完成后的几个月里，炎症标志物的增加可能预示着复发。

参考文献

Berbari EF, Kanj SS, Kowalski TJ, et al. 2015 Infectious Diseases Society of America (IDSA) clinical practice guidelines for the diagnosis and treatment of native vertebral osteomyelitis in adults. *Clin Infect Dis.* 2015;61(6):e26–e46.

Kremers HM, Nwojo ME, Ransom JE, Wood-Wentz CM, Melton LJ, Huddleston PM III. Trends in the epidemiology of osteomyelitis: a population-based study. *J Bone Joint Surg Am.* 2015;97(10):837–845.

Mears SC, Edwards PK. Bone and joint infections in older adults. *Clin Geriatr Med.* 2016;32(3):555–570.

Nair R, Schweizer ML, Singh N. Septic arthritis and prosthetic joint infections in older adults. *Infect Dis Clin North Am.* 2017;31(4):715–729.

471

第55章 人类免疫缺陷病毒和获得性免疫缺陷综合征
HIV & AIDS

Amy Baca　Meredith Greene　著

李 红 译　涂 玲 校

诊断要点

- 年龄超过 50 岁携带人类免疫缺陷病毒者的比例持续急剧增长。全球范围内，老年人占目前人类免疫缺陷病毒感染者的 20%。

- 出现感染（如复发性细菌性肺炎、鹅口疮）和神经认知改变等症状，促使在老年人中进行人类免疫缺陷病毒检测。

- 人类免疫缺陷病毒感染者感染其他慢性疾病的风险增加，如心血管疾病、骨质疏松症和老年综合征（如跌倒、衰弱）。他们多药联合的风险也增加了包括与抗反转录病毒药物之间的药物相互作用。

一、一般原则

目前，全世界有 3690 万人感染人类免疫缺陷病毒，其中年龄≥50 岁的患者有 570 万人。美国 CDC 估计，在美国有超过 100 万人类免疫缺陷病毒感染存活者（people are living with HIV，PLWH）。在美国的 PLWH 中半数年龄≥50 岁。2017 年，美国所有新增确诊病例的人口中年龄超过 50 岁以上的患者占 17%（n=6640）。与年轻人类似，老年人中大多数新增感染发生在有男男同性性行为者。女异性恋者是新增确诊患者的第二大群体。鉴于有效的、耐受性良好的治疗方法的可用性，感染 HIV 的老年人存活的人数预计会增加。

自从获得性免疫缺陷综合征开始流行以来，将年龄≥50 岁的人群定义为"更年长"的做法一直沿用至今，而且现在已确定，PLWH 有更高的比例患有多种疾病和联合用药，并更早出现包括衰弱和跌倒在内的老年综合征。对于这是否代表着人口老龄化的加速或加剧，一直存在争论。这些发现可能是通过一些因素介导的，如慢性炎症（尽管接受了 HIV 的治疗）、抗反转录病毒药物的毒性，以及在 PLWH 中更常见的生活方式方面的因素，如吸烟和饮酒。无论机制如何，为这一迅速增长的人群提供照顾的服务者必须做好解决年老的 HIV 感染者所面临的并发症问题。

二、筛查和预防

因为一系列社会和生物的因素，老年人有感染 HIV 的风险。治疗勃起功能障碍的药物的可用性导致老年男性的性活动增加。此外，考虑到不用担心意外妊娠的问题，老年人更有可能从事不戴避孕套的性行为。此外，与年龄相关的阴道壁干燥和变薄会增加女性感染 HIV 的风险。针对老年人的 HIV 预防宣传仍然很少，许多老年人甚至根本意识不到他们的风险。临床医生也常常没有意识到老年人群可能是性活跃者或吸毒者，因此并未讨论更安全的性行为或药物使用方式。因此，老年人接受筛查的频率更低，而且被诊断为晚期 HIV 感染者的比例高于年轻人。

CDC 目前建议，无论风险因素如何，13—64 岁的所有个体一生中至少要进行一次可选的筛查。美国预防服务工作组对 15—65 岁的人群也提出了类似的建议。CDC 和 USPSTF 都建议高危人群接受更频繁的筛查。CDC 建议根据风险因素和当地 HIV 流行情况，至少每年或（每 3~6 个月）更频繁地进行检测。鉴于临床医生经常低估了老年人暴露 HIV 的风险，一些组织建议无论什么年龄都要进行常规可选的筛查，而不是在 65 岁时结束筛查。

CDC 建议使用 FDA 批准的能同时检测 HIV-1/HIV-2 抗体和 HIV-p24 抗原的抗原 / 抗体检测方式来进行初步筛查。这种联合检测组合备受青睐，因为它将窗口期（从感染至阳性反应检测的时间）缩短至 18 天。这种初筛阳性的应通过 HIV-1/HIV-2 抗体免疫实验确证。两项检测的阳性结果表明确定 HIV 感染。对于第二次鉴定实验不能确定结果者，应继续进行 HIV-1 核酸检测（nucleic acid test，NAT）（图 55-1）。世界卫生组织检测指南也采用两步检测方案，更推荐快速诊断检测和即时优化检测。如果怀疑是急性 HIV 感染，则 HIV-NAT 检测应被制定为初步筛选试验。

暴露前预防（preexposure prophylaxis，PrEP）即每天使用含有恩曲他滨（fixeddose tablet containing emtricitabine，FTC）和富马酸替诺福韦（tenofovir-disoproxil fumarate，TDF）的复方单片制剂来预防 HIV 成为一种高效预防策略。在 2019 年，FDA 还批准使用含有 FTC 和替诺福韦阿拉酰胺的复方单片制剂只用于与男性和变性女性发生性关系的同性恋人的 PrEP。然而，50 岁以上 PrEP 安全性和有效性方面的数据有限。虽然老年人可以从这种干预中获益，但由于 TDF 的使用，他们患肾衰竭和骨密度降低的相关潜在风险却在增加。鉴于此，老年人的预防应充分考虑可能使他们提前患上这些疾病的慢性疾病。

开展 PrEP 的评估应包括 HIV 抗原 / 抗体检测（近期是否有暴露史的进行 HIV RNA 检测）、乙型肝炎血清学检测（表面抗原、表面抗体和核心抗体）、血清肌酐，以及性传播感染的检测（即淋病、衣原体和梅毒）。目前指南建议，每 3 个月重复进行 HIV 检测和 STI 检测，并至少每 6 个月评估一次肌酐清除率（eCrCl）。如果 eCrCl<60ml/min，则禁忌使用 PrEP。尽管 TDF 与骨密度下降有关，目前指南不推荐在 PrEP 开始前或在 PrEP 使用中用双能 X 线吸收测量仪进行骨密度筛查。有脆性骨折史或骨质疏松危险因素的 PrEP 应推荐 HIV 专家，并可能会找内分泌科医生

473

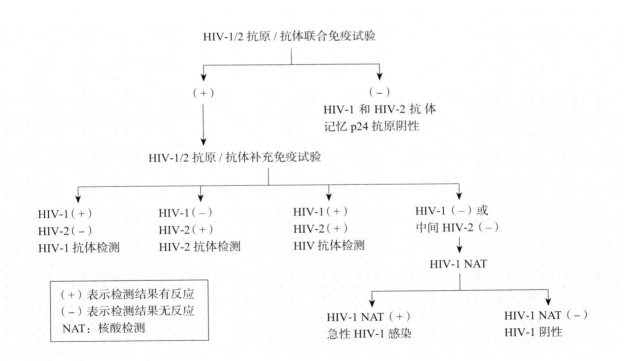

▲ 图 55-1　推荐的血清或血浆样本 HIV 检测算法

经许可转载，引自 the Centers for Disease Control and Prevention. The 2018 Quick Reference Guide: Recommended Laboratory HIV Testing Algorithm for Serum or Plasma Specimens. January 2018. https://stacks.cdc.gov/view/cdc/50872. Accessed June 15, 2020.

进行适当地治疗和管理。

三、临床发现

（一）症状和体征

疾病的阶段不同，临床表现会有所不同。据估计，高达 20% 的新增 HIV 感染者是完全没有症状的。急性反转录病毒综合征的症状包括发热、淋巴结肿大、咽炎、广泛性黄斑、皮疹和疲劳。发病通常在暴露于 HIV2～4 周后，症状持续的中位时长为 14 天。虽然罕见，但急性 HIV 感染可出现神经系统表现，包括无菌性脑膜炎或急性脱髓鞘多神经病。经常患有细菌性肺炎、鹅口疮或神经认知改变的老年患者应进行 HIV 检测。

（二）抗反转录病毒疗法的初步监测和管理

在接受 HIV 治疗时应进行初始实验室检查。这些初步检查包括 CD4 T 细胞计数，血浆 HIV RNA 定量，甲、乙、丙型肝炎血清学检查，血生化，完整的细胞计数，性病筛查，空腹血脂，以及抗反转录病毒（antiretroviral，ARV）耐药突变的基因型检测。如果考虑使用阿巴卡韦，应进行 HLA-5701 检测。HIV 抗反转录病毒治疗（ARV therapy，ART）开始后，应每 4～6 周检测一次 HIV RNA，直至病毒载量无法检测。一旦达到病毒抑制，对于临床稳定并能坚持 ART 者，应每 3 个月检测一次 HIV RNA，然后是每 6 个月检测一次。在 ART 治疗的前 2 年，应每 3～6 个月检测一次 CD4 T 细胞计数；当病毒被抑制时，应每年进行 CD4 T 细胞计数检测，并且 CD4 T 细胞计数应 > 300/mm³。STI 检测包括梅毒筛查，应至少每 3 个月进行一次（表 55-1）。

四、并发症

（一）多病和多药治疗

由于现代 ART 治疗的开展，HIV 已转变为一种慢性疾病状态。然而，即使是疾病得到良好控制的成年人，其患其他慢性疾病的风险也在增加，包括心血管疾病、骨质疏松症、某些恶性肿瘤（如肛门癌、宫颈癌、肺癌），以及由此产生的多种疾病。携带 HIV 的老年人也比未携带 HIV 者有更高的多药联用率。

退伍老年军人队列研究（veteran's aging cohort study，VACS）是一项前瞻性的、观察性的队列研究，它针对的是 HIV 阳性退伍军人，研究慢性内科和精神疾病在决定成年人类免疫缺陷病毒感染者临床结局中的作用。

实验室检测	进入治疗	ART 启动或调整	ART 启动或调整后 2～8 周	每 3～6 个月	每 6 个月	每 12 个月	治疗失败
HIV 血清学	√						
CD4 计数	√	√		√ 在 ART 治疗的最初 2 年，或患者在 ART 治疗期间出现病毒血症，或 CD4 计数 <300/mm³		√ 在 ART 治疗的最初 2 年，或患者在 ART 治疗期间出现病毒血症，或 CD4 计数 <300/mm³	√
HIV 病毒载量	√	√	√	√	√		√
耐药检测	√	√					√

表 55-1　HIV 患者实验室检测时间表

（续表）

实验室检测	进入治疗	ART 启动或调整	ART 启动或调整后 2~8 周	每 3~6 个月	每 6 个月	每 12 个月	治疗失败
HLA-B*5701		√ 如果使用 ABC					
向性检测		√ 如果使用 CCR5 拮抗药					√ 如果考虑使用 CCR5 拮抗药，或给经历病毒学失败的患者使用基于 CCR5 拮抗药的方案
乙肝血清学（HBsAb，HBsAg，HBcAb，整体）	√	√ 如果患者没有免疫，也无慢性 HBV 感染，可能会重复				√ 如果患者没有免疫，也无慢性 HBV 感染，可能会重复	
丙型肝炎筛查（HCV 抗体，或如有提示，HCV RNA）	√					√ 对于风险人群，重复 HCV 筛查	
基础化学	√	√	√	√			
ALT，AST，总胆红素	√	√	√	√			
CBC 及分类	√	√		√ 如果 CD4 检测完成	√		
空腹血脂	√	√			√ 如果末次检测异常	√ 如果末次检测正常	
空腹血糖或糖化血红蛋白	√	√		√ 如果末次检测异常		√ 如果末次检测正常	
尿液分析	√	√			√ 如果在使用 TAF 或者 TDF	√	

ABC. 阿巴卡韦；ALT. 丙氨酸转氨酶；ART. 抗反转录病毒治疗；AST. 天冬氨酸转氨酶；CBC. 全血细胞计数；HBV. 乙型肝炎病毒；HCV. 丙型肝炎病毒；TAF. 替诺福韦艾拉酚胺；TDF. 富马酸替诺福韦酯

475

关于联合用药，在 VACS 队列中，超过半数年龄≥50 岁的 PLWH 患者服用 5 种或更多药物。老年人多药联用的潜在影响包括：药物 – 药物相互作用，复合药物的毒性和非抗反转录病毒药物的依从性问题。研究还表明，处方问题，包括潜在的不适当的药物治疗，可能在老年 HIV 阳性中更为常见。在英国的一项队列研究中，老年（年龄≥50 岁）PLWH 有更高的潜在药物 – 药物相互作用的发生率（35.1%），与较年轻（<50 岁）PLWH 相比（20.3%），年龄≥50 岁的 HIV 阴性成人相比（16.4%）。在旧金山一项以针对 60 岁及以上的 PLWH 患者为基础的研究中，根据 Beers 标准，52% 的患者至少有一种可能不合适的药物，17% 的患者有临床显著的抗抑郁药物负担。这两种药物问题高于 HIV 阴性对照组。药物负担是普遍的，可以通过使用单片 ARV 方案来解决。采取适时的药物调整，尤其是在具有 HIV 专业知识的临床药剂师的指导下的调整，可能也是有益的。

（二）心血管疾病

众所周知，即使考虑到其他风险因素，如吸烟和高血压，HIV 者患心血管疾病（CVD）的风险增加。VACS 发现，同一般人群相比，PLWH 有 1.5 倍甚或更高风险发生急性心肌梗死。尽管风险增加了，目前还没有关于他汀类药物或抗血栓药物在 PLWH 心血管疾病的一级预防使用方面的正式指南，HIV 也没有目前任何可用的风险分层工具，包括动脉粥样硬化性心血管疾病（atherosclerotic cardiovascular disease，ASCVD）计算器。一种基于专家共识的方法建议将确立的 CVD 风险评估工具与 HIV 相关的 CVD 危险因素的信息结合起来，以确定是否需要降脂治疗。一项预防 HIV 血管事件的随机对照试验（REPRIEVE）正在进行中，研究匹伐他汀对 40—75 岁成年 HIV 者严重心血管事件和全因死亡率的影响。虽然 PLWH 受益于他汀类药物，但需充分意识到某些 ARV 药物（如蛋白酶抑制药和非核苷类反转录酶抑制药）影响肝脏他汀类药物代谢。选择他汀类药物时应充分考虑患者目前的 ARV 方案，以避免严重的药物 – 药物相互作用。

（三）骨质疏松和骨折

同一般人群相比，HIV 老年人患骨矿化障碍和骨折的风险高 3~4 倍。这个过程有几种机制已经被提出，包括继发于 HIV 引起的慢性 T 细胞激活的破骨细胞的细胞因子激活。某些 ARV 也与骨质流失有关，包括 TDF 和司坦夫定。

目前专家的观点认为，所有 50 岁以上的 HIV 阳性男性和绝经后的 HIV 阳性女性都应该接受 DEXA 骨密度筛查。那些既往有脆性骨折史、跌倒高危或长期接受糖皮质激素治疗的患者也应接受 DEXA 筛查。所有 40—49 岁的 HIV 感染男性和 40 岁及以上的绝经前 HIV 感染女性都应使用骨折风险评估工具（fracture risk assessment tool，FRAX）进行脆弱性骨折风险筛查。在没有 DEXA 的情况下，建议使用 FRAX 工具。治疗和管理低骨密度遵循一般人群的指南。

（四）老年综合征

越来越多的研究表明，老年综合征在老年 HIV 阳性者中很常见。这些情况的出现与包括 CD4 T 细胞计数和病毒抑制在内的 HIV 标志物，以及包括多病在内的一般危险因素有关。

感染 HIV 的中年人发生老年综合征的比例与 65 岁及以上的一般人口的报道相似，表明这些情况的发生较早。类似于在一般人群中，年老体弱和跌倒等老年病经常同时发生。

1. 衰弱

感染 HIV 的成年人更频繁的出现虚弱，其发病年龄通常小于 HIV 阴性者。PLWH 的衰弱与年龄的增长、HIV 感染时间的延长、可检测到的病毒载量、CD4 T 细胞计数降低相关。在这个队列中，共病（如糖尿病、慢性阻塞性肺病、抑郁症和丙型肝炎感染）与衰弱的严重程度相关。社会因素，包括低收入和低教育水平也是老年 HIV 感染者衰弱的重要预测因素。此外，这一群体的衰弱与健康状况不佳有关，包括死亡、摔倒和骨折。

衰弱筛查应纳入感染 HIV 老年患者的临床护理之中。虽然关于评估衰弱的最佳方法仍然没有一致的共识，Fried 表型是这些评估衰弱的对照研究中最常用的方法（见第 5 章）。最初作为预后指标设计的 VACS 指数也被用于评估 PLWH 的衰弱程度。累积赤字模型 / 脆弱指数显示出与 VACS 指数相似的预测 5 年生活质量的能力，但在这一人群中研究较少。

表 55-2 总结了这些指标的组成部分。

2. 跌倒

考虑到骨质疏松和骨折的风险增加，跌倒对老年 HIV 阳性患者尤其令人担忧。尽管 HIV 阳性和未感染的成人的队列研究没有明确证明 PLWH 中跌倒的风险增加，但研究表明 PLWH 出现平衡问题的发生率更高。此外，在多项研究中，中年（50 岁）PLWH 的跌倒率至少为 20%，这与 65 岁及以上普通人口的跌倒率相似。美国老年病学会 / 英国老年病学会摔倒预防指南和 CDC 阻止老年人事故、死亡和伤害（stopping elderly accidents，deaths，and injuries，STEADI）项目建议询问前 1 年的跌倒情况，同时询问以走路为出发点的不稳定状况，以筛查摔倒（见第 6 章）。

3. 神经认知障碍

即使在目前的 ART 治疗时代，携带 HIV 的老年人中约有 50% 将表现出 HIV 相关神经认知障碍（HIV-associated neurocognitive disorder，HAND）的症状。HAND 指的是一系列认知障碍，包括无症状神经认知障碍（asymptomatic neurocognitive impairment，ANI）、轻度神经认知障碍（mild neurocognitive impairment，MNI）、与 HIV 相关的痴呆（HIV-associated dementia，HAD）。ANI 被定义为至少两个认知领域的任何程度的神经认知障碍，但没有功能障碍。MNI 被定义为至少两个认知领域的轻至中度损伤，并伴有轻至

中度的功能障碍。HAD 是至少两个认知领域的严重损害，并伴有功能上的严重损害。有症状的脑脊液（cerebrospinal fluid，CSF）逃逸患者，其中在 PLWH 脑脊液中有可检测到的 HIV 病毒载量，尽管血浆的 HIV 病毒载量无法检测到，但通常有快速进展的神经精神症状。

与其他神经退行性疾病相比，HAND 的病程波动更大，并且更易发生在皮质下。这包括执行功能障碍、注意力和专注力的缺陷。确定哪些针对 HAND 的简单筛查工具是最好的仍然是个挑战。人类免疫缺陷病毒痴呆量表（HIV dementia scale，HDS）和国际人类免疫缺陷病毒痴呆量表（international HIV dementia scale，IHDS）是在 HIV/AIDS 流行早期制定的，对温和的 HAND 的敏感性较差。简易智能精神状态检查量表（mini-mental state examination，MMSE）的敏感性也很差。Montreal 认知评估量表可能是最有前途的工具，它的敏感性和特异性分别为 72% 和 67%，包含了较温和形式的 HAND。

对于没有病毒学控制的老年人，治疗从初始 ART 开始。对于那些没有明显 CSF 逃逸的患者，基于中枢神经系统穿透有效性评分选择更具穿透 CNS 的 ART 方案仍然存在争议。运动和其他治疗方式的作用仍然是一个积极研究的领域。与其他老年综合征一样，PLWH 的神经认知症状是多因素的，可能需要采取多方面的管理方法。

表 55-2　老年 HIV 人群使用的衰弱测量		
衰弱表型	**衰弱指数**	**VACS 指数**
5 条准则	包括至少 30 个项目	1. 年龄
1. 萎缩（减肥）	• 可能是体征、症状、失能、疾病	2.CD4 计数
2. 消耗（自我报告 CES-D）	• 项目必须随着年龄的增长而增加	3.HIV 病毒载量
3. 虚弱（握力）	• 不同领域（如认知、功能）	4. 血红蛋白（贫血）
4. 缓慢（步态速度）		5.FIB-4（肝脏检查，血小板）
5. 低活动能力（Minnesota 休闲时间量表）		6.eGFR（肾功能）
3/5 标准 = 衰弱，1~2 标准 = 衰弱前期	例如，脂肪萎缩，丙型肝炎混合感染，联合用药，运动能力下降，实验室检查	7. 丙型肝炎混合感染

CES-D. 流行病学研究中心抑郁量表；eGFR. 估计肾小球滤过率；FIB-4. 纤维化蛋白 -4；VACS. 退伍军人老化队列研究
经许可转载，引自 Greene M, Justice AC, Covinsky KE. Assessment of geriatric syndromes and physical function in people living with HIV, Virulence 2017 Jul 4;8(5):586–598.

五、治疗

抗反转录病毒药物

正如 CDC 和 WHO 所建议的，除某些机会性感染（如冷球菌性脑膜炎）外，HIV 的治疗应在诊断时就开始，无论 CD4 计数如何。尽早开始 ART 初始治疗已被证明可以降低患 HIV 相关慢性疾病的风险。这对老年人尤其重要，因为即使在坚持 ARV 药物治疗的情况下，他们仍有更快发展为晚期 HIV 疾病的风险，而且 CD4 细胞重构速度较慢。ART 的目标是维持终生的病毒抑制。研究表明，老年人（年龄≥50岁）比年轻（年龄＜50岁）HIV 阳性的同龄人具备更高的病毒抑制率。

初治个体的初始 ARV 方案通常包含两种核苷反转录酶抑制药（nucleoside reverse transcriptase inhibitors，NRTI）和第三种来自以下几类药物之一：整合酶抑制药（integrase strand transfer inhibitors，INSTI）、非核苷反转录酶抑制药（nonnucleoside reverse transcriptase inhibitors，NNRTI）或蛋白酶抑制药（protease inhibitors，PI）。此外，带有一种药代动力学助推器（如科比司他或利托那韦）。表 55-3 列出了世界卫生组织和卫生与公众服务部首选的初始方案。

鉴于感染 HIV 的老年人中联合用药的比例很高，他们也面临着与 ARV 使用相关的显著药物相互作用的高风险。表 55-4 列出了一些已知与 ARV 有显著相互作用的常用药物。在开始使用任何新药物时，强烈建议使用在线药物交互工具，如利物浦大学交互检查器（HIV- 药物相互作用组织）。

六、预后

自兼具有效性和良好耐受性的 ART 问世以来，与 HIV/AIDS 相关的死亡率已大幅下降。在美国，在 PLWH 中每年约有 15 000 人死亡，而在全世界则有 94 万人。虽然在资源丰富的国家，AIDS 相关的并发症急剧减少，但在资源有限的国家，这仍然是 PLWH 死亡的主要原因。在这些资源丰富的地区，共病条件，包括 CVD、物质使用和非 HIV 相关的恶性肿瘤，对 PLWH 的死亡率做出了很大贡献。

预期寿命正在接近一般人口的预期寿命，但差距仍然存在。识别易感 HIV 者是减少这一群体发病率的重要组成部分。VACS 指数（表 55-2）已被用作评估 PLWH 的预后工具。该指数预测了 5 年的死亡率和发病率，包括住院率，一个易于使用的计算器可在网上免费获得（网址：https://medicine.yale.edu/intmed/vacs/vacsre-sources/vacsindexinfo.aspx）。更新版本 VACS2.0 正在开发中，增加了白蛋白、白细胞计数和体重指数参数。VACS 指数可以用来评估预期寿命，从而帮助确定哪些人可能从特定的筛选测试中受益。

表 55-3 初始抗反转录病毒的建议
卫生与公众服务部准则
INSTI 加上 2 个 NRTI
• 比克替拉韦 / 替诺福韦艾拉酚胺 / 恩曲他滨
• 多替拉韦 / 阿巴卡韦 / 拉米夫定（仅适用于 HLA-B5701 阴性患者）
• 多替拉韦加上替诺福韦 ª/ 恩曲他滨
• 雷特格韦加上替诺福韦 ª/ 恩曲他滨
世界卫生组织准则
富马酸替诺福韦二吡酯 / 拉米夫定或恩曲他滨加上下列其中之一
• 多替拉韦
• 依法韦仑
• 雷特格韦

INSTI. 整合酶转移抑制药；NRTI. 核苷反转录酶抑制药
a. 替诺福韦阿拉酰胺或富马酸替诺福韦二吡呋酯

478

表 55-4　抗反转录病毒药物与其他处方药之间的常见药物相互作用

分类或药物相互作用	同 INSTI 相互作用	同 NNRTI 相互作用	同 PI 相互作用	推　荐
利福平	降低 INSTI 水平	降低依法韦仑和多拉韦林的水平	降低 PI 水平	避免与 PI 或 INSTI 同时给药，可考虑利福布汀作为替代药物
他汀类			PI 会增加他汀类药物的水平	洛伐他汀 / 辛伐他汀是 PI 使用的禁忌证 阿托伐他汀 / 瑞舒伐他汀：从最低剂量开始 匹伐他汀：相互作用的可能性最小
抑酸药物（如 PPI、H₂ 阻滞药）		减少利匹韦林的吸收	减少阿扎那韦的吸收	PPI：利匹韦林混合使用的禁忌证
皮质类固醇（全身、吸入或鼻内）	增加了氟替卡松和布地奈德，同时增加了 INSTIᵃ	地塞米松可降低 NNRTI 水平，利匹韦林尤其明显	随着 PI 升高，氟替卡松和布地奈德的水平升高	倍氯米松 / 氟硝里特是增强 ARV 首选 避免地塞米松和利匹韦林合用
华法林		使用 NNRTI，华法林水平升高或降低	使用蛋白酶抑制药后华法林水平降低	如果与这些药物合用，应密切观察 INR
直接口服的抗凝血药	INSTI 增高 DOAC 水平升高	NNRTI 降低 DOAC 水平	PI 增高 DOAC 水平升高	依度沙班同所有 NNRTI 联合安全
磷酸二酯酶 5 型抑制药（西地那非、他达拉非、伐地那非、阿凡那非）		使用依曲韦林降低了磷酸二酯酶 5 型抑制药的作用	利托那韦激动蛋白酶抑制药促进了磷酸二酯酶 5 型抑制药的暴露	从最低有效剂量的利托那韦激动蛋白酶抑制药开始 避免阿扎那韦与 NNTRI 或蛋白酶抑制药同时给药
多价阳离子补充药 / 抗酸药（如钙、铁）	降低 INSTI 水平			在阳离子前 2h 或阳离子后 6h 避免或给予 INSTI

479

ARV. 抗反转录病毒药物；DOAC. 直接口服抗凝血药；INSTI. 整合酶转移抑制药；NNRTI. 非核苷反转录酶抑制药；PI. 蛋白酶抑制药；PPI. 质子泵抑制药；INR. 国际标准化比值

a. 加强 = 与可比司他或利托那韦合用

参考文献

Allavena C, Hanf M, Rey D, et al. Antiretroviral exposure and comorbidities in an aging HIV-infected population: the challenge of geriatric patients. *PLoS One*. 2018;13(9):e0203895.

Autenrieth CS, Beck EJ, Stelzle D, Mallouris C, Mahy M, Ghys P. Global and regional trends of people living with HIV aged 50 and over: estimates and projections for 2000–2020. *PloS One*. 2018;13(11):e0207005.

Brown TT, Hoy J, Borderi M, et al. Recommendations for evaluation and management of bone disease in HIV. *Clin Infect Dis*. 2015;60(8):1242–1251.

Centers for Disease Control and Prevention. HIV Surveillance Report, 2017; vol. 29. http://www.cdc.gov/hiv/library/reports/ hiv-surveillance.html. Published November 2018. Accessed November 26, 2019.

Feinstein MJ, Hsue PY, Benjamin LA, et al. Characteristics, prevention, and management of cardiovascular disease in people living with HIV: a scientific statement from the American Heart Association. *Circulation*. 2019;140(2):e98–e124.

Gandhi M, Glidden DV, Mayer K, et al. Association of age, baseline kidney function, and medication exposure with declines in creatinine clearance on pre-exposure prophylaxis: an observational cohort study. *Lancet HIV*. 2016;3(11):e528.

Greene M, Covinsky KE, Valcour V, et al. Geriatric syndromes in older HIV-infected adults. *J Acquir Immune Defic Syndr*. 2015;69(2):161–167.

Greene M, Justice AC, Covinsky KE. Assessment of geriatric syndromes and physical function in people living with HIV. *Virulence*. 2017;8(5):586–598.

Hellmuth J, Psy M, Valcour V. Interactions between aging and NeuroAIDS. *Curr Opin HIV AIDS*. 2014;9(6):527–532.

Hurt C, Nelson J, Hightow-Weidman L, Miller W. Selecting an HIV test: a narrative review for clinicians and researchers. *Sex Transm Dis*. 2017;44(12):739–746.

Legarth R, Ahlström M, Kronborg G, et al. Long-term mortality in HIV-infected individuals 50 years or older: a nationwide, population-based cohort study. *J Acquir Immune Defic Syndr*. 2016;71(2):213–218.

Maciel RA, Klück HM, Durand M, Sprinz E. Comorbidity is more common and occurs earlier in persons living with HIV than in HIV-uninfected matched controls, aged 50 years and older: a cross-sectional study. *Int J Infect Dis*. 2018;70:30–35.

McNicholl IR, Gandhi M, Hare CB, Greene M, Pierluissi E. A pharmacist-led program to evaluate and reduce polypharmacy and potentially inappropriate prescribing in older HIV-Positive patients. *Pharmacotherapy*. 2017;37(12):1498–1506.

Panel on Antiretroviral Guidelines for Adults and Adolescents. Guidelines for the Use of Antiretroviral Agents in Adults and Adolescents with HIV. Department of Health and Human Services. http://www.aidsinfo.nih.gov/ContentFiles/ AdultandAdolescentGL.pdf. Accessed April 28, 2019.

Pilowsky DJ, Wu L. Sexual risk behaviors and HIV risk among Americans aged 50 years or older: a review. *Subst Abuse Rehabil*. 2015;6:51–60.

Tate J, Sterne J, Justice A. Albumin, white blood cell count, and body mass index improve discrimination of mortality in HIV-positive individuals. *AIDS*. 2019;33(5):903–912.

第 56 章　常见的皮肤疾病
Common Skin Disorders

Daniel Butler　Eleni Linos　著
乔礼芬　译　　涂　玲　校

一、概述

在人口老龄化的同时，皮肤病的发病率也在增加。每年有超过 2700 万人次到皮肤科就诊，有超过 500 万新诊断的皮肤癌，其中大部分是老年人。虽然有许多皮肤病在年轻人和老年人中都很常见，但有一些重要的原则使老年皮肤病学与普通皮肤病学不同。

这些原则包括考虑预期寿命、干预措施受益的滞后时间、功能状态、社会支持、多药性和医疗并发症等，总结在表 56-1 中。总之，这些原则可以指导临床医生对皮肤病做出适当的治疗决定，更有可能帮助老年患者，改善他们的生活质量。在文献有限的情况下，这些原则应该是决策的主干。

表 56-1　应用于皮肤病学的老年医学原则

老年医学原理	与皮肤病学的相关性	例　子
预期寿命大于年龄	低危基底细胞癌（BCC）的治疗	一个健康的 80 岁老年人可能有超过 10 年的预期寿命，因此对低危基底细胞癌的治疗是适当的，以防止未来的增长。同时，一个有许多并发症的虚弱的 80 岁老年人可能活得不够长，无法从低风险 BCC 的治疗中获益
受益的滞后时间	筛查全身皮肤检查	处于生命最后 1 年的患者可能无法从常规筛查全身皮肤检查中受益
多药联用和药物	镇静性抗组胺药不良反应	一名瘙痒症患者如果被开了镇静性抗组胺药，可能会因为这种药物而出现头晕和跌倒
认知能力	对小手术的耐受能力	痴呆患者可能不明白为什么要进行活检手术，看似简单的手术可能诱发焦虑和恐惧。对于一个容易出现行为症状的患者来说，这有可能诱发躁动，使护理人员在手术期间和手术后的管理变得非常复杂。另外，患有痴呆的患者可能不会包扎绷带，而且可能很难保持伤口的清洁
功能和活动能力	伤口愈合、办公室访问、绷带更换	由于行动不便，可能会出现压迫性溃疡，而且伤口愈合可能因洗澡和移动困难而变得复杂
护理人员、社会支持	办公室就诊、换绷带	对于需要在就诊期间和就诊后提供支持的患者家属来说，诊所就诊可能在后勤方面具有挑战性。护理人员的可用性可能决定了是否可以进行随访和换绷带
患者的偏好问题	光化性角化病的治疗	关于无痛但在外观上可见的光化性角化病，对于不受其困扰的患者来说，可能没有必要进行治疗，但对于受其外观困扰的患者来说，可能是有必要的

经许可转载，引自 Linos E, Chren MM, Covinsky K. Geriatric Dermatology-A Framework for Caring for Older Patients With Skin Disease, *JAMA Dermatol* 2018 Jul 1;154(7):757–758.

衰老的皮肤既要承受内在的衰老过程，又要经受多年的环境侵害。关于内在的变化，随着年龄的增长，皮肤的屏障功能下降，使其更难保持水分。因此，老年人的皮肤干燥很常见。这有多种后果，最常见的是瘙痒症。除了皮肤屏障的变化，免疫系统的内在变化也被认为在皮肤老化中起着重要作用。

虽然内在的变化有助于皮肤老化的病理机制，但外部因素也起着关键作用。干燥的皮肤也更容易受到环境的影响，由于刺激物或过敏源的作用，可能会引起湿疹性皮炎。经过多年受到环境污染和辐射的氧化损伤，皮肤细胞已经积累了许多突变。因此，皮肤癌在老年人群中更容易发生。

内在老化和外在老化之间的复杂相互作用是皮肤老化临床病理学的关键。某些感染的增加，如带状疱疹和软骨病、炎症性皮肤病和肿瘤，是这种复杂的相互作用的例子。

二、脂溢性角化病

诊断要点

- 脂溢性角化病是成年后最常见的良性上皮性肿瘤。
- 躯干比四肢、头部和颈部受影响更大。
- 原发病变是 5~20mm 的浅棕色至深棕黑色的丘疹和斑块，表面粗糙、疣状（图 56-1）。

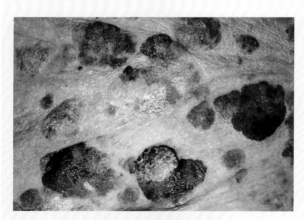

▲ 图 56-1 脂溢性角化病
蜡质的、黏着的丘疹和斑块，有不同程度的棕色，表面有疣状物（经许可转载，引自 Neill Peters，MD）

- 鉴别诊断包括日光性皮炎、黑素细胞性痣、寻常疣和黑素瘤。

（一）并发症

这些病变的摩擦、压力和外伤可能引起虹膜炎或炎症。

（二）治疗

刺激性或发炎的皮损可以用冷冻疗法（框 56-1）、

框 56-1 冷冻疗法

使用液氮的适应证
- 光化性角化病
- 脂溢性角化病（刺激性）
- 疣体

Dipstick 技术
- 在棉花涂抹器的顶端卷上额外的棉花
- 将尖端浸入液氮中
- 将涂抹器的尖端涂抹在病变部位，直到周围 1~2mm 的正常皮肤变白
- 等到病变完全解冻，恢复到正常颜色
- 重复（冻融循环的次数取决于所治疗的病变）

开放式喷洒技术（需要手持式氮气装置和 C 型喷嘴孔径）
- 喷嘴应离目标病变 1~2cm，并与之垂直
- 扣动扳机，发出连续的喷雾
- 病变部位和周围不超过 2mm 的正常皮肤进行磨砂处理
- 等到病变完全解冻，恢复到正常颜色
- 重复进行（冻融循环的次数取决于所治疗的病变）

不良反应

必须告知患者
- 在治疗过程中，治疗部位会有刺痛或烧灼感，随后出现刺痛
- 治疗部位会出现红斑和水肿，并在数小时内出现水疱
- 色素沉着在深色人种中很常见

刮除法或剃须刀切除法治疗。在美容敏感区的病变最好用轻度电灼法治疗，以减少瘢痕和色素沉着的发生。

三、表皮包涵囊肿

诊断要点

- 这种皮肤囊肿是一个上皮衬里的囊，里面充满了角蛋白，位于真皮层内。
- 分布在躯干比面部和四肢更常见。
- 原发病变为 0.5～4cm 的肉色至黄色的真皮至皮下结节（图 56-2）。

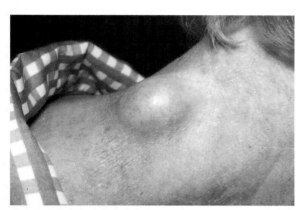

▲ 图 56-2　表皮包涵囊肿

这个大的 4～5cm 的囊肿位于左肩，紧张但可自由移动

- 触诊时囊肿可自由移动。压迫时，奶酪样的角质经常可以通过中央的小孔表达出来。
- 鉴别诊断包括脂肪瘤。

（一）并发症

囊肿壁的破裂导致角蛋白碎片被挤压到真皮层，出现异物炎症反应。该区域变得紧张、柔软和疼痛。

（二）治疗

这些囊肿不会自发地解决。只有通过切除整个囊肿壁才能实现永久去除。切开和引流可以暂时缓解压力，但不是治疗性的。在囊肿破裂的情况下，使用抗生素是有争议的，因为这不是真正的感染（脓肿），而是外来物质的炎症反应。然而，米诺环素和多西环素具有抗炎作用，100mg 的剂量，每天 2 次，

可能会有帮助。如果 1 周内没有改善，切开引流，然后用曲安奈德 10mg/ml 浸润该部位，就可以缓解。不建议对发炎的组织进行手术。如果治疗后囊肿壁的任何部分仍然存在，则很可能会复发。

四、疣（寻常疣和跖疣）

诊断要点

- 这些由人类乳头瘤病毒引起的增生最常出现在手和脚，其次是手臂、腿和躯干。
- 原发病变是 5～15mm 的肉色丘疹和斑块，表面为疣状或丝状。红褐色的点状斑点（血栓性毛细血管环）具有诊断意义（图 56-3）。病变可能需要用 15 号刀片切开，以观察毛细血管的情况。

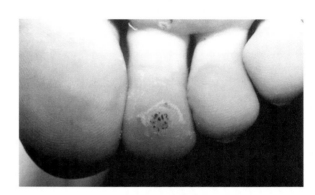

▲ 图 56-3　跖疣

2～3mm 的点状棕色丘疹是血栓形成的毛细血管环

- 鉴别诊断包括扁平疣、脂溢性角化病和鳞状细胞癌。

483

（一）并发症

寻常疣和跖疣的主要问题是局部扩散和传染给他人。

（二）治疗

应根据病变的数量和位置、是否有症状、患者的喜好来决定是否需要及如何治疗疣。例如，如果疣体没有症状，可能不需要治疗。应告知患者，无论采用何种治疗方式，多发性跖疣往往是顽固的。在出现明显改善之前，可能需要几次治疗。免疫力低下的患者可能会广泛受累，对标准的治疗方式难以接受，

在这种情况下，有必要转诊到皮肤科接受高级治疗。一线治疗方法包括以下内容。

1. 冷冻疗法

除了框 56-1 中描述的冷冻疗法外，建议采用 2~3 个冻融循环来诱发水疱。每 3~4 周重复一次治疗。跖疣较厚，在冷冻前通常需要用 15 号刀片进行削皮。

2. 斑蝥素

0.7% 的斑蝥素（斑蝥酮）是一种化学制剂，可诱发水疱。由于潜在的不良反应，包括水疱、色素沉着和瘢痕，它必须在办公室使用。使用棉头涂抹器的木头端将其涂抹在疣体上，让其干燥，覆盖 8~12h，然后用肥皂和水洗掉。1~2 天内会出现一个水疱。每 3~4 周重复一次治疗。斑蝥素可单独使用，也可与莢膜素和水杨酸联合使用。要求患者避免去除水疱顶；但是，如果水疱紧张并引起不适，可以用干净的针头刺破水疱，以减轻一些压力。

3. 水杨酸

40% 的水杨酸膏药可以在家里使用。膏药被剪成适合于疣体的形状，并在原处放置 24h。每天都要重复这样做。在两次治疗之间，可以用浮石或金刚砂板清除表面的浸渍碎屑。

五、甲真菌病

诊断要点

- 特征包括甲板远端增厚、黄色变色和甲下碎屑（图 56-4）。

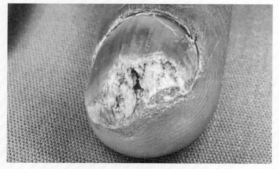

▲ 图 56-4 甲真菌病
这个手指甲显示了特征性的厚皮下角化过度和碎屑

- 鉴别诊断包括钳状甲、甲沟炎、银屑病、扁平苔藓和反复外伤。

（一）一般原则

在老年人中，甲真菌病是非常常见的，60 岁以后的发病率约为 20%。大多数患者不选择治疗，尤其是在没有症状的情况下。

（二）临床表现

如果认为有必要进行治疗，则需要对甲板上的酵母菌或皮癣感染进行实验室确认。单纯的指甲萎缩对甲沟炎没有敏感性和特异性。有三种诊断性试验，如下所示。

1. 直接显微镜检查

修剪受累指甲的远端边缘。用 1mm 的小刮刀或 15 号刀片刮除甲板和甲床的下表面。将样本放在玻璃载玻片上，并加入一滴 20% 的氢氧化钾（KOH）与二甲亚砜（DMSO）。几分钟后显示出菌丝就能确认诊断。敏感度变化很大，取决于经验。考虑到实时确认和成本效益，这是诊断老年成人的首选方法，但如果提供者不精通显微镜，可以很容易地使用以下方法。

2. 培养

如前所述获取样本，并置于含有氯霉素和环己胺的沙保拉葡萄糖琼脂（Mycosel 或霉菌性琼脂）上。指甲剪是较差的培养标本。如果 3 周内没有生长，则试验为阴性。敏感性为 50%~60%。

3. 病理检查

将剪下的指甲放在福尔马林容器中进行高碘酸 - 希夫（periodic acid-Schiff, PAS）染色。敏感度 >90%。

（三）发病机制

公共运动设施和游泳池是皮炎菌传播的常见场所，通常通过脚部。足癣可扩散到邻近的指甲，并常在甲真菌病之前发生。趾甲比手指甲更常受影响。

（四）预防措施

用外用抗真菌药物治疗足癣可以预防甲真菌病并减少复发的风险。

（五）治疗

治疗可能是一个困难的决定，特别是对老年人来说，因为外用和口服药物的疗效都很有限。如果患者没有出现甲真菌病的症状，不建议进行治疗。如果患者出现疼痛、反复肿胀、复发性足癣或其他影响生活质量的症状，则需要治疗。鉴于外用药的疗效不高，在需要治疗时，口服药可能更有效。

趾甲生长非常缓慢，每月大约 1mm。因此，如果一半的指甲受累，需要 6～9 个月才能清除。如果整个指甲都受累，则需要 12～15 个月才能痊愈。全身抗真菌药物在停止治疗后的 6～9 个月内，在指甲基质中保持有效浓度。

1. 系统性抗真菌药物

鉴于抗真菌药物对老年人的不良反应，全身性抗真菌药物应只保留给有明显症状的老年人。表56-2 比较了用药方案和霉菌学治愈率。

表 56-2	全身抗真菌药物治疗甲真菌病方案	
药　物	用药方案	霉菌学治愈率（18 个月）
特比萘芬	连续用药：250mg/d×3个月	76%
伊曲康唑	连续用药：200mg/d×3个月	59%
	冲击用药：400mg/d×1周/月×3 个月	63%
氟康唑	150mg×1 天/周×9 个月	48%

(1) 特比萘芬：这是治疗皮肤癣的首选药物，与脉冲伊曲康唑相比，它具有较好的长期临床疗效和较低的复发率。特比萘芬可能会增加茶碱、去甲肾上腺素和咖啡因的含量，并降低环孢素的含量。利福平、西咪替丁和特非那定可能改变特比萘芬的血清水平。患有活动性乙型或丙型肝炎、肝硬化或其他慢性肝病的患者最好不要使用特比萘芬。在健康人中，基线肝功能测试是可选的。

(2) 伊曲康唑：这是治疗由酵母菌（Candida）或霉菌引起的甲真菌病的首选药物。伊曲康唑禁用于服用阿司咪唑、特非那丁、三唑仑、咪达唑仑、西沙必利、洛伐他汀或辛伐他汀的患者。伊曲康唑可能会增加口服降糖药、免疫抑制药、HIV-1 蛋白酶抑制药和抗凝血药的药物水平。抗惊厥药、抗结核药、奈韦拉平、H_2 抗组胺药、质子泵抑制药和去羟肌苷可能改变伊曲康唑的血清水平。患有活动性乙型或

丙型肝炎、肝硬化或其他慢性肝病的患者最好避免使用伊曲康唑。对于健康人来说，基线肝功能检查是可选的。

2. 外用药

环吡酮胺涂甲液：涂甲液一般没有效果，但只有 1～2 个指甲受影响和远端甲板受累最小的患者除外。每天将其刷在受影响的指甲上，持续 6 个月。应修剪指甲，定期清除未连接的受感染的指甲。

（六）预后

使用全身性抗真菌药物后，复发率为 20%～50%。周末预防性地使用局部抗真菌药物可以防止复发。

六、瘙痒

诊断要点

- 老年人瘙痒的最常见原因包括皮肤干燥、免疫系统中与年龄有关的变化、神经介导的瘙痒感觉。症状往往是多因素造成的，治疗应根据病因进行调整。

- 皮肤干燥与屏障功能减退密切相关。它可以表现为开裂和干燥脱屑（图 56-5）。

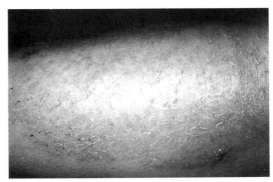

▲ 图 56-5　硬皮病性皮炎
左侧胫骨上的这个斑块显示出细小的裂纹或裂缝

- 免疫性瘙痒的原因有很多，包括特应性皮炎、接触性皮炎、刺激性皮炎等免疫性疾病的鉴别诊断。

- 神经介导的瘙痒常常表现为固定的、局部的瘙痒，可能需要进一步检查神经损伤的情况，如糖尿病或脊柱关节炎。

485

（一）一般原则

老年人的瘙痒是由各种皮肤病和系统疾病引起的，但最常见的原因是皮肤干燥。

（二）鉴别诊断的临床方法

最重要的初步评估是确定患者的瘙痒是新发的还是长期存在的。如果是急性发作，可能表明引入了可改变的外部因素，进一步的评估应侧重于新的暴露、生活环境或接触人。除了瘙痒的自然史外，重要的是检查患者是否有原发皮疹。瘙痒症患者往往表现为搔抓引起的继发性改变，而不是原发皮疹。原发性皮疹提示患者的瘙痒有明显的免疫学基础，应通过增加屏障（润肤剂）和免疫靶向药物（如外用类固醇）进行治疗。

（三）诊断方法

在病史和体格检查的指导下，建议的进一步检查仍然很广泛，因为瘙痒的原因很广泛，特别是在老年人中。建议的检查包括全血细胞计数与鉴别、基本代谢检查、肝功能检查、甲状腺功能检查、红细胞沉降率和影像学检查。观察是否有神经压迫。

（四）治疗

最初的干预应包括每天使用保湿剂。皮肤水合是帮助维持屏障功能的关键。沐浴后，当皮肤仍然略微湿润时，应使用软膏和霜剂，而不是乳液。软膏和面霜的酒精含量较低，防腐剂也较少，这使得它们更加水润，对皮肤的刺激性也较小。乳液的酒精含量和防腐剂含量较高，导致皮肤水分不足，可能会增加刺激性。临床医生应教育患者如何预防皮肤干燥。咨询建议包括用温水而不是热水淋浴或洗澡，不使用有香味的肥皂，只在腋下和腹股沟使用肥皂，洗澡或淋浴后立即在潮湿的皮肤上涂抹亲水

性的凡士林。

除了局部补水的保守措施外，还有各种局部和全身性的干预措施。理想情况下，治疗应针对可能的病因（免疫学、神经学、屏障损害）；然而，即使是最精通瘙痒症的专家也往往难以做到这一点，因为即使有彻底的病史和体格检查，病因也不清楚。

外用类固醇是免疫介导过程的一线治疗。长期使用外用类固醇可导致皮肤变薄和破裂；因此，长期使用外用类固醇应谨慎对待，在没有类固醇假期的情况下使用不超过 2 周。特别需要注意的皮肤变薄部位包括面部、腋下和腹股沟；因此，应优先使用低效外用药，如氢化可的松。应谨慎使用不同强度的多种类固醇，以避免使用多种药物，并尽量减少依从性问题。如果有必要使用多种外用类固醇，应在处方上有明确的说明，并应告诉患者忽略药管上的百分比，因为这些百分比并不反映强度。其他节省类固醇的局部免疫治疗包括钙素酶抑制药、他克莫司和吡美莫司，以及光疗。在某些情况下，当诊断明确且已用尽局部治疗方案时，需要进行全身免疫抑制。

其他局部和全身治疗方案针对已知的瘙痒介导途径，包括局部麻醉剂（如普拉莫辛）、局部脱敏药（如辣椒素）、全身 γ- 氨基丁酸（γ-aminobutyric acid，GABA）激动药、抗组胺药、抗抑郁药，以及阿片受体靶向药。这些药物，特别是抗组胺药，可能对老年人产生有害的影响，不应凭经验给予。对于顽固的病例，应考虑咨询皮肤科。由于瘙痒症正成为药物开发的重点，新的药物不断涌现。新的生物制剂针对特定的瘙痒症介导的免疫学途径，如 IL-4、IL-5、IL-13 和 IL-31，在临床试验和实践中都显示出益处。表 56-3 提供了外用类固醇的效力等级。

表 56-3 类固醇药膏的效力等级

类　别	商品名称	通用名称
1（最强）	氯倍他松 0.05% 二丙酸倍他米松 0.05%	丙酸氯倍他松 二丙酸倍他米松
2	醋酸氟轻松 0.05% 醋酸二氟拉松 0.05%	氟轻松 醋酸二氟拉松

（续表）

类 别	商品名称	通用名称
3	曲安奈德 0.5% 去羟米松 0.05%	曲安奈德 去羟米松
4	糠酸莫米松 0.1% 曲安奈德 0.1%	糠酸莫米松 曲安奈德
5	氢化可的松戊酸酯 0.2% 泼尼卡酯 0.1%	氢化可的松戊酸酯 泼尼卡酯
6	地奈德 0.05% 曲安奈德 0.025%	地奈德 曲安奈德
7（最弱）	醋酸氢化可的松 1% 醋酸氢化可的松 2.5%	醋酸氢化可的松 醋酸氢化可的松

1. 类固醇的排名

1 级（最强）→ 7 级（最弱）

(1) 大多数类固醇都有药膏和软膏两种形式。对于相同的浓度，软膏的效力略高于乳膏（氟西尼德 0.05% 软膏比氟西尼德 0.05% 乳膏强）

(2) 大多数外用类固醇，每天使用 2 次

(3) 1 类类固醇应该用于严重的炎症或瘙痒性皮肤病（银屑病、接触性皮炎、疥疮）

2. 不良反应

(1) 长期使用强效外用类固醇（1 类和 2 类）可能会出现萎缩、毛细血管扩张和条纹。例如，氯倍他索乳膏每天使用 2 次，持续 1 个月以上，可能导致萎缩。美国食品药品管理局限制所有第 1 类类固醇的使用时间为 2 周

(2) 面部、生殖器、皮肤间区域和黏膜表面更容易吸收类固醇，更容易产生这些不良反应。强效外用类固醇不应在面部、生殖器、皮肤间和黏膜表面使用超过 2 周。

(3) 强效外用类固醇应用于 >50% 的总体表面积可能会产生全身性的影响

487

参考文献

Valdes-Rodriguez R, Stull C, Yosipovitch G. Chronic pruritus in the elderly: pathophysiology, diagnosis, and management. *Drugs Aging*. 2015;32:201–215.

七、脂溢性皮炎

诊断要点

- 面部（尤其是眉间和鼻褶）、头皮和胸部受累（图 56–6）。

- 原发病变为红斑和斑块，继发油腻性鳞屑的变化。

- 鉴别诊断中必须考虑酒渣鼻、湿疹、狼疮和光敏性疾病。

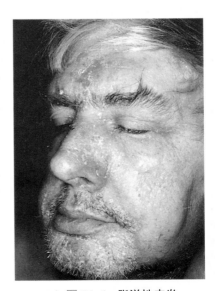

▲ 图 56–6 脂溢性皮炎

丰富的鳞屑分布在眉毛内侧、鼻唇沟、胡须和胡子上

（一）一般原则

共生酵母和球状马拉色菌的过度生长导致了这种常见的皮炎。

（二）治疗

1. 洗发水

非处方药 1% 吡硫锌、1% 硫化硒或 1% 酮康唑洗发水应作为一线治疗，可每天用于头皮，持续 1 周，然后逐渐减少到每周 1 次或 2 次，以防止复发。泡沫应在皮肤上按摩几分钟后再冲洗。2% 的酮康唑洗发水可能更有效。

2. 其他外用治疗

对于单用洗发水没有反应的患者，可能需要其他局部治疗。

(1) 面部受累：涂抹 2% 的酮康唑乳膏，每天 2 次，持续 2～3 周；或涂抹 6 级类固醇乳膏，每天 2 次，持续 2～3 周（表 56-3）。10% 的硫代乙酰胺钠 /5% 的硫磺霜或洗剂，每天使用 1～2 次也是有效的。

(2) 头皮瘙痒：5 级类固醇溶液可根据需要每天使用（表 56-3）。

八、瘀滞性皮炎

诊断要点

- 慢性静脉功能不全是由下肢静脉血液淤积和毛细血管压力增加所致。
- 慢性静脉功能不全最常与静脉曲张有关。
- 小腿前部受影响最大，其次是小腿、脚背和脚踝。
- 原发病变为红棕色至棕色的色素沉着斑点和斑块（图 56-7），常伴有足部水肿。
- 红斑伴有细小的噼啪声和鳞屑，可作为继发性变化。
- 高达 30% 的患者可能发生溃疡。
- 鉴别诊断中包括色素性紫癜皮肤病、米诺环素色素沉着症和接触性皮炎。

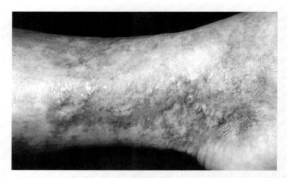

▲ 图 56-7 瘀滞性皮炎
左侧内侧脚踝处有色素沉着的斑点和斑块（经许可转载，引自 Neill Peters, MD.）

（一）预防

静脉曲张患者穿上压力袜和抬高腿部，可能有助于防止淤血变化。

（二）治疗

可以使用 20～30mmHg 的压力袜。对于老年人来说，这可能是难以忍受的，而且穿起来也很困难。从较低的压力袜开始，早上在床上时穿上，当腿部肿胀最小时，可能会有帮助。也可以用弹性包裹代替，但通常需要护理人员帮助穿戴。无论何时坐着或躺着，将腿抬高到心脏以上的位置，可以减少静脉血流淤积。每天 2 次使用 5 级类固醇软膏可以缓解任何湿疹斑块或斑块。

九、玫瑰痤疮

诊断要点

- 有时被称为成人痤疮，最常见于 40—50 岁的女性，以潮红为特征。
- 皮损影响面部中央（鼻子、脸颊、额头和下巴）。
- 原发病变是红斑性丘疹和脓疱（图 56-8）。
- 继发性变化包括带有红斑的汇合性毛细血管扩张症。
- 鉴别诊断包括痤疮、口周皮炎和系统性红斑狼疮。

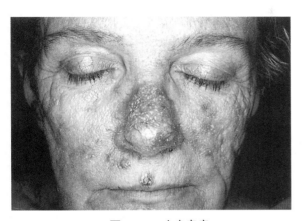

▲ 图 56-8　玫瑰痤疮
脸部中央的丘疹和脓疱，伴有鼻翼肥大和毛细血管扩张

（一）发病机制

尽管酒渣鼻的病因不明，但任何增加头颈部皮肤温度的刺激都会引发脸红，包括阳光、热水淋浴、运动、酒精、热饮料和辛辣食物。频繁的潮红反过来又会引起炎症和微血管的变化，导致酒渣鼻的发生。

（二）并发症

高达 50% 的患者可能出现眼部受累（眼睑炎、结膜炎）。有些病例可发展为菱形斑（肥大的球鼻）。

（三）治疗

在开始治疗时，应优先使用外用药，联合外用药方案比单独使用更有效。

1. 防晒

患者可以通过避免触发因素和每天涂抹防晒系数为 30 的防晒霜来减轻症状。应推荐使用能防止紫外线 A 和紫外线 B 的广谱防晒霜。

2. 外用抗生素

外用抗生素包括 0.75% 的甲硝唑乳膏或凝胶，每天使用 2 次，以及 10% 的硫代乙酰胺钠 /5% 的硫磺洗剂，每天使用 2 次。

3. 系统性抗生素

全身抗生素对治疗炎症性丘疹或脓疱是有效的。米诺环素 100mg 口服，每天 2 次，或多西环素 100mg 口服，每天 2 次，是最常见的处方。

4. 激光治疗

对于毛细血管扩张症，皮肤科医生可以提供脉冲染料激光治疗。这是最有效的，尽管它不能防止新的毛细血管扩张的发展。

参 考 文 献

Draelos ZD. The multifunctionality of 10% sodium sulfacetamide, 5% sulfur emollient foam in the treatment of inflammatory facial dermatoses. *J Drugs Dermatol*. 2010;9(3):234–236.

十、接触性皮炎

诊断要点

- 接触性皮炎是对接触皮肤的抗原（过敏原）的延迟型超敏反应，并引起严重的瘙痒症。
- 症状可以是急性或慢性的。急性接触性皮炎可以是局部的，也可以是全身的，有线性或人工模式（图 56-9）。

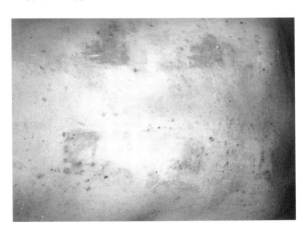

▲ 图 56-9　接触性皮炎
这些方形的瘙痒斑块来自经皮神经电刺激装置的电极胶垫

- 原发病变包括水疱和红斑、水肿性斑块。继发性变化包括糜烂、渗出物和结痂。
- 慢性接触性皮炎可以是局部的，也可以是全身性的，并以线性或人工方式发生（表明有外部接触）。原发病变表现为苔藓化斑块。继发性变化包括色素沉着。
- 鉴别诊断：特应性皮炎、疥疮和刺激性皮炎。

489

（一）预防措施

应建议患者避免已知过敏源的来源。表 56-4 列出了最常见的接触性过敏源及其来源。

表 56-4　最常见的接触性过敏原及其来源	
接触性过敏原	**常见来源**
• 镍	• 首饰
• 黄金	• 首饰
• 香料混合物	• 皮肤或头发护理产品
• 硫柳汞	• 疫苗、眼睛和鼻腔用药
• 季铵盐 –15	• 化妆品（防腐剂）
• 新霉素	• 抗生素软膏
• 甲醛	• 指甲油、化妆品（防腐剂）
• 甲基氯异噻唑啉酮 / 　甲基异噻唑啉酮	• 化妆品（防腐剂）
• 芽孢杆菌素	• 抗生素软膏
• 噻呋酰胺	• 乳胶手套、鞋（橡胶制品）
• 秘鲁香脂	• 化妆品中的芳香剂
• 钴	• 金属镀物（扣子、纽扣、 　拉链）
• P- 对苯二胺	• 染发剂
• 卡巴混合物	• 橡胶内衣

（二）并发症

如果不加以治疗，皮炎可能会扩散，引起衰弱性瘙痒。

（三）治疗

如果受影响的体表面积<10%，可以使用 1 级类固醇软膏，每天 3 次，持续 2~3 周，或直到皮炎和瘙痒症状消失。如果受影响的体表面积>10%，则应减少泼尼松的用量（框 56-2）。

框 56-2　泼尼松减量
适应证（各种情况下的严重瘙痒）
• 接触性皮炎>10% 的表面积
• 严重的湿疹
• 药疹

（续框）

剂量
• 从 1mg/kg 开始（最多 60mg/d），然后连续每天递减 5mg
• 对于 60kg 的患者，从 60mg 开始，每天递减 5mg，12 天为一个疗程
• 严重的病例可能需要 2~3 周的长时间减量
• 甲泼尼龙对大多数成人来说是不够的
不良反应（回顾患者的病史，如认知障碍、充血性心力衰竭、糖尿病、高血压、青光眼或精神健康障碍）
• 水潴留
• 体重增加
• 食欲增加
• 情绪波动
• 烦躁不安
• 髋关节的血管坏死

对于慢性和广泛的皮炎，患者应该去看皮肤科，进行斑贴试验，并可能进行慢性系统性免疫抑制治疗。

十一、药疹（麻疹样）

诊 断 要 点

- 引起药疹的最常见的药物是青霉素类（氨苄西林、阿莫西林）、磺胺类（三甲氧苄啶 – 磺胺甲噁唑）、非甾体抗炎药（萘普生、吡罗昔康）、抗惊厥药（卡马西平、苯妥英）和抗高血压药（卡托普利、地尔硫䓬）。
- 斑丘疹是最常见的药疹类型，通常发生在服用新药的前 2 周。
- 药疹的分布是双侧的和对称的，通常从头颈部或躯干上部开始，并向下发展到四肢。
- 原发病变为红斑和（或）丘疹，有融合的区域（图 56-10）。
- 偶尔会有瘙痒感。

- 鉴别诊断包括病毒性外感染、细菌感染和胶原血管病。

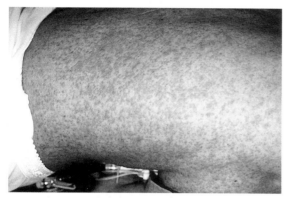

▲ 图 56-10　麻疹状药疹
右侧腹部和背部的斑丘疹和丘疹，有融合的区域（经许可转载，引自 Melvin Lu, MD.）

（一）并发症

药物过敏综合征有潜在的生命危险，表现为发热、皮肤糜烂（80% 为麻疹），以及内脏器官受累，如肝炎、肾炎和淋巴结病。第一次接触药物时出现超敏反应，接触后 1～6 周开始出现症状。应进行实验室检查，如转氨酶、全血细胞计数、尿液分析和血清肌酐，以评估潜在的无症状的内部器官受累。Stevens-Johnson 综合征是一种严重的牛痘反应，涉及两个或更多的黏膜部位；皮肤水疱迅速剥落，露出剥落的皮肤。在疾病的早期需要住院治疗、密切监测和支持性护理。

（二）治疗

药疹的治疗包括停用最可能引起药疹的药物，并停用其他不必要的药物。局部外用和口服类固醇可以缓解症状。治疗方案包括 1 类类固醇药膏，每天两次，持续 2～3 周（表 56-3），如果药膏无效，则可使用泼尼松减量（框 56-2）。通常在几周内即可缓解。

参考文献

Sullivan JR, Shear NH. Drug eruptions and other adverse effects in aged skin. *Clin Geriatr Med*. 2002;18(1):21-42.

十二、带状疱疹

诊断要点

- 带状疱疹是由水痘 - 带状疱疹病毒在背根神经节的重新激活引起的。
- 成群的水疱病变分布在单侧（图 56-11），在相邻的 1～2 个皮层内（三叉神经的眼支、胸椎和颈椎最常受累）。

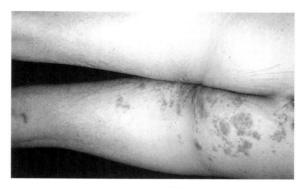

▲ 图 56-11　带状疱疹
单侧 S_1 和 S_2 分布

- 原发病变为红斑基础上的水疱（图 56-12）。继发性变化包括脓疱和结痂。

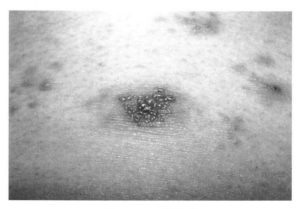

▲ 图 56-12　带状疱疹
与图 56-11 相同的患者在红斑基础上有成群的水疱

- 免疫抑制，特别是血液系统恶性肿瘤和 HIV 感染，大大增加了带状疱疹和传播的危险。
- 鉴别诊断包括单纯疱疹、带状湿疹、水痘和急性接触性皮炎。

（一）一般原则

90% 以上的病例在出疹前有疼痛。罕见的情况是，皮疹不发展，神经痛是带状疱疹的唯一表现。在大多数情况下，成群的水疱在皮肤上的分布足以确定诊断。

（二）并发症

三叉神经 V_1 分支皮肤受累的患者可能会出现眼部并发症（如角膜炎和急性视网膜坏死），他们需要立即接受眼科医生的裂隙灯检查，特别是如果皮损涉及鼻侧和鼻尖（Hutchinson 征）。免疫功能低下的患者有传播的危险，定义为在原发和紧邻的皮区外有＞20 个水疱。在这些高危患者中，有 10% 的人在皮肤播散后可能会出现内脏受累（肺、肝、脑）。

带状疱疹后的神经痛是指在皮肤疹子消失后仍然存在的疼痛。这种最常见的并发症与年龄有关，至少有 50% 的 60 岁以上的患者受到影响，而且最常涉及面部。

（三）治疗

全身抗病毒药物（阿昔洛韦、泛昔洛韦、伐昔洛韦）在带状疱疹的急性期是有效的，应在皮疹发生的 48～72h 内开始使用。这些药物可以减轻急性疼痛，加速愈合，防止瘢痕形成，并减少带状疱疹后神经痛的发生。全身皮质类固醇（泼尼松）可能有助于减少急性疼痛，但对带状疱疹后神经痛的发生率或严重程度没有影响。尽管抗病毒药物的安全性很好，但也可能出现头痛、恶心、腹泻，以及中枢神经系统、肾脏和肝脏功能障碍。评估肾功能是很重要的，因为老年人的肌酐清除率通常较低，这可能使他们容易受到抗病毒药物的肾脏毒性。在较严重的病例中，特别是播散性带状疱疹，应考虑最初的静脉注射阿昔洛韦。研究表明，口服治疗带状疱疹与静脉注射治疗一样有效。

（四）预防措施

一种新的重组带状疱疹疫苗（Shingrix）取代了以前的带状疱疹疫苗（Zostavax）。这种由两部分组成的疫苗被推荐给所有年龄≥50 岁的成年人。建议过去接种过 Zostavax 的人在接种 Zostavax 5 年后接种 Shingrix。建议在有急性带状疱疹感染时不要接种重组疫苗。

（五）预后

受影响的皮肤组通常在 3～4 周内愈合，偶尔也会留下瘢痕。带状疱疹后神经痛（postherpetic neuralgia，PHN）是发病的主要原因。PHN 在老年人中更常见，因为发病率随年龄增长而上升。尽管 PHN 很难预防或治疗，但接种疫苗和用抗病毒药物早期治疗带状疱疹病变可以改善疗效。一旦发病，一线治疗包括局部治疗（如利多卡因和辣椒素）和口服神经营养药（如加巴喷丁或普瑞巴林），尽管在大多数情况下没有证明有效。

参考文献

Dooling KL, Guo A, Patel M, et al. Recommendations of the Advisory Committee on Immunization Practices for Use of Herpes Zoster Vaccines. *MMWR Morb Mortal Wkly Rep.* 2018;67(3):103–108.

十三、疥疮

诊断要点

- 疥螨栖息在人体的角质层中。初期病变的特征是 3～8mm 的线状或蛇纹状脊（洞穴）（图 56–13），一端常有一个灰点（螨虫）。

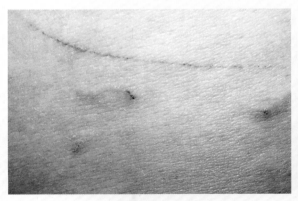

▲ 图 56–13　疥疮
线状脊上方有 3～8mm 的蛇纹状洞穴

- 手掌指间隙、腕部、阴茎和乳晕通常受累。

- 继发变化包括丘疹和结节（结节性疥疮）、弥漫性湿疹性皮炎、厚的角化过度的结痂斑块（结痂性或挪威式疥疮），以及水疱或球状物（牛痘性疥疮）。

- 瘙痒是顽固的和衰弱的。
- 鉴别诊断包括特应性皮炎、接触性皮炎、药物疹和荨麻疹性丘疹。

（一）一般原则

身体密切接触是最常见的传播方式。螨虫传播是罕见的，因为雌性螨虫不能离开宿主生存超过 24～36h。风险因素包括居住在养老院、HIV 和 AIDS、拥挤的生活条件。

（二）诊断方法

使用直接显微镜进行简单的床边试验即可确诊［发现螨虫、卵（图 56-14）或粪便］。

1. 标本采集

将一滴矿物油放在玻璃载玻片的中央，用 15 号刀片的锋利部分触及这滴油（以便标本黏附在刀片上）。将刀片垂直于皮肤，刮开表皮洞穴以去除角质层。点状出血表明深度正确。将内容物擦拭到玻璃载玻片的中心。选择另外两个毛细孔进行刮削。将盖玻片放在标本上，轻轻地压下去。

2. 显微镜设置

使用 4 倍物镜扫描玻片。

（三）并发症

结节性疥疮是一种对螨虫残留物的瘙痒性超敏反应。皮损为坚实的红斑至红棕色结节，发生在生殖器和腋下。免疫力低下的患者可能会出现结痂或挪威疥疮，有广泛的黄色结痂。挪威疥疮的传染性极强，因

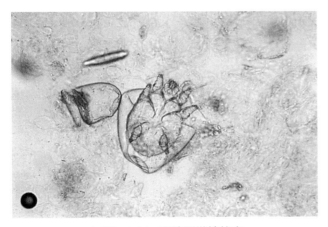

▲ 图 56-14　**直接显微镜检查**
疥螨从卵中孵化出来（经许可转载，引自 Neill Peters, MD.）

为每个结痂都含有数百个螨虫。疥疮在养老院的流行是比较常见的，而且常常长期不被发现。

（四）治疗

治疗的目标包括消灭螨虫、减轻瘙痒和预防传播。对于生活在集体环境中的老年人，如养老院或辅助生活设施，有独特的治疗挑战。住在疗养院或辅助生活设施中的老年人，如果他们有认知障碍，可能很难解释他们的症状，并可能需要帮助应用药物。临床医生可能需要与护理人员讨论密切接触的治疗和所需药物的应用策略。如果不能选择使用局部药物，可以使用口服药物。

1. 杀疥虫药

患者和所有密切接触者应同时治疗，包括那些没有症状的人。

(1) 溴氰菊酯：5% 溴氰菊酯乳膏是最有效的局部治疗方法。使用 60g 进行全身涂抹。患者在使用前应洗澡或淋浴并完全干燥。霜剂应涂在整个皮肤表面（从颈部向下），特别注意指蹼、脚、生殖器和皮肤间的部位。霜剂应在 8h 内洗掉。这个疗程在 1 周内重复。遵守规定将使治愈率超过 90%。

(2) 伊维菌素：伊维菌素 0.2mg/kg 口服，10～14 天重复一次，是一种安全有效的局部治疗替代方法。然而，必须间隔 2 周使用两次，因为这种药物只能杀死螨虫而不能杀死卵。

2. 瘙痒症

即使成功地消灭了螨虫，严重的瘙痒也会持续 3～4 周，导致不必要的不适和痛苦。患者可能误以为疥疮持续存在而接受反复治疗。1 级类固醇软膏可以每天涂抹 2～3 次，持续 2～4 周或直到瘙痒消失（表 56-3）。可能需要使用泼尼松减量剂（框 56-2）来处理有衰弱性瘙痒的患者。

3. 预防传播

治疗后 2 天内穿的所有衣服、毛巾和床单应在热水中机洗或干洗。疗养院疫情的管理需要临床和流行病学的专业知识，可能还需要公共卫生专家的参与。

（五）预后

免疫功能正常的人接受标准治疗效果良好。结痂的疥疮通常发生在免疫抑制者身上，可能需要使

493

用2次以上的外用杀疥药、口服伊维菌素或混合使用。

参考文献

Currie BJ, McCarthy JS. Permethrin and ivermectin for scabies. *N Engl J Med*. 2010;362(8):717-725.

Walker GJ, Johnstone PW. Interventions for treating scabies. *Cochrane Database Syst Rev*. 2000;2:CD000320.

十四、大疱性类天疱疮

诊断要点

- 大疱性类天疱疮是一种自身免疫性疾病，抗体以皮肤基底膜的成分为目标。
- 皮损的分布可以是局部的，也可以是四肢或躯干上的全身性。
- 原发病变是紧张性水疱或球状物，充满浆液或血清液体（图56-15）。

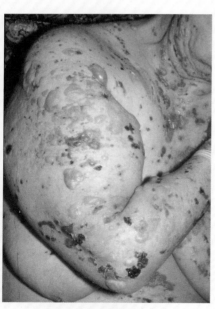

▲ 图56-15 大疱性类天疱疮

1～3cm的紧张性水疱，继发糜烂和出血性结痂（经许可转载，引自Dana Sachs，MD）

- 荨麻疹性大疱性类天疱疮的原发病变是皮疹和水肿性红斑，后者不太常见（图56-16）。
- 继发变化是糜烂、溃疡和结痂。

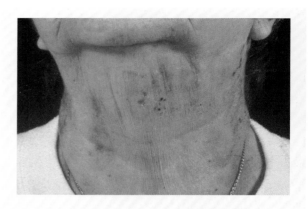

▲ 图56-16 荨麻疹性大疱性类天疱疮

红斑略带水肿的斑块，有针尖大的出血性结痂和脱皮现象

- 瘙痒可使人衰弱。
- 鉴别诊断包括牛痘性药物反应、丘疹性皮炎、接触性皮炎、疥疮和节肢动物咬伤。

（一）一般原则

大疱性类天疱疮（bullous pemphigoid，BP）是一种慢性疾病，主要发生在老年人身上，可能与严重的发病率有关。偶尔，BP可由药物引起，如利尿药、抗生素和血管紧张素转换酶抑制药。

（二）诊断方法

诊断BP需要进行两次活检以确认诊断。在水疱边缘进行4mm的打孔活检，显示表皮下有嗜酸性细胞和淋巴细胞。直接免疫荧光法活检显示，免疫球蛋白G和C3沿基底膜区呈线性结合。并发症通常是广泛搔抓的结果，包括糜烂和溃疡，愈合缓慢，可能成为继发性感染，最终留下瘢痕。

（三）治疗

高效的外用皮质类固醇可以成功地用于局部疾病（总体表面积＜5%），其风险明显低于口服皮质类固醇。

口服皮质类固醇治疗已被广泛使用，当大剂量使用并在较长时间内逐渐减少时非常有效（例如，泼尼松0.5～1mg/kg，在6～12个月内缓慢减少）。然而，对于老年人来说，其不良反应可能很大，包括骨质疏松症、糖尿病、高血压和谵妄。对于连续服用5mg/d以上3个月的患者，预防骨质疏松症的措

494

施包括服用双膦酸盐，每天补充钙（1500mg/d）和维生素 D（800U/d）。

对于那些对单独的局部治疗没有充分反应和对口服皮质激素有禁忌证的患者，使用烟酰胺（1.5g/d）与米诺环素（100mg，每天 2 次）或四环素（2g/d）联合使用。难以治疗的病例应转诊给皮肤科医生，使用节省类固醇的免疫抑制药，如甲氨蝶呤、环孢素、硫唑嘌呤或霉酚酸酯。

（四）预后

BP 是一种慢性疾病，有多次缓解和发作的情况。BP 患者的发病率和死亡率较高，但通过适当和及时的治疗可以降低。

十五、皮肤癌

有三种常见的皮肤癌：基底细胞癌（basal cell carcinoma，BCC）、鳞状细胞癌（squamous cell carcinoma，SCC）和恶性黑色素瘤。

2016 年，美国预防服务工作组发现没有足够的证据推荐对成年人进行皮肤检查以早期发现皮肤癌。随着新数据的出现，筛查可能在高风险人群中变得有用，包括免疫抑制患者、有强烈的皮肤癌家族或个人史的人，或有过度紫外线照射的人。

十六、光化性角化病

诊断要点

- 光化性角化病是 3～10mm、粗糙、粘连、有鳞屑的白色丘疹和斑块（图 56-17），通常在红斑的基础上。

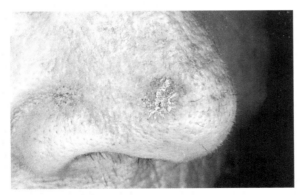

▲ 图 56-17 光化性角化病

这是右侧鼻梁上的一个粗糙的、附着的、有鳞的丘疹

- AK 通常发生在暴露于阳光的部位，包括面部、嘴唇、耳朵、手背和前臂。
- 触诊发现有沙砾状、砂纸状的质地。病变往往比视觉上更容易触及。
- 鉴别诊断包括干性脂溢性角化病和潜留性角化过度症。
- 大多数 AK 保持稳定或自发消退，而一小部分可能发展为原位癌或 SCC。

（一）一般原则

一般考虑 AK 在白人中更常见，并与一生中累积的阳光照射直接相关。免疫抑制的患者，特别是移植受者，患光化性角化病的风险更高。防晒措施包括穿长袖衬衫、戴宽边帽、寻找阴凉处、使用防晒霜和避免阳光照射，可预防这些病变。最近对未经治疗的 AK 的自然历史的前瞻性研究表明，这些病变中的大多数可能会自发消退。在 1 年的随访中，55% 的 AK 不再存在，70% 在 5 年的随访中不再存在。在同一前瞻性研究中，AK 进展为原发性 SCC（浸润性或原位）的风险在 1 年时为 0.6%，4 年时为 2.6%。

（二）治疗

对 AK 有几种有效的治疗方法，包括冷冻治疗（框 56-1），进行两次冷冻－解冻循环。对于广泛的光化损害，建议使用局部治疗，如 5% 咪喹莫特乳膏和 5% 氟尿嘧啶乳膏进行现场治疗。在最近的一项随机对照试验中，比较了四种针对多发性 AK 的现场治疗方法，包括 5% 的氟尿嘧啶乳膏、5% 的咪喹莫特乳膏、氨基乙酰丙酸甲酯光动力疗法（MAL-PDT）或 0.015% 的丁苯羟酸凝胶，5% 的氟尿嘧啶乳膏是最有效的疗法。5% 氟尿嘧啶乳膏每天涂抹 2 次，持续 3～4 周，直到达到红斑和结痂。然后，停止治疗，让皮肤愈合。如果反应旺盛或患者出现广泛的瘙痒，可能需要使用局部皮质激素类药物。5% 的咪喹莫特乳膏也可以每周使用 2 次，持续 16 周。咪喹莫特的反应比使用氟尿嘧啶的反应要少，因为该分子是一种免疫调节药，其作用取决于宿主的免疫状态。外用治疗的主要缺点是严重的炎症反应，可能会让患者感到不舒服。咪喹莫特也可能引起全身性的炎症

495

反应，出现类似流感的症状、发热、发冷和身体不适。外用治疗的额外好处是治疗亚临床病变。

参考文献

Criscione VD, Weinstock MA, Naylor MF, et al. Actinic keratoses: natural history and risk of malignant transformation in the Veterans Affairs Topical Tretinoin Chemoprevention Trial. *Cancer.* 2009;115(11):2523–2530.

Jansen MHE, Kessels JPHM, Nelemans PJ, et al. Randomized trial of four treatment approaches for actinic keratosis. *N Engl J Med.* 2019;380(10):935–946.

十七、基底细胞癌

诊断要点

- 基底细胞癌（BCC）与长期紫外线照射有关，是最常见的皮肤癌。
- 头部和颈部最常受累，鼻子是最常见的部位。
- 原发病变为半透明或珍珠状的丘疹或结节（图56–18），常有可见的毛细血管扩张。继发变化包括中央溃疡或结痂。

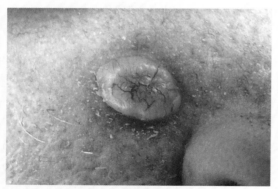

▲ 图 56–18 **基底细胞癌**
一个 1.5cm 的发亮结节，与右鼻甲相邻的毛细血管扩张

- 主诉是病变破裂、出血或不愈合。
- 活组织检查（刮痧或打孔技术）可以确认诊断。
- 鉴别诊断中包括 SCC、角化棘皮瘤和皮脂腺增生。
- BCC 很少转移，相关的死亡率非常低。

（一）低风险 BCC 的一般考虑因素和管理方法

BCC 的自然史并不完全清楚，但临床经验表明，这些肿瘤生长缓慢，通常在几年到几十年。一项对未经治疗的临床可疑 BCC 的自然史的试点研究显示，在平均 16 个月的随访期间，这些病变中大约有一半的大小保持稳定。在增长的肿瘤中，它们以每个月 8mm 的速度增长。这些发现表明，BCC 的自然史可能是异质的，一些肿瘤多年来保持稳定，而另一些则生长缓慢。另一项对 200 个部分活检的低风险 BCC 的研究显示，尽管没有治疗，但 90% 以上的 BCC 没有复发。相反，治疗的潜在危害是直接的。在一项包括 >800 名患者的前瞻性研究中，27% 的患者报告治疗后出现并发症。对于那些接近生命终点、可能已经在处理多种严重疾病的患者来说，BCC 治疗的风险可能超过了治疗的潜在益处，因此主动监测是一个合理的选择。虽然 BCC 很少发生转移，但被忽视的 BCC 可以侵入底层软骨、筋膜、肌肉和骨骼。因此，重要的是，如果患者选择主动监测，就必须对他们进行临床监测，以确保肿瘤没有增长或成为局部侵犯性或有症状。

（二）高风险的 BCC

患有 BCC 的患者更有可能随后发展为新的皮肤癌，那些至少有两次 BCC 的患者风险明显更高。在那些至少有过两次 BCC 的人中，3 年内发生新的 BCC 或 SCC 的风险是 71%。预测复发和转移的 BCC 特征包括复发的肿瘤、>2cm 的大肿瘤、免疫抑制的宿主、发生在先前辐射部位的肿瘤。

（三）预防

尽管所有的 BCC 患者都被认为有较高的复发风险，但有一部分患者在第一次发生肿瘤后可能不会再发生 BCC，这表明持续的筛查工作在针对最高风险的患者时可能最为有效。

（四）治疗

对 BCC 有几种非常有效的治疗方法。电切和刮治术（electrodesiccation and curettage，ED&C）、外科切除术和 Mohs 手术的治愈率都在 90% 以上。Mohs 手术适用于高风险的肿瘤，其治愈率最高（98%）。位于躯干和四肢近端的浅表小病变（<2cm）的治疗包括 5% 氟尿嘧啶霜或 5% 咪喹莫特霜。氟尿嘧啶的治愈率约为 90%，5% 咪喹莫特乳膏的治愈率为 80%。

大多数 BCC 是通过手术治疗的，与患者的预期寿命无关。患者报告的 BCC 治疗后的问题很常见。在一项前瞻性队列研究中，27% 的患者认为有并发症，如出血和不适，10% 的患者认为这至少是中等程度的严重。鉴于治疗的潜在危害，BCC 的低发病率和死亡率，以及一些老年人的预期寿命有限，在对患有低风险 BCC 的老年人做出治疗决定时，有必要提供一个更周到和个性化的方法。

参考文献

Giesse JK, Rich P, Pandya A, et al. Imiquimod 5% cream for the treatment of superficial basal cell carcinoma: A double-blind, randomized, vehicle-controlled study. *J Am Acad Dermatol*. 2002;47(3):390–398.

Linos E, Schroeder SA, Chren M. Potential overdiagnosis of basal cell carcinoma in older patients with limited life expectancy. *JAMA*. 2014;312(10):997–998.

Wehner M, Dalma N, Landefeld C, et al. Natural history of lesions suspicious for basal cell carcinoma in older adults in Ikaria, Greece. *Br J Dermatol*. 2018;179:767–768.

十八、鳞状细胞癌

诊断要点

- 鳞状细胞癌（SCC）来源于表皮基底层以上的角质细胞，常以光化性角化病为前驱病变。

- 头部、颈部、手背和前臂受累。

- 原发病变为坚硬的结节性丘疹、斑块或结节（图 56-19）。继发变化包括粗糙的附着性鳞屑、中心性糜烂或溃疡与结痂。

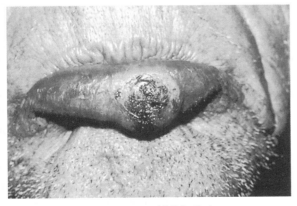

▲ 图 56-19　鳞状细胞癌

这个 2.5cm 的硬结，上面有干燥的出血性结痂，有扩散到宫颈结节的危险（经许可转载，引自 Melvin Lu, MD.）

- 病变不愈合，破裂或出血。

- 用滚动剃须或打孔技术进行活检可以确认诊断。

- 鉴别诊断包括 BCC、AK 和角化棘皮瘤。

（一）一般原则

SCC 约占所有皮肤癌的 20%，并有转移的能力。如果怀疑是 SCC，建议对区域淋巴结进行触诊。任何顽固的结节、斑块或溃疡都应怀疑 SCC，尤其是发生在阳光下的皮肤、下唇、先前的辐射区、旧的烧伤瘢痕或生殖器上。免疫抑制的患者（如移植受者）由于细胞介导的免疫力下降，发生 SCC 的风险更高。

（二）并发症

嘴唇或耳朵上的 SCC 有 10%～15% 的风险会扩散到宫颈结节。所有皮肤部位的总转移率为 1%～5%。

（三）治疗

对于低风险的肿瘤，ED&C 和切除术的治愈率相当，达到 90%。Mohs 手术适用于高危肿瘤，是最有效的技术（98%～100% 治愈率）。

（四）预后

当 SCC 患者具有以下一个或多个特征时，其复发和转移的风险很高：复发的肿瘤，躯干和四肢的肿瘤＞2cm，头颈部的肿瘤＞1cm，肿瘤发生在生殖器、嘴唇、耳朵、先前的辐射部位或瘢痕，肿瘤的边界不明确，肿瘤发生在生殖器上，边界不清的肿瘤，以及免疫抑制的宿主的肿瘤。标准方式（ED&C 或切除）的终生复发率＞10%，大多数复发发生在 5～10 年之间。

参考文献

Marcil I, Stern RS. Risk of developing a subsequent nonmelanoma skin cancer in patients with a history of nonmelanoma skin cancer: a critical review of the literature and meta-analysis. *Arch Dermatol*. 2000;136(12):1524–1530.

National Comprehensive Cancer Network. National Comprehensive Cancer Network (NCCN) clinical practice guidelines in oncology. Basal cell and squamous cell skin cancers. Version 2.2013. http://www.nccn.org/professionals/physician_gls/pdf/ nmsc.pdf. Accessed April 9, 2020.

US Preventive Services Task Force. Screening for skin cancer: US Preventive Services Task Force recommendation statement. *JAMA*. 2016;316(4):429–435.

Wehner MR, Linos E, Parvataneni R, Stuart SE, Boscardin WJ, Chren M. Timing of subsequent new tumors in patients who present with basal cell carcinoma or cutaneous squamous cell carcinoma. *JAMA Dermatol.* 2015;151(4):382–388.

十九、黑色素瘤

诊断要点

- 黑色素瘤来自黑色素细胞，是最有可能转移的皮肤癌类型。

- 躯干和腿部比面部和颈部更容易受到影响，尽管面部和颈部在老年人中更容易受到影响。

- 原发病变是棕黑色斑块、丘疹、斑块或结节，具有以下特征之一（图 56-20）：不对称、边界不规则、颜色变异、直径＞6mm。

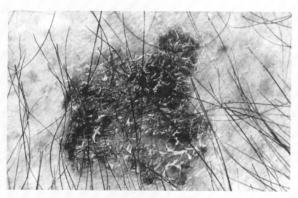

▲ 图 56-20　黑色素瘤
胸部一个 2cm 的斑块，有不同程度的棕色到黑色、不对称、边界不规则

- 睑腺炎是黑色素瘤的一个亚型，几乎只在老年人中发现，并发生在长期日晒的地区。

- 切除病变时应留有临床正常皮肤的边缘，直至皮下脂肪。

- 鉴别诊断包括脂溢性角化病、日光性皮炎、发育不良的痣和色素性 BCC。

（一）一般原则

黑色素瘤的发病率正在增加。在美国，2012 年出生的人一生中患黑色素瘤的概率估计为男性 1/36，女性 1/55。黑色素瘤是男性第五大最常见的癌症，是女性第六大最常见的癌症。

老年男性的黑色素瘤发病率最高，黑色素瘤的死亡率也最高。在美国，60 岁及以上的男性中，厚的肿瘤（＞4mm）的发病率持续增加。近 50% 的黑色素瘤死亡病例涉及 50 岁及以上的白人男性。

睑腺炎（lentigo maligna，LM）是一种原位黑色素瘤，通常发生在长期暴露在阳光下的皮肤上。随着时间的推移，LM 可以慢慢发展为侵袭性黑斑痣。风险因素包括肤色浅（红金色头发），儿童时期有水疱性晒伤，容易晒伤和有晒伤的倾向，以及有积极的家族史。中年人群的其他风险因素包括年龄＞50 岁，男性，以及有 AK 或非黑色素瘤皮肤癌病史。

（二）并发症

未经治疗的黑色素瘤有转移到淋巴结、肝脏、肺部和大脑的潜在风险。

（三）治疗

黑色素瘤的治疗是通过手术切除，根据组织学上的肿瘤厚度（Breslow 深度）来确定切缘。对于深于 1mm 的原发性黑色素瘤，建议用前哨淋巴结活检评估结节受累情况，对于＜1mm 的肿瘤，如果存在组织学上的溃疡或线粒体，则建议用前哨淋巴结活检评估结节受累情况。随访、实验室检查和影像学研究的频率取决于疾病的阶段。

（四）预后

肿瘤厚度和有无组织学溃疡是最重要的预后因素。薄的黑色素瘤（＜1mm）的患者预后最好（5 年生存率＞90%），而厚的肿瘤（＞4mm）的 5 年生存率为 49%。对于有结节受累的患者，受累结节的数量决定了总体预后。

致谢：感谢本章的第 2 版著者 Christine O. Urman 博士和 Daniel S. Loo 博士。

参考文献

Gershenwald JE, Scolyer RA, Hess KR, et al. Melanoma staging: evidence-based changes in the American Joint Committee on Cancer eighth edition Cancer Staging Manual. *CA Cancer J Clin.* 2017;67(6):472–492.

National Comprehensive Cancer Network. National Comprehensive Cancer Network (NCCN) clinical practice guidelines in oncology. Melanoma. Version 3.2014. http://www.nccn.org/ professionals/physician_gls/pdf/ melanoma.pdf. (Subscription only). Accessed April 9, 2020.

第57章 常见口腔疾病
Common Oral Diseases & Disorders

Bonnie Lederman　Elisa M. Chávez　Susan Hyde　著
叶　涛　译　　涂　玲　校

一、一般原则

口腔健康对老年人的综合健康和生活质量至关重要。慢性全身性疾病可增加口腔疾病负担，使老年人易发生口腔微生物感染、疼痛、吞咽困难、咀嚼困难、味觉改变和发音困难。

- 牙周病（牙龈疾病）是糖尿病的第六大并发症，威胁血糖控制。

- 牙齿少于21颗会影响咀嚼功能和营养状况，并与吸烟、低社会经济地位、低体育和社交活动、身体虚弱、独自生活或住在养老院等有关，难以获得护理，死亡率较高。

- 口干症（口干）严重损害口腔功能，促进龋齿（蛀牙），并加剧牙周病。唾液流量减少是超过500种药物的不良反应，包括抗抑郁药、抗组胺药、抗高血压药和利尿药。

- 骨吸收抑制药，如静脉和口服双膦酸盐和地诺塞麦，用于治疗骨质疏松症。这些药物与药物相关的牙槽骨骨坏死有关。导致风险增加的慢性疾病包括糖尿病、类固醇使用、吸烟和使用抗血管生成药物。

- 口腔癌是男性第八大常见癌症，老年人患病的可能性要高出7倍。

- 吸入性肺炎是住院和危重患者死亡的主要原因，也是医院获得性感染的前五名中花费第二高的感染。

- 包括牙医、医生、护士、治疗师、药剂师和其他卫生保健专业人员在内的跨学科团队的合作对于制订个性化和适当的口腔保健计划至关重要。

二、口腔疾病与护理

虽然口腔健康的变化并不是衰老的必然结果，但严重而通常无症状的未经治疗的口腔疾病经常出现在老年人身上。在美国，19%的老年人牙冠上有未经治疗的龋齿，38%的牙根有未经治疗的龋齿，37%有中度至重度牙周病。15%的老年人完全没有牙齿。13%的老年人经历过口面部疼痛，包括下颌关节和面部疼痛、口腔溃疡、口腔灼痛和牙痛。慢性口面部疼痛可能与身体虚弱、社交退缩、日常生活活动减少和生活质量下降有关。在过去的1年中，只有不到一半的老年人接受了牙科检查，少数族裔、贫困或收容机构的老年人获得照顾的机会更少。医疗保险和许多州的医疗补助计划不涵盖老年人的预防性或恢复性牙科治疗，而牙科保险也经常在退休后丢失。因此，老年人自掏腰包支付了很大一部分牙科费用，从而限制了他们的治疗选择和接受护理的能力。许多人放弃了常规和预防性护理，这可能导致需要更昂贵和更复杂的治疗，由于在早期没有预防和治疗口腔疾病，口腔健康会下降，这往往会造成不良后果。

根据世界卫生组织和世界牙科联合会的报道，21颗牙齿构成了足够功能牙列的最低要求。无论使用部分义齿还是全部义齿，牙齿少于21颗都会导致咀嚼效率降低，减少水果和蔬菜摄入量，降低口腔健康相关生活质量，以及增加吸入性肺炎风险。38%的65—74岁人群和54%的75岁以上人群剩余的牙齿少于21颗。然而，那些生活贫困的人、西班牙裔或非西班牙裔黑人，以及生活在专业护理机构的虚弱老年人平均只剩下15～16颗牙齿。

通过满足口腔健康需求，卫生保健专业人员在改善老年人的健康和生活质量方面发挥着关键作用。临床医生应熟悉正常和病理性口腔形态。他们还应意识到全身性疾病及其管理对老年人口腔健康的风险，反之亦然。在例行体检期间进行口腔疾病的常规询问和筛查，以及在确诊某些系统性疾病后及时转诊口腔科，对老年人的整体健康和福祉有积极影响。

三、牙科疾病

（一）牙周疾病

牙龈炎是牙周炎最早和最常见的形式，仅限于牙龈。这种炎症与斑块、激素变化或异物反应有关。牙龈炎通常可逆转，对有效去除牙菌斑没有持久损害，但也可能发展为牙周炎，导致牙周韧带和附着在牙根上的骨骼发生炎症性破坏。

目前还没有方法预测哪种形式的牙龈炎会发展成牙周病，也没有对疾病进展的定义达成共识。牙周病和相关病原体与糖尿病、周围血管疾病、脑血管疾病和冠状动脉疾病有关，但因果关系尚未确定。然而，牙周炎产生的炎性细胞因子与多种疾病有关。牙周病在免疫系统受损的人群中进展迅速。吸烟和不良的口腔卫生是牙周炎最常见的危险因素。牙周病的特征是牙齿周围的牙槽骨脱落。晚期牙周炎会导致牙齿松动增加和脱落。常规的预防护理，如良好的日常家庭护理，结合化学治疗药（如三氯生氟牙膏或氯己定漱口水），以及牙医提供的定期预防或牙根计划，可减少牙菌斑和牙龈炎，但对附着体脱落或导致的牙齿脱落没有显著影响。

（二）龋齿

龋齿是一种慢性感染。口腔细菌寄生在暴露的牙齿表面，代谢糖类，并释放可使牙齿表面脱矿的酸性物质，可能导致蛀牙。老年人龋齿未经治疗的比率超过儿童。根面龋是导致老年人牙齿脱落的主要原因，而牙齿脱落是老年人生活质量最重要的口腔健康相关负性变量。复发性龋齿会造成现有填充物和牙冠周围的感染。龋齿会在患者出现疼痛之前破坏牙齿的结构完整性，并且由于先前的脑卒中或认知障碍病史，许多患者可能不会表现出疼痛。此

类患者有在急性期发生疾病的风险，如牙齿骨折或发生脓肿或蜂窝织炎。

那些患有活动性或复发性龋齿的人群可受益于二胺银氟化物和氟化物涂膜的应用，以及家庭使用的处方强度高氟牙膏或酸化磷酸盐氟化物凝胶。患者还可从口腔健康临床医生提供的龋齿风险评估中受益，以确定他们罹患龋齿的具体风险因素，并制订治疗和预防计划。预防计划可能需要修改，因为患者的需求和风险因素会随着他们的健康和依赖程度而变化。

（三）部分和完全缺牙症

少于 21 颗牙齿会损害咀嚼功能和营养状况，并与吸烟、社会经济地位低、体育和社交活动少、虚弱、独居或住在疗养院、难以获得护理、更高的死亡率有关。即使有义齿，少于 21 颗牙齿也会导致血液中的维生素和矿物质含量降低，蔬菜、水果和纤维的摄入减少，过度准备和过度烹饪食物的消费增加，并优先消耗脂肪和糖，从而增加热量摄入。

需要保持或修复至少 4 对后牙以维持咀嚼功能，修复牙科为患者提供多种牙齿替换选择。

全口义齿可取代上颌和（或）下颌的所有牙齿，制作得当、合适的全口义齿只能恢复 10%～15% 的咀嚼功能，患者可能需要调整饮食和咨询，以确保他们继续获得适当的营养。可拆卸局部义齿能取代部分牙齿，并通过卡扣连接到剩余的天然牙上。如果局部义齿是作为全口义齿的过渡器具，则材料可以是丙烯酸树脂；如果要成为最终修复体，则可以是金属。随着时间的推移，牙槽会重新吸收和重塑，义齿和局部义齿可能需要定期更换衬底，以确保在咀嚼、说话和外观方面具有适当的贴合性和功能，并避免因不合适的义齿而可能发生的病变，如义齿疮和牙龈瘤形成。牙龈瘤表现为组织的过度生长，会阻碍义齿的正确固定，可能需要手术切除。义齿必须每天清洗，以防止义齿性口炎、念珠菌病、口臭和味觉改变，并可能降低体弱老年人吸入性肺炎的风险。

固定牙桥可替换一颗或多颗缺失的牙齿，并通过牙冠与相邻的牙齿相连。与活动义齿相比，固定牙桥可以产生更大的咀嚼力，因此可以保持更规律

的饮食。然而，它们需要大量的口腔卫生措施来充分清洁这些固定修复体周围。患者必须具有维持这些修复体的整体和认知能力，以及这样做的动力。

种植牙通过手术植入牙槽中，可用于支撑单个牙冠、固定牙桥和可摘义齿。他们需要定期检查和预防措施，以确保尺寸合适、功能正常，同时筛查种植体周围炎（种植体牙周病）。与固定修复体一样，需要大量的日常护理，以及定期进行牙科检查以评估和预防潜在的疾病。

决定不更换缺失的牙齿也是一个合适的选择。这可能发生在患者患有晚期痴呆或其他控制不佳的医疗状况时，这些状况会损害他们对缺失牙齿的耐受能力和修复能力。在这种情况下，应考虑调整饮食以帮助患者在没有完整牙列的情况下保持足够的营养。随着饮食变得更软，结合自我护理和口腔卫生能力下降，这些患者将需要额外的家庭护理和预防措施，以对抗软食对剩余牙列的风险。

（四）颌面部疼痛

非感染性病因的口面部疼痛包括肌筋膜疼痛和神经性疼痛障碍。咬合和磨牙等功能异常的习惯可能导致肌筋膜疼痛，伴有或不伴有继发性颞下颌关节（temporomandibular joint，TMJ）关节痛。颞下颌关节紊乱（temporomandibular disorders，TMD）经常发生，并且常常表现为使人衰弱的疼痛紊乱症。TMD 是世界上第三大最常见的慢性疼痛状况，估计影响 5%～10% 的成年人群。一些研究表明，女性患 TMD 的可能性是男性的 3 倍，而且 TMD 在老年人中更为常见。患者可能会抱怨下巴张开和咀嚼时钝痛、酸痛会加重。疼痛可能从 TMJ 释放出来，干扰进食和说话能力。病史和体格检查可能有助于区分牙齿和其他疼痛来源。牙痛可以表现为下颌局部区域的急性疼痛，并且未经治疗的时间越长，疼痛越有可能辐射到整个下颌，并发展成具有全身症状和体征的慢性病。经过完善的牙科检查后，牙痛很容易诊断和鉴别。内科和牙科医生需要合作以适当地诊断和管理患有口面部疼痛的患者。这将涉及多模式治疗，同时解决该病症的认知、行为和生理方面的问题。

四、口腔病理学

（一）真菌感染（口腔念珠菌病）

口腔念珠菌病是人类最常见的真菌感染，在老年人中诊断不足。义齿佩戴时间过长，没有进行每天的摘除和清洁，会导致真菌过度生长，这通常是无症状的，但会导致上颚有烧灼感和刺激感、义齿性口炎或乳头状增生。为减少义齿性口炎、念珠菌感染和加速骨吸收的可能性，不应整夜佩戴义齿。应指导佩戴义齿的人每天至少取下义齿 8h，以使承托区得到休息。为了治疗口腔念珠菌病，将局部抗真菌药应用于口腔组织和义齿。难治性念珠菌可能发生在患有潜在全身性疾病或长期使用某些全身性药物（如类固醇吸入器）的人身上，需要使用全身性抗真菌药物。但是应谨慎使用，因为许多药物与老年人常用的其他几种药物可相互作用，或者可能影响肝功能，即使是在短期治疗的情况下。

（二）病毒感染

单纯疱疹病毒 1 型（herpes simplex virus type 1，HSV-1），也称为唇疱疹，是导致嘴唇、舌头和口腔黏膜水疱样病变的原因，其原发灶可发生在任何黏膜表面。HSV-1 感染最常见复发于角化组织，表现为唇部溃疡，较少见于口腔内。口内黏膜溃疡会产生疼痛感，其特点是边缘浅而不规则。病变通常是自限性的，但如果早期使用抗病毒药膏局部治疗，病程可能会缩短。可以提供姑息性软膏，以保持舒适并帮助维持营养摄入。

医学缺陷或免疫抑制的个体可能会出现持续超过 10 天的进行性有症状口腔溃疡，这些溃疡应进行培养以排除其他感染。

HSV 感染随时可能复发，病毒可迁移到三叉神经节，在那里保持潜伏状态。当暴露于寒冷、阳光、压力、创伤或免疫抑制后，病毒可能会重新激活，并导致反复感染。

（三）口腔肿瘤

口腔癌是男性中第八大常见癌症，老年人发生的可能性会增加 7 倍。鳞状细胞癌占口腔和咽部恶性肿瘤的 96%。年龄是主要风险因素，此外还有烟草和酒精的摄入。若出现持续 2 周以上的白斑（白

501

色斑块）和红斑（红色斑块），特别是那些进展为混合外观的斑块隆起和溃疡，应建议进行活检。持续性红斑是口咽鳞状细胞癌的早期表现。口腔癌筛查是非侵入性的，即使对于可能不适合进行最终治疗的体弱个体，诊断也可以采取姑息措施，鼓励营养摄入和维持生活质量。所有老年人都应该每年进行牙科筛查，无论他们是否有牙列或任何明显的牙齿病理学证据。

（四）口腔面部创伤

口腔面部创伤，包括面部骨折和口腔裂伤，在老年人中因为跌倒的原因很常见。运动协调性下降、认知障碍、肌肉张力和力量下降、视力变化和多药治疗会使老年人容易跌倒。骨质疏松症也进一步增加了口腔面部骨折的风险。虐待和忽视老年人也可能导致创伤和骨折（见第19章）。临床医生应评估患者的以下损伤。

- 口腔撕裂伤：口外／口内软组织或口腔黏膜。
  - 没有张开的撕裂伤通常不需要干预就能愈合。
  - 较大的、张开的口腔撕裂伤可通过伤口闭合减少感染和出血并发症。
  - 撕裂伤应迅速收口（3～5天）。有感染危险因素的患者应在48～72h内进行重新评估，以确保正常愈合。
- 牙齿、牙冠、牙桥、种植体创伤：牙齿松动、移位、折断或缺失。
- 口腔矫治器（全部义齿、局部义齿）：破裂、裂缝、边缘锋利、矫治器缺失。
- 面中部骨折：咬合不正，面中部不稳定，脸颊、上唇、牙槽嵴、侧鼻和下眼睑的瘀斑。骨折最常见的部位是面部的中1/3。
- 颌骨骨折：表现为咬合不正、牙关紧闭（无法张开＞5cm）、TMD或颌骨压痛。
  疑似骨折需要额外的诊断信息如下。
- 面中部骨折：计算机断层扫描（CT）。
- 下颌和牙齿骨折：首选CT，或全景X线（全裸）区分下颌、牙齿或牙槽骨骨折。

应立即转诊接受紧急医疗护理。需要与牙科医生协商，以启动任何修复或恢复护理，并确保后续护理。创伤后和术后指导可能包括以下内容。

- 软食及可能需要额外的营养补充。

- 餐后温盐水漱口。
- 必要时暂停刷牙。
- 伤口愈合前避免食用辛辣或咸的食物。
- 避免使用吸管或冰块。
- 停止使用可拆卸假体。

（五）口干症或唾液腺功能减退

唾液应该是水样的、可自由流动的液体。正常含量和体积的唾液可以润滑口内组织和嘴唇，协助完成说话、感知味觉、咀嚼和吞咽等功能，并对龋齿和牙周病有保护作用。唾液含有抗菌成分，可调节牙菌斑的形成，缓冲口腔内pH值以防止细菌产生酸液，利用钙盐和磷酸盐促进牙齿表面的再矿化，修复初期的龋齿。在正常的衰老过程中，唾液的分泌量保持稳定。然而，由于相对于黏液的浆液含量减少，唾液变得更黏稠，导致润滑作用减弱。

口干症，或口腔干燥的感觉，是由唾液流量减少或唾液成分改变引起的，会损害口腔功能，促进龋齿，加重牙周病。在患有糖尿病、帕金森症和癌症等全身性疾病的老年人中，口干症的患病率为55%。重要的是，许多唾液量减少的患者直到临床确诊后才报告口干症；因此，积极主动地与患者讨论口腔健康风险可能不会发生。口干症和唾液功能减退也与自身免疫性疾病有关，如风湿病、Sjögren综合征，以及头颈部放疗等。此外，超过500种药物都有降低唾液分泌量的不良反应，包括许多老年人常用药物，不限于三环类抗抑郁药、抗组胺药、抗高血压药、质子泵抑制药和利尿药。一些非处方口腔润滑剂和唾液替代品是很容易获得的。如有需要，可建议使用缓和措施，如经常喝水或使用木糖醇糖或口香糖，以帮助刺激唾液流动，同时防止龋齿。然而，这种缓解是暂时的，这些替代品没有唾液的保护作用。对于那些因Sjögren综合征或头颈部放疗导致的唾液功能减退的患者，可使用唾液兴奋药。但这些药物应谨慎使用，并仔细监测患者身上可能发生的不良反应和药物之间相互作用。

五、药物因素

除口干症外，许多老年人常用药物还有口腔不良反应（表57-1）。

表 57-1 常见药物对口腔的不良反应	
药 物	口腔及全身作用
超过 200 种药物	可以改变味觉，导致体重减轻，抑郁，并与促进龋齿的含糖食物进行补偿
苯妥英、甲氨蝶呤和钙通道阻滞药	伴有口腔卫生不良可引起牙龈增生
硝苯地平（钙通道阻滞药）	加重牙周病
孕酮、硝酸盐、β 受体拮抗药和钙通道阻滞药	胃液反流侵蚀牙列
含糖药物制剂和营养补充剂	促进龋齿
化疗和头颈部放疗	引起轻重度口腔黏膜炎和口炎
类固醇治疗	接受类固醇治疗的患者更容易发生口腔念珠菌病，以及手术后愈合不良

六、推荐：何时与为何需要合作

许多全身性疾病和用于管理它们的药物或治疗可对口腔健康产生直接和间接的影响。因此，当患者获得新的诊断时，推荐牙医进行口腔评估和风险评估是合适的。一些最常见的已知对口腔和全身健康有双向影响的疾病和健康状况将在下文中进行回顾。患者应被告知提醒他们的牙医任何新诊断的重要性，讨论对他们口腔健康的潜在影响，以及如何保持良好的口腔健康更有利于他们的全身状况。

（一）颌骨坏死或药物相关性颌骨坏死

骨吸收抑制药目前包括静脉和口服双膦酸盐和地诺单抗。这两类药物都与药物相关性颌骨坏死（medication-related osteonecrosis of the jaw，MRONJ）有关。虽然大多数病例发生在接受高剂量静脉注射双膦酸盐治疗的癌症患者或免疫系统受损患者（特别是多发性骨髓瘤和转移性乳腺癌），但口服双膦酸盐治疗的绝经后骨质疏松患者也有病例发生。

MRONJ 是一种药物不良反应，包括在颌面部区域的进行性骨破坏。美国口腔颌面外科医生协会将MRONJ 定义为目前或以前接受过双膦酸盐治疗且无

颌骨放射治疗史的患者，其颌面区暴露的坏死骨持续存在超过 8 周。临床上表现为口腔内骨暴露、延迟愈合、炎症或疼痛，尤其是拔牙后。MRONJ 可表现为疼痛、肿胀、骨外露、局部感染和颌骨病理性骨折，是一种罕见的并发症。MRONJ 会因需要多种治疗、进食困难和疼痛而使患者衰弱。长期使用双膦酸盐和抗骨吸收药物（＞4 年）的患者发生 MRONJ 的风险更高。导致风险增加的慢性条件还包括糖尿病、使用类固醇药物、吸烟和使用抗血管生成药物。

对于接受静脉双膦酸盐治疗的癌症患者，或接受口服双膦酸盐或地诺单抗治疗的骨质疏松患者，在开始治疗前应进行彻底的牙科评估和完成所有牙科治疗，以最大限度降低发生 MRONJ 的风险。

（二）头颈部放疗

所有将接受头颈癌放射治疗（radiation therapy，RT）的患者在治疗前都应进行全面的牙科评估。所有牙科工作应在放疗开始前完成。治疗后拔牙会增加愈合不良和放射性骨坏死的风险。

放疗可导致唾液功能减退和唾液浓度变化，从而导致口腔微生物群落改变，极高的龋齿发生风险，义齿使用困难，言语、咀嚼、吞咽和味觉改变，以及全身不适和生活质量下降。口腔卫生在治疗期间至关重要，需要长期维护。口腔护理应包括终身使用每天处方强度的氟化物，缓解唾液功能症状的姑息治疗，以及适时使用唾液兴奋药。建议经常进行常规牙科检查以预防口腔疾病和（或）在早期阶段发现它们，以获得最佳治疗预后。

（三）痴呆

痴呆患者可能会出现认知和功能缺陷，这将影响他们保持口腔卫生和口腔健康的能力，或者影响他们发现和沟通牙齿问题的能力。患有进行性痴呆的患者随着病情的进展将需要修改他们的口腔护理预防计划和口腔卫生习惯。伴有咀嚼和吞咽问题的患者可能需要进食软食或浓稠液体，将进一步使他们的口腔卫生问题复杂化，并使他们罹患龋齿、牙周病和口腔念珠菌病的风险增加。同时，使用口腔干燥剂会增加痴呆患者拔牙的风险。对于不能充分识别和沟通口腔健康问题的患者，诊断可能会推迟到急性期，这时可能需要更复杂的治疗和管理。因

503

此，在诊断出痴呆时，无论病因是什么，都需转诊给牙科医生，这是至关重要的。在适当的情况下，让家庭成员和护理人员参与并教育他们了解保持口腔健康和寻求定期牙科护理的重要性，与提供如何识别口腔疾病和不适的迹象（如拒绝进食或接受口腔护理或行为改变）的信息同样重要。如果诊断延误，未经治疗的口腔疾病会显著影响营养摄入和全身健康。

（四）糖尿病

糖尿病控制不佳的人患牙周病的风险更大，并且患更严重疾病的风险也更大。牙周病和糖尿病之间的双向关系已经确立。糖尿病控制不佳会增加牙周病的风险，而牙周炎症的存在会导致血糖控制不良，增加患 2 型糖尿病和糖尿病并发症的风险。此外，有证据表明，口腔清创（牙齿清洁）、抗菌治疗（特殊漱口水或药物）和牙周手术可以通过改善血糖控制来潜在地降低与糖尿病相关的风险。一个纳入 14 项研究的 Meta 分析结果表明，牙周干预导致糖化血红蛋白在 3～4 个月时下降 29%，而在 6 个月时并未持续下降，这表明需要更频繁地进行专业牙齿清洁，而不是标准的 1 年 2 次的建议。

（五）肺部疾病

患有吞咽困难的体弱老年人和依赖呼吸机的人有患吸入性肺炎的风险。吸入性肺炎是住院的主要原因，也是危重患者死亡的主要原因，在医院获得性感染的前五名中花费排名第二。口腔中已发现超过 600 种已知的微生物，它们定植在牙齿表面和口腔黏膜上。当体弱的患者依赖喂养和口腔卫生的帮助时，误吸的风险显著增加。因为上呼吸道中的定植细菌会迁移到肺部，所以口腔健康不佳的患者会增加发生吸入性肺炎的风险。使用氯己定或聚维酮碘漱口水等药物进行机械性去除牙菌斑和化学消毒可降低体弱成人吸入性肺炎发生和进展的风险。

（六）睡眠障碍和阻塞性睡眠呼吸暂停

阻塞性睡眠呼吸暂停（obstructive sleep apnea，OSA）是一种需要长期的、多学科管理的慢性疾病。OSA 的发病率与老年人常见的某些疾病有关，如高血压、糖尿病、代谢综合征、抑郁症、终末期肾病、充血性心力衰竭、慢性肺病、创伤后应激障碍和脑卒中。

成功治疗 OSA 的好处包括改善生活质量，改善全身血压控制，减少机动车事故，降低医疗保健使用和成本，以及可能降低心血管发病率和死亡率。对于已经进行医学评估和睡眠研究确诊的患者，口腔矫治器对部分患者应考虑作为替代疗法。这对于不能耐受或拒绝使用持续气道正压通气机的患者可能特别有益。转诊给在睡眠医学和此类器具的制造方面受过适当培训的牙科医生可以帮助进一步确定患者是否适合使用此类器具。需要适当的结果衡量和长期多学科随访，以进一步评估这种治疗的疗效，并更好地确定可以从这种治疗中获益的候选人。

（七）抗凝血药

牙齿清洁、补牙、牙冠准备、活组织检查和拔牙等牙科手术是侵入性的，会导致出血，但通常会在不中断抗凝或抗血小板治疗的情况下进行，除非医生特别指示，并且还必须修改药物医嘱。处方医生和牙科医生之间的合作对于达到国际标准化比值、凝血酶原时间和部分促凝血酶原激酶时间或出血时间至关重要，这对于给定药物的规定目的是可接受的，并可在更复杂的情况下减少牙科手术中过度出血的风险。服用华法林（香豆素）的患者需要在任何侵入性牙科手术前 24h 内获得最新的 INR。对于大多数医疗条件，以 INR 衡量的抗凝治疗预期范围为 2.0～3.0（不超过 3.5），该范围也适用于许多外科手术。由于阿哌沙班、利伐沙班或达比加群等直接口服抗凝血药没有可靠的实验室测试来确定出血风险，因此提供者必须共同努力评估与计划手术相关的总体风险，并修改其相应的医疗和牙科治疗计划。

（八）牙科治疗前的抗生素术前用药

自 1955 年美国心脏协会指南首次引入抗生素术前用药（antibiotic premedication，AP）以来，用于预防牙科手术术后感染的概念发生了很大变化。推荐的 AP 治疗方案变得更简单、更短，而且推荐 AP 的个人和手术的数量显著减少。内科和牙科医生仍然需要考虑患者的个人健康状况和指定的侵入性手术，以确定是否需要进行 AP。世界委员会的所有指南都建议对接受高风险侵入性牙科手术的高风险个体进行 AP。

2017 年 AHA 和 ACC 指南仅在涉及牙龈组织或牙齿尖周区域或口腔黏膜穿孔的牙科手术之前要求

对具有以下情况的患者进行 AP。

- 人工心脏瓣膜，包括经导管植入的假体和同种移植物。
- 用于心脏瓣膜修复的假体材料，如成形环和腱索。
- 既往感染性心内膜炎。
- 未修复的发绀型先天性心脏病或已修复的先天性心脏病，在假体补片或假体装置的部位或附近存在残余分流或瓣膜反流。
- 由于瓣膜结构异常而导致瓣膜反流的心脏移植。

如果患者不符合这些标准，并且内科医生认为患者需要预防性治疗，或者需要使用指南中推荐的治疗方案以外的治疗方案，则内科医生应在安排牙科预约之前为患者提供处方。牙科医生可以建议计划的手术是否符合指南中描述的侵入性标准。

2014 年，美国牙科协会更新了美国骨科医师学会 2012 年指南，以停止对所有接受牙科手术的全关节置换患者进行常规预防性抗生素处方，并建议为患者及其医疗保健服务者提供一个共享的决策工具。

七、口腔健康评估：共同的责任

解决口腔健康问题在改善老年人的整体健康和生活质量方面发挥着关键作用。跨学科团队的合作，包括牙医、内科医生、护士、治疗师、药剂师和其他医疗保健专业人员，对于个性化和适当的口腔保健计划至关重要。作为传统头颈部检查的一部分，内科医生应进行口腔筛查检查。虽然没有针对非牙医临床医生的标准口腔健康评估工具，但 Kayser-Jones 简要口腔健康状况检查（brief oral health status examination，BOHSE）是为从事长期护理工作的护士开发的一种工具。BOHSE 已在各种老年人群中得到验证，包括有认知障碍的个体。10 项 BOHSE 检查可有效反映口腔健康，分数越高表示问题越多。累积分数很重要，在带有星号的项目上得分的个人应立即进行牙科检查。BOHSE 不能代替临床口腔检查和牙科 X 线进行诊断，但它是帮助确定是否需要转诊的好工具。将疑似口腔疾病的患者转诊至牙科医生进行综合评估和诊断。

身体复杂和功能受限的老年人尤其需要护理协调。及时转诊被诊断患有全身性疾病或服用可能危及口腔健康的处方药的患者至关重要。所有照顾老年人的卫生保健提供者在促进日常口腔卫生习惯和确定转诊需要，以及综合口腔卫生保健的必要性方面都具有重要作用。

参考文献

Abdulsamet T, Mehmet SD, Faith D, Izzet Y. Polypharmacy and oral health among the elderly. *J Dent Oral Dis Ther*. 2016;4:1–5.

Chavez EM, Wong LM, Subar P, Young DA, Wong A. Dental care for geriatric and special needs populations. *Dent Clin North Am*. 2018;62(2):245–267.

Cole HA, Carlson CR. Mind-body considerations in orofacial pain. *Dent Clin North Am*. 2018;62(4):683–694.

Hyde S, Dupuis V, Boipelo M, Dartevelle S. Prevention of tooth loss and dental pain for reducing the global burden of oral diseases. *Int Dent J*. 2017;67(suppl 2):19–25.

Liu C, Cao Y, Lin J, et al. Oral care measures for preventing nursing home-acquired pneumonia. *Cochrane Database Syst Rev*. 2018;9:CD012416.

Nishimura RA, Otto CM, Bonow RO, et al. 2017 AHA/ACC focused update of the 2014 AHA/ACC guideline for the management of patients with valvular heart disease: a report of the American College of Cardiology/American Heart Association task force on clinical practice guidelines. *J Am Coll Cardiol*. 2017;70(2):252–289.

Pretty IA, Ellwood RP, Lo EC, et al. The Seattle care pathway for securing oral health in older patients. *Gerodontology*. 2014;31(suppl 1):77–87.

Sollecito TP, Elliot A, Peter B, et al. The use of prophylactic antibiotics prior to dental procedures in patients with prosthetic joints. Evidence practice guidelines for dental practitioners: a report of the American Dental Association Council on Scientific Affairs. *J Am Dent Assoc*. 2015;146(1):11–16.

Sroussi HY, Epstein JB, Bensadoun RJ, et al. Common oral complications of head and neck cancer radiation therapy: mucositis, infections, saliva change, fibrosis, sensory dysfunctions, dental caries, periodontal disease, and osteoradionecrosis. *Cancer Med*. 2017;6(12):2918–2931.

Wahl MJ, Pinto A, Kilham J, Lalla RV. Dental surgery in anticoagulated patients: stop the interruption. *Oral Surg Oral Med Oral Pathol Oral Radiol*. 2015;119(2):136–157.

相关网站

American Association of Oral and Maxillofacial Surgeons. Medication-Related Osteonecrosis of the Jaw—2014 Update. https://www.aaoms.org/docs/govt_affairs/advocacy_white_ papers/mronj_position_paper.pdf. Accessed April 9, 2020.

Appropriate use criteria for antibiotics prophylaxis. https://aaos. webauthor.com/go/auc/terms.cfm?auc_id=224965&actionxm= Terms. Accessed April 9, 2020.

Appropriate use criteria for the management of patients with orthopedic implants undergoing dental procedures. http://www.orthoguidelines.org/go/auc/default.cfm?auc_ id=224995&actionxm=Terms. Accessed April 9, 2020.

Dimension of Dental Hygiene. National Oral Health Report: A State of Decay. https://dimensionsofdentalhygiene.com/ national-oral-health-report-a-state-of-decay/. Accessed April 9, 2020.

Healthy People. https://www.healthypeople.gov. Accessed April 9, 2020.

Oral Health Assessment of Older Adults: The Kayser-Jones Brief Oral Health Status Examination (BOHSE). https://consultgeri. org/try-this/general-assessment/issue-18.pdf. Accessed April 9, 2020.

Smiles for Life. Oral cancers. http://smilesforlifeoralhealth.org. Accessed April 9, 2020.

第 58 章　常见风湿疾病
Common Rheumatologic Disorders

Lisa Strano-Paul　Asha Patnaik　著

颜奇译　涂玲校

痛风、焦磷酸钙结晶病（gout，calcium pyrophosphate crystal disease，CPPD）和风湿性多肌痛症是老年患者常见的关节痛疾病，而侵蚀性骨关节炎则较为罕见。本章将讨论上述这些疾病。关于骨关节炎的讨论，请参见第 34 章。

一、痛风

（一）一般原则

人类早在几千年前就认识到了痛风的存在。痛风和高尿酸血症的主要危险因素包括肥胖和年龄。一项研究表明，老年人群中痛风的发病率正在增加。痛风发作的最强预测因素是血尿酸水平升高。血尿酸在 6~8.99mg/dl 水平预测痛风的发作增加 2 倍，＞9mg/dl 的尿酸水平则预测痛风的发作将增加 3 倍。虽然痛风更常见于男性，但 60 岁以上的患者中男性和女性痛风的发病率大致相等。痛风的其他危险因素包括高嘌呤饮食（红肉、贝类）、酒精（啤酒和烈酒）、高果糖饮料、慢性肾脏病、药物（噻嗪类利尿药）、器官移植、铅暴露和遗传因素。老年人常见的某些疾病如高血压、糖尿病、高脂血症、代谢综合征和血液恶性肿瘤也是痛风的危险因素。

（二）症状

痛风的临床表现为偶发的自限性的少关节疼痛。临床特征是关节发红及肿胀。痛风足（第一跖骨关节受累）和（或）痛风石病史，伴有耳轮或关节处尿酸晶体的沉积，进一步提高了诊断的特异性。大多数痛风呈单关节发作，但反复发作可能会影响多个关节。此外，部分患者还可能出现发热及其他全身症状。耳朵和下肢是痛风常见的发病部位，因为较低的温度有利于尿酸沉积。关节周围结构，如囊和肌腱也可能受累。痛风通常发生在先前受损的关节或创伤后。痛风如果不治疗，通常会在 3~14 天内消失；然而，尿酸晶体仍然存在于受累关节中，痛风的反复发作十分常见，发生率一般从 1 年的 60% 到 3 年的 84%。

（三）实验室检查

痛风诊断的金标准是从发炎的关节或痛风石提取液中发现尿酸单钠结晶。这些晶体呈针状，通常位于关节提取液的多形核白细胞内。在偏光显微镜下观察时，它们具有强烈的双折射。痛风石无细胞的特性导致显微镜下只能观察到痛风石晶体。痛风患者关节液呈炎性改变，表现为白细胞计数升高，这可能混淆其与脓毒性关节炎两者的诊断。由于关节液抽吸存在一定失败风险，因此美国风湿病学院制定了额外的诊断标准。痛风的诊断需要满足至少六项标准：复发性急性关节炎；超过 1 天的急性炎症；单关节关节炎；关节发红；单侧第一跖关节疼痛或肿胀；单侧跗关节肿胀；疑似痛风；高尿酸血症；X 线片显示关节内不对称肿胀；X 线片检查皮质下囊肿无糜烂；急性期的关节液培养阴性。支持痛风诊断的其他检测包括升高的血尿酸水平、全血细胞计数和血肌酐。放射学检查虽然对诊断急性痛风没有典型的帮助，但可以显示慢性痛风的特征性变化，包括皮质下囊肿、增生性骨反应和因痛风所致的远离关节间隙的骨破坏。

（四）鉴别诊断

CPDD 可能与痛风混淆。由于焦磷酸钙晶体呈菱形，在偏振光显微镜下呈弱双折射，通过对关节液的晶体分析可以区分这两种疾病。CPDD 可导致膝关节、耻骨联合、关节盂、髋臼唇和腕关节软骨钙化。

类风湿关节炎（RA）是一种对称性多关节炎，通常发生在四肢。痛风，尤其是复发性痛风，可能是多关节的，但 RA 较痛风更容易累及手部。类风湿滑膜炎可能与痛风混淆。高达 20% 的 RA 患者会有类风湿结节，但这些结节与痛风石不同。放射学检查可以区分 RA 和痛风，因为 RA 会导致弥漫性关节间隙变窄、骨质减少和小关节侵蚀。

脓毒性关节炎也可以表现为单关节或少关节关节炎，表现为关节疼痛、肿胀和发红。发热可能是两种疾病常见的症状。区分这两种疾病的最佳方法是关节液抽吸。

骨关节炎不会引起关节炎症，多表现为拇外翻或拇囊炎，这可能与痛风石混淆。银屑病关节炎会影响手指远端指间关节和指甲变化，这些症状在痛风中十分少见。然而，银屑病患者的血尿酸水平可能升高。

（五）治疗

单纯血尿酸水平升高通常无须接受常规药物治疗。高尿酸人群应就生活方式的改变进行医学咨询，包括低嘌呤饮食、减肥和减少酒精摄入。此外，应避免使用已知的会减少尿酸分泌的药物（表 58-1 和表 58-2）。

非甾体抗炎药通常是急性痛风的一线治疗药物。患者应接受非甾体抗炎药治疗 2~10 天。其他的非处方药，如布洛芬或萘普生，与吲哚美辛同样有效。如果患者胃肠道并发症的风险增加，质子泵抑制药可以降低非甾体抗炎药相关溃疡的发生。

秋水仙碱也是治疗急性痛风的一线药物；然而由于其潜在的不良反应，尤其是腹泻，可能会限制其疗效。目前的建议是 0.6mg，每天 2~3 次。

糖皮质激素也可用于急性痛风，肾脏疾病患者

表 58-1　痛风的治疗	
急性痛风	**慢性痛风**
• **非甾体抗炎药（NSAID）**：所有 NSAID 都同样有效；不良反应包括胃出血和肾损伤。对于 51 岁以上的患者或有胃肠道风险的患者，考虑使用环氧合酶 -2 特异性非甾体抗炎药或米索前列醇保护 GI 　– **吲哚美辛**：首选的非甾体抗炎药；然而，没有证据表明它比任何其他非甾体抗炎药更有效 　– **阿司匹林**：避免服用，大剂量使用时可作为非甾体抗炎药和促尿酸排泄药物。它可以增加血浆尿酸水平，增加痛风风险。由于半衰期短，每 4~6 小时使用一次 • **糖皮质激素**：口服、肌内注射或关节内注射。NSAID 和秋水仙碱禁用时的首选方案。锥形以避免反弹光斑。逐渐减量避免反弹效应 • **秋水仙碱**：无镇痛作用；胃肠道不良反应常见；避免在肝肾功能不全的患者中使用	• **别嘌呤醇（Lopurin，Zyloprim）**：XOI，阻断嘌呤分解为尿酸的酶。它可以降低血尿酸水平，减缓尿酸生成，并有助于溶解痛风中的尿酸晶体。它需要 3~6 个月才能生效，在此期间，可能会出现痛风的急性发作。尤其适用于尿酸分泌过多和尿酸分泌不足的人群。禁用于充血性心力衰竭、慢性肾脏病或肝病患者 • **非布司他（Uloric）**：作用机制与别嘌呤醇相同。可以用于轻中度肾脏或肝脏损害患者。与别嘌呤醇相比，它有更高的血栓形成风险 • **丙磺舒（Benemid，Probalan）**：促尿酸排泄药物，通过增加尿液的尿酸排泄量来降低体内尿酸。最适合排泄尿酸困难或尿酸分泌过量的患者。肾脏疾病患者禁用。患者需要保持足够饮水量，以避免肾结石 • **雷西纳德（Zurampic）**：通过抑制 URAT1 增加尿酸的排泄，URAT1 负责肾脏对大部分尿酸的再吸收。临床上只能与 XOI 联用，以增强其效果。因其存在包括肾功能不全和心血管事件在内的不良反应而不推荐单独使用。患者需要保持足够饮水量，以避免肾结石 • **普瑞凯希（Krystexxa）**：用于严重、慢性难治性痛风。每 2 周静脉输液一次。与所有其他药物相比，它能迅速将尿酸降低到较低水平，但其药效会随着使用时间增加而降低

GI. 胃肠道；XOI. 黄嘌呤氧化酶抑制药

表 58-2 美国风湿协会痛风管理指南

患者教育	考虑高尿酸的次要原因	减少致尿酸升高药物的使用	评估痛风负担
减肥，健康饮食，运动，戒烟，饮水	肥胖、代谢综合征、2 型糖尿病、过量饮酒	降低尿酸排泄：环孢素、乙胺丁醇、左旋多巴、他克莫司、二氮嗪、某些 ACEI（赖诺普利、雷米普利、曲多普利）	临床体格检查或影像学发现的痛风石
避免高嘌呤食物摄入（肝脏、肾脏）、高果糖玉米糖浆、过量饮酒	CAD 或脑卒中的可控危险因素，HTN，HLD，吸烟，缺乏运动，饮食	抑制肾小管尿酸盐分泌物：吡嗪酰胺、小剂量水杨酸盐（如阿司匹林）、噻嗪类利尿药	急性关节炎频繁发作，每年 >2 次
限制牛肉、羊肉、猪肉、富含嘌呤海鲜（沙丁鱼、贝类）、糖、盐和酒精的摄入	潜在的致血尿升高药物（噻嗪类和襻类利尿药、烟酸）、尿石症、CKD、肾小球或间质性肾病	增加近曲小管尿酸生成：乙酰唑胺、布美他奈德、氯噻酮、依沙吖啶酸、呋塞米、美托拉宗、托塞米德、曲安替丁	CKD2 期或 2 期以上
鼓励食用低脂或脱脂乳制品及蔬菜	高尿酸的遗传或后天原因（先天性嘌呤代谢紊乱或银屑病、骨髓增生性或淋巴增生性疾病）	其他：乙醇、果糖、地达诺新、大剂量非格司汀、胰腺酶、烟酸、细胞毒性化疗、糖皮质激素	既往尿石症

ACEI. 血管紧张素转换酶抑制药；CAD. 冠心病；CKD. 慢性肾脏病；HLD. 高脂血症；HTN. 高血压

508

可首选此类药物。一旦排除感染，关节腔内注射糖皮质激素可用于治疗单关节痛风。

建议对 2 次或 3 次以上反复发作急性痛风的患者进行长期的降尿酸治疗。痛风石、多关节痛风的严重发作、X 线显示的关节损伤和尿酸性肾结石，以及已知先天性尿酸代谢异常的患者也应接受降尿酸治疗。治疗的目标是保持血尿酸水平 <6mg/dl。

黄嘌呤氧化酶抑制药包括别嘌呤醇和非布司他。这些药物应该在急性痛风缓解后开始服用。联用秋水仙碱可在早期减少急性痛风发作。别嘌呤醇的剂量范围通常为 100～800mg，平均剂量通常为 400～600mg/d。非布司他的剂量范围为 40～120mg/d。

丙磺舒（Probenecid）是美国唯一可用的控制尿酸药物。为了确定患者是否应接受丙磺舒治疗，应在低嘌呤饮食期间，而非痛风急性发作期收集 24h 尿液中的尿酸和肌酐。如果尿酸水平低于 600～700mg/dl，则可以考虑接受丙磺舒治疗。丙磺舒不应用于已知尿酸性肾结石患者。丙磺舒可与别嘌呤醇联合用于耐药患者。

拉布立酶（Rasburicase）是重组尿酸氧化酶，可促进尿酸转化为尿囊素。临床上用于预防溶瘤综合征。

参考文献

Baker JF, Schumacher HR. Update on gout and hyperuricemia. *Int J Clin Pract.* 2010;64(3):371–377.

Malik A, Schumacher HR, Dinnella JE, Clayburne GM. Clinical diagnostic criteria for gout: comparison with the gold standard of synovial fluid crystal analysis. *J Clin Rheumatol.* 2009;15(1):22–24.

Mandell BF. Clinical manifestations of hyperuricemia and gout. *Cleve Clin J Med.* 2008;75(suppl 5):S5–S8.

Wallace KL, Riedel AA, Joseph-Ridge N, Wortmann R. Increasing prevalence of gout and hyperuricemia over 10 years among older adults in a managed care population. *J Rheumatol.* 2004;31(8):1582–1587.

Wallace SL, Robinson H, Masi AT, Decker JL, McCarty DJ, Yü TF. Preliminary criteria for the classification of the acute arthritis of primary gout. *Arthritis Rheum.* 1977;20(3):895–900.

Wilson JF. In the clinic. Gout. *Ann Intern Med.* 2010;152(3):ITC21.

二、焦磷酸钙结晶病 /CPPD

（一）一般原则

CPPD 与衰老密切相关。CPPD 患者的平均年龄为 72 岁，85 岁以上患者的发病率超过 50%。疾病分布上男女大致相当。CPPD 可能发生在已受伤的关节或需要手术的关节上。当年轻患者出现 CPPD 时，应排除一些代谢性疾病，包括血色素沉着症、甲状旁腺功能亢进症、低磷血症、低镁血症和 Gitelman 综合征。欧洲反风湿病联盟（European League Against Rheumatism，EULAR）最近为 CPPD 制定了以下术语：假痛风，类似痛风急性发作的结晶性滑膜炎；软骨钙质沉着症，透明软骨或纤维软骨出现钙化（这一发现也可能与晶体沉积有关）；焦磷酸盐关节病，用于描述伴随 CPPD 晶体病的关节疾病或放射影像异常。

（二）症状与鉴别诊断

CPPD 的临床表现多种多样。无症状患者常有影像学上的 CPPD 晶体沉积。假性痛风表现为自限性急性发作，与急性炎症和肿胀的痛风的临床症状类似。假性痛风也可以出现发热和白细胞计数升高，这可由创伤或疾病本身引起，但也可能与甲状旁腺切除术后钙水平的波动有关。上述临床表现与痛风发作类似，但假性痛风影响的关节与痛风影响的关节不同，膝盖是假性痛风最常累及的关节。尿酸盐沉积和 CPPD 结晶性疾病可以同时发生，唯有关节液抽吸可做出明确诊断。然而，只有在患者出现与 CPPD 晶体沉积于关节液中相关的多关节炎的慢性症状时，临床上才怀疑是否存在假性 RA（慢性焦磷酸钙晶体炎性关节炎）。由于患者会出现晨僵和滑膜增厚，因此临床上鉴别 RA 和假 RA 十分困难。影像学检查可以发现较 RA 更支持 OA 的异常表现，因此对诊断有一定帮助。假性 OA（伴 CPPD 的 OA）可伴或不伴有急性发作。有症状的 CPPD 患者有一半会出现关节退行性变。最常见的关节是膝盖，这通常很难与 OA 相鉴别。当涉及的关节不太典型时，如手腕、掌指关节、髋部、肩部、肘部或脊椎，则诊断相对简单。CPPD 晶体沉积引起的假性神经性关节病可导致关节变性和 Charcot 关节。CPPD 也可表现为脊髓受累，导致脊柱僵硬，类似于强直性脊柱炎或弥漫性特发性骨骼增生。

（三）实验室检查

关节液分析是 CPPD 的最重要的诊断标准。关节液中出现正双折射的菱形晶体并伴有白细胞是该病的典型病理特征。此外，CPPD 也伴随有关节液中的白细胞计数升高。当关节或组织中同时出现弱阳性双折射晶体，并在 X 线上看到软骨或关节囊钙化时，就可以做出明确的诊断。

（四）治疗

急性假性痛风的治疗方法与痛风相同。假性痛风应联合关节液抽吸和非甾体抗炎药治疗。如果排除感染，可以在关节内使用糖皮质激素。必要时也可以口服秋水仙碱和糖皮质激素。对于出现 3 次或 3 次以上急性发作的复发性假性痛风患者，应预防性使用秋水仙碱治疗。剂量为 0.6mg，每天 2 次，但对于老年患者或无法忍受每天 2 次剂量的患者，可以考虑每天 1 次治疗。

假性 RA 可以使用非甾体抗炎药或秋水仙碱治疗。二线药物包括低剂量糖皮质激素、甲氨蝶呤和羟氯喹。

对于伴有 CPPD 的 OA 患者，治疗取决于是否存在间歇性假性痛风发作。如果没有急性发作，则治疗方法与 OA 相同。

参考文献

McCarty DJ. Calcium pyrophosphate dihydrate crystal deposition disease. *Arthritis Rheum*. 1976;19(suppl 3):275–285.

Zhang W, Doherty M, Bardin T, et al. European League Against Rheumatism recommendations for calcium pyrophosphate deposition. Part I: terminology and diagnosis. *Ann Rheum Dis*. 2011;70(4):563–570.

三、侵蚀性骨关节炎 / 侵蚀性 OA

侵蚀性 OA 是绝经后女性手部罕见的炎症性骨关节炎。发病年龄中位数为 50 岁。侵蚀性 OA 通常表现为手部近端指间关节和远端指间关节的急性疼痛、肿胀、发红和发热。它可能导致指间关节不稳定，功能逐渐丧失。

侵蚀性 OA 患者 HLA-DRB*07 可能为阳性。C- 反应蛋白也可能升高。手部的 X 线片显示关节间隙变窄和中央侵蚀，上述影像学异常改变通常被描述为"鸥翼和锯齿畸形"。这种中央骨质侵蚀有助于区分侵蚀性手 OA 和非侵蚀手 OA。

侵蚀性 OA 的治疗方法与手 OA 相同，外用非甾体抗炎药、口服镇痛药和硫酸软骨素可帮助患者控制症状和减轻疼痛。随机临床试验表明使用传统药物或抗风湿的生物制剂对于关节侵蚀并没有显著改善。

参考文献

Punzi L, Ramonda R, Oliviero F, et al. Value of C reactive protein in the assessment of erosive osteoarthritis of the hand. *Ann Rheum Dis.* 2005;64:955–957.

Punzi L, Ramonda R, Sfriso P. Erosive osteoarthritis. *Best Pract Res Clin Rheumatol.* 2004;18:739. 739–758.

Rovetta G, Monteforte P, Molfetta G. Balestra V. A two-year study of chondroitin sulfate in erosive osteoarthritis of the hands: behavior of erosions, osteophytes, pain and hands dysfunction. *Drugs Exp Clin Res.* 2004;30(1):11–16.

四、风湿性多肌痛症

（一）一般原则

风湿性多肌痛症（polymyalgia rheumatica，PMR）是影响中老年人的常见疾病。PMR 的发病率在 50 岁后显著增加，在 70—80 岁之间达到高峰。女性比男性更为常见。约 16% 的病例与颞动脉炎或巨细胞动脉炎有关。它们可能是同一疾病的不同阶段。

（二）症状

当年龄＞50 岁的患者出现下列典型症状时，临床应怀疑 PMR。这包括至少持续 1 个月的肩部或手臂和臀部近端肌肉或大腿近端疼痛，可能伴随有颈部或躯干僵硬，晨僵持续时间长达 1h。肌肉疼痛会干扰日常生活活动，患者可能会抱怨使用手臂和腿部近端肌肉在梳洗或爬楼梯时的活动不适。肩部疼痛是最典型的症状，而髋部和颈部疼痛则不太常见。

（三）实验室检查

体检时，患者由于疼痛导致肩部的被动和主动活动范围均明显缩小。PMR 无关节压痛或肿胀。多达 1/3 的患者可出现全身症状，如不适、发热、疲劳和体重减轻。多数 PMR 患者的红细胞沉降率＞40mm/h，其他炎症标志物，如 C 反应蛋白也将升高。此外，还可以观察到轻度的正常细胞性贫血（表 58–3）。

（四）鉴别诊断

影响老年人的诸多风湿疾病都表现为近端肢体 / 关节疼痛和僵硬。有一半的 PMR 患者有远端症状，如不对称性周围关节炎，主要影响手腕和膝盖。部分 PMR 患者可出现手肿胀伴手背凹陷性水肿和腕管综合征。当出现上述症状时，临床则很难区分 PMR

表 58–3　2012 年 EULAR/ACR 风湿性多肌痛症暂定诊断标准

基本条件：年龄≥ 50 岁，双侧肩关节疼痛，CRP 和（或）ESR 异常

临床特征	不含 USS 得分 [a]	含 USS 得分 [b]
晨僵：持续时间＞45min	2	2
髋部疼痛或活动范围受限	1	1
RF 或 CCP 阴性	2	2
无其他关节受累	1	1
• 超声 或 • ≥1 侧患有三角肌下滑囊炎和（或）肱二头肌腱滑膜炎和（或）肩胛骨滑膜炎的肩部 和 • ≥1 侧髋关节滑膜炎和（或）转子滑囊炎	NA	1
或者 双肩均患有三角肌下滑囊炎、肱二头肌腱鞘炎和（或）盂肱关节滑膜炎	NA	1

ACR. 美国风湿病学会；CCP. 环瓜氨酸肽；CRP.C 反应蛋白；ESR. 红细胞沉降率；EULAR. 欧洲风湿病防治联盟；NA. 不适用；RF. 类风湿因子；USS. 超声评分

a 不含 USS，得分≥4 分即可诊断为 PMR（敏感性 68%，特异性 78%）

b 含 USS（可选），得分≥5 分即可诊断为 PMR（敏感性 66%，特异性 81%）

引自 Dasgupta B, Cimmino MA, Maradit-Kremers H, et al. 2012 provisional classification criteria for polymyalgia rheumatica: a European League Against Rheumatism/American College of Rheumatology collaborative initiative, *Ann Rheum Dis* 2012 Apr;71(4):484–92.

和 RA。类风湿因子阴性和无关节侵蚀有助于鉴别 PMR 和 RA。在罕见的缓解期血清学阴性的对称性滑膜炎伴凹陷性水肿的情况下，也会导致手脚凹陷性水肿，此类水肿对糖皮质激素治疗有反应。在这种情况类风湿因子检测为阴性，这可能与 PMR 属于同

510

一疾病谱的不同部分。

　　老年人也可出现系统性红斑狼疮，症状类似于 PMR。但其他临床表现，如心包炎、胸膜炎、白细胞减少或血小板减少、抗核抗体阳性，将有助于疾病的鉴别。

　　迟发性脊柱关节病可出现近端关节症状，但外周附着点炎、前葡萄膜炎和骶髂关节炎的存在有助于区分两种疾病。

　　多发性肌炎表现为更明显的肌无力，并可导致肌酶升高。纤维肌痛患者有明显的触痛点，并且红细胞沉降率正常。

　　原发性系统性淀粉样变可能与 PMR 有相同的症状，但此类患者对糖皮质激素治疗无效，并且在免疫电泳上存在单克隆条带。

（五）治疗

　　糖皮质激素是 PMR 的首选药物。泼尼松的剂量为 10～20mg，治疗反应迅速。症状通常在几天内缓解。初始剂量的治疗应持续 2～4 周，并每隔 1～2 周缓慢减量。快速减量可能导致患者反复出现症状，因此激素的减量需缓慢且谨慎。即使如此，临床上也有 30%～50% 的患者会自发复发，需要增加激素剂量。治疗中需评估患者的临床症状及监测 ESR。如果 ESR 增加而患者无复发症状，则无须增加激素用量。大多数患者需要 1～2 年的治疗时间。

　　甲氨蝶呤可作为激素助减剂，用于需要大剂量糖皮质激素治疗的严重 PMR 患者。

参考文献

Dasgupta B, Cimmino MA, Maradit-Kremers H, et al. 2012 provisional classification criteria for polymyalgia rheumatica: a European League Against Rheumatism/American College of Rheumatology collaborative initiative. *Ann Rheum Dis.* 2012;71(4):484–492.

Salvarani C, Cantini F, Boiardi L, Hunder GG. Polymyalgia rheumatica and giant-cell arteritis. *N Engl J Med.* 2002;347(4):261–271.

第四篇 老年常见症状和问题的管理
Managing Common Symptoms and Concerns in Geriatrics

513

第 59 章　睡眠障碍

Sleep Disorders

Diana V. Jao　Cathy Alessi　著

江　红　译　　高红宇　校

诊断要点

- 失眠是一种涉及入睡困难、保持睡眠困难和（或）清晨醒来的障碍，与白天症状发生疲劳、易怒或注意力集中等问题有关。
- 睡眠呼吸暂停在老年人中很常见，可能会出现打鼾、窒息、疲劳、失眠或其他症状。
- 睡眠障碍常见于某些神经系统疾病，如痴呆和帕金森病。
- 根据特定的睡眠障碍，基于临床表现和（或）通过在睡眠实验室中的睡眠监测或通过基于家庭的睡眠监测来做出诊断。

514

一、一般原则

睡眠障碍在老年人中很常见。美国国家心肺血液研究所声称，"1/3 的成年人没有定期获得推荐量的不间断睡眠以保护他们的健康"，并强调了睡眠不良的普遍程度和有害健康后果。睡眠困难和几种原发性睡眠障碍的患病率随着年龄的增长而增加。然而，在老年人中，睡眠障碍通常与其他疾病并存，这可能会加剧或导致额外的医学和心理社会状况，并可能影响治疗。由于这些原因，老年人的睡眠障碍可能通常被视为老年综合征，因为其原因和影响因素通常是多因素的。

睡眠困难的患病率因这些问题的识别和定义方式而异，但研究表明，超过 50% 的社区老年人和超过 65% 的老年人长期护理机构的居民经历睡眠困难。此外，许多居住在社区的老年人使用非处方药或处方安眠药。

睡眠结构可以基于多导睡眠图的发现来描述，多导睡眠图涉及睡眠期间生理记录的多个通道（如脑电图、眼电图、肌电图）。基于多导睡眠图，睡眠可以分为两种状态：非快速眼动（nonrapid eye movement，NREM）和快速眼动期（rapid eye movement，REM）睡眠。非快速眼动期（NREM 睡眠期）被进一步分为三个阶段，其中 N_1 是最浅的睡眠，N_2 占睡眠时间的大部分，N_3 是深度睡眠。随着年龄的增加，N_1 和 N_2 睡眠会增加，而 N_3 睡眠会减少。睡眠模式的改变包括睡眠效率的降低（睡眠时间占在床上时间的百分比），总睡眠时间的减少，睡眠潜伏期（入睡时间）的增加，夜间易醒，白天嗜睡增加，以及其他变化。

除非特别询问，老年人通常很少主动有睡眠障碍方面的主诉。通常提供的症状覆盖了一般睡眠障碍中的典型表现。

二、失眠

（一）临床表现

1. 症状和体征

偶尔有难以入睡或保持睡眠是常见的。为了诊断失眠，国际睡眠障碍分类（International Classification of Sleep Disorders，ICSD）第 3 版要求个体必须有睡眠障碍的主诉［即入睡困难、睡眠维持困难和（或）过早醒来］，睡眠障碍的主诉必须发生在睡眠充分的机会和环境下，必须有与夜间睡眠困难相关的日间不适（如疲劳或不适、情绪障碍或易怒、白天嗜睡）。此外，睡眠障碍和相关的日间症状必须至少出现每周 3 次。当这些症状出现至少 3 个月时，诊断为慢性失眠。

2. 患者病史

详细的病史对于确定失眠的原因至关重要。关键因素包括最近的压力、抑郁症状、焦虑或其他精神状况，医疗和神经系统状况，服用处方药和非处方药，以及其他问题。

3. 特殊检查

有助于评估失眠的工具包括睡眠问卷、睡眠日志、症状清单、心理筛查测试和对床伴的访谈。自填问卷包括失眠严重指数（专门针对失眠）和匹兹堡睡眠质量指数（睡眠问题的一般问卷）。多导睡眠图和（或）腕动记录仪（根据腕部运动估计睡眠和觉醒）不适用于常规评估失眠，除非有共病睡眠障碍的体征和症状提示。实验室检查应根据与失眠相关的共病症状或体征来进行。

（二）鉴别诊断

在老年人中，与潜在的医学或精神疾病相关的症状和药物的作用是失眠的常见原因。通常，多种因素可能共同导致老年患者失眠。

各种疾病都会干扰睡眠，如慢性疼痛、呼吸困难、胃食管反流病和夜尿症。据报道，药物引起的失眠占 10%～15%。表 59-1 列出了常见的引起失眠的药物。许多其他药物也会扰乱睡眠，包括咖啡因和尼古丁。咖啡因是非处方药和饮料中常见的成分，许多人可能没有意识到他们摄入的是含咖啡因的产品。夜间饮酒，虽然会造成初始的睡意，但是可以干扰夜间睡眠结构，从而使失眠恶化。镇静催眠药的长期使用，以及突然撤药也能导致更严重的失眠。

（三）治疗

1. 行为治疗

所有最近出版的指南都推荐将心理和行为治疗作为所有成年人慢性失眠管理的一线疗法。失眠认知行为疗法（cognitive-behavioral therapy for insomnia，CBT-I）一般用于治疗失眠。结合几种治疗方法，包括刺激控制、睡眠限制和认知疗法，也可能涉及其他治疗。刺激控制促进了一些行为，如建立规律的早起和就寝时间，将卧室专用于睡眠和

表 59-1 可导致失眠的药物

心血管药物
- 呋塞米
- β 受体拮抗药

呼吸系统药物
- 伪麻黄碱 / 假麻黄碱
- β 受体激动药
- 茶碱

抗抑郁药
- 安非他酮
- 氟西汀
- 帕罗西汀
- 舍曲林
- 文拉法辛

其他
- 糖皮质激素
- 西咪替丁
- 苯妥英
- 咖啡因和含咖啡因的药物
- 尼古丁
- 乙醇

515

性活动，只有在困倦时才上床睡觉，如果无法入睡就起床，以及避免或限制午睡。睡眠限制疗法试图通过限制在床上的时间来引起适度的睡眠剥夺，然后随着睡眠效率的提高逐渐增加在床上的时间，从而提高睡眠效率。认知疗法侧重于纠正对睡眠不准确的观念和想法。失眠的认知行为疗法通常由具有行为睡眠医学专业知识的心理学家提供，但研究表明，护士和其他临床医生、非临床睡眠教练也可以成功地提供认知行为疗法。失眠的简易行为疗法，即 CBT-I 的一个简短版本，已经被证明是成功的。提供 CBT-I 的移动健康工具和基于互联网的方法也已被开发出来，并被证明可以改善失眠。

睡眠卫生涉及生活方式和环境因素（表 59-2），通常包含在 CBT-I 中。然而，单纯的睡眠卫生对长期严重的慢性失眠患者很少有效。其他的行为干预措施可能包括冥想和放松，以指导患者识别和缓解紧张和焦虑。

表 59-2　改善睡眠卫生的措施示例
• 规律的早晨起床时间
• 避免白天小睡，或限制在早上或下午早些时候<1h
• 白天锻炼，但不要在临睡前锻炼
• 晚上避免咖啡因、尼古丁和酒精
• 避免夜间摄入过多液体，减少夜间排尿
• 睡前不要吃太多，但是少量的零食可以促进睡眠
• 遵循晚上睡觉前的例行准备，用舒适的床上用品
• 确保宁静的夜间环境，尽量减少噪音和光线，保持室内温度舒适
• 睡前避免使用电子设备

2. 药物治疗

（1）处方药：最近的失眠治疗指南建议，如果慢性失眠的行为干预不完全成功，并且已经与患者讨论了这些药物的风险和益处，可以考虑镇静催眠药物（表 59-3）。当这些药物的益处似乎大于其风险时，急性失眠患者也可考虑使用这些药物。通过评估症状类型（如夜间入睡与夜间觉醒的问题）、药物特性、共病状况和费用，达到不良反应和药物间相互作用的最小化。对于老年人，起始剂量应该是最低的。不鼓励患者自行上调剂量。

苯二氮䓬类和相关药物通常用于睡眠。长效苯二氮䓬类药物（如氟西泮）不应用于老年人。因为存在日间残留（镇静）、跌倒和骨折的风险。短效和中效苯二氮䓬类药物可谨慎使用，因为存在药物催眠作用的耐受性风险，并且停药后可能出现反跳性失眠。这些药物还会增加跌倒的风险，并且它们在老年人中的半衰期会更长。

非苯二氮䓬类受体激动药与苯二氮䓬类相比，不良反应和日间残留作用较少。虽然在结构上不同于苯二氮䓬类，但这些药物也作用于 γ- 氨基丁酸苯二氮䓬类受体，但可能对镇静作用有更大的特异性。在美国，可用的非苯二氮䓬类受体激动药包括唑吡坦、扎来普隆和右佐匹克隆（表 59-3）。不幸的是，有证据表明这些药物增加了跌倒和骨折的风险，并且在使用这些安眠药治疗老年人慢性失眠症时也需要谨慎。美国老年医学会于 2019 年更新了老年人潜在不适当用药的 Beers 标准，建议不要使用苯二氮䓬类和非苯二氮䓬类受体激动药（引用了中等质量的

证据和反对使用它们的强烈建议）。

褪黑素受体激动药雷美替胺被批准用于治疗难以入睡型失眠症。它没有被列为受管制的药物，半衰期为 2.6h，已被证明可减少睡眠潜伏期，增加总睡眠时间，并且无反弹或戒断效应。苏沃雷生是 FDA 批准的首个用于睡眠发作和（或）睡眠维持治疗的双重食欲素受体拮抗药。它是第四类受管控药物。

有一些证据表明，对于同时报告失眠的抑郁症患者，可以在夜间使用低剂量的镇静性抗抑郁药（白天使用更具刺激性的抗抑郁药）。大多数出版的指南不鼓励使用镇静性抗抑郁药治疗失眠，除非患者对其他药物无效或有抗抑郁药物的适应证。低剂量多塞平是唯一被 FDA 批准用于治疗失眠的抗抑郁药。使用镇静性抗精神病药物治疗失眠是不合适的，除非患者有严重的精神障碍需要使用这些药物。

（2）非处方药：非处方药物一般包括一种镇静性抗组胺类药物（苯海拉明），单用或者与镇痛药物合用。苯海拉明和类似化合物不推荐用于老年人，因为它们具有强效抗胆碱能作用，并且随着时间的推移会对镇静作用产生耐受性。如果疼痛扰乱了睡眠，睡前单独服用一剂镇痛剂（如对乙酰氨基酚）可能是安全和有益的。草药产品缬草没有足够的证据支持日常使用。

参考文献

American Geriatrics Society. American Geriatrics Society 2019 updated AGS Beers criteria for potentially inappropriate medication use in older adults. *J Am Geriatr Soc*. 2019;67(4): 674–694.

Qaseem A, Kansagara D, Forciea MA, et al. Management of chronic insomnia disorder in adults: a clinical practice guideline from the American College of Physicians. *Ann Intern Med*. 2016;165:125–133.

Sateia MJ, Buysse DJ, Krystal AD, et al. Clinical practice guideline for the pharmacologic treatment of chronic insomnia in adults: an American Academy of Sleep Medicine clinical practice guideline. *J Clin Sleep Med*. 2017;13(2):307–349.

三、睡眠呼吸暂停

（一）一般原则

睡眠呼吸暂停是指睡眠期间气流的反复停止或显著减少。在阻塞性睡眠呼吸暂停（obstructive sleep apnea，OSA）中，呼吸的停止或减少与持续的通气努力有关。中枢性睡眠呼吸暂停的特征是睡眠期间

表 59-3 处方安眠药举例

名　称	类　别	老年人的常用剂量范围	半衰期
替马西泮	中效苯二氮䓬	7.5～15mg	3.5～18.4h
唑吡坦	苯二氮䓬受体激动药	5mg	2～3h
唑吡坦缓释药	苯二氮䓬受体激动药	6.25mg	1.5～5.5h
扎莱普隆	苯二氮䓬受体激动药	5mg	1h
右佐匹克隆	苯二氮䓬受体激动药	1～2mg	6h
多塞平（低剂量）	镇静抗抑郁药	3～6mg	15h
曲唑酮（适应证外）	镇静抗抑郁药	25～150mg	2～4h
雷美尔通	褪黑素受体激动药	8mg	2.6h
苏沃雷生	食欲素受体拮抗药	高达 20mg	12h

气流停止或显著减少，伴有通气努力的缺乏或减少。大多数患有中枢性睡眠呼吸暂停的患者患有心力衰竭。这里重点讨论 OSA 问题。

（二）临床表现

1. 症状和体征

虽然老年人群中肥胖和阻塞性睡眠呼吸暂停综合征之间的关系并不明显，许多患有 OSA 的老年人并不肥胖，但体重指数增加仍然是睡眠呼吸暂停的一个重要预测因素。阻塞性睡眠呼吸暂停综合征在男性中的患病率高于女性，在老年组中也是如此。据报道，在 65 岁及以上的人群中，OSA 的患病率高达 40%。在患有痴呆的老年人中，OSA 的患病率也较高。尽管 OSA 的传统表现包括白天过度嗜睡，但未被发现的 OSA 在患有失眠症的老年人中也很常见。其他相关的体征或症状包括控制不佳的高血压和晨间头痛。床伴或照护者可能对报告大鼾声、窒息声和喘息声或呼吸暂停期非常有帮助。

睡眠呼吸暂停综合征的临床后果可能与睡眠碎片、缺氧和高碳酸血症有关。睡眠呼吸暂停，特别是如果不治疗，与心血管疾病（如高血压和冠状动脉疾病）和死亡率增加有关。其他不良后果包括认知障碍和较高的机动车事故率。

2. 诊断

除了诊断测试，全面的睡眠评估还包括详细的睡眠史和体检。夜间睡眠实验室中的多导睡眠图（polysomnography，PSG）仍然是诊断 OSA 的金标准。然而，家庭睡眠呼吸暂停测试（home sleep apnea testing，HSAT）是许多患者可以接受的替代方法。HSAT 的最佳患者是那些高度怀疑患有阻塞性睡眠呼吸暂停综合征且无慢性疾病（如慢性阻塞性肺病、充血性心力衰竭）的患者，他们可能需要在夜间睡眠实验室进行 PSG 测试。HSAT 的局限性可能包括，如果 OSA 高危患者的初始 HSAT 结果为阴性，或者 HSAT 技术上不充分（如监测导联在睡眠期间滑落或获得次优质量信号），则需要重复进行 PSG 或实验室内 PSG。值得注意的是，HSAT 没有筛查某些其他睡眠障碍，如异常夜间活动和快速眼动睡眠行为障碍。

（三）治疗

气道正压通气（positive airway pressure，PAP）是针对中度至重度 OSA 的治疗标准；中重度 OSA 由呼吸暂停低通气指数（apnea-hypopnea index，AHI）（每小时睡眠呼吸暂停和低通气的总和）定义。PAP 是治疗轻度 OSA 的一种选择，通常用于患有日间症状或其他与 OSA 相关的后果或病症的患者。有一种分类表明，AHI > 30/h 表示重度 OSA，16～30/h 表示中度 OSA，5～15/h 表示轻度 OSA。持续使用 PAP 可以改善高血压和充血性心力衰竭的治疗反应，还可以纠正一些代谢问题，如脂质异常。使用 PAP 的主要挑战是依从性。PAP 的初步使用经验是对使用的预测，因为通常在第 1 周就建立了依从性。为解决干扰正常使用的问题而进行的初步密切随访可能会促进长期坚持。建议进行后续的定期随访，因为阻塞性睡眠呼吸暂停综合征应作为一种慢性疾病来管理。指南建议 OSA 的标准治疗可以包括持续 PAP（continuous PAP，CPAP），即提供恒定和连续的气流；或者自动调节 PAP（auto-adjusting PAP，APAP），即将气流设置在一个高和低范围内，滴定到维持气道通畅的最小压力。APAP 通常不需要像 CPAP 疗法那样，在夜间睡眠实验室进行 PAP 滴定。此外，还有其他治疗方法，如双水平 PAP，它提供两种压力，一种用于吸气，另一种用于呼气。睡眠专家可以决定最合适的治疗方法。

应建议患有 OSA 的患者避免使用乙醇和镇静药（特别是如果 OSA 未得到治疗），如果体重指数升高，则应该减肥。体位疗法使患者在睡眠时保持非仰卧位，是一种有效的辅助治疗方法，尤其是对主要发生在仰卧位的 OSA 患者。对于 PAP 治疗失败或不能耐受的患者，可以考虑其他方法。可以尝试口腔牙科设备来重新定位下巴或舌头，尤其是轻度 OSA 患者。外科手术，如激光辅助悬雍垂成形术或下颌 - 上颌前移术提供了混合的结果，很少有证据表明可用于老年人。也有证据表明，舌下神经刺激器（一种植入式医疗设备）可用于中度至重度 OSA 的特定病例，最近有证据表明其可用于老年人。

没有药物对 OSA 治疗直接有效。不推荐大麻及其合成提取物用于治疗阻塞性睡眠呼吸暂停综合征，因为没有足够的证据证明其有效性、耐受性和安全性。

参考文献

Chowdhuri S, Patel P, Badr MS. Apnea in older adults. *Sleep Med Clin.* 2018;13(1):21–37.

Leng Y, McEvoy CT, Allen IE, et al. Association of sleep-disordered breathing with cognitive function and risk of cognitive impairment: a systematic review and meta-analysis. *JAMA Neurol.* 2017;74(10):1237–1245.

Ramar K, Dort LC, Katz SG, et al. Clinical practice guideline for the treatment of obstructive sleep apnea and snoring with oral appliance therapy: an update for 2015. *J Clin Sleep Med.* 2015;11(7):773–827.

四、睡眠期间周期性肢体运动和不宁腿综合征

（一）一般原则

在老年人中睡眠期间周期性肢体运动（periodic limb movements during sleep，PLMS）的发生率为 20%～60%，然而这些病例的临床意义还不清楚。不宁腿综合征（restless legs syndrome，RLS）的流行范围为 2%～15%。RLS 可能会导致失眠和夜间睡眠不足和不适。RLS 和 PLMS 经常共存，80%～90% 的 RLS 患者存在 PLMS。PLMS 的患病率随着年龄的增长而增加，似乎在北欧和西欧血统的人群中较高，而在亚洲人中较低。这两种情况的原因尚不清楚，但年龄增加、家族史、尿毒症和低铁储备被认为是危险因素。

（二）临床表现

1. 症状和体征

PLMS 的特征是在睡眠中反复出现典型的节律性运动，通常涉及腿部。PLM 障碍（PLM disorder，PLMD）的诊断是针对导致睡眠障碍的 PLMS 患者，不能用另一种障碍的存在来解释。许多表现出 PLMS 样运动的患者是无症状的，或者可能患有另一种睡眠障碍（如 OSA），并且没有针对 PLMS 的特殊治疗。

RLS 有四个特点，组成有助记忆的特征（URGE）：①不可控制地想要移动腿的冲动，通常伴随或由腿的不舒服和不愉快的感觉引起（U）；②症状在休息或不活动期间开始或恶化（R）；③症状随活动或起床而部分或全部缓解（G）；④症状在傍晚或夜间更严重（E）。

2. 特殊检查

诊断 PLMS，而不是 RLS，需要 PSG。RLS 的临床诊断基于病史。国际 RLS 评定量表等主观量表可能有助于评估 RLS 的严重程度和评估治疗结果。RLS 患者应通过血清铁蛋白检测了解有无缺铁。

（三）治疗

PLMS 的治疗取决于症状的严重程度及其对患者总体健康的影响。如果存在另一种睡眠障碍（如 OSA），应首先治疗该障碍，因为 PLMS 样运动可以通过治疗该障碍而改善。

RLS 可以通过腿部拉伸和避免咖啡因、乙醇和引发症状的药物（如抗组胺药、抗抑郁药和促生长药）来改善。铁蛋白缺乏时应及时补充（铁及铁缺乏合适的评价），铁补充后，RLS 症状可能会改善。

当这些方法无效或症状严重时，应考虑对 RLS 进行药物治疗。药物的选择应取决于有效性和相互作用。多巴胺能药物是对 RLS 和 PLMS 研究得最好药物，被认为是老年人的治疗选择。临睡前使用多巴胺激动药（如普拉克索 0.125mg 或罗匹尼罗 0.25mg 或更高）进行治疗可能对 RLS 和 PLMS 都有效。罗替戈汀是一种非麦角多巴胺激动药，可用作 24h 透皮贴剂。这是中度至重度 RLS 的治疗选择，有效剂量高达 3mg/d。多巴胺受体激动药的不良反应包括白天过度嗜睡、幻觉和强迫行为（如无节制地购物、游戏、进食、性冲动）。也有人建议使用卡比多巴 – 左旋多巴（25/100mg 片剂的一半至一整片，或更高）。随着药物消退或增强（症状转移到当天早期）而出现的反弹症状可在治疗时发生。卡比多巴 – 左旋多巴的增强作用比多巴胺受体激动药更常见。反弹和增加都可以随着药物剂量的减少或停止而解决。

也有一些使用加巴喷丁（和普瑞巴林）治疗 RLS 的证据。与多巴胺激动药不同，这些药物不会引起增强作用。羟考酮和氢可酮等阿片类药物可能有助于对其他疗法无反应的严重症状患者，但这些药物的不良反应限制了它们对老年人 RLS 的有效性。氯硝西泮也用于 RLS，但在老年人中的潜在不良反应限制了它在许多老年人中的有效性。

参考文献

Aurora RN, Kristo DA, Bista SR, et al. The treatment of restless legs syndrome and periodic limb movement disorder in adults— an update for 2012: practice parameters with an evidence-based systematic review and meta-analyses: an American Academy of Sleep Medicine Clinical Practice Guideline. *Sleep.* 2012;35(8):1039–1062.

Salminen AV, Winkelmann J. Restless legs syndrome and other movement disorders of sleep – treatment update. *Curr Treat Options Neurol.* 2018;20(12):55.

Trotti LM, Becker LA. Iron for the treatment of restless legs syndrome. *Cochrane Database Syst Rev.* 2019;1:CD007834.

五、发作性睡病

（一）一般原则

发作性睡病是一种反复发作、无法控制的短暂睡眠障碍，会干扰清醒状态，通常伴有入睡幻觉（在睡眠或觉醒开始时出现）、猝倒和睡眠瘫痪。这种疾病通常出现在青春期或年轻人，只有很少表现为老年人第一次发病。发作性睡病是一种终身疾病，但通常不会随着年龄的增长而恶化。中老年发作性睡病的新诊断可能代表以前的漏诊，但应考虑评估潜在的神经系统异常。

（二）临床表现

1. 症状和体征

发作性睡病的主要临床特征是白天过度嗜睡，但没有猝倒（由情绪引发的突然和短暂的肌肉紧张性丧失）。白天过度嗜睡被描述为不可抑制的睡眠需求，或白天进入睡眠状态至少已持续 3 个月。

2. 特殊检查

特殊检查包括多重睡眠潜伏期测试（multiple sleep latency test，MSLT），这是一种结构化的检查，用于确定白天嗜睡的严重程度，并识别快速眼动早期发作的睡眠事件（即睡眠发作快速眼动期）。真正的猝倒是对发作性睡病的诊断，但不是所有发作性睡病患者都会猝倒。

（三）鉴别诊断

发作性睡病可能会并发其他睡眠障碍，包括睡眠呼吸暂停、周期性肢体运动和快速眼动行为障碍。这些疾病通常会在 MSLT 之前进行的夜间 PSG 中被识别。

（四）治疗

非药物干预包括最大限度地增加夜间睡眠，辅以有计划的白天小睡，以及避免引发发作的情绪状况。有多种药物可供选择，包括促醒药（如莫达非尼）、选择性 5- 羟色胺再摄取抑制药、5- 羟色胺 – 去甲肾上腺素再摄取抑制药、三环类抗抑郁药和羟丁酸钠。发作性睡病 / 嗜睡症的治疗通常需要睡眠专家的帮助。

参考文献

Kovalska P, Kemlink P, Nevsimalova S, et al. Narcolepsy with cataplexy in patients aged over 60 years: a case-control study. *Sleep Med.* 2016;26:79–84.

Lammer GJ. Drugs used in narcolepsy and other hypersomnias. *Sleep Med Clin.* 2018;13(2):183–189.

六、昼夜节律睡眠障碍

（一）一般原则

昼夜节律睡眠障碍（circadian rhythm sleep disorders，CRSD）可能主要是内在的（如高级睡眠 - 觉醒相障碍、延迟睡眠 - 觉醒相障碍、不规则睡眠 - 觉醒节律紊乱、非 24h 睡眠 - 觉醒节律障碍）或外在的（如时差障碍、轮班工作障碍）。昼夜节律的变化与年龄的增长之间存在相关性。

（二）临床表现

1. 症状和体征

通常，老年人一般睡眠时相是提前的，这导致了早睡和清晨唤醒模式。在卧床不起的人身上，昼夜节律的变化会很明显。当生物钟完全失去同步时，就像在严重的神经退行性疾病中可能发生的那样，睡眠 - 觉醒周期变得不规则，白天睡觉，晚上失眠，或者在整个 24h 期间睡眠和觉醒交替进行。这种不规则的模式在疗养院居民中尤其常见。

2. 特殊检查

腕动仪和（或）睡眠日志可用于进行诊断和监测治疗反应。当诊断不明确或怀疑是另一种睡眠障碍时，就需要进行 PSG 检查。

（三）治疗

基于 CRSD 的特殊性，治疗可以包括适当定时的强光照射、适当定时的褪黑素使用、处方睡眠时间安排和其他治疗。促醒药物（如莫达非尼）已用于上夜班的轮班人员，以增加觉醒度和某些其他情况。由于不恰当的昼夜节律治疗（如强光、褪黑素）可能会对睡眠 - 觉醒周期产生有限甚至不利的影响，因此在处理严重的慢性 CRSD 时，可能需要特殊的专业知识。

参 考 文 献

Auger RR, Burgess HJ, Emens JS, et al. Clinical practice guideline for the treatment of intrinsic circadian rhythm sleep-wake disorders: advanced sleep-wake phase disorder (ASWPD), delayed sleep-wake phase disorder (DSWPD), non-24–hour sleep wake rhythm disorder (N24SWD), and irregular sleep-wake rhythm disorder (ISWRD). An update for 2015. *J Clin Sleep Med*. 2015;11(10):1199–1236.

Kim JH, Duffy JF. Circadian rhythm sleep-wake disorders in older adults. *Sleep Med Clin*. 2018;13:39–50.

七、快速眼动睡眠行为障碍

（一）概述

快速眼动睡眠行为障碍（REM sleep behavior disorder，RBD）通常出现在晚年，男性比女性更常见。RBD 与某些神经退行性疾病有关，特别是 α- 突触核蛋白病（如帕金森病、路易体痴呆、多系统萎缩）。RBD 可能在神经退行性疾病的临床表现之前几年出现。

（二）临床表现

1. 症状和体征

RBD 表现出做梦行为的症状，并伴有快速眼动睡眠期应有的正常肌肉松弛的缺失。患者在睡眠中用有力的动作和行为来表演梦境。他们通常因自己或其床伴受伤而接受医疗护理，这些伤害可能相当严重。SSRI、SNRI 和三环类抗抑郁药等药物可诱发 RBD。它还与大脑疾病有关，包括痴呆和脑卒中。如前所述，RBD 可能是神经退行性疾病的前驱症状。

2. 特殊检查

需要多导睡眠监测 PSG 来确认诊断和排除其他情况。

（三）治疗

应该采取环境措施，使睡眠环境对患者和床伴安全。氯硝西泮传统上用于这种情况，但老年人应慎用，特别是那些并发神经退行性疾病、虚弱或步态异常的人。褪黑素越来越被认为是 RBD 的一线治疗药物，尤其是对于患有神经退行性疾病的老年人。当一线治疗失败或不足以控制症状时，多种药物被描述为二线治疗。

参 考 文 献

Malhotra RK. Neurodegenerative disorders and sleep. *Sleep Med Clin*. 2018;13(1):63–70.

Postuma RB, Iranzo A, Hu M, et al. Risk and predictors of dementia and parkinsonism in idiopathic REM sleep behavior disorder: a multicentre study. Brain. 2019;142:744–759.

Rodriguez CL, Jaimchariyatam N, Budur K. Rapid eye movement sleep behavior disorder: a review of the literature and update on current concepts. *Chest*. 2017;152(3):650–662.

八、特殊人群的睡眠问题

（一）痴呆的睡眠模式

大多数关于痴呆睡眠问题的研究都集中在阿尔

茨海默病上。与未患痴呆的老年人相比，患痴呆的老年人睡眠中断的情况更多，更多的觉醒，更低的睡眠效率，以及其他问题。多达 2/3 的痴呆患者可能会在傍晚或晚上出现精神错乱或激动行为的恶化，也被称为日落现象。如果痴呆患者不能说出他们的症状或积极参与他们的护理，这会进一步加重他们的睡眠困难。日落现象的存在需要寻找潜在的促成因素，如疼痛、焦虑或其他不适的原因。抗精神病药和镇静催眠药对患有痴呆和夜间问题行为恶化的老年人并不总是有效，这些药物也有很大的风险。感官干预（芳香疗法、热浴和手部按摩舒缓音乐）可能是有益的。PSG 可能对怀疑有原发性睡眠障碍（如 OSA）并需要治疗的特定病例有用。

（二）需长期照的老年人的睡眠障碍

除了导致老年人睡眠问题的多因素病因之外，长期需在照护机构生活也会出现其他可能导致睡眠障碍的因素。这些老年人睡眠障碍的常见模式包括频繁的夜间觉醒和白天睡眠。许多因素似乎会影响睡眠质量，包括可能干扰睡眠的多种身体疾病和药物、虚弱和不活动、原发性睡眠障碍的患病率增加、白天暴露于阳光的时间极少，以及环境因素，包括频繁的夜间噪音、光线和护理活动。

增加日间体力活动水平，以提高日间清醒度可能会改善照护机构老年人的夜间睡眠。与社交相结合的锻炼计划也可能有所帮助。亮光疗法也可以改善夜间总睡眠质量，减少白天睡眠，但影响可能不大。建议减少夜间噪音和坚持睡眠卫生习惯。应用多组分非药物干预改善照护机构老年人的睡眠 – 觉醒模式可能有一定的效果，但结果（随机对照试验）好坏参半。

参考文献

Hughes JM, Martin JL. Sleep characteristics of Veterans Affairs adult day health care participants. *Behav Sleep Med*. 2015;13(3):197–207.

Shang B, Yin H, Jia Y, et al. Nonpharmacological interventions to improve sleep in nursing home residents: a systematic review. *Geriatr Nurs*. 2019;40(4):405–416.

Ye L, Richards KC. Sleep and long-term care. *Sleep Med Clin*. 2018;13(1):117–125.

相关网站

American Academy of Sleep Medicine. http://www.aasmnet.org. Accessed April 13, 2020.

National Institutes of Health National Center on Sleep Disorders Research. http://www.nhlbi.nih.gov/sleep. Accessed April 13, 2020.

National Sleep Foundation. http://www.sleepfoundation.org. Accessed April 13, 2020.

Sleep Research Society. http://www.sleepresearchsociety.org. Accessed April 13, 2020.

睡眠问卷

- 失眠严重程度指数
- 国际不宁腿评估量表
- 匹兹堡睡眠质量指数

521

第 60 章　精神错乱
Confusion

Candace J. Kim　Caroline Stephens　著

杨柏怡　译　　高红宇　校

一、一般原则

精神错乱是一种症状，其特征是意识状态的改变，可伴随定向障碍、记忆丧失、感知改变和（或）行为改变，是许多老年人常见的问题，也是家庭和照料者寻求医疗照护的常见原因。作为正常衰老的一部分，许多成年人都会经历一些认知变化，如处理信息的速度下降、自发回忆减少、执行能力小幅下降。然而，精神错乱并不是衰老的正常组成部分。评估症状的开始和持续时间对于区分导致精神错乱的原因是重要的。

精神错乱可能是其他急性或慢性疾病的特征之一。它通常不会被发现，除非影响了老年人日常生活活动。急症护理机构中的发生的精神错乱（通常使用谵妄、精神状态改变或脑病等不同术语来指代）常与较长住院时间、较高医疗费用、护理者痛苦和包括较高死亡率在内的较差预后结果有关。随着时间的推移，精神错乱会导致功能状态受损和生活质量下降。

二、临床表现

当患者出现精神错乱时，进行详细的病史和深入的体格检查是至关重要的，包括精神状态检查，以及实验室检查和诊断测试。为了确定患者的基线状态，以及已经发生的任何变化，有必要与家人、照料者和患者进行面谈。

（一）症状和体征

一个完整的病史应该集中在了解具体的认知、功能和行为变化，以及这些症状如何随着时间的推移而变化的。医生必须设法了解任何事件，如跌倒、局部疼痛、最近的诊疗过程、药物改变或环境触发，并考虑其是否与精神错乱的发展有关。询问药物使用情况和筛查滥用药物和（或）酒精、中毒或戒断的潜在风险因素也很重要。寻找任何之前患有的疾病、神经或精神疾病也可能提供潜在的相关信息。表 60-1 详细描述了需要评估的关键病史要点。医疗评估应包括心理社会评估，彻底和准确的药物审查（包括非处方和补充替代疗法），以及任何对按规定服药存在的障碍，如对用药目的或剂量的误解、获取药物问题或认知障碍。

在精神错乱的情况下，体格检查通常会提供许多诊断线索。当出现生命体征异常（包括疼痛的严重程度和疼痛的部位）时，医生不可忽视，并应进一步检查。例如，当患者出现精神错乱合并呼吸频率为 40 次 / 分时，需要进行影像学和实验室检查，以做出与急性呼吸窘迫综合征相关的诊断，而精神错乱同时伴有高热的患者则需要评估感染情况。

在一般医学检查中的观察可以提供对精神错乱性质的实质性见解。震颤、扑翼样震颤或其他异常运动的出现可提示肾功能或肝功能不全，或由药物不良反应引起。行为异常、与家庭成员的互动、意识水平的评估可使检查者更多地了解患者神经精神方面的问题。

对特定器官系统的检查应注意全身系统疾病和器官功能障碍的迹象，因为几乎任何器官系统的问题都可能导致精神错乱。例如，一名伴有精神错乱和发热的患者出现新的心脏杂音、指甲和趾甲下线状出血，提示可能患有心内膜炎。皮肤改变可能提示药物不良反应、肝损伤或急性感染过程。其他常见的心血管疾病，如急性冠状动脉综合征或心力衰竭，可能以精神错乱为突出症状表现。

表 60-1 评估精神错乱时的关键病史要点

病史
- 活动性感染
- 痴呆家族史
- 头部外伤史
- 服用药物史，近期药物改变
- 神经系统疾病，包括帕金森病、癫痫或脑血管疾病
- 既往谵妄发作
- 睡眠质量或睡眠障碍
- 手术史、麻醉反应和术后恢复
- 血管危险因素

精神病史
- 行为障碍，如冲动控制问题、身体或语言攻击问题、梦游或不恰当脱衣行为等问题
- 精神疾病家族史（尤其是抑郁症）
- 过去或现在饮酒或吸毒史
- 有精神病诊断史
- 最近的压力和失落

功能状态
- 日常生活活动和工具性日常生活活动变化
- 跌倒 / 步态障碍
- 听力损失
- 视力受损
- 尿失禁

（二）心理状态检查

心理状态应在记忆、抽象思维、判断、情绪和情感、定向、注意力或集中力、意识水平（清醒或嗜睡）、沟通或语言能力、行为和人格变化（如多疑或冲动控制障碍）等方面进行评估。标准化的精神状态问卷、诊断评定量表和症状清单可以帮助完成这一评估过程。结合病史和体格检查，采用蒙特利尔认知评估、精神错乱评估方法（表 60-2）和老年抑郁量表可以帮助临床医生区分痴呆、谵妄和抑郁。但是要认识到，不能孤立地解释这些检查的结果。结果必须结合个人的临床表现、社会经济地位、文化背景、教育和文化水平、当前 / 以前的职业、其他社会心理因素来进行解释。

此外，患者对这些标准化评估工具的反应方式可以提供与他们获得的分数一样丰富的信息。例如，

表 60-2 精神错乱评估方法（CAM）诊断流程

运用 CAM 诊断谵妄，需同时满足以下证据的第 1 条和第 2 条，以及第 3 条或第 4 条中任一条

证据

1. 急性发作及波动性病程	对以下问题予以肯定性回答（通常是间接获得的）："是否有证据表明患者的精神状态较基线水平有急性变化？患者的异常行为是否在一天之中波动，即严重程度倾向增加和减少？"
2. 注意力不集中	对以下问题回答予以肯定性回答："患者是否很难集中注意力，例如，很容易分散注意力，或者难以记录所说的内容？"
3. 思维无续	对以下问题回答予以肯定性回答："患者的思维是否是混乱或不连贯的，如散漫或不相关的对话，不清楚或不符合逻辑的想法，或不可预测的从一个主题到另一个主题的转换？"
4. 意识水平的改变	对以下问题予以除了"觉醒"之外的答案："总的来说，你会如何评价这个患者的意识水平？"［觉醒（正常）、警惕（过于兴奋）、嗜睡（昏沉、易唤醒）、木僵（难以唤醒）或昏迷（无法唤醒）］

引自 Inouye SK, van Dyck CH, Alessi CA, Balkin S, Siegal AP, Horwitz RI. Clarifying confusion: the confusion assessment method. A new method for detection of delirium, *Ann Intern Med* 1990 Dec 15;113(12):941–948.

抑郁症患者可能在 MoCA 上得分较低，这可能是由于他们缺乏努力、情感淡漠和频繁回答"我不知道"；而痴呆患者在付出很大努力情况下，才能获得相同的低分数，并且他们试图为错误找借口，如果他们不能适当地回答问题，则会感觉糟糕。另外，谵妄患者可能表现出注意力不集中，在评估过程中容易分心和（或）睡着。

三、诊断方法

（一）实验室检查结果

目前还没有特异性的实验室检验来支持精神错乱的诊断。相反，通过从病史和体格检查中获得的信息来指导检验，以确定是否可以发现潜在病因。血液检验，包括转氨酶和氨、全血细胞计数、电解

质紊乱，适合筛查新出现的或恶化的器官功能障碍，或可能引起精神错乱的感染。如果初始筛查和实验室检验未得出诊断，额外检测甲状腺功能、维生素 B_{12} 和甲基丙二酸水平可能有用。此外，对服用可能产生精神错乱的药物的患者，进行尿液和血清毒理学检查、药物浓度水平（如地高辛、锂）的筛查也是适当的，并且可能会对诊断有所帮助。

（二）影像研究

头部计算机断层扫描或大脑磁共振成像的神经成像可以识别可能导致精神错乱的大脑结构异常。如果在检查中发现任何局灶性神经病变，或有新发的头痛症状，获得这种成像检查尤其重要。典型的是，病变如肿瘤或亚急性脑卒中累及一个或两个额叶可能导致精神错乱，有时没有其他明显的神经系统检查结果。也有影像学发现与导致精神错乱的其他病因相关，如严重低血糖、硫胺素缺乏、梗阻性脑积水。头部外伤、过度饮酒或跌倒的患者需要进行神经影像学检查，以评估创伤性脑损伤的证据，因为硬膜下血肿可能在受伤后数天至数周表现为精神错乱。

（三）特殊测试

如果有任何癫痫发作的临床迹象，或者没有其他原因可以解释患者的精神错乱症状，那么脑电图（EEG）可协助诊断。非惊厥性癫痫活动可表现为意识改变或精神错乱，其特征是缺乏通常与癫痫发作相关的强直 - 阵挛性运动。EEG 也有助于确定由精神疾病引起的精神错乱的诊断，因为背景 EEG 活动在这种情况下会显示正常的清醒状态。

四、鉴别诊断

（一）谵妄

谵妄，通常表现为急性精神错乱，是一种高度流行、可预防、危及生命的临床综合征，可发生在任何年龄，但在急性患病的老年人中尤为普遍。它的特征是注意力和意识的突然变化和波动，以及无法用确定的神经认知疾病来解释的认知障碍。与痴呆不同，痴呆是一种持续数月至数年的渐进性的精神错乱状态，而谵妄发展时间通常较短（数小时至数天），病重程度波动（经常在夜间恶化），以注意

力不集中为特征。焦虑、易怒和精神运动性不安与失眠是常见的。这些患者可能会自行拔掉静脉导管，取下氧气面罩，断开监测设备，并表现出无法控制的冲动和缺乏对周围环境的意识。知觉障碍（通常是视幻觉）通常伴有偏执妄想，这会加剧患者的行为和情绪障碍。过激行为通常与谵妄相关，通常需要对患者使用物理和化学约束，而这会进一步增加患者功能丧失和发生严重并发症的风险。

家人和照料者可能会反映患者白天"正常"，但在半夜变得精神错乱、不安和烦躁。其他时候，症状可能不那么明显："她的行为不是太正常。"当家人和照料者在一天或一周的过程中观察到这种微妙的变化时，医疗团队应该认真对待该症状，应该积极考虑并排除谵妄。谵妄被认为是一种医疗急症，在假设患者患有痴呆或精神障碍之前，应该对谵妄进行医学评估。关于谵妄，详见第 36 章。

（二）痴呆

与谵妄不同，痴呆在本质上是慢性的，在几个月到几年的时间里不知不觉地进展。具体来说，痴呆是一种临床综合征，其特征是记忆困难、语言障碍、心理和精神变化、日常生活活动障碍。与谵妄不同的是，痴呆患者的注意力通常是完整的。尽管痴呆有许多不同的类型（见第 9 章），最常见的是阿尔茨海默病，占所有痴呆病例的 50%～80%。

阿尔茨海默病的典型症状是忘记最近发生的事情或谈话。家人和亲人可能会反映说，在几个月或更长时间里，患者越来越多地在熟悉的地方迷路，物品摆放不当，有语言障碍（如说出熟悉物体的名称），难以执行需要思考但过去容易完成的任务（如对账、玩纸牌游戏、学习新信息或常规知识），经历人格变化或社交技能的丧失导致不适当的行为。随着痴呆的缓慢进展，这些症状变得更加明显和严重，并干扰患者自我照护的能力。患者也可能开始表现出精神病症状、情绪和行为困难［如偏执妄想、幻觉、抑郁、身体和（或）语言攻击、社交退缩］，或睡眠障碍（如经常在夜间醒来），洞察力和判断力越来越差。这些行为中有许多通常会对照护构成重大的挑战，并可能对家庭和照料者造成不断升级的情感、身体和（或）经济负担。在严重阶段，患者无法进行

基本的自我护理，识别家庭成员，理解语言、说话或独立行走。

值得注意的是，精神错乱或认知功能下降表现为与年龄和教育程度不相符，但不符合痴呆标准，不应归因于正常老龄化。轻度认知障碍（mild cognitive impairment，MCI）介于正常认知衰老和痴呆之间，是属于的中间阶段的神经认知障碍。轻度认知障碍与终生患痴呆的风险增加有关。轻度认知障碍患者会在记忆、语言或其他认知功能方面出现问题，严重到足以引起他人注意，并在测试中被证实，但不会严重到影响日常生活。了解功能障碍的程度是确定患者是否患有轻度认知障碍或早期痴呆的关键因素。

（三）精神疾病

抑郁症是老年人中最常见的精神疾病，主要影响那些患有慢性疾病、认知障碍和失能的患者。它在临床上被定义为情绪低落或对一天中的大多数活动失去兴趣或快乐感受的综合症状。为了确定诊断，这些症状必须表现为患者正常功能的改变，并且至少持续 2 周。个性变化（如社会退缩、冷漠、易怒）、健忘和情绪变化［如对思考能力下降的抱怨、绝望感和（或）无助感、睡眠或食欲变化、精神运动迟缓 / 躁动］可能是抑郁、痴呆或两者兼有的迹象。抑郁症患者可能会意识到自己的悲伤情绪，经历身体不适，或者只是表现出对日常生活活动参与度的降低。助记缩写符号 "SIGECAPS"（表 60-3）是对抑郁症的八个主要诊断症状的评估。

与痴呆不同的是，抑郁症患者的精神错乱更多表现为任务特异性的，而不是全方位的。例如，患者可能在某种特定活动上有困难，如支付账单，但仍然能够完成同样困难程度的其他任务，如做填字游戏。同样，患者可能不会主动交谈或参与谈话，但仍保有言语能力。一个抑郁症患者也更有可能谈及许多关于失去的主题，以及详细描述他们认知上的苦恼，而痴呆患者可能没有意识到他们有认知困难，并且 / 或试图掩盖他们认知上的缺陷。表 60-4 比较了帮助区分谵妄、痴呆和抑郁症诊断的关键特征。

（四）重叠诊断

最后，重要的是要认识到，在评估老年人的精

表 60-3　诊断抑郁症的八种主要自主神经症状（SIGECAPS）

S 睡眠障碍*（白天睡眠增加，晚上减少）
I 兴趣减少（对以前喜欢的活动失去兴趣）
G 内疚（毫无价值感*、绝望感*、后悔、自责）
E 精力丧失或疲劳*
C 注意力集中障碍*
A 食欲变化*（通常减少，偶尔增加）
P 精神运动变化（迟缓 / 嗜睡或激动 / 焦虑）
S 自杀想法 / 常常想到死亡

注：要符合重度抑郁症的诊断，患者必须有 4 种症状外加抑郁情绪或快感缺乏，至少持续 2 周。要符合心境恶劣障碍的诊断，患者必须有 6 个星号（*）标记的症状中的 2 个，合并抑郁，至少 2 年

经 Carlat DJ 许可转载，引自 The psychiatric review of symptoms: a screening tool for family physicians, *Am Fam Physician* 1998 Nov 1;58(7):1617–24.

神错乱时，三种常见的临床症状（即痴呆、谵妄、抑郁）可能会重叠。例如，25%～75% 的谵妄患者同时患有痴呆，而痴呆的存在会使谵妄的风险增加多达 5 倍。在大约 20% 的阿尔茨海默病患者中，抑郁症常常与痴呆并存，并与较高水平的功能障碍和活动乐趣减少相关。晚年抑郁症状可能是老年人认知能力下降的早期表现。

五、预防

除了早期识别外，预防精神错乱的发生是照护的一个关键方面，也是避免相关不良后果的最有效手段。重要的是，对家庭和照护者进行有关环境或医疗诱因的教育，以及如何适当地进行早期干预措施，以尽量减少精神错乱带来的影响。

一些潜在的诱因是个人药物治疗、日常生活或环境的改变。避免重大的环境变化，优化睡眠，避免夜间干扰可能有助于防止精神错乱的发生。尽量减少情绪和身体压力，保持和鼓励活动和有规律的心血管运动，改善任何可能引起或导致精神错乱的感知觉障碍，都是潜在的有效预防措施。例如，确保一个人能够获得并且适当地使用矫正眼镜、助听器及助行器都是非药物措施，有助于在适当的环境中预防精神错乱的发生。理想的环境是个性化的环境，以优化个体的安全及舒适度，改善补水及睡眠。

	表 60-4 谵妄、痴呆和抑郁症的临床特征比较		
临床特征	谵 妄	痴 呆	抑郁症
发病 / 疗程	急性；在数小时至数天内发病，症状每天波动（夜间、黑暗、醒来时更严重）	慢性；通常隐匿或逐渐发作；症状进展但随着时间推移相对稳定（取决于痴呆的类型）	相当突然；可能与生活的重大变化相一致；日间影响通常在早上更严重
持续时间	数小时、数天、数周（或更长）	月到年	最少 2 周，可以是几个月到年
意识 / 警觉	减少，波动，昏睡或高度警觉	一般清醒或正常，直到病情晚期	一般清醒或正常
注意力 / 专注力	受损；注意力范围变窄；波动	一般正常，直到病情晚期	最小的功能损害，但可能已经难以集中注意力
定向力	早期的定向障碍，严重程度不同	疾病后期的定向障碍（通常是在数月到数年之后）	通常正常，但也可能有选择性的定向障碍
记忆力	整体损伤；测试能力可能由于严重的注意力不集中而受到限制	起初是近期，之后是远期损伤	选择性或"斑片状"的损伤；完整记忆的"岛屿"
思考力	混乱；支离破碎，不连贯的言语，缓慢或加速；意识的变化	找词困难；抽象困难，计算困难；失认症；病程后期出现思想贫乏	注意力有些困难；有可能思考和（或）言语缓慢；失落、绝望或自我贬低
知觉	扭曲的；幻想、错觉和幻觉；难以区分现实和知觉错误	变化取决于痴呆的类型；偏执妄想（如人们偷物品）和视觉幻觉最常见的	一般是完整的；在严重的情况下，可能会有偏执想法和（或）幻觉
精神运动行为	明显变化（过度活跃、活动减退或混合）	一般正常直到晚期；可有失用症	可变，精神运动迟缓或激越
睡眠 - 觉醒周期	受干扰，逆循环，小时到小时的变化	碎片化、昼夜颠倒，但不是小时到小时的变化	常见失眠，有入睡困难和（或）早醒；也会出现嗜睡
相关特征	可变情感变化；自主神经过度觉醒症状；夸大人格类型；与急性身体疾病相关	情感往往是肤浅、不恰当和（或）不稳定的；试图掩盖智力上的缺陷；可能存在人格变化、失语、失认；缺乏洞察力	情感抑郁；焦虑情绪；夸大 / 详细的抱怨，通常多是关于失去的主题；专注于个人的想法；洞察力存在
评估	供养着 / 家庭强调的失败；工作分心；大量错误	家庭、照护者、朋友强调的失败；经常"险些错过"答案；艰难的进行测试；努力寻找合适的答案	个人强调的失败；经常回答"我不知道"；很少 / 缺乏努力；经常放弃；对测试漠不关心

参 考 文 献

Fong TG, Davis D, Growdon ME, et al. The interface between delirium and dementia in elderly adults. *Lancet Neurol.* 2015;14:823–832.

Haigh EAP, Bogucki OE, Sigmon ST, et al. Depression among older adults: a 20–year update on five common myths and misconceptions. *Am J Geriatr Psychiatry.* 2018;26(1):107–122.

Han JH, Schnelle JS, Ely EW. The relationship between a chief complaint of "altered mental status" and delirium in older emergency department patients *Acad Emerg Med.* 2014;21(8):937–940.

Hasemann W, Tolson D, Godwin J, et al. A before and after study of a nurse led comprehensive delirium management programme (DemDel) for older acute care inpatients with cognitive impairment. *Int J Nurs Stud.* 2016;53:27–38.

Hshieh TT, Yue J, Oh E, et al. Effectiveness of multicomponent nonpharmacologic delirium interventions: a meta analysis. *JAMA Int Med.* 2015;175(4):512–520.

Inouye S, van Dyck C, Alessi C, et al. Clarifying confusion: the confusion assessment method. *Ann Intern Med.* 1990;113(12):941–948

Inouye SK, Westendorp RGJ, Saczynski JS. Delirium in elderly people. *Lancet.* 2014;383:911–922.

Kalisch Ellet LM, Pratt NL, Ramsey EN, et al. Central nervous system-acting medicines and risk of hospital admission for confusion, delirium or dementia. *J Am Med Dir Assoc.* 2016;17(6):530–534.

Lippmann S, Perugula ML. Delirium or dementia? *Innov Clin Neurosci.* 2016;13(9–10):56–57.

Meyer JD, Koltyn KF, Stegner JS, et al. Influence of exercise intensity for improving depressed mood in depression: a dose-response study. *Behav Ther.* 2016;47(4):527–537.

Zheng G, Xia R, Zhou W, et al. Aerobic exercise ameliorates cognitive function in older adults with mild cognitive impairment: a systematic review and meta-analysis of randomised controlled trials. *Br J Sports Med.* 2016;50:1443–1450.

第61章 便 秘
Constipation

Myung Ko　Sara Lewin　著

李 海 译　高红宇 校

诊断要点

- 便秘是老年人常见的临床症状，必须仔细鉴别以排除器质性原因。
- 便秘可能表现为其他腹部不适，如腹痛、腹胀和（或）排气。
- 便秘可表现为排便次数减少、排便困难或排便不净。
- 临床症状超过 12 周可诊断为慢性便秘。

一、一般原则

慢性便秘是临床上老年人最常见的胃肠道疾病之一。便秘可能由药物、全身性疾病或心理因素引起。便秘经常伴随其他腹部症状（如腹痛、腹胀、排气），导致患者整体生活质量下降。便秘可表现为排便困难、排便次数减少或排便不净。若患者出现排便困难或排便不净，则大便次数减少并非诊断便秘的必要条件。上述症状至少超过 12 周才可诊断为慢性便秘。

慢性便秘是老年人常见症状。60 岁以上人群中约有 1/3 偶有便秘，而养老院中的老年人超过半数有便秘症状。女性便秘的患病风险在增加，是男性患病风险的 2～3 倍以上。非洲裔美国人的便秘风险也在增加。许多社区老年居民通常使用非处方药物治疗，如促胃肠动力药和容积性泻药。近 85% 的患者因为便秘开处方泻药就诊，而因便秘相关的急诊就诊花费超过 16 亿美元。

二、临床表现

（一）症状和体征

医生通常认为便秘意味着肠蠕动减弱，而患者述说的便秘症状往往更加多样，并且与其他腹部症状相联系，包括腹痛、腹胀、饱腹感、排气和排便不净感。排便费力通常是老年患者的主要症状，高达 65% 的 65 岁以上的社区老年居民存在排便费力。大便干结的发生率接近 40%。

（二）诊断方法

大多数情况下，慢性便秘患者没有明确的诊断方法。病史特点最为关键，应询问一些特定的问题，包括令患者感到最为痛苦的症状，排便次数减少、排便费力、大便干结、排便不净，或与排便习惯无关的症状（如腹胀、腹痛或腹部不适）。腹胀或腹痛的出现可能提示潜在的肠易激综合征。

对存在"报警症状"的患者应进行额外评估，这些症状包括便血、结肠癌或炎症性肠病家族史、贫血、大便隐血试验阳性、不明原因体重下降超过 4.5kg、难治性便秘、新发便秘且无原发性病因。有报警症状的老年患者应根据其获益和风险评估考虑是否进一步行结肠镜检查或其他侵入性检查。

临床诊断应包括如上所述的病史、全面的体格检查和实验室检查。体格检查包括直肠指检，触诊时注意有无干结大便及包块、有无肛裂、肛门括约肌紧张度、有无痔疮、男性有无前列腺肥大。模拟排便期间，应仔细观察肛周每一处展开的或脱出的肛肠黏膜。指检数字化检查应评估括约肌静息压力，以及努力排便后的压力增加。沿耻骨直肠肌触诊时出现急性局部压痛是提肛肌综合征的特征。当检查者评估患者肛肠肌任何矛盾运动（如松弛而不是收缩）时，还应指导患者作用力排便动作。

在进行初步的病史采集和体格检查后，应重点检查评估可治疗的或对早期诊断重要的疾病。实验室检查包括全血细胞计数、血清钙测定、甲状腺功能检查和大便隐血试验。X 线腹部平片检查有助于结肠处粪便嵌顿和巨结肠的诊断。示踪剂或结肠运输试验可运用于排便次数减少的患者。标记实验包括放射性标记物的摄取，以及随后的腹部 X 线片检查，以观察左、右结肠及直肠、乙状结肠的病变。其他形式的传输时间测定包括放射性示踪剂、无线胶囊技术（记录摄食后的数据）等同样是可行的。

三、鉴别诊断

便秘的原因可分为原发性和继发性（如医学疾病或药物使用）。表 61-1 列出了原发性便秘的原因，表 61-2 列出了继发性便秘的原因。

许多处方药有便秘和减慢结肠运动的不良反应。表 61-3 列出了在老年人中引起便秘的药物。

四、治疗

一旦诊断为继发性便秘，就需要根据病因进行治疗。慢传输型便秘患者的教育和防治措施包括指导其改变排便习惯、饮食习惯，必要时进行药物治疗。对于盆底肌协同功能障碍导致便秘患者的治疗包括生物反馈、松弛训练和栓剂治疗。对于慢传输和盆底肌协同功能障碍所致便秘患者，在接受其他治疗方案前应先进行协同功能障碍的治疗。

（一）非药物治疗

非药物治疗方案或生活方式改变涉及饮食、运

表 61-2　老年人慢性便秘的继发性原因

- 恶性肿瘤
- 药物 / 联合用药（处方药和非处方药，包括阿片类药物）
- 内分泌 / 代谢性疾病（糖尿病、甲状腺功能减退症、高钙血症、低钾血症）
- 神经系统疾病（帕金森病、糖尿病自主神经病变、脊髓损伤、痴呆、脑卒中）
- 风湿性疾病（系统性硬化症和其他结缔组织病）
- 心理障碍（抑郁症或厌食症）
- 解剖学功能障碍（狭窄、术后畸形、肛裂、巨结肠、痔疮）
- 活动减少 / 久坐不动的生活方式

表 61-3　引起便秘的药物

- 合成类固醇
- 抗惊厥药（卡马西平、奥卡西平、苯巴比妥、苯妥英、丙戊酸）
- 抗胆碱药物（阿托品、双环维林、异丙托溴铵、奥昔布宁、东莨菪碱）
- 止泻药
- 抗组胺药
- 抗高血压药（钙通道阻滞药）
- 抗帕金森病药物（苯托品、苯海索）
- 抗精神病药（氯氮平）
- 利尿药
- 非甾体抗炎药
- 阿片类止痛药（吗啡、可待因）
- 补充剂（钙、铁）
- 拟交感神经药
- 三环类抗抑郁药（阿米替林、地昔帕明、多塞平、丙咪嗪、去甲替林）

表 61-1　慢性便秘的原发性病理生理原因分类

类　型	特　点
1. 正常传输型便秘	• 最常见类型 • 传输时间和大便次数在正常范围，但是患者诉便秘、胀腹及腹痛 [a]
2. 慢传输型便秘	• 肠道传输时间延长，结肠动力减弱
3. 排便协同失调	• 在老年人和女性中更常见 • 肛门直肠测压、排便造影可见结构性问题 • 盆底功能失调（舒张障碍或排便时耻骨直肠肌和肛门外括约肌收缩不协调）

a. 疼痛的存在增加了便秘型肠易激综合征而非慢性便秘诊断的可能性

动和生物反馈治疗（如果诊断为排便协同失调）。尽管支持改变生活方式能缓解便秘的证据有限，但通常认为这是一线治疗方案。一些研究显示尽管运动能提高老年人生活质量，但并不能改善老年人便秘。

饮食方案的选择包括增加流质及纤维饮食。然而值得注意的是，高纤维饮食及补充纤维对确诊慢传输型便秘或盆底肌协同功能障碍的患者疗效较差。应鼓励这些患者将膳食纤维摄入降至低限。关于膳食纤维在老年人中的研究显示出不同的结果。可溶性纤维（如车前草）相较于不可溶纤维有更好的证据支持。纤维的日推荐量为 20～35g/d，但是大多数美国人的日消耗量仅为 5～10g/d。推荐通过饮食增加每天纤维的摄入量，一般食物应标明膳食纤维的含量。患者应缓慢增加纤维素的摄入量，每隔 1 周增加 5g/d，直到达到推荐摄入量。应告知患者不可能立即见效，并可能出现短暂性的胃肠胀气和腹胀。逐渐增加纤维的摄入有助于逐渐减少这些不良反应。

益生菌也被研究用于治疗便秘。乳酸杆菌和双歧杆菌是大肠的共生菌群，可能有助于促进结肠黏膜的健康。有报道显示，慢性便秘患者上述两种菌群减少。在一些随机对照试验中，益生菌可缩短老年人肠道传输时间。然而，益生菌的最佳剂量、菌株和疗程至今仍未明确。

生物反馈疗法对协调功能障碍性便秘是一种有效的治疗手段，其特点是排便时盆底肌反常收缩或舒张不良。生物反馈疗法包括感觉训练和肌肉收缩/舒张训练。对于协同功能障碍性便秘患者，四项随机对照实验均证实，生物反馈治疗比持续使用聚乙二醇（polyethylene glycol，PEG）、标准治疗（其他类型的大便软化剂和泻药）、假手术治疗（旨在全身放松）或使用地西泮疗效更显著。然而，生物反馈疗法对老年人群的疗效尚需进一步实验证实。

在某些特定情况下，老年人便秘的预防和治疗可能需要非药物和药物治疗，如术后恢复期、住院治疗期间或其他医疗保健环境中预期活动减少或使用急性或慢性阿片类药物。

（二）药物治疗（包括非处方药物）

预防便秘的非处方药物的主要包括容积性制剂、软化剂/润滑剂、渗透性泻药。慢性便秘的治疗药物

主要种类有容积性制剂、软化剂/润滑剂、渗透性泻药、刺激性泻药、氯离子通道激动药、5- 羟色胺受体激动药和鸟苷酸环化酶 –C 受体激动药。表 61–4 列出了美国胃肠病学学院慢性便秘专责小组基于现有研究证据的便秘治疗药物。

表 61–4　基于循证医学的慢性便秘治疗药物选择

分　类	推荐级别
容积性制剂	
车前草	A 级
聚卡波非钙	B 级
甲基纤维素	B 级
大便软化剂/润滑剂	
多库酯钙/钠	B 级
矿物油（与老年患者摄入有关）	C 级
渗透性泻药	
乳果糖	A 级
聚乙二醇	A 级
山梨糖醇	B 级
氢氧化镁	C 级
刺激性泻药	
番泻叶	A 级
比沙可啶	A 级
5-HT$_4$ 激动药	
普卡必利	A 级
氯离子通道激动药	
鲁比前列酮	A 级
鸟苷酸环化酶 –C 受体拮抗药	
利那洛肽	A 级
普列卡那肽	A 级

A 级 . 证据来自 2 个或 2 个以上足够样本量的随机对照研究，设计良好，结果为 $P < 0.05$ 水平

B 级 . 证据来自基于 A 级证据的 1 个高质量的随机对照研究，或基于 2 个或 2 个以上的含有冲突证据或样本量较小的随机对照研究

C 级 . 无随机对照研究数据

1. 容积性制剂

容积性制剂是天然或合成的多糖或纤维素衍生物，可吸收水分并增加粪便量，最终使粪便变得更柔软。它被认为是便秘的一线药物治疗，不良反应很小。然而，关于其有效性的客观证据并不一致。一项系统综述发现了车前草增加了慢性便秘患者的大便频次，但没有足够证据表明其他种类的纤维（包括聚卡波非钙、甲基纤维素和麸皮）具有上述作用。

容积性制剂也应通过几周时间逐渐加量来避免不良反应，类似于增加膳食纤维摄入。然而，很多老年人并不适合用容积性制剂。对于以下人群，容积性制剂不应作为首选，包括使用大剂量麻醉药物、吞咽或咽下困难（因为某些类型纤维制剂与水混合后的黏稠度）、结肠大部分切除的患者、疑似直肠肿瘤或肠梗阻的患者和不能摄入足够液体量的老年患者。

2. 大便软化剂和润滑剂

大便软化剂和润滑剂由于其安全性和改善大便黏度而常被使用，但这些药物治疗便秘的疗效证据有限。一项系统综述得出结论，大便软化剂改善大便频率不如车前草。罕见的不良反应包括误吸。类脂性肺炎是老年人使用矿物油的已知风险。

3. 渗透性泻药

渗透性泻药的渗透活性和高渗性可促进水分泌到肠腔。聚乙二醇具有最好的推荐使用证据，并且现在已作为一种非处方药可用于偶尔便秘的治疗。它改善了慢性便秘患者的排便频率和大便性状。研究证实，PEG 可以调整使用剂量或隔日使用维持疗效。一项对 117 位年龄 >65 岁患者参与的不设盲研究报道证实，使用 PEG 超过 12 个月的患者，其产生的不良反应较少，并且没有与药物相关的严重不良反应事件发生。最近一项循证文章指出，PEG 对改善便秘症状的疗效优于乳果糖。经常使用 PEG 或氢氧化镁制剂（镁乳制剂）的充血性心力衰竭和慢性肾病患者应非常谨慎，因为其可引起电解质紊乱，如低钾血症和腹泻，进一步导致水和电解质平衡紊乱。一线药物（容积性制剂）和（或）大便软化剂无效时可选用渗透性泻药。

4. 刺激性泻药

刺激性泻药，如番泻叶和比沙可啶复合制剂，可通过增强肠蠕动收缩来提高肠动力。刺激性泻药也可减少肠腔中水分的吸收。患者反馈的不良反应主要有腹部不适和痉挛。尽管关于番泻叶使用的安慰剂对照研究少于比沙可啶，安慰剂对照研究支持使用比沙可啶或番泻叶。目前尚无证据表明长期使用刺激性泻药会损害肠神经系统。刺激性泻药以往与结肠黑变病的发生相关。结肠黑变病的存在（结肠镜下可见）标示着慢性泻药的使用，但并不意味着其他临床结局的发生。

5. 5-HT₄ 受体激动药

5-HT₄ 受体是在结肠中发现的，它介导了其他引发肠蠕动的神经递质的释放。这些促动力药通过增加胃肠收缩来增强胃肠动力。普卡必利已在 2018 年被 FDA 批准。普卡必利是一种选择性 5-HT₄ 受体激动药物。在一项对心血管疾病高发的养老院患者的研究中，与安慰剂相比，普鲁卡必利的使用并未引起显著的血流动力学或心电图改变，包括 QT 间期延长或心动过缓。其他选择性较低的 5-HT₄ 药物与心血管事件增加相关，包括 QT 间期延长和心动过缓。

6. 结肠促泌剂（促进肠液分泌）

(1) 氯离子通道激动药：鲁比前列酮是一种氯离子通道激动药，它通过增加肠液分泌提高肠道动力，但不改变血清电解质浓度。3 项联合回顾性临床研究数据表明，在老年患者中，鲁比前列酮比安慰剂能更好地改善大便频次、性状，并减轻排便费力，没有严重并发症发生。这类药物的不良反应主要有恶心、腹泻、头痛、腹胀和腹痛。

(2) 鸟苷酸环化酶-C 受体拮抗药：利那洛肽是另一种促进肠液分泌和肠道运输的肠液促泌剂。在两项对于慢性特发性便秘患者的大型临床研究中，在使用 9～12 周的疗程中，利那洛肽治疗组每周完全自发排便次数较安慰剂组显著增加 3 次以上，并且完全自发排便较基线增加 1 次以上。此类药物最常见的不良反应是腹泻，可导致大约 4% 的患者停止治疗。普列卡那肽是另一种结肠促分泌剂，2017 年被 FDA 批准用于慢性特发性便秘。它的疗效和安全性与利那洛肽相似。

(3) 阿片受体拮抗药：外周作用的阿片受体拮抗药在治疗阿片类药物引起的便秘（甲基纳曲酮、纳洛醇醚）和麻痹性肠梗阻的短期治疗（爱维莫潘）可能有一定的作用。对老年患者目前缺乏相关研究数据。

这些药物作用于外周，不能通过血脑屏障，因此不会影响阿片类药物的镇痛作用。

五、粪便嵌塞

便秘是老年人出现粪便嵌塞的一项重要因素，尤其是社区活动受限和需要长期护理的老年人群。动力减弱和直肠感觉减退导致老年人出现粪便嵌塞。粪便嵌塞可以引起腔内压力增加，导致直肠溃疡、结肠炎、局部缺血，甚至穿孔。持续的结肠扩张可引起巨结肠并增加结肠分泌，其与老年人括约肌张力降低共同作用，可导致大便失禁和腹泻。腹泻和大便失禁可导致漏诊粪便嵌塞和潜在的便秘。

直肠指检对诊断粪便嵌塞非常重要。尽管梗阻粪便并不一定是硬块，但诊断的关键是在直肠处发现大量粪便。粪便嵌塞也可能在直肠近端和乙状结肠发生，这种情况下直肠指检则不能发现。如果怀疑粪便嵌塞，腹部 X 线平片有助于发现嵌塞部位。

粪便嵌塞的治疗包括去除嵌塞、结肠疏通，以及注意维持肠道健康。可使用手指将直肠大量嵌塞粪便分散，在手指解除嵌塞后，可用温水或联合矿物油灌肠，以软化嵌塞的粪便，并协助残留的粪便从嵌塞部位排空。近端的粪便嵌塞可以通过口服聚乙二醇来治疗。如果保守治疗如手指解除嵌塞和灌肠失败后，局部麻醉放松肛管联合腹部按摩可能起效。任何情况下，如果出现腹部压痛、出血，意味着可能出现肠穿孔或缺血坏死，此时可能需要手术治疗。

致谢：感谢 Alayne Markland 为本章第 2 版所做的工作。

参考文献

Camilleri M, Beyens G, Kerstens R, Robinson P, Vandeplassche L. Safety assessment of prucalopride in elderly patients with constipation: a double-blind, placebo-controlled study. *Neurogastroenterol Motil.* 2009;21(12):1256–e117.

Farmer AD, Holt CB, Downes TJ, Ruggeri E, Del Vecchio S, De Giorgio R. Pathophysiology, diagnosis, and management of opioid-induced constipation. *Lancet Gastroenterol Hepatol.* 2018;3(3):203–212.

Gallegos-Orozco JF, Foxx-Orenstein AE, Sterler SM, Stoa JM. Chronic constipation in the elderly. *Am J Gastroenterol.* 2012;107(1):18–25.

Hayat U, Dugum M, Garg S. Chronic constipation: update on management. *Cleve Clin J Med.* 2017;84(5):397–408.

Mearin F, Lacy BE, Chang L, et al. Bowel disorders. *Gastroenterology.* 2016;18:pii: S0016–5085(16)00222–5.

Miller LE, Ouwehand AC. Probiotic supplementation decreases intestinal transit time: meta-analysis of randomized controlled trials. *World J Gastroenterol.* 2013;19(29):4718–4725.

Rao SSC, Valestin JA, Xiang X, Hamdy S, Bradley CS, Zimmerman MB. Home-based versus office-based biofeedback therapy for constipation with dyssynergic defecation: a randomized controlled trial. *Lancet Gastroenterol Hepatol.* 2018;3(11):768–777.

Sbahi H, Cash BD. Chronic constipation: a review of current literature. *Curr Gastroenterol Rep.* 2015;17(12):47.

Sommers T, Corban C, Sengupta N, et al. Emergency department burden of constipation in the United States from 2006 to 2011. *Am J Gastroenterol.* 2015;110(4):572–579.

Wald A. Constipation: advances in diagnosis and treatment. *JAMA.* 2016;315(2):185–191.

Voelker R. New chronic constipation medication. *JAMA.* 2019;321(5):444.

第62章　良性前列腺增生及下尿路症状
Benign Prostatic Hyperplasia & Lower Urinary Tract Symptoms

Scott R. Bauer　Lindsay A. Hampson　著

张宇聪　陈　园　译　　高红宇　校

下尿路症状（lower urinary tract symptoms，LUTS）在老年人群中很常见，对生活质量会产生重大影响。对于初级保健临床医生来说，此类疾病的诊断评估和治疗方案的确定可能具有挑战性，他们必须将患者的诊疗目标以及相关诊疗措施的风险和益处联系起来。本章讨论了老年人经常发生 LUTS 的两个常见原因：男性的良性前列腺增生（benign prostatic hyperplasia，BPH），男性和女性的膀胱过度活动症（overactive bladder，OAB）。

一、良性前列腺增生

诊断要点

- 男性排尿时出现梗阻症状。
- 美国泌尿学协会症状指数评分升高，伴有明显的梗阻症状；确定基线症状，以监测症状变化过程和治疗效果。
- 没有可能导致相关症状的其他疾病诊断（如通过尿液检测诊断的前列腺炎或尿路感染）。

（一）一般原则

BPH 一直是老年男性的常见疾病，可能导致生活质量下降。根据目前的就诊情况，70% 的 60 岁以上男性和 80% 的 70 岁以上男性患有 BPH。虽然并非所有的 BPH 患者都会出现明显的症状，但许多有症状的老年男性在就诊时可能不会充分地将症状告知医生，因此，他们可能也不会因为相关的症状而接受治疗。

（二）发病机制

BPH 是一种组织学诊断，其中前列腺移行带的平滑肌和上皮细胞增殖可引起膀胱出口梗阻和平滑肌张力升高导致 LUTS。

（三）预防

观察性研究的数据表明，保持健康体重并经常锻炼的男性患 BPH 的可能性较小；然而，没有进行随机对照试验来证实这些相关性。

（四）临床表现

1. 症状和体征

当患者出现明显的 BPH 的临床症状时，他们通常会出现以下 LUTS 症状，如排尿踌躇、排尿费力、尿流无力和膀胱排空不完全。除了这些症状外，BPH 通常还伴有 OAB 的症状，如尿急和夜尿增多。排尿困难和血尿通常与 BPH 无关，出现以上症状通常意味着伴有其他疾病。

美国泌尿学协会症状指数（American Urological Association Symptom Index，AUASI）[也可称为国际前列腺症状评分（International Prostate Symptom Score，IPSS）]包括 7 项指标，医生可以使用该评分筛选有症状的 BPH，并评估患者的 LUTS 症状严重程度。单项指标的分数从"一点都不"的 0 分到"几乎总是"的 5 分，满分为 35 分（表 62-1）。膀胱排空不全、尿流无力和排尿困难等症状对于可能由 BPH 引起的梗阻性症状尤为特殊。总分 1～7 分被认为是轻度症状，8～19 分被认为是中度症状，20～35 分被认为是重度症状。

询问患者是否对其 BPH 症状感到困扰是很重

表 62-1　美国泌尿学协会关于良性前列腺增生的症状指数						
患者姓名：＿＿＿＿＿＿＿＿　患病日期：＿＿＿＿＿＿＿＿　　住院号：＿＿＿＿＿＿＿＿　　诊断日期：＿＿＿＿＿＿＿＿						
初步评估（　）就诊期间：＿＿＿＿＿＿＿＿　治疗（　）随后：＿＿＿＿＿＿＿＿　治疗/手术（　）＿＿＿＿＿＿＿＿						
AUA 良性前列腺增生症状评分指数						
排尿情况（在过去的1个月内）	无	少于1次/5次	不到一半的次数	约一半次数	多于一半次数	几乎总是
1. 排尿不尽感	0	1	2	3	4	5
2. 排尿后2h内又要排尿	0	1	2	3	4	5
3. 排尿时断断续续	0	1	2	3	4	5
4. 排尿不能等待	0	1	2	3	4	5
5. 感觉尿线变细	0	1	2	3	4	5
6. 感觉排尿费力	0	1	2	3	4	5
	没有	1次	2次	3次	4次	5次或更多
7. 夜尿次数	0	1	2	3	4	5
症状总分						

引自 ©2003 American Urological Association Education and Research, Inc.

要的；IPSS 是一份经过验证的问卷，其中包括与 AUASI 相同的问题，以及与患者的泌尿症状相关的生活质量问题（"如果你今后都像现在这样，你会怎么想？"）。询问患者是否伴有尿失禁也很重要，这可能是充盈性尿失禁或 OAB 导致急迫性尿失禁的迹象。

在体格检查中，直肠指检有时可能触及一个对称性增大、光滑且呈质韧的前列腺。然而，在多达 52% 的 BPH 病例中，DRE 上的表现可能不明显，DRE 检测的前列腺大小与 BPH 相关症状的严重程度无关。发现结节或形态不规则前列腺的可能与前列腺癌有关，在这些情况下，应综合讨论前列腺癌的相关检查是否符合患者的诊疗目标。如果严重增大的前列腺导致明显的尿潴留，则在腹部触诊时可能会发现膀胱充盈和压痛。

2. 实验室检查

指南建议对任何有症状的 LUTS 的患者进行尿液分析，以排除感染等可逆的病因。没有血液检查可以证实 BPH 的存在。美国泌尿学协会不建议患者出现 LUTS 时进行血清前列腺特异性抗原的检测。LUTS 不是前列腺癌的常见症状，是否进行前列腺癌筛查的决定应独立于 LUTS。

3. 辅助检查

部分患者可能会受益于其他的检查，如尿流率，提供了有关患者排尿情况的信息，或残余尿（postvoid residual，PVR），可以通过超声膀胱扫描仪或导管插入术进行测定，并提供了关于患者膀胱排空情况的信息。通常情况下，BPH 患者排尿的最大流速降低（$Q_{max} < 15ml/s$）。

（五）鉴别诊断

BPH 临床表现为膀胱出口梗阻；因此，在鉴别诊断中应考虑膀胱出口梗阻的其他原因，如膀胱结石、狭窄、尿道或膀胱颈部瘢痕。男性还可能因逼尿肌功能障碍和膀胱活动不足而出现排尿无力或尿潴留，这可能由糖尿病、脊髓损伤、脑卒中、多发性硬化症、帕金森病，甚至慢性的未经治疗的 BPH 引起。

区分梗阻性症状（更有可能与 BPH 相关）和刺激性/潴留性症状（更可能与 OAB 相关）对于治疗方式的选择非常有帮助。OAB 是 LUTS 的常见漏诊原因，尤其是在具有刺激性/潴留性尿路症状（如尿急、尿频和夜尿症）的老年男性中。夜尿症也可能是由于患者睡前饮水，以及按医嘱在夜间服用的药物引起。因此，要求患者记录排尿日记，记录他们在一天中的什么时间喝什么类型的饮料，以及他们排尿的时间和估计每次排尿的尿量，可以帮助医生确定病因并提出治疗建议。

鉴别诊断时应考虑药物治疗的影响，尤其是当患者服用利尿药、可能导致尿潴留的抗胆碱药物（如苯海拉明）和可能加剧前列腺平滑肌收缩的非处方拟交感神经减充血剂（如伪麻黄碱）时。尿频、尿急和夜尿症可能是 2 型糖尿病的症状，特别是在有糖尿病家族史的情况下，并伴有多饮、多食和体重变化的症状。

除了 BPH 常见的症状外，如果患者出现排尿困难、血尿、发热和寒战，还应进行尿液分析和尿液培养以排除尿路感染。如果患者出现射精时疼痛，DRE 触诊时出现前列腺疼痛且水肿，尿液分析时出现白细胞增多，则应考虑是否存在前列腺炎。当患者同时出现单侧腰痛和血尿（肉眼或显微镜下）时，应考虑是否存在肾结石。

如果具有某些病史、体征、症状和检测结果，应立即将 LUTS 患者转诊至泌尿科进行进一步评估。这些包括复发性尿路感染史、前列腺癌或膀胱癌史、尿道狭窄史或风险、可能与神经源性膀胱相关的潜在神经疾病、持续性或复发性尿潴留（老年人的 PVR＞150ml）、尿潴留导致的肾损害、检查时可触及膀胱、可疑前列腺癌相关的异常 DRE 发现和血尿。

（六）并发症

BPH 引起的膀胱出口梗阻可能导致尿潴留，如果不治疗，尿潴留与复发性尿路感染、膀胱结石、膀胱憩室和慢性肾病的发生有关。长期尿潴留也会导致膀胱功能障碍，如膀胱活动不足或过度活动。

（七）治疗要点

- 治疗决策应基于所有治疗方案的复杂程度和风险／获益状况，与患者共同决策。
- 保守疗法包括改变液体摄入量，以及定时排尿和双重排尿。
- BPH 药物治疗的两种主要药物包括 α 受体拮抗药和 5α- 还原酶抑制药。
- 对于其他治疗方法效果不佳或存在 BPH 相关并发症的患者，应考虑手术治疗。

BPH 引起的 LUTS 的严重程度应指导治疗建议。症状轻微（AUASI/IPSS 评分为 0～7）的患者可能仅通过保守治疗就可以获得症状改善，并且没有证据支持在这种情况下需要使用药物。鉴于已知 BPH 随着年龄的增长而进展，还应监测患者的症状恶化情况（如观察等待），这可能需要治疗或手术干预。具有中度至重度症状（AUASI/IPSS 评分 8～35 分）的患者需要在保守治疗之外进行额外治疗以改善其症状。初级保健临床医生可以启动和管理 BPH 的药物治疗，但对于出现药物治疗难治症状、有 BPH 并发症或有兴趣讨论手术方案的患者，应咨询泌尿外科医生。

1. 保守疗法

行为干预是所有 BPH 患者的一线治疗。应建议患者尽量减少咖啡因和酒精饮料的摄入，减少白天过量的液体摄入，并避免夜间液体摄入。可以指导患者按照定时排尿计划进行排尿（每 3～4 小时，即使他们没有排尿的感觉），并进行双重排尿（连续排尿两次，以排空第一次排尿后剩余的任何尿液）。

2. 草药疗法

患者可以询问是否使用植物制剂治疗 BPH 的症状。目前有几种药品已经上市，包括含有锯棕榈、β-谷甾醇和荨麻的补充剂。许多植物制剂已被评估用于治疗 BPH，但与安慰剂相比，没有一种植物制剂在临床试验中显示出疗效。在 Cochrane 对 32 项随机临床试验的评估中发现，与安慰剂相比，最常用的一种锯棕榈没有任何益处。值得注意的是，这些植物制剂不受 FDA 监管，其活性成分可能存在显著差异。

3. 药物治疗

治疗 BPH 的药物主要有两类：α 受体拮抗药和 5α 还原酶抑制药。

与安慰剂相比，α 受体拮抗药可显著改善 BPH 症状，主要通过抑制尿道和膀胱颈的前列腺平滑肌收缩，从而改善尿流量。常见的不良反应包括直立性低血压、头痛、逆行射精、鼻炎和眩晕。由于不良事件风险较高，不再推荐第一代药物（如哌唑嗪和苯氧苄胺）。第二代药物（如特拉唑嗪和多沙唑嗪）需要逐渐增加剂量以达到治疗效果，从 1mg 开始，如果需要更好的症状控制，则向上滴定至耐受。

第三代药物（如坦索罗辛、阿福唑嗪和西洛多辛）对前列腺中的 α_1 受体具有更高的选择性，可能导致更少的系统性不良反应，并且需要更少的滴定。然而，不同 α 受体拮抗药的比较有效性研究有限。文献中报道了 α 受体拮抗药的使用与术中虹膜松弛综合征（intraoperative floppy iris syndrome，IFIS）之间的相关性，与其他 α 受体拮抗药相比，在服用坦索罗辛的患者中观察到的风险最高。因此，α 受体拮抗药治疗的开始应推迟到任何计划的白内障手术后。IFIS 与任何时候预先使用 α 受体拮抗药有关；因此，白内障手术前停止 α 受体拮抗药治疗对预防 IFIS 无效。

临床试验表明，5α- 还原酶抑制药可提高最大尿流率，降低尿潴留率和 BPH 手术率。这类药物通过阻止睾酮转化为双氢睾酮，从而缩小前列腺体积。重要的是，在开始治疗前，应告知患者这些药物需要服用 3～6 个月才能发挥作用。因此，这一类药物不应该用于短期症状改善。目前，这类药物中有两种常用药物，分别是非那雄胺（每天服用 5mg）和度他雄胺（每天服用 0.5mg），两种药物的疗效相似。不良反应包括性功能障碍（尤其是射精障碍）、男性乳房发育、乳房压痛和皮疹。值得注意的是，非那雄胺不能被压碎，因此只能给可以吞下药片的患者服用。而度他雄胺的半衰期为 5 周，因此与非那雄胺相比，相关的不良反应可能持续更长时间。

α 受体拮抗药和 5α- 还原酶抑制药的联合治疗已被证明能更大程度地改善 AUASI/IPSS 评分，并略微降低复合结局的发生率，包括急性尿潴留、肾功能不全、复发性尿路感染和尿失禁。

除了 α 受体拮抗药和 5α- 还原酶抑制药外，还有其他药物可用于治疗 BPH 引起的 LUTS。FDA 批准的治疗前列腺增生症的一类较新药物是每天使用磷酸二酯酶 5 型抑制药，如他达拉非（每天 5mg）。虽然这些药物通常用于治疗勃起功能障碍，但在患有 BPH 和勃起功能障碍的患者中观察到 LUTS 的改善。研究表明，AUASI/IPSS 的改善发生在开始治疗的 4 周内。常见的不良反应包括头痛、消化不良和脸红。

最后，抗胆碱药物和 β_3 受体激动药等药物可用于治疗因逼尿肌过度活动引起的前列腺增生的刺激性 / 潴留症状。

4. 外科治疗

如果药物治疗不能改善患者的 LUTS 或患者希望讨论手术干预，则应将其转诊给泌尿科医生。当患者出现与 BPH 相关的并发症时，如肾功能不全、复发性尿路感染、BPH 引起的膀胱结石或肉眼血尿，也需要手术治疗。有多种手术选择，包括开放式单纯前列腺切除术、经尿道前列腺切除术，经尿道前列腺切开术、经前列腺汽化术、光选择性前列腺汽化术、前列腺尿道提升术、经尿道微波治疗、水蒸气热疗和激光剜除术。手术方式的选择将取决于患者的症状、解剖结构和前列腺大小；泌尿科医生对不同外科技术的经验；患者先前存在的共病条件，患者耐受该手术的能力；基于每个单一手术的风险 - 获益曲线的患者偏好。泌尿科医生可在手术治疗前通过超声（经腹或经直肠）、膀胱镜或先前的横断面成像检查确定前列腺体积；然而，目前不推荐常规使用影像学检查来诊断 BPH。虽然现在有一些微创疗法可能不良反应较少，如尿道提升术（前列腺尿道提升术）和水蒸气热疗术（Rezum），但尚未获得关于长期疗效和与现有疗法的比较效果的数据。根据 AUA 指南，经尿道针头消融和前列腺动脉栓塞不推荐用于治疗 BPH。

（八）预后

只有在出现并发症（如急性肾衰竭或 UTI）时，BPH 相关死亡率才会增加，通常与慢性尿潴留或与内科或外科治疗相关的严重不良事件有关。前列腺增生本身与死亡率增加无关。

二、膀胱过度活动症

诊断要点

- 根据尿急，以及是否伴随尿频、夜尿症或尿失禁进行诊断。
- 排除其他可能导致相关症状的诊断（如 UTI、血容量过高、糖尿病）。
- 通过 AUASI/IPSS 或膀胱过度活动症状评分确定基线症状，以监测症状变化情况和治疗效果。

（一）一般原则

OAB 是一种基于症状的诊断，在没有继发性原因（如 UTI 或其他膀胱病变）的情况下，根据尿急程度确定。急迫感是指突然想排尿，但感觉排尿困难或延迟排尿。OAB 的其他常见症状包括尿频、夜尿症和急迫性尿失禁（"湿性 OAB"）（见第 10 章）。OAB 影响 45%～51% 的女性和 34%～49% 的 65 岁以上男性，并与跌倒、焦虑和抑郁等精神疾病、社会孤立和生活质量差有关。

（二）发病机制

与年龄相关的膀胱功能改变包括神经、解剖和生化改变，可能导致 OAB 症状。这些包括感觉增强、导致神经和平滑肌损伤的膀胱缺血、神经元信号改变、炎症和激素效应。逼尿肌过度活动可导致 OAB 症状；然而，并非所有 OAB 患者都在侵入性尿动力学测试中发现逼尿肌过度活动。

（三）预防

来自观察性研究的数据表明，避免过量的液体和咖啡因摄入可能预防 OAB 患者出现 LUTS；然而，没有随机对照试验的结果证实这些相关性。

（四）临床表现

1. 症状和体征

OAB 患者会出现 LUTS，尤其是尿急、尿频或夜尿症。也可能存在尿失禁，特别是与尿急相关的尿失禁，应进行筛查。排尿困难和血尿与 OAB 无关，如果存在，则需要进行更广泛的检查以进行替代诊断。许多慢性病可以表现为 LUTS 和模拟 OAB；因此，综合病史是评估的重要组成部分。应收集泌尿生殖系统病史，以评估复发性尿路感染、尿潴留、泌尿外科手术或盆腔辐射暴露史。体格检查时，由于疑诊 OAB，需要为新发 LUTS 患者完成腹部、泌尿生殖系统、骨盆和直肠检查、容量评估。下肢水肿或其他体液超负荷、神经功能缺损、便秘、膀胱扩张、萎缩性阴道炎或尿道炎、盆腔器官脱垂的迹象都是潜在的征象，这些都指向刺激性 / 潴留性 LUTS 的可能原因。

2. 实验室检查

所有疑似 OAB 的患者应进行尿液分析，以排除感染或蛋白尿。如果症状或尿液分析与尿路感染有关，应进行尿液培养。

3. 辅助测试

如果诊断不确定，可以使用 AUASI/IPSS 问卷来区分梗阻性症状和过度活动性症状。还有一些问卷已经过验证，以评估 OAB 的基线症状，并在怀疑诊断为 OAB 时监测治疗反应，如四项膀胱过度活动症状评分（Overactive Bladder Symptom Score，OABSS）（表 62-2）。OABSS 评分范围为 0～15，表示轻度（0～5）、中度（6～11）或重度（12～15）症状。排尿日记提供有关排尿频率和尿量、症状触发因素、液体摄入和多尿的额外信息。我们建议患者填写三个完整的 24h 排尿日记，并记录每小时的液体摄入量（类型、体积）、排尿量、渗漏和紧急程度。有关排尿日记的示例，请访问 http://www.urologyhealth.org/educational materials/bladder-diary。评估患者与 OAB 症状严重程度也很重要。

没有针对 OAB 检查的影像学研究。然而，PVR 有助于评估糖尿病、脊髓损伤和潴留症状患者或 BPH 患者的膀胱排空不全，以及确定某些 OAB 治疗的安全性。尿动力学检查、膀胱镜检查和诊断性膀胱或肾脏超声检查不应用于无并发症 OAB 的初始检查。

4. 特殊检查

认知障碍是 OAB 导致 LUTS 的一个重要风险因素和中间因素，并将影响治疗方式的选择，特别是考虑到用于 OAB 的许多药物治疗具有潜在的认知不良反应。因此，应大力考虑筛查患有新 OAB 症状的老年人的认知障碍。

（五）鉴别诊断

刺激性 / 潴留性 LUTS 的鉴别诊断包括除 OAB 外的许多症状，并与前面列出的 BPH 症状重复。UTI 是 OAB 最常见的相似疾病，在开始治疗前应进行鉴别诊断。应考虑药物治疗，包括利尿药、胆碱酯酶抑制药。如果存在尿潴留，还应考虑抗胆碱药物、阿片类药物和钙通道阻滞药。便秘是老年人 LUTS 的常见的可逆原因。雌激素缺乏引起的萎缩性阴道炎或尿道炎可加重老年女性的症状。在男性中，与梗阻一致的 LUTS 应考虑 BPH。

表 62-2　尿潴留症状的膀胱过度活动症状评分		

患者姓名：_____　患病日期：_____
住院号：_____　诊断日期：_____
初步评估（　）就诊期间：_____
治疗（　）随后：_____
治疗 / 手术（　）_____

症　状	频率 / 次数	得　分
从早晨起床到晚上入睡的时间内，小便的次数是多少	≤7	0
	8~14	1
	≥15	2
从晚上入睡到早晨起床的时间内，因为小便起床的次数是多少	0	0
	1	1
	2	2
	≥3	3
是否有突然想要小便并难以忍受的现象发生	无	0
	每周<1	1
	每周≥1	2
	每天 =1	3
	每天 2~4 次	4
	每天≥5 次	5
是否有突然想要小便，同时无法忍受并出现尿失禁的现象	无	0
	每周<1	1
	每周≥1	2
	每天 =1	3
	每天 2~4 次	4
	每天≥5 次	5

患者被要求选出最符合他们过去 1 周的泌尿系统状况的分数；总分是四个分数的总和

LUTS，特别是刺激性 / 潴留性症状，可由任何影响认知或感觉功能的疾病引起，如脑卒中、痴呆、多发性硬化、椎管狭窄或脊髓损伤和周围神经病变。由于渗透性利尿和高血糖直接引起的多尿和糖尿病并发症（如神经病变和神经源性膀胱），糖尿病是 LUTS 的一个特别常见的原因。心血管疾病，如心力衰竭和静脉功能不全，可通过容量过载、仰卧时重新分布和利尿药治疗引起 LUTS。睡眠呼吸暂停和其他睡眠障碍可导致夜尿症。精神疾病，如焦虑和抑郁，既可导致 LUTS，也可因其他原因加重症状。

如具有某些既往史、体征、症状和检测结果，应立即将 LUTS 患者转诊至泌尿科进行进一步评估。这些包括复发性尿路感染史、膀胱癌、膀胱疼痛、可能与神经源性膀胱相关的潜在神经疾病、持续性或复发性尿潴留（成人 PVR＞150ml）、怀疑因尿潴留引起的肾脏损害、检查时可触及的膀胱和血尿。在男性中，危险信号包括前列腺癌病史或异常 DRE 发现，以及可疑前列腺癌的 PSA 水平升高。

（六）并发症

OAB 可能进展为急迫性尿失禁，这与功能下降、丧失独立性和残疾有关。然而，与 OAB 相关的最严重并发症是由于 OAB 对生活质量的影响，以及与医疗或外科治疗相关的不良事件。

（七）治疗要点

- 治疗决策应基于所有治疗方案的复杂程度和风险 / 获益状况，与患者共同决策。
- 一线治疗包括行为治疗（如膀胱训练、体液管理和骨盆理疗）和生活方式改变。
- OAB 的药物治疗包括 M 受体拮抗药和 β_3 受体激动药；然而，由于潜在的药物相互作用和不良反应，老年人必须谨慎使用这些药物。
- 对于有显著症状且因不良反应而难以接受或无法接受其他治疗的患者，应考虑手术或程序干预。

在接受 OAB 治疗时，应使用标准化症状问卷（如 AUASI/IPSS 或 OABSS）定期监测患者的疗效，并评估与治疗相关的不良事件。对于因 OAB 引起的非其他 LUT，观察等待和重新评估是一种合理的方法，因为这不是一种威胁生命、进行性或不可逆的疾病，延迟治疗可以最大限度地减少对多药或具有潜在不良反应的治疗的暴露。

1. 行为治疗（一线）

OAB 的一线治疗包括患者教育、行为和生活方式的改变。关于正常下尿路功能、OAB 自然史和治疗的患者教育有助于确定治疗的必要性和设定治疗期望。行为干预，如膀胱训练（定时排尿和抑制冲动技术）、体液管理和盆底理疗，无论是否有生物反馈，都能有效减少急迫症状，减少急迫性尿失禁发作，提高生活质量。推荐有盆底肌肉训练经验的骨盆理疗师可能会有所帮助，通常从 8～12 个疗程开始，评估反应，如果有效，在家继续练习。在推荐这些干预措施之前，应考虑患者的功能和认知状态、环境和护理者的支持。

对于超重或肥胖且患有"湿性 OAB"或急迫性尿失禁的女性，适度减肥和久坐的老年女性开展体育锻炼都是减少尿失禁发作次数的有效治疗方法，尽管目前尚不清楚这些方法是否对患有 OAB 且无尿失禁的老年女性或男性有效。其他生活方式干预措施，如避免饮食中的膀胱刺激物（如辛辣或酸性食物、酒精和咖啡因），可以推荐给积极的患者，尽管这些干预措施缺乏高质量的证据。有时建议年轻患者限制体液，但体弱的老年人可能不适合。

比较有效性的随机试验表明，在减少尿频、夜尿症和急迫性尿失禁发作、改善生活质量方面，行为干预相当于或优于药物治疗。然而，一些患者不能通过单独的行为治疗获得满意的症状控制，需要结合行为矫正和药物治疗。

2. 药物治疗（二线）

对于行为治疗失败或有明显困扰症状的患者，可以立即开始药物治疗或添加到现有治疗中。然而，鉴于大多数 OAB 药物的显著不良反应，应在开始治疗前进行认知障碍筛查。药物治疗可能不适合所有患者。在老年人开始治疗 OAB 时，临床医生应开出尽可能低的剂量，密切监测不良反应，并缓慢增加剂量。

抗毒蕈碱药治疗是 OAB 最常见和研究最充分的药物，通过阻断逼尿肌神经肌肉连接处的乙酰胆碱抑制不适当的膀胱或逼尿肌收缩。与安慰剂相比，抗毒蕈碱药治疗已被证明可减少尿急、每天排尿次数和尿失禁发作。比较有效性研究表明，用于治疗 OAB 的 M 受体阻滞药，包括奥昔布宁、托特罗定、非索罗定、索利非那星、达利非那星和曲司氯铵，在疗效上没有差异。在考虑抗毒蕈碱药治疗时，重要的是确定有禁忌证的患者，如其他具有抗毒蕈碱药特性的药物，这在老年人中很常见。可以使用抗

胆碱能负荷量表来估计抗毒蕈碱药负荷（如 https://americandeliriumsociety.org/resources/tools），老年人中常见的诱发因素包括华法林、雷尼替丁、地高辛、可待因和地西泮。M 受体阻滞药的常见不良反应包括眼睛干燥、口干、便秘、视物模糊、消化不良、尿潴留和认知功能受损。由于存在进行性认知障碍的风险，AUA 指南目前建议不要为体弱的老年人开 OAB 药物。既往存在认知障碍或痴呆的患者也应避免抗美沙林治疗。奥昔布宁透皮制剂可能具有较低的认知损伤和首过代谢风险。曲司氯铵被认为是最不可能导致认知障碍的制剂，因为亲水性降低了血脑屏障的穿越。缓释制剂也不太可能引起一些不良反应，如口干。如果患者出现与使用 M 受体阻滞药相关的不良症状控制或令人困扰的不良反应，可选择包括处理不良反应（如治疗便秘或口干）、减少剂量、试用另一种抗毒蕈碱药，或在完全放弃口服治疗之前改用 β_3 受体激动药。重要的是要注意，除非得到眼科医生的批准，否则 M 受体阻滞药不应用于窄角青光眼患者，并且在胃排空受损或有尿潴留史的患者中应谨慎使用。

口服 β_3 受体激动药，其中米拉贝隆是目前 FDA 批准的唯一一种制剂，通过降低排尿感觉和增加膀胱存储容量来松弛膀胱逼尿肌，尽管确切机制尚不清楚。研究表明，随机接受 β_3 受体激动药治疗的患者更有可能经历平均排尿量、尿急、夜尿症和尿失禁发作次数的改善。然而，不考虑干预组，只有不到一半的患者实现完全控制（β_3 受体激动药组为 44%～46%，而安慰剂组为 38%）。这类药物已被发现具有较少的抗毒蕈碱药不良反应，尤其是口干，但尚未对老年体弱成年人或认知障碍患者进行专门评估。据报道，血压和心率轻度升高也有不良反应，β_3 受体也在脉管系统和心脏中表达，尽管这些生理变化似乎很小，可以在 β_3 受体激动药治疗开始后进行监测。

AUA 指南目前建议，如果为患有虚弱、认知障碍或痴呆的老年人开任何类型的 OAB 药物，应谨慎使用。这一人群中的 OAB 药物也可能具有较低的治疗效益和较高的不良事件发生率，通常这些药物未在体弱的老年人中进行研究。

3. 手术干预（三线）

对于行为和药物治疗难以解决症状的患者，应

咨询泌尿科医生进行进一步评估。OAB 的程序性治疗应由专家进行，包括外周胫神经刺激（peripheral tibial nerve stimulation，PTNS）、骶神经调节（sacral neuromodulation，SNM）和逼尿肌内肉毒杆菌毒素注射。

PTNS 包括沿着胫后神经使用针刺型针来产生对膀胱的神经病理反馈。胫后神经包含来自 $L_4 \sim S_3$ 脊神经根，以及盆底和膀胱骶神经的纤维。PTNS 通常作为一种住院治疗，每周 1 次或 2 次，持续 12 周，每次 30min，然后按照指示进行维持治疗。虽然在老年人中进行的研究有限，但 PTN 通常不良反应较少，并且客观和主观成功率与药物治疗相似。老年人，尤其是体弱的成年人接受 PTN 的最大障碍是治疗的频率。

SNM 涉及通过在短手术过程中在骶骨中放置包含电极的导线来电刺激 S_3 神经根，然后将导线连接到植入式脉冲发生器，如果发现症状改善（尿急、尿频或急迫性尿失禁改善 >50%），该脉冲发生器将永久放置在上臂部皮肤下。反馈信号的确切机制尚不清楚。研究表明，68% 的急迫性尿失禁患者和 56% 的尿频和尿急的患者报告 SNM 症状改善 >50%。据报道，患者对该治疗方法的满意度很高（ >90%）。然而，一些小型研究表明，与年轻患者相比，老年人在治疗后不太可能完全缓解急迫性尿失禁。不良反应包括导联或脉冲发生器部位疼痛、导联迁移、感染和需要外科修复。SNM 确实需要患者的参与（患者必须有足够的认知能力来优化设备），需要在机场安检处进行特殊筛查，并且与磁共振成像扫描不兼容，这是在根据患者特征选择此选项之前应考虑的因素。此外，该装置确实需要定期更换，这需要另外的简短的外科手术。

最后，逼尿肌内注射肉毒杆菌毒素是 OAB 的另一种三线治疗方法。在此过程中，通过膀胱镜注射将肉毒杆菌毒素（100~300U）注射到膀胱逼尿肌中；根据患者和临床医生的偏好，这可以作为诊所手术或在手术室进行静脉镇静。肉毒杆菌毒素通过抑制周围神经末梢中乙酰胆碱的钙介导释放而起作用，导致肌肉松弛。肉毒杆菌毒素的作用是暂时的，通常持续 4~6 个月。研究表明，与安慰剂相比，使用肉毒杆菌毒素的尿失禁发作减少了 3~4 倍。不良反应包括尿路感染和尿潴留（约 6%）；所有接受肉毒杆菌毒素治疗的患者必须接受关于治疗后 PVR 评估的咨询，以评估尿潴留，以及如果发生严重尿潴留，术后可能需要临时清洁间歇导尿。肉毒杆菌毒素的作用会逐渐消失，因此尿潴留的并发症通常是暂时的；然而，这也意味着需要定期注射（通常每 6 个月 1 次），以维持对治疗有效的患者的疗效。

难治性 OAB 的其他干预措施包括留置导管（如尿道 foley 导管或耻骨上管）或手术，如尿流改道和膀胱扩大成形术。这些干预措施通常被视为最后手段，不建议作为 OAB 的典型管理策略，尤其是在体弱或多发病的老年人中。

（八）预后

OAB 与死亡率无关。应进行随访以监测治疗依从性、症状改善和不良反应。鉴于其不良反应情况，不能改善症状和（或）困扰的药物应停止使用。虽然 OAB 在大多数老年人中是持续性或进行性的，但由 OAB 引起的 LUT 在 10%~30% 的病例中可以自发缓解。

致谢：感谢 Serena Chao 和 Ryan Chippendale 对本章第 2 版的贡献。

参考文献

Berry SJ, Coffey DS, Walsh PC, Ewing LL. The development of human benign prostatic hyperplasia with age. *J Urol.* 1984;132(3):474–479.

Burton C, Sajja A, Latthe PM. Effectiveness of percutaneous posterior tibial nerve stimulation for overactive bladder: a systematic review and meta-analysis. *Neurourol Urodyn.* 2012;31(8):1206–1216.

Chapple C, Sievert KD, MacDiarmid S, et al. OnabotulinumtoxinA 100 U significantly improves all idiopathic overactive bladder symptoms and quality of life in patients with overactive bladder and urinary incontinence: a randomised, double-blind, placebo-controlled trial. *Eur Urol.* 2013;64(2):249–256.

Gormley EA, Lightner DJ, Faraday M, Vasavada SP. Diagnosis and treatment of overactive bladder (non-neurogenic) in adults: AUA/SUFU guideline amendment. *J Urol.* 2015;193(5):1572–1580.

Gray SL, Anderson ML, Dublin S, et al. Cumulative use of strong anticholinergics and incident dementia: a prospective cohort study. *JAMA Intern Med.* 2015;175(3):401–407.

Kadow BT, Tyagi P, Chermansky CJ. Neurogenic causes of detrusor underactivity. *Curr Bladder Dysfunct Rep.* 2015;10(4):325–331.

McVary KT, Roehrborn CG, Avins AL, et al. Update on AUA guideline on the management of benign prostatic hyperplasia. *J Urol.* 2011;185(5):1793–1803.

Pratt TS, Suskind AM. Management of overactive bladder in older women. *Curr Urol Rep.* 2018;19(11):92.

Tacklind J, Fink HA, MacDonald R, Rutks I, Wilt TJ. Finasteride for benign prostatic hyperplasia. *Cochrane Database Syst Rev.* 2010;10:CD006015.

Tacklind J, Macdonald R, Rutks I, Stanke JU, Wilt TJ. Serenoa repens for benign prostatic hyperplasia. *Cochrane Database Syst Rev.* 2012;12:CD001423.

第63章 持续性疼痛
Persistent Pain

Tessa Rife　Brook Calton　著
李瑞超　译　　高红宇　校

一、一般原则

持续性疼痛是指持续超过预期时间仍未能缓解的疼痛，持续时间往往超过 3 个月。持续性疼痛在老年人群中普遍存在，多达 50% 的社区老年人曾反映疼痛影响正常生活，养老院里也有相同比例的老年人反映每天经历疼痛的侵袭。这些人群的疼痛以由肌肉骨骼疾病（包括背痛和关节炎）、神经病变、与慢性疾病（如充血性心力衰竭、慢性阻塞性肺疾病和终末期肾病）相关的疼痛最为常见。但持续性疼痛与所确诊的疾病不一定相关。由于对疼痛的低估、疼痛的表现多样、认知障碍和无意识偏见等多种原因，老年人群存在着疼痛治疗不足的风险。

疼痛会限制老年人的功能状态，加重老年人的虚弱，导致生活质量降低、食欲下降，还可以导致老年人出现睡眠障碍、跌倒、社会孤立、抑郁和谵妄，以及增加医疗费用和资源。临床治疗的主要原则是减轻痛苦和提高患者尊严，及时有效地评估和治疗老年人的持续性疼痛将有助于减轻他们的痛苦，同时维持和提高生活质量。

二、评估

（一）主要原则

第一步就是进行必要的、全面的评估。任何影响功能或生活质量的疼痛都应进行评估。疼痛评估的具体内容包括确定疼痛的类型和原因；了解疼痛对患者日常生活的影响，包括功能、睡眠、情绪和安全感；甄别慢性疾病诱发的疼痛，评估患者和护理员对疼痛的观念、态度和期望。

（二）病史

患者和（或）护理员对疼痛的描述是制订止痛治疗方案最有价值的依据。病史采集时，至关重要的一点是要注意患者是否存在包括听力、视力和认知能力在内的任何一种沟通障碍。面对这些患者的应对措施包括在接诊听力下降的患者时使用随身扩音器，为视力下降的患者选择合适的疼痛评估量表，接诊认知障碍患者时注意观察与疼痛相关的动作，以及更重视护理员对患者情况的描述。我们需要重视的是，老年人往往错误认为疼痛是衰老的自然表现，所以他们比年轻时更容易低估疼痛。他们既不愿因为他们的疼痛而加重临床医生或护理员的负担，也不想因为疼痛而分散医生对其他疾病的关注。另外老年人对疼痛的描述也可能与年轻人不同（如疼痛、酸痛或不适）。

在评估疼痛时，应询问患者疼痛的部位、持续时间、发作次数、疼痛性质，有无放射性疼痛，有无缓解和加剧疼痛的因素，以及相关的神经症状。

在初诊和随访评估期间，医生了解患者的疼痛对其功能的影响非常重要。功能包括患者的日常生活自理能力，以及他们的精力、睡眠和参与愉快的社交活动的能力。功能评估可用于观察初始干预措施的效果，达到以患者为中心的治疗目标（例如，通过加强对疼痛的控制，患者应能比现在多走三个街区的路），也可以用于监测治疗措施的有效性。表63-1 中列出的建议问题有助于临床医生确定疼痛对患者功能和生活质量的影响。

表 63-1　疼痛对功能和生活质量影响的相关问题
· 社交和娱乐功能：你多久参加一次娱乐活动，如做自己爱好的事，出去看电影或者听音乐会，与朋友一起社交活动，或者旅游？在过去的 1 周里，疼痛影响上述活动的频率是多少
· 情绪、情感和焦虑：疼痛是否会影响你的精力、情绪或性格？你是否容易哭泣
· 人际关系：疼痛是否影响了你与家人 / 重要的人 / 朋友 / 同事的关系
· 职业：疼痛是否迫使你改变工作岗位或者工作时间？你最后一次工作是什么时候？因为什么停止工作
· 睡眠：疼痛是否影响到你的睡眠？过去的 1 周影响你睡眠有多少次
· 锻炼：你多久锻炼一次？在过去的 1 周里疼痛影响你的锻炼多少次

引自 Rosenquist EWK. Evaluation of chronic pain in older adults. Aronson MD, ed. UpToDate. Waltham, MA: UpToDate Inc. https://www.uptodate.com. Accessed on July 27, 2019.

标准化的疼痛评估量表可以提供除病史和体检收集到的信息之外的其他信息。疼痛评估量表可以是单维的，通常是与疼痛强度相关的单个项目，也可以是多维度的，尝试在各种角度（包括强度、部位和效应）评估疼痛。多维量表虽然耗时长，但可以提供患者个体化疼痛体验的丰富信息。量表的选择要取决于是否存在语言或感觉障碍、患者的健康状况、计算能力、当时的实际因素（如时间要求等）。值得重视的是，在患者的每次就诊中尽量使用相同的量表，以监测患者疼痛在这段时间的变化趋势。

关于单维量表，数字评定量表和面部表情疼痛量表都能有效评估疼痛，这两个量表分别要求患者通过指定数值（0 表示没有疼痛，10 表示可以想象到的剧烈疼痛）或与疼痛对应的面部表情来对疼痛进行评级。老年人，尤其是英语水平有限或有认知障碍的老年人，可能无法或不愿意用数字法来描述他们的疼痛，对这部分患者可以选择 Wong-Baker 面部疼痛量表（有外文翻译），这个量表对所有患者都适用。

关于多维量表，疼痛、愉悦和一般活动（Pain, Enjoyment, and General Activity，PEG）量表是一种简化的多维疼痛量表，侧重于功能评估（图 63-1）。PEG 量表在持续性疼痛的老年人中的可靠性和有效性已经得到充分的证明，我们应在初始评估时使用 PEG 量表，然后在每次后续评估时继续使用。

语言或认知能力有限，如存在认知障碍、痴呆、谵妄和一些脑卒中的患者，并不能准确地完成疼痛评估。但是有数据表明，轻度至中度认知障碍的老年人可以结合病史和前面讨论的量表（如面部疼痛量表）来有效地评估疼痛。对于严重认知障碍和（或）无语言能力的患者，因其可能无法准确地完成疼痛量表，美国疼痛治疗护理学会推荐以下方法来准确评估患者的疼痛。这些方法有：①尽可能从患者那里获得对疼痛的自我描述；②调查可能产生疼痛的病症；③观察患者在就诊期间和从患者护理员那里获取的病史中可能表示疼痛的行为（如焦虑、不安、易怒）；④尽可能从患者的护理员那里获得详细病史（数据表明护理员准确评估患者疼痛程度的能力有限，但他们可以很好地提供患者行为、用药史、加重和缓解因素方面的信息）；⑤可以进行镇痛试验，观察控制疼痛后是否会减少一些相关行为，如可以每天几次给予安全剂量内的止疼药物（如低剂量的对乙酰氨基酚），这可能是最有效的一种方法。

（三）体格检查

应该常规对患者进行体格检查，这将有助于医生进行鉴别诊断，发现慢性病，并确定治疗目标。在常规检查生命体征的同时，应重点检查肌肉骨骼和神经系统，尤其是要注意有无肌肉无力、反射异常、感觉障碍或萎缩，这可能提示中枢或外周神经系统的受损。鉴于疼痛和跌倒风险之间的关系，体格检查时还应评估患者的活动能力，包括自我报告和室内评估，如步速、平衡试验和计时行走测试（见第 6 章）。

（四）影像学检查

影像检查经常被滥用，使用不当会使老年人面临意外的风险，从而触发后续诊断、开具不必要的检查和产生高额费用。例如，检查发现患者有良性肿瘤可能会导致与此相关的非预期伤害，通常会导致患者焦虑加剧，并关注一些轻微的症状，最终可能会因为过于担心疾病恶化或造成损伤而避免锻炼或活动。此外，影像学的严重程度并不总是与疼痛程度正相关。只有当高度怀疑某一疾病且能从特殊

评估疼痛强度和影响的 PEG 量表（Pain，疼痛；Enjoyment，乐趣；General Activity，一般活动）

哪个数字最能描述您过去 1 周的<u>平均疼痛</u>？

| 0 | 1 | 2 | 3 | 4 | 5 | 6 | 7 | 8 | 9 | 10 |

无疼痛　　　　　　　　　　　　　　　　你能想象的最严重疼痛

哪个数字最能描述在过去 1 周中，疼痛如何影响了您的<u>生活乐趣</u>？

| 0 | 1 | 2 | 3 | 4 | 5 | 6 | 7 | 8 | 9 | 10 |

无影响　　　　　　　　　　　　　　　　完全影响

哪个数字最能说明在过去 1 周中，疼痛如何影响您的<u>一般活动</u>？

| 0 | 1 | 2 | 3 | 4 | 5 | 6 | 7 | 8 | 9 | 10 |

无影响　　　　　　　　　　　　　　　　完全影响

计算 PEG 评分：将三个问题的得分相加，然后除以 3，得到总体影响的平均分（满分 10 分）。

使用 PEG 评分：该分数最适合用于跟踪个人随时间的变化。开始治疗应导致个体患者的分数随着时间的推移而降低。

引自 Krebs, E.E., Lorenz, K. A., Bair, M. J., Damush, T. M., Wu, J., Sutherland, J. M., Asch S, Kroenke, K. (2009). Development and Initial Validation of the PEG, a Three-item Scale Assessing Pain Intensity and Interference. Journal of General Internal Medicine, 24(6), 733–738. http://doi.org/10.1007/s11606–009–0981–1

▲ 图 63–1　评估疼痛强度和干扰的 PEG 量表

引自 US Department of Health and Human Services. Centers for Disease Control and Prevention. Checklist for prescribing opioids for chronic pain. https://www.cdc.gov/drugoverdose/pdf/pdo_checklist-a.pdf.

检查中检查出来时（如髋关节疼痛预示着髋关节骨折），或出现危急体征或症状（如患者出现发热、不明原因的体重减轻），或者有癌症病史的患者出现新发疼痛时，才考虑使用影像学检查，以期发现潜在的病变。

三、治疗

（一）主要原则

在对待和治疗持续性疼痛的方式上，美国正在经历重大的文化转变。20 世纪 90 年代和 21 世纪初，关于疼痛治疗的生物医学模式被广泛接受。其重点是通过药物、手术或其他医疗措施来减轻或消除疼痛，并把疼痛作为第五个生命体征，使用阿片类药物治疗持续性疼痛。但现有数据表明，阿片类药物有一定的风险，并且不大可能长期缓解持续性疼痛。现在，我们已经认识到持续性疼痛是一种复杂的、多层面的症状，采取多模式的综合治疗才能更好地照顾到每个患者的身体、社会、文化和精神层面的需求。

临床医生应考虑采取以患者为中心的模式来治疗持续性疼痛，包括每个人的能力、需求、目标和偏好，并将家庭和（或）照护者的意见纳入治疗计划。在对疼痛进行了完整的基线评估后，临床医生应该为患者做有关持续疼痛的健康教育，并提出适当的治疗方案以供选择。临床医生需与患者、家属和照护者合作，共同制订治疗计划。该治疗计划中的重点就是要设定明确和具体的治疗目标，如提高肌肉力量、耐力、功能和生活质量，能够很好地控制疼痛，使患者能够安然入睡，能够与孙子 / 孙女互动或能够做一些园艺工作。长期随访应包括持续的疼痛评估，评估治疗方案的风险、获益和不良反应，以努力达到疼痛治疗的预期目标。对患有抑郁症、焦虑症、失眠症、睡眠呼吸暂停综合征和器具使用障碍等合并疾病的患者，应转诊给相关专业的专家进行治疗。而对复杂疼痛患者或一线治疗效果不佳的患者来说，采取多学科团队协作的治疗模式会更好。

（二）患者的自我管理

持续性疼痛患者通常在心理功能上受到重大影响，如出现情绪低落、焦虑加剧、压力增大、愤怒、敌意和睡眠障碍。患者通常反映存在自卑、对控制疼痛和功能（自我效能）缺乏信心等情况。老年人持续性疼痛的治疗上，临床医生应首先与患者进行有效沟通，医生承认和同情疼痛对患者心理压力的影响，并致力于制订提高患者自我效能的策略。通过探索患者对疼痛的内心体验和对疼痛的恐惧，以及认同和支持他们的自我应对方式，将有助于减少持续疼痛带来的焦虑和痛苦。可以成立互助小组，组织患者与有类似疼痛问题的人见面、分享个人经历和提供情感支持，这非常有用。我们应鼓励患者参与促进整体健康的活动，这些活动应因人而异，具体取决于患者生命中所重视的东西，如培养与家人和朋友的关系、修习正念和养成健康的饮食习惯也

可能有效。条件允许的情况下，还应采取其他措施，如保证睡眠卫生、戒烟、抗炎饮食、体育锻炼，鼓励有腰痛和髋 / 膝关节骨性关节炎的患者减轻体重（见第 34 章）。

（三）非药物治疗

对于疼痛持续的患者，下一步就是采取非药物治疗。我们根据患者个人护理需求、偏好、费用和获得服务的可能性，提供各种社会心理干预、传统和综合健康疗法、物理和康复疗法、运动疗法（表 63-2）。患者通常可以从多方面的治疗中受益，从而促进他们积极学习新的应对技能，更好地理解持续性疼痛，增强自信去改变生活方式和提升功能目标，并在日常生活中积极运动和锻炼。对长期卧床的晚期患者来说，有效的干预措施包括定期改变体位、被动运动训练和轻柔按摩（见第 72 章）。

（四）非阿片类药物治疗

当自我管理和非药物治疗效果不佳时，应向患者提供外用（表 63-3）和（或）口服的非阿片类药物治疗（表 63-4）。外用药物的不良反应风险是最低的，能减轻疼痛和改善功能，这对于有吞咽困难或口服药物困难的老年人尤为适用。药物的选择应取决于适应证、风险和获益，并兼顾患者慢性病、肾功能和肝功能、其他合并用药和患者对药物的认知。一般来说，应遵循"低剂量起始，缓慢加量"的原则，以降低老年人发生药物不良反应的风险。由于许多

表 63-2　持续性疼痛的非药物治疗			
社会心理干预	传统和综合健康疗法 [a]	物理和康复治疗	运动疗法 [b]
• 认知行为疗法	• 针灸、穴位按摩	• 患者教育（神经生理学）和自我管理培训	• 拉伸
• 辩证行为疗法	• 推拿疗法	• 腰痛的认知功能疗法	• 散步、远足
• 接纳和承诺疗法	• 整脊疗法	• 安全的运动体验	• 游泳、水疗
• 渐进式放松疗法	• 冥想	• 脊柱活动和推拿	• 瑜伽
• 基于正念和放松疗法	• 芳香疗法	• 梯度运动成像	• 普拉提
• 生物反馈疗法	• 音乐疗法	• 触觉敏锐度测试	• 太极
• 疼痛互助小组、课程	• 宠物疗法	• 定制矫形器	• 气功
	• 热敷（注意避免皮肤灼伤）	• 腰托支撑	• 椅子操
	• 冷敷、冰袋		

a. 见第 71 章；b. 见第 72 章

表63-3　常用的局部外用非阿片类药物治疗

药物	剂型和规格	给药剂量	FDA批准的适应证	禁忌证和注意事项	临床经验
双氯芬酸	1% 外用凝胶	• 上肢(手、腕、肘):每天4次,每次2g。任何单个关节每天最大剂量8g • 下肢(足、膝、踝):每天4次,每次4g。任何单个关节每天最大剂量16g		• 避免口服非甾体抗炎药	• 产生局部抗炎作用。 • 证据不支持用于腰痛 • 未评估用于臀部、脊柱或背部
	1.5% 外用溶液	• 局部涂抹10滴,涂抹在任患膝的前部、后和利两侧,重复以上步骤,每天涂抹4次	骨关节炎	• 不推荐用于晚期肾功能不全患者	• 由于全身吸收最小,与口服非甾体抗炎药相比,全身不良反应更少
	2% 外用溶液	• 将40mg(用力挤压2次)局部涂抹在患膝,每天2次		• 禁忌用于治疗冠状动脉旁路移植术前的术前疼痛,术后14天内应避免使用	• 胃肠道出血的风险低于口服双氯芬酸,但可能发生 • 在服用抗凝血药的患者中,外用非甾体抗炎药比口服非甾体抗炎药更安全
利多卡因	1.3%(180mg)缓释贴剂	• 将1张贴剂贴在最疼痛的部位,每天2次	轻微拉伤、扭伤和挫伤引起的急性疼痛		• 阻断异常的外周神经传导,提供局部镇痛 • 可以根据疼痛区域形状裁剪贴片 • 如果使用贴片后疼痛减轻,可以考虑每12小时使用1次
	5% 缓释贴剂	• 在24h内使用1~3贴,最长可使用12h • 对于肾功能或肝功能不全的患者、老年人或虚弱的患者,建议减少用量	带状疱疹后遗神经痛、糖尿病性神经痛	• 由于毒性风险增加,严重肝肾疾病或肾病者慎用 • 有心脏问题(传导问题、心动过缓)的患者慎用	• 如果皮肤受刺激或破损,可能会发生全身吸收和毒性
	5% 气雾剂 4% 外用乳膏 4% 外用凝胶	• 局部涂抹于患处,每天不超过3~4次		• 避免与I类和III类抗心律失常药和其他局部麻醉药同时使用	
	5% 外用软膏	• 从管中挤出最长6英寸(15.2cm)的软膏涂抹(5g) • 最大剂量17~20g/d	皮肤局部麻醉		• 已报告用药部位反应(水疱、瘀伤、烧灼感、色素脱失、皮炎、变色、水肿、红斑、刺激、丘疹、瘀点、瘙痒、囊疱)

（续表）

药 物	剂型和规格	给药剂量	FDA 批准的适应证	禁忌证和注意事项	临床经验
水杨酸甲酯/薄荷醇	10%/15% 乳膏 16%/30% 乳膏 10%/3% 贴剂	• 每天涂抹患处 3~4 次 • 每 8~12 小时 1 片，每天最多 2 片	肌肉骨骼疼痛 [a]	避免用于开放性伤口、避免接触眼睛或黏膜，以及使用加热垫	作为一种刺激物，可引起轻微的局部炎症，缓解深部疼痛
辣椒素	0.025% 乳膏 0.075% 乳膏 8% 贴剂	• 每天涂抹患处 3~4 次 • 根据需要，单贴使用 60min，每 3 个月内最多 4 贴	关节炎疼痛、肌肉骨骼疼痛、带状疱疹后神经痛、HIV 引起的神经病变或术后并发症	• 避免用于开放性伤口、接触眼睛或黏膜、面部或头皮 • 可能会增加近期有心血管或脑血管事件史的患者发生心血管事件的风险	• 使用后洗手或戴着丁腈手套涂抹。乳胶手套不能提供有效的保护 • 需要定期使用 • 快速去除贴剂时会发生辣椒素的雾化。吸入会导致咳嗽、打喷嚏或呼吸急促。将贴片的黏性面向内滚动，然后吸急促，然后缓慢地取下 • 可能发生与治疗相关的疼痛而增加相关的高血压。用局部冷却剂（冰袋）治疗急性疼痛

FDA. 美国食品药品管理局；HIV. 人类免疫缺陷病毒

a. 未经美国食品药品管理局批准的适应证

表 63-4 常用的口服非阿片类药物治疗

药 物	剂型和规格	给药剂量	禁忌证和注意事项	临床经验
对乙酰氨基酚	325mg、500mg 片剂；650mg 缓释片；325mg 胶囊	根据需要每 4~6 小时服 650mg，最大剂量 4000mg/d（健康患者），并考虑限定 2000mg/d（肝功能不全患者）	• 禁用于活动性和严重肝病 • 酗酒会增加肝损伤的风险 • 考虑减少严重肾功能不全（CrCl≤30ml/min）的剂量以预防肝损伤	• FDA 批准与阿片类药物联合用于轻度至中度疼痛和中度至重度疼痛。超适应证用于偏头痛和骨关节炎
非甾体消炎药（NSAID）				
双氯芬酸	25mg 胶囊、50mg 片剂；75mg 肠溶片	骨关节炎：50~150mg/d，分 2~3 次服用；类风湿关节炎：150~200mg/d，分 2~4 次服用；轻度至中度疼痛：25~50mg，每天 3~4 次。初始剂量可用用到 100mg	• Beers 标准建议避免长期使用，除非其他替代方法无效。由于胃肠道出血或消化性溃疡病的风险增加，患者可以服用胃黏膜保护剂 • 肾和肝功能不全、胃肠道疾病或服用抗凝血药或锂剂的患者慎用。年 4~5 期肾病患者禁用 • 禁用于治疗冠状动脉搭桥术移植术前的术前疼痛，术后 14 天内应避免使用 • 禁用于服用阿司匹林或其他 NSAID 后出现哮喘、荨麻疹或过敏性反应的患者 • 可能会出现液体潴留或水肿，充血性心力衰竭患者慎用 • 吲哚美辛比其他中枢神经系统药物更容易引起中枢神经系统不良反应，因此老年人不建议使用	• 考虑与质子泵抑制药或米索前列醇联合使用，特别是对于上消化道出血风险高的患者（胃或十二指肠溃疡病史，年龄>75 岁，同时使用皮质类固醇、抗凝血药或抗血小板药物） • 大多数非甾体抗炎药治疗骨关节炎、类风湿关节炎、疼痛、头痛和（或）偏头痛 • FDA 批准用于治疗骨关节炎、类风湿关节炎、疼痛、头痛
依托度酸	即释制剂：200mg、300mg 胶囊；400mg、500mg 片剂；缓释制剂：400mg、500mg、600mg 片剂	骨关节炎和类风湿关节炎：初始剂量，300mg，每天 2~3 次，或 400~500mg，每天 2 次，维持剂量，每天 1 次，400~1000mg 缓释剂，或 600~1000mg/d，分 2~4 次服用；疼痛：根据需要每 6~8 小时 200~400mg，最大剂量 1200mg/d		
布洛芬	200mg、400mg、600mg、800mg 片剂；200mg 胶囊	骨关节炎和类风湿关节炎：1200~3200mg/d，分 3~4 次服用；疼痛：根据需要每 4~6 小时 200~400mg。最大剂量 1200mg/d，最大剂量 1200mg/d；头痛：根据需要每 4~6 小时服用 200~400mg，最大剂量 1200mg/d，最多连续 10 天；偏头痛：400mg/d，最多连续 10 天		
美洛昔康	7.5mg、15mg 片剂；5mg、10mg 胶囊；7.5mg/5ml 混悬液	骨关节炎：5~15mg/d；类风湿关节炎：7.5~15mg/d		
萘普生	250mg、375mg、500mg 片剂；375mg、500mg 口服片剂；125mg/5ml 肠溶片、25mg/1ml 混悬液	骨关节炎、类风湿关节炎：250~500mg，每天 2 次。可滴定至 1500mg/d，最长连续 6 个月；疼痛：初始剂量 500mg，然后根据需要每 6~8 小时 250mg，最大剂量 1250mg/d		
吡罗昔康	10mg、20mg 胶囊	骨关节炎、类风湿关节炎：20mg/d，单次或分次服用		
双水杨酸酯	500mg、750mg 片剂	骨关节炎、类风湿关节炎：每天 3000mg，每天 2 次，分 2~3 次服用		
舒林酸	150mg、200mg 片剂	骨关节炎、类风湿关节炎：150mg，每天 2 次，最大剂量 400mg/d；肩痛：200mg，每天 2 次，连续 7~14 天		

547

药 物	剂型和规格	给药剂量	禁忌证和注意事项	临床经验
骨骼肌松弛剂和解痉药				
巴氯芬	5mg, 10mg, 20mg 片剂	5mg, 每天3次。可以每3天以15mg/d的剂量递增。每天最高剂量80mg。分3~4次服用。在轻度至中度肾功能不全（CrCl 30~80ml/min）中减少1/3的剂量，在严重肾功能不全（CrCl≤30ml/min且未进行透析）中减少2/3	• 由于抗胆碱能作用、镇静作用、骨折风险增加和疗效不确定，Beers标准建议避免在老年人中使用	• 限制短期使用（≤7天） • 由于可能有戒断症状，巴氯芬和替扎尼定药应逐渐减量
环苯扎林	5mg, 7.5mg片剂；15mg, 30mg缓释胶囊	5mg, 每天3次。可以增加到10mg, 每天3次, 持续不超过2~3周 每天1次15mg缓释剂。可以增加到每天30mg, 持续不超过2~3周 轻度肝功能损害者从5mg即释片开始，缓慢滴定。老年患者应考虑减少给药频率	• 由于存在呼吸抑制、过量服用和死亡的风险，避免在患有睡眠呼吸暂停的患者中使用，避免与其他CNS抑制药物和酒精合用 • 嗜睡常见，避免驾驶或操作重型机械	• 巴氯芬和替扎尼定FDA批准用于痉挛。其他药物批准用于骨骼肌痉挛 • 环苯扎林具有最强的抗胆碱能作用
美他沙酮	400mg, 800mg 片剂	800mg, 每天3~4次		
美索巴莫	500mg, 750mg 片剂	1500mg, 每天4次, 持续48~72h。然后, 每4小时750mg, 或1500mg, 每天4次, 或1000mg 每天3次, 最高剂量4g/d	• 环苯扎林禁用于心脏病（心肌梗死后的急性恢复期、心律失常、传导障碍、CHF、心脏传导阻滞）、甲状腺功能亢进或正进行MAOI治疗14天内的患者	
替扎尼定	2mg, 4mg, 6mg 胶囊；2mg, 4mg 片剂	初始剂量2mg。可间隔6~8小时重复用药1次, 24小时内最多用药3次。可间隔1~4天每次增加2~4mg。最大剂量36mg/d 在肾功能不全（CrCl≤25ml/min）和肝功能不全的情况下减少剂量。如果需要更高的剂量，增加单次剂量而不是给药次数	• 美索沙酮禁用于肾和肝功能损害的患者 其他患者	
选择性去甲肾上腺素再摄取抑制药				
文拉法辛	25mg, 37.5mg, 50mg, 75mg, 100mg片剂；37.5mg, 75mg, 150mg口服缓释片剂和胶囊；225mg缓释片	37.5~75mg/d。可每4天增加75mg/d至225mg/d。缓释剂可以每天给药1次 在轻度至中度肾功能不全患者中减少25%~50%的剂量。在透析和剂中减少50%的剂量	• 避免在跌倒或骨折的老年人中使用（除非没有更安全的替代品） • 避免在MAOI治疗后14天内使用 • 开始治疗时可能会出现恶心、腹泻、口干、食欲不振、头晕、头痛和镇静	• 文拉法辛可超适应证用于神经性疼痛。度洛西汀FDA批准用于肌肉骨骼疼痛和某些类型的神经性疼痛 • 开始治疗时监测血压。文拉法辛可能引起血压升高，度洛西汀可能引起直立性低血压或眩晕 • 逐渐减量以防止出现严重的戒断症状
度洛西汀	20mg, 30mg, 40mg, 60mg 延迟释放胶囊	30mg/d, 持续1周。根据耐受性可增加至60mg。最大60mg/d, 除非同时存在广泛性焦虑症或抑郁症，这种情况下最大剂量可能增加到120mg/d 在老年患者中，可初始剂量30mg/d, 持续2周, 然后再滴定剂量 严重肾功能不全（CrCl≤30ml/min）和慢性肝病或肝硬化患者应避免使用度洛西汀	• 由于有加剧或导致抗利尿激素分泌不足或低钠血症的风险，在干预或改变剂量时需监测钠水平	

药　物	剂型和规格	给药剂量	禁忌证和注意事项	临床经验
三环类抗抑郁药				
阿米替林	10mg, 25mg, 50mg, 75mg, 100mg, 150mg 片剂		• 由于存在抗胆碱能作用、镇静、直立性低血压和跌倒的风险，Beers 标准建议老年人避免服用 • 避免在 MAOI 治疗后 14 天内，心肌梗死后恢复期和同时使用西沙必利 • 可能导致 QTc 延长。如果 QTc > 450ms，应避免使用 • 由于有加剧或导致抗利尿激素分泌不当或低钠血症的风险，在开始或改变剂量时监测钠水平	• 超适应证用于神经性疼痛和头痛 • 阿米替林和丙咪嗪具有更强的抗胆碱能作用 • 考虑限制处方量，特别是在有自杀风险的患者中 • 监测抗胆碱能作用和情绪变化
丙咪嗪	10mg, 25mg, 50mg 片剂			
去甲替林	10mg, 25mg, 50mg, 75mg 胶囊; 10mg/5ml 口服溶液	10mg/d。可增加至 75mg/d，单次或分次服用		
地昔帕明	10mg, 25mg, 50mg, 75mg, 100mg, 150mg 片剂			
抗癫痫药				
加巴喷丁	100mg, 300mg, 400mg 胶囊; 300mg, 600mg, 800mg 片剂; 250mg/5ml 口服溶液	睡前 100mg，每周滴定至每 8~12 小时 300~900mg。最大剂量 3600mg/d 当 CrCl 30~59ml/min 时，限制剂量为 400~1400mg/d，分 2 次服用。在 CrCl 15~29ml/min 时，限制剂量为每天 200~700mg。在 CrCl < 15ml/min 的血液透析患者中，限制剂量为 100~300mg。按 CrCl 比例减少每天剂量。血液透析 15ml/min 的血液透析患者中，每次补充剂量 125mg，维持剂量 100mg/d	• 由于有晕厥和跌倒的风险，Beers 标准推荐建议老年人谨慎使用或避免使用 • 可能引起外周水肿。慢性心力衰竭患者慎用	• FDA 批准用于神经性疼痛 • 监测乏力、嗜睡、头晕和情绪变化
普瑞巴林	25mg, 50mg, 75mg, 100mg, 150mg, 200mg, 225mg, 300mg 胶囊; 82.5mg, 165mg, 330mg 缓释胶囊; 20mg/1ml 溶液	50~1 50mg/d（即释制剂分次服用），每周滴定至最高剂量 300mg/d 当 CrCl 30~60ml/min 时，将缓释剂量减少 50%。当 CrCl < 30ml/min 时，避免使用缓释剂。 当 CrCl 15~30ml/min 时，限制为 25~150mg/d，单次或分两次服用。调 当 CrCl < 15ml/min 时，限制剂量为 25~75mg/d。在血液透析中，调整剂量类似于加巴喷丁，并在每次透析治疗后提供补充剂量	• 普瑞巴林可能导致便秘、恶心、口干、视物模糊、食欲增加和体重增加	

CHF. 充血性心力衰竭；CNS. 中枢神经系统；CrCl. 肌酐清除率；FDA. 美国食品药品管理局；MAOI. 单胺氧化酶抑制药

口服的非阿片类药物可能增加老年人抗胆碱能和中枢神经系统效应的风险，所以临床医生应避免或尽量减少使用抗胆碱药物，并尽可能将中枢神经系统活性药物种类限制在三种或三种以下。一旦开始用药，应对患者进行定期监测，以评估药物疗效和不良反应，如出现不良反应，应及时停药。

（五）阿片类药物治疗

1. 阿片类药物在持续性疼痛治疗中的作用

在 20 世纪 80 年代之前，由于对阿片类药物的耐受性、依赖性和成瘾性的担忧，很少将阿片类药物用于治疗持续性疼痛。在 20 世纪 80 年代，临终关怀和姑息疗法提倡对重病患者的疼痛进行积极治疗，这些患者使用阿片类药物的情况有所增加。继这些举措之后，人们又努力消除在初级医疗保健机构中使用阿片类药物的限制，这增加了在非恶性疾病的持续性疼痛治疗中使用阿片类药物的情况。尽管缺乏长期疗效和安全性数据，阿片类药物仍将继续用于持续性疼痛的治疗。但随着阿片类药物使用的增加，阿片类药物滥用、过量使用、与此相关的发病率和死亡率也相应增加。

鉴于阿片类药物相关危害的大量证据，以及更安全、有效的替代治疗的出现，阿片类药物通常应只用于严重的急性疼痛和术后疼痛（见第 29 章）、癌症等绝症患者的疼痛治疗（见第 22 章）。而对于持续性疼痛的治疗，则鼓励患者应用自我管理方式，提供非药物和非阿片类药物治疗，只有当利远大于弊时，才会使用阿片类药物。

2. 老年人的注意事项

对于一小部分特定的患者，间歇性、非每天用药的阿片类药物治疗可能是一个合理的选择，但也只有当其他治疗方案已充分优化仍未能控制疼痛，并且预估阿片类药物治疗的利大于弊时，临床医生才应给予阿片类药物治疗。许多老年人的肾功能和药物清除率降低，即使没有肾脏疾病，急性疾病（如肺炎、流感和尿路感染）的发病率也是增加的，这都会降低药物清除率，因此老年人易受阿片类药物蓄积的影响，并且阿片类药物的安全剂量与导致不良反应的剂量之间的治疗窗较小。老年人通常合并有多种慢性疾病，如睡眠呼吸暂停综合征、慢性阻塞性肺疾病、认知障碍、骨密度降低、跌倒或骨折、或同时服用苯二氮䓬类药物、非苯二氮䓬受体激动药或骨骼肌松弛药等中枢神经系统抑制药，这些都会增加阿片类药物的不良反应风险。因此有跌倒或骨折史或在使用其他中枢神经系统活性药物的患者，均应避免使用阿片类药物。最后，其他一些疾病，如纤维肌痛或者头痛，还会因阿片类药物而加重病情，所以在开始阿片类药物治疗之前有必要对患者病情进行适当的评估。

3. 在使用阿片类药物治疗之前

循证指南，如 2016 年美国 CDC 关于为慢性疼痛处方阿片类药物的指南，建议在使用阿片类药物前仔细斟酌并与患者、家人和（或）照护者讨论阿片类药物治疗的风险和获益。当使用阿片类药物时，医生应避免将阿片类药物作为唯一的治疗方式来控制持续性疼痛，而应与其他有循证医学证据的多模式疗法相结合。在开始阿片类药物治疗之前，应该为功能和疼痛管理制定现实的治疗目标，并在获益低于风险的情况下停止阿片类药物治疗。

在考虑阿片类药物治疗时，临床医生应将风险评估和降低风险的办法纳入治疗和监测规划。阿片类药物风险工具（Opioid Risk Tool，ORT）与疼痛患者的筛选和阿片类药物评估 – 修订版（Screener and Opioid Assessment for Patients with Pain-Revised，SOAPP-R）都是快速、简单实用的工具，可以用于评估患者服用阿片类药物治疗持续性疼痛时发生异常反应的风险。处方药监测计划数据库是大多数州可用的电子数据库，用于跟踪门诊受控药物处方的实时数据。临床医生应在开具受控药物处方前需查看当地处方药物监测计划，以评估是否收到多个处方医生的处方。医生还应完成对患者的尿液药物筛查，以检测尿液中存在的处方药物，并检测非处方药物和物质的使用，以及监测潜在的药物转移。当发现意外结果时，医生应考虑进行确认性尿液药物筛查，无尿和透析的患者则用血清检测。

在开始阿片类药物治疗之前，医生还必须评估正在用药治疗的精神紊乱和精神健康状况，如抑郁症、焦虑症和失眠症，这些情况可能在使用阿片类药物后加重，并增加药物过量服用和自杀的风险。临床医生应确保在开始阿片类药物治疗之前优化调整这些疾病的治疗，必要时咨询行为问题专家（见第12章）。对于有跌倒、骨折或骨质疏松病史的患者，医生应采取积极措施预防跌倒（见第6章）。对于过去有自杀企图或意外或故意过量服用药物史的患者，医生应非常充分地考虑使用阿片类药物的风险。对于有中度至高度急性自杀风险的患者，医生应该限制其获得危及生命的物品（如枪支、药物、其他自残途径）。应该向所有可能接触阿片类药物（曲马多除外）的非终末期患者提供阿片类药物过量的健康教育和纳洛酮（一种用于逆转阿片类药物过量的阿片类药物拮抗药）。最后，我们要重视阿片类药物的安全存放，如使用药物锁盒，防止阿片类药物被进入家里的其他人员拿走，以及防止儿童和青少年误拿阿片类药物。

4. 开始阿片类药物治疗时

当开始使用阿片类药物治疗持续性疼痛时，临床医生应在 1～4 周内重新评估治疗的利弊。只有在功能和疼痛明显改善，获益超过了药物不良反应的风险时，才应该继续使用阿片类药物治疗。我们建议医生把即释的阿片类药物作为初始治疗，并开具尽可能低的剂量，应尽可能避免使用缓释或长效阿片类药物，因为这些制剂会增加呼吸抑制和药物过量的风险。阿片类药物过量的风险从 20mg 阿片类药物每天剂量（morphine equivalent daily dose，MEDD）开始，在剂量≥50mg MEDD 时增加，并在≥90mg MEDD 的较高剂量时显著增加。因此，临床医生应仔细评估剂量≥50mg MEDD 的患者的获益和风险，并避免开具剂量≥90mg MEDD。

5. 阿片类药物持续治疗时的监测

当持续性疼痛患者接受阿片类药物的持续治疗时，临床医生应至少每 3 个月重新评估治疗的利弊，内容需包括阿片类药物相关不良反应的管理、持续的安全监测和风险的控制。常见的阿片类药物相关不良反应包括便秘、腹痛、恶心、呕吐、头痛、头晕、嗜睡、疲劳和瘙痒。除了阿片类药物引起的便秘（见第61章）外，大多数不良反应都会产生耐受性。严重的阿片类药物相关不良反应包括低血压、体位性低血压、美沙酮延长 QT 间期（推荐心电图监测）、肾上腺功能不全、过敏、呼吸困难、痛觉过敏、呼吸抑制、药物依赖和戒断。当出现不良反应

时，应考虑减少剂量，酌情逐渐减量，并采用其他替代的疼痛治疗方法。

应常规定期监测患者用药期间的跌倒和骨折情况。另外，鉴于持续性疼痛和阿片类药物治疗均与自杀风险有关，临床医生应在治疗期间常规评估患者有无自杀倾向，并在需要时进行干预。为了加强安全监测和降低风险，处方药监测应至少每 3 个月查询一次，并根据当地州的法律、设施指南的要求，以及在发现意外结果时进行更频繁的查询。尿液药物筛查应至少每年监测一次，并根据需要进行更频繁的监测，在发现意外结果时要进行确认性检测（如未开处方的药物呈阳性、处方药物呈阴性）。其他有效的降低风险的策略可能包括药片计数和阿片类药物治疗（或疼痛护理）协议。应定期监测酒精等物质与药物乱用的情况，以及患者不遵守治疗计划或不安全行为的迹象，如频繁要求提前用药、增加剂量、因阿片类药物去急诊科就诊、处方丢失或被盗、购买或借用阿片类药物或拒绝配合尿液药物筛查。应避免同时使用苯二氮䓬类中枢神经系统抑制药，因为这会大大增加患者呼吸抑制和过量用药的风险。最后，临床医生应定期评估过量用药和纳洛酮的使用情况，并在纳洛酮已经使用或过期时提供新的纳洛酮。

6. 个体化的阿片类药物逐渐减量

当阿片类药物治疗的获益小于危害时，临床医生应与患者、家人和护理员配合逐渐减少阿片类药物的用量。这常见于以下情况：当患者的功能或疼痛改善效果不佳，有严重或无法控制的不良反应，开具高剂量≥50mg MEDD，或患者表现出不依从性时；或当发现可能表明存在阿片类药物使用障碍或药物被转移的相关行为时；或当患者出现多种慢性内科疾病，被处方或使用增加风险、有过药物过量事件或表现出自杀倾向的药物时。在逐渐减少阿片类药物使用剂量时，重要的是确定最终目标（减少剂量或停药），逐渐减量的速度和对戒断症状的支持治疗。对于多年服用阿片类药物且没有新的或直接危害风险的患者来说，每 4～8 周减少 2%～10% 比较合适。最常见的减量计划是每 4 周减量 5%～20%，并根据需要暂停减量。缓慢减量的优点是让患者有时间尝试接受其他疼痛治疗方式并获

得新的治疗措施。对于需要在几周内快速减量的患者，可以考虑每周减量 10%～20%。最后，对于那些有直接风险或需要快速停药的患者（这类患者通常需要住院），可考虑首次减少 20%～50%，然后每天减少 10%～20%，这期间应根据需要提供辅助药物来治疗阿片类药物的戒断症状（如用于恶心的止吐药、止泻药、用于交感兴奋的可乐定），特别是对于那些有更快减量计划的患者。当患者出现阿片类药物滥用时，临床医生应提供循证治疗，给予包括丁丙诺啡、美沙酮或纳曲酮在内的药物辅助治疗。当阿片类药物被拿开而不是被服用时，就可以安全地停药了。

四、常见疼痛的治疗

（一）背痛

背痛是老年人就诊的三大原因之一。在最初 Framingham 心脏研究队列中存活的 1037 名受试者（年龄 68—100 岁）中，22% 的受试者在大多数日子里都有背痛。在老年人中，背痛有几种特定原因（如腰椎管狭窄、骨质疏松性椎体压缩性骨折、骶骨骨折），这些在年轻人中并不常见。在老年人中以机械性腰痛最为常见，此外，恶性肿瘤和感染等全身性疾病虽然很少引起背痛，但在老年人中也比年轻人更为常见。

评估和治疗背痛最具挑战性的是确定老年人的疼痛来源，他们通常患有多种肌肉骨骼疾病（如转子滑囊炎、髋关节骨性关节炎、多节段腰椎退行性病变和腰椎管狭窄）。这些疾病很少单独存在，因此要确定哪种疾病对患者的疼痛影响最大并非易事。如前所述，临床医生应完成全面的病史采集和体格检查，并筛查可能提示严重潜在病变的危险信号，如恶性肿瘤、骨折、感染、马尾神经综合征或炎症性疾病。这些症状可能迅速进展或伴有严重的神经功能缺损，可能需要进行额外的诊断检查和治疗。虽然实验室检查对背痛没有特异性（如全血细胞计数、红细胞沉降率、C 反应蛋白、血清蛋白电泳），但当出现危急症状时，这些检查可能有助于诊断。

对于急性（时间 < 3 个月）、局限、非放射性下背部疼痛的患者，不推荐常规进行影像学和侵入性的诊断性检查。许多下背痛患者，包括腰椎间盘突出症和神经根病的患者，疼痛症状通常在无创治疗的 4 周内得到改善。有证据表明，在没有严重潜在疾病的患者中使用影像学检查手段，如 X 线片、CT 或 MRI 并不能显著改善预后。诊断成像会增加不必要的医疗费用，并且当影像学发现良性病变（如正常衰老所致的脊柱退行性变）时，患者可能会害怕运动，并因此导致一连串的后续检查，最终可能导致更糟糕的后果。

诊断性影像学检查适用于有危急症状或放射性背痛的患者，或初始治疗无效的持续性背痛的患者。根据美国放射学会的建议，应使用以下标准来确定患全身疾病相关背痛风险较高人群，以及何时需要进行影像学检查：近期严重疼痛或轻度疼痛（年龄 > 50 岁），不明原因的体重下降或发热，免疫低下（包括糖尿病等诊断），癌症病史，静脉用药，骨质疏松或长期使用糖皮质激素，年龄 > 70 岁，进行性或产生致残症状的局灶性神经功能缺损，背痛持续时间 6 周或更长（亚急性或慢性）的患者。在使用影像学检查时，X 线片可以用于评估对线、不稳定性和脊柱侧弯，以及术后对内固定和机体融合的评估，而 CT 或 MRI 可能适用于有危险症候的潜在严重疾病者。

与其他持续性疼痛情况类似，对患有背痛的老年患者来说，需根据合并的慢性疾病、与其他药物的潜在相互作用，以及在讨论过他们的偏好和治疗目标后，确定最合适的治疗。背痛的治疗通常从对患者进行预期症状持续时间、自我护理，以及保守、非手术、多模式治疗的健康教育开始（表 63-2）。应该鼓励患者尽可能保持活动，限制卧床时间。一旦急性症状消退，患者应该开始进行缓和的渐进式运动计划（通常要在疼痛物理治疗师的指导下进行），以强化脊柱和腹部肌肉的力量。治疗性运动的目标包括通过拉伸提高柔韧性，通过阻力运动增强肌肉力量，以及通过重复运动提高耐力。在物理治疗前，热敷或冷敷可以缓解疼痛并放松肌肉，使用中等硬度的床垫也可能有助于缓解疼痛。非阿片类药物治疗，如外用水杨酸甲酯/薄荷醇、非甾体抗炎药（如对乙酰氨基酚），也可以减轻背痛患者的疼痛和炎症（表63-3和表63-4）。使用其他干预措施（如经皮神经电刺激、腰椎牵引和肌肉电刺激）的证据有限，应根据具体情况与其他循证治疗方式一起考虑。

考虑非手术侵入性药物治疗时，硬膜外类固醇注射可用于短期（≤2周）治疗神经根性腰痛，不推荐长期使用。由于证据有限，不建议将椎间关节内类固醇注射、内侧支神经阻滞和射频消融毁损神经用于下背部疼痛的常规治疗。临床医生可能会推荐患者进行会诊，全面讨论这些侵入性治疗的利弊。关于注射剂治疗骨关节炎的讨论，请参见第34章。

对于保守治疗无效的严重病例，可以考虑手术治疗。转诊给外科医生的指征有马尾神经综合征、疑似脊髓压迫、进行性或严重的神经功能缺损。大多数手术干预（如椎管减压、椎板切除、椎体融合术）都是选择性的，因此必须与一位考虑周到、保守倾向的外科医生密切合作，由外科医生花时间向老年人详细介绍手术的过程、风险和获益。

（二）神经性疼痛

神经性疼痛是一种由影响躯体感觉系统的病变或疾病直接引起的慢性疼痛。约8%的老年人经历过神经性疼痛，老年人之所以患神经性疼痛风险高，是因为许多与神经病变相关的疾病随着年龄的增长越来越常见，如糖尿病、带状疱疹（带状疱疹后神经痛）、椎管狭窄、癌症和脑卒中。神经性疼痛会导致功能减退，增加虚弱、跌倒和多重用药的风险，在已经合并多种疾病的患者中这些风险更高。

与前面描述的治疗持续性疼痛的方法类似，评估神经病变的第一步也是采集完整病史并进行全面体格检查。病史中应包含糖尿病病史和其他既往病史、新药物的服用、饮酒史、神经病变家族史、与神经病变相关的疾病史。老年人的症状可能不太一致，但可能包括疼痛、刺痛、振动感或温度感丧失、本体感觉丧失和肢体末端无力。体格检查时，应有针对性的重点进行神经系统检查，并寻找其他全身性疾病的体征。

如果临床医生根据病史和检查怀疑神经病变，应尽可能区分病变类型。轴索性和脱髓鞘性神经病可以通过肌电图来区分。通常，大纤维神经病变表现为关节位置觉和振动感觉丧失、感觉共济失调，而小纤维神经病变则表现为疼痛、温度觉和自主神经功能受损。

美国神经病学学会建议对周围神经病变患者在初步实验室检查时进行空腹/餐后2h葡萄糖耐量试验、甲基丙二酸/同型半胱氨酸水平来检测维生素 B_{12}、免疫固定电泳法检测血清蛋白电泳。临床医生应该考虑是否需要额外的实验室检查，因为它们一般不会有阳性发现。需要重点关注的是，仍有20%～25%的神经病变未分类，这其中多数都见于老年患者。

周围神经病变的治疗应包括尽可能控制潜在疾病和缓解包括疼痛在内的相关症状。去除毒素和药物等有害物质或纠正营养不良有助于治疗潜在疾病并改善症状。尽可能将多模式和综合护理方法纳入神经性疼痛治疗计划。如前所述，患者可以从各种自我管理、非药物（表63-2）和药物治疗策略中获益。实际生活中，如鞋子的选择、矫形器和影响足部神经病变的植入物，都可能改善相关症状。

老年人神经病变的药物治疗富有挑战性，因为药物在老年人群中的疗效有限，并且许多药物对老年人具有一定危害。局部疼痛性神经病变应使用利多卡因和辣椒素等外用药物，以尽量减少潜在的药物-药物和药物-疾病相互作用（表63-3）。治疗神经性疼痛的口服药物包括选择性去甲肾上腺素再摄取抑制药、三环类抗抑郁药和抗癫痫药（表63-4）。当需要口服药物时，临床医生应告知患者和护理员没有一种药物对所有人都有效，可能需要时间和多次药物试验才能找到缓解神经性疼痛的药物（这些试验所需药物的数量为3～8种）。一些患者可能会从联合使用具有不同作用机制的药物中受益，如加巴喷丁联合去甲替林。

（三）其他疼痛情况

老年人中另外两种更常见的持续性疼痛是骨关节炎和头痛，分别在本书第34章和第64章中详细介绍。

参考文献

Barrell K, Smith AG. Peripheral neuropathy. *Med Clin North Am*. 2019;103(2):383–397.

Bowering KJ, O'Connell NE, Tabor A, et al. The effects of graded motor imagery and its components on chronic pain: a systematic review and meta-analysis. *J Pain*. 2013;14(1):3–13.

By the 2019 American Geriatrics Society Beers Criteria Update Expert Panel. American Geriatrics Society 2019 Updated AGS Beers Criteria for potentially inappropriate medication use in older adults. *J Am Geriatr Soc*. 2019;67(4):674–694.

Catley MJ, O'Connell NE, Berryman C, Ayhan FF, Moseley GL. Is tactile acuity altered in people with chronic pain? A systematic review and meta-analysis. *J Pain*. 2014;15(10):985–1000.

Dowell D, Haegerich TM, Chou R. CDC guideline for prescribing opioids for chronic pain–United States, 2016. *MMWR Recomm Rep*. 2016;65(1):1–49.

Foster NE, Anema JR, Cherkin D, et al. Prevention and treatment of low back pain: evidence, challenges, and promising directions. *Lancet*. 2018;391(10137):2368–2383.

Horgas AL. Pain assessment in older adults. *Nurs Clin North Am*. 2017;52(3):375–385. P

Johnson SM, Shah LM. Imaging of acute low back pain. *Radiol Clin North Am*. 2019;57(2):397–413.

Micromedex (electronic version). Truven Health Analytics, Greenwood Village, CO. http://www.micromedexsolutions. com/. Accessed February 27, 2019.

O'Sullivan PB, Caneiro JP, O'Keeffe M, et al. Cognitive functional therapy: an integrated behavioral approach for the targeted management of disabling low back pain. *Phys Ther*. 2018;98(5):408–423.

Reid MC, Eccleston C, Pillemer K. Management of chronic pain in older adults. *BMJ*. 2015;350:h532.

Rubem MA, Meterko M, Bokhour BG. Do patient perceptions of provider communication relate to experiences of physical pain? *Patient Educ Couns*. 2018;101(2):209–213.

The Diagnosis and Treatment of Low Back Pain Work Group. *VA/ DoD Clinical Practice Guideline for Diagnosis and Treatment of Low Back Pain*. Version 2.0. Washington, DC: Veterans Health Administration and Department of Defense; 2017.

The Opioid Therapy for Chronic Pain Work Group. *VA/DoD Clinical Practice Guideline for Opioid Therapy for Chronic Pain*. Version 3.0. Washington, DC: Veterans Health Administration and Department of Defense; 2017.

Veterans Health Administration Pharmacy Benefits Management Academic Detailing Service. Transforming the Treatment of Chronic Pain: Moving Beyond Opioids—A VA Clinician's Guide. Washington, DC: Department of Veterans Affairs; August 2017.

Veterans Health Administration Pharmacy Benefits Management Academic Detailing Service. Transforming the Treatment of Pain: A Quick Reference Guide. Washington, DC: Department of Veterans Affairs; July 2017.

Veterans Health Administration Pharmacy Benefits Management Academic Detailing Service. Opioid Decision Taper Tool: A VA Clinician's Guide. Washington, DC: Department of Veterans Affairs; October 2016.

Wáng YXJ, Wu AM, Ruiz Santiago F, Nogueira-Barbosa MH. Informed appropriate imaging for low back pain management: a narrative review. *J Orthop Translat*. 2018;15:21–34.

第64章 头 痛
Headaches

Katherine Anderson　Jana Wold　著
操 明 译　高红宇 校

一、一般原则

在有关头痛的文献中,老年人一词通常是指年龄超过50岁的患者,因为这类患者的头痛表现和类型发生了变化。原发性头痛越来越少见,而由其他疾病或医疗因素引起的继发性头痛随着年龄的增长变得更为常见。在老年人中,高达30%的头痛是由其他病因引起的,包括医疗情况或相关治疗。评估老年人头痛的要点包括以下方面。

- 新发头痛在老年人中很少见,需要评估。
- 颞动脉炎是一种急症。
- 老年人的头痛常常是由潜在的医学诊断或治疗引起的。

二、总体评价

对老年人新发头痛或疼痛性质发生变化的慢性头痛,需要进行全面的医学评估。评估内容应包括详细的临床病史和高危症状回顾〔全身症状,如发热、寒战、肌痛、体重减轻、局灶性神经系统发现;发病年龄＞50岁;放电样头痛发作;视盘水肿;体位性头痛;Valsalva手法或用力引起的头痛;进行性头痛和(或)头痛伴有模式改变〕,详细的药物应用史及全面的神经系统体格检查。附加一些检查对老年人来说是必要的,因为新发的头痛往往是严重情况或共病恶化的结果。这些检查包括CT和(或)MRI来评估占位性病变;颈椎X线片评估小关节突疾病引起的颈源性头痛;血管成像评估缺血性头痛症状;实验室检查包括全血细胞计数、ESR、C反应蛋白和完整的代谢检查;清晨头痛患者还应测定夜间血氧饱和度或评估非恢复性睡眠;转诊眼科评估视力损害、青光眼或其他眼部原因引起的头痛。

三、鉴别诊断

(一)原发性头痛

最常见的原发性头痛有3种类型(偏头痛、紧张性头痛和丛集性头痛),通常在45岁之前发病。一般来说,年轻人与老年人的头痛表现和处理原则是相似的;但是老年人的头痛也有一些独特特征,概述如下。

1. 偏头痛

(1) 概述:50岁以上的成年人中约有6%患有偏头痛,新发偏头痛的老年人约占所有偏头痛患者的3%。一般来说,有偏头痛病史的老年人随着年龄的增长,偏头痛的症状会更少,也更轻微。传统偏头痛应与偏头痛发作前先兆期区别开来,后者也被称为偏头痛后期伴随症状。只有40%~50%的有先兆期但没有偏头痛的患者会继续发展为典型的偏头痛。

(2) 临床表现:与年轻人相比,老年人的偏头痛临床表现多不典型。他们通常是双侧的,较少有一些相关症状,如畏光、恐音、恶心和呕吐;因此可能被误诊为紧张性头痛。鼻漏和双侧撕裂样症状可能随着年龄的增长而增加。患者可诉有搏动性疼痛、先兆症状和常见的触发及缓解因素。发作通常与自主神经系统症状有关,如厌食、口干和面色苍白。

偏头痛发作前先兆期通常发生在40岁以后,在有偏头痛病史的人群中更为常见。它可以在偏头痛的无症状期后出现。整个过程是良性的,患者会伴有前驱的阳性或阴性视觉症状。闪光感(闪点放大并在视野间移动)是最常见的阳性视觉症状。阴性视觉症状包括视野缺损、中央暗点、隧道视觉、纵向视觉缺陷或完全失明。其他症状包括移行性感觉异常、语言障碍，以及一种神经症状向另一种神经症状的发展。大多数患者会经历两次或多次相同的发作，每次持续 15～25min。这些症状很可能被认为是短暂性脑缺血发作（transient ischemic attack，TIA）。然而，在 TIA 中，视觉障碍往往是突然出现的黑矇状态，仅持续几分钟。偏头痛的感觉异常通常游走到四肢，可以是双侧的，并以相反的顺序消除。缺血性感觉异常往往突然发生，并按其发生的顺序消除，90% 持续时间 <15min。

更年期对偏头痛有不同的影响。2/3 患有偏头痛的女性在绝经后会有明显的改善，或完全停止发作。接受雌激素治疗的女性可能会因治疗而有头痛频率的增加。减少雌激素的剂量或将雌激素的类型从结合雌激素改为纯雌二醇可能会减少头痛的发生。绝经后偏头痛的改善主要归因于没有性激素水平的变化。

(3) 评估：由于偏头痛发作前先兆期和 TIA 之间的临床症状重叠，需要进行脑卒中成像，如颅脑 MRI 检查；也可考虑进行血管成像，如 CT 或磁共振血管造影，以评估血管的危险因素。

(4) 治疗：由于其血管收缩作用，终止发作的药物（如三苯氧胺和麦角胺）等在老年人中应谨慎使用。对于未受控制的高血压或有血管疾病证据的患者，这些药物是禁忌的。有效的终止发作药物包括有限地使用对乙酰氨基酚、咖啡因、非甾体抗炎药和阿片类止痛剂。对长期服用非甾体抗炎药的患者应监测其氮质血症、高血压或心脑血管疾病的恶化情况。被认为不会引起血管收缩的新的终止发作的治疗方法目前正处于 Ⅲ 期临床试验阶段。

生物反馈、肉毒杆菌毒素、神经阻滞和神经调节疗法已被证明对老年人有帮助，并能避免不必要的药物不良反应和药物间的相互作用。β 受体拮抗药、血管紧张素转换酶抑制药 / 血管紧张素受体阻滞药、钙通道阻滞药已被证明对预防有效，并且在较低剂量时通常有效。抗多巴胺类药物可能有助于缓解偏头痛相关的恶心症状，但应谨慎使用，因为这类药物大多具有抗胆碱能特性，在老年人中作用会加剧。三环类抗抑郁药（如阿米替林和去甲替林）常用于预防偏头痛；然而，由于其抗胆碱能的不良反应，这些药物在老年人中不是一线选择。抗降钙素基因相关肽是最近被批准用于预防偏头痛的一种很有前途的新的注射治疗方法，但尚未在 65 岁以上的成年人中进行试验。

2. 紧张性头痛

(1) 概述：紧张性头痛通常在 45 岁之前开始，最常见的是由生理或心理压力引起。尽管头痛的发病率随年龄增长而有所降低，但每年仍有约 1/3 的老年人经历紧张性头痛。晚年新发的紧张性头痛可能继发于与年龄相关的肌肉骨骼、视觉或牙齿变化。

(2) 临床表现：紧张性头痛的典型症状在老年人中很常见，包括双侧弥漫性头痛，表现为压力或挤压感，不因运动而加重，可持续 30min～7d。有些患者因牙关紧闭、关节炎或异常咬合导致颞下颌关节（temporomandibular joint，TMJ）痉挛。颈神经根刺激也可发生，导致枕部神经血管束压痛，提示枕部神经受累。

(3) 评估：体格检查应包括评估颈部、头皮和面部的肌肉紧张度，以及评估患者的姿势。应注意患者的咬合情况，并进行颞下颌关节疾病的筛查。如果担心有颈椎关节炎，可能需要做影像学检查。

(4) 治疗：非药物治疗包括对肌肉骨骼疾病患者进行姿势、平衡和运动范围的物理治疗；如有视力下降或视疲劳的情况，应进行相应的眼科检查；当认为压力是主要诱因时，应进行放松疗法。

对乙酰氨基酚可安全地用于老年患者，应优先考虑使用。咖啡因可能也有帮助，但可能会导致睡眠障碍或焦虑。可使用三环类抗抑郁药、肌肉松弛剂和非甾体抗炎药，但对老年人多有不良反应，应谨慎使用。

3. 丛集性头痛

(1) 概述：丛集性头痛的典型发病年龄为 20—40 岁；然而，有报道称男性发病高峰为 40—49 岁，女性为 60—69 岁。这些头痛的病因尚不完全清楚，但是似乎与基因有关。患者往往是吸烟者。

(2) 临床表现：丛集性头痛包括发作性的眼眶、眶上或颞区剧烈疼痛。相关的自主神经症状包括疼痛侧的上睑下垂、瞳孔缩小、流泪、结膜充血、流涕和鼻塞。其特点是持续时间短（15～180min），单侧发作，但在不同的丛集发作时，症状可能会转移到另一侧。患者可能会描述在发作期间感到不安或需要踱步。

(3) 评估：建议用 CT 或 MRI 进行颅脑成像，以排除包括垂体异常在内的脑部结构性病变。

(4) 治疗：吸氧治疗通常是安全和有效的。对于严重的慢性阻塞性肺疾病患者，氧气治疗应谨慎使用，注意高碳酸血症和二氧化碳麻醉的风险。血管收缩药物，如曲普坦类药物，已被证明是有效的，但在血管疾病患者中应谨慎使用，因为有有害的不良反应。应该考虑在有监控的环境下给予首剂。虽然皮质类固醇通常有效，但应谨慎使用，因为它们可能会加重其他疾病，如骨质疏松症和糖尿病。预防性药物，如维拉帕米、锂和抗癫痫药物，通常可以在老年人中安全使用。

4. 睡眠性头痛

(1) 概述：睡眠性头痛综合征是一种罕见、良性、反复发作的与睡眠有关的头痛疾病，几乎只发生在 50 岁以上的患者。疼痛发作通常在可预测的时间将患者从睡眠中唤醒，可持续 15min～4h，每月有 10～15 个晚上发作。

(2) 临床表现：患者描述疼痛为一种稳定的不适感，主要发生在额部，类似于紧张性头痛，但也可能有类似偏头痛的特征。与单侧丛集性头痛不同，疼痛常被描述为双侧疼痛，并且睡眠性头痛不伴自主神经症状或烦躁。

(3) 评估：诊断基于病史和排除睡眠呼吸暂停、夜间高血压、低血糖和药物滥用引起的继发性头痛。脑部影像学检查通常用于排除颅后窝或脑干病变。

(4) 治疗：睡眠性头痛是自限性的，几个月后可自行缓解。在需要药物治疗的情况下，碳酸锂显示出良好的反应；然而，其不良反应可能会限制其长期使用。睡前服用三环类抗抑郁药、抗癫痫药、吲哚美辛或非甾体抗炎药也可能有效。对于老年人来说，咖啡因和褪黑素往往是有效且更安全的选择。

（二）继发性头痛

在老年人中，原发性头痛较继发性头痛更为常见；然而，继发性头痛的发病率随着年龄的增长而增加。潜在的危及生命的头痛在 65 岁以上的患者中增加了 10 倍，其中大多数是与血管相关的事件。

1. 颞动脉炎（巨细胞动脉炎）

(1) 概述：颞动脉炎也称为巨细胞动脉炎（giant cell arteritis，GCA），是一种全身性坏死性血管炎，主要发生在白人，以女性居多。它通常发生在 70—80 岁的患者，但 50 岁以上的新发头痛患者均应考虑此病。这是一种急症，由于缺血性视神经病变，可能导致 15%～20% 的患者失明。

(2) 临床表现：70%～90% 的患者首发症状是太阳穴的稳定或搏动性头痛。美国风湿病学会（American College of Rheumatology，ACR）列出的诊断标准包括：起病年龄 >50 岁，新发头痛，颞动脉搏动减弱或触痛，红细胞沉降率升高（>50mm/h）。疼痛可能涉及头部或头皮的任何部分，可能波动出现，由触摸面部、大笑或咀嚼引发。5%～15% 的患者出现视觉缺失症状，如一过性黑矇、复视和视力丧失。大约 66% 的患者有与风湿性多肌痛一致的症状，如疼痛和僵硬。高达 50% 的患者可能出现疲劳、厌食、低热和体重减轻等非特异性症状。下颌跛行虽不常见，但对颞动脉炎具有高度特异性。

(3) 评估：颞动脉活检仍然是诊断的金标准，其敏感性为 85%。只有约 50% 的患者符合 GCA 的典型表现，即富含巨细胞的肉芽肿性炎症细胞浸润于动脉内膜 - 中膜交界处。理想情况下，活检应在治疗开始后 48h 内进行，这可能是一个挑战。目前正在进行研究来评估 ACR 标准的修订建议，如果可行，将允许在无须颞动脉活检的情况下进行治疗。如果 C 反应蛋白和红细胞沉降率升高，诊断 GCA 的特异性为 97%。全血细胞计数可能显示与血小板增多或正色素性贫血一致的结果。脉搏可能减弱，建议触诊颈动脉、肱动脉、桡动脉、股动脉和足部脉搏。应由眼科医生进行眼底检查。

(4) 治疗：为了防止失明，紧急使用全身性激素是标准治疗方法。即使不能进行颞动脉活检，激素治疗也应立即开始，因为病理结果可能在治疗 2 周后才会有结果。疗程通常包括 1 个月的全剂量治疗，然后缓慢减量，直至 1～2 年。对于失明风险高的患者推荐静脉注射糖皮质激素治疗。

2. 脑血管疾病

概述：头痛可能是脑血管疾病的前驱症状，占出血性脑卒中的 50% 和缺血性脑卒中的 25%。对于有血管危险因素和头痛的老年患者，应当考虑脑血管疾病。关于临床表现、评估和治疗，请参阅第 38 章。

3. 三叉神经痛

(1) 概述：三叉神经痛（trigeminal neuralgia，TN）是老年人最常见的神经痛之一，发病率随年龄增长而增加，女性较多发。原发性三叉神经痛发生在 80%～90% 的病例中，被认为是由异常的动脉或静脉环路压迫三叉神经根引起。继发性三叉神经痛可能是其他原因造成的，如听神经瘤、脑膜瘤、表皮样囊肿，或罕见于动脉瘤或动静脉畸形。这种继发性疼痛大多在 50 岁之前发生。

(2) 临床表现：国际头痛学会最新的三叉神经痛的诊断标准如下。

- 反复发作的单侧面部疼痛，影响三叉神经的一个或多个分支，而无放射痛。
- 具有以下所有特征的疼痛：剧烈的疼痛，随着时间的推移可能会变得更严重；电击样的、尖锐的、刺痛或放射痛的性质；疼痛持续时间从不到 1s～2min。在极少数情况下，疼痛可能持续 2min 以上。
- 疼痛由触发区域刺激或触发因素引起。
- 没有其他归因障碍。

发作可能持续数周至数月，随后可能出现无痛间歇。有些患者出现受累神经分布区域的钝痛和（或）同侧眼流泪或红斑。

(3) 评估：三叉神经痛是一种临床诊断。在检查过程中，可因触摸"触发区"引发，"触发区"通常在受累神经分布中线附近。触发动作包括咀嚼、说话、刷牙、面部接触冷空气、微笑或做鬼脸；值得注意的是，患者通常不会从睡眠中醒来。

继发性三叉神经痛通常与原发性三叉神经痛难以区分。CT 或 MRI 影像检查可以排除继发性原因。电生理检查可能有助于鉴别三叉神经痛的原发性和继发性病因。

(4) 治疗：药物治疗是原发性三叉神经痛患者的初始治疗方法。卡马西平是研究过的最好的治疗方法，如果从小剂量开始，缓慢滴定，其不良反应是可控的。奥卡西平、巴氯芬、拉莫三嗪和匹莫齐特也可能有效。氯硝西泮、加巴喷丁、苯妥英钠、替扎尼定和丙戊酸钠的有效性证据较少。应尝试进行定期的减量或停药试验。继发性三叉神经痛需要针对病因治疗；然而，治疗经典三叉神经痛的药物可以用来减轻疼痛。对于 30% 的药物治疗失败的患者，可以考虑进行微血管减压术或消融手术。

4. 肿瘤

(1) 概述：老年人的颅内肿瘤发病率高于年轻人，发病高峰在 65—79 岁之间。高达 50% 的脑瘤患者主诉头痛。胶质母细胞瘤是成人最常见的原发性脑恶性肿瘤，高龄是临床预后不良的因素。脑膜瘤是成人最常见的非恶性脑肿瘤，占所有脑肿瘤的 20%。

(2) 临床表现：疼痛通常是全身性的，但也可能是在肿瘤局部。约 17% 的患者会出现典型的严重晨间头痛，伴有恶心和呕吐。更常见的情况是，患者主诉的症状与紧张性头痛或偏头痛相似。

(3) 评估：如果怀疑肿瘤，必须进行颅脑 MRI 检查并转诊至神经外科进行专科治疗。

(4) 治疗：应考虑神经外科、内科和（或）姑息治疗方案。对于恶性脑肿瘤，如胶质母细胞瘤，手术、放疗和化疗是必要的，以增加生存时间。非恶性肿瘤，如脑膜瘤，如果没有肿块效应，可采取保守治疗，或根据其大小和位置进行手术和放疗治疗。

5. 颈源性头痛

(1) 概述：颈源性头痛是由于颈部解剖结构和软组织引起的牵涉性疼痛。这种头痛类型可能在老年人中被过度诊断，因为许多老年患者的影像学呈颈椎病改变。它也经常被误认为是紧张性头痛。

(2) 临床表现：症状可由颈部运动、某些头部姿势或颈部肌肉组织受压引起。可能有枕颈部疼痛、颈部活动范围受限，或颈部肌肉痉挛；然而，在某些情况下，并没有相关的颈部疼痛。应该有证据表明颈部是疼痛的致病因素，才能做出这种诊断。

(3) 评估：颈枕部神经根麻醉实验。

(4) 治疗：非药物治疗包括颈部按摩、物理治疗和生物反馈。肌肉松弛剂和非甾体抗炎药可能是必要的，但对老年人应谨慎使用。治疗还包括射频治疗、关节突神经溶解术和枕骨神经阻滞术。

6. 药物相关性头痛

头痛的病因也应考虑药物性头痛。患者症状可能与偏头痛或紧张性头痛相似，但建议仔细了解与服用药物相关的头痛时间。常见的药物包括硝酸盐类、钙通道阻滞药、雌激素 / 孕激素、组胺阻滞药、茶碱和非甾体抗炎药。咖啡因类、镇痛剂、阿片类药物和 5- 羟色胺拮抗药的过度使用或突然停用均可导致日常头痛的发生。

7. 其他疾病引起的头痛

老年人常伴有可能引发或加重头痛症状的疾病或治疗。心源性头痛就是这样一个例子，它发生在患有心脏病的患者身上，表现为劳力性头痛，休息后可缓解。晨间头痛可能是未经治疗的睡眠呼吸暂停综合征的征兆，而在低光照条件下发生的头痛可能提示亚急性青光眼。这些其他原因引起的头痛，往往在对基础疾病进行适当治疗后可得到改善或缓解，应在鉴别诊断中加以考虑。

参考文献

Berk T, Ashina S, Martin V, Newman L, Vij B. Diagnosis and treatment of primary headache disorders in older adults. *J Am Geriatr Soc*. 2018;66:2408–2416.

International Headache Society. International Classification of Headache, 3rd edition; Cephalalgia 2018. https://www.ichd-3. org. Accessed April 16, 2020.

Kunkel R. Headaches in older patients: special problems and concerns. *Cleve Clin J Med*. 2006;73(10):922–928.

Sait MR, et al. The 2016 revised ACR criteria for diagnosis of giant cell arteritis – Our case series: Can this avoid unnecessary temporal artery Biopsies? *International J Surgery Open* 2017;9: 19–23

Sharma TL. Common primary and secondary causes of headache in the elderly. *Headache*. 2018;58(3):479–484.

Starling AJ. Diagnosis and management of headache in older adults. *Mayo Clin Proc*. 2018;93(2):252–262.

Tanganelli P. Secondary headaches in the elderly. *Neurol Sci*. 2010;31(suppl 1):S73–S76.

第65章 胸 痛
Chest Pain

Alejandra Sanchez-Lopez　Miguel Paniagua 著

程 冕 译　高红宇 校

一、一般原则

胸痛是美国 65 岁以上患者急诊就诊的最常见原因。鉴别诊断包括良性疾病和危及生命的疾病。虽然并非老年人胸痛的所有原因都会导致致命事件，但及时诊断可以改善患者的短期和长期预后，包括生活质量和功能状态。

临床医生必须全面了解病史，进行有针对性的体检，以选择最合适的实验室检查和影像学检查，及时做出正确诊断。

二、临床发现

症状和体征

首先应识别胸痛的发作，然后描述症状演变。任何年龄段的典型心绞痛都表现为胸骨后疼痛，通常被描述为 "压榨样"，辐射到颌骨、颈部或手臂。慢性病患者还应询问相关的心肺症状，如出汗、皮肤湿冷、新发或进行性呼吸困难和（或）劳力性呼吸困难。如果患者过去有急性冠状动脉综合征（acute coronary syndrome，ACS）病史，询问疼痛是否与之前经历的疼痛是否相似，可能是一个重要线索。

描述胸痛为背部放射状疼痛、突然发作、剧烈疼痛、撕裂、刺痛或尖锐疼痛更可能提示主动脉夹层。胸膜性胸痛发生于吸气时，是由壁层胸膜的炎症引起。如果患者在进食后或平躺时感觉胸痛且有灼伤感，应考虑胃食管病因。

老年患者通常更可能推迟就医，或更倾向于将其症状归因于正常衰老，如果胸痛的病因性质严重，则会导致不良后果增加或死亡。此外，患有谵妄、严重抑郁或认知障碍的患者可能难以准确传达其症状。此外，考虑到老年人的慢性病患病率较高，并发的疾病过程可能会使症状变得模糊。

1. 体格检查

第一步应获取生命体征，以评估患者的临床稳定性，特别注意心率、双臂血压和血氧饱和度。接下来，临床医生应该评估心血管系统。如果心脏听诊时心音低，出现异常搏动（吸气时收缩压下降＞10mmHg），或出现低血压，则应考虑心脏压塞。巨大的新出现的全收缩期杂音提示急性冠状动脉病变，可能是二尖瓣乳头肌功能障碍。颈静脉压升高、肝颈静脉回流和第三心音奔马律提示充血性心力衰竭。此外，在急性胸痛患者中，第三心音的出现使心肌梗死的可能性增加了 3 倍。对称性急性或亚急性双下肢水肿可能提示右心衰竭；然而，如果有单侧肿胀，必须怀疑静脉血栓栓塞，并考虑肺血栓栓塞，尤其是在缺氧和心动过速的情况下。

肺部听诊可提供更多信息；例如，呼吸音消失可能意味着气胸或胸腔积液。其他肺部表现，如啰音、喘息或支气管音，可能提示其他肺部病因。

对胸部的全面评估包括观察皮肤，以寻找皮疹，如带状疱疹，甚至可能显示创伤的瘀斑，这可能会引起对身体虐待的怀疑。有反复按压痛的胸壁可能提示骨骼肌肉系统病因，降低 ACS 的可能性，但不排除 ACS。

进一步的诊断线索可以从腹部检查中获得，如上腹部疼痛，这可能表明胃肠道病因导致胸部疼痛。

2. 实验室检查

心脏实验室检查包括肌酸激酶（creatinine kinase，CK）和肌钙蛋白 I 和 T。CK 从受损的心肌细胞中释放出来，特异性不高。肌钙蛋白对心肌损伤更为特异和敏感，在梗死后 6h 内出现，并持续升高 4～8天。在症状出现后 4h 内测量，敏感性仅为 50%；相比之下，CK 的半衰期较短，在急性复发性损伤的情况下，它是重复发生心肌损伤的一个更可靠的标志。需要注意的是，肌钙蛋白应在临床范围内进行解释，因为肌钙蛋白升高不仅存在于 ACS，由于一定程度的冠状动脉阻塞所造成，如非 ST 段抬高心肌梗死（NSTEMI）和 ST 段抬高型心肌梗死（STEMI），也存在心肌供氧与需氧失衡所致的情况，如快速性心律失常或脓毒症，以及其他非缺血性疾病，如心力衰竭恶化、肺栓塞或肾衰竭。此外，肌钙蛋白阴性并不排除 ACS，因为患者可能是不稳定型心绞痛。

另一种常用的实验室诊断指标是 D- 二聚体，可以排除概率不高的 PE 患者。D- 二聚体水平随年龄增加而增加，尽管 ADJUST-PE 研究表明，年龄调整后D- 二聚体临界值较低（定义为年龄的 10 倍）的患者，结合试验前临床概率评估，随后发生临床血栓栓塞的可能性较低，但使用年龄调整后的 D- 二聚体目前还不是标准做法。

3. 诊断学和影像学方法

老年胸痛患者的首要检查是心电图，最好在接触到患者的前 10min 完成。如果可能，与胸痛发作前的最后一次心电图进行比较；老年患者可能已经有明显的心脏病史，心电图基线异常会进一步混淆了急性发现。特定冠状动脉区域的 ST 段抬高可能提示急性冠状动脉斑块破裂和 STEMI。在适当的临床情况下，弥漫性 ST 段抬高或压低可能提示心包炎。心脏压塞的心电图表现包括 QRS 波群的幅度降低和电交替的存在，即 QRS 波群以交替模式逐步变化。

在胸部 X 线片检查中，如果临床病史表明存在纵隔增宽，应该怀疑主动脉夹层，这种成像方式可以有效排除肺炎或胸腔积液。怀疑有肺栓塞或主动脉夹层，临床医生应该给予胸部增强 CT 明确诊断。

4. 特殊检查

进行性呼吸困难伴随劳累的胸痛（心绞痛）应通过运动负荷试验和成像方式，如超声心动图、放射性核素心肌灌注成像或 MRI。影像学检查是必要的，因为心电图基线异常可能会混淆结果。体弱的老年患者可能受到其功能的限制，无法完成运动负荷试验。在这样的患者中，可以用自行车代替跑步机。对于无法通过运动达到目标心率的患者，可以用多巴酚丁胺或血管扩张药（如双嘧达莫、腺苷或瑞加德松）可诱导药物应激。

如前所述，胸痛的胃肠道原因可能被误认为是心绞痛，如果临床上有指征，并且排除了危及生命的诊断，内镜检查可能有助于食管炎的诊断，或者如果患者患有食管痉挛或其他解剖异常，吞咽钡检查可能显示螺旋状多发狭窄（关于食管和其他胃肠道疾病检查的进一步讨论，请参见第 47 章）。

三、鉴别诊断

老年患者胸痛的鉴别诊断与年轻人一样广泛，因为伴随着很多的其他并发症。胸痛一旦确定，应评估胸痛为心脏性或非心脏性疾病，然后考虑与最高死亡率或并发症发生率相关的诊断，即所谓的“不能错过的诊断”（图 65-1）。

（一）心脏诊断

胸痛的心脏原因包括 ACS，如 STEMI、NSTEMI和不稳定心绞痛，以及主动脉夹层、心脏压塞和心包炎。心肌梗死的发病率随年龄增长而增加；男性首次MI 的平均年龄为 65 岁，女性为 72 岁，胸痛是老年ACS 患者最常见的主诉。因此，当老年人因高发病率和死亡率而出现胸痛时，应首先考虑 ACS。同时，老年人比年轻人更有可能在没有胸痛的情况下发生心脏事件，或出现非典型症状，如恶心、腹痛或谵妄。

提示 ACS 的特征包括出汗、皮肤湿冷、新发或进行性呼吸困难和（或）劳累性呼吸困难。进行风险分层有助于评估重大不利事件的可能性，并指导下一步行动。有不同的风险评分，急诊科常用的评分是 HEART 评分，它考虑了病史、心电图、年龄、危险因素和肌钙蛋白等因素，并将患者分为三组（表 65-1）。在区分胸痛患者是否有重大不良心脏事件方面，HEART 评分已被证明优于全球急性冠状动脉事件登记（Global Registry of Acute Coronary Events，GRACE）和 TIMI 评分，并确定了相同安全水平下最大的低风险患者群体。

主动脉夹层是另一种危及生命的疾病，20 世纪70 年代发病率最高，高血压是主要的危险因素。典型的突然发作、撕裂、刺痛或剧烈胸痛，肢体收缩

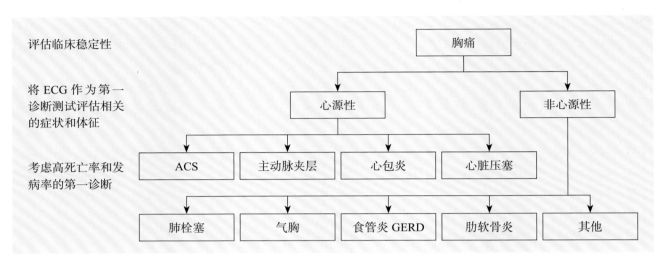

▲ 图 65-1　用于指导胸痛评估图

第一步是通过测量生命体征和评估意识水平来确定临床稳定性。第二步包括在到达的前 10min 内进行心电图，特别是排除 ST 段抬高心肌梗死并识别其他心电异常。参考既往病史和全面的体格检查，详细的现病史将指导鉴别诊断，考虑死亡率最高的第一诊断，如果不及时诊断，发病率会增加。该过程将有助于选择进一步的检查；ACS. 急性冠状动脉综合征；GRED. 胃食管反流病

表 65-1　HEART 评分	
心脏评分	得　分
病史	
• 高度可疑	2
• 中度可疑	1
• 轻度可疑	0
心电图	
• 显著 ST 段压低	2
• 非特异性复极改变	1
• 正常	0
年龄	
• ≥65 岁	2
• 45—64 岁	1
• ≤44 岁	0
危险因素：高血压、高胆固醇血症、糖尿病、肥胖、吸烟（目前或戒烟≤3 个月）、家族史（65 岁之前患有一级心血管疾病）或动脉粥样硬化病	
• ≥3 个危险因素或动脉粥样硬化病史	2
• 1 个或 2 个风险因素	1
• 无已知风险因素	0

（续表）

心脏评分	得　分
肌钙蛋白类	
• ≤3 倍正常上限	2
• 1≥3 倍正常上限	1
• ≤正常上限	0

分数：
0～3：0.9%～1.7% 的不良心脏事件风险
4～6：12%～16.6% 的心脏不良事件风险
≥7：50%～65% 的心脏不良事件风险

经许可转载，引自 Backus BE, Six AJ, Kelder JC, et al. A prospective validation of the HEART score for chest pain patients at the emergency department, *Int J Cardiol* 2013 Oct 3;168(3):2153–2158.

压差＞20mmHg（四肢无血管损害史），胸部 X 线片上纵隔增宽应怀疑主动脉夹层。

心脏压塞在某些慢性疾病（包括自身免疫性疾病、恶性疾病或近期胸部急性创伤史）中更为常见。如果出现心脏摩擦音，应考虑心包炎。

（二）非心脏诊断

胸痛的肺部原因包括急性肺栓塞、气胸和胸膜炎。胸痛是一种非特异性症状，可由多种原因引起，

包括感染性、自身免疫性或其他全身性疾病；当伴有发热和（或）痰产生时，可能提示肺炎。胸部 X 线显示肺叶或节段分布的气隙浑浊，将有助于诊断肺炎等感染性疾病。

40%～48% 的 PE 患者存在胸痛，考虑到这一诊断，使用 Wells 评分或修订的 Geneva 评分可以帮助评估 PE 的可能性。Wells 评分的使用范围更广；然而，只有 Geneva 评分使用年龄作为评分系统中的风险因素（表 65-2）。

胸痛最常见的肌肉骨骼原因是肋软骨炎（肋软骨肿胀），在检查时，疼痛可以通过触诊再现。然而，在做出诊断之前，务必排除其他危及生命的原因。胃肠疾病引起的胸痛通常与食管反流、食管炎或食管运动障碍有关，应在出现胃灼热或食物摄入引起的烧灼痛时考虑，平躺时更严重。化学性食管炎（或药物性食管炎）与以下药物相关，如双膦酸盐可能在老年患者中特别普遍，尤其是那些每天服药较多的患者。疑似药物性食管炎应仔细检查患者的药物清单，寻找可能的原因。

四、治疗

治疗要针对胸痛的病因。在 ST 段抬高型心肌梗死的情况下，通过心电图和临床病史快速诊断后可立即启动心脏介入治疗团队。如果患者在就诊地点没有心导管室，并且患者可以在就诊后 90min 内被送往具有心脏介入治疗条件的医院，则应立即安排转移。如果无法进行，则可以考虑药物溶栓（见第 39 章）。

目前，如果 CT 扫描证实主动脉夹层的临床病史，治疗取决于解剖分型。A 型涉及升主动脉，被视为外科急症。B 型夹层局限于降主动脉，通常非手术治疗。2010 年 ACC/AHA 指南建议，保持以下心率目标≤60 次 / 分，收缩压＜120mmHg，作为即时管理的一部分。

心包炎诊断后需要进行额外检查，以确定病因。除了治疗潜在原因外，如果没有禁忌证，大多数病例可以用非甾体抗炎药、秋水仙素或阿司匹林治疗。对于老年人，如果同时使用抗凝血药，在开始使用非甾体抗炎药之前，应考虑肌酐清除率，可能会增加药物风险。

如果 CT 扫描或肺通气灌注扫描明确诊断 PE，如果没有绝对禁忌证，患者应开始抗凝治疗。如果患者有抗凝的禁忌证，可以考虑放置下腔静脉滤器；当禁忌证不再存在时，应根据指南进行治疗。

胸腔肌肉炎症和拉伤会导致胸痛，造成严重的

表 65-2 Wells 评分和修订的 Geneva 评分

Wells 评分		修订的 Geneva 评分	
• DVT 的临床症状和体征	3	• 年龄＞65 岁	1
• PE 是首要诊断或具有同等可能性	3	• 既往曾经发生 DVT 或 PE	3
• 心率＞100 次 / 分	1.5	• 上个月手术或下肢骨折	2
• 固定至少 3 天或在前 4 周进行了手术	1.5	• 活动性恶性肿瘤	2
• 既往发生 PE 或 DVT	1.5	• 单侧下肢疼痛	3
• 咯血	1	• 咯血	2
• 6 个月内新发的恶性肿瘤	1	• 心率＜75 次 / 分	0
		• 心率 75～94 次 / 分	3
		• 心率≥95 次 / 分	5
		• 触诊下肢疼痛和单侧水肿	4

风险分层

• 低：0～1

• 中：2～6

• 高：≥6

风险分层

• 低：0～3

• 中：4～10

• 高：≥11

DVT. 深静脉血栓形成；PE. 肺栓塞

疼痛。一旦有效排除了所有危及生命的胸痛原因，并且体检与肋软骨炎一致，通常可以通过抗炎药来缓解疼痛。

胸痛的胃肠道表现，如胃食管反流病和食管炎，可以使用抗组胺 –1 受体阻滞药或质子泵抑制药进行治疗（见第 47 章）。如果诊断出食管痉挛，钙通道阻滞药和避免刺激物可以有效地控制症状。

五、结论

老年人胸痛是一种常见症状，可能危及生命，也可能影响患者生活质量。临床医生必须考虑胸痛的心脏和非心脏原因，并根据患者的表现对患者进行风险分层，以确保适当的治疗不会延误。缺血性心脏病是首先考虑的诊断，因为它在老年人中发病率高，是发病和死亡的重要原因。在这一患者群体中，胸痛的非典型表现较为常见，需要高度重视，避免遗漏。实现这一目标的工具包括完整的病史、体格检查、心电图、心肌酶和初步评估的胸部 X 线片检查，以及在适当的临床情况中制订进一步方案。

致谢：感谢第 2 版中本章合著者 Christina Paruthi 博士。

参考文献

Alexander KP, Newby KL, Cannon CP, et al; American Heart Association Council on Clinical Cardiology; Society of Geriatric Cardiology. Acute coronary care in the elderly part 1: non-ST-segment-elevation acute coronary syndromes: a scientific statement for healthcare professionals from the American Heart Association Council on Clinical Cardiology: in collaboration with the Society of Geriatric Cardiology. *Circulation*. 2007;115(19):2549–2569.

Benjamin EJ, Muntner P, Alonso A, et al. Heart disease and stroke statistics-2019 update: a report from the American Heart Association. *Circulation*. 2019;139:e56–e528.

Brieger D, Eagle KA, Goodman SG, et al. Acute coronary syndromes without chest pain, an underdiagnosed and undertreated high-risk group: insights from the Global Registry of Acute Coronary Events. *Chest*. 2004;126(2):461–469.

Canto JG, Fincher C, Kiefe CI, et al. Atypical presentations among Medicare beneficiaries with unstable angina pectoris. *Am J Cardiol*. 2002;90(3):248–253.

Chun AA, McGee SR. Bedside diagnosis of coronary artery disease: a systematic review. *Am J Med*. 2004;117(5):335–343.

Gupta, R, Munoz R. Evaluation and management of chest pain in the elderly. *Emerg Med Clin N Am*. 2016;34:523–542.

National Hospital Ambulatory Medical Care Survey: 2015 Emergency Department Summary Tables (Table 10). https:// www.cdc.gov/nchs/data/nhamcs/web_tables/2015_ed_web_tables.pdf. Accessed April 16, 2020.

Righini M, Van Es J, Den Exter PL, et al. Age-adjusted D-dimer cutoff levels to rule out pulmonary embolism: the ADJUST-PE study. *JAMA*. 2014;311(11):1117–1124.

第 66 章　呼吸困难
Dyspnea

Ashwin Kotwal　Rebecca Starr　著
刘　建　译　　高红宇　校

一、一般原则

呼吸困难是影响老年人的一种常见症状。据统计，17%～62% 的 65 岁以上社区老年人存在呼吸困难；80 岁及以上人群有呼吸困难的更多。2016 年 Smith 等曾报道："美国 70 岁及以上人群中，1/4 的人有过呼吸困难经历，影响了健康与医疗服务投入。在未来 5 年里，这些人机体功能恶化的风险增加 40%，死亡风险增加 60%。"2012 年美国胸科学会发表的共识声明对呼吸困难的定义如下："一种由不同强度不同性质的感觉组成的主观呼吸不适。"呼吸困难的概念可进一步分为三方面：①感知觉体验（如患者发生呼吸困难时的感觉）；②情感困扰（如立即感到不愉快）；③症状影响或负担（如呼吸如何影响行为、机体功能或生活质量）。需注意的是，呼吸困难是一种自我报告的症状，应与呼吸窘迫的临床体征（如呼吸急促、辅助呼吸肌参与呼吸或鼻翼扇动）区分。

老年人的呼吸困难往往未得到充分治疗。临床实践中，呼吸困难未纳入常规评估，可能原因有门诊看病时间有限，临床医生认为呼吸困难是由慢性病引起且无法进一步治疗，或老年人对症状的漏报。因此，老年人的呼吸困难对症治疗少，并且潜在病因诊断不足。事实上，呼吸困难通常预示着新的重大医疗问题的出现或老年人中普遍存在的一种（或多种）慢性心肺疾病的恶化。此外，呼吸困难是一种令人痛苦的症状，若不及时治疗，可损害行动能力、社会功能、情绪和日常生活活动能力（ADL），同时独立增加死亡风险。综上所述，临床医生应考虑常规评估老年患者的呼吸困难，并且永远不应忽视其存在。

在评估和治疗呼吸困难的老年患者时，临床医生应注意以下关键原则：①呼吸困难通常由非呼吸机制引起；②向陪护或其他知情者询问病史；③其他表现或症状的可能性；④用药；⑤诊断和治疗的获益和负担；⑥若患者有晚期慢性心肺疾病，考虑姑息治疗。

二、诊断

老年人呼吸困难的评估通常侧重于心肺疾病。但最近的文献表明，呼吸困难应被视为一种涉及多个方面多种因素的老年综合征。肌少症或失健、慢性肾脏病、贫血、药物不良反应和精神疾病都可能导致呼吸困难。单一因素本身似乎不足以引起呼吸困难，但这些因素综合起来会导致严重的累积症状。因此，全面的病史采集和体格检查有助于明确医疗干预措施。临床医生应告知患者及其家属，导致呼吸困难的因素可能有多种，可能需要一定的经验性治疗。

所有老年患者呼吸困难的初步评估可以在诊室完成，但体弱或认知障碍的患者预期寿命有限，更全面的检查（如肺功能检查、CT、心脏负荷试验）可能会带来负担，并且其附加诊断价值通常有限。例如，肺功能异常对老年人呼吸困难的阳性预测价值较差。同样，对老年人来说，有创治疗方法相较其他疗法负担更重。综上所述，临床医生在进行更全面的评估或治疗之前应考虑获益和负担，并且应尝试与患者及其家属在共同决策过程中讨论获益和负担。有关如何识别预期寿命有限老年人的更多信息，见第 4 章。

565

三、病史

老年人呼吸困难的鉴别诊断广泛，临床医生应从全面的病史和简短的系统回顾开始。许多老年人能够提供完整的病史，但有些老年人可能会受认知问题、听力障碍或言语困难限制。因此，临床医生应考虑向一位有知识的知情者询问病情。此外，由于适应了生理性"新常态"，老年人可能较少抱怨因呼吸困难而引起的情感困扰。知情者可以提供间接病史，说明他们是否观察到久坐行为或呼吸困难导致的行动不便、ADL障碍或生活质量差。

病史采集的目标如下。

- 确定是新出现的问题，还是慢性疾病加重，或是未能解决的疾病持续状态。
- 确定呼吸困难的持续时间、程度、频率、时间模式、加重/缓解因素和症状性质。
- 确定对身体和心理功能的影响。
- 确定可能指向潜在病因的伴随症状，如外周水肿、发热、胸痛/压迫感，或胸膜炎样胸痛。
- 确定与呼吸困难相关的慢性疾病或既往疾病。
- 检查是否存在可能引起或加重呼吸困难的环境或职业暴露，如吸烟、冷空气和过敏源（如宠物、空气污染）。
- 回顾用药情况，特别注意：①吸入器，通常难以正确使用；②利尿药，患者有时会停用以减少尿失禁；③精神活性或镇静药物，这些药物可通过久坐行为和系统功能衰退导致呼吸困难进展。

（一）呼吸困难的定量和定性评估

呼吸困难的严重程度可以通过视觉模拟量表或数字量表（即0～10）进行定量评估，其中0为无呼吸困难，1～4为轻度呼吸困难，5～8为中度呼吸困难，9～10为重度呼吸困难。某些定性感觉与潜在的病理生理改变有关，应鼓励患者描述呼吸困难时的"感觉"。例如，描述"活动"和"精力"与哮喘、慢性阻塞性肺疾病（COPD）或失健有关。"胸闷"可能与哮喘的急性支气管痉挛有关。心脏功能失调往往有"呼吸沉重"的感觉。"呼吸费力"或感到空气不够用，或有不愉快的呼吸冲动，往往提示哮喘、COPD和间质性肺疾病。"窒息"或"压抑感"是非特异性感觉，但与惊恐障碍和COPD有关。

（二）评估功能影响

无论是急性还是慢性呼吸困难，评估其对身体、心理和社会功能的影响很重要。可以这样询问患者和陪护以快速评估对身体功能的影响，包括"你能步行多远？和以前相比有变化吗？"或"呼吸困难对你的哪种活动有影响？"。呼吸困难还与焦虑和抑郁有关，评估慢性呼吸困难患者（如COPD患者）的情绪很重要。可以通过一些问题来简要评估。例如，"当呼吸困难发作时，你感觉如何？"或"你的呼吸带来了怎样的烦恼？"。对于承认悲伤、冷漠或焦虑情绪的患者，应考虑进行更详细的抑郁或焦虑评估。呼吸困难会限制老年患者参与户外活动或社交的能力。因此，还应评估患者的孤独感、社会隔离、充分的社会支持和相关的社会干预（见第18章）。

（三）伴随体征和症状

老年人的呼吸问题可能表现为另一种主诉或症状，如疲劳、疼痛、抑郁、焦虑、胸部不适或体力活动减少。患有中度或重度痴呆的患者可能无法清楚地表达呼吸困难。

此外，是否存在某些体征和症状有助于明确呼吸困难的潜在病因。临床医生应该注意询问以下几点。

- 咳嗽和痰液的特征。
- 发热。
- 鼻塞。
- 急性或慢性非胸膜炎样胸痛或压迫感。
- 胸膜炎样胸痛。
- 腿部或其他部位水肿。

（四）相关慢性疾病或既往病史

临床医生应注意患者是否存在任何与呼吸困难相关的慢性疾病，这些情况对于当前疾病的诊治有重要提示意义。既往病史（如急性贫血）可能会增加呼吸困难复发的概率。与呼吸困难相关的最常见慢性疾病如下。

- COPD。
- 心力衰竭。
- 冠状动脉疾病。
- 失健/肥胖。
- 哮喘。

- 间质性肺疾病。
- 贫血。
- 慢性肾脏病。
- 衰弱。

四、体格检查

所有针对老年患者呼吸困难的评估应包括重点体格检查。在体格检查时，临床医生应注意以下几点。

- 生命体征，包括呼吸频率和血氧饱和度；如果有劳力性呼吸困难，考虑进行血氧饱和度动态监测。
- 一般外观，包括明显的呼吸痛苦和呼吸费力，以及结膜苍白或手掌皱褶苍白等贫血体征。
- 头部和颈部检查，注意上呼吸道感染或阻塞的体征、气管的位置，以及辅助呼吸肌的使用。
- 肺部检查，重点关注是否有哮鸣音、湿啰音或其他异常声音。
- 心血管检查，注意心律、第三心音奔马律、心脏杂音、颈静脉压和下肢水肿。
- 衰弱评估，特别注意起坐时间（衡量近端肌肉功能）、握力和体重下降。

五、辅助检查

表 66-1 列出了需要考虑的辅助检查。检查项目取决于病史、体格检查和主诉的严重程度。对于急性呼吸困难的患者，一般只有高度怀疑肺栓塞时才行胸部 CT 检查。对于慢性呼吸困难，一般只有评估间质性肺疾病时才考虑行胸部 CT 检查。

六、鉴别诊断

表 66-2 详细列出了急性呼吸困难（症状持续数小时至数天）和慢性呼吸困难（症状持续 4 周）的鉴别诊断。老年患者的呼吸困难是急性新发的，还是慢性持续存在的，会明显影响鉴别诊断。对于老年患者，临床医生应知晓导致呼吸困难的非心肺因素，包括慢性肾脏病、焦虑、抑郁、衰弱、肌少症、引起呼吸困难的药物及贫血。对于亚急性呼吸困难（即在数天至数周内发病），表 66-2 中的情况都应考虑。

表 66-1 呼吸困难的辅助检查	
检查项目	适应证
心电图	怀疑持续或近期的心脏缺血，或者怀疑心房颤动或其他有症状的心律失常
胸部 X 线片	怀疑肺炎、胸腔积液或气胸
实验室检查	考虑贫血，查全血细胞计数 考虑心力衰竭，查脑钠肽 怀疑深静脉血栓形成 / 肺栓塞，检查 D- 二聚体（阴性预测值价值更高）
峰值流量	怀疑哮喘急性发作
肺功能检查	评估持续或慢性呼吸困难（通常不用于急性呼吸困难）
超声心动图	考虑心力衰竭或瓣膜疾病
心脏负荷试验	考虑冠状动脉疾病

567

表 66-2 老年患者呼吸困难的鉴别诊断	
急性呼吸困难	慢性呼吸困难
肺炎	COPD
急性冠状动脉综合征	心力衰竭
COPD 或哮喘发作	失健
心力衰竭加重	间质性肺疾病
快速心房颤动或其他快速性心律失常	哮喘
误吸	贫血
贫血	瓣膜病
肺栓塞	慢性肾脏病
心脏压塞	癌症
气胸	精神疾病
过敏反应	
惊恐发作	

COPD. 慢性阻塞性肺病

七、后续措施和治疗

呼吸困难的治疗方案包括优化潜在疾病的治疗和提供对症支持。临床医生应根据患者的需求和治疗目标制订个性化治疗方案，并就预期获益和负担提供前瞻性指导。

（一）一般原则

临床医生在治疗老年呼吸困难时应做到以下几点。

1. 采取个性化和多元化方法

临床医生应检查药物以确保良好的依从性，减少多重用药，并尽量减少可增加久坐行为的镇静药物。失健和肌少症是老年人呼吸困难的关键预测因素，因此，临床医生应解决步态不稳、足部问题、营养缺乏问题，并指导运动。解决家里的楼梯或多余的杂物，改善居住环境，可减少体力劳动。临床医生应处理疼痛、疲劳或抑郁等可影响呼吸困难体验的共存症状。

2. 向患者和陪护提供明确的书面指导

患有认知障碍的老年人，尤其是在感觉不适时，可能难以记住口头指示。此外，在临床诊疗过程，负责药物管理或其他照护方面的陪护可能缺席。明确的书面说明可减少误解，并有助于和其他陪护或临床医生分享诊疗计划。

3. 意识到有些老年人无法正确使用吸入器

老年人存在错误使用吸入器和错误理解吸入器使用说明的风险（尤其是处方中同时有短效和长效吸入器的情况）。吸入器通常价格昂贵，导致许多患者拒绝使用。因此，临床医生应该意识到影响依从性的潜在经济压力，并应尽可能简化治疗方案。临床医生应鼓励患者和陪护在门诊、药店或通过 COPD 基金会提供的免费在线视频进行吸入器使用培训。老年人可能会受益于定量装置，以提高疗效（如定量吸入器）并减少获得正确的按压 - 吸气顺序时机的压力。临床医生应考虑为患者开具雾化器；例如，沙丁胺醇和异丙托溴铵作为一般的雾化治疗方案更便宜。

4. 及时随访症状和药物依从性

临床医生应及时安排随访，以确保呼吸困难得到改善。这对于更脆弱的患者尤其重要，包括独居老人、配偶存在衰弱者、患有认知障碍的患者。随访时，应要求患者和陪护携带所有药物（包括新开的药物）。难以遵医嘱调整用药，是呼吸困难持续存在甚至恶化的常见原因。

5. 常规和重复记录呼吸困难

临床医生应定期记录患者呼吸困难的严重程度、对机体功能的影响和痛苦情绪，才能重新评估当前呼吸困难治疗方案的有效性，并根据需要调整治疗方案。这对于老年人来说尤其重要，因为他们可能存在不同致病因素，需要多次调整治疗方案。此外，定期问诊可以为患者和陪护提供心理安慰和支持。

6. 如果患者有晚期慢性心肺疾病，考虑姑息治疗

尽管针对疾病进行了治疗，但患晚期心肺疾病（如 COPD Ⅳ 期或心力衰竭晚期）的老年人仍可出现持续性呼吸困难。在这些情况下，应考虑采用姑息治疗方法，即重视预后和治疗目标，同时强调控制症状和生活质量。临床医生应考虑评估患者及其家属对预后的理解，因为对症治疗方案可能会受这些信息的影响。例如，如果患者了解 COPD 晚期难治性呼吸困难的不良预后和来年的高死亡率，患者及其家属可能更愿意考虑使用低剂量阿片类药物（见第 4 章和第 22 章）。

（二）老年人呼吸困难的对症处理

即使对潜在致病因素进行了最佳治疗，老年人也可能会因呼吸困难而出现严重的症状负担。除了治疗因 COPD 或心力衰竭等疾病引起的心肺功能障碍外，临床医生还应采取个体化的多元方法来解决其他潜在因素。同时，临床医生可以考虑以下方法来缓解症状。

1. 氧疗、医用空气和风扇

关于治疗肺部疾病的氧疗指南见第 46 章。文献普遍表明，对于静息或活动时出现低氧血症（$SpO_2 <$ 88%）的患者，氧疗对症状有益。由于缺乏有益的证据，对非重度低氧血症患者，通常不建议氧疗。一项随机对照试验比较了慢性呼吸困难患者经鼻导管吸氧和经鼻导管吸入空气的效果，结果发现，氧疗组并不优于空气吸入组。但有趣的是，两组均报告了呼吸困难症状的改善和生活质量的提高，表明在非低氧患者中，缓解症状的可能是气流本身，而不是增加氧供。最近的一项随机对照试验提供了证据支持，发现使用床边或手持风扇直吹老年患者面部，可以缓解呼吸困难。

2. 放松、社会心理支持和认知行为治疗

正式的咨询和治疗可以帮助许多患者找到积极的方法从心理上应对慢性呼吸困难。这种疗法可以减轻焦虑和呼吸困难相关的痛苦，改善生活质量。此外，可以询问患者控制呼吸困难使用的自我治疗策略，并鼓励他们按此进行。患者使用的自我治疗策略可能包括社交活动（与朋友或家人交谈）、分散注意力（阅读、音乐、电视、互联网、写作）和其他（新鲜空气、烹饪、祈祷、冥想、瑜伽、自我交谈）。另外，可以教患者一些行为技巧，如缩唇呼吸或腹式呼吸。美国胸科学会建议，向在家中发生急性呼吸困难的患者传授 COMFORT 七步计划。

3. 肺康复和运动

研究表明，对于心肺疾病患者，肺康复可以减轻呼吸困难并提高生活质量，包括患有 III 期和 IV 期 COPD 患者，以及平地快走或爬山时出现呼吸困难的患者。肺康复通常将指导性运动训练与呼吸方法训练、呼吸困难自我管理策略相结合，并且可以包括社会心理支持和营养支持。对于慢性疾病稳定期的老年患者，肺康复通常是安全的。因此，尽管可能会受认知障碍或整体衰弱限制，但也应鼓励老年患者参与肺康复。此外，有氧运动和抗阻力运动训练有助于逆转失健，并能提高健康水平。运动已被证明可以提高慢性呼吸困难患者（尤其是 COPD 患者）的运动耐量，改善呼吸困难症状。

4. 阿片类药物和其他药物治疗

越来越多的证据表明，低剂量阿片类药物可有效缓解重度 COPD 患者的难治性呼吸困难，并在一定程度上缓解限制性肺疾病、癌症或心力衰竭患者的难治性呼吸困难。目前，认为其机制是通过作用于中枢神经系统来改善低氧血症或高碳酸血症对通气的影响。一项剂量递增研究发现，每天给予 10mg 吗啡缓释剂后，70% 的入组患者感到症状显著改善（85 名参与者中约一半患 COPD，年龄范围为 51—88 岁）。除了改善症状外，阿片类药物还可提高患者参与运动和社交活动的能力。目前的研究证据表明，低剂量阿片类药物发生呼吸抑制的风险较低。尽管如此，临床医生为呼吸困难患者开具阿片类药物处方时，应告知患者和家属防止用药过量和错误用药，并应提前告知常见的不良反应，如嗜睡、便秘和恶

心（见第 63 章）。关于阿片类药物治疗呼吸困难远期效应的数据很少，一项系统评价发现，随着年龄的增长，患者对阿片类药物治疗呼吸困难的反应性可能会降低。尽管如此，目前多个专家委员会建议临床医生考虑口服阿片类药物来治疗晚期疾病患者的难治性呼吸困难。如果在老年人中使用阿片类药物，应采用"低剂量开始，逐渐加量"的原则，剂量调整不超过每周 1 次，口服吗啡（或等效物）剂量一般不超过 30mg。

此外，苯二氮䓬类药物通常被认为可以缓解慢性呼吸困难。但支持这一观点的证据不足，一项 Cochrane 回顾分析提示："没有证据表明苯二氮䓬类药物可以缓解晚期癌症和 COPD 患者的呼吸困难。"然而，许多临床医生注意到使用该药物的患者情况有所改善，特别是患有呼吸困难相关焦虑症的患者。鉴于苯二氮䓬类药物与老年人不良预后（包括跌倒和谵妄）之间的密切联系，临床医生应谨慎为社区中患有难治性呼吸困难的老年患者开具苯二氮䓬类药物。

八、临终时的呼吸困难

呼吸困难是老年人临终时常见且痛苦的症状。一项针对老年人（平均年龄 87 岁）的研究发现，在生命的最后 1 个月，呼吸困难严重到足以限制活动的患病率约为 30%。因此，在老年人的临终关怀中，应对呼吸困难进行常规评估和管理，以确保最佳的对症处理。在生命的最后几天，呼吸模式可能会发生变化，包括潮式呼吸、濒死呼吸、痰鸣音（"临终喉鸣"）或呼吸频率加快。临床医生可以就呼吸模式的预期变化向陪护和家属提供前瞻性指导。可以使用几种非药物策略：抬高或支撑手臂让患者坐直，或抬高床头，可以增加肺活量，缓解患者症状；将冷布放在脸上以缓解症状；利用前面一般治疗部分概述的类似原理，使用氧气或冷空气直吹患者鼻子或嘴巴。对于因分泌物积聚在喉部后侧而出现痰鸣音或"临终喉鸣"的患者，在确保安全的情况下，陪护可以将患者再次侧卧或半俯卧以减少积聚。药物治疗包括使用低剂量阿片类药物治疗呼吸困难症状或行为。如果患者吞咽药片有困难，可以使用低浓度阿片类药物液体制剂。目前，

没有证据表明使用苯二氮䓬类药物可以缓解临终时的呼吸困难，但可能缓解与呼吸困难相关的焦虑或恐惧。

九、结论

老年人呼吸困难的处理要点包括以下方面。

- 呼吸困难很常见，70 岁以上的老年人中约 1/4 有呼吸困难。
- 呼吸困难与幸福感缺失、医疗卫生服务投入增加、机体功能恶化和死亡率增加有关，不应被忽视或排除。新发的或加重的呼吸困难应在知情者的协助下进行全面的病史询问和体格检查，并特别注意药物依从性。临床医生应评估呼吸困难对机体功能、情绪和社会交往的影响。
- 在进行更复杂的诊断检查或治疗操作之前，应考虑治疗目标和预期寿命，对于虚弱或倾向于较少干预的患者，负担可能大于获益。

- 呼吸困难通常是一种多因素的老年综合征，临床医生应采取个体化和多因素的治疗方法，包括注意多重用药，关注失健，改善居住环境，管理共病和共存症状（如疼痛、疲劳及抑郁）。
- 心肺疾病晚期引起的慢性呼吸困难通常可以通过氧疗或医用空气、心理社会支持、肺康复或低剂量阿片类药物等方法缓解。姑息治疗通常适用于传统治疗难以改善的慢性呼吸困难患者。
- 大约 30% 的老年人在生命的最后 1 个月会出现呼吸困难。临床医生可以在呼吸模式变化、呼吸困难非药物治疗策略、使用低剂量阿片类药物减少呼吸困难症状或行为等方面为陪护提供前瞻性指导。

致谢：感谢 Leslie Kernisan 博士在本章第 2 版中所做的工作。

参考文献

Clark N, Fan VS, Slatore CG, et al. Dyspnea and pain frequently co-occur among Medicare managed care recipients. *Ann Am Thorac Soc*. 2014;11(6):890–897.

Ekström MP, Abernethy AP, Currow DC. The management of chronic breathlessness in patients with advanced and terminal illness. *BMJ*. 2015;349:g7617.

Hegendörfer E, Vaes B, Matheï C, Van Pottelbergh G, Degryse J-M. Correlates of dyspnoea and its association with adverse outcomes in a cohort of adults aged 80 and over. *Age Ageing*. 2017;46(6):994–1000.

Johnson MJ, Bland JM, Gahbauer EA, et al. Breathlessness in elderly adults during the last year of life sufficient to restrict activity: prevalence, pattern, and associated factors. *J Am Geriatr Soc*. 2016;64(1):73–80.

Johnson MJ, Hui D, Currow DC. Opioids, exertion, and dyspnea: a review of the evidence. *Am J Hosp Palliat Med*. 2016;33(2):194–200.

Marcus BS, McAvay G, Gill TM, Vaz Fragoso CA. Respiratory symptoms, spirometric respiratory impairment, and respiratory disease in middle-aged and older persons. *J Am Geriatr Soc*. 2015;63(2):251–257.

Miner B, Tinetti ME, Van Ness PH, et al. Dyspnea in community-dwelling older persons: a multifactorial geriatric health condition. *J Am Geriatr Soc*. 2016;64(10):2042–2050.

Parshall MB, Schwartzstein RM, Adams L, et al. An official American Thoracic Society statement: update on the mechanisms, assessment, and management of dyspnea. *Am J Respir Crit Care Med*. 2012;185(4):435–452.

Petersen S, von Leupoldt A, Van den Bergh O. Geriatric dyspnea: doing worse, feeling better. *Ageing Res Rev*. 2014;15:94–99.

Smith AK, Currow DC, Abernethy AP, et al. Prevalence and outcomes of breathlessness in older adults: a national population study. *J Am Geriatr Soc*. 2016;64(10):2035–2041.

van Mourik Y, Rutten FH, Moons KG, Bertens LC, Hoes AW, Reitsma JB. Prevalence and underlying causes of dyspnoea in older people: a systematic review. *Age Ageing*. 2014;43(3):319–326.

Vaz Fragoso CA, Araujo K, Leo-Summers L, Van Ness PH. Lower extremity proximal muscle function and dyspnea in older persons. *J Am Geriatr Soc*. 2015;63(8):1628–1633.

Vaz Fragoso CA, Beavers DP, Hankinson JL, et al. Respiratory impairment and dyspnea and their associations with physical inactivity and mobility in sedentary community-dwelling older persons. *J Am Geriatr Soc*. 2014;62(4):622–628.

Wysham NG, Miriovsky BJ, Currow DC, et al. Practical dyspnea assessment: relationship between the 0–10 numerical rating scale and the four-level categorical verbal descriptor scale of dyspnea intensity. *J Pain Symptom Manage*. 2015;50(4):480–487.

相关网站

American Thoracic Society. Management of sudden breathlessness crises. https://www.thoracic.org/patients/patient-resources/ resources/sudden-breathlessness.pdf. Accessed April 16, 2020.

COPD Foundation. Free online inhaler training videos. https:// www.copdfoundation.org/Learn-More/Educational-Materials- Resources/Educational-Video-Series. aspx. April 16, 2020.

第67章 晕 厥
Syncope

Natalie A. Sanders　Mark A. Supiano　著

涂　玲　译　　高红宇　校

老年人晕厥与跌倒可能同时发生，因此两者很难完全区分。管理老年人晕厥十分具有挑战性，其发病率高，鉴别诊断广泛，诊断不明确。

——ACC/AHA/HRS 晕厥患者评估和
管理指南（2017 年）

高达 70% 的老年人跌倒时因无见证，被诊断为跌倒而不是晕厥。

——AGS/BGS 临床实践指南：
预防老年人跌倒（2011 年）

一、一般原则

跌倒和晕厥是老年人常见的症状，发病率和死亡率随年龄增长，在临床上通常很难判定晕厥是老年人跌倒原因还是结果。因此，目前的指南建议对不明原因跌倒的老年患者应进行晕厥评估，本章主要是为临床医生对"患者跌倒是晕厥引起的吗"评估提供一些建议。

多数研究显示，每年约 1/3 的社区老年人发生跌倒，跌倒是 65 岁及以上患者受伤的主要原因，有近40% 的老年人跌倒会导致受伤或活动受限。跌倒与老年人机体功能下降、养老院安置风险增加、生活质量下降、医疗保健费用和死亡率增加相关。

晕厥在老年人中也很常见，在一般人群中的发病率呈三峰分布分别为 20 岁、60 岁和 80 岁及以上，近一半的急诊晕厥患者为 65 岁或以上。由于潜在的多种慢性疾病和老年人心血管疾病患病率的增加，老年人与晕厥相关的发病率和死亡率高于年轻人。

二、跌倒或晕厥患者的治疗

（一）跌倒

文献中对跌倒的定义差异很大，但通常跌倒被定义为无意中倒在地面或相对低的地方。当评估跌倒患者时，应尽量从患者和证人那里获得足够详细的跌倒史，包括跌倒周围的情况；前驱症状，如眩晕或头晕；是否有目击者；以及跌倒时是否失去意识。还应重点完成包括认知和功能评估的体检。在评估过程中，重要的是要记住，跌倒是一种老年综合征。因此，老年患者跌倒很少是单一原因，而是内在和外在危险因素之间复杂相互作用的结果。除了详细的病史和体格检查外，识别和解决这些风险因素是跌倒评估的核心。目前的指南强调评估以下危险因素：①跌倒史；②药物；③步态、平衡和协调性；④视觉敏锐度；⑤神经损伤；⑥肌力；⑦心率和心律；⑧体位性低血压；⑨脚和鞋；⑩环境危害评估（表 67-1）。与老年患者跌倒相关的药物包括抗惊厥药、抗精神病药、苯二氮䓬类药物、非苯二氮䓬类助眠药、三环类抗抑郁药、选择性 5- 羟色胺再摄取抑制药和阿片类药物。容易加重体位性低血压的药物，如利尿药、血管扩张剂和其他特别是中枢作用的药物，以及抗高血压药物等也应该被评估。干预措施首先应侧重于可改变的风险因素。

（二）晕厥

晕厥是常见的临床问题，包括各种原因所致的实际的或被感知到的短暂的意识丧失。非创伤性短暂性意识丧失进一步分为晕厥、癫痫性疾病、精神源性假性晕厥和少见的其他原因，如猝倒或跌落发

表 67-1　多因素跌倒风险评估
• 跌倒史
• 药物
• 步态、平衡和协调性
• 视觉敏锐度
• 其他神经损伤（即神经病变）
• 肌力
• 心率和心律
• 体位性低血压
• 脚和鞋类
• 环境危害

表 67-2　晕厥的分类
反射性（神经介导的）晕厥
• 血管迷走神经性
• 情境性
• 颈动脉窦综合征
• 非典型形式
直立性低血压引起的晕厥
• 原发性自主神经功能衰竭
• 继发性自主神经功能衰竭
• 药物
• 血容量不足
心源性晕厥
• 心律失常
• 结构性心脏病

引自 Task Force for the Diagnosis and Management of Syncope; European Society of Cardiology (ESC); European Heart Rhythm Association (EHRA); Guidelines for the diagnosis and management of syncope (version 2009), *Eur Heart J* 2009 Nov;30(21):2631–2671.

作。晕厥是指全脑灌注不足引起的短暂性意识丧失。其特征是突然的意识丧失，并伴有相关姿势张力的丧失和快速的自发恢复。晕厥的病因可分为三类：反射性晕厥、直立性低血压引起的晕厥和心源性晕厥（表 67-2）。

晕厥评估的最初目标是风险分层，筛出短期风险较高而需要进行紧急心脏评估的患者。与跌倒一样，对晕厥患者的评估应从获得全面的病史和体格检查开始，包括检查直立位生命体征。为明确晕厥最有可能的类型，心电图可以做，但老年人 ECG 异常的可能性高。对于晕厥原因不明的患者，可能还需要进行额外的检查包括但不限于，有针对性的血液测试、超声心动图、压力测试、短期或长期心电图监测、电生理学研究、倾斜试验、仰卧和直立颈动脉窦按摩。虽然晕厥患者的短期预后与晕厥的潜在原因及病情的急性可逆性有关，但长期预后是由潜在的慢性疾病驱动的。与跌倒类似，老年人晕厥常是多因素所致。与衰老相关的生理变化，如低钠和脱水、压力感受器反应性降低、自主神经功能障碍、多病和虚弱等，这些都导致老年人晕厥的可能性增加。使用多种影响血压、心率和容量状态的药物，如利尿药和 β 受体拮抗药，也会使老年人发生晕厥。患者的意愿也可以帮助指导进一步的评估，具体来说，假定医疗决策能力在特定情况下是足够的，但推荐的治疗方法不是患者所需要的，那么放弃治疗所需的检测来满足患者的意愿是合理的，如当患者表示不希望放置起搏器或除颤器或服用治疗心律失常的药物时，进行动态心电图监测，所有这些因素在老年人晕厥患者中都尤为重要。

三、跌倒和晕厥如何重叠

越来越多的证据表明，非意外跌倒和晕厥之间有重叠。有晕厥报告的老年人出现严重不良事件的发生率与近乎晕厥的老年人相似。此外，由于缺乏证人的说明，患者提供的病史可能不可靠。除了患者不能回忆自己摔倒的情况外，一些研究表明，患者也不能准确地记得他们摔倒的次数。增加跌倒风险因素包括年龄较大、认知障碍和非伤害性跌倒的发生。此外，患者也可能不记得发生过意识丧失，逆行性失忆症影响高达 30% 的晕厥患者。最后，对于有步态或平衡问题的患者，低血压和心动过缓的耐受性可能较差，从而导致跌倒。低血压和心动过缓都可减少心排血量，导致脑灌注不足和体位张力丧失，而不导致完全意识丧失。这些患者可能被误分类为只有一次跌倒，而不是一次晕厥事件。然而，潜在的生理机制是相同的（全脑灌注减少），并且是可以治疗的。由于这些原因，目前的指南建议评估不明原因跌倒的晕厥患者。

四、何时考虑晕厥是导致跌倒的原因

患者出现以下情况，临床医生应考虑评估晕厥：①跌倒时意识丧失史；②不明原因的非意外跌倒；③尽管坚持多因素靶向治疗方案，仍反复跌倒（表67-3）。

表 67-3　晕厥导致跌倒的原因

临床情况

- 意识丧失史
- 无法解释的非意外跌倒
- 尽管坚持了针对危险因素的综合治疗方案，仍有复发跌倒

与不明原因的跌倒相关的常见鉴别诊断

- 直立性低血压
  - 经典直立性低血压
  - 迟发性直立性低血压
  - 餐后低血压
- 颈动脉窦综合征
- 血管抑制反应
- 心脏抑制反应
- 混合反应
- 心律失常引起的心源性晕厥

五、常见鉴别诊断

在这些患者的鉴别诊断中，有三种类别需要考虑：直立性低血压及其变异、颈动脉窦综合征和因心律失常引起的心源性晕厥（表67-3）。

（一）直立性低血压及其变异

1. 经典直立性低血压

定义为站立后3min内收缩压下降≥20mmHg，在老年人中很常见。然而，临床医生通常不进行检测，或者症状可能只是被患者忽视。在心血管健康研究中，65岁或以上的受试者中直立性低血压的患病率为18%，但这些受试者中只有2%的受试者报告站立有症状。

2. 迟发性直立性低血压

定义为站立>3min后收缩压下降≥20mmHg。对于有潜在神经功能障碍的老年人，这使他们面临自主神经功能障碍的风险。这些疾病包括特发性帕金森病、多系统萎缩和糖尿病。因为近40%的这种情况的患者只有在直立姿势至少10min后血压才会下降，所以倾斜测试通常用于评估迟发性直立性低血压。

3. 餐后低血压

餐后低血压是评估跌倒患者晕厥可能性时需要考虑的另一种诊断。餐后低血压的定义是在进食后2h内收缩压下降≥20mmHg。近一半的健康老年不明原因晕厥患者被发现有餐后低血压。典型的直立性低血压或自主神经功能障碍的患者发生餐后低血压的风险也更高。获取详细的事件史及其与饮食的相关性可以帮助确定患者可能的餐后低血压。一些患者可能需要24h动态血压监测来确诊。

（二）颈动脉窦综合征

颈动脉窦过敏是对颈动脉窦按摩过度反应引起的。在一些研究中，高达70%的65岁≥不明原因跌倒患者在仰卧和直立倾斜测试时出现颈动脉窦过敏。当患者的症状与收缩压下降≥50mmHg（血管抑制反应）、收缩暂停3s（心脏抑制反应）或两者（混合反应）相关时，则诊断为颈动脉窦综合征。据报道，颈动脉窦综合征是导致多达40%的患者中不明原因的跌倒的原因。在仰卧位和直立位进行颈动脉窦按摩可增加敏感度。永久性心脏起搏在出现相关症状和不明原因晕厥时，有助于减少对颈动脉窦按摩有明显心脏抑制反应患者的跌倒。

（三）心源性晕厥

30%的老年人晕厥是心律失常引起的心源性晕厥。它在老年人中的高患病率与老年人潜在心血管疾病的增加和随着年龄增长而出现的窦房结功能障碍有关。心房颤动是窦房结功能障碍的一种表现，目前认为，它是老年人不明原因的非意外跌倒的独立危险因素。动态心电图监测可用于诊断心律失常引起的心源性晕厥，依据症状出现的频率和患者伴随的疾病选择动态心电图监测的类型。临床指南支持对不明原因晕厥或不明原因跌倒的患者使用带有植入式循环记录仪的长期心电图监测。

六、结论

在评估跌倒或频繁跌倒的老年人时，必须进行

573

以下工作：①多因素跌倒风险评估（表 67-1）；②考虑晕厥可能是跌倒原因的临床情况，特别是在未发现跌倒的原因时（表 67-3）；③如果晕厥是跌倒的可能原因，对晕厥进行分类，确定下一步的诊断和治疗步骤（表 67-2）。

参考文献

American Geriatrics Society Beers Criteria Update Expert Panel. American Geriatrics Society 2019 Updated AGS Beers Criteria for potentially inappropriate medication use in older adults. *J Am Geriatr Soc.* 2019;67(4):674–694.

Bastani A, Su E, Adler DH, et al. Comparison of 30–day serious adverse clinical events for elderly patients presenting to the emergency department with near-syncope versus syncope. *Ann Emerg Med.* 2019;73(3):274–280.

Bhangu J, McMahon CG, Hall P, et al. Long-term cardiac monitoring in older adults with unexplained falls and syncope. *Heart.* 2016;102(9):681–686.

Fanciulli A, Jordan J, Biaggioni I, et al. Consensus statement on the definition of neurogenic supine hypertension in cardiovascular autonomic failure by the American Autonomic Society (AAS) and the European Federation of Autonomic Societies (EFAS): endorsed by the European Academy of Neurology (EAN) and the European Society of Hypertension (ESH). *Clin Auton Res.* 2018;28(4):355–362.

Heldeweg MLA, Jorge PJF, Ligtenberg JJM, Ter Maaten JC, Harms MPM. Orthostatic blood pressure measurements are often overlooked during the initial evaluation of syncope in the emergency department. *Blood Press Monit.* 2018;23(6):294–296.

Maggi R, Rafanelli M, Ceccofiglio A, Solari D, Brignole M, Ungar A. Additional diagnostic value of implantable loop recorder in patients with initial diagnosis of real or apparent transient loss of consciousness of uncertain origin [Europace 2014 16: 1226– 1230]. *Europace.* 2015;17(12):1847.

Panel on Prevention of Falls in Older Persons, American Geriatrics Society/British Geriatrics Society. Summary of the Updated American Geriatrics Society/British Geriatrics Society clinical practice guideline for prevention of falls in older persons. *J Am Geriatr Soc.* 2011;59(1):148–157.

Shen WK, Sheldon RS, Benditt DG, et al. 2017 ACC/AHA/HRS guideline for the evaluation and management of patients with syncope: a report of the American College of Cardiology/ American Heart Association Task Force on Clinical Practice Guidelines and the Heart Rhythm Society. *Circulation.* 2017;136(5):e60–e122.

Task Force for the Diagnosis and Management of Syncope, European Society of Cardiology (ESC). 2018 ESC Guidelines for the diagnosis and management of syncope. *Eur Heart J.* 2018;39:1883–1948.

US Preventive Services Task Force, Grossman DC, Curry SJ, et al. Interventions to prevent falls in community-dwelling older adults: US Preventive Services Task Force recommendation statement. *JAMA.* 2018;319(16):1696–1704.

第68章 压 疮
Pressure Ulcers

Courtney K. Gordon　David R. Thomas　著

刘青青　王 玫　译　　高红宇　校

诊断要点

- 压疮是由施加在易感组织的压力引起的。在浸渍、摩擦和剪切力下，组织易感性可能会增加。
- 慢性病，特别是不活动和组织灌注减少，会增加压疮的风险。
- 大多数压疮发生在骨隆突处，最常见的是骶骨部、足跟部和转子间区部。
- 大多数压疮发生在急症医院，骨科和ICU患者发生压疮的风险最大。
- 压疮有不同的阶段和分类。根据伤口的深度和严重程度，压疮可分为1~4个阶段。
- 压疮不一定从第1阶段发展到第4阶段。
- 治疗方案因伤口的类型和阶段而异，通常难以愈合。
- 压疮对患者和护理人员的生活质量有重大影响。
- 压疮给医疗保健系统带来了巨大成本，并与急性和长期护理中的死亡率上升有关。

一、一般原则

2016年，美国国家压疮咨询委员会（National Pressure Ulcer Advisory Panel，NPUAP）组建了一个特别工作组来重新审查压疮的文献和定义。该工作组的建议之一是将术语"压力性溃疡"更改为"压力性损伤"，以更好地反映压疮的病理生理学和生理表现。本文是在采用较新的术语"压力性损伤"时出版的，但我们选择暂时继续采用目前更广泛使用和理解的术语"压力性溃疡"。压疮是医院获得性疾病的主要疾病之一，对患者的医疗保健质量和护理成本有重大影响。年龄、尿失禁和体重指数都是公认的风险因素，老年和较低的BMI对压疮的发展尤为重要。老年压疮的预防、治疗和康复很困难，取决于许多因素。

（一）病因

压疮是皮肤组织血液供应病理变化的明显证据。压疮的主要原因是施加在易感组织的压力或局部损伤这些外在因素，然而内在因素和外在因素在压疮的发展中共同发挥着重要作用。内在因素，如外周动脉疾病、充血性心力衰竭、缺氧和导致组织灌注紊乱的低血压可能是溃疡发展的原因，尽管提供了包括减压在内的常见预防措施。这两个因素正在开始被认识，但仍需要进行更多研究。

参考文献

Edsberg LE, Black JM, Goldberg M, McNichol L, Moore L, Sieggreen M. Revised national pressure ulcer advisory panel pressure injury staging system. J Wound Ostomy Continence Nurs. 2016;43(6):585–597.

Thomas DR. Does pressure cause pressure ulcers? An inquiry into the etiology of pressure ulcers. *J Am Med Dir Assoc.* 2010;11(6):397–405.

（二）发病率

在压疮患者中，57%~60%的患者发生在急诊医院。住院患者的发病率在3%~30%；一般估计范围在9%~13%。发病率因医院地点而异，重症监护病房患者和骨科患者发生压疮的风险最大。在髋关节骨折患者中，有15%的患者在住院期间出现压疮，有1/3的患者在1个月内出现压疮。压疮在住院早期出现，通常在第1周内。疗养院中压疮的发病率很难量化，而且缺乏研究。患者出院后，发生压疮仍然是社区护理中的一个主要问题。

（三）风险评估和风险因素

理论上可以识别出压疮高危人群，并加强预防压疮发生。经典的风险评估量表是 1962 年研发的 Norton Score 诺顿评分，至今仍被广泛使用。它使用五个危险因素对患者进行 1~4 级分类，分数为 5~20 分；分数越高，风险越低。一般可接受的风险评分为 14 分，得分低于 12 分的患者发生压疮的风险特别高。

在美国，一种常用的风险评估工具是 Braden 量表。该工具评估了六个项目：感知、潮湿、活动能力、移动能力、营养摄入和摩擦／剪切力。每个项目从 1 分（受损严重）到 3 分或 4 分（无损害），总分最高为 23 分，16 分表示风险较高。

Norton 评分和 Braden 量表均具有良好的灵敏度（分别为 73%~92% 和 83%~100%）和特异性（分别为 61%~94% 和 64%~77%），但阳性预测值较差（压疮发病率为 20% 时约为 37%）。在压疮发病率较低的群体中，如疗养院人群，相同的灵敏度和特异性可产生 2% 的阳性预测值。较低的阳性预测值意味着许多不会发生压疮的患者将接受昂贵和不必要的治疗。

一项对 33 项风险评估临床试验的系统审查发现，压疮发生率没有降低可归因于评估量表的使用。在长期护理中，Braden 评分对压疮的发生发展没有预测价值。在两项急诊医院压疮风险评估工具的研究中，使用 Braden 量表或其他工具与临床判断加临床培训或单独做出临床判断相比，压疮的发生率和严重程度并没有差异。

因为大多数压疮是在急诊医院发生的，所以在这种情况下进行风险评估尤为重要。在重症监护病房中，对干扰因子进行调整后，有五个因素导致压疮发生的风险：注射去甲肾上腺素、急性生理和慢性健康评价（Acute Physiology and Chronic Health Evaluation，APACHE）Ⅱ 分数、大便失禁、贫血和在重症监护病房的住院时间。入院手术后发生压疮的其他独立风险因素包括紧急入院（使风险增加 36 倍）、年龄、长期卧床的天数和营养不良的天数。

在活动受限（局限于床或椅）的住院患者中，有九个因素与住院期间发生压疮有关，包括压之不褪色的红斑（使风险增加 7 倍），淋巴细胞减少（使风险增加了近 5 倍），以及不活动、活动不便、皮肤干

燥、体重下降（以上各因素可使风险增加 2 倍）。非住院患者出现压疮的特征还包括近期出院和既往有压疮病史。

长期护理人群中的风险因素各不相同，这并不奇怪。在长期护理人群中，一些与压疮的发生发展相关的因素包括行走困难、进食困难、男性性别，可有 2~4 倍的患病风险。患压疮的风险随脑血管意外史（增加 5 倍）、局限于床或椅（增加 3.8 倍）、营养摄入受损（增加 2.8 倍）而增加。在来自最小数据集的数据中，Logistic/ 回归分析确定，转移或移动完全依赖他人、卧床不起、有糖尿病病史和压疮病史这些因素与现有的 2~4 期压疮密切相关。在 55—75 岁的社区居民中，压疮是通过自我评估健康状况不佳、当前吸烟、检查时皮肤干燥或鳞状皮肤、活动水平下降来预测的。

这些流行病学风险预测因素的重要性在于了解哪些因素（表 68-1）是不可纠正和可纠正的。可逆的潜在风险因素包括不活动、皮肤干燥和营养。我们将在这些问题上做出努力。

表 68-1　压疮危险因素
● 骨折
● 既往有压疮病史
● 近期出院
● 年龄
● 大小便失禁
● 不活动 [a]
● 功能障碍 [a]
● 人血白蛋白水平降低
● 淋巴细胞减少症
● 压之不褪色红斑
● 皮肤干燥 [a]
● 体重下降／体重指数下降 [a]
● 营养状况 [a]

a. 可纠正的风险因素

二、预防

（一）护理质量

压疮越来越多地被用作护理质量的指标。压疮是否可以预防仍存在争议。当采取预防压疮的积极

措施时，我们已经注意到发病率的"地板效应"。压疮通常发生在晚期绝症患者中，他们的护理目标可能不包括预防压疮。重症患者也会发生压疮，如骨科患者或 ICU 患者，对他们而言，有必要的制动可能会阻碍翻身或使用减压装置。

多学科伤口小组系统加强教育、提高认识和具体干预措施表明，压疮的高发病率可以降低。随着时间的推移，据报道已经减少了 25%～30%。但发病率降低可能是短暂的，随时间的推移而不稳定，随人群的变化而变化，或者是由于随机变化而造成。压疮的发展情况可以但并不总是衡量护理质量的指标。

许多医院、成熟的护理机构和疗养院都使用伤口护理团队，特别是专门从事伤口治疗的伤口护理护士，试图减少压疮的发生，并帮助压疮患者的愈合和治疗选择。不幸的是，目前还没有数据支持仅在伤口护理护士和团队的治疗下显著减缓压疮的发展或加快愈合时间。一种理论是，当压疮已经发展时，伤口护理专家介入已晚，对于发现有患压疮的重要风险因素的患者，早期会诊将更有益。

（二）减压

预防的首要措施应是经常翻身，减少压力、摩擦力和剪切力的影响。需要注意的是，即使采取减压支撑面也要经常变换体位。

最方便的减压方法是频繁的翻身和变换体位。在 1946 年，根据经验推论出一套脊髓损伤患者的 2h 翻身时间表。然而，尽管给予最好的护理服务，让患者减压可能很难实现，而且在人员配备方面成本很高。预防压疮最佳翻身的确切间隔时间是未知的，该时间间隔可因患者个人因素而缩短或延长。尽管在翻身、体位变换和增加被动活动方面有常规办法，但并没有发表的数据支持可以通过被动更换体位来预防压疮的观点。

欧洲和美国委员会已经制定了翻身和体位更换的共识指南，但是仅没有通过单一的翻身时间表。使用医院标准床垫的 2～3h 翻身计划和使用黏弹性泡沫床垫的 4～6h 翻身计划没有区别。一项针对高危疗养院人群的类似研究表明，在使用高密度泡沫床垫且每 2 小时、3 小时或 4 小时翻身的患者中，尽管他们坚持翻身和监测皮肤，研究的 3 周内压疮发病率并没有差异。

事实证明，对于高危患者而言，一些减压装置比"标准"医院泡沫床垫更有效。手术室的减压床垫降低了术后压疮的发生率。一些有限证据表明，气垫床可以减少 ICU 中压疮的发病率。不同装置之间的差异尚不明确，也没有表现出有更好的装置优于其他装置。有证据表明，流体悬浮床和低气压气垫床可以提高压疮愈合率。

参考文献

Krapfl LA, Gray M. Does regular repositioning prevent pressure ulcers? *J Wound Ostomy Continence Nurs.* 2008;35(6):571–577.
McInnes E, Dumville JC, Jammali-Blasi A, Bell-Syer SE. Support surfaces for pressure ulcer prevention. *Cochrane Database Syst Rev.* 2011;12:CD009490.

（三）营养干预

促进伤口愈合的最重要的可逆因素之一是营养状况。在新住院的 3 期或 4 期压疮患者中，大多数患者低于正常体重，血清前白蛋白水平较低，并且没有摄入足够的营养来满足他们的需求。没有单一的实验室检查可以证实他们营养不良。前白蛋白（转甲状腺素）和白蛋白等与营养状况不一致，更适宜视为急性期炎症反应物。需要进行全面的饮食咨询，以确认其营养状况。

促进压疮愈合的营养试验结果一直令人失望。混合营养补剂（7 项试验）、蛋白质（3 项试验）、锌（2 项试验）和抗坏血酸（2 项试验）的效果表明，没有使用营养补剂可以促进压疮愈合的明确证据。11 项试验评估了几种预防压疮的营养补剂，8 项试验评估了标准医院饮食的营养补剂。此外，夜间补充肠内营养还未证明会影响压疮的发展和严重程度，没有明确证据表明对压疮预防有作用。

压疮患者的基础代谢率似乎相同或略有增加。临床判断和预测方程表明，每天热量的摄入量为 30kcal/kg。压疮患者的最佳膳食蛋白质摄入量尚不明确，但可能远高于目前成人每天 0.8g/kg 的建议。有一半患慢性病的老年人无法在这个水平上维持氮平衡。每天增加超过 1.5g/kg 的蛋白质摄入量可能不会增加蛋白质的合成，还可能导致脱水。因此，合理的蛋白质需要量在每天 1.2～1.5g/kg。

几种维生素的缺乏对伤口愈合有显著影响。然而，补充维生素以促进伤口愈合存在争议。目前还没有足够的证据支持每天使用维生素 C 补剂来治疗压疮的理论。

除缺锌患者外，锌补充剂尚未证明能加速压疮伤口愈合。高血清锌水平会干扰愈合，而补充＞150mg/d 可能会干扰铜的代谢。

免疫功能随着年龄的增长而下降，这增加了感染的风险，并被认为会延缓伤口愈合。精氨酸和支链氨基酸等特异性氨基酸尚未对压疮愈合产生影响。

参考文献

Houston S, Haggard J, Williford J Jr, Meserve L, Shewokis P. Adverse effects of large-dose zinc supplementation in an institutionalized older population with pressure ulcers. *J Am Geriatr Soc.* 2001;9(8):1130–1132.

Langer G, Fink A. Nutritional intervention for preventing and treating pressure ulcers. *Cochrane Database Syst Rev.* 2014;6:CD003216.

三、临床结果

（一）体征和症状

压疮发生在皮肤和皮下软组织的局部损伤，通常位于骨隆突处或与医疗或其他器械有关。伤口可以表现为完整的皮肤或开放性溃疡，可能会伴疼痛感。伤口是由于存在强烈的和（或）长期的压力或压力联合剪切力导致。软组织对压力和剪切力的耐受性也可能受到微环境、营养、灌注、并发症和软组织状况自身条件的影响。

现已提出了几种不同的量表来评估压疮的严重程度。美国国家压疮特别工作小组推荐的最常见的分期，来自于对 Shea 量表的修改。根据该示意图，压疮被分为六个临床阶段。

表皮对压力的第一反应是充血。充血是由于压力过大导致毛细血管扩张。在对该部位施加温和的压力后，毛细血管会再填充出现可消退红斑，当指压在发红部位没有变白或毛细血管再填充时，就存在压之不消退红斑。

（二）压疮的分期

1 期压疮的定义是皮肤完整，出现压之不消退红斑。不消退红斑被认为是毛细血管中的血液外渗。1 期压疮潜在的损害总是被低估，因为表皮是最后一个出现缺血损伤的组织。此期的颜色变化不包括紫色或栗色变色，因为这些颜色变化提示可能存在深部组织损伤或皮肤的其他问题。诊断暗色素性皮肤的 1 期压疮可能会存在一定问题。

2 期压疮发展延伸到表皮和真皮处。溃疡在表面，临床表现为擦伤、撕裂、水疱或浅坑。

3 期压疮有全层皮肤损失，包括皮下组织的损伤或坏死，可向下延伸但不穿过浅筋膜处。其临床表现为有或没有破坏邻近组织的深坑，无筋膜、肌肉、肌腱、韧带、软骨和（或）骨骼暴露。如果腐肉或焦痂掩盖组织缺损的深度，这是一种分期不明确的压疮，而不是 3 期压疮。

4 期压疮是全层组织的损伤，具有广泛的破坏、组织坏死或肌肉、骨骼或支撑结构的损伤。此期压疮被认为是全层组织的缺损，伴有骨骼、肌腱或肌肉的暴露。伤口的某些部位可能存在腐肉或焦痂，常常伴有窦道或潜行道。其伤口深度因解剖位置而异。鼻背、耳、枕部和踝部没有皮下组织，损伤溃疡可能比较表浅。此期溃疡可延伸到肌肉和（或）支持结构（如筋膜、肌腱或关节囊），使发生骨髓炎成为可能。暴露的骨骼 / 肌腱是可见的或直接可触到的。窦道或潜行道常与 4 期压疮有关。

如果腐肉或焦痂掩盖组织损失的程度，则被定义为不可分期性压疮。如果伤口底部不可见，就无法评估伤口的深度，因此该伤口被归类为不可分期。

深部组织压疮（deep tissue pressure injury，DTPI）定义为完整或破损的皮肤局部出现持续的指压不变白的深红色、栗色或紫色，或表皮分离呈现黑色的伤口床。疼痛和温度的变化往往先于皮肤颜色的变化，深色皮肤的颜色表现可能不同。这种损伤是由强烈和（或）长期的压力和剪切力作用于骨骼和肌肉交界面导致。该期伤口可迅速发展，以暴露组织损伤的实际程度，也可能不伴有缓解且不造成组织损失。如果可见坏死组织、皮下组织、肉芽组织、筋膜、肌肉或其他深层结构，说明这是全层组织损伤，即 4 期压疮，而不是 DTPI。该分期不可用于描述血管、创伤、神经性伤口或其他皮肤病。

1 期压疮最常发生，占比 47%，其次是 2 期压疮

（33%）。3 期和 4 期共占比 20%。压疮的分期系统有几个局限性，主要困难在于无法区分各个阶段之间的疾病进展。压疮不会绝对从 1 期发展到 4 期，但可能会由于最初的损伤而从内向外发展。愈合不会从 4 期发展到 3 期，再到 1 期；相反，溃疡通过伤口收缩和瘢痕组织的形式来愈合。其次，除非所有的焦痂被清除了，否则临床分期是不准确的，因为分期系统只反映溃疡的深度。所以当溃疡被焦痂覆盖时或无法评估深度时，则指定为"不可分期"。

肌肉组织、皮下脂肪和真皮组织对损伤的敏感性不同。压力对组织层的影响不同表明，损伤首先发生在肌肉组织中，然后在皮肤中观察到变化，这就是所谓的深部组织压疮的基础。在许多情况下，与组织最深层的损伤相比，组织表面可见的变化较小。表面变色通常被归类为 1 期压疮，并迅速演变成 4 期。这种不同的组织易感性表明，压疮发展涉及许多因素，包括压力负荷的类型和组织因再灌注损伤或组织压迫而导致的生化变化。

因为压疮可以通过收缩和瘢痕形成来愈合，因此反向分期在评估愈合时是不准确的，并没有单一的伤口特征测量的有效方法。已经提出了几种压疮愈合指标，但缺乏验证性研究。美国国家压疮咨询委员会开发并验证了压疮愈合（Pressure Ulcer Status for Healing，PUSH）评分工具（图 68-1），以衡量压疮愈合效果。该工具测量三个部分，即大小、渗液量和组织类型，以得出压疮愈合效果的量化计分分值。PUSH 工具能够充分评估创面愈合状态，并能够灵活随着时间的推移而变化。

参考文献

Stotts NA, Rodeheaver GT, Thomas DR, et al. An instrument to measure healing in pressure ulcers: development and validation of the pressure ulcer scale for healing (PUSH). *J Gerontol A Biol Sci Med Sci.* 2001;56(12):M795–M799.

Thomas DR. Does pressure cause pressure ulcers? An inquiry into the etiology of pressure ulcers. *J Am Med Dir Assoc.* 2010;11(6):397–405.

四、诊断及鉴别诊断

急性伤口可通过正常有序的修复过程达到解剖和功能上的完整状态的愈合。慢性伤口无法继续完成这一进程，导致伤口长期不能愈合。慢性伤口分为四种类型：外周动脉溃疡、糖尿病溃疡、静脉瘀滞性溃疡和压疮。它们的潜在病理生理学都不同，更重要的是关于局部伤口治疗上的区别。

（一）动脉溃疡

动脉溃疡往往发生在腿的远端，特别是外侧踝、足背和脚趾。临床表现为坏疽，可为湿性或干性。动脉溃疡往往伴有疼痛，控制疼痛是管理该病的显著特点。外周动脉疾病是由主动脉、髂动脉和下肢动脉粥样硬化引起。血管缺血性溃疡很难愈合，治疗旨在改善血流。仔细检查动脉搏动可能有用，但取决于检查者的技能，而且可能会产生误导。踝肱压指数是诊断外周动脉疾病的一种平价且准确的测试。

（二）糖尿病溃疡

糖尿病溃疡的病因是多因素的。其中，神经病变是糖尿病溃疡发展中最重要的因素，而血液供应不足是愈合最重要的因素。糖尿病溃疡通常发生在重复性创伤的部位，从而产生骨痂。血流的微血管病变导致深坑状外观，特别是在足部畸形区域。

（三）静脉溃疡

下肢静脉溃疡的潜在病理生理学包括小腿肌肉泵反流、阻塞或功能不全，包括浅静脉系统（大、小隐静脉）、深静脉系统或这些系统之间穿孔的静脉。慢性深静脉疾病的病因是由原发性（通常是特发性）或继发性原因（血栓形成后梗阻）引起的，但最常见的表现是两者的结合。慢性静脉瘀滞性疾病的皮肤表现为色素沉着或色素沉着不足、脂质性皮肤硬化、皮肤渗液和溃疡。经常存在水肿，但不是必需的诊断。下肢静脉溃疡形状不规则且较浅，但边界清晰。位置通常从外踝关节区向上到膝盖（被称为"绑腿"区域，是因为该部位被认为是绑腿的覆盖区）。溃疡创面通常有渗出液，细菌和真菌在伤口和周围皮肤表面过度生长是很常见的。

（四）压疮

压疮是对皮肤组织的血液供应病理变化的明显证据。当组织受压到超过正常毛细血管压时，通常在骨隆突处发生压疮。然而，患者特异性的内在因素可能会减少造成组织损伤所需的时间或压力。压

患者姓名：_____　患者 ID 号：_____

压疮部位：_____　日期：_____

说明： 观察和测量压疮情况。根据压疮表面积、渗液量和伤口组织类型对压疮进行分类。记录每个压疮的局部特征的子分数，子分数相加得到总分。随着时间的推移比较测量的总分，可以提示压疮愈合或恶化的情况。

长	0 0cm²	1 <0.3cm²	2 0.3~0.6cm²	3 0.7~1.0cm²	4 1.1~2.0cm²	5 2.1~3.0cm²	
×宽		6 3.1~4.0cm²	7 4.1~8.0cm²	8 8.1~12.0cm²	9 12.1~24.0cm²	10 >24.0cm²	分项分数
渗液量	0 无	1 少量	2 中量	3 大量			分项分数
组织类型	0 闭合	1 上皮组织	2 肉芽组织	3 腐肉	4 坏死组织		分项分数
							总分

长度×宽度： 使用厘米（cm）尺测量最大长度（从头到脚）和最大宽度（从一侧到另一侧）。将这两个测量值（长度×宽度）相乘，得 cm² 为单位的表面积。注意不要猜测！每次测量创面时，请务必使用厘米尺，并始终使用相同的方法。

渗液量： 在去除敷料和对溃疡应用任何局部药物之前估计渗液（引流）量。估计渗液量（引流量）为无、少量、中量和大量。

创面组织类型： 指伤口床（溃疡面）的组织类型。若存在任何坏死组织，则得分为 4；若存在腐肉但无坏死组织，则得分为 3；若伤口清洁且有肉芽组织，则得分为 2；若伤口表浅并有上皮组织生长，则得分为 1；若伤口闭合，则得分为 0。

坏死组织（焦痂）： 黑色、棕色或棕黑色组织，牢固附着在伤口床或溃疡边缘，可能比伤口周围皮肤附着更牢固或松软。

腐肉： 黄色或白色组织以条索状或者浓厚结块黏附伤口床，也可能是黏液蛋白。

肉芽组织： 粉红色或牛肉色组织，具有光泽、潮湿的颗粒状外观。

上皮组织： 浅表性溃疡，有新鲜的粉红色或有光泽的组织（皮肤）生长在伤口边缘，或如数个小岛分散在溃疡表面。

闭合/新生组织： 伤口完全被上皮细胞或重新生长的皮肤覆盖（新皮肤）。

▲ 图 68-1　压疮愈合评估工具 3.0

经许可转载，引自 National Pressure Ulcer Advisory Panel.

疮最常见的部位是骶尾部，其次是足后跟。

这四种类型的慢性伤口都与压力有一定关系。然而，这些伤口的分类应该与合理治疗方面的潜在病理生理学有关。

五、并发症

（一）伤口感染

细菌对慢性伤口的定植是很常见且不可避免的。所有的慢性伤口都会被定植，通常在 48h 内革兰阴性菌会侵入皮肤组织。因此，不建议常规伤口处理。

对于疑似感染，使用 Levine 技术的伤口拭子优于表面拭子。Levine 技术是通过在 1cm² 的区域上旋转拭子来完成的，具有足够的压力来挤出伤口组织内的液体。

单独的微生物的存在（定植）并不意味着压疮感染。慢性伤口中细菌感染的主要来源似乎是由污染导致的二重感染。因此，保护伤口免受二次污染是治疗的重要目标。有证据表明，虽然伤口可能被细菌定植，但封闭性敷料可防止临床感染。闭塞性敷料很少引起临床感染。

通常很难确定在慢性压疮中是否存在感染。慢性伤口感染的诊断必须基于临床症状：红斑扩大、疼痛、水肿、异味、发热或脓性分泌物。当有临床感染的证据时，需要局部或全身使用抗生素。当伤口无法愈合时，局部治疗可能有用。当临床情况提示感染扩散到血液或骨骼时，需要全身使用抗生素。广泛破坏并形成封闭腔的感染伤口可能增加了厌氧菌感染的可能性。消除无效腔可减少感染的可能性。

其他并发症包括由于伤口护理导致长期住院或使用专业护理设施天数延长、医疗系统的财务成本、对患者的心理健康影响，以及护理人员提供伤口护理的负担和压力、在体位变换过程中受伤。由于压疮而在医院和成熟的护理机构中长期疗养对医疗保健系统的财务成本有重大影响。长期住院也会影响患者，他们可能会变得更加虚弱、抑郁，并面临其他院内感染的风险。大多数压疮治疗需要对患者家属或护理人员进行培训，以便在患者出院回家时提供适当的伤口护理，这对护理人员和患者来说都是一种负担。由于伤口的位置和并发症，患者往往完全依赖他人的护理。当涉及频繁翻身、更换体位和提供伤口护理时，护理人员可能会面临身体上的挑战。为家庭成员和护理人员提供适当用品、教育和支持对于促进愈合和防止压疮的进一步发展非常重要。

参考文献

Thomas DR. When is a chronic wound infected? *J Am Med Dir Assoc.* 2012;13(1):5-7.

（二）实验室检查

有压疮的患者通常表现出影响实验室检查结果的共病情况。压疮本身没有特异性实验室结果。异常的急性期反应物（白蛋白、前白蛋白）是常见检查结果。通常，血常规的差异可用于监测感染迹象，红细胞沉降率和 C 反应蛋白增高可用于检测骨髓炎。

（三）影像学检查

如果怀疑 4 期压疮有骨髓炎，磁共振成像优于普通 X 线。

（四）特殊检查

骨活检有助于确诊骨髓炎。

六、治疗

认识风险、减轻压力、优化营养状况是治疗压疮的预防和管理指南的组成部分。对于已确诊压疮的患者，评估伤口和实施局部伤口护理的策略至关重要。可以考虑将患者转诊至职业治疗和物理治疗，来帮助评估耐用的所需医疗设备，尝试改善其功能性。

保持湿润的伤口环境会增加愈合的速度。实验诱导的湿性愈合伤口比暴露在空气中的伤口愈合速度快 40%。任何使伤口脱水的疗法，如干燥纱布、加热灯、空气暴露或液体抗酸剂，都不利于慢性伤口愈合。维持湿润伤口环境的敷料具有密闭性，其理念是敷料能将伤口的水气转送到外部。各类可用敷料对水的渗透性是不同的。

（一）局部敷料

封闭敷料可分为聚合物膜、聚合物泡沫、水凝胶、水胶体、藻酸盐和生物膜。每种都有利弊，特定敷料的选择取决于临床表现，在应用的方便性上也不同。这一差异在特殊部位的压疮或考虑将其用于家庭护理时非常重要。敷料应留在原处，直到伤口液体从侧面漏出，可持续几天至 3 周。

1. 聚合物膜

聚合物膜对液体不渗透，但对气体和水分蒸汽都有渗透性。由于对水蒸气的渗透性低，这些敷料不会使伤口脱水。非渗透性聚合物如聚乙二烯和聚乙烯会腐蚀正常皮肤。聚合物膜不能吸收渗液，特别是当伤口渗液量多时可能会漏出。大多数膜都有黏附的背衬，在更换敷料时可以去除上皮细胞。聚合物膜不能清除无效腔，不能吸收渗出物。因此需要将膜放置在干净的伤口床上，以促进有效愈合。渗出性伤口可能需要使用吸收性敷料或水凝胶。

2. 水凝胶

水凝胶是一种三层亲水性聚合物，不溶于水，但能吸收水溶液。它们的细菌屏障作用差，不能黏附在伤口上。由于比热高，这些敷料可以冷却皮肤，有助于控制疼痛和减少炎症。大多数敷料都需要进行二次包扎，来将其固定在伤口上。

3. 水胶体敷料

水胶体敷料是一种类似于造口术屏障产品的复

合敷料。它们不渗透于水分、蒸汽和气体（它们对氧气的不渗透性在理论上是缺点），并且高度黏附于皮肤上。此外，它们具有细菌耐药性。它们对周围皮肤的黏附性高于某些手术胶带，但它们不黏附于伤口组织，也不损伤伤口的上皮化。在高度渗出性伤口中，黏合屏障经常被克服。水胶体敷料不能用于肌腱或焦痂形成的伤口。其中一些敷料包括泡沫填充层，可以减少对伤口的压力，防止进一步破裂。

4. 藻酸盐

藻酸盐是一种复合多糖敷料，在渗出性伤口中具有高度吸收性。这种高吸收性特别适用于渗出性伤口。藻酸盐不会黏附在伤口上；但是，如果伤口干燥，移除后可能会对上皮组织造成损害。

5. 生物膜

生物膜具有细菌耐药性，但价格非常昂贵且不易获得。这些敷料在被厌氧菌污染的伤口中可能存在问题，但这种影响尚未得到临床证实。

6. 盐水浸泡纱布

湿润的盐水纱布是一种有效的伤口敷料。湿盐水纱布和闭塞式敷料具有相似的压疮愈合能力。事实证明，使用闭塞式敷料比传统敷料更具成本效益，主要因为更换敷料的护理时间缩短。盐水浸泡的敷料需要每天至少更换 2～3 次敷料，患者、护理人员和（或）护士必须接受培训并能够提供足够的护理。表 68-2 提供了敷料类型的比较。

（二）生长因子

急性伤口愈合以一种精心调节的方式，可在伤口之间重复进行。许多生长因子已被证明可以介导愈合过程，包括 TGF-α 和 TGF-β、表皮生长因子、血小板衍生生长因子、成纤维细胞生长因子、IL-1 和 IL-2、TNF-α。利用这些急性伤口因子加速慢性伤口愈合的理论很吸引人。其中一些因子有良好的动物模型验证，然而它们在人体试验中并没有那么成功。

（三）辅助疗法

替代疗法或辅助疗法包括电疗法、电磁疗法、超声疗法、低水平光疗 / 激光治疗和负压伤口治疗。尽管在临床应用广泛，但这些干预措施均未被明确证明有效。

582

表 68-2 治疗压疮的敷料和外用药——网络 Meta 分析：伤口完全愈合干预与盐水纱布浸泡的比例

敷 料	与生理盐水纱布比较每 1000 人治愈的人数的差值（范围）*
藻酸盐	+14（-140～+1000）
按次序水胶体藻酸盐	-79（-138～+155）
基本伤口护理	+47（-55～+250）
胶原酶软膏	+176（+9～+506）
聚糖酐	+590（-22～+1000）
泡沫	+82（+5～+196）
水胶体 / 藻酸盐	+35（-148～+1000）
水胶体	+68（-0～+165）
水凝胶	+86（-0～+165）
碘敷料	+13（-66～+159）
苯妥英	+42（-66～+305）
蛋白酶调制	+102（-13～+305）
聚乙烯吡咯烷酮加锌	+49（-99～+575）
硅胶泡沫组合	+146（-97～+1000）
软聚合物	+55（-71～+360）
三肽铜凝胶	+455（+6～+1000）
蒸汽渗透性	+71（-39～+283）

* "+" 代表增加，"-" 代表减少。

引自 Westby MJ, Dumville JC, Soares MO, Stubbs N, Norman G. Dressings and topical agents for treating pressure ulcers, *Cochrane Database Syst Rev* 2017 Jun 22;6(6):CD011947.

参考文献

Westby MJ, Dumville JC, Soares MO, Stubbs N, Norman G. Dressings and topical agents for treating pressure ulcers. *Cochrane Database Syst Rev.* 2017;6:CD011947.

（四）清创术

坏死物增加了细菌感染的可能性，并延迟了伤口愈合。压疮清创术的首选方法仍存在争议，包括使用干纱布敷料的机械清创术，使用闭塞性敷料的自溶清创术，应用外源性酶类清创术或外科清创术。

在感染时选择外科清创术可以最快速清除坏死物。外科清创术可以在门诊安全进行，不需要操作者进行高级培训。局限性包括操作者清创操作能力和患者的疼痛耐受性。机械清创术可以通过在移除坏死物前使生理盐水纱布敷料变得干燥来轻松完成。为减轻疼痛而重新使用纱布敷料可能会挫败清创术的效果。

外科清创和机械清创都会损害健康组织或无法完全清洁伤口。一旦得到干净的伤口床，应立即停止用干纱布进行清创，因为干敷料与延迟愈合有关。

焦痂的较薄部可以被半透性敷料吸收。自溶清创和酶类清创术都需要几天到几周的时间才能达到效果。酶类清创可以溶解坏死物，但是否会损害健康组织仍存在争议。酶制剂在焦痂中的渗透是有限的，在应用前需要自溶软化或在焦痂上交叉画线。

目前在美国，只有一种酶制剂可用于清创术。局部胶原酶与灭活控制软膏相比，减少了坏死、脓和异味，与凡士林相比，4周里82%的压疮完成了清创。不幸的是，伤口护理产品特别是局部胶原酶，可能相当昂贵，而且并非所有患者都能负担得起治疗费用，保险也不一定会为这些产品提供处方保险。对一些患者而言，湿盐水敷料可能是最经济有效的方法。何时进行清创和使用哪种方法的问题仍然存在争议。清创术是否能提高愈合率尚不确定。共有5项试验并没有证明，与对照组治疗相比，酶制剂的使用增加了慢性伤口的完全愈合率。

（五）外科手术治疗

手术闭合压疮伤口可使伤口快速愈合。主要问题是压疮的频繁复发和体弱患者无法耐受手术。短期内，压疮的外科治疗修复效果较好；但，其长期功效遭受质疑。手术修复的问题包括缝合线裂开、伤口不愈合、复发、体弱老年人的生存率较低、住院时间长。

适合手术治疗的压疮比例取决于患者群体，但通常适合手术的比例很低。然而，在选定的患者组中，如脊髓损伤、3期或4期压疮患者，大多数可能需要手术治疗。如果导致压疮发展的因素不能得到纠正，术后复发的概率非常高。

七、预后

在急性和长期护理中，压疮与死亡率增加有关。据报道，67%的压疮患者在急性住院期间死亡，而无压疮的高危患者死亡率达15%。发生新的医院获得性压疮的患者在医院中死亡的可能性是无压疮患者的2.8倍。30天内死亡率优势比为原来的1.7倍，30天内再入院率为原来的1.3倍。在长期护理机构中，新入院患者在3个月内发生压疮与92%的死亡率有关，而无继发压疮患者死亡率为4%。在专业护理机构中的压疮患者6个月内的死亡率达77.3%，而无压疮的患者为18.3%。与压疮未愈合的患者相比，压疮在6个月内愈合的患者死亡率显著降低（11% vs. 64%）。

尽管与死亡率有关，但尚不清楚压疮如何导致死亡率增加。2期压疮患者死亡的可能性与4期压疮患者相同。在没有并发症的情况下，很难想象1期或2期的压疮如何导致患者死亡。压疮可能与死亡率相关，因为它们发生在体弱、患病的患者中。

参考文献

Thomas DR. Are all pressure ulcers avoidable? *J Am Med Dir Assoc.* 2001;2:297.

第 69 章　老年人的驾驶问题
Driving & Older Adults

Annie C. Harmon　David B. Carr　著

杨 艺 译　高红宇 校

一、老年驾驶者

2017 年，美国每 1/5 有执照的司机中就有一名年龄在 65 岁或以上。随着道路上老年司机数量的增加，人们对老年司机的担忧不断加剧，媒体对衰弱的老年司机导致罕见但悲惨死亡的轰动报道进一步加剧了这种担忧。作为一个群体，4360 万有执照的老年司机非常安全，每年的绝对撞车率低于年轻司机，而且攻击性驾驶行为也更少。根据高速公路安全保险协会的数据，经暴露调整后的碰撞风险在 75 岁左右增加。然而，与威胁老年人继续安全驾驶能力的健康问题相比，年龄本身对老年人安全驾驶的影响相对较小。

驾驶不仅是一种有价值的工具性日常生活活动（IADL），它还提供了对自己生活的意义和控制感。年老司机经常抱怨停止驾驶后给他们带来严重的身体、心理和社会的不适感。因此，个人自主权和驾驶权的重要性应高于公共安全，特别是仅仅基于年龄的考量。但难题仍然是，在不设置非不要的驾驶限制的情况下，我们如何在发生严重事件前识别出不安全或处于高风险的老年司机？

作为直接掌握患者整体健康状况资料的临床医生，特别是初级保健医生，是评估患者的医疗健康状况是否适合驾驶的最受信任的利益攸关方之一。然而，医学教育中几乎没有关于如何评估驾驶相关的医疗健康状况或者如何与患者沟通他们担心的驾驶问题的培训。与患者讨论驾驶问题往往是困难而且感性的，由于时间限制和相互竞争的医疗优先事项，这项工作变得更具挑战性。临床医生需要工具来处理这些情况，包括利用临床评估手段来客观地评价患者的驾驶相关技能和能力，并更广泛地了解驾驶和交通工具在每个年龄段的生活质量中起的作用。

在本章中，我们将列出在每个年龄段安全驾驶所必需的基本的技能和能力，描述与年龄相关的生理变化及其如何影响驾驶安全，考虑在临床环境中可使用的工具来评估驾驶风险，概述停止驾驶的过程和它带来的影响，最后讨论旨在改善整个生命周期交通流动性的技术研发。

参考文献

American Geriatrics Society. *Clinician's Guide to Assessing and Counseling Older Drivers*. 4th ed. Washington, DC: National Highway Traffic Safety Administration. 2019. https:// geriatricscareonline.org/ProductAbstract/clinicians-guide-to-assessing-and-counseling-older-drivers-4th-edition/B047_ cliniciansguidetoolderdrivers.pdf. Accessed May 28, 2019.

Betz MEJ, Jones J, Petroff E, Schwartz R. "I wish we could normalize driving health:" a qualitative study of clinician discussions with older drivers. *J Gen Intern Med*. 2013;28(12):1573–1580.

Naumann RB, Dellinger AM, Kresnow MJ. Driving self-restriction in high-risk conditions: how do older drivers compare to others? *J Safety Res*. 2011;42:67–71.

Tefft BC. Driver license renewal policies and fatal crash involvement rates of older drivers, United States, 1986–2011. *Inj Epidemiol*. 2014;1(1):25.

二、驾驶的功能要求

临床医生对患者的健康和功能水平有整体性的把握，这可以为讨论任何年龄段的驾驶延续问题提供信息。最起码驾驶员必须能够操作车辆并会应用基础的道路交通规则，这两者都是很容易观察到的驾驶行为。而完成任务（即安全地从 A 点到 B 点）则依赖于眼睛、大脑和身体内在的协调能力。任何降低驾驶员满足任务需求能力的损伤，无论是与年龄相关还是其他原因，都会增加驾驶风险。

驾驶问题可能是视觉能力、认知能力和运动能力下降的首要指标之一。与处理财务或药物一样，驾驶依赖于更高层次的推理和决策，这比其他常见活动更难掩饰。然而，驾驶在 IADL 中是独特的，因其存在持续的认知需求，并且存在对个人和其他道路使用者的潜在危险。

参考文献

Fuller R. Towards a general theory of driver behaviour. *Accid Anal Prev.* 2005;37(3):461–472.

Michon JA. A critical view of driver behavior models. What do we know, what should we do? In: Evans L, Schwing RC (eds). *Human Behavior and Traffic Safety*. New York, NY: Plenum Press; 1985.

三、衰老如何影响驾驶

虽然年龄本身并不能很好地预测驾驶安全，但年龄是与驾驶时的医疗健康相关的生理变化和健康状况的一个风险因素。在某种程度上，视力下降、认知减退和肌肉无力是正常衰老过程的一部分。脑血管、心血管和肺部疾病通常通过症状、不良反应和治疗方法间接地影响驾驶。然而，并不是每个成年人在晚年都存在功能上的限制，而在确实有功能衰退的老年人中，他们的衰退发生在不同的年龄，严重程度和进展速度也不同。因此，重要的是要认识到，决定驾驶相关的医疗健康状况的是一个人的功能水平，而不是年龄本身。

（一）视力

从道路环境中接收视觉信息对驾驶至关重要。视觉灵敏度、空间关系、来自道路环境的信息，包括其他车辆、道路和交通标志、行人，都会在若干方面影响驾驶安全。年龄是多种眼病的危险因素，包括白内障、青光眼和黄斑变性，这些疾病限制了司机全面观察驾驶环境的能力。没有眼疾的老年人视力也会普遍下降，包括视觉灵敏度下降、对比敏感度下降、对弱光条件适应迟缓。视力障碍或视力丧失是人们减少或停止驾驶最常见的原因之一，也是老司机最容易接受的原因之一。

除了感觉丧失之外，大脑处理视觉信息的速度也会在晚年减慢。有用视场（useful field of view, UFOV）是一种评估视觉处理速度的常见测试，它要求在有分散注意力的刺激存在下分散注意力。因此，随着年龄的增长，UFOV 的下降也可能与视觉搜索策略效率低下导致的注意力受损有关，突出了从潜在的认知过程中分离视觉问题的困难。

（二）认知

因为驾驶十分普遍而又经常操作，所以很难同时分析驾驶员面临的众多认知需求。基本的车辆操作包括速度监控和车道维护。在保持路线和目的地的同时，司机们通常会遵守道路规则，适应当地的规定，如限速。此外，司机还面临着与其他车辆和行人在不同的速度和距离进行独立操作的动态的道路条件，不熟悉的路线、恶劣的天气、黄昏和黎明之间的弱光都会给驾驶增加额外的压力或风险。

了解司机所面临的需求可以帮助临床医生确定对患者安全的关注程度。需要关注其他功能衰退的标志，特别是在药物或财务管理等其他 IADL 方面需要额外帮助或存在功能限制。如果患者表现出持续注意力、短期和长期记忆、空间关系、注意力转换、视觉信息处理、推理或决策方面的认知困难，应该注意评估驾驶问题，这其中不仅包括临床上显著的认知障碍，还包括由药物不良反应、睡眠障碍、营养不良和心理压力等引起的功能减退。

对于痴呆患者，停止驾驶是一个时机问题。只要他们的认知水平允许，关于能否继续驾驶的讨论可以而且应该包括患者和他们的照护者。在疾病诊断初期，可能不需要立即停止驾驶，可以给患者提供机会规划和参与讨论，这些讨论可以围绕一份合约展开，列出根据路上发生的事件、患者的健康状况或约定的时间等条件来决定患者停止驾驶的时机。处于中度和重度痴呆阶段的患者开车不安全，应立即停止驾驶，即使他们不经常开车，而且去的是熟悉和附近的地点。那些努力让自己停止驾驶的患者可能会从"处方"或者临床医生写给照护者的信中受益，这些信可以作为提醒。

（三）运动功能

即便在当下的助力转向和驾驶时代，驾驶汽车也需要足够的肢体力量、运动范围和上下肢的协调性，这些都可以由感兴趣的临床医生进行评估。上肢通常负责转向和其他车辆控制任务（如转向灯、信号灯），而下肢负责刹车和油门。折磨老年司机的各种疾病有可能损害这些关键的运动能力：关节炎（如骨关节炎、类风湿关节炎）会因为肢体疼痛和（或）无力而限制力量，也会限制活动范围；颈部退化性关节炎会限制颈部活动范围，减少视野；帕金森病、原发性震颤和（或）小脑疾病可引起震颤、肌肉僵硬、运动迟缓和（或）协调能力下降。这些情况可能导致运动速度的缓慢，从而导致延迟发觉接近的车辆、缓慢的转向动作和（或）降低的制动反应时间。

衰弱会降低耐力，并需要调整或缩短驾驶的持续时间。值得庆幸的是，通过实施转向旋钮、手控制和左脚加速器，车辆改装可以消除肌肉无力（如脑卒中、截肢）。广角镜可以克服颈部运动范围的限制。对于患有骨质疏松症和身材越来越矮小的患者，便携式稳定的高架座椅的存在，使得仪表板上方有足够的视野。许多新型汽车现在提供符合人体工程学的可调节座椅，可以帮助老年人在驾驶时保持适当的位置和舒适度。

586

参考文献

Karthaus M, Falkenstein M. Functional changes and driving performance in older drivers: assessment and interventions. *Geriatrics (Basel)*. 2016;1(2):E12.

NTC Australia. Austroads. Assessing Fitness to Drive. 2016. https://austroads.com.au. Accessed January 20, 2020.

四、与驾驶风险有关的慢性疾病和药物

随着寿命的延长和慢性疾病管理的医疗进步，老年人可能会在其一生中累积几种慢性疾病。共病疾病的症状和治疗都会影响驾驶能力。在驾驶相关的医疗健康状况评估中需考虑诸多医疗情况和治疗药物。虽然急性疾病可能是导致机动车碰撞的一个少见原因，但是如果出现这种情况，它们对驾驶的影响可能并不是微不足道的。然而，单纯存在多种医疗情况和（或）药物不太可能成为不安全驾驶的主要预测因素。

医学文献中有大量慢性疾病的循证综述来指导亚专业领域的临床医生，其中大部分领域，如痴呆和轻度认知功能障碍、帕金森病、脑损伤和脑卒中，刊文丰富。尽管一些结论可能已产生多年，它们仍

然是可信的，因为它们来源于可靠的证据，而且没有多少新的驾驶方面的文献会显著改变研究结果或专家建议。这些共识声明或 Meta 分析大多是基于特定的医疗条件，而不是关注老年群体。

临床医生还需要知道哪些药物的不良反应最能直接影响驾驶能力（如视力、意识、平衡能力、肌肉力量和协调能力的变化）。苯二氮䓬类药物与机动车碰撞风险增加有关；阿片类药物、镇静催眠类药物、抗抑郁药物、抗焦虑药物、抗精神病药物和心脏病药物，特别是降压药，会影响驾驶能力；具有抗胆碱能不良反应的药物有可能导致白天镇静和延迟反应时间。因此，从提醒患者到潜在的驾驶障碍、从药物治疗到减少处方，都可能有机会减少安全驾驶的风险。

临床医生应该意识到疲劳或嗜睡会如何影响患者的驾驶，无论是由药物不良反应和相互作用引起的，还是在所有年龄段的成年人群中越来越多的睡眠障碍引起的。每年有多达 6000 起致命的机动车碰撞事故牵涉到昏昏欲睡的驾驶。阻塞性睡眠呼吸暂停（OSA）与机动车碰撞的风险增加有关。治疗OSA 已被证明可以降低机动车碰撞的风险。Epworth嗜睡量表是一份简短的问卷，可用于驾驶健康状况评估中筛选嗜睡风险。

参考文献

Crizzle AM, Classen S, Uc EY. Parkinson disease and driving. An evidenced-based review. *Neurology*. 2012;79:2067–2074.

Devos H, Akinwuntan AE, Nieuwboer A, Truijen S, Tant M, De Weerdt W. Screening for fitness to drive after stroke: a systematic review and meta-analysis. *Neurology*. 2011;76(8):747–756.

Driving and Dementia Working Group. Driving with dementia or mild cognitive impairment: consensus guidelines for clinicians. 2018. United Kingdom. https://research.ncl.ac.uk/driving-and-dementia/consensusguidelinesforclinicians/. Accessed April 21, 2020.

Hetland A, Carr DB. Medications and impaired driving. *Ann Pharmacother*. 2014;48(4):494–506.

Palubiski L, Crizzle, A. Evidence based review of fitness-to-drive and return-to-driving following traumatic brain injury. *Geriatrics*. 2016;1(3):17.

五、评估驾驶健康状况

（一）患者的驾驶记录

驾驶记录应侧重于那些可能使老年人面临风险的因素，并以循证为依据。对于有认知障碍潜在风险的司机，从知情的联系人那里收集旁系病史非常

重要。既往的机动车碰撞史、违章行驶史、照护者对驾驶能力的看法、侵略性或冲动性驾驶可能是不安全驾驶的线索。如果附属信息提供者声称患者的旅行不频繁，临床医生不应该感到放心，因为低里程的老年司机可能比高里程的司机在每千米的碰撞驾驶中面临更大的风险。异常驾驶行为检查表，如来自阿尔茨海默病协会和哈特福德基金会的检查表，可能提供有用的额外信息，但尚未得到很好的验证。此外，这些检查表往往与健康老年人的驾驶行为重叠，模糊了识别高危司机的敏感性。

（二）功能筛查

在办公室环境中可以很容易地进行功能筛查，以标记患者安全驾驶所必需的基本能力受损（表 69-1）。几个简短的测试可以用来识别视觉、认知、运动技能或多领域功能表现的明显困难。例如，视力测试在临床环境中常用且容易完成，并且在驾照考试中必需，已被证明可以降低撞车率。与其他视觉结构（如对比敏感度和视野）相比，单纯的视力对车祸的预测能力较差。认知能力可以通过完成 IADL 的困难程度来收集（如做一顿热饭或管理财务），因为它们需要执行技能，而难以执行这些任务可能是驾驶受损的警告信号。美国老年医学会 / 国家公路交通安全管理局指南建议医生检查患者的手部运动强度和关节活动范围、快速步行试验，这个试验在执照更新期间的一项大型前瞻性研究中得到了验证。跌倒史与机动车碰撞的风险增加有关，但各个研究结论不甚一致，可能部分是由观察性研究中的混杂和偏倚所致。

表 69-1　与老年人驾驶障碍相关的筛查测试

- 视力
- 视野
- 对比敏感度
- 选择性和分散注意力（有用的视野）
- 视觉搜索（轨迹生成测试 A、B 部分）
- 视觉空间技能（时钟绘图测试）
- 快速步行
- 关节活动范围
- 手肌力

最有用的功能筛查是涵盖认知元素的筛查，它可以使临床医生能够在标准化的道路测试中以一定程度的准确性表现进行分类。在具有影响认知条件的样本中，如患有痴呆的司机，对道路安全的预测甚至更高。时钟绘图测试、迷宫测试和步道制作测试 A 和 B，部分评估利用视觉搜索、注意力、视觉空间和执行功能的技能，特别是那些与规划和预见相关的技能。UFOV 是一种计算机化的测试，用于评估选择性注意力和分散注意力，从而评估驾驶的可靠性，这些测试结果不佳与机动车碰撞风险增加有关。

（三）筛查的局限性

在过去几十年间，人们为开发帮助临床医生制定健康驾驶决策的单独或者联合筛查工具包殚精竭虑。尽管有这些坚定的努力，目前仍没有一个单一的或成组的筛查方法成为驾驶相关医疗评估的明确指标，这在很大程度上是由通用性的限制所致。筛查在确定发生率在 30%～70% 的情况或结果方面最为有效。然而，不良驾驶结果在一般老年人样本中的发生率要低得多，约为 10%。这显著降低了驾驶相关医疗评估筛查仅用于指导决策的效用，尤其是当测试应用于一组相对健康的老年人时，如那些出现在许可证更新中的老年人。总的来说，筛查对于标记风险是有用的，但是对于个体患者来说，筛查只能作为大型评估的一部分。

即使是针对特定疾病的驾驶研究，也经常使用该疾病的特定评分（如阿兹海默病和相关痴呆的临床痴呆评分），这对许多临床医生来说在临床实践中可能并不适用和实用。

最后，对于一个测试来说，使用二分法（通过 / 失败）获得一个可接受的临界值是具有挑战性的。已发表的研究不包括受试者操作曲线或提供似然比的临界值，这使得临床决策变得困难。采用多领域测试的研究通常使用判别分析或回归方程来帮助预测驾驶结果。许多研究人员正在使用多重测试和（或）三分结果，其中有一个中间群体可以接受不确定性。这些研究需要在真实的临床环境和更大的样本量中进行验证，以确保结果是可推广的。

由于这些限制，简要筛查不应作为确定驾驶权

587

的唯一标准。在现实中，根据医疗状况做出的驾驶建议往往是基于专家意见和共识，而不是基于循证文献。首先，在对特定医疗条件的驾驶研究中，很少测量疾病的严重程度及其对驾驶相关功能的比例影响。虽然可以从这项研究中得出一般关联，但它不允许临床医生直接确定处于健康状况不同阶段的个人的驾驶风险。阿尔茨海默病是一个罕见的例外，病情的严重程度与驾驶的相关性已被报道。其次，随着疾病严重程度的增加，驾驶暴露通常会减少，这使得碰撞数据更难获取，除非研究大样本量。最后，基于疾病存在或者不存在的风险比通常是适度的。

最后，证明因果关系，而不是关联，在多重用药和多病共存的老年人中显得更加重要。例如，研究发现，使用三环类抗抑郁药物会增加老年人车辆碰撞的风险。然而，目前尚不清楚这种关联是由于抑郁症状、药物的存在、其他未被解释的慢性疾病，或是多种因素组合所致。

参考文献

American Geriatrics Society, Pomidor A, ed. *Clinician's Guide to Assessing and Counseling Older Drivers*, 4th Edition. Washington, DC: National Highway Traffic Safety Administration. 2019. https://www.nhtsa.gov/sites/nhtsa.dot. gov/files/documents/812228-cliniciansguidetoolderdrivers.pdf. Accessed April 21, 2020.

Carr DB, Barco PP, Wallendorf MJ, Snellgrove CA, Ott BR. Predicting road test performance in drivers with dementia. *J Am Geriatr Soc.* 2011;59(11):2112–2117.

Orriols L, Salmi LR, Philip P, et al. The impact of medicinal drugs on traffic safety: a systematic review of epidemiological studies. *Pharmacoepidemiol Drug Saf.* 2009;18(8):647–658.

Papandonatos GD, Ott BR, Davis JD, Barco PP, Carr DB. Clinical utility of the trail-making test as a predictor of driving performance in older adults. *J Am Geriatr Soc.* 2015;63(11):2358–2364.

Staplin L, Gish KW, Wagner EK. MaryPODS revisited: updated crash analysis and implications for screening program implementation. *J Safety Res.* 2003;34(4):389–397.

六、减少驾驶和停止驾驶

年长的司机和年轻的司机一样喜欢而且依赖驾驶，但是他们的需求与早年的时候不同。随着人们从积极的父母和工作角色中转变，晚年的驾驶模式会发生变化，并且随着增龄带来的生理变化，司机在低光条件下、恶劣天气或高速道路上驾驶时更加谨慎。最终，对许多老年人来说，完全停止驾驶成为一个必须接受的事实，他们将面临如何满足交通流动性需要的问题，并希望在余下的岁月里成为非驾驶员。在停止驾驶后，男性司机平均能再活 6 年。年长的女性司机将面临 10 年的非驾驶生活，因为她们通常在较年轻时退休，而且比男性司机的寿命更长。

虽然有一些共同点，但过渡到非司机的过程是非常个人化的，因为不是每个超过 65 岁的人都有相同的需求、欲望、社会状况和（或）社会资源。在谈论非驾驶的现在或未来时，全面地考虑老年人个体及其资源是至关重要的：老年人在身体和认知功能方面差异很大；支付出租车或拼车服务的经济手段，如 Uber 或 Lyft（如果可用的话）；社会资源，包括家人、朋友和其他可以提供乘车、信息和情感支持的人；社区特征，包括公共交通的可及性、步行性和安全感。通过在个体老年人更广泛的背景下构建驾驶退休模式，非司机面临的特殊挑战变得更加清晰，他们为了维持社区流动性而应对这些挑战的资产也变得更加清晰。

由于老年司机通常不会为未来行动能力丧失进行直接规划，因此探索他们出现行为改变的间接标志是临床医生的一个重要工具。停止驾驶往往是一个长期的战略性减少驾驶过程中的最终决定，无论是在延长驾驶时间的自我调节方面，还是在与老年人的生活方式和偏好相关的方面。询问老年患者可能限制他们驾驶的常见情形［例如，只在白天驾驶，避免恶劣天气，呆在附近和（或）熟悉的地区，降低整体驾驶速度］可以提供对潜在功能下降的洞察（例如，视力和对比敏感性下降，执行认知和注意力下降，总体反应时间减慢）。这些和类似的调整来延长安全驾驶时间，可以作为一个标志，继续与老年患者更广泛地讨论未来的移动方式。然而，年长的司机可能仍然抗拒其他人向他们的医生提出这个话题。

（一）交通方式过渡的准备工作

鉴于驾驶在日常生活中的中心地位，有关驾驶能力或停止驾驶的讨论是非常敏感的。年长的司机可能会与值得信赖的人讨论驾驶问题，如临床医生、家人和朋友；然而，极大程度的潜在损失可能会阻碍讨论。老年人害怕成为家庭成员的负担，并表示

588

担心找不到方便的替代交通工具。老年人对行动受限或选择的一般理解并不一定与行动、意图，甚至是对自己处境的个人思考有关。考虑到终生依赖驾驶，以及公共交通工具选择有限或无法获得，一些年长的司机报告说，由于少许感知的选择，他们感到了在超过安全驾驶时间后继续驾驶的压力。

幸运的是，越来越多的人正在努力促进早期移动方式过渡规划，其总体目标是通过规范停止驾驶的过程来消除耻辱感，避免在没有情感或后勤准备的情况下突然丧失移动能力。在危机或其他紧急停止威胁发生之前，提前开始这些对话，年长驾驶人更有可能参与规划。例如，高级驾驶指令（Advance Driving Directives，ADD）和其他交通规划工具可以帮助老年人规划未来的交通决策。他们还可以帮助高龄驾驶人与家人或其他相关人员交流期望，以避免假设或沟通失误。最后，交通规划提供了关于在完全停止驾驶之前和之后，当无法乘坐时的非驾驶替代方案的详细信息。

（二）报告医疗不安全驾驶人

不幸的是，在某些情况下，司机无法或不愿意承认他们不能再安全驾驶。如果一个人对路上的其他人构成明显和直接的危险的情况下，最坏的情况是向州许可官员报告，但有时这是必要的。各州在某些情况下的强制性报告法律，以及对善意报告潜在不安全驾驶人的保护（包括匿名）方面各不相同。一般来说，报告一名司机会标识他们进行体检和驾驶性能测试，以保留他们的驾照执照。当面临这种选择时，一些高龄驾驶人选择自愿停止驾驶，用他们的驾照换取一张国家身份证。

参考文献

Foley DJ, Heimovitz HK, Guralnik JM, Brock DB. Driving life expectancy of persons aged 70 years and older in the United States. *Am J Public Health*. 2002;92(8):1284–1289.

King MD, Meuser TM, Berg-Weger M, Chibnall JT, Harmon AC, Yakimo R. Decoding the Miss Daisy syndrome: an examination of subjective responses to mobility change. *J Gerontol Soc Work*. 2011;54(1):29–52.

Molnar LJ, Eby DW, Charlton JL, et al. Driving avoidance by older adults: is it always self-regulation? *Accid Anal Prev*. 2013;57:96–104.

七、作为非驾驶员生活

老年司机担心停止驾驶会对他们的生活产生影响，这并非没有道理。停止驾驶的司机报告说，在停止驾驶后，在满足其交通出行需求方面存在各种困难。如果没有驾驶提供的自由和灵活性，停止驾驶的司机外出的次数更少。许多停止驾驶的司机和护理人员优先考虑寻求帮助以满足医疗或家庭需求，选择限制或放弃"非必要"旅行，如拜访朋友、享受大自然或参加社交活动。这虽然是务实的，但限制或取消社会参与的决定会导致社会孤立和抑郁加剧。除社会和心理健康后果外，与仍在驾驶的老年司机相比，停止驾驶的老年司机们身体健康状况下降，入院风险更高，死亡率也更高。因此，对于停止驾驶的老年司机来说，确定非驾驶交通方式以保持独立性和生活质量至关重要。

（一）老年交通工具的 5A 标准

在与老年患者讨论非驾驶选择时，重要的是，不要过于简化非驾驶者在寻找驾驶选择时面临的挑战。考虑到老年人发现的重要的交通工具的主要方面，提供了确定现有选择的好处和障碍的背景。Beverly 基金会的老年交通工具的 5A 标准提供了一个框架，通过这个框架来评估任何形式的运输工具相对于骑手个人需求的可行性。首先是可用性（Availability），这意味着交通选择可以在需要时提供，理想情况下包括晚上和周末。可及性（Accessibility）的选项也有很多，这会影响到乘客到达登机点（如公交车站或火车站）和驾驶车辆（如爬台阶到达座位区）的难易程度。可接受性（Acceptability）包括与清洁度、安全性和用户友好性等条件相关的标准。可负担性（Affordability）考虑了自费的交通费用，包括服务费或拥有和运营个人车辆的费用。最后，交通方式对功能限制（如轮椅住宿）或其他个人需求的适应性（Adaptability）不同，如允许多个目的地（行程链）。值得注意的是，很少有交通方式，包括驾驶，普遍满足 5A 的要求。

（二）与他人同乘

前驾驶人非常喜欢并经常希望得到他人的乘车服务。事实上，作为私人车辆的乘客是前驾驶人报告的最常见的出行方式。然而，害怕成为亲人的负担是很重要的，并可能成为内部和人际关系紧张的来源。即使是那些有社会支持的前驾驶人，要求乘

589

车、协调交通和优先考虑需求的努力也是很重要的。对个人车辆的依赖不仅是个人对自主、自由和享受的一种选择，而且也是一种必要，因为在美国大多数地区，公共、无障碍和可接受的驾驶或乘车替代方案都是有限的。

（三）公共交通工具的替代方案

自 20 世纪 50 年代以来，政治利益和政府资助已从公共交通选择转向私人汽车和州际公路。因此，大众交通主要在人口密集的大城市中提供，使得不开车的非城市老年人几乎没有选择。通过 ITNAmerica/Regeneron 的 Rides in Sight（www.ridesinsight.org）等网站，用户可以通过邮政编码搜索交通工具，从而增加当地交通工具的选择。即使有公共汽车或火车，几十年来一直依赖私人汽车的老年人也面临着一个陡峭的学习曲线，包括在固定的时间表和路线上导航，共享公共空间的不适，以及对安全有深深的担忧。此外，身体或认知能力下降的老年人也可能很难到达取车点，在没有帮助的情况下上下车，或从下车的地方前往最终目的地。个性化的公共交通选择，如针对老年人和残疾人的选择，仍然需要提前协调和等待，但在满足个人出行需求方面可能更加灵活。

（四）私人交通的选择

对于没有公共交通选择但有经济资源的非驾驶者人群，私人替代方案（如出租车、拼车，以及志愿者服务，如 ITNAmerica）可以补充社区流动性。交通领域最近的重大变化之一是共享乘车服务（也称为 e-hail 或按需服务）。Uber、Lyft 和 Curb 等公司以相对低廉的成本提供了个人汽车的许多优势。这样做的好处类似于自己开车，不需要提前协调或预订，减少了离开家时的长等待时间或提前计划。与遵循固定路线的公共汽车或其他定期交通系统相比，共享乘车服务允许乘客个性化接送地点和目的地。此功能不仅减少了等待时间，而且还减少了额外行程的需要。例如，当使用公共汽车时，乘客必须到达预定的位置上车，然后从最近的车站运送自己到最终目的地。最后，虽然他们不开车，但作为私人汽车的乘客，可以与家人或朋友一起乘坐舒适的汽车，而无须寻求帮助或与他人的时间表协调。

尽管共享乘车服务可以为老年人提供优势，但现有的少量研究表明，很少有老年人知道，更不用说使用基于应用程序的交通服务。虽然具体原因尚不清楚，但有两种可能的解释是对技术的不适和对安全的担忧。在使用电子呼叫技术的情况和舒适度方面，人口统计学差异很明显，报道显示年轻人（18—29 岁）和受过大学教育的人使用最多。年龄也与技术使用呈反比关系，这使得依赖于智能手机应用程序的共享乘车服务成为没有技术（智能手机）或缺乏使用技术的老年人的一大障碍。

参考文献

Chihuri S, Mielenz TJ, DiMaggio CJ, et al. Driving cessation and health outcomes in older adults. *J Am Geriatr Soc.* 2016;64(2):332–341.

Dickerson AE, Molnar L, Bedard M, Eby DW, Classen S, Polgar J. Transportation and aging: an updated research agenda for advancing safe mobility. *J Appl Gerontol.* 2019;38(12):1643–1660.

King MD, Meuser TM, Berg-Weger M, Chibnall JT, Harmon AC, Yakimo R. Decoding the Miss Daisy syndrome: an examination of subjective responses to mobility change. *J Gerontol Soc Work.* 2011;54(1):29–52.

Transportation Research Board. Enhancing the visibility and image of transit in the United States and Canada (Transit Cooperative Research Program Report 63). Washington, DC: National Research Council; 2000.

Vivoda JM, Harmon AC, Babulal GM, Zikmund-Fisher BJ. E-hail (rideshare) knowledge, use, reliance, and future expectations among older adults. *Transp Res Part F Traffic Psychol Behav.* 2018;55:426–434.

八、发展交通技术：自动驾驶汽车

全球范围内的交通格局正在演变，原因有很多，包括最大限度地提高安全性、提高交通和旅行效率，以及减少超个性化的个人旅行对环境的影响。共享骑乘技术已经改变了我们对个人车辆的思考和使用方式。即将出现的是自动驾驶汽车（autonomous vehicles，AV），包括部分自动驾驶和完全自动驾驶，被誉为人类旅行的下一个重大进步。老年人和残疾人是最有可能从开发交通技术中受益的群体，这些技术可以使旅行更加方便和灵活，无须要他人安排乘车的繁重协调，也无须公共交通工具导航所需要的身体和认知需求。然而，重要的是要了解，AV 技术的市场化并不会立即或快速解决当前非驾驶者所面临的挑战，并且可能在未来几十年内也将如此。

与共享乘车技术类似，最需要它的人群和团体可能并不能在第一时间受益。如果没有周密的计划和干预，这些技术模式将会持续加深社会代沟，而不是为那些最能从 AV 中获益最多的人提供解决方案。从历史上看，即使我们的日常生活中越来越频繁地使用新技术，老年人仍然难以信任和采用它们，而且这一趋势仍在继续。年轻人、白人、男性和受过教育的人对 AV 的信任度最高，尽管信任程度因安全相关新闻而异。有色人种老年人（特别是女性）的受教育程度较低和其他体制上的不平等加剧了恐惧和不信任；此外，与此相关的低收入生活导致了采用新技术的财政障碍，即使对那些感兴趣的人来说也是如此。

此外，AV 并非万无一失。人们停止驾驶的原因，尤其是痴呆，可能是安全驾驶 AV 的障碍，尤其是那些具有超速功能的 AV。例如，如果一名患有痴呆的司机乘员独自驾驶，他们可能无法在紧急情况下通过手动控制车辆来适当的干预。相反，如果同一名乘客感到困惑或担心，他们可能会试图在不适当的时间重新控制车辆，这也可能是危险的。总的来说，AV 具有巨大的优势潜力，但不太可能在不久的将来改变老年人或其他人的出行方式。

参考文献

American Automobile Association (AAA). AAA finds partially automated vehicle systems struggle in real-world conditions. November 14, 2018. https://newsroom.aaa.com/2018/11/ americans-misjudge-partially-automated-driving-systems-ability-based-upon-names/. Accessed April 21, 2020.

American Automobile Association (AAA). Three in four Americans remain afraid of fully self-driving cars. March 14, 2018. https://newsroom.aaa.com/2018/05/aaa-american-trust-autonomous-vehicles-slips/. Accessed April 21, 2020.

Anderson M, Perrin A. Tech adoption climbs among older adults. Washington, DC: Pew Research Center. 2017. http://www .pewinternet.org/2017/05/17/technology-use-among-seniors/. Accessed April 21, 2020.

Milakis D, Snelder M, van Arem B, Homem de Almeida Correia G, van Wee GP. Development and transport implications of automated vehicles in the Netherlands: scenarios for 2030 and 2050. *Eur J Transport Infrastructure Res.* 2017;17(1). https:// repository.tudelft.nl/islandora/object/uuid:154a5dd5-3296– 4939–99c7-776e3ba54745?collection=research. Accessed April 21, 2020.

更多信息

临床医生资源

虽然各州或各国的法律、法规和惯例可能有所不同，但以下指南是全面的，定期更新，并涵盖了从业人员在日常实践中经常面临的各种医疗状况。

- *Clinicians' Guide to Assessing and Counseling Older Drivers*. AGS/NHTSA 2019. Available from geriatric-scareonline.org/ProductAbstract/clinicians-guide-to-assessing-and-counseling-older-drivers-4th-edition/ B047.
- *CMA Driver's Guide: Determining Medical Fitness to Operate Motor Vehicles* (ninth edition) by the Canadian Medical Association. Available from shop.cma.ca/ products/dg9d.
- *Assessing Fitness to Drive for Commercial and Private Vehicle Drivers: Medical Standards for Licensing and Clinical Management Guidelines* by Austroads/National Transport Commission. Available from austroads.com. au/__data/assets/pdf_file/0022/104197/AP-G56–17_ Assessing_fitness_to_drive_2016_amended_Aug2017. pdf.
- *Driving with Dementia or Mild Cognitive Impairment. Consensus Guidelines for Clinicians.* Available from research.ncl.ac.uk/driving-and-dementia/consensus-guidelinesforclinicians/Final%20Guideline.pdf.

为患者和家属提供的资源

- Hartford Center for Mature Market Excellence publica-tions on aging, including "We Need to Talk: Family Conversations with Older Drivers" and the dementia-specific "At the Crossroads: Family Conversations about Alzheimer's disease, Dementia, & Driving." Available from www. thehartford.com/resources/mature-market-excellence/ publications-on-aging.
- AAA Senior Driving: Helping seniors drive safer and longer through information on self-evaluation of driving ability, classes to improve or refresh driving skills, and more. Available at seniordriving.aaa.com.
- Choices for Mobility Independence: Transportation Options for Older Adults. Published through Eldercare locator (https://eldercare.acl.gov/Public/Index.aspx) and National Aging and Disability Transportation Center (https://www.nadtc.org/). Available at www.n4a.org/files/TransportationOptions.pdf.
- Local transportation options by ZIP code available at www.ridesinsight.org.

第 70 章　不健康饮酒
Unhealthy Alcohol Use

Esperanza Romero Rodríguez　Richard Saitz　著

杨　臻　姚济华　译　　高红宇　校

一、概述

不健康饮酒是老年人中常见但认识不足的问题，与严重的身体、心理、社会和法律后果相关。老年人对酒精的不良反应易感，随着老年人口数量增加，不健康饮酒的老年人数也会增加。在老年人的住院治疗中，几乎有 1/5 是由饮酒导致的。

（一）定义

酒精使用存在范围，包括从不饮酒到较低风险饮酒，再到不健康饮酒。不健康饮酒还包括从危险饮酒（无酒精使用障碍的人中，饮酒与重要健康风险相关）到酒精使用障碍（alcohol use disorder，AUD）的一系列饮酒。

（二）老年人饮酒阈值

鉴于老年人的定义有所不同，对于 65 岁及以下的成年人，女性每周不超过 7 标准杯，一次不超过 3 杯；男性每周不超过 14 标准杯，一次不超过 4 杯。与老年人风险相关的相同情况也适用于此标准，另外还包括妊娠或试图妊娠，这可能与老年人的最低年龄相关。

美国的标准杯是 12 盎司（340g）啤酒、5 盎司（142g）葡萄酒或 1.5 盎司（43g）80 度烈酒（约 14g 乙醇）。值得注意的是，酒精饮料的酒精含量差异很大，部分原因是产品（如 100% 烈酒、14% 乙醇葡萄酒、强化葡萄酒、双倍或高于通常浓度的精酿啤酒）和饮品规格的差异［在许多场所，"马提尼"鸡尾酒含有 2～3 标准杯的酒精；1 品脱啤酒是 16 盎司（454g）而不是 12 盎司（340g）］。

（三）低风险饮酒

无害、较低或低风险饮酒是指未出现任何后果的饮酒行为，且该饮酒行为未被认为与增加重大健康风险有关。例如，每周饮酒量少于 7 标准杯的老年人，如果没有因饮酒而受到负面影响，则被认为是低风险。

（四）不健康饮酒

不健康饮酒的定义包括危险饮酒到 AUD 的整个范围。

（五）危险饮酒或存在风险或有风险饮酒

危险或存在风险饮酒被定义为增加负面后果的概率或风险，但不一定会导致负面后果的饮酒。对于 65 岁以上的成年人，以下情况被认为有危险：每周饮酒超过 7 标准杯或一次超过 3 标准杯，在有风险的情况下饮酒（如驾驶、爬梯子、服用与酒精有相互作用的药物），在有使用禁忌的药物或并发症的情况下饮酒，有 AUD 家族史或既往史的人饮酒。

（六）酒精使用障碍

根据《精神疾病诊断与统计手册（第 5 版）》（*Diagnostic and Statistical Manual of Mental Disorders*，fifth edition，DSM-5），患者在 12 个月内满足两项或两项以上标准即可诊断为 AUD。AUD 的诊断标准详见以下网站：https://www.drugabuse.gov/publications/media-guide/science-drug-use-addiction-basics。询问患者有关标准的问题见表 70-1。如果任何两个或两个以上的问题得到肯定回答，则符合 AUD 的诊断。此外，症状上必须由饮酒导致显著的痛苦或损害，而不是其他原因，才能做出 AUD 诊断。AUD 的严重程度可分为以下几类。

- 轻度：存在 2～3 种症状（标准）。

- 中度：存在 4～5 种症状（标准）。
- 重度：存在 6 种或以上症状（标准）。

表 70-1 诊断酒精使用障碍：评估 DSM-5 标准的问题

在过去的 1 年里：

- 你是否有过喝得比预期更多或更久的时候
- 不止一次地想要减少或戒酒，或尝试过，但做不到
- 曾有过强烈的喝酒需要或冲动
- 花了很多时间喝酒？或者花费时间在疾病或从其他不良反应中恢复
- 发现饮酒或因饮酒而生病，经常影响你照顾家庭或家人？或者造成了工作上的麻烦？或学校的问题
- 即使给你的家人或朋友带来麻烦，你还是继续喝酒
- 为了喝酒，放弃或减少对你来说重要或有趣或给你带来快乐的活动
- 在饮酒时或饮酒后多次遇到易受伤的情况 如开车、游泳、使用机械、在危险区域行走或发生不安全的性行为）
- 即使饮酒让你感到沮丧或焦虑，或增加了另一个健康问题，或经历了短暂性记忆缺失后，仍继续饮酒
- 为了达到你想要的效果，你不得不喝比以前更多的酒？或者发现喝平时的酒量效果比以前差得多
- 发现当酒精的作用逐渐消失时，你会出现戒断症状，如睡眠困难、颤抖、不安、恶心、出汗、心跳加速或癫痫发作？或者感觉到不存在的东西

DSM-5.《精神疾病诊断与统计手册（第 5 版）》引自 National Institute on Alcohol Abuse and Alcoholism. Alcohol use disorder. Alcohol Use Disorder: A Comparison Between DSM–IV and DSM–5 https://www.niaaa.nih .gov/publications/brochures-and-fact-sheets/alcohol-use-disorder-comparison-between-dsm. Accessed June 15, 2020.

由于一些研究（如确定哪些治疗有效的研究）和较早文件使用的是 DSM 早期版本，因此应了解较早的 DSM（DSM-4）术语。2013 年以前使用酒精滥用和酒精依赖两个术语来标记 AUD。尽管互相对应情况不确切，但酒精依赖与中度至重度 DSM-5 AUD 相似，酒精滥用与轻度 AUD 相似。由于研究表明 AUD 是单一的、连续的（而且"滥用"一词带有贬

义），现已不再用这种划分。账单和医疗索赔有时使用这些旧的 DSM 术语，他们经常使用国际疾病分类（International Classification of Diseases，ICD）系统，其中包括"有害"使用（类似于 DSM-4 滥用）和"依赖"（类似于 DSM-4 依赖）。"依赖"（即 DSM-5 中更新为"障碍"）这一术语的缺点包括它常用于表示身体依赖（耐受和戒断），单独使用并不表示障碍（一个人可能有依赖服用抗高血压药或其他非成瘾药物）。

老年 AUD 患者可分为早发性（40 岁之前）和晚发性。早发性 AUD 占老年 AUD 患者的 2/3。对于早发性 AUD 患者，精神和身体慢性疾病（通常与酒精相关）的发病率、AUD 家族史的患病率往往高于晚发性 AUD 患者。晚发性 AUD 患者通常近期有生活压力事件，如失去伴侣和亲属离世、退休、失去收入或新发严重疾病或影响日常生活活动的损害。

二、流行病学

酒精使用在老年人中非常普遍。虽然老年人报告的饮酒率低于年轻人，但最近的人口统计趋势表明，美国老年人中不健康饮酒的情况有所增加。

根据全美酒精及相关疾病流行病学调查Ⅲ（National Epidemiologic Survey on Alcohol and Related Conditions Ⅲ，NESARC-Ⅲ），即一项针对美国成年人的全国代表性调查，65 岁及以上的人群轻度、中度、重度 AUD（DSM-5）和总体 AUD（任何严重程度）的终生患病率分别为 5%、3%、6% 和 13%。终生患病率是指病人在某个时间点（曾经）符合标准，但在当前（过去 12 个月内）不符合诊断标准。

在 65 岁及以上的人群中，当前、过去 12 个月高危饮酒（在 NESARC-Ⅲ 中定义为在过去 12 个月内，女性在每周任意一天饮用 4 标准杯或以上，男性在每周任意一天饮用 5 标准杯或以上）的患病率为 4%。

NESARC-Ⅲ 调查显示，2001—2002 年和 2012—2013 年期间，高危饮酒和 DSM-4 定义的 AUD 显著增加。另一项基于美国人口的调查——国家药物使用和健康调查（National Survey on Drug Use and Health，NSDUH）显示，2005—2006 年至 2013—2014 年，50 岁及以上成年人中"暴饮"酒精和 AUD 的患病率显著增加。"暴饮"（通常称为"大量饮酒事件"或"大量偶发性饮酒"）的定义为：男性在过去 30 天内至少

有 1 天在同一场合饮酒≥5 杯，女性在过去 30 天内至少有 1 天在同一场合饮酒≥4 杯。

根据 2017 年 NSDUH，12% 的 65 岁或以上者报告过去 1 个月有"暴饮"酒精，3% 报告大量饮酒（根据之前描述的阈值，定义为在过去 30 日内有≥5 天的暴饮），4% 的 50 岁以上者当前存在 AUD（DSM-4 滥用或依赖）。

65 岁以上人群中仅有 21% 的 AUD 由其保健医生诊断。老年患者较少接受筛查，而他们的症状更容易被归因于老化或常见疾病，而不是怀疑为饮酒有关的病症。导致检出率较低的因素有社会化程度较低、对饮酒行为认识不足、医务人员诊断不足、患者不接受诊断或隐瞒行为、家庭不愿意报告、启动治疗的工作或法律压力较小。

老年健康和酒精风险教育（Senior Health and Alcohol Risk Education，SHARE）项目根据饮酒与特定慢性疾病（如肝炎、胰腺炎）、使用可与酒精相互作用的药物或与酒精使用相关的行为（如在酒精影响下驾驶）的结合，确定了 60 岁及以上有饮酒危害风险的初级保健患者。在这些老年人中，62% 在患高危慢性病的情况下饮酒，61% 使用高危药物，64% 有高危饮酒行为。

病因

老年人不健康饮酒可认为是一个受遗传、环境和人口因素影响的复杂问题。

1. 遗传学

遗传因素在老年人饮酒中起重要作用。乙醇脱氢酶（dehydrogenase，ADH）和乙醛脱氢酶（aldehyde dehydrogenase，ALDH）在肝脏中代谢酒精。当编码这些酶的遗传等位基因活性发生改变，导致中间产物乙醛积累时，就会发生酒精不良反应（如面部潮红、恶心）。这些反应降低了 AUD 的风险；相反，乙醛蓄积越少，AUD 的风险越高。

此外，基于双胞胎的研究强烈提示 AUD 风险与遗传因素有关。虽然不太可能存在与 AUD 风险相关的单一特定基因，但全基因组关联研究提示，这些基因和基因组合将增加风险。对于晚发性 AUD，目前尚无明确的基因或遗传风险；尽管如此，早年的风险会持续到老年。

2. 环境

早期饮酒是 AUD 发生的重要危险因素。在 21 岁或以上才首次饮酒的人群中，AUD 相对少见。幼儿期或成年期的应激和创伤也是 AUD 发生的危险因素。

此外，与衰老相关的社会心理因素，如孤独、孤立和抑郁，是老年 AUD 发展的重要病因。

3. 人口风险因素

有几个因素与老年人不健康饮酒的可能性较高有关。

- 性别：男性的 AUD 患病率约为女性的 2 倍。此外，与老年男性相比，老年女性饮酒的频率更低，并且不太可能大量饮酒。老年男性患 AUD 的风险显著高于女性。
- 种族：亚裔或波利尼西亚血统降低了患 AUD 的风险，原因可能是这些人群中保护性酒精代谢等位基因更多。其 AUD 患病率约为欧洲或非洲后裔的一半。相反，美洲印第安人患 AUD 的风险增加（比欧洲和非洲后裔群体的风险高 50%）。
- AUD 家族史：与没有相关家族史的人相比，仅在二级或三级亲属中有酒精依赖（DSM-4）的家族史的人，发生酒精依赖的风险上升了 45%。对于仅一级亲属有酒精依赖家族史的人，酒精依赖的风险增加 86%；而一级亲属和二级或三级亲属中同时有酒精依赖家族史的人，酒精依赖的风险增加 167%。
- 婚姻状况：单身、分居或离异会增加老年人患 AUD 的风险。

三、诊断要点

美国预防服务工作组建议所有成年人进行不健康饮酒的筛查。美国药物滥用和精神健康管理局下属的药物滥用治疗中心建议，所有 60 岁及以上的人在接受定期医疗保健服务时都应进行饮酒筛查。老年人应每年进行筛查，除非这一年中或在一段时间生活发生重大变化或转变，出现了身体或精神健康症状，应在此期间进行筛查。

目前有多种经过验证的工具可用于筛查老年人不健康饮酒。这些筛查量表具有不同的有效性和可行性。本部分提供了每个筛查量表的详细信息。虽然并不完美，但在初级保健机构中可行的、经过验证的最佳工具是酒精使用障碍简明筛查量表（Alcohol Use Disorders Identification Test-Concise，AUDIT-C）和单项筛查量表。

在详细介绍筛查工具及其使用之前，本章在此讨论与老年人饮酒相关的几个临床特征。首先，由于衰老有关的生理变化和健康状况，老年人更容易受到酒精的有害影响。去脂体重的减少，伴随着体脂的增加和身体总水分的减少，增加了对酒精的敏感性和使用酒精的有害影响。其次，衰老与 ADH 水平下降相关。最后，随着年龄的增长，对酒精的耐受性也会受损。一般来说，老年人更容易受到交通事故的伤害；如果饮酒，伤害则更大。老年人如果饮酒更容易跌倒，导致髋部骨折的可能性增加，这是死亡的主要原因。另一方面，老年人可能出现酒精与药物的不良反应，用药依从性更差，药物疗效也更差。

此外，老年人在饮酒方式上表现出很大的变异性。随着年龄的增长，一些老年人保持着饮酒的习惯，而另一些人可能会因为缺乏社会支持或联系、健康问题、生活转变（如失业、退休或家庭成员死亡等）而增加饮酒。不健康饮酒老年人发生相关的医学和神经系统并发症的概率高于非不健康饮酒者。不健康饮酒老年人的痴呆患病率几乎是非不健康饮酒人群的 5 倍，大约 25% 的阿尔茨海默病患者存在 AUD。在患有特定慢性疾病（如高血压、糖尿病、阿尔茨海默病、慢性阻塞性肺疾病或脑卒中）的 65 岁或以上人群中，近 1/3 报告饮酒，近 7% 报告为有风险饮酒（定义为每周饮酒超过 7 标准杯或任意一天饮酒超过 3 标准杯）。不健康饮酒的老年人常合并有精神障碍。AUD 是老年人第三大常见精神障碍，与其他物质使用障碍、重度抑郁、双相情感障碍和反社会人格障碍相关。

上述临床信息为筛查提供了背景信息。有许多经过验证的筛查工具。最容易使用的是美国国家酒精滥用和酒精中毒研究所（National Institute on Alcohol Abuse and Alcoholism，NIAAA）推荐的单项筛查和 AUDIT-C。我们推荐的这些工具虽然不是专门为老年人设计，但它们既简单又有效。

本章还论述了其他几个工具。像酒精使用障碍识别测试（Alcohol Use Disorders Identification Test，AUDIT）完整版这样详细的工具可以提供更多的信息供讨论。CAGE 问卷可用于快速评估 AUD，但不适用于筛查不健康饮酒的范围。其余经过验证的相关工具是针对老年人开发的；它们的范围更广，当治疗对象是老年人时，在有足够的时间和专业知识的情况下，可以在实践中使用。

NIAAA 推荐使用单项测试筛查成人不健康饮酒。单项筛查在检测不健康饮酒方面具有敏感性和特异性。

- 在过去的 1 年里，你有多少次一天喝 5 标准杯（女性为 4 标准杯）或以上？

NIAAA 建议可提出一个关于饮酒的可选预筛查问题作为引言。

- 你有时会喝啤酒、葡萄酒或其他酒精饮料吗？

当回答大于 0 或当患者难以想到正确的数字（因此该数字大于 0）时，单项筛查的评分为阳性。

单项筛查的验证研究包括了老年人，但没有聚焦老年人。有观点认为，单项筛查在老年人中可能不太有用，因为低剂量也会产生不良反应。虽然研究尚未证实单项筛查在老年人中具有更差的操作特征，但单项筛查对老年人较低水平不健康饮酒的敏感性可能较低。值得注意的是，大多数超过每周酒精风险限值的成年人也超过了每天/每次的限值，因此仅询问后者的单项筛查通常是准确的。

单个筛查问题的替代方法是使用 AUDIT-C 问卷调查。这是一个由三个项目组成的筛查测试，用于询问有关饮酒情况，来源于酒精使用障碍识别测试（AUDIT）（表 70-2）。AUDIT-C 比最初的十项筛查更简短，但仍然需要评分。

- 你多久喝一次含酒精的饮料？
- 一般你喝酒的时候，一天会喝多少酒？
- 你多久一次喝 6 杯或以上的酒？

在老年人中，将第三项中的"6"替换为"4"是最理想的（为了提高敏感性）。女性得分为 3 分或以上，男性得分为 4 分或以上，考虑存在不健康饮酒。虽然 AUDIT-C 未包含特定疾病的项目，但评分与严重程度相关。得分为 7~10 分或更高提示 DSM-4 酒精依赖。

表 70-2 酒精使用障碍识别测试	

1. 你多久喝一次含酒精的饮料？
- ☐ 0 从不
- ☐ 1 每月或更少
- ☐ 2 每月 2～4 次
- ☐ 3 每周 2～3 次
- ☐ 4 每周 4 次或以上

2. 当你喝酒的时候，你一天会喝多少标准杯？
- ☐ 0 1 或 2
- ☐ 1 3 或 4
- ☐ 2 5 或 6
- ☐ 3 7 或 9
- ☐ 4 10 或以上

3. 你多久一次喝 6 杯或以上的酒？
- ☐ 0 从不
- ☐ 1 少于每月 1 次
- ☐ 2 每月
- ☐ 3 每周
- ☐ 4 每天或几乎每天

4. 在过去的 1 年里，你有多少次发现自己一旦开始饮酒就无法戒掉？
- ☐ 0 从不
- ☐ 1 少于每月 1 次
- ☐ 2 每月
- ☐ 3 每周
- ☐ 4 每天或几乎每天

5. 在过去的 1 年里，你有多少次因为喝酒而贻误了你应该做的事情？
- ☐ 0 从不
- ☐ 1 少于每月 1 次
- ☐ 2 每月
- ☐ 3 每周
- ☐ 4 每天或几乎每天

6. 在过去的 1 年里，你有多少次在大量饮酒后需要在早上喝一杯才能正常生活？
- ☐ 0 从不
- ☐ 1 少于每月 1 次
- ☐ 2 每月
- ☐ 3 每周
- ☐ 4 每天或几乎每天

7. 在过去的 1 年中，你有多少次在饮酒后感到内疚或自责？
- ☐ 0 从不
- ☐ 1 少于每月 1 次
- ☐ 2 每月
- ☐ 3 每周
- ☐ 4 每天或几乎每天

8. 在过去的 1 年里，你有多少次因为喝酒而忘记前一天晚上发生了什么？
- ☐ 0 从不
- ☐ 1 少于每月 1 次
- ☐ 2 每月
- ☐ 3 每周
- ☐ 4 每天或几乎每天

9. 你或其他人是否因你饮酒而受伤？
- ☐ 0 否
- ☐ 2 是，但不是最近 1 年
- ☐ 4 是，是最近 1 年

10. 是否有亲戚、朋友、医生或其他卫生工作者担心你饮酒或建议你减少饮酒？
- ☐ 0 否
- ☐ 2 是，但不是在最近 1 年内
- ☐ 4 是，在最近 1 年内

单项分数的总和：☐☐☐☐☐

前三项构成 AUDIT-C；当使用 AUDIT-C 时，最好（为了敏感性）将第三项中的 "6" 替换为 "4"。

男性 5+，女性 3+ 的临界值对于不健康饮酒是敏感和特异的。老年人得分 3 分以上需要额外评估。

男性 15+ 或女性 13+ 的临界值对于诊断 DSM-4 酒精依赖具有高特异性。

引自 World Health Organization. (2001). AUDIT: The Alcohol Use Disorders Identification Test: guidelines for use in primary health care. Babor TF et al., 2nd ed. World Health Organization. http://www.who.int/iris/handle/10665/67205. Accessed April 21, 2020.

如果 AUDIT-C 或单项筛查结果为阳性，则建议下一步确定患者是否存在 AUD。

AUDIT 是世界卫生组织开发的一个十项筛查量表，用于评估酒精使用、饮酒行为和饮酒后果（表 70-2）。虽然尚无针对老年人的研究，但其可靠性和有效性已在多个临床机构和不同国家得到证实。

男性得分大于或等于 5 分，女性大于或等于 3 分，可以敏感并准确地判断是否存在不健康饮酒。男性 15 分或女性 13 分及以上的截断值，可以较准确地判断有无 DSM-4 酒精依赖的情况。

另一种简要评估其他筛查结果呈阳性者酒精依赖性的选择是四项 CAGE 问卷。单项筛查或 AUDIT-C 筛查结果呈阳性的患者，肯定的回答提示终生（曾经）患疾病。CAGE 问卷不应单独用于筛查，因为它对检测有风险饮酒不敏感。

专门为筛查老年人不健康饮酒而设计了若干问卷。

- 密歇根酒精中毒筛查测试老年版（Michigan Alcoholism Screening Test-Geriatric Version，MAST-G）是一个老年人专用量表。MASTG 由 24 个问题组成，回答为二分类（是或否）。在这个量表中，每个“是”的回答得 1 分，截止点是 5 分。该问卷最初经过验证用于检测 DSM-3-R 酒精依赖。该问卷具有关注老年人健康和危险行为的认知、饮酒造成的损害方面的潜在优势。此外，还有一个包含 10 项的简短版本，其中有两个是肯定的回答。然而，随后的研究发现，这些筛查量表的一个主要缺点是，与 CAGE 问卷一样，它们对无 AUD 人群的风险饮酒不敏感。

- 酒精相关问题量表（Alcohol-Related Problem Scale，ARPS）用来检测老年患者不健康饮酒的范围。与参考标准（包括医疗记录、临床访谈、体格检查和与亲友谈话）相比，它在这方面的性能优于 CAGE、Short MAST-G 和 AUDIT。ARPS 询问有关饮酒、药物使用、常见医学症状、身心健康功能和症状、健康状况的信息。它的主要局限性是包含 >50 个项目，这极大限制了它在初级保健机构中普遍筛查的效用。

- 共病酒精风险评估工具（Comorbidity Alcohol Risk Evaluation Tool，CARET）是 ARPS 的简化版，耗时 2~5min（约 29 项），评估饮酒（频率和数量）、慢性疾病和用药情况，用以识别有饮酒风险的老年人（不健康饮酒）。虽然与 AUDIT-C 有中度的一致性，但尚未发表验证研究；许多不一致的病例是由 CARET 确定的在驾

驶前饮酒的病例。

总之，要筛查老年患者的不健康饮酒虽然并不完美，但在初级保健机构可行的、经过最佳验证的工具是 AUDIT-C 和单项筛查。临床医师应具备补充这些问题的能力，包括询问可能与酒精相关的药物、症状、行为和健康状况（例如，与风险相关的问题，如饮酒与驾驶、饮酒与药物相互作用；或者可能会加重症状的问题，如胃食管反流或记忆问题）。此类问题示例可以从 ARPS（http://bit.ly/ARPS_inst）或 CARET 中获取。

虽然较低风险的酒精使用不是本章的重点，但这里有几点需要说明。首先，少量饮酒可能对易感的老年人产生重大影响。其次，由于酒精即使在少量的情况下也是致癌物（如每周 1~6 杯会增加乳腺癌的风险），因此不能将其描述为安全的或特别理想的化学预防剂（假定用于心血管疾病或死亡）。最后，科学共识正在从少量饮酒可降低心血管疾病和死亡率的观念转变为认识到观察性研究中的此类发现可能是不正确的（由于方法学的局限性）。毫无疑问，一些老年人少量饮酒可能没有直接风险，但没有专业组织或实践指南建议将饮酒作为一种预防健康措施。

任何筛查阳性的患者应通过临床访谈或问卷调查进行评估，以识别 AUD。如果患者符合 AUD 的诊断标准，则应询问更详细的饮酒史。

- 饮酒史时间表：开始饮酒的年龄，饮酒的第一个后果。
- 现状：生活状况、社会支持和孤立、法律问题。
- 社会史：原生家庭、童年、职业、人际关系、虐待和创伤史。
- 目前使用的药物：特别是抗抑郁药、抗焦虑药、苯二氮䓬类药物、阿片类止痛药。
- 既往有酒精和其他药物治疗史。
- 过去和近期使用其他药物和疾病，特别是烟草使用。
- 当前和过去的心理健康症状、诊断和治疗。
- 自杀倾向、自残、攻击和暴力。
- 饮酒目标和改变的准备程度。

临床检查应重点关注老年人潜在饮酒后和常见慢性疾病的体征和症状。

- 心理健康状况，如焦虑、抑郁、认知功能障碍。
- 神经系统疾病，如神经病变、癫痫发作、谵妄和痴呆。
- 胃肠道疾病和症状，如肝病、胃炎、胰腺炎和胃酸反流。
- 心血管疾病，如高血压。
- 其他情况，如营养不良和凝血障碍。

为了评估这些问题，体格检查应包括心理状态和精神检查、神经系统检查、腹部检查、心脏检查（包括生命体征和水肿检查）和皮肤检查（包括淤血体征和肝病特征）。

除了饮酒史、病史、心理健康和体格检查外，访谈家庭成员（或其他知情亲友）也会有启发。不健康饮酒患者的家庭成员可以提供重要信息，如生活状况、社会环境和日常活动、当前和过去饮酒及其后果等。

家庭成员也可以协助与患者谈论饮酒的问题，并鼓励他们就医。他们还可能注意到患者认知恶化或患者自我护理能力下降，并且可能是协调医疗保健和社区服务的关键。

实验室检查可用于评估 AUD，但筛查不健康饮酒不如问卷有用。实验室检查可能有助于确认大量饮酒和在随访中确认饮酒减少（在最初大量饮酒期间，检测结果升高）。在病史不可靠的情况下，如处于痴呆、谵妄、昏迷或受伤时，实验室检查是有用的。一些生物标志物可以在尿液、呼吸、血清和体液中检测到。AUD 患者应进行广泛应用的丙氨酸转氨酶（alanine aminotran-sferase，ALT）、天冬氨酸转氨酶（aspartate aminotransferase，AST）、γ- 谷氨酰转肽酶（或转移酶）[γ-glutamyl transpeptidase（or transferase），GGT]和平均红细胞体积（mean corpuscular volume，MCV）等常规血液检查。大量饮酒可使这些指标升高，但既不敏感也不特异。例如，GGT 在非酒精性肝病、甲状腺功能亢进和使用抗惊厥药时升高。

AST/ALT 比值＞1 和 GGT 显著升高分别提示酒精相关性肝损害和大量饮酒。胆红素和肝酶升高提示急性酒精性肝炎。在更严重、更长期的肝损伤和肝硬化的情况下，肝脏生成减少可能导致白蛋白降低和凝血结果异常。

缺糖基转铁蛋白（carbohydrate-deficient transferrin，CDT）已被用于检测和监测大量饮酒，但对检测有风险的饮酒无用。它对最近每天大量饮酒（如连续几周）是敏感且特异的。CDT 的主要优点是特异性高。磷脂酰乙醇（phosphatidylethanol，PEth）也非常特异，因为它只在接触酒精时在体内产生。它可以检测出最近的大量饮酒，但不能排除有风险饮酒。大量饮酒也可导致 MCV 升高，但大多数大量饮酒的人 MCV 并没有升高，而且大红细胞症也不是大量饮酒所特有的。MCV 和 GGT 检测老年人大量饮酒的灵敏度可能高于年轻人群，但灵敏度和特异度仍不足以诊断。

（一）老年人的不同临床表现

老年人常见的其他健康状况和相关情况可能提示大量饮酒和 AUD（表 70-3）。

表 70-3　老年人饮酒的临床表现
- 由酒精的直接作用或饮酒对治疗依从性的影响引起的慢性疾病恶化（高血压、糖尿病、骨质疏松、大细胞性贫血、高胆固醇血症、胃炎、帕金森病和痛风） - 发生胃肠道疾病、尿失禁或大便失禁、意外低体温、体位性低血压、频繁跌倒、昏厥、心力衰竭、吸入性肺炎、脱水、营养不良和各种意外伤害 - 认知或精神障碍的发作或恶化（定向障碍、急性混乱、记忆障碍、焦虑抑郁综合征、持续易激惹、睡眠障碍、阿尔茨海默病和 Wernicke-Korsakoff 综合征） - 社交和行为变化，如退出日常社交活动、与家人疏远、过早要求补充处方药和自我忽视 - 医疗资源利用的变化，如不依从医疗预约和治疗、频繁到急诊科就诊

（二）AUD 诊断的挑战

与年龄相关的一些生理、生物学和心理社会特征给老年人不健康饮酒的诊断和管理带来了独特的挑战。这些是更有效的诊断方法的一些关键要素。首先，与过去相同或更少的饮酒量并不排除不健康饮酒；尽管如此，新的酒精相关症状和后果仍可能发生。其次，许多症状和状况可能是由酒精引起，但也可能不是，应考虑它们与饮酒的可能关系，而不是将其归因于年龄或其他原因（如痴呆、谵妄）。

最后，老年人的许多常见情况可能是 AUD 的症状或体征（如痴呆、高血压、功能衰退、睡眠中断、反复肺炎、癫痫发作、抑郁、疲劳、性功能障碍）。最后，过量饮酒不应被视为"最后的快乐"、助眠剂或缓解疼痛或心理困扰的方法。事实上，过度使用酒精可能会导致伤害（睡眠质量差，抑郁等心理症状恶化），而减少使用或不使用酒精有助于改善生活质量、心理健康症状和睡眠。应寻求对疼痛和心理症状更有效的治疗方法。

四、医疗后果

老年人不健康饮酒会造成许多医疗后果（表70-4）。

表 70-4　老年人饮酒的医疗后果

- 由于骨质疏松、步态和平衡缺陷导致的跌倒和骨折
- 同时发生的心理健康问题（如抑郁、焦虑、自杀）
- 营养不良
- 神经系统后果，如认知障碍、痴呆、谵妄、硬膜下血肿、颅内出血、肝性脑病、失眠等睡眠障碍、Wernicke 综合征、Korsakoff 痴呆、癫痫发作
- 传染病，如肺炎、丙型肝炎、结核病、人类免疫缺陷病毒、性传播疾病
- 心血管疾病，如高血压、心房颤动（假日心脏综合征）、心律失常、心肌病和冠状动脉疾病
- 胃肠问题和肝脏疾病，包括胃食管反流、胃炎、胰腺炎、脂肪变性、急慢性肝炎和肝硬化
- 与大量饮酒有关的口腔癌、咽喉癌、食管癌、喉癌、肝癌、结肠癌、直肠癌和女性乳腺癌等癌症
- 肺部并发症，如吸入性肺炎、呼吸抑制

五、预防

不健康饮酒对公共卫生有重大影响，并与老年人的多种慢性疾病相关。公共卫生战略可旨在预防和减少与风险饮酒相关的危害，并在出现 AUD 时予以处理。这些预防措施可根据其目标分为三种类型：普遍或一级预防（即适用于所有人）、选择性或二级预防（即仅适用于被识别为风险较大的人）、指征性或三级预防（即针对已有症状的人，旨在预防疾病进展）。

二级预防不健康饮酒的方法之一是临床预防，这是个人层面的通用方法。该方法是通过筛查和简短咨询（选择性）来识别有风险饮酒或已经有 AUD 后果或症状的人。这一过程被称为筛查和简短干预。如果通过筛查和评估确定患者患有 AUD，在患者准备好的情况下，则可提供初级保健治疗或转诊治疗。

美国预防服务工作组建议在初级保健机构对所有成年人进行酒精筛查，并为筛查阳性的人提供简短咨询。工作组指出，无论年龄如何，筛查试验的准确性都相似，并且没有足够的证据建议进行老年特异性检查或特定的筛查间隔，但每年筛查一次是合适的。筛查可起到预防作用。然而，在老年人中，筛查还有助于症状的鉴别诊断（在不了解饮酒情况时，无法正确诊断焦虑或胃食管反流的病因），并且对开具或推荐可能与酒精相互作用的药物很有用（包括对乙酰氨基酚或阿司匹林）。

对于正在评估可能由饮酒引起症状的患者，筛查不再是适宜的流程，有必要对饮酒进行评估（可以从筛查工具开始，但可以进一步）（三级预防）。在老年人中特别相关的此类症状或情况包括以下方面。

- 任何酒精使用都可能对健康产生不利影响。
- 日常活动受损或社会/家庭/法律问题导致的功能障碍。
- 提示大量饮酒的医疗状况（新发或控制不佳的高血压、胃肠道症状、反复发生事故/受伤/跌倒）。
- 体格检查发现提示大量饮酒。
- 实验室检查结果提示大量饮酒（MCV、GGT 或其他肝转氨酶升高）。
- 精神状态检查异常，尤其是烦躁或焦虑情绪，或认知缺陷。

当筛查结果为不健康饮酒阳性时，评估有助于区分有风险使用和 AUD。对于有风险使用的患者，约 30min 的简短咨询重复数次可帮助患者认识其风险，并减少酒精摄入或戒酒。这种咨询在初级保健机构中被证明最有效。只要初级保健医师最初识别风险并开启咨询，除医师以外的其他临床工作者（如行为健康专家、护士或其他人）也可以提供咨询以提高可行性。咨询通常包括提供有关风险的反馈（如

599

超过限制的酒精量和相关风险，任何相关的实验室异常），可能的规范性反馈（如许多人喝酒少或戒酒）、具体建议（戒酒或减少），以及讨论患者对风险重要性的看法和改变的信心。咨询包括目标设定，可以是戒酒（对那些有 AUD 的人来说是最好的选择）、减少（理想情况下低于风险限制），或者再次讨论并收集更多信息。如果患者存在 AUD，则应考虑治疗，如果患者尚未准备好，则应进一步讨论，以提高患者的重视和信心。与所有简短的咨询一样，这种讨论应该是不带评判性和共情的，并基于动机性访谈的原则。

数项研究支持筛查和简短干预（咨询）对减少饮酒的有效性，因此我们推荐这一方法。来自老年人随机试验的数据表明，与未接受简短干预的对照组（每周 14～17 标准杯）相比，12 个月后，简短干预组每周减少 2～5 标准杯。值得注意的是，简短干预似乎对自我报告的饮酒量减少有效，但关于损伤和其他健康后果、医疗资源利用的研究结果不一致且不明确。在 SHARE 项目中，使用 CARET 确定老年初级保健患者（≥60 岁），然后随机接受"个性化报告、教育材料、饮酒日记、就诊时的医师建议和健康教育者提供的电话咨询"中的一种干预措施。这种方式减少了高危饮酒和急诊就诊。

然而，大多数关于简短干预的研究都排除了大量饮酒或 AUD 的人。对于 AUD 患者，或者有其他药物使用或精神并发症的患者，简短咨询不太可能有效。对于 AUD 患者，有治疗指征。然而，一项对随机对照试验进行的 Meta 分析显示，缺乏证据支持短期干预对提高饮酒治疗的有效性。这意味着在条件允许的情况下，AUD 患者应在初级保健机构接受治疗。如果不允许，转诊仍然是次佳选择，并进行随访以检查患者是否接受了治疗，如果未接受治疗，则继续鼓励患者接受治疗。

六、治疗

与针对风险饮酒的简短干预不同，治疗的概念通常适用于 AUD 患者。大多数关于 AUD 治疗效果的临床试验都是针对（或相当于）中度至重度的 DSM-5 AUD 患者（例如，既往研究基于早期诊断标准关注 DSM-3-R 或 DSM-4 酒精依赖，甚至更早的

研究常包括"酗酒"患者）。中度至重度 AUD 患者一般需要药物治疗，并且其他专业治疗（例如咨询和其他专业服务）也是必需的。

治疗的第一步是和患者一起决定他们的目标，通常是戒酒，但有时是减少饮酒。对于 AUD 患者来说，戒酒是最可能成功的方案，因为戒酒可以带来最好的健康结果，而且戒酒的人最可能不复发，但对于那些尚未准备戒酒的人，减少饮酒是一个初始选择。无论哪种情况，均应询问患者耐受和戒断症状。如果患者有惊厥发作或谵妄，有明显的戒断症状，或伴发急性疾病或使用其他药物，则应在有监督的情况下使用药物（苯二氮䓬类药物，优选劳拉西泮反复给药，直至症状消退）进行戒断治疗。然而，大多数患者可以自行减少饮酒（如居家而不使用药物）。重要的其他人应在场，以记录患者可能没有注意到的任何需要向临床医生报告的症状，如精神错乱。

治疗本身包括药物、咨询关注对社会环境。除了治疗 AUD 外，还应解决部分并发症，因为如果忽视这些并发症，可能会干扰 AUD 的成功治疗。大部分治疗和监测 / 随访工作可以由医生 / 处方医师（最好是初级保健医师）和综合的行为健康团队（包括社工或其他顾问）在初级医疗保健机构中完成。严重或复杂的 AUD 患者也需要转诊到专门机构，特别是如果同时存在严重的精神健康问题，以及需要家庭照护或住院治疗时。

除了本章前面提到的关于老年人 AUD 的诊断挑战外，在开始治疗时还需要考虑其他问题。在老年人中，失去亲人、孤独、家庭或个人关系中的新挑战可能是新的 AUD 或既往 AUD 复发的前兆。退休等生活转变会引发不熟悉的、有压力的社交环境。就业和收入的变化可能导致新的贫困，甚至导致无法获得足够的食物、住所或医疗。

早发性 AUD 的治疗可能会因社会支持有限、情绪技能差、长期拒绝接受和认知障碍而复杂化。然而，与早发性饮酒患者相比，晚发性饮酒患者有更多的家庭支持，更有可能完成治疗并获得良好疗效。

大多数治疗可以在门诊进行。住院环境对这些患者是有用的：有严重急性并发症的患者和处于无家可归等恶劣社会环境的患者，患者周围人都在喝

酒、很难戒酒的情况，或者有心理健康问题需要同时关注的患者。咨询可以采用个人咨询、团体治疗和家庭治疗的形式进行。让家庭参与治疗可能是促进康复的关键支持。

除了咨询和（或）药物治疗外，重要的是解决老年人社交网络有限、孤独和抑郁等常见情况。团体治疗和老年人日间项目或中心可以提供帮助，与AUD 相关的社会支持和互助团体及网络也同样有效，如匿名戒酒协会（Alcoholics Anonymous，AA）和自我管理和康复训练志愿组织（Self-Management and Recovery Training Recovery，SMART Recovery）。尽管上述组织基本方法不同（AA 是十二步方法，SMART Recovery 是认知行为疗法），但都有助于实现 AUD 的治疗目标。

（一）咨询 / 行为疗法

以下咨询 / 行为治疗方法是循证策略，已证明其在治疗 AUD 方面的有效性。除了认知行为疗法之外，专门针对老年人的研究很少，但一般情况下老年人并未被排除。

1. 十二步促进

十二步促进（twelve-step facilitation，TSF）是一种高度结构化的手动指导方法，在 12～24 周期间实施。它包括一组可选择的主题（评估和概述、接受、屈服和积极行动），可以选择这些主题来单独或与家庭成员一起定制患者的治疗。TSF 的主要重点是将患者与十二步小组联系起来，促进他们的参与，使他们最大限度地获益，并随着时间的推移进行跟踪以监测并在需要时增加任何其他治疗。对老年人的主要调整是确保其与一个有合适成员的十二步小组相联系。

2. 动机性访谈

动机性访谈（motivational interviewing，MI）也没有在老年人中进行过专门研究。这是一种非对抗性的、以患者为中心的治疗方法。它最初对处于有改变意向前期或意向阶段的患者最有用（他们不认为饮酒对改变很重要，或者对饮酒的重要性和饮酒的后果非常矛盾），目的是推动患者沿着动机连续体前进。它包括共情、处理矛盾、评估患者对改变的准备程度、评估改变的优势和障碍、激发动机性反应，

以及将改变的责任直接交给患者等方面。可以单独使用，也支持添加其他类型的治疗。

3. 认知行为疗法

认知行为疗法（CBT）对老年人 AUD 有效。CBT 帮助患者意识到错误或消极的想法，以便他们能更有效地应对各种情况和环境。然而，患 AUD 老年人的一种常见并发症认知功能障碍会干扰 CBT 的有效性。对于那些有明显认知功能障碍的人，十二步方法的说法（如"一天一次"）、常规和重复的一致性是有帮助的。

（二）药物

目前，FDA 批准了三种治疗 AUD 的药物疗法（四种产品）：阿坎酸、纳曲酮（口服和注射）和双硫仑。托吡酯是一种被批准用于治疗癫痫的药物，也被证明对 AUD 有疗效，但 FDA 目前尚未批准其用于这一适应证。

所有药物都有每天口服剂型，但对这种剂型的一个挑战是依从性。纳曲酮也有每月 1 次的缓释注射剂，这可能有助于提高依从性（至少在最初），因为其作用持续近 1 个月。在一些临床试验中，这四种药物都能适度提高戒酒率，减少大量饮酒。目前尚无针对老年人的专门研究，但这些研究通常不排除老年人。一般而言，纳曲酮被认为是一线治疗。痴呆不能使用双硫仑，托吡酯可能对老年人产生显著不良影响。

1. 纳曲酮

纳曲酮阻断阿片受体，减少对酒精的需求和与饮酒相关的欣快感（奖励）。纳曲酮的口服制剂是每天 1 次，注射用纳曲酮是每月 1 次。纳曲酮的主要不良反应是恶心、头晕和烦躁。它不能用于正在服用阿片类药物的人，并且禁止使用阿片类药物治疗。老年人的肌肉量较低，因此可能无法使用容量较大的注射剂型。

2. 阿坎酸

阿坎酸作用于 γ- 氨基丁酸和谷氨酸神经递质系统；然而，其确切作用机制尚不清楚。它被认为可以通过减轻长期戒酒综合征的症状，包括失眠、焦虑和烦躁来减少重新饮酒。其主要不良反应是腹泻，持续用药后腹泻消失。每天 3 次给药的依从性较差。

3. 双硫仑

服用双硫仑会使饮酒变得非常不愉快。该药会干扰酒精的代谢，导致乙醛累积，从而产生恶心、潮红和心悸等严重反应。双硫仑的一个显著缺点是依从性（因此有效）通常较差，除非是在受控环境或监督给药的情况下（由临床医师或其他重要人员直接观察）。主要不良反应是特异性的肝损害和神经病变。对于老年人来说，让重要的人每天给他们服药可以帮助解决其有限的社会联系。避免使用双硫仑的年龄相关原因是双硫仑 – 乙醇反应可能对严重冠心病患者有害，而且严重的认知功能障碍限制了双硫仑的使用，因为人们必须知道饮酒的后果才能防止饮酒。

4. 托吡酯

托吡酯是一种抗惊厥药，在一些试验中被证明可以减少大量饮酒的天数，并提高戒酒率。托吡酯治疗 AUD 的作用机制尚不清楚，有明显的症状性不良反应（如厌食、注意力不集中）。

虽然不健康饮酒很常见，包括老年人在内，但只有少数研究专门分析了老年人的治疗结局。

参 考 文 献

Aalto M, Alho H, Halme JT, Seppä K. The alcohol use disorders identification test (AUDIT) and its derivatives in screening for heavy drinking among the elderly. *Int J Geriatr Psychiatry*. 2011;26(9):881–885.

American Psychiatric Association. *Diagnostic and Statistical Manual of Mental Disorders*. 5th ed. Arlington, VA: American Psychiatric Association; 2013.

Breslow RA, Castle IP, Chen CM, Graubard BI. Trends in alcohol consumption among older Americans: National Health Interview Surveys, 1997 to 2014. *Alcohol Clin Exp Res*. 2017;41:976–986.

Caputo F, Vignoli T, Leggio L, Addolorato G, Zoli G, Bernardi M. Alcohol use disorders in the elderly: a brief overview from epidemiology to treatment options. *Exp Gerontol*. 2012;47:411–416.

Ettner SL, Xu H, Duru OK, et al. The effect of an educational intervention on alcohol consumption, at-risk drinking, and health care utilization in older adults: the Project SHARE study. *J Stud Alcohol Drugs*. 2014;75(3):447–457.

Grant BF, Chou SP, Saha TD, et al. Prevalence of 12–month alcohol use, high-risk drinking, and DSM-IV alcohol use disorder in the United States, 2001–2002 to 2012–2013: results from the National Epidemiologic Survey on Alcohol and Related Conditions. *JAMA Psychiatry*. 2017;74(9):911–923.

Grant BF, Goldstein RB, Saha TD, et al. Epidemiology of DSM-5 alcohol use disorder: results from the National Epidemiologic Survey on Alcohol and Related Conditions III. *JAMA Psychiatry*. 2015;72(8):757–766.

Han BH, Moore AA, Sherman S, Keyes KM, Palamar JJ. Demographic trends of binge alcohol use and alcohol use disorders among older adults in the United States, 2005–2014. *Drug Alcohol Depend*. 2017;170:198–207.

Kelly S, Olanrewaju O, Cowan A, Brayne C, Lafortune L. Alcohol and older people: a systematic review of barriers, facilitators and context of drinking in older people and implications for intervention design. *Plos One*. 2018;13(1):e0191189.

Kuerbis A, Sacco P. A review of existing treatments for substance abuse among the elderly and recommendations for future directions. *Subst Abuse*. 2013;7:13–37.

Lehmann SW, Fingerhood M. Substance-use disorders in later life. *N Engl J Med*. 2018;379(24):2351–2360.

National Institute on Alcohol Abuse and Alcoholism (NIAAA). Older adults. https://www.niaaa.nih.gov/older-adults. Accessed March 3, 2019.

Ryan M, Merrick EL, Hodgkin D, et al. Drinking patterns of older adults with chronic medical conditions. *J Gen Intern Med*. 2013;28(10):1326–1332.

Schonfeld L, Hazlett RW, Hedgecock DK, Duchene DM, Burns LV, Gum AM. Screening, brief intervention, and referral to treatment for older adults with substance misuse. *Am J Public Health*. 2015;105:205–211.

Substance Abuse and Mental Health Services Administration. Results and detailed tables from the 2017 National Survey on Drug Use and Health (NSDUH). https://www.samhsa.gov/data/ nsduh/reports-detailed-tables-2017–NSDUH. Accessed March 3, 2019.

US Preventive Services Task Force. Screening and behavioral counseling interventions to reduce unhealthy alcohol use in adolescents and adults: US Preventive Services Task Force recommendation statement [published November 13, 2018]. *JAMA*. 2018;320(18):1899–1909.

Wilson SR, Knowles SB, Huang Q, Fink A. The prevalence of harmful and hazardous alcohol consumption in older U.S. adults: data from the 2005–2008 National Health and Nutrition Examination Survey (NHANES). *J Gen Intern Med*. 2014;29:312–319.

第71章 综合老年医学 ❶
Integrative Geriatrics

Louise Aronson　Salomeh Keyhani　著

缪建萍　译　高红宇　校

一、综合老年医学

（一）一般原则

40% 的老年人经常使用综合老年医学诊疗方案，而且越来越多的人采用综合的诊疗策略，如健康老龄化、恢复性老龄化、功能医学、抗衰老医学、生活方式医学和年龄管理医学。由于婴儿潮一代更可能质疑传统医学的作用、积极寻求替代医学并使用多种治疗方式，因此预计老年人对于综合老年医学诊疗的使用率在未来几十年将会增加。

替代疗法和健康疗法的流行揭示了主流医学在充分解决患者临床问题和信仰体系方面的能力存在很大差距。老年人选择常规疗法以外疗法的最常见原因包括症状管理、疾病预防、健康、预防衰老和慢性病治疗。能够以教育的、协作的、循证的方式与患者讨论补充疗法的临床医生可能会发现，他们不仅能更好地识别患者未被满足的照护需求和健康目标，而且更有能力来解决这些问题。同样重要的是，他们可以指导患者使用有效的治疗方法，并劝告患者远离那些从销售未经证实的、潜在有害疗法中获利的人和组织。

（二）背景、定义和使用模式

综合医学的定义是关注健康相关的社会、心理、精神、行为、环境和生物决定因素的诊疗和研究，强调医患关系和患者授权，并以协调、循证的方式将常规疗法和非主流疗法结合起来，以促进康复。非主流疗法用于替代传统疗法时被称为"替代疗法"，与传统疗法一起使用时称为"补充疗法"。综合医学对这些不同的实践和治疗采用循证的方法，借鉴所有的传统疗法，并考虑患者的心理 – 身体 – 精神需求和社会文化背景，以优化身体健康、精神心理健康和疾病管理（表 71–1）。

目前关于老年人使用综合医学的数据有限。在截至 2012 年的调查中，收集了有关补充疗法使用的最新综合数据，美国国家健康访问调查（National Health Interview Survey，NHIS）发现，非维生素、非矿物质膳食补充剂是成年人最常用的补充疗法。2002 年，紫锥菊、人参、银杏最受欢迎；2012 年是鱼油和益生菌。2017 年，姜黄 / 姜黄素的销量最高。

NHIS 2017 只分析了三种心理 – 身体模式疗法。研究发现，在 65 岁及以上的人群中，超过 13% 的人进行冥想，9.5% 进行脊椎按摩，近 7% 的人做瑜伽。上述模式与 65 岁以下的人不同，后者最常进行瑜伽，最少行脊椎按摩。

使用补充和替代医学（complementary and alternative medicine，CAM）疗法的患者通常不会告诉医生他们的使用情况。有些治疗，如草药，可能有不良反应或与常规治疗存在相互作用。医生应具体询问老年患者是否正在使用 CAM 治疗或是否正在咨询 CAM 从业者。关于 CAM 兴趣和使用的问题有助于确定未被满足的照护需求，加强医患关系，为临床医生提供机会去学习有效的、循证的、非常规疗法，并帮助探索患者的健康信念和价值观。

老年医学和综合医学是天然的盟友。这两个领域共享一个广泛的、以人为本和价值为中心的患者照护方法。然而，在传统医学中，老年医学主要关

---

❶ 译者注：本章部分内容与国内政策法规有悖，已做删减处理。

范　围	定　义	案　例
表 71-1　综合老年医学诊断和治疗方法的分类		
常规疗法		
生物医学	基于生物学和器官系统的疾病诊断和管理方法	处方药、手术
老年医学	不同生命阶段特定的医疗保健，侧重于功能、老年综合征和以患者目标、健康和预期寿命为依据的照护体系	功能评估、用药比对和减药、家庭安全评估
综合医学	关注健康和康复的循证医学，与授权患者合作的整体方法	营养、体育活动和锻炼、动机性访谈
补充 / 替代ᵃ疗法		
天然产品	使用草药、饮食控制、维生素、矿物质、补充剂或从生物来源制备的混合物来促进健康或治疗疾病	草药（如人参和银杏）、补充剂（如氨基葡萄糖和维生素 E）和混合物（如鲨鱼软骨）
心身干预疗法	针对心理可能影响身体基本功能和对疾病反应的疗法；操作和基于身体的疗法，利用形式和功能之间的关系来治疗疾病	基于正念的压力放松、冥想、心理治疗、催眠、引导式意象按摩、脊椎按摩、骨科手法治疗
其他	综合医疗系统：完全独立于生物医学方法的完整的理论和实践系统	自然疗法和中医（包括针灸和拔罐）以及传统治疗师

a. 美国国家补充及替代医学中心（NCCIH）分类系统

604

注功能障碍、疾病、诊断测试、处方药和医疗护理环境。区分综合医学的两个基本原则是：①在疾病诊断和治疗的同时提高预防和健康水平；②确定最简单、侵入性最小、具有最大积极影响的"医疗"干预措施，强调生活方式和行为的改变。老年医学历来侧重于老年人的虚弱和其他高龄相关状况，而综合医学则侧重于健康和预防，综合老年医学提供了扩展这两个领域的手段，以造福所有年龄段的老年患者。

参考文献

AARP, National Center for Complementary and Alternative Medicine. Complementary and alternative medicine: what people aged 50 and older discuss with their health care providers. *Consumer Survey Report*; April 13, 2010. https://www.aarp.org/ health/alternative-medicine/info-04–2011/complementary-alternative-medicine-nccam.html. Accessed April 21, 2020.

Friedman SM, Mulhausen P, Cleveland ML, et al. Healthy aging: American Geriatrics Society white paper executive summary. *J Am Geriatr Soc*. 2019;67:17–20.

Friedman SM, Shah K, Hall WJ. Failing to focus on healthy aging: a frailty of our discipline? *J Am Geriatr Soc*. 2015;63:1459–1462.

Groden SR, Woodward AT, Chatters LM, et al. Use of complementary and alternative medicine among older adults: differences between baby boomers and pre-boomers. *Am J Geriatr Psychiatry*. 2017;25(12):1393–1401.

Nahin RL, Barnes PM, Stussman PJ. Expenditures on complementary health approaches United States, 2012. *Natl Health Stat Report*. 2016;95:1–11.

National Institutes of Health, National Center for Complementary and Integrative Health. https://nccih.nih.gov. Accessed April 21, 2020.

（三）临床基础

综合医学的患者询问病史时，除症状和疾病外，还应关注健康和健康行为。关键领域包括营养和日常饮食习惯、体育活动和锻炼、力量和压力来源、情绪状态、社会支持、精神信仰和实践、各种药物的使用（处方药、非处方药、草药、补充剂等）和 CAM 的使用。既往史也会提出一些问题，旨在帮助人们发现并认识到他们的行为是否与健康目标一致。一些问题可能有助于老年病临床医生以最好的方式帮助他们的患者，包括询问生活中的关键事件、压力的来源、支持、力量和快乐，并探索他们对衰老和老年的信念和感受（表 71-2）。

综合老年医学不同于传统照护，它更强调患者的健康。以下三个方面最能说明综合医学模式的潜力（前两种常规医学方法见第 72 章和第 13 章）。

表 71-2　选择综合老年医学补充患者病史

开始

- 我的目标是了解您是谁，了解您生命中重要的关系和事件，以及您目前的身体状况
- 您生命中的关键事件是什么

社会史

- 我应该了解您背景的哪些重要特征
- 谁是您目前生活中的重要人物？您认为谁是您的家人
- 告诉我您目前生活中有代表性的一天

身体史

- 一天中的什么时间或什么活动让您感到精力充沛？一天中什么时间或活动让您筋疲力尽
- 什么疾病（如果有的话）对您的生活影响最大
- 您做什么样的体育活动？您如何看待"锻炼"
- 您生活中的压力来源是什么
- 您如何放松

精神史

- 在困难的时候，您从哪里获得力量
- 您是否经常感到孤独
- 什么可以给您带来快乐
- 是什么给了您生活的目标和意义

衰老史

- 衰老对您的生活有什么影响
- 您认为的老年是积极的、消极的还是其他
- 能想到一个您认为过得很好的老年人吗？是否能想到一个您认为过得不怎么好的老年人
- 您对未来有什么希望

经许可转载，改编自 Maizes V, Koffler K, Fleishman S. Revisiting the health history: an integrative medicine approach, *Adv Mind Body Med Winter* 2002;18(2):31–34.

1. 锻炼

无论功能状态如何，在预防和治疗多种疾病、改善健康、幸福和长寿方面，锻炼是一种非常有效的常规措施。老年人在各个年龄段都可以锻炼肌肉，但包括物理治疗师和老年病医生在内的临床医生往往只关注基本功能，而不是改变健康的潜力。而综合老年医学包括对活动和锻炼的评估、促进行为改变的动机性访谈，具体规定每周进行有氧、平衡和力量训练的频率、强度和时间，包括后面要讨论的

心身干预疗法。

2. 营养

在综合老年医学中，食物就是药物。大量证据表明，促进健康的饮食可以延缓与年龄相关的疾病和死亡。由于大多数慢性疾病会因炎症而加剧，所以抗炎饮食是临床医生对老年人的必要干预措施。此外，虽然营养缺乏明显与疾病和加速衰老有关，但缺乏补充营养的证据，而基于人群的研究显示，饮食模式、微生物群和疾病之间存在显著关联。所有的健康饮食都强调水果、蔬菜、蛋白质、健康脂肪和全谷物，致病的饮食包括大量的精制糖和加工食品。老年专科医生应了解地中海饮食、DASH 饮食（控制高血压的饮食方法）和 MIND 饮食（地中海–DASH 干预治疗神经退行性延迟），上述每种都符合亚洲、非洲和拉丁美洲的饮食偏好。患者可能会询问麸质、乳制品、茄属植物和其他食物对他们的健康、症状和慢性病的影响，或者询问低 FODMAP（可发酵寡糖、二糖、单糖和多元醇）和间歇性禁食和其他饮食治疗干预措施。

3. 对衰老的态度

积极或消极的年龄刻板印象可预测健康状况和从事健康行为的意愿，从锻炼和性行为到工作和疾病后康复。虽然没有数据表明解决患者对年龄的刻板印象是否能改善健康，但消极刻板印象与不良健康结果的强相关性表明，这是老年医学研究和临床探索的一个卓有成效的领域。

（四）综合 CAM 和常规疗法相结合

CAM 和常规疗法的选用和联合应用应以患者为先，考虑潜在的危害和获益。医生应讨论证据，以确保常规疗法和替代疗法的安全性和有效性，此时患者会更信任医生。当缺乏证据时，个体化的风险–效益评估使患者获益更大。例如，如果风险可控，毒性低，并且患者不拒绝其他合适的治疗方法，安慰剂效应带来的疗效改善可能也是一个很好的结果。最后，建议医生了解有执照的综合医学、补充和替代疗法的从业者，并建立转诊基地。当临床医生对所有可能有效的疗法感兴趣时，患者更愿意告知并讨论补充疗法和他们未满足的需求。

605

参考文献

Estruch R, Ros E, Salas-Salvadó J, et al; PREDIMED Study Investigators. Primary prevention of cardiovascular disease with a Mediterranean diet. *N Engl J Med*. 2013;368(14):1279–1290.

Knowles LM, Skeath P, Jia M. New and future directions in integrative medicine research methods with a focus on aging populations: a review. *Gerontology*. 2016;62(4):467–476.

Levy BR. Mind matters: cognitive and physical effects of aging self-stereotypes. *J Gerontol B Psychol Sci Soc Sci*. 2003;58(4):P203–P211.

Maizes V, Kiffler K, Fleishman S. Revisiting the health history: an integrative medicine approach. *Adv Mind Body Med*. 2002;18(2):31–34.

Rozanski A. Behavioral cardiology: current advances and future directions. *J Am Coll Cardiol*. 2014;64(1):100–110.

Sullivan DH, Johnson LE. Chapter 38. Nutrition and aging. In: Halter JB, Ouslander JG, Tinetti ME, Studenski S, High KP, Asthana S, eds. *Hazzard's Geriatric Medicine and Gerontology*. 6th ed. New York, NY: McGraw-Hill; 2009.

Taylor D. Physical activity is medicine for older adults. *Postgrad Med J*. 2014;90:26–32.

Tittikpina NK, Issa A, Yerima M, et al. Aging and nutrition: theories, consequences, and impact of nutrients. *Curr Pharmacol*. 2019;5:232–243.

Valdes AM, Walter J, Segal E, Spector TD. Role of the gut microbiota in nutrition and health. *BMJ*. 2018;361:k2179.

（五）补充疗法

美国国家补充及替代医学中心将补充疗法的治疗方式分为以下三个主要领域：①天然产品，包括食物、植物（草药）、维生素、矿物质、益生菌和其他植物或动物衍生的补充剂；②心身干预疗法，如冥想、瑜伽、太极、放松和呼吸技巧、脊椎按摩疗法、骨科手法治疗、针灸和按摩；③其他，是指替代整个医学系统的总称，包括自然疗法、中医和芳香疗法等疗法（表 71-1）。这个分类系统是最新的，综合治疗机构和从业者使用多种分类方法对综合治疗方式进行分类。此外，一些疗法可以归入多个类别。例如，针灸既是手法治疗又是中医。

1. 天然产品

草药和补充剂（维生素、矿物质、植物药和膳食物质）是老年人最常用的 CAM 疗法，并且其使用量正在增加。它们最常用于疼痛、关节炎、骨骼健康、心脏健康、认知和健康老龄化，与年轻人相比，老年人更有可能出现特定部位的不适而使用上述疗法。由于草药和补充剂具有药理活性，临床医生不仅要了解它们的用法，还要考虑药物－草药、药物－补充剂、草药－补充剂、补充剂－补充剂和草药－草药的相互作用，包括细胞色素 P_{450} 同工酶

的上调或下调。更复杂的是，与药品相比，草药和补充剂的生产、营销和销售的监管不全。膳食补充剂健康与教育法授权 FDA 禁止不安全和标签错误的产品。然而，上市前并没有证明功效的要求，也没有对制剂的纯度、质量或标准化进行最低规定。因此，他们的有效成分在不同制造商之间可能不同，甚至在同一制造商的不同批次之间也可能不同。此外，大多数草药和补充剂通常不在保险范围内，因此，对于低收入和固定收入的人来说，成本可能太高。

临床医生应建议患者选择有定期产品周转和供应链监督的供应商，并建议患者选择标明成分的数量、剂量、用法，必要时选择使用的植物部分和提取方法的公司的产品。来自更可靠的制造商的产品将由一个或多个非营利组织认证。

表 71-3 列出了用于治疗老年常见健康问题和病症的草药和补充剂的典型剂量、用途、证据、主要相互作用和不良反应。虽然单一草药补充剂仍是最受欢迎的，但患者越来越多地选择通过多种机制针对疾病或症状的联合补充剂。鉴于心血管疾病和死亡与维生素摄入不足相关，患者也可能询问维生素相关问题。大多数人没有意识到，死亡风险的降低通常与饮食摄入相关，而不是通过补充剂，也没有意识到高剂量的各种维生素与不良的健康结果相关，如高水平的维生素 B_6 和 B_{12} 与骨折相关。

2. 心身干预疗法

有许多类型的心身干预疗法用于维持健康，包括手法和运动疗法，正念和冥想，临床催眠和引导意象，自控技巧。所有这些都结合了精神集中、呼吸和运动来促进健康、控制症状或治疗疾病。

(1) 手法和运动疗法：手法和运动疗法是一个总括性术语，涵盖了一系列具有不同起源和专业训练、但技术相似的模式。这一多样化的疗法包括来自传统中医（traditional Chinese medicine，TCM）的针灸、气功和太极，始于 19 世纪的美国的脊椎按摩疗法和骨科手法治疗（osteopathic manipulative treatment，OMT），已经在不同文化中使用了数千年的按摩，阿育吠陀医学中的瑜伽，以及其他运动疗法，如费登奎斯（Feldenkrais）和亚历山大（Alexander）技术。

草药 / 补充剂	剂　量	用　途	证据	注意事项 / 相互影响 / 警告
南非醉茄	300～500mg，QHS 或 BID（上午低剂量）	• 失眠 • 焦虑 • 长期压力	IE IE PE	• 高剂量可能导致恶心和腹泻
软骨素	1000～1500mg，QD 或分成 BID	• 骨关节炎	PE/IE	• 抗炎特性 • 增加华法林效应
肉桂	120mg～6g，QD	• 糖尿病（2 型）	IE	• 可能增加低血糖风险
辅酶 Q$_{10}$	30～600mg，BID	• 充血性心力衰竭 • 免疫功能 • 帕金森病	IE I	• 与他汀类药物一起服用以减少肌痛，高血压 • 鱼油促进吸收 • 可能与华法林相互作用
大蒜	600～900mg，QD	• 高胆固醇血症 • 高血压 • 癌症预防	IE PE PE	• 饮食摄入与胃肠道癌症的减少相关 • 轻微降低血压；对血脂的影响结果不一
生姜	0.5～1.0g，QD	• 眩晕 • 术后恶心 • 骨关节炎	PE IE IE	• 抗抑郁药、苯二氮草类、抗精神病药、奎尼丁和抗凝血药的毒性风险增加
银杏	40mg，TID	• 认知 / 痴呆 • 脑供血不足 • 耳鸣 • 外周动脉疾病	I I PE	• 慎用血液稀释剂、癫痫药物 • SSRI、SNRI 患者血清素综合征风险增加 • 头痛，肠胃不适，皮肤反应
人参	200～600mg，QD 或分成 BID	• 身体行为疾病 • 精神运动异常 • 免疫系统疾病	IE IE IE	• 不良反应：头痛、失眠、肠胃不适 • 阻断雌激素 • 与华法林相互作用
氨基葡萄糖	1500～2000mg，QD 或分成 BID	• 骨关节炎	PE	• 比软骨素更有效 • 增加眼内压
绿茶		• 提神 • 癌症预防 • 心血管疾病 • 帕金森综合征	IE IE PE PE	• 降低总胆固醇和 LDL，对 HDL 没有影响 • 咖啡因可能导致失眠、神经过敏 • 茶碱、抗凝血药、抗雄激素药物的不良反应风险增加
镁	100～600mg，QHS（或更高剂量分成 BID，TID）	• 高血压 • 2 型糖尿病 • 腿抽筋	PE PE I	• 钙会增加镁的需求量，如果使用钙剂则需增加镁的摄入 • 氧化物形式便宜；氯盐最好与利尿药配合使用 • 稀便
褪黑素	1～5mg，QHS（T$_{1/2}$ 为 30min，所以睡前服用）	• 失眠（尤其是睡眠潜伏时间） • β 受体拮抗药失眠	E PE	• 增加非 REM 睡眠，可能会产生生动的梦境 • 宿醉性镇静 • 高剂量可能导致体温过低

表 71-3　草药和补充剂：剂量和用法

607

（续表）

草药 / 补充剂	剂　量	用　途	证　据	注意事项 / 相互影响 / 警告
ω-3 脂肪酸	1～3g，每天	• AD，CAD，CVD，DM • 充血性心力衰竭 • 抑郁症（仅 EPA） • 高血压 • 高甘油三酯血症 • CABG/ 血管成形术后	I PE IE PE E PE	• 最佳饮食：建议多吃鱼和富含 ALA 的油（亚麻、核桃、油菜） • 对于不使用他汀类药物的患者，可能对 CVD 的二级预防和心脏保护最有效 • 稀便、腹泻、打嗝症状 • 可能会加剧铁缺乏
益生菌	5 亿～10 亿 CFU，与食物同服	• 腹泻、抗生素、艰难梭菌 • 呼吸道感染 • 功能性便秘	E PE PE	• 只有某些菌株被证明有效 • 过敏反应，严重过敏反应，菌血症 • 免疫功能低下患者避免使用
S- 腺苷甲硫氨酸	400～1600mg，分成 BID 至 QID	• 抑郁症 • 骨关节炎	PE E	• 禁忌与 MAOI 合用；慎用于 SSRI，SNRI • 手术前停用 • 高剂量会导致失眠、焦虑和胃肠道不适
锯棕榈	320mg，分成 BID 至 TID	• BPH • TURP 前	I PE	• 无药物相互作用 • 可能出现轻微头痛或胃肠道不适
圣约翰草	300mg，TID	• 焦虑 • 抑郁（轻度至中度）	IE E	• 慎用于 SSRI/ 血清素综合征风险 • 上调 CYP3A4，因此会干扰伊立替康
姜黄 / 姜黄素	500～1000mg，QD	• 过敏性鼻炎 • 阿尔茨海默病 • 骨关节炎	PE I PE	• 脂肪和黑胡椒增加其吸收
缬草根	300～900mg 睡前 30～60min 服用 200～250mg 上午、中午服用	• 焦虑 • 失眠	I PE	• 最适合半夜醒来者 • 对睡眠周期无不良影响 • 不良反应少

AD. 动脉疾病；ALA. α- 亚油酸；BPH. 良性前列腺增生；BID. 每天 2 次；CABG. 冠状动脉旁路移植术；CAD. 冠状动脉疾病；CFU. 菌落形成单位；CVD. 心血管疾病；DM. 糖尿病；E. 有足够证据表明疗效；EPA. 二十碳五烯酸；HDL. 高密度脂蛋白；I. 在充分研究的基础上无效；IE. 证据不足或相互矛盾；LDL. 低密度脂蛋白；MAOI. 单胺氧化酶抑制药；PE. 可能有效；QD. 每天；QHS. 每晚睡前；QID. 每天 4 次；REM. 快速动眼；SNRI.5- 羟色胺 – 去甲肾上腺素再摄取抑制药；SSRI. 选择性 5- 羟色胺再摄取抑制药；$T_{1/2}$. 半衰期；TID. 每天 3 次；TURP. 经尿道前列腺切除术

　　针灸是一种有 2000 多年历史的治疗方法，它使用无菌、一次性的不锈钢针沿着经络刺激身体表面的穴位。在美国，针灸的使用通常独立于中医，1997—2007 年，针灸的使用增加了 2 倍，并且还在继续增长。治疗疗程为每 1～2 周 1 次，包括在选定的点插入多达 20 根不同粗细的针头，时间从几秒到 30 分钟不等。插入的针头可以手动刺激，也可以用电、热或燃烧的草药刺激。不良反应通常是轻微的，包括疼痛、出血、疲劳、恶心和头晕。严重的事件（如气胸或血管损伤）很罕见。

　　虽然针灸的作用机制尚不清楚，但神经化学、免疫学和功能性磁共振成像研究揭示了局部和远端的生物学反应，包括内啡肽、肾上腺素、血清素、前列腺素和 TNF-α 的改变，以及基因表达的上调。

很少有研究专门针对老年人群，并且由于缺乏有效的平行对照，研究受到限制。在成人中，针灸已被证明可有效治疗术后疼痛、牙疼和纤维肌痛，以及各种原因引起的恶心和呕吐。针灸在治疗下列疾病时也被证明可能有效或不逊于常规疗法，包括带状疱疹后神经痛、偏头痛、紧张性头痛、周围关节骨关节炎、帕金森病、脑卒中康复、抑郁症和失眠。针灸也常用于慢性疼痛、高血压、胃食管反流病、特发性面神经麻痹和背痛，但治疗这些疾病的疗效尚未确定。

太极是中国古代协调身体运动的形式。在美国，太极比较普遍，2017年有近400万美国人练习太极，其中许多人在老年中心练习，并将其作为预防跌倒项目的一部分。在老年人中，这种练习可以提高功能能力、灵活性、力量、平衡和活动范围。2016年，一项对太极的系统评价发现，最有力的证据表明，太极对高血压、非住院老年人跌倒、疼痛、骨关节炎、抑郁症、慢性阻塞性肺病和平衡信心有好处。

脊椎按摩疗法是以脊柱按摩为核心的临床活动。绝大多数患者因背部、颈部或头部疼痛而寻求脊椎按摩治疗。治疗方法包括脊柱推拿，还可以进行其他辅助治疗，如热疗、冷疗、牵引、电疗，以及有关运动、健身、营养、减肥、戒烟和放松技巧的咨询。一些系统评价发现脊椎按摩疗法对急性和慢性背痛有益。脊椎按摩和松动术也对机械性颈部疼痛、偏头痛、颈源性头痛、颈源性头晕和某些肢体关节疼痛有益。脊椎按摩疗法尚未被证明对非肌肉骨骼疾病有效，如高血压、痛经或哮喘。与大多数研究一样，在手法治疗的研究中，老年人只占受试者的一小部分。

骨科医生也提供手法医学，称为骨科手法治疗，他们的整体训练和实践与对抗疗法的医生非常相似，但后者更注重健康和保健。关于OMT疗效的证据大多质量较低，存在较高偏倚风险。脊椎按摩疗法和OMT的常见不良反应通常是轻微和短暂的，包括局部疼痛、头痛和疲劳。更严重的不良反应非常罕见。腰椎手法治疗的严重并发症风险估计为1/1亿。颈椎手法治疗引起脑卒中的风险也很低，估计在1/200万～1/40万之间。一项大型病例对照研究发现，颈椎手法治疗不会增加椎基底动脉脑卒中的风险。

按摩是对软组织的手法治疗。瑞典式、深部组织按摩法、Trager疗法和反射按摩法是美国最常用的按摩方式。研究发现，按摩疗法对治疗疼痛有好处，包括背痛、纤维肌痛和头痛。按摩也被发现对HIV、乳腺癌和晚期癌症疼痛患者的姑息治疗有益。这些改善包括减轻疼痛、焦虑和抑郁，以及改善睡眠。

瑜伽包含大量不同的练习，从更接近正念冥想的形式（吠陀、昆达里尼）到更注重身体训练的其他形式（哈他、阿斯汤加）。在美国，大多数瑜伽强调体式或伸展和保持身体姿势与呼吸技巧相协调。最近的研究表明，瑜伽有助于缓解轻度至中度抑郁症，可能有助于活动较少的老年人的功能健康、骨密度、心理和社交健康，有助于缓解背痛，控制血糖和血压。其他的运动疗法通常针对老年人，包括费登奎斯和亚历山大技术，费登奎斯技术使用轻柔的动作和定向注意力，亚历山大技术强调正确的解剖姿势和动作。两者都旨在纠正有害的姿势、改善功能和运动习惯。这两者的研究证据都不多。

(2) 冥想和正念：冥想和正念是相互重叠的练习，也经常与精神练习相交叉。两者都涉及对当前时刻给予有目的的、无偏见的、非反应性的关注。在美国，最流行的正念练习形式是基于正念的减压，可以通过课程、线上或应用程序学习。参与者学习更冷静、更有效地应对生活压力。随机对照试验的Meta分析支持正念在高血压、冠状动脉疾病进展、应对癌症、慢性疼痛、糖尿病、焦虑、抑郁和照护者压力方面的益处，尽管并非所有试验都纳入了老年人。

(3) 临床催眠和引导意象：催眠是一种改变意识、内在吸收和集中注意力的状态。临床催眠师向患者提出探索潜意识的想法。催眠项目的时长和严格程度各不相同。引导意象是催眠的一种类型，可以由临床医生亲自进行或通过录音来完成。引导患者通过音乐和文字进行视觉和感官之旅，旨在创造一种有益的、定向的白日梦状态。大量研究表明，单独使用催眠或将催眠作为辅助治疗对下列常见情况有益，包括失眠、压力、愤怒、戒烟、减肥，以及为一些其他的诊疗措施做准备。

(4) 自控技巧：自控技巧包括呼吸法和渐进式肌

肉放松法（progressive muscle relaxation，PMR），是很容易教的技巧，患者可以用这些方法来平静和集中注意力。呼吸法旨在通过集中的、重复的呼吸练习，将意识和无意识的身心联系起来，如呼吸计数和4-7-8呼吸法，即患者吸气4s，屏住呼吸7s，呼气8s。PMR包括控制一个肌肉群，绷紧8~10s，然后放松。PMR可以用于特定的身体疼痛区域，或者更普遍地从身体的一端开始，依次移动到另一端。这两种技术的证据基础包括显示呼吸过程中神经化学变化的数据，以及PMR可能改善生活质量、身体功能、疼痛和缓解压力的小型研究。

生物反馈治疗专家会教患者如何使用呼吸和PMR通过控制不自觉的身体过程来调节他们的身体和情绪反应。尽管平衡传感器越来越多地用于老年人，但最常见的形式是心率变异性、肌电图、热描记和脑电图。附着在皮肤或头皮上的电极可以测量并显示心率、血压、肌肉张力或皮肤温度等反应。生物反馈主要用于平衡、头痛、压力、高血压、慢性疼痛和尿失禁（包括女性压力性尿失禁和男性前列腺切除术后尿失禁）。生物反馈治疗的效果通常有限。初步证据还表明，其对心力衰竭患者的心脏重塑有好处。

3. 其他 CAM 治疗

"替代医学"一词最适合这类疗法。尽管患者和临床医生可能将这些模式与常规疗法相混，但这些模式与常规疗法有本质区别。

(1) 整合医疗系统：顺势疗法是一种基于生命力理论的替代医疗系统，该理论认为疾病是由患者生命力失衡引起的。顺势疗法的目标是使用药物来恢复平衡，然后依靠身体的自愈潜力来实现治愈。医生在全面的问诊和体格检查后，通过将症状和发现与治疗方法相匹配来选择治疗方案。顺势疗法被认为可能是有效的，但因方法学的缺陷（如样本量小、缺乏对照组或随机性、选择偏倚）和发表偏倚而受到限制。方法学质量较好的研究更有可能报告阴性结果。在严格的研究证实特定疗法的使用之前，建议谨慎使用。

中医和来自印度次大陆的阿育吠陀也是综合的医疗系统，在生理学、病理学、诊断和治疗方面都有各自的理解。两者都注重健康的基本要素，包括营养、睡眠、食欲、消化、排泄、活动、功能和疼痛。两者都强调能量平衡是健康和健康老龄化的基础。

自然疗法医学强调预防，支持身体的自愈能力和大自然的治愈力量。它较少关注症状和诊断，而更多关注健康的基础方面，包括生理、生化、结构和心理精神因素，以及整个人的健康。它还将医生首先视为教师，并赋予患者积极维护自身健康的权利。

(2) 芳香疗法：芳香疗法包括使用从植物中提取的挥发性精油来缓解焦虑和躁动。精油可以局部涂抹，雾化或用于按摩。芳香疗法的不良反应很少，而且通常是轻微的，这使其成为一种有用的辅助治疗手段。一项系统综述发现，在一些人群中，包括接受姑息治疗的晚期癌症患者和住院的痴呆患者，精油结合按摩有轻微的抗焦虑效果和改善生活质量的作用。芳香疗法用于治疗痴呆患者的行为障碍是安全的；然而，痴呆临床试验的益处是短期的，当与其他个体化的非药物疗法结合时，效果最显著。

参考文献

Agbabiaka TB, Wider B, Watson LK, Goodman C. Concurrent use of prescription drugs and herbal medicinal products in older adults: a systematic review. *Drugs Aging*. 2017;34(12):891–905.

Balk EM, Rofeberg VN, Adam GP, et al. Pharmacologic and nonpharmacologic treatments for urinary incontinence in women: a systematic review and network meta-analysis of clinical outcomes. *Ann Intern Med*. 2019;170:465–479.

Brown AC. An overview of herb and dietary supplement efficacy, safety and government regulations in the United States with suggested improvements. *Food Chem Toxicol*. 2017;107(A): 449–471.

Buhr G, Bales CW. Nutritional supplements for older adults: review and recommendations—part II. *J Nutr Elder*. 2010;29(1): 42–71.

Clarke TC, Black LI, Stussman BJ, et al. Trends in the use of complementary health approaches among adults: United States, 2002–2012. National Health Statistics Reports; no 79. Hyattsville, MD: National Center for Health Statistics; 2015.

Guillaud A, Darbois N, Monvoisin R, Pinsault N. Reliability of diagnosis and clinical efficacy of cranial osteopathy: a systematic review. *PLoS One*. 2016;11(12):e0167823.

Kogan M (ed). *Integrative Geriatric Medicine*. Oxford, United Kingdom: Oxford University Press; 2017.

Lee MS, Earnst E. Acupuncture for pain: an overview of Cochrane reviews. *Chin J Integr Med*. 2011;17(3):187–189.

Lemon R. Acupuncture for pain. *J Fam Pract*. 2018;67(4):224–226, 228–230

Meyer HE, Willett WC, Fung TT, Holvik K, Feskanich D. Association of high intakes of vitamins B6 and B12 from food and supplements with risk of hip fracture among postmenopausal women in the Nurses' Health Study. *JAMA Netw Open*. 2019;2(5):e193591.

National Institutes of Health, Office of Dietary Supplements. https://ods.
　od.nih.gov. Accessed April 21, 2020.

Newberg AB, Serruya M, Wintering N, Moss AS, Reibel D, Monti
　DA. Meditation and neurodegenerative diseases. *Ann NY Acad Sci.*
　2014;1307:112–123.

Solloway MR, Taylor SL, Shekelle PG, et al. An evidence map of the effect
　of Tai Chi on health outcomes. *Syst Rev.* 2016;5(1):126.

Wayne PM, Walsh JN, Taylor-Piliae RE, et al. Effect of tai chi on cognitive
　performance in older adults: systematic review and meta-analysis. *J Am
　Geriatr Soc.* 2014;62(1):25–39.

Yeh VM, Schnur JB, Montgomery GH. Disseminating hypnosis to health
　care settings. *Psychol Conscious (Wash DC).* 2014;1(2): 213–228.

二、结论

综合老年医学提供了增强老年照护的工具和策略，更加关注健康、预防、生活方式和行为。由于大多数老年人使用天然保健产品、心身干预疗法或替代疗法来治疗疾病和维护健康，临床医生应重点询问其使用情况，并采取综合治疗方法来优化治疗方案。在讨论使用补充疗法的利弊时，了解哪些治疗模式被证明是有效的，哪些是无效的也很重要。

611

第72章 鼓励老年人适当锻炼
Encouraging Appropriate Exercise for Older Adults

Ellen F. Binder 著

黄葵 译 高红宇 校

一、一般原则

体育活动对健康、慢性疾病预防、功能和摔倒有深远的积极影响，特别是对老年人；高水平的体育活动与降低发病率和死亡率有关。新的证据表明，体育活动对认知和心理健康有积极影响。虽然体育活动对健康和功能有明显的好处，但大多数老年人不参加体育活动或没有参加足够高强度的活动来获得这些健康益处。事实上，只有<10%的老年人达到了推荐的体育活动量（每天30～60min的中等至高强度体育活动，每周5天或更长时间），大部分老年人每天只积累5～10min的中等至高强度体育活动。

身体活动（physical activity）并不等同于锻炼（exercise）。根据美国运动医学学院（American College of Sports Medicine，ACSM）的定义，身体活动是"由骨骼肌产生的任何导致能量消耗的身体运动"，而锻炼是身体活动的一个子集，是"有计划的、结构性的、重复的身体运动，目的是改善或维持身体健康的一个或多个组成部分"。身体活动可能无法达到锻炼通常所期望的健身水平；然而，身体活动可以降低许多慢性疾病的风险和并发症，如果强度足够大，还能增进健康。

二、在老年人开始锻炼之前

（一）教育

许多老年人不了解运动对促进健康的重要性，或认为他们的年龄或健康状况会限制运动的益处和（或）他们进行运动的能力。大多数人认为开始或继续一项锻炼计划存在障碍。以下内容就显得很重要，即由健康保障者在每个患者的功能受限，以及关于独立可活动和改善生活质量目标的背景下进行讨论，向老年人解释运动如何减轻与年龄相关的身体功能衰退、慢性疾病和"废用"综合征的影响。对感知障碍的讨论、关于如何管理获取、成本和时间等问题的建议对于克服这些障碍非常有帮助。

目前，有几个网站可供患者和临床医生使用（表72-1）。

（二）筛查

老年人在开始身体活动之前应该进行多大程度的筛查是有争议的。大多数运动筛查指南侧重于识别需要对活动进行修改的条件（表72-2），并确定运动期间的安全性（特别是心脏筛查和运动禁忌）；然而，心脏筛查（即运动试验）很难对许多老年人进行，并且发现了大量临床意义不明确的隐性心脏病。许多老年人不打算进行剧烈运动，而中等强度运动可能只累积了微不足道的心脏风险，因为运动也在同时降低的心脏风险。对于健康和无症状的老年人，标准建议和预防措施是适当的，不需要对他们进行心脏筛查。心脏筛查对于刚开始低到中等强度活动的久坐老年人来说也是不必要的，尤其是考虑到久坐的风险比身体活动的风险更大。久坐不动的患者应接受参与运动前的病史和体检，重点检查心血管风险因素和其他可能限制参与运动的条件。对这类人群讨论运动过程中可能表明活动不适当反应的症状（如胸部/下巴/手臂疼痛，过度呼吸困难，晕厥或晕厥先兆，心悸）应该足够。已知有心血管疾病或可能出现缺血性症状的个体在活动期间有出现症状的风险，在开始活动计划前进行心脏筛查将会受益。

表 72-1 服务于患者和临床医生的体力活动 / 运动网络资源		
患 者	临床医生	网站资料及网址
×	×	Centers for Disease Control and Prevention Physical Activity website http://www.cdc.gov/physicalactivity/index.html 有关体力活动的许多不同主题的信息
×	×	Exercise is Medicine http://exerciseismedicine.org/ 网站旨在增加医生和患者之间对体育活动的讨论：包括给医生和患者的讲义和传单，包括运动处方模板
×	×	Go4Life http://go4life.nia.nih.gov/ 提供有关运动的信息，包括健康益处、安全信息、动机、运动指导和跟踪工具
×		President's Council on Fitness, Sports, and Nutrition—Be Active website. http://www.fitness.gov/be-active/ 关于为什么身体活动很重要的信息，如何进行身体活动，身体活动指南；提供其他资源的链接，也提供健康饮食信息的链接

613

表 72-2 根据选定的疾病修改运动处方	
疾 病	修改内容
背痛	中等强度活动、水上活动；低阻力、低重复强度训练；柔韧性练习；改良的腹部强化活动
慢性阻塞性肺疾病	采用间歇或间歇方法进行中等强度活动；低阻力、低重复强度训练；改进柔韧性和伸展运动
冠状动脉疾病	症状受限的活动：中等强度活动（如步行、骑自行车）；更剧烈的活动，由临床医生酌情决定：低阻力、高重复力量训练
退行性关节病	非负重运动：固定自行车、水上运动、椅子运动；低阻力，低重复的力量训练
糖尿病	每天，中等强度的活动；低阻力、高重复力量训练；柔韧性练习
眩晕、共济失调	椅子上练习；低阻力、低重复力量训练；适度的柔韧性活动；尽量减少从仰卧或俯卧到站立的动作
高血压	动力性大肌肉有氧运动；尽量减少等速训练，专注于低阻力、高重复等张强度训练
体位性低血压	尽量减少从站立到仰卧和从仰卧到站立的动作；持续的中等强度活动，休息时间短
骨质疏松	全天间歇性的负重活动；低阻力、低重复力量训练；椅子水平灵活性活动

引自 American College of Sports Medicine, Chodzko-Zajko WJ, Proctor DN, et al. American College of Sports Medicine position stand. Exercise and physical activity for older adults. Med Sci Sports Exerc. 2009;41(7):1510–1530; Whaley MH, ed. ACSM's Guidelines for Exercise Testing and Prescription. 7th ed. Philadelphia, PA: Lippincott Williams & Wilkins; 2006; and Bryant CX, Green DJ, eds. Exercise for Older Adults: ACE's Guide for Fitness Professionals. 2nd ed. San Diego, CA: American Council on Exercise; 2005.

一些运动禁忌证包括近期心肌梗死、不稳定型心绞痛、无代偿性充血性心力衰竭、严重的瓣膜性心脏病、静息收缩压＞160mmHg、静息舒张压＞100mmHg，以及明显或不稳定的腹、胸、脑动脉瘤。

一些急性情况可能会暂时限制活动，如严重骨折、负重肢体上未愈合的病变、精神状态的急性变化（包括谵妄或 3 个月内出现精神病）、主动自杀念头、脑出血、急性心肌梗死、深静脉血栓、肺栓塞，2 周内进行眼部手术，增生性糖尿病视网膜病变或严重非增生性视网膜病变，无法控制的恶性心律失常，有症状性疝（腹部或腹股沟）、痔疮出血、全身性感染、发热性疾病。

三、运动处方

运动处方是基于个人当前的健康和身体活动水平。处方包括频率、强度、持续时间和进展，以及包括热身、冷却和不同类型的运动（如有氧、力量），拉伸，安全注意事项。运动频率、强度和持续时间也可能因运动类型而异。

有多种方法可以确定活动的强度级别。一种方法是比较活动的能量消耗和静止时的能量消耗，将代谢当量（assigning metabolic equivalent，MET）值分配给不同的活动。MET 的估计值汇总在体育活动纲要（https://sites.google.com/site/compendiumof-physicalactivities/corrected-mets）中，活动强度的水平基于其 MET 值。然而，纲要是基于健康成年人的数据制订的。由于老年人的能量消耗可能更低，基于 MET 值的强度可能低估了老年人工作的强度。基于这个原因，纲要在老年人群体中的最佳应用是创建一个活动层级，用于选择逐渐增加的能量需求活动，而不是使用它来定义一项活动的确切强度。

因为 MET 水平可能不是确定活动强度的最佳方法，所以应该使用其他方法来估计老年人的工作强度，如心率、感知强度（rating of perceived exertion，RPE）或谈话测试。使用估计最大心率的百分比，传统上确定强度的一种简单方法是用 220 减去年龄作为个人估计最大运动强度对应的心室率。中等强度定义为估计最大强度的 40%～59%，估计最大强度的 60%～85% 被认为是高强度。在改变心率对运动的反应的情况下，如使用 β 受体拮抗药、一些起搏器和房性心律失常，使用心率法不合适。

另一种选择是 Borg RPE 评分。当一个人参加一项活动时，他或她的工作努力程度从 6 分（毫不费力）到 20 分（精疲力竭）。中等强度的活动应在 12～13 分之间。

另一种简单但非正式的测定强度的方法是谈话测试。在中等强度的运动中，一个人应该能说话，但不能唱歌。如果人能唱歌，活动强度就较轻；如果一个人在需要换气前只能回答几句话，活动强度是高强度的。

卫生保健提供者应该评估运动的医疗安全性，并针对不同的情况提出修改建议。大多数老年人在开具体育运动处方时至少有一种疾病需要考虑。可以根据具体情况调整活动，以有益于造福于具体的需要或避免出现问题（表 72-2）。有许多资源就如何针对不同的诊断设定运动处方提供了具体的指导方针和建议。一些老年人可能在日常生活活动上表现独立，但有亚临床残疾，表现为身体体能下降，需要修改运动处方。

卫生保健提供者也应该给老年人提供无督导情况下安全运动的关键建议，并参与改善患者对运动计划的坚持。临床医生面临的挑战是根据患者的个人需求、动机和资源来制订适当和可行的活动。

通常推荐中等强度。然而，并不是所有的老年人都能进行中等强度的运动。对于一个老年人来说的轻度活动对另一个老年人来说可能是剧烈活动。建议的有氧运动持续时间为 30min 或更长，对于体质较差的老年人来说可能是无法忍受的。每天几次短暂的活动（即在疲劳前停止）可以帮助形成更持久的活动。

所有的计划都应该随着时间的推移而进行，目标是诱导一定程度的身体压力，从而导致组织的变化。持续时间应该逐渐增加，每次运动持续 20～30min，然后再增加强度。在老年人中达到这一目标可能需要几周甚至几个月的时间。所有的活动都应该从一些简单的热身活动开始，这些活动会略微增加身体对能量的需求，为锻炼做好准备。运动后的冷却也很重要，因为这是心率和耗氧量恢复到休息水平的过渡阶段。较慢的步行和骑自行车都是适合热身和放松的活动。拉伸应在热身后和（或）在冷却期间进行。一般安全指引（表 72-3）也应包括在运动处方中。

运动可以在社区、医疗保健系统内进行，也可以在家里进行，可以在督导下进行，也可以在无人督导下进行。每种情况都有优点和缺点，最适合每个患者的情况取决于患者的需要。

表 72-3　一般患者的运动指导

- 慢慢开始，逐渐增加
- 避免屏住呼吸
- 如果正在服药或有心脏问题改变了自然心率，不要用脉搏率来判断应该锻炼多少
- 按照活动建议使用安全设备
- 如果从事会出汗的活动，要多喝水，除非医生要求限制流质饮食
- 向前弯腰时，从臀部开始弯曲，而不是从腰部
- 拉伸前先热身
- 没有运动应该是痛苦的
- 可以根据这条指导方针找到正确的工作量，"如果能毫无困难地说话，活动可能太简单了；如果根本不会说话，那就太困难了"
- 一定要进行热身和冷却运动，这样身体才会动起来，但不会感到疲劳

引自 Bryant CX, Green DJ: Exercise for Older Adults: ACE's Guide for Fitness Professionals, 2nd ed. San Diego, CA: American Council on Exercise; 2005 and the National Institute on Aging.

四、身体活动

目前公共卫生建议老年人在 1 周中的绝大多数日子进行 30min 中等强度的体力活动；除了这个建议之外，对于其他类型的运动（力量、柔韧性和平衡）也进行了建议。身体活动可以很容易地融入日常生活中，简单的内容，如走楼梯而不是电梯或把车停在离建筑物入口更远的地方，都可以增加身体活动。交叉训练促进活动计划的可变性，减少无聊，并减少受伤的风险。游泳和使用运动器材等需要上肢运动的活动可以作为步行或骑自行车等下肢活动的补充。

五、运动的类型

锻炼是身体活动的一部分。运动有多种类型，包括但不限于有氧、力量、柔韧性和平衡。有氧运动的建议通常被认为是主要的身体活动建议（每周 5 天或更多，每次 30～60min）。所有主要肌群的力量训练建议每周进行 2 天或 2 天以上，但不要连续进行，以保证肌肉恢复。每周至少要进行 2 天的柔韧性锻炼，可以将其纳入有氧运动或力量训练计划中。

对于那些有摔倒风险的老年人，应该每周进行 3 次平衡练习。在本章的后面将会提供不同类型的活动或练习的例子。

老年人受益于包括所有类型的运动的处方，因为所有类型的运动对行动和功能都很重要。组合程序的主要约束是时间和疲劳；对大多数老年人来说，每天进行几小时的锻炼是不现实的。有些项目将有氧、力量和平衡运动结合在一起，每周 3 天，每次 1h。个人的偏好和目前的健康水平应决定处方的细节（表 72-4）。

（一）有氧运动

衰老会限制有氧运动的最佳表现，但不会限制从训练中获益的能力。无督导的有氧运动适合能够以轻快的步伐稳步行走的健康老年人，临床或亚临床残疾且不能持续进行中等强度运动的人适合有督导的有氧运动。

一些有氧运动的例子包括散步、慢跑 / 跑步、骑自行车和游泳。其他活动如果做了足够高的强度，可以被看作有氧运动。跳舞、打高尔夫球、园艺、吸尘、擦窗户和修剪草坪等活动只是其中的几个例子。

与有氧运动相关的主要风险是心脏事件，如心肌梗死或死亡；然而，这种风险是在参加剧烈运动后才出现的。参加有规律的有氧运动可以改善许多心脏风险因素，进而降低活动中发生心脏事件的风险。

（二）力量运动

衰老与肌肉质量和力量的损失有关，但这两者对老年人的力量训练都有反应。力量训练可以用重量器械、自由重量或者用体重来对抗。举重机提供了安全的方式举起更重的重量，并提供了复杂的系统来控制肌肉收缩的速度。使用腕部或脚踝的自由重量，低技术含量的物品（如橡皮筋）或家用物品（如牛奶壶或锡罐）都有助于力量训练。对于许多体弱的老年人来说，在站立、转移和行走中承担整个身体的重量或进行积极的活动度练习是一种力量训练活动。体重锻炼的例子包括反复站在椅子上、蹲墙和向上走。

所有主要肌肉群都应进行力量训练，包括但不限于肩部、手臂、臀部、腿部、脚踝、背部和躯干。下肢肌群更大，对功能灵活性和独立性更重要；然

患者类型	持续时间（min）	频 度	运动示例
完全失能			
近期卧床	5～10	每天数次	坐位日常活动，被动和主动的活动范围，进展到站立和行走
不能移动	5～10	每天数次	自驱动轮椅，坐式自我护理，上肢游戏及个人及团体活动
亚临床失能			
经常久坐	5～10	每天数次	慢走计划，团体娱乐
不活跃	20 或更多	每周多数天	散步，园艺，做家务，骑自行车
一般衰老	30	每周多数天	快走，爬楼梯，适度的耐力活动
健康	30 或更多	绝大多数日子	中等到高强度：在凹凸不平的地面和山坡上非常轻快地行走，轻快地爬楼梯，中等到剧烈的运动

表 72-4　按患者类型开具体育活动处方 [a]

a. 活动处方：（1）让患者选择自己喜欢的活动方式；（2）以可耐受的强度和持续时间开始；（3）如果最近没有进行适度的运动，应观察最初的运动时段；（4）适度运动的初始阶段应包括血压和心率的评估；（5）增加强度之前将持续时间增加到目标训练水平（20～30min 或一组 10 次）；（6）教授自我努力监测（例如，最大心率百分比，感知努力程度评分，谈话测试）

而，上肢运动将诱发更高的心率反应。最初的持续时间可能比下肢运动要短得多，因为许多人的手臂往往比腿更不适应。

力量训练的主要风险包括肌肉酸痛和肌肉骨骼损伤。在良好的状态下，以平稳、有控制的方式完成运动，而不是在运动过程中颤抖或抽搐，这将减少受伤的风险。为了防止受伤和学习正确的运动，患者应该接受适当的技术指导，最好是由认证的运动教练指导。大多数健身房都有专人在现场，至少可以提供关于适当使用器械和设备的指导。从少量的重复和少量的阻力开始也会减少受伤的风险。同样重要的是，在力量训练时要避免憋气，因为憋气会导致血压升高。关键的呼吸指南是，举之前深呼吸，举的时候呼气，有控制的时候吸气。

（三）柔韧性

柔韧性随着年龄的增长而下降，并可能因疾病或不使用而严重受限。活动范围的丧失会影响行动能力和功能，在最坏的情况下，会导致挛缩，限制站立、行走和到达。拉伸应该持续 30～60s，并涉及所有的主要关节的上、下四肢和躯干。拉伸应该引起牵拉感，但不是剧烈的疼痛。为了防止受伤，建议在伸展之前进行轻度或中度的运动，让肌肉暖和起来。灵活性锻炼的禁忌证包括关节剧烈发炎、关节融合和近期骨折。

（四）平衡

对于那些有摔倒风险的老年人，建议进行平衡训练。在文献中，"平衡训练"所包含的练习和活动的类型很少被定义，而且对于产生益处所需的频率、强度和持续时间也几乎没有共识。健康的老年人可以通过娱乐活动来改善平衡，这些活动需要移动和恢复，如跳舞或打网球。对于非常虚弱的人来说，平衡训练包括坐姿的运动练习，需要移动躯干和手臂。因为水有缓冲，水中的平衡训练可以让患者探索他们移动的能力边缘而无须担心受伤。

平衡训练需要逐渐增加难度，这使它比其他类型的运动更危险，因为其增加了跌倒风险。因此，为了减少这种风险，老年人应该在健康专业人员的适当指导下开始平衡训练计划。这类患者在开始自己的平衡训练计划之前，可能需要在物理治疗师的监督下进行锻炼。

六、运动与药物的相互作用

许多老年人服用的药物会影响他们对运动的耐受能力。例如，那些服用处方抗高血压或心脏药物的人在有氧或抗阻力运动期间或之后就有低血压的风险。随着时间的推移，这两种运动都能引起血压的急剧下降或血压的降低，以响应对运动的生理适应。建议老年人注意暂时性体位性低血压可能导致跌倒或不平衡的风险和避免风险的措施非常重要，后者包括运动中充分水化和小憩。应该建议那些出现症状的人通知他们的卫生保健提供者，以便采取适当的措施继续安全锻炼。

七、目前运动和推荐之间的差距

推荐包括体育活动 / 有氧运动、力量、灵活性和平衡；然而，这些建议忽略了老年人身体活动的一个重要方面，即运动的时机和协同。衰老和疾病会改变行走的时机和协调性，进而降低步态效率，导致老年人行走比正常情况下更费力。通过锻炼来改善行走的时机和协调性（如走步和行走模式难度增加）可以提高步态效率，进而提高行走能力。虽然这种类型的运动的好处的证据正在出现，但它应该被视为运动处方的一部分。

运动的常见障碍包括缺乏参与常规活动的动力，以及许多类型的活动（如散步、慢跑、骑自行车）常常是乏味和重复的。为老年人提供一些让锻炼变得有趣的例子和社交活动，如在锻炼的同时听音乐，加入健身班或健身房，与伙伴一起锻炼，或进行互动健身活动（如舞蹈、高尔夫、视频课程），可能是增加参与和坚持的一种方法。

八、继续运动计划

说服老年人锻炼是一项艰巨的挑战。现代文明创造了一种生活环境，这种生活环境虽然对人类有巨大的益处，但却减少了人们在日常生活中对身体活动的需求。如何开始并坚持一项运动计划是制订一项应与所有患者讨论的活动计划的一个重要方面。

先前的经验、知识和对运动的信念会影响对运动的态度和期望。如果一个老年人对自己的能力有信心，相信这项活动是安全的、令人愉快的，那么其更有可能参加体育活动。对于许多老年人来说，在锻炼期间进行社交活动是一个关键的激励因素。确定这些重要的因素对每个老年人的参与和坚持将鼓励开始和维持一个锻炼计划。

（一）进程

所有的运动都需要一个最小的频率、强度和持续时间，通过诱导适度的生理压力来获得收益；因此，锻炼必须包括一个随时间推移的计划。许

多久坐不动的老年人无法维持超过几分钟的中等强度活动。因此，在考虑增加运动强度之前，锻炼计划通常必须从逐渐增加持续时间开始。运动处方中一个必要且重要的部分包括与老年人确认运动的进行情况，以及是否需要调整运动的频率、强度或持续时间。

（二）依从性

当一个人致力于实现有意义的、可衡量的目标，使用自我监控计划（如日历）来记录锻炼情况，接受特定的反馈，并能够获得所需的他人支持时，对活动计划的坚持就会得到改善。临床医生的正式运动建议，根据个人的风险和需求提供处方，增加动力和坚持。

病　例

Ethel 是一位 75 岁的患者，走进你的办公室，询问是否开始一项锻炼计划。她的一些朋友参加了一个锻炼小组，并一直在谈论锻炼的好处。Ethel 向你征求关于开始她自己的锻炼计划的建议。她有关节炎和高血压，因此需要服用 β 受体拮抗药；除此之外，Ethel 很健康。

你和 Ethel 讨论她的目标和兴趣。你发现她喜欢走路和跳舞，但她担心摔倒。你建议 Ethel 开始一项锻炼计划，每周进行 4～5 天的有氧运动，从步行开始，尽可能行走直到不得不需要休息。考虑到 Ethel 相对健康，你可以预期她能够连续走 15～20min。然而，如果 Ethel 只能忍受 5～10min 的步行，她应该走这么长时间，休息一会儿，然后再走，重复几次（总步行时间为 20～30min）。你告诉她要逐渐增加她走路的时间，直到她能够连续忍受 30min。因为她使用了 β 受体拮抗药，你解释说 RPE 量表和谈话测试是测量她的强度水平的方法。你还鼓励 Ethel 可以和丈夫一起参加舞蹈班，教她游泳或在当地的健身房参加集体健身班。注意力量训练的重要性，让她在家里做一些练习，你安排 Ethel 在 3 个月后进行一次随访，检查她在短期和长期目标方面的进展，并解决她注意到的任何障碍，以及讨论如何推进她目前的活动计划。

九、结论

体育活动对生活的各个方面都有积极的影响，几乎对所有老年人都有益。很少有身体活动是禁忌的。根据个人的需要和喜好，活动计划可以在有督导或无督导的环境下进行，包括所有类型的锻炼。提供一个为个人量身定制的运动处方，设定合理且可实现的目标，并监控个人活动计划的维持和进展是开始和坚持的关键。

致谢：感谢第 2 版著者 Sara J. Francois 博士、Jennifer S. Brach 博士和 Stephanie Studenski 博士。

参考文献

Ainsworth BE, Haskell WL, Herrmann SD, et al. 2011 Compendium of Physical Activities: a second update of codes and MET values. *Med Sci Sports Exerc.* 2011;43(8):1575–1581. American College of Sports Medicine, Chodzko-Zajko WJ, Proctor DN, et al. American College of Sports Medicine position stand. Exercise and physical activity for older adults. *Med Sci Sports Exerc.* 2009;41(7):1510–1530.

Centers for Disease Control and Prevention. *Measuring Physical Activity Intensity.* http://www.cdc.gov/physicalactivity/ everyone/measuring/index.html. Accessed August 2, 2012.

Centers for Disease Control and Prevention. *Perceived Exertion (Borg Rating of Perceived Exertion Scale).* http://www.cdc.gov/ physicalactivity/everyone/measuring/exertion.html. Accessed August 2, 2012.

Centers for Disease Control and Prevention. *Target Heart Rate and Estimated Maximum Heart Rate.* http://www.cdc.gov/ physicalactivity/everyone/measuring/heartrate.html. Accessed August 2, 2012.

de Labra C, Guimaraes-Pinheiro C, Maseda A, Lorenzo T, Millán- Calenti JC. Effects of physical exercise interventions in frail older adults: a systematic review of randomized controlled trials. *BMC Geriatr.* 2015;15:154.

Exercise Is Medicine. Your Prescription for Health series. https:// fcymca.org/programs/health-wellness/exercise-is-medicine/. Accessed April 21, 2020.

Garber CE, Blissmer B, Deschenes MR, et al. American College of Sports Medicine position stand. Quantity and quality of exercise for developing and maintaining cardiorespiratory, musculoskeletal, and neuromotor fitness in apparently healthy adults: guidance for prescribing exercise. *Med Sci Sports Exerc.* 2011;43(7):1334–1359.

Gill TM, DiPietro L, Krumholz HM. Role of exercise stress testing and safety monitoring for older persons starting an exercise program. *JAMA.* 2000;284(3):342–349.

National Institute on Aging. *Exercise & Physical Activity: Your Everyday Guide from the National Institute on Aging.* 2011. http://www.nia.nih.gov/sites/default/files/exercise_guide.pdf. Accessed August 15, 2012.

Sherrington C, Michaleff ZA, Fairhall N, et al. Exercise to prevent falls in older adults: an updated systematic review and meta-analysis. *Br J Sports Med.* 2017;51(24):1750–1758.

Swain DP, ed. *American College of Sports Medicine Resource Manual for Guidelines for Exercise Testing and Prescription.* Philadelphia, PA: Wolters Kluwer Health/ Lippincott Williams & Wilkens; 2014

Tyndall AV, Clark CM, Anderson TJ, et al. Protective effects of exercise on cognition and brain health in older adults. *Exerc Sport Sci Rev.* 2018;4:215–223.

Van Norman KA. *Exercise and Wellness for Older Adults: Practical Programming Strategies.* 2nd ed. Champaign, IL: Human Kinetics; 2010.

第五篇 老龄化社会的特殊人群和卫生政策

Special Populations and Health Policies for an Aging Society

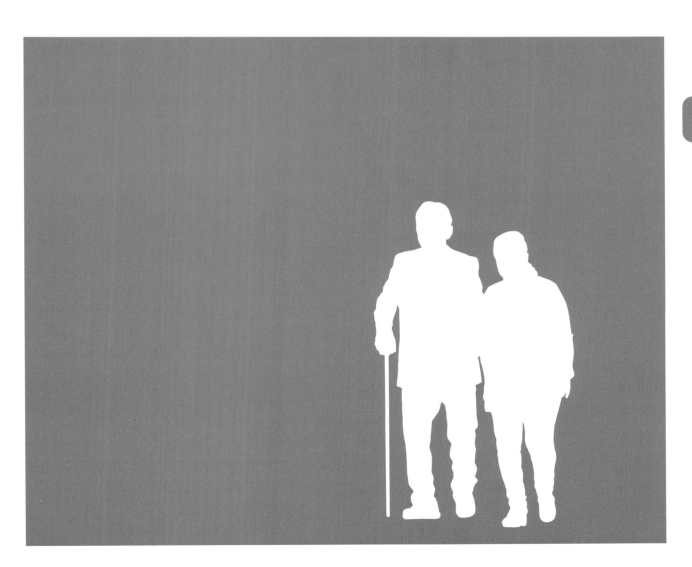

第73章 满足老年 LGBT 人群的特殊需求
Meeting the Unique Needs of LGBT Older Adults

Jeffrey de Castro Mariano　Aleksandr Lewicki　著

刘　彧　译　　殷铁军　校

一、概述

2011 年医学研究所发表了标题为《LGBT 人群的健康：打造相互理解的基石》，这篇报道强调了 LGBT 人群，即女同性恋、男同性恋、双性恋者，或是跨性别者健康问题的差异性和多样性。

在这一章，我们将阐述老年 LGBT 人群的健康问题的特殊性，造成当前局面的历史原因，以及他们在身体、心理和社交生活中所遭受的因制度和社会偏见而受到的侮辱，这些经历使得老年 LGBT 人群既敏感又具有较强的适应性。当人们高度意识到这群特殊群体的差异性和异质性，将会给所有老年 LGBT 患者营造更具理想和文化包容性的关爱环境。

二、定义

表 73-1 列举性和性别少数族群的相关条目。一般来说，性取向是指一个人对另一个同性或者异性在感情和（或）生理上的吸引力。大多数可被划分为女同性恋、男同性恋、双性恋或异性恋。但是，我们也需要意识到生活历程和历史背景等因素都可以影响性别认同和性别表达，也包括性取向。特别是那些经常感到需要隐藏自己的性取向或者为了避免被拒绝或被发现而遵从出生性别的老年人，被定义为"深柜"（staying in the closet），这些人群的存在导致了多种家庭结构的出现。

（一）数据统计结果

考虑到 LGBT 人群的法律及社会现状，几乎没有官方的统计存在。在美国，LGBT 人群大约有 1130 万（占总人口 4.5%），其中大约有 270 万人的年龄超过 50 岁。尽管居住在城市可以更多地意识到自己的 LGBT 身份，但是据美国人口普查数据显示，2000—2010 年全国 90% 以上的同性恋家庭居住在县郡，超过 1/10 的同性恋伴侣中至少有一人年龄超过 65 岁。50 岁以上的 LGBT 人群中，1/3 的人生活在联邦贫困线水平的 200% 及以下，而近 1/2 的双性恋和跨性别者生活在联邦贫困线的水平及以下。LGBT 人群的种族和民族构成与普通人群大致相同。

（二）造成与医疗不平等相关的偏见与歧视的历史原因

关于少数性人群的压力与健康的研究表明歧视、污名化与他们的健康状况存在紧密联系，不仅包括个人与个人之间的污名化，也包括了结构层面的污名化（如法律、宗教等），这一系列加剧了自我否定，造成了压力、焦虑和抑郁的情绪，这种连锁反应还会导致 LGBT 人群与其他人健康方面的差异和不平等。

在美国主要有 3 批老年 LGBT 人群。第一批人出生于 1910—1925 年间，被称为"最伟大的一代"（Greatest Generation）。那时候同性恋行为会导致监禁，因此他们出于自我保护的目的一般不会公开自己的性取向。出生于 1926—1945 年间的一代人则被称为"沉默的一代"（Silent Generation），这段时间涵盖了第二次世界大战和麦肯锡主义思潮阶段，所以他们的成长环境十分压抑。因此他们更倾向于一直继续并隐藏自己的性取向。1969 年发生了石墙暴动事件，被认为是美国同性恋民权运动的开端，这标志着"骄傲的一代"（Proud Generation）的到来，主要涵盖了 1946—1964 年间出生的一批人。但是有研究表明，在婴儿潮阶段有 1/3～1/2 的人没有向他们

表 73-1　性别和性少数人群的条目和定义	
男同性恋和女同性恋	性取向与生理和（或）感情取向为同性别的人群（男性＝男同性恋；女性＝女同性恋）
双性恋	对两种性别的人群都有性取向
跨性别者	性别认同和性别表达不能匹配的人。1980 年前根据 DSM-3 定义为性取向与其性别身份不同的人
性别不一致者	指一个人对于性别的认同、角色及表达与传统文化对于个人性别的认定有所区别（Institute of Medicine，2011）
性别身份	一个人的自我认同为男性或女性（或者极少情况是双性或者都不是）的概念，是内在因素和外在因素或环境因素共同作用的结果
出柜	公开一个人的 LGBT 身份，这个过程往往是独特且非常个体化，也是非常艰辛且漫长的过程。既受到时代和整个历史背景的影响，又受到个人经历、种族、文化、宗教背景、受害经历、家庭和社会信息，以及是否有社区支持的影响
交叉性	多种身份的交集。一个人的多重特质（性别、种族、经济、地理）交织为一个"新"的整体关系。这个过程可能会导致在边缘化社会里感到压力和羞耻，特别是针对那些年龄较大的少数族裔人群
异性恋主义者	对异性性行为或异性恋支持而（对同性恋者）产生偏见、歧视的态度
对同性恋憎恶者	对同性恋情或者女同性恋、男同性恋、双性恋或跨性别者持负面态度和感受的
健康方面具有文化包容性	评估和照护少数性别族裔方面的技能、知识和态度。尽管文化包容性被认为是一个重要的起点，但是它本身可能在少数性别族群的评估和管理上产生偏见
健康方的文化谦卑的态度	学习相应文化知识以形成非批判性思维，即意识到自己的经历或身份可能不会投射到他人的经历或身份上。需要认识到社会、文化及历史背景都会对个人产生影响。从社会角度出发，注重个人的尊严和自主权利，无论种族、性别、性取向或者性别身份和社会经济背景如何，都向所有人提供高质量的医疗服务

DSM-3.《精神障碍诊断与统计手册（第 3 版）》

的保健医生或者对他们所工作的场所透露他们的性取向，这种现象在老年非白人男性中更为严重。即使他们暴露身份的比例更少，但是他们需要面对少数族裔和少数性取向的双重歧视。

选择隐瞒性取向会引起健康问题，这会加剧恐同和厌同不良精神情绪。研究表明，歧视和耻辱感与较低的生活满意度、自我贬低、抑郁、自杀、药物滥用等不健康的危险行为密切相关。隐瞒性取向和性别身份也可能导致治疗的延迟或者错误，并可能阻碍患者与医务人之间的信任关系。

（三）医患沟通

医务人员应该给同性恋的老年人提供更专业的医疗服务，建立一个对 LGBT 老年患者来说舒适的治疗环境。因为性取向和性别身份可能会隐藏重要的疾病信息，因此，医务人员需要创造一个安全的

环境让个人可以选择是否公开他们的身份信息。使用开放性语言并拒绝标签化，对于 LGBT 老年人格外重要，他们的生活经历会使得他们对于 LGBT 标签格外抵触。特别是婴儿潮出生的一代人，他们不相信会得到尊重的医疗服务，这会导致他们不愿意寻求医疗帮助。老年 LGBT 长者服务和宣传交流中心（http://www.lgbtagingcenter.org）和同性恋医疗协助网站（http://www.glma.org）可以为医疗人员提供有益的信息，各个医疗组织可能也有自己的信息列表可供选择。表 73-2 列举了针对性取向问题的开放性语言。表 73-3 列出了创造友好环境的有利因素。

三、老年 LGBT 人群的健康问题

尽管关于老年同性恋人群的健康保健和医疗问题的研究是非常有限，但可以明确的是，这些群体中的确有很多身心的健康问题值得关注（表 73-4）。

表 73-2	创造友好环境的有利因素

- 办公室内有可见的对 LGBT 人群友好的标志、标语和传单
- 确保隐私和保密性
- 使用包容性内容的表格，并鼓励所有的员工和表格的提供者使用包容性的语言
- 对待老年人（包括他们作为父母或者祖父母时），避免采取默认为异性恋或者有明显性别指向的立场
- 使用患者要求的姓名或者代号
- 拥有跨性别者和非性别者可以使用的卫生间

表 73-3	举例说明包容性和开放性语言

- 你喜欢怎么被称呼？你喜欢用的名字是什么
- 你喜欢用什么代名词
- 哪些是你生命中重要的人
- 你与谁一起在家
- 你怎么称呼你爱的人
- 你的感情状况如何（如单身、有伴侣、结婚、开放式婚姻）
- 你的性伴侣是哪些人
- 针对性传播 / 性传染疾病，你是否采取了保护措施
- 针对人类免疫缺陷病毒或其他的性传播 / 性传染疾病，你是否接受过相应的检测
- 你对自己的性取向是否感到满意
- 你是否介意我在表格里记录下这些信息

表 73-4	针对老年 LGBT 人群的特殊卫生保健问题的概述	
男同性恋和双性恋男性	女同性恋和双性恋女性	变性人
HIV/AID	预防 / 筛查	HIV/AID
性传播疾病 / 性健康	性传播疾病 / 性健康	性传播疾病 / 性健康
肛乳头瘤 / 肛门癌	乳腺癌 / 妇科肿瘤	预防性照护 / 健康照护途径
药物滥用	药物滥用	药物滥用
心血管疾病	心血管疾病	激素治疗
精神健康	精神健康	精神健康
社会心理问题	社会心理问题	社会心理问题

此外，已有研究证实，如果老年 LGBT 人群如果可以免受长期的歧视，身份可以保密，并寻求特定的医疗保健服务，他们可拥有一个满意的老年。

（一）老年男性同性恋和双性恋男性的健康问题

1. 性健康

老年男性同性恋和双性恋男性应该掌握性健康（性功能、性生活和安全的性方法）等方面的知识，这样才能降低他们被感染性传播疾病的风险。事实上，有 48% 的老年 LGBT 人群不常规使用避孕套，有 9% 甚至从来没使用过。针对目前那些与男性有着性生活的老年男性，应把定期筛查人类免疫缺陷病毒、淋球菌、衣原体和梅毒作为健康管理的一部分，同时也应接种甲型肝炎和乙型肝炎疫苗，而对于 HPV 疫苗接种目前只推荐 26 岁以下的人群。

2. 心血管健康

年轻的男同性恋或是男双性恋者吸烟的情况比较常见。年老的男同性恋和其他异性恋者有着相似的吸烟率，那么吸烟同样将作为一个心血管疾病的危险因素，包括脑卒中和心脏病发作。因此，仍需要推荐老年男同性恋或双性恋男性进行戒烟治疗。

3. 癌症

在男同性恋和双性恋男性中有几种癌症较为常见，包括由 HPV 感染所致的肛门癌；由吸烟所导致的肺癌；结肠癌，或许是由于筛查次数减少所致；肝癌，与乙型肝炎病毒及丙型肝炎病毒感染增加相关。针对前列腺癌、肛门癌和结肠癌的治疗可能会对患者产生不同的心理社会作用，而这些作用将会可能影响男男之间的性行为，因此在对男同性恋和双性恋男性进行治疗前应充分告知这部分影响，并纳入最终的医疗决策中。

肛门巴氏细胞学涂片筛查是一项有效的技术，其敏感性与特异性可与宫颈细胞学筛查技术相媲美。实际上与 30 岁获得性免疫缺陷综合征男患者或与 45 岁的人类免疫缺陷病毒携带男性发生性关系的男性，其肛门癌的发病率是差不多的。尽管 USPSTF 没有提供指南，但是较小的州立机构和组织（如纽约州卫生部获得性免疫缺陷综合征机构）提供了一些指南。他们推荐在 HIV 阳性感染人群 [包括和男性有性行为的男性，有肛门生殖器尖锐湿疣病史的患者，子

宫颈和（或）外阴有异常的组织学表现的女性〕每年进行一次肛门巴氏涂片检查。HPV 相关的癌症的发病率目前尚未有定论，考虑到年轻一代 HPV 疫苗接种率显著增高，因此关于宫颈癌与肛门癌的筛查指南很可能将会发生变化。

（二）老年女同性恋和双性恋患者的健康问题

有充分证据表明，相较于异性恋中的女性，女同性恋获得的医疗预防保健服务较少，进入医疗保障体系的时机也较晚。这种健康差异大多都与对同性关系的否认和雇主为基础的保险有关，缺乏对这种同性关系的文化支持也是重要因素。

1. 性健康

我们应经常讨论性健康（性功能、性生活和安全的性方法）方面的知识（见第 11 章）。已有研究表明，女性性少数群体特别是女同性恋，经常低估自己感染或者传播 HPV 等性传播疾病的风险。临床医生在工作中应避免把老年患者默认为异性恋，使用非异性恋的术语和包容性的语言格外重要。有研究表明，在女同性恋中可以见到现在或者过去和男女两性都有性活动的现象。

2. 心血管健康

多项包括含有全国范围数据的研究都提示女同性恋和双性恋中的女性通常都有中度心理压力，健康状况较差或者处于平均水平，有着较高的体重指数，并且有着较为严重的吸烟史和酗酒史。在美国，心血管疾病是女性死亡的最主要原因，因此我们应将重点放在鉴别那些可改变的危险因素，如吸烟和肥胖等。

3. 癌症

女同性恋和双性恋者的癌症风险大多数是与筛查的方式和生活习惯相关。与异性恋者相比，女同性恋者的宫颈脱落细胞学涂片筛查（43%～71% vs. 73%）和乳腺钼靶检查的比例更少。不幸的是，尽管针对少数群体中的女性缺乏全国性范围的调查，来自加州的流行病学研究表明，未婚、酗酒、吸烟和肥胖等可能导致乳腺癌的风险增高，而宫颈癌的风险增高因素包括与男性发生性关系、吸烟和肥胖。由于吸烟率的增加，女同性恋和与其他人一样，都建议定期进行肺癌的筛查。

像其他女性一样，老年女同性恋和双性恋女性也应定期运动，注意防止伴侣的暴力活动，特别是一些因为无法正常就医或因去医疗机构就诊感到羞耻而容易忽略的老年综合征更应得到注意。

（三）跨性别老年人的健康问题

研究表明，跨性别老年人是 LGBT 群体中最受歧视的一类，他们承受着来 LGBT 群体内外的双重歧视，这样导致了他们获得了更少的医疗资源，而吸烟、酗酒及药物滥用的人数更多，抑郁和暴力行为发生率更高。

1. 跨性别医疗

关于变性的跨性别医疗决策和性激素使用方案是非常个体化的。一般包括 4 步，首先由心理健康方向的专业人员进行诊断，包括心理治疗和心理咨询，其次是对于想要转化的性别角色进行生活方式的想象，然后是性激素和药物治疗，最后是手术治疗。研究表明，超过 70% 的跨性别者的年龄超过 54 岁，这是由于很多人为了等待一些生命中的重大事情，如离婚、孩子的成长和因歧视而导致的退休等而选择推迟他们变性的时间。

2. 性健康

老年跨性别者通常有较高的人类免疫缺陷病毒和肝炎病毒感染率，这是由于他们缺乏获得预防性保健医疗的机会，并害怕因此而受到歧视。

3. 心血管健康

对于跨性别人群，心脏疾病同样是一个严重的问题，这些人往往有较高的危险因素，如吸烟、性激素长期使用（特别是雌激素）和肥胖等，因此解决这些危险因素显得尤为重要。

4. 癌症

预防指南和健康筛查应基于这个人出生时的性别，并且这些信息应记录于其电子健康记录（"器官清单"）。举例来说，如果是女性转男性的跨性别者应进行乳腺癌和功能失调性子宫出血的筛查，而男性转女性的跨性别者则应该进行骨质疏松和前列腺方面的筛查。

5. 性激素的使用

评估激素治疗的目标、风险和收益十分重要，其他并发症（如冠心病、高血压、深静脉血栓）、社会和经济问题、激素药物是通过医疗系统还是从黑市获得也将影响医疗决策。

女性向男性转化主要涉及睾酮的使用。睾酮可影响心血管系统，导致深静脉血栓形成风险增高，红细胞比容（hematocrit，HCT）升高及高血压。睾酮使用的绝对禁忌证包括不稳定的冠心病和HCT超过55%的红细胞增多症，使用期间需重点监测乳腺癌、骨质疏松、情绪的变化、性欲的改变。对于年龄超过60岁及使用睾酮5～10年的患者建议定期进行骨密度筛查。

男性向女性转化则主要涉及雌激素的使用，其中绝对禁忌证包括深静脉血栓，曾罹患雌激素敏感性的肿瘤和终末期肝脏疾病，而吸烟和肥胖则会导致这些危险因素的风险进一步增加。推荐使用非口服，特别是经皮肤吸收的方式行雌激素治疗，但口服与经皮的给雌激素方式对于心血管疾病的影响尚有争议。

需要特别指出的是，男性向女性转化的患者应定期进行阴道扩张或插入式性交，新阴道的解剖尺寸可能会影响性交的质量。同时，由于尿道缩短、膀胱功能失调和膀胱自身位置的改变，也增加了尿路感染的风险。由膀胱功能失调导致的尿失禁也是常见的现象。

6. 抗雄性激素治疗

尽管螺内酯和促性腺激素激动药可以导致骨质疏松的风险增高，但它们可减少雌激素的使用量，所以仍是男性向女性转化者的可选药物之一。

加州大学旧金山分校变性人健康中心提供了一个初级保健方案，内容包含常规的预防和筛查方案。例如，它推荐年龄超过50岁，并且有使用雌激素和黄体酮超过5年，有癌症相关的家族史，并且BMI超过35的变性女（即男性向女性转化的变性人）定期进行乳腺X线检查。对于年龄超过50岁的跨性别男性，则推荐每1～3年进行一次盆腔检查。

（四）精神健康问题

心理健康和身体状况存在一定的关系，对于医疗条件较差的社区来说，居民更容易患有精神疾病问题，特别是抑郁和焦虑。所有的LGBT人群都曾经历过这样一个阶段：要决定是否、何时及怎样向周围的人表明他们的性别身份和（或）性取向。对于那些尚未"出柜"的老年LGBT人群来说，他们的生命承载着巨大的压力，他们失去了自尊，生活也变得空虚。面对羞耻感、边缘化及身份认同问题都导致了较高的抑郁、自杀、危险性行为和药物滥用率。此外，是否决定"出柜"也受社会环境的影响，如搬到有辅助人员的机构（如养老院）或者孩子的家里会影响他们是否"出柜"。

研究表明，老年LGBT人群抑郁症的发病率达到31%，这比美国CDC的预估数据要高出2倍。跨性别者的抑郁发生率高达48%，这与性别焦虑（即由于表达的性别和出生性别的不一致而导致的情绪压力）、受伤和歧视的过往经历相关。因此，对于自杀倾向的评估显得尤为重要。研究表明，他们中有40%考虑过自杀，而他们自杀的原因其中有部分（39%）是因为性取向。

提供医疗帮助的人员应该警惕他们有酒精或者其他药物滥用的风险，LGBT人群的羞耻感、少数性别族群的身份、社会支持的缺乏、恐惧同性恋的内在心理、酒吧在LGBT人群社交活动中的重要地位是他们药物滥用高风险的重要原因。例如，有调查研究表明，中度酗酒现象在LGBT人群比较普遍，约有14.5%的LGBT人群每年至少有一次的饮酒量是超过5杯及以上，而这个数据在其他人群中仅为6.7%。

四、老年人的获得性免疫缺陷综合征问题

（一）人口统计资料

尽管在关于人类免疫缺陷病毒的部分已在第55章讨论过，但仍值得指出的是，老年人与HIV病毒共存的情况正逐年增多。在美国，男同性恋和双性恋中的男性是最容易感染人类免疫缺陷病毒的群体，在2016年，约有67%的新发获得性免疫缺陷综合征属于这种情况。近年来，年龄超过55岁的老年男同性恋中HIV的感染率趋于稳定，约占男同性恋确诊病例的6.5%。感染人类免疫缺陷病毒或罹患获得性免疫缺陷综合征的少数族裔死亡率更高：比普通西班牙裔老年死亡率高5倍，比非洲裔老年人的死亡率高12倍。同时，人类免疫缺陷病毒阳性感染者也是LGBT人群中经济风险最大的个体。

（二）预防

自 2012 年以来，FDA 针对人类免疫缺陷病毒批准了暴露前预防用药，这被视为一种有效的预防获得性免疫缺陷综合征的措施。对于熟悉 PrEP 药物的男同性恋和双性恋男性，他们的态度一般比较积极。但是，那些经过获得性免疫缺陷综合征流行高峰期的老年男性和那些目前还非常年轻的男同性恋和双性恋男性，他们对于 PrEP 不太熟悉。

（三）抗 HIV 病毒的治疗效果

获得性免疫缺陷综合征与"早衰"现象密切相关，包括早期出现的衰弱表现。尽管老年人对于抗反转录病毒治疗（antiretroviral therapy，ART）的依从性比较高，但较低的病毒载量并不一定意味着能启动较高的 CD4 应答，这与老年人整体免疫能力较差相关。使用 ART 治疗往往意味着虚弱，它可以导致部分 HIV 阳性感染者一些非人类免疫缺陷病毒相关的发病率和死亡的增高。一方面 ART 治疗更好地控制了人类免疫缺陷病毒和这种慢性病的流行，但是另一方面 ART 治疗本身也存在不良反应，包括对代谢（冠心病、糖尿病、骨质疏松）、肾脏、肝脏及中枢神经系统的毒性。对已经存在冠心病高风险的 LGBT 人群，或许是由较高的吸烟率，ART 治疗可能会导致心血管不良事件的增加。

（四）肛门癌

无论是何种性行为，HIV 阳性感染者的肛门癌发病率均较高。然而，在特定的 LGBT 群体中，这一发病率又会变得特别高。每 10 万人类免疫缺陷病毒阳性的异性恋女性有 18.6 人罹患肛门癌，而每 10 万与男性发生过关系的男性人类免疫缺陷病毒阳性者有 89.0 人将发展成为肛门癌。其他部分将会针对筛查肛门癌进一步展开讨论。

五、生物心理社会方面的护理

（一）社会支持和家庭结构

首先对"家庭"的定义应扩大，家庭成员应为长期保持情感关系的人，而不是仅为法律或血缘上的亲属。考虑到社会对于 LGBT 人群排斥的现实情况，对于老年 LGBT 的政策支持要有别于一般老年人群。

大部分的老年人倾向于向自己的配偶或者成年子女等来寻求帮助，用以满足他们的社会心理和护理的需求，但是老年 LGBT 人群往往脱离社会，更多依赖于信息网络来满足他们的社交需求。已有研究表明，社交网络在提高他们的适应力和生活质量方面的重要性。

他们脱离社会的原因有以下几点：老年 LGBT 人群较少可能拥有伴侣，也较少能拥有子女，他们习惯于单独生活。同时，缺乏社会的认同也导致他们与原先的亲属疏远，如前配偶或成年子女。研究表明，有 40% 的孩子不会和他们经历过变性的父母交流。此外，还有一批老年 LGBT 群体他们的伴侣/朋友死于获得性免疫缺陷综合征。

出于这些原因，老年 LGBT 人群（部分研究表明这部分比例高达 65%～70%）更倾向于选择由朋友组成的非正式"选择家庭"。由于这些情况，临床医师记录同性恋患者代理决策者是非常重要的，这个代理者可以不是患者的法定近亲属。对于罹患痴呆的患者来说，代理人显得更为重要。截至 2018 年，据阿尔茨海默病协会和国家老年研究所统计，全美有超过 20 万 LGBT 人群患有阿尔茨海默病。近亲代理与家庭其他成员的意见有冲突时存在一定法律风险，特别是家庭成员不支持当事人的选择与意志。

虐待 LGBT 老年人的群体可大致分为三类，第一类为同样身为 LGBT 的人；第二类为恐同性恋、双性恋和（或）跨性别者；第三类为与其老年和 LGBT 身份有交集的人。总的来说，关于 LGBT 老年人虐待的文献很有限，但是小样本量的流行病学调查显示，至少 25% 的 LGBT 曾听说过他人曾遭遇过虐待（包括性、经济、身体或感情上被虐待及被照护者忽视）。

需要强调的是，LGBT 社区中适应能力较强的人员，发现和大力发展那些能舒缓 LGBT 老年人抑郁并提高适应能力的因素十分重要，包括社会支持、社区规模、更积极的宗教和精神生活、更积极的生活态度和开放的性别观念。其他诸如行动能力、身体活动能力、自力更生和社会支持应被纳入对所有老年人都适用的保护因素。

（二）住房和长期护理

在房产领域，反歧视法律没有涉及性别和性取向的状态。未婚伴侣或那些家庭中的伴侣也许没有像正常婚姻关系中的配偶那样享有遗产继承权利。在这种情况下，为确保健在伴侣的住房权利，明文的遗嘱是非常关键的。

入住长期照护机构对于他们来说是非常脆弱的时刻。对于 32% 的男同性恋和 26% 的女同性恋来说，对衰老最大的担忧是受到歧视。在长期照护机构中的确存在令人担心的歧视现象，而这种歧视不仅来自工作人员，还来自于其他的入住者。因此，重要的是当 LGBT 搬到养老机构的时候，不能强迫他们公开他们的身份或重要关系。在长期照护机构中，未婚居住者通常会被匹配至其他同性别其他居住者的房间，机构无权干涉他们选择是否共享房间。目前没有联邦法律规定如何安置跨性别者和不认同自身性别的个体，特别是那些行动不方便，需要依赖与自己性别不一致的护理人员的 LGBT 老年人，使用性别包容性厕所的权利可能被限制，包括纽约州和加州等部分州正通过立法方式来保护 LGBT 个体在长期照护机构中的权益。

现已有多个模型用于解决 LGBT 老年人在长期住房及长期照护方面的包容性问题。有专门为 LGBT 老年人设计的住房，如洛杉矶 LGBT 中心的三角广场就是美国最大的专为 LGBT 老年人设计的经济适用房。在一般的长期照护中心内是没有所谓 "LGBT" 特别选项，有一种模式是利用当地的 LGBT "社区顾问" 和长期照护机构的工作人员合作，弥补他们在知识上的差距，改变个人眼界和信仰，以此提高他们照顾 LGBT 个体时的文化包容力。有一些组织会在 LGBT 社区提供拓展服务和训练，如芬威健康组织的 LGBT 老年项目。这个项目通过和人权运动组织和 LGBT 老年人服务与照护机构合作，为长期照护机构制订一个标准。此外，各种卫生保健机构，包括疗养院，针对 LGBT 文化包容性开设了关于 LGBT 老年人健康教育课程（Health Education About LGBT Elders，HEALE）。最后，如何兼顾 LGBT 老年人的适应力成为下一个值得研究方向。

（三）影响同性恋老年人的政策问题

在 21 世纪初社会对 LGBT 人群的态度开始转变。在 2003 年，最后 14 个州中将男同性性行为定义为犯罪的法律被美国最高法院推翻（Lawrence 诉得克萨斯州案）。美国社会对于同性婚姻态度的巨大转变始于美国最高法院的两个里程碑似的判决，一个是 2013 年的美国诉 Windsor 案，另一个则是 2015 年 Obergefell 诉 Hodges 案，使得同性婚姻在美国各地合法化。但是这些事件也并未完全改变那些造成不公平的法律条文。联邦医疗保险直到 2015 年才开始覆盖同性婚姻伴侣。一些政府项目如社会保险对 LGBT 老年人的财务也会产生重要影响。在美国，约 85% 的与生活设施相关的非营利机构都与宗教相关，部分保护宗教自由的州可能会营造一个对 LGBT 人群不友好、不欢迎的环境。

截至目前，美国尚有 12 个州并未完全禁止基于性取向和性别身份的就业歧视。2019 年美国众议院就平等法案举行了听证会，该联邦立法明确禁止了在就业、住房、公共设施、陪审员服务等环境中对于性别、性别身份和性取向的歧视。该法案已获得众议院批准，现正在参议院进行讨论。在其他全球政治机构中用于保护性取向和性别身份免受歧视的法律和立法大多是不存在的或是多变的。

美国医师协会、美国医学会、美国老年病协会和其他专业组织都支持通过电子健康记录系统收集性取向和性别身份的信息，并开展相应研究以了解 LGBT 人群的人口统计学特点，用以寻找造成 LGBT 人群健康差异的潜在原因，以及减少这些差异的最佳方法。

（四）高级护理方案、姑息医疗和临终关怀

那些造成 LGBT 人群的医疗保健方面存在差异的因素也同样影响了他们在严重疾病及疾病终末期的状态。目前医疗机构规定，当发现有患者每次就诊都害怕受到歧视或者因为疾病而非常脆弱敏感，医疗机构人员有责任询问其是否为少数性别者。但这可能会导致因向家人公开身份而产生恐惧感、胡思乱想、倍感压力、更多混乱的感觉，并且各方面（特别是来自牧师）的照护有所延迟。此外，悲伤的权利被剥夺也是一个严重的问题，在严重疾病或者生命终末期的时候，他 / 她的伴侣的身份可能不被家庭、法律系统和医疗系统所认可。

最近，由 60 名专家成员包括了姑息医疗、肿瘤、公共卫生领域的专家和 LGBT 的癌症患者和幸存者，

组成了一个协会并提出以下建议。

1. 对所有患者在初次接诊时收集他们性取向和性别身份数据（sexual orientation and gender identity，SOGI），并为是否对他人公开 SOGI 拟定个人化方案。

2. 原生家庭的知晓并不是必需的，应与每个患者讨论，根据他们的想法来决定。

3. 应当承认当前对于跨性别者的姑息治疗和临终关怀治疗是缺乏相应的医疗指南和标准。应提前和患者讨论他们想如何被安葬，以及何时停止性激素治疗，医生需要权衡其中的利弊（如考虑深静脉血栓的风险和性激素相关的肿瘤等）。

4. 要重视部分老年 LGBT 患者心理疾病的发生风险较高，也存在一些独特的社会心理障碍。在诊治的阶段，对他们除了对疼痛和症状的治疗外，还需要考虑社会心理压力、自杀风险、财务状况，以及他们和原生家庭的后期成立的家庭之间的关系。

5. 初次接诊患者的时候需要和他们讨论并签署代理的相关文件，包括医疗代理的文书，确定对所抚养儿童的监护权利，丧葬相关表格和医院探视权等。

对于是否让家庭成员介入是他们的合法权益。随着国家、各个州 / 地方的法律法规不断完善，讨论的内容也随之而更新。

6. 为了确保 LGBT 老年人的愿望在医疗过程中得到尊重，他们可以选择和指定的家庭成员提前记录进一步的医疗规划。这包含了一份预先的授权协议，以便在法律层面保障决策人的选择（"健康代理人"或者"健康保健持久授意书"），而另一份则是维持生命治疗的指令，授权人可以通过该指令来执行相应临终关怀护理的具体内容。这两份文件都可以确保 LGBT 家庭的选择可以得到尊重和认可。更多信息请见第 21 章。

六、结论

美国有数百万的 LGBT 老年人，随着婴儿潮这一代人的老去，这一人口还将继续增加。教育、知识、意识和技能的培养对于提高 LGBT 老年人的精神生活质量至关重要。

健康生活促进模型（图 73-1）展示了 LGBT 社

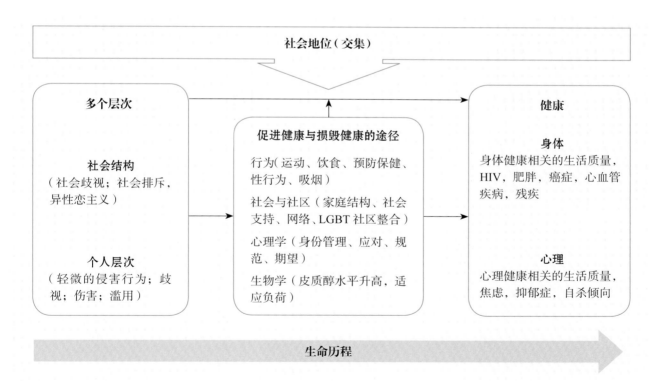

▲ 图 73-1　卫生公平促进模型

经许可转载，引自 Fredriksen-Goldsen KI, Simoni JM, Kim HJ, et al. The health equity promotion model: Reconceptualization of lesbian, gay, bisexual, and transgender (LGBT) health disparities, *Am J Orthopsychiatry* 2014 Nov;84(6):653-663.

区内部的异质性和交叉性，LGBT 社区的结构和环境将对健康及行为、社交、心理和生理功能等产生重要的影响。人们必须了解 LGBT 老年人生活的历史背景，以及在这些历史背景对于不同人的健康状况（包括医疗、心理和社交方面）产生的影响。通过真诚的交流，采用积极包容的沟通方式，记录下他们的性取向和身份性别，我们可以支持他们，并为这一多元、敏感且适应性强人群提供相应的预防及治疗服务。其他关于如何照顾老年 LGBT 患者（包括护理、住房、宣传等内容）的信息资源，详见表73-5。

致谢：感谢第 2 版著者 Mark Simone 博士和 Manuel Eskilden 博士对当前版本的贡献。

表 73-5　关于 LGBT 人群健康与衰老的资讯网站

名　称	网　址
LGBT 衰老国家资源中心	http://www.lgbtagingcenter.org/
老年同性恋、双性恋及变性人服务协会（SAGE）	http://www.sageusa.org
美国老年协会（ASA）：LGBT 衰老事务组（LAIN）	http://www.asaing.org/lain
国家 LGBT 健康教育中心：芬威研究中心	http://www.lgbthealtheducation.org/
全球变性人健康联盟（WPATH）	http://www.wpath.org/publications/soc
美国获得性免疫缺陷综合征医疗研究中心	http://aahivm.org/hiv-and-aging/

All 网站于 2020 年 4 月 26 月访问

参考文献

American Geriatrics Society Ethics Committee. American Geriatrics Society care of lesbian, gay, bisexual, and transgender older adults position statement: American Geriatrics Society Ethics Committee. *J Am Geriatr Soc*. 2015;63(3):423–426.

Baptiste-Roberts K, Oranuba E, Werts N, Edwards LV. Addressing health care disparities among sexual minorities. *Obstet Gynecol Clin North Am*. 2017;44(1):71–80.

Braun H, Nash R, Tangpricha V, Brockman J, Ward K, Goodman M. Cancer in transgender people: evidence and methodological considerations. *Epidemiol Rev*. 2018;39(1):93–107.

Center of Excellence for Transgender Health UCSF. https:// prevention.ucsf.edu/transhealth. Accessed April 26, 2020.

Colón-López V, Shiels MS, Machin M, et al. Anal cancer risk among people with HIV infection in the United States. *J Clin Oncol*. 2018;36(1):68–75.

Croghan CF, Moone RP, Olson AM. Factors that signal a welcoming service environment to LGBT baby boomer and older adults. *J Gerontol Social Work*. 2015;58(6):637–651.

Daniel H, Butkus R; Health and Public Policy Committee of American College of Physicians. Lesbian, gay, bisexual, and transgender health disparities: executive summary of a policy position paper from the American College of Physicians. *Ann Intern Med*. 2015;163(2):135–137.

Gates GJ. Social, economic, and health disparities among LGBT older adults. https://escholarship.org/uc/item/0kr784fx. Published 2014. Accessed April 26, 2019.

Gooren LJ, T'Sjoen G. Endocrine treatment of aging transgender people. *Rev Endocr Metab Disord*. 2018;19(3):253–262.

Griggs J, Maingi S, Rowland JH. American Society of Clinical Oncology position statement: strategies for reducing cancer health disparities among sexual and gender minority populations. *J Clin Oncol*. 2017;35(19):2203–2208.

Hafford-Letchfield T, Simpson P, Willis PB, Almack K. Developing inclusive residential care for older lesbian, gay, bisexual and trans (LGBT) people: an evaluation of the Care Home Challenge action research project. *Health & Social Care in the Community*. 2017;26(2):12521.

Hammack PL, Meyer IH, Krueger EA, Lightfoot M, Frost DM. HIV testing and pre-exposure prophylaxis (PrEP) use, familiarity, and attitudes among gay and bisexual men in the United States: a national probability sample of three birth cohorts. *Plos One*. 2018;13(9):0202806.

Hardacker CT, Rubinstein B, Hotton A, Houlberg M. Adding silver to the rainbow: the development of the nurses Health Education About LGBT Elders (HEALE) cultural competency curriculum. *J Nurs Manage*. 2013;22(2):257–266.

Hoy-Ellis CP, Fredriksen-Goldsen KI. Lesbian, gay, & bisexual older adults: linking internal minority stressors, chronic health conditions, and depression. *Aging Ment Health*. 2016;20(11):1119–1130.

Kim HJ, Jen S, Fredriksen-Goldsen KI. Race/ethnicity and health-related quality of life among LGBT older adults. *Gerontologis*t. 2017;57(suppl 1):S30–S39.

Leeds IL, Fang SH. Anal cancer and intraepithelial neoplasia screening: a review. *World J Gastrointest Surg*. 2016;8:41–51.

Mahan RJ, Bailey TA, Bibb TJ, Fenney M, Williams T. Drug therapy for gender transitions and health screenings in transgender older adults. *J Am Geriatr Soc*. 2016;64(12):2554–2559

Maingi S, Bagabag AE, O'Mahony S. Current best practices for sexual and gender minorities in hospice and palliative care settings. *J Pain Symptom Manage*. 2018;55(5):1420–1427.

Nurses HEALE. www.nursesheale.org. Accessed April 26, 2020.

Westwood S. Abuse and older lesbian, gay bisexual, and trans (LGBT) people: a commentary and research agenda. *J Elder Abuse Neglect*. 2019;31:97–114.

World Professional Association for Transgender Health. Standards of care version 7 https://www.wpath.org/publications/soc. Accessed April 2019.

Yarns BC, Abrams JM, Meeks TW, Sewell DD. The mental health of older LGBT adults. *Curr Psychiatry Rep*. 2016;18(6):60.

第 74 章　健康素养有限老年人的优化照护
Optimizing Care of Older Adults with Limited Health Literacy

Leah B. Rorvig　Anna H. Chodos　Rebecca L. Sudore　著

严金华　译　　殷铁军　校

一、一般原则

健康素养的定义为个人有能力获得、处理和理解基本卫生信息和服务以做出适当卫生决定能力的程度。健康素养的构建是一个复杂的过程。有限的健康素养（limited health literacy，LHL）被认为发生在等于或低于八年级的阅读水平。然而，健康素养不仅包括阅读和写作技能，还包括听力和交流技能，以及计算或数字技能，这些都是计算药片或胰岛素的必要技能。语言障碍也是造成 LHL 的原因之一，在美国非本地出生的、英语水平有限的老年人数量正在增加（见第 78 章）。健康素养也受到健康照护环境的影响，管理自身复杂疾病的过程和照护花费对患者而言都是沉重负担。

近一半的美国成年人有 LHL，高达 90% 的人难以获得常规的健康信息。LHL 在老年人群中的患病率更高，在老年人群中的患病率高达 60%。虽然美国成年人的平均阅读水平是八年级，但 65 岁以上的成年人的平均阅读水平是五年级。患有 LHL 的老年人已经被证明在权衡复杂治疗方案的利弊，阅读、填写医疗表格方面有重大困难。然而，大多数医疗照护材料的写作水平都达到或超过了大学阅读水平。LHL 还导致老年人更差的临床结局，包括较差的功能状态、在获得健康照护服务和接受预防性服务方面存在差异，更差的慢性病管理，增加再住院率，死亡率增加 2 倍。普遍应用本章中所介绍的清晰的健康沟通技术，临床医生可以确保所有患者、特别是老年 LHL 患者医疗决策告知和患者安全。

二、老年人独特的健康素养考虑

在所有年龄组中，LHL 在社会经济地位较低、教育程度有限、非白人种族和英语水平有限的人群中更常见。然而许多独特的、患者相关的因素在老年人群中促成 LHL（图 74-1），包括听力、视力和认知受损的高患病率，以及慢性疾病和多重用药的高负担。护理人员的 LHL 也可能影响患者的医疗照护和安全。

（一）听力和视力障碍

听力障碍是 LHL 的一个重要因素，在老年人中很常见，据估计在 70 岁以上老年人中高达 66%。临床医生和患者经常错过听力障碍的诊断。最新的听力评估和获得助听器是第一步。对于使用助听器矫正听力不足或因费用原因无法使用助听器的患者，可以使用小型便携式扩音器（如 Pocket Talkers），甚至可以戴在助听器外面。便携式扩音器属于日益增长的辅助设备类别称为个人扩音产品，它可以在门诊、住院病房和家庭中使用，以确保患者理解医疗信息。与助听器相比，个人扩音产品价格实惠，可以在柜台购买，在使用听力相关设备时只需接受最低限度的培训即可使用。电话扩音器通常通过国家支持的项目获得（表 74-1），还可以提高对通过电话传递的医疗信息的理解。要了解更多信息，请参见第 8 章。

随着增龄，黄斑变性、白内障和青光眼的发病率升高，视力障碍发生率增加，导致老年 LHL。最新的视力评估、使用数字或手动放大镜和适当的矫正镜片，以及针对眼科相关疾病使用处方医疗器械，可以帮助减轻妨碍充分普及健康知识的视觉障碍。社区为基础的机构提供盲人和低视力者技能培训，可以帮助视力下降的老年人保持生活独立和生活质量（表 74-1）。更多信息请参考第 7 章。

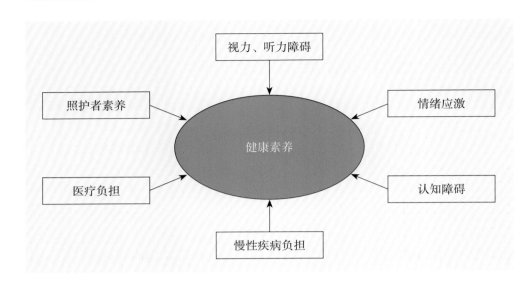

◀ 图 74-1　老年人独特的健康素养考虑

表 74-1　卫生知识资源

信息网站和一般资源

- CDC 卫生知识资源：http://www.cdc.gov/healthliteracy/
- 卫生和人力资源部，疾病预防和健康促进办公室卫生知识资源：https://health.gov/our-work/health-literacy

训练和自我评估工具

- 哈佛公共卫生学院、扫盲资源和提供者 / 诊所评估工具：http://www.hsph.harvard.edu/healthliteracy/
- 卫生资源和服务管理局（HRSA）为健康服务提供者提供的健康素养培训课程：https://www.hrsa.gov/about/organization/bureaus/ohe/health-literacy/index.html

适合读写的书面材料

- CDC 健康素养指南：http://www.cdc.gov/healthliteracy/
- CDC 为专业卫生人员提供的健康素养训练课程：https://www.cdc.gov/healthliteracy/gettraining.html
- 亚利桑那州健康素养联盟：https://azhealthliteracy.org/
- 为您的健康做好准备，低文化层次者的高阶医疗保健指南：https://prepareforyourcare.org/welcome
- 通俗易懂的行动和信息网络，定制材料的通俗易懂健康素养信息示例：http://www.plainlanguage.gov/populartopics/health_literacy/index.cfm

听力障碍资源

- 电信设备分销计划协会：http://www.tedpa.org/
- 国家老龄化研究所：老年人听力损失：https://www.nia.nih.gov/health/hearing-loss-common-problem-older-adults

视力障碍资源

- 美国盲人或视力障碍者服务目录基金会：http://www.afb.org/directory.aspx
- 美国盲人印刷厂：VisionAware 让视力丧失者独立生活：https://www.visionaware.org/info/for-seniors/1

网站于 2020 年 4 月 26 日访问

（二）认知障碍

认知障碍在老年人 LHL 中起重要作用。21% 的老年人有轻度认知障碍，接近 9% 的 65 岁以上的美国成年人患有痴呆。据估计，到 2050 年，美国将有

1380 万成年人患有阿尔茨海默病。

LHL 与认知障碍高度相关，因此，筛查认知障碍是至关重要的。3 项 Mini-Cog 是一种快速筛查测试（对认知障碍敏感度 79%，特异性 90%），而

MoCA 是一种更全面的评估，可以在早期阶段检测到认知障碍（对轻度认知障碍敏感度 90%，特异性 87%）。在排除可逆性原因后，早期发现认知障碍可使临床医生最大限度地采取降低血管风险的措施，如增加锻炼和优化血压管理。认知障碍的诊断还表明，需要确定能够帮助患者解读医疗信息的护理人员，并应作为解决提前护理计划的动力。关于认知障碍的更多信息，请参阅第 9 章。

（三）多病共存和多重用药

许多老年人患有多种慢性疾病，导致大量医疗信息负担，大量的药物和疾病管理任务，往往需要许多医生和专家。多病共存的状态或经历，如先前的脑卒中、慢性疼痛、手术或紧急住院，也损害认知，影响患者对出院建议的理解能力，并对患者管理其自身医疗状态的能力产生负面影响。

多重用药在 LHL 中也扮演着重要的角色，特别是精神类药物，如抗抑郁药和止痛药。此外，LHL 患者在阅读和理解药物标签上有困难，并且经常因为理解不良而不依从。随着药物负担的增加和新近住院，不依从的风险增加。

（四）疾病带来的情绪压力

与严重疾病相关的情绪压力也会影响 LHL。例如，老年人更有可能丧偶，新进诊断癌症，忍受新的失能或慢性疼痛，并在住院或养老机构经历新的环境状态。压力与记忆受损、服药依从性差、不恰当的自我疾病管理有关。重要的是要询问患者如何应对新诊断和累积失能，筛选抑郁和焦虑。如果需要，咨询和（或）药物治疗可以改善健康信息处理能力。

（五）护理人员和 LHL

有偿和无偿护理人员往往是老年人医疗照护的重要组成部分。护理人员可能负责与健康相关的任务，如药物管理，并代表患者获得临床医生的医疗指导。然而，多达 53% 的照护者本身可能有 LHL。两项关于照护者的研究发现，照护者健康素养较低与患者健康状况较差之间存在关联，包括住院次数和住院时间的增加。如果不是患者，也应该确定负责关键健康任务的人，并对患者和照护者使用清晰

明了的健康沟通技术。

（六）英语水平有限与 LHL

有限的英语水平与 LHL 密切相关。截至 2017 年，超过 1/5 的美国居民在家里说英语以外的语言。如果可能，医生与患者语言一致能够提升护理治疗，改善健康结局。接受联邦资助的医疗机构必须为英语水平有限的患者提供语言援助。此外，所有临床医生应在可能的情况下使用现场专业医学翻译或视频或电话口译。如果条件允许，临床医生不仅应以易于阅读的方式，而且应以患者喜欢的语言向患者提供健康信息。初步迹象显示，新兴的在线翻译技术可为准确的医疗翻译提供帮助。然而，照顾英语水平有限的老年人面临着特殊的挑战。例如，有认知障碍的患者可能会更费劲地去理解视频翻译的内容，或者当只有电话和视频翻译可用时，与语言一致的需要患者提供的书写材料可能会有缺陷。

三、筛选

患者的社会背景可能会提醒临床医生注意潜在的 LHL，如有限的教育史。在一项研究中，几乎一半没有从高中毕业的成年人患有 LHL。有限的英语水平、缺乏社会参与或较低的社会经济地位也应引起对 LHL 的关注。然而，提供者应该有一个广泛的方法来筛查和评估来自所有背景的患者。其他的线索包括不遵守医疗建议或填写医疗表格有困难，如他们忘记戴眼镜或他们更喜欢在家填写材料。药物审查是筛查 LHL 的一个有力工具。这包括要求患者在看病时携带所有药物，包括非处方药，列出每种药物的名称，描述每种药物的用途和药物服用方法。任何混淆都可能表明患有 LHL，并可能引起认知障碍的担忧。

鉴定 LHL 患者的正式筛查工具，如医学成人读写能力快速评估（Adult Literacy in Medicine，REALM）和成人功能健康读写能力测试（Test of Functional Health Literacy in Adults，TOHFLA），通常用于研究目的。也可以使用三项和一项的快速筛选问题（如"你对自己填写医疗表格有多大信心？"）。然而，如果临床医生对所有老年患者使用清晰的健康沟通最佳实践，那么正式的筛查通常是不需要的。

四、清晰的健康交流策略

与正常健康素养患者相比，患有 LHL 的成年人在与健康照护人员的互动中会感到羞愧、感觉无力感，这往往导致沟通中断。清晰的健康沟通技术是确保患者更多参与和赋权的方法之一。

（一）清晰的语言交流

清晰的语言交流技巧对所有患者都有帮助（表 74-2）。在提供建议或教学之前，重要的是针对个人做个性化沟通。首先，评估患者已经知道的事情（如"你已经知道或相信的事情……"）。这个问题的答案可以帮助临床医生发现患者的误解和专注他们的建议。接下来，尝试学习，然后将建议与患者的日常生活相匹配。这可能有助于排除障碍并增强遵从性。

表 74-2　清晰的健康交流

设置讨论：
- 确保提供助听器和扩音器
- 确定患者的首选语言，并确保提供该语言的医疗口译服务，无论是当面还是通过电话或视频
- 面对患者
- 让看护者参与进来

定制沟通：
- 问："你已经知道关于……什么了？"
- 询问患者他们的日常生活以定制指导

清晰的沟通技巧
- 慢慢说
- 避免使用医学术语；例如，说"不是癌症"而不是"良性"
- 把关键点保持 3 个或更少

确认理解（回授）
- 鼓励提问："你有什么问题？"
- 让临床医生承担以下责任："我们刚刚谈了很多事情。为了确保我做得很好并清楚地解释了事情，你能用你自己的话告诉我 / 给我看……？"

强化指令：
- 以患者的首选语言提供图片、图表和书面信息，以加强口头交流

在讨论与健康相关的话题时，提供者应该放慢语速，使用通俗易懂的语言，避免使用专业术语。

例如，临床医生可以说"血压升高"而不是"高血压"。临床医生应该将信息限制在三个或更少的主题，并将讨论集中在患者回家后应该做的具体说明上。为提高患者的理解能力和健康结局，应尽一切努力以患者喜欢的语言向患者提供建议。

重要的是，如果已知患者有听力障碍，在开始讨论之前，确保患者有可用的助听器或正在使用个人助听器。对于所有的患者，临床医生都应该面对患者，让患者能识别唇语，帮助理解。

（二）回授（确认理解）

我们建议所有的口头交流之后都要确认患者理解，通常被称为"复盘或复述目标策略"。问"你理解了吗？"或"你有什么问题吗？"，经常向患者传达他们应该理解的信息。相反，我们建议临床医生问"你有什么问题？"，回答问题后，临床医生可以要求患者或护理人员用他们自己的话重述刚刚讨论的内容或展示刚刚教授的技能（如胰岛素剂量）。我们建议将清晰沟通的责任放在临床医生身上："我们刚刚谈了很多事情。为了确保我做得很好，解释得很清楚，你能不能用你自己的话告诉我 / 让我看看……？"复盘与更好的慢性疾病管理和知情的医疗决策有关，并没有显示会增加就医的时间。

（三）加强语言交流

口头交流可以通过书面文字、图片或图表来加强。使用书面材料来加强口头建议已被证明可以增加理解和提高患者对沟通的满意度。此外，适当的文字材料可以提高医疗表格的完成率，并有助于慢性病管理（表 74-1）。LHL 患者已被证明难以通过标准的电子患者门户网站访问信息。老年人可能需要来自家人或朋友的帮助，需要书面信息而不是在线信息，需要能够使用这些门户网站的定制说明。

当寻找适合老年患者的书面信息时，目标等级应为五年级或更低的阅读水平，并应包括清晰的标题、明亮的对比色、14 号或更大的字体，以及大小写字母的组合（即不是所有大写字母）。由于老年人眼科相关疾病的高患病率，建议使用无衬线字体，如 Arial 体或 Helvetica 体，以及非损耗的哑光材料，因为它们更容易被看到。句子应该包含一个主题，长度不超过 6~8 个单词，并以一种积极的"如

何"的语气来写。书面材料也应该有一个高的白色空间与文字的比例，包括仔细选择的解释文字的图片，把书面材料放在上下文。应特别注意，确保就诊后总结和出院说明遵守这些指南。具体而言，对于英语水平有限的老年人，像谷歌翻译类似新的工具已被证明具有足够的准确性，在没有正式翻译服务的情况下，在准备访后总结和出院说明时应考虑使用。

在制作健康管理材料时，可以使用多种资源来确保材料适合识字。材料适宜性评价采用标准的六类内容，即内容、识字需求、图形、布局和排版、学习刺激／动机、文化适宜性，帮助评估识字水平是否适宜。Lexile Framework 和 Lexile Analyzer（http://www.lexile.com）也可用于评估书面材料的可读性，基于句子长度和单词的数量。在材料的设计和试点测试中包括目标人群是很重要的，以确保正确的理解和提高材料的可接受性。

（四）治疗复杂患者的策略

患有多种疾病的患者可以从包含 LHL 患者策略的疾病管理计划中受益。心力衰竭和糖尿病的疾病管理计划，包括适合识字的口头交流、适合识字的带图片的书面材料、自动电话呼叫和（或）护士跟进电话，已被证明可以改善疾病管理、减少住院和降低死亡率、远程医疗干预，其中包括带有反馈和行动计划的远程监测，已经显示出可改善 2 型糖尿病患者的血糖控制和降低心力衰竭患者的死亡率。新技术，如来自虚拟护士定制的、计算机化的出院指导，也为患有 LHL 的老年人带来了希望。这些计算机技术允许患者根据需要重复信息。

创造性地使用跨专业团队可以改善所有多病共存老年人的医疗照护和患者理解，特别是老年 LHL 患者。一些例子包括集体医疗就诊，与药剂师合作帮助审查药物和填充药盒，以及请社会工作者帮助完成预先指示或知情同意书。使用卫生保健导航员和社区卫生工作者也可以帮助患者应用卫生保健系统和管理他们的疾病过程。

五、系统的方法

医疗保健环境常常给患者管理自身疾病和应用健康管理系统带来沉重负担。为了改善公共健康水平的健康素养，需要对卫生系统进行改革。在诊所和医疗系统，标志应该包括大字体和图片。标准表格，如接收表格、知情同意表格和预先指示，应以五年级或五年级以下的阅读水平书写，并应尽可能与患者喜欢的语言一致。药物标签应保持一致，并应与书面说明相匹配，以提高患者的安全性。此外，所有工作人员都应接受针对 LHL 和英语能力有限的患者的沟通技巧培训。电话分类和菜单系统应仔细设计，一次不超过 2～3 个选项。通过普遍采用这些清晰的健康沟通技术，临床医生可以帮助确保所有患者的知情医疗决策和患者安全，特别是对于患有 LHL 的老年人。

参 考 文 献

Berkman ND, Sheridan SL, Donahue KE, Halpern DJ, Crotty K. Low health literacy and health outcomes: an updated systematic review. *Ann Intern Med.* 2011;155(2):97–107.

Chesser AK, Keene Woods N, Smothers K, Rogers N. Health literacy and older adults: a systematic review. *Gerontol Geriatr Med.* 2016;2:2333721416630492.

Institute of Medicine. *Health literacy: A Prescription to End Confusion.* Washington, DC: National Academic Press; 2004.

Jacobs B, Ryan AM, Henrichs KS, Weiss BD. Medical interpreters in outpatient practice. *Ann Fam Med.* 2018;16(1):70–76.

Paasche-Orlow MK, Parker RM, Gazmararian JA, Nielsen- Bohlman LT, Rudd RR. The prevalence of limited health literacy. *J Gen Intern Med.* 2005;20(2):175–184.

Pacala JT, Yueh B. Hearing deficits in the older patient: "I didn't notice anything." *JAMA.* 2012;307(11):1185–1194.

Pignone M, DeWalt DA, Sheridan S, Berkman N, Lohr KN. Interventions to improve health outcomes for patients with low literacy. A systematic review. *J Gen Intern Med.* 2005;20(2):185–192.

Reed NS, Betz J, Kendig N, Korczak M, Lin FR. Personal sound amplification products vs a conventional hearing aid for speech understanding in noise. *JAMA.* 2017;318(1):89–90.

Sudore RL, Schillinger D. Interventions to improve care for patients with limited health literacy. *J Clin Outcomes Manag.* 2009;16(1):20–29.

Taira BR. Improving communication with patients with limited English proficiency. *JAMA Intern Med.* 2018;178(5):605–606.

第 75 章　无家可归和住房不稳定对老年人的影响
Effects of Homelessness & Housing Instability on Older Adults

Rebecca Brown　Margot Kushel　著

饶才俊　译　　殷铁军　校

一、老年人的无家可归和住房不稳定问题

无家可归和住房不稳定在美国很常见，并日益影响许多老年人的健康和福利。在过去 30 年中，美国 50 岁或以上的无家可归人口比例急剧增加。现在大约有一半的单身无家可归的成年人是 50 岁或以上，而在 1990 年只有 11%。无家可归人口的老龄化被认为是群组效应的结果：出生于"婴儿潮"后半期（1954—1964 年）的人与其他年龄组相比，无家可归的风险更大。随着这批人的年龄增长，预计无家可归人口的中位年龄将继续增加。在取消抵押品赎回权危机之后，随着美国许多地区住房成本的上升，经历住房不稳定的成年人数量也在增加。为了向越来越多的无家可归和住房不稳定的老年人口提供适当的临床护理，临床医生需要了解住房问题如何与健康相互作用。

二、无家可归和住房不稳定的定义

虽然无家可归的定义各不相同，但美国最常用的定义来自国会 1987 年的 McKinney-Vento 无家可归援助法。McKinney 法案将无家可归的个人或家庭定义为缺乏"固定、定期和适当的夜间住所"，包括在紧急庇护所和非人类居住地的人。2009 年，国会扩大了无家可归的定义，包括即将失去住房的人（如在他们申请无家可归援助后 14 天内）（表 75-1）。

大多数无家可归的人在之前都有一段住房不稳定的时期。住房不稳定的定义有不同的标准，包括难以支付抵押贷款、租金或水电费，住房支出超过家庭收入的 50%，频繁搬家，生活在过度拥挤的条件下，以及"同室居住"（即暂时与家人或朋友居住）。

表 75-1　无家可归的定义，美国住房和城市发展部

- 缺少固定的、定期的和适当的夜间住所的个人和家庭，包括居住的紧急避难所、非人类居住场所或临时居住的机构的人
- 即将失去住房的个人或家庭（如在申请无家可归者援助之日起 14 天内）
- 一个无人陪伴的青年（定义为 <25 岁）和有儿童的家庭，以及根据其他联邦法规定义为无家可归的青年
- 逃离或试图逃离家庭暴力、约会暴力、性侵犯、跟踪骚扰或其他危险或威胁生命的个人或家庭

引自 US Congress, Homeless Emergency Assistance and Rapid Transition to Housing (HEARTH) Act. 111th Congress, 1st session. S 896. Washington: US Government Printing Office, 2009.

三、老年人无家可归的途径

无家可归并不是一种单一的经历；它有不同的表现形式和轨迹，需要不同的解决方案。一个常见的模式将无家可归者分为三大类：首次 / 危机性无家可归，偶发的无家可归，以及长期无家可归（表 75-2）。

老年人通过不同的途径到达无家可归的境地。一些老年人经历了长期的个人挑战，如严重的精神疾病、监禁、药物使用障碍、低教育程度和不良的工作经历。这些人往往在年轻时成为无家可归者，然后随着年龄的增长，多年来一直长期无家可归。长期无家可归的老年人有可能从永久支持性住房中受益。

其他老年人虽然在经济上处于弱势，但他们的生活相对常规，并在生命后期出现危机后首次成为无家可归者。危机可能包括伴侣或父母的死亡、离

表 75–2　无家可归的类别

- 首次 / 危机性无家可归：首次无家可归的个人，往往是在发生灾难性生活事件之后
- 间歇性无家可归：经历一次或多次无家可归的个人，总时间不超过 1 年
- 长期无家可归者：有残疾状况的个人，持续无家可归 1 年或以上，或在过去 3 年中至少有 4 次无家可归的经历

婚或致残性疾病。大多数无家可归的人都是在住房不稳定的时期后变成无家可归的；那些社会支持较少的人，无家可归的风险较高。这些人可能会从最初的无家可归事件后的快速安置中受益，或者从预防无家可归事件发生的努力中受益。预防无家可归的干预措施对这一群体至关重要，因为晚年无家可归的成年人成为长期无家可归者和经历不良健康结果的风险增加。

临床医生在识别有可能成为无家可归的患者和努力防止首次出现无家可归方面可以发挥重要作用。如果患者成为无家可归者，临床医生可以通过帮助患者联系重新获得住房所需的资源来帮助预防长期无家可归。

四、老年人无家可归的风险因素

尽管造成无家可归的原因很复杂，但可以按照 Martha Burt 博士的定义，将其分为三大类：个人易受伤害的因素（如贫困和社会隔离），结构性因素（如低成本住房的可用性），缺乏安全网（如缺乏社会保险）。

有可能无家可归的老年人在经济、社会和医疗方面都很脆弱（表 75–3）。在有可能无家可归的老年人中，贫穷几乎是普遍现象；在老年人自我报告的无家可归的原因中，财务问题排在第一位。1/3 的老年人报告说，支付租金或抵押贷款的困难引发了他们的无家可归，1/5 的人是在因外部因素（如房东出售）而失去住房后无家可归的。将家庭收入的 50% 以上花在房租上增加了无家可归的风险，而在租约上没有自己的名字也是如此。

社会脆弱性也会增加无家可归的风险，包括社会隔离。缺乏子女、亲戚或朋友愿意为其提供住所

表 75–3　50 岁以后成为无家可归者的风险因素

个人因素
- 亲属或亲密朋友的死亡
- 婚姻或同居关系破裂，与房东、同居者或邻居发生纠纷
- 家庭暴力、虐待老年人
- 缺少愿意提供临时住所的子女、亲戚或朋友
- 从监狱释放
- 经济因素

失业
- 难以支付抵押贷款
- 租金或水电费
- 将家庭收入 50% 以上花在住房上
- 失去房屋（由于自己的房屋或所租房屋被取消赎回权，所租房屋被出售或改建，租约上没有自己的名字，拖欠房租，房租急剧上涨）

医疗因素
- 新近发病或严重程度增加的精神疾病
- 认知障碍的新发或严重程度增加

引自 Brown RT, Goodman L, Guzman D, Tieu L, Ponath C, Kushel MB. Pathways to homelessness among older homeless adults: results from the HOPE HOME Study. *PLoS One.* 2016;11(5):e0155065; Shinn M, Gottlieb J, Wett JL, Bahl A, Cohen A, Baron Ellis D. Predictors of homelessness among older adults in New York City: disability, economic, human and social capital and stressful events. *J Health Psychol.* 2007;12(5):696–708; Crane M, Byrne K, Fu R, et al. The causes of home-lessness in later life: findings from a 3–nation study. *J Gerontol B Psychol Sci Soc Sci.* 2005;60(3):S152–S159; and Williams BA, McGuire J, Lindsay RG, et al. Coming home: health status and homelessness risk of older pre-release prisoners. *J Gen Intern Med.* 2010;25(10):1038–1044.

的老年人，无家可归的风险会增加。人际关系的破裂或丧失也可能导致无家可归，如配偶或亲属的死亡，离婚或同居关系的破裂，或与房东、同住者或邻居的纠纷。处于无家可归风险的老年人中常见的情况会增加虐待老年人的风险，包括共同生活的环境和社会隔离。监禁也是造成无家可归的原因之一；老年因犯在释放后有无家可归的风险（见第 76 章），而伴侣的监禁可能会因失去社会或经济支持而导致无家可归。

医疗方面的脆弱性可能导致无家可归，包括慢性病、精神健康状况或药物使用障碍的新发或日益严重。这些问题可能导致大量医疗债务、失业或无法工作，从而无法支付租金或抵押贷款。认知障碍作为无家可归的风险因素的作用尚不清楚，但如果认知障碍导致难以坚持工作或管理金钱，那么认知障碍可能导致无家可归。

五、防止老年人无家可归的策略

为了确定这些老年人无家可归的风险因素，临床医生应该进行详细的社会历史记录，包括财务资源、管理财务的能力、社会支持、物质使用和目前的住房情况。作为住房史的一部分，临床医生应询问患者是否住在市场价格的住房或补贴住房，并确定患者是否拖欠租金、抵押贷款或水电费。如果患者在租房，询问他们的名字是否在租约或转租合同上，并确定他们家庭收入中用于支付房租的比例。将收入的 50% 以上用于支付房租的人被认为是严重的费用负担，这也是无家可归的一个风险因素。询问患者是否暂时与朋友或亲戚住在一起（"同室居住"），如果是的话，他们与谁住在一起，他们能够住多久。如果患者有无家可归的风险因素，包括拖欠房租或抵押贷款，支付超过其收入 50% 的房租，或同室居住，通过将患者转介给社会工作、法律服务或社区资源，帮助防止第一次出现无家可归的情况。

社会工作转介也可能适合于确定获得福利的资格，如补充安全收入（Supplemental Security Income，SSI）、社会安全残疾保险（Social Security Disability Insurance，SSDI）或补充营养援助计划（Supplemental Nutrition Assistance Program，SNAP）。虽然各州提供的福利不同，但家境贫寒且有残疾的老年患者通常有资格申请医疗补助。根据可负担医疗法案，在接受医疗补助计划的各州，医疗补助计划的福利提供给收入低于联邦贫困水平 133% 的美国人，无论是否有残疾。这使得大多数无家可归的人可以享受医疗补助。

国会将面临即将失去住房的个人定义为无家可归者，因此有资格获得住房重新安置和稳定服务，包括租金援助、与业主调解和法律服务。为了获得

这些服务，临床医生可以转介给社会工作部门，或者直接将患者转介给当地的住房咨询机构；美国住房和城市发展部批准的咨询机构名单可在其网站上找到。

六、无家可归的老年人的健康状况

大多数无家可归的老年人在 50—64 岁之间；目前 65 岁及以上的成年人占无家可归总人口的 5% 以下，尽管随着婴儿潮群体的老化，这一比例似乎在增加。50 岁以上的无家可归的成年人患慢性疾病和老年综合征的比例与有家可归的年龄比他们大 15—20 岁的成年人相似。大约 75% 的 50 岁及以上的无家可归成年人报告说至少有一种慢性病，一半报告说有两种或更多的慢性病。最常见的慢性病是高血压、关节炎、哮喘或慢性阻塞性肺病。由于这些研究依赖于经历无家可归的成年人的自我报告，而他们往往很难获得医疗服务，并且可能有未被诊断的医疗状况，因此报告的患病率可能被低估。

无家可归的老年人患老年综合征的比例很高。一些队列研究表明，无家可归的中位年龄仅为 55—56 岁的成年人的老年病发病率与中位年龄接近 80 岁的普通人群的发病率一样高，甚至更高。1/3 的 50 岁及以上的无家可归的成年人报告说，在进行日常生活活动方面有困难，近 60% 的人在进行工具性日常生活活动方面有困难。一半的无家可归的老年人在过去 1 年中摔倒过。约有 1/4 的无家可归的老年人存在认知障碍，即 MMSE 得分<24 分。1/3～1/2 的无家可归的老年人报告有听力障碍，大约 20% 的人有视力障碍，定义为视力>20/40。近 50% 的人报告有尿失禁。

在无家可归的老年人中，慢性病和老年综合征的早发可能是由于这一人群中健康状况不佳的风险因素更为高发，包括慢性病控制不佳、精神健康状况、脑外伤和药物使用障碍。有些因素导致慢性病控制不佳，包括在获得医疗保健方面的竞争性优先事项和缺乏健康保险。近 3/4 的无家可归的老年人报告了一种或多种精神疾病，包括抑郁症（34%～60%）、焦虑症（19%）和创伤后压力障碍（12%～34%）。尽管与年轻的无家可归者相比，50 岁及以上的无家可归者终生和当前的药物使用障碍率

都较低，但酒精和药物的使用率明显高于一般人群的水平。

由于无家可归的老年人更早发生慢性疾病和老年综合征，许多专家认为无家可归的成年人在 50 岁时就已经"老了"，比一般人群早 15 年。这种所谓的无家可归的老年人的加速衰老对这一人群的筛查和临床护理有重要的意义。与有住房的老年人相比，无家可归的老年人改变环境以适应其个人能力的能力有限。这种环境需求和个人能力之间的不匹配使无家可归的老年人面临更多的不良后果的风险。

七、健康状况与环境之间的相互作用

无家可归的老年人必须在无家可归者收容所或街头的混乱环境中应对高比例的慢性病。生活在避难所或街头对任何年龄段的人来说都是危险的，但对老年人来说却有特殊的危害（表 75-4）。大多数庇护所都是集体居住的地方，有双层床和共用洗澡设施。这些特点可能会增加跌倒的风险。老年人在避难所之外也会遇到风险。许多避难所要求居住者每天早上离开，晚上回来排队等候床位。白天在街上，无家可归的成年人暴露在户外，并有被伤害的风险。他们必须在复杂的社会服务网络中穿梭，以获得膳食或住所。功能、行动能力或认知能力受损的无家可归的老年人可能无法安全地进行这些活动，导致跌倒、受伤或无法获得食物或住所。其他危害包括由于公共浴室设施有限而导致上厕所困难，以及无法安全地储存个人物品，导致药物、手杖和眼镜丢失或被盗。

八、为无家可归的老年人提供临床护理的方法

尽管临床医生在护理无家可归的老年人时面临许多挑战，但有几项措施可以改善对这些脆弱的老年患者的护理。这些措施包括对老年综合征、精神健康问题和药物使用障碍的筛查。如前所述，临床医生应与医疗保健团队的其他成员合作，以确定获得福利的资格，并介绍可用的社区资源。

大多数老年综合征的筛查工具没有在无家可归的成年人身上得到验证，而且对于何时对无家可归的患者进行老年综合征的筛查也没有循证指南。美

表 75-4　无家可归的老年人的环境危害性	
环境危害	**相关的风险**
无家可归者收容所	
双层床	跌倒、受伤
缺少制冷设备	不能适当地贮存药物（如胰岛素）
缺少安全的仓库	被盗 / 遗失药物 被盗 / 遗失适应性设备（如眼镜、助听器、手杖）
嘈杂的环境	睡眠中断
集体生活环境	受害、缺乏隐私、跌倒、受伤
集体淋浴	受害、缺乏隐私、跌倒、受伤
没有适应性设备的洗澡和上厕所设施（即加高的马桶座、扶手）	跌倒、受伤
机构膳食，通常是高淀粉和高盐含量	改变饮食以适应健康状况的能力有限
街道	
缺少公共厕所设施	尿失禁、无法保持卫生
需要在服务之间走很远的距离 需要更高的功能状态	跌倒、受伤
需要驾驭复杂的社会服务网络以获得食物和住所，需要完整的认知和执行功能	食品不安全
风吹雨打	跌倒、受伤

国老年医学会建议对有可能出现功能衰退、住院或入住养老院的虚弱的老年患者进行老年综合征的全面评估。由于无家可归的老年人的老年综合征和住院率与年长 15—20 岁的有房成年人相似，我们建议对 50 岁及以上的无家可归的成年人进行老年综合征的评估；尽管在无家可归的人群中缺乏具体的证据，但大多数筛选工具已经在这些年龄组中得到验证。基于老年综合征在无家可归的老年人中的普遍性，我们建议对功能和行动障碍、跌倒、认知障碍和尿失禁进行筛查。

尽管 Katz ADL 量表还没有在无家可归的成年人中得到验证，但它已被广泛用于患有一系列慢性疾病的年轻患者。1/3 的无家可归的老年人在进行 ADL 时有困难，但由于难以改变收容所或街道的环境，所以治疗方案有限。公共或共用的洗浴设施可能缺乏扶手和加高马桶座等改造措施。伴侣或朋友的非正式护理在庇护所里往往是不可能的，因为庇护所是按性别隔离的，这可能会把个人和他们的护理者分开。此外，许多经历无家可归的成年人在社会上是孤立的。此外，转介正规的护理服务，如家庭健康助理，在庇护所里是不现实的。物理治疗师可能会推荐在庇护所内使用的便携式适应性设备，如手杖、助行器和穿衣辅助工具，但这些材料经常被盗或丢失。

标准的 IADL 量表包括的项目可能不适用于生活在避难所或街头的无家可归的成年人，如食物准备和家务。简要工具功能量表（Brief Instrumental Functioning Scale，BIFS）是为无家可归的成年人开发和验证的，它询问独立或在帮助下进行以下活动的能力：填写福利申请，预算资金，使用公共交通，安排工作面试，遇到法律问题时找律师帮忙，以及按照医生的处方服药。无法独立完成这些活动的无家可归的患者应被转介给社会工作和（或）个案经理。

在收容所或街头，按处方服药会带来特殊的挑战，因为在那里，药物的丢失或被盗很常见。临床医生应该询问患者是否有安全的地点来储存药物，如收容所的储物柜。在收容所里，如果他们没有，可以考虑其他策略，如一次发放 1 周的药物。提高老年人用药依从性的标准措施也可能有帮助（见第 14 章）。

美国老年医学会建议从 65 岁开始进行跌倒筛查。然而，50 岁及以上的无家可归者的跌倒率高于一般老年人口，可能会从早期筛查中受益。一系列的因素可能导致无家可归的老年人的高跌倒率，包括环境危害（见表 75-4）、功能和行动障碍、药物使用障碍。临床医生可以通过确保患者有下铺睡觉的通行证，将功能或行动能力受损的患者转到物理治疗，以及提供药物使用障碍的咨询，来降低无家可归的老年患者的跌倒风险。

尽管认知障碍的筛查测试还没有在无家可归的成年人中得到验证，但大多数已经被广泛用于年轻患者。认知障碍筛查呈阳性的患者应该接受标准的医疗评估，以寻找可逆转的原因（见第 9 章）。对有认知障碍的患者进行决策能力评估，并将缺乏决策能力的患者转给社会工作。

大部分的尿失禁筛查测试已在年轻患者身上得到验证，如国际尿失禁咨询问卷（International Consultation on Incontinence Questionnaire，ICIQ）。在收容所和街头管理尿失禁是一项挑战，因为使用公共厕所的机会有限，而且要使用共用盥洗设施。在可行的情况下，考虑试用标准的行为干预措施，如膀胱训练和骨盆肌肉锻炼（见第 10 章）。

为了筛查无家可归的老年人的抑郁症，我们建议使用在 65 岁以下患者中得到验证的筛查工具，如 PHQ-9。同时考虑筛查焦虑症和创伤后应激障碍，因为这些疾病在无家可归的老年人中的发病率似乎比一般人群高得多。

药物使用障碍在老年人中往往未被充分认识。然而，对老年人进行药物使用障碍的筛查尤为重要，因为随着年龄的增长，老年人的身体成分发生了变化，处方药的使用率较高，以及功能、步态和平衡方面的障碍等因素，老年人受到药物使用不良影响的风险更高（见第 70 章）。在无家可归的老年人中，使用药物的不利影响的风险可能更加严重，与一般老年人口相比，他们的药物使用障碍和老年综合征的发生率更高。

九、为无家可归的老年人提供的资源

照顾无家可归的老年患者的临床医生应该了解为无家可归者提供的几种资源，包括快速再安置住处、长久支持性住房、医疗暂住和强化个案管理（表 75-5）。

快速再安置住处提供租金援助和服务，最适合于那些遇到住房障碍但在租金补贴结束后有可能维持住房的个人。长久支持性住房的定义是为长期无家可归的个人提供长久的、有补贴的住房，并提供现场或紧密联系的支持性服务（如医疗、精神病、个案管理、职业和药物使用服务）。由于长久支持性住房计划帮助长期无家可归的成年人维持住房，并可能减少急性健康服务的使用，联邦政府已将此类计划确定为对长

资　源	定义和可能受益的人群
快速安置住处	租金援助和服务。最适合那些遇到住房障碍但可能在租金补贴结束后维持住房的个人
长久支持性住房	为长期无家可归的人提供永久性、有补贴的住房，并提供相关的支持性服务（如医疗、精神病、个案管理、药物使用）
医疗暂延	出院后的临时护理，有医疗导向的支持性服务。适用于从急症护理医院出院的无家可归者，他们在医学上还没有准备好返回收容所或街头
强化个案管理	由训练有素的个案经理提供环绕式服务，他们的案件数量少，可以对客户进行深入跟踪。在收容所和无家可归者援助计划中，为无家可归者提供服务

表 75-5　为无家可归的老年人提供资源

期无家可归者的优先干预。越来越多的社区提供长久支持性住房单元，其资金来源包括居民收入、租金补贴、税收抵免、赠款，以及与服务相关的资金，如精神卫生局的福利。

联邦政府也认可医疗暂延策略可以降低无家可归者健康的负面影响。医疗暂延项目为从急症医院出院的无家可归者提供临时的住院后护理和以医疗为导向的支持性服务，但他们在医学上还没有准备好返回庇护所或街头。与长期住院或在专业护理机构或疗养院居住相比，这些服务的费用可能较低。此外，出院后接受医疗暂延服务而不是直接进入庇护所或流落街头的患者，再次入院的情况较少。越来越多的城市都有医疗暂延服务。

强化个案管理是指由训练有素的个案管理人提供的一套综合服务，他们的案件量少，可以对客户进行深入的跟踪。强化个案管理项目最初是为严重的精神疾病患者开发的，后来被调整为支持那些经常使用健康服务的人，其中许多人是无家可归者。强化个案管理与个案管理不同，后者是一个笼统的术语，用来描述一系列的项目，从同伴支持到医疗导向的服务。许多庇护所和无家可归者援助计划提供个案管理项目，以帮助经历无家可归的个人识别和获得适当的服务。

与一般的老年医学一样，跨专业团队可能有助于改善对无家可归的老年人的护理（见第 3 章）。一个针对无家可归的老年患者的跨专业团队，可能包括一个致力于获得永久支持性住房的个案经理、提供医疗和精神护理的临床医生、一名社会工作者和一名药物使用顾问。

十、结论和下一步措施

无家可归和住房不稳定与健康状况不佳有关。由于人口结构的变化和住房成本的增加，这些问题影响着越来越多的老年人。尽管临床医生在照顾无家可归和住房不稳定的成年人方面面临着挑战，但了解 50 岁及以上无家可归成年人的独特健康问题，并确定无家可归的风险因素，可以改善对这一群体的护理。此外，越来越多的联邦计划提供资源，以防止新的无家可归现象，并结束长期的和危险的无家可归的情况。

参考文献

Brown RT, Goodman L, Guzman D, Tieu L, Ponath C, Kushel MB. Pathways to homelessness among older homeless adults: results from the HOPE HOME study. *PLoS One.* 2016;11(5):e0155065.

Brown RT, Hemati K, Riley ED, et al. Geriatric conditions in a population-based sample of older homeless adults. *Gerontologist.* 2017;57(4):757–766.

Brown RT, Kiely DK, Bharel M, Mitchell SL. Geriatric syndromes in older homeless adults. *J Gen Intern Med.* 2012;27(1):16–22.

Burt M, Aron LY, Lee E, Valente J. *Helping America's Homeless: Emergency Shelter or Affordable Housing?* Washington, DC: Urban Institute Press; 2001.

Caton CL, Dominguez B, Schanzer B, et al. Risk factors for long-term homelessness: findings from a longitudinal study of first-time homeless single adults. *Am J Public Health.* 2005;95(10):1753–1759.

Crane M, Byrne K, Fu R, et al. The causes of homelessness in later life: findings from a 3–nation study. *J Gerontol B Psychol Sci Soc Sci.* 2005;60(3):S152–S159.

Culhane DP, Metraux S, Byrne T, Stino M, Bainbridge J. The age structure of contemporary homelessness: evidence and implications for public policy. *Anal Soc Issues Public Policy.* 2013:13(1):228–244.

Hahn JA, Kushel MB, Bangsberg DR, Riley E, Moss AR. Brief report: the aging of the homeless population: fourteen-year trends in San Francisco. *J Gen Intern Med.* 2006;21(7):775–778.

Shinn M, Gottlieb J, Wett JL, Bahl A, Cohen A, Baron Ellis D. Predictors of homelessness among older adults in New York City: disability, economic, human and social capital and stressful events. *J Health Psychol.* 2007;12(5):696–708.

Sullivan G, Dumenci L, Burnam A, Koegel P. Validation of the brief instrumental functioning scale in a homeless population. *Psychiatr Serv.* 2001;52(8):1097–1099.

US Congress, Homeless Emergency Assistance and Rapid Transition to Housing (HEARTH) Act. 111th congress, 1st session. S 896. https://www.hudexchange.info/resources/ documents/S896_HEARTHAct.pdf. Accessed March 11, 2019.

US Interagency Council on Homelessness. Opening doors: federal strategic plan to prevent and end homelessness. https://www.usich.gov/resources/uploads/asset_library/ USICH_OpeningDoors_Amendment2015_FINAL.pdf. Accessed March 11, 2019.

第76章　帮助刑事司法系统中的老年人
Helping Older Persons in the Criminal Justice System

Lisa C. Barry　Brie A. Williams　著

左培媛　译　　殷铁军　校

一、一般原则

医疗卫生机构及医务人员越来越多地管理着目前或近期受累于刑事司法系统中的老年人健康。这种交互作用发生在很多临床领域。许多惩教系统与社区卫生中心签订合约，为在押患者提供专业服务，如心脏疾病、神经疾病和透析。当出现需要急诊服务的情况，并且超出了该监狱的惩教健康系统服务能力的时候，患者会被分配到具有监狱健康服务合同的医院，或者去最近的合适的社区机构。现在被监禁的犯人会出现在全国各地的社区卫生中心、专科诊所、医院和急诊科。此外，在过去的数十年中，被逮捕、监禁和释放的老年人数量急剧上升。因此，社区初级医疗卫生机构和医务人员为首次逮捕和从监狱释放回到社区的老年人提供了越来越多的服务。

媒体、非营利性宣传组织和政策制订者的持续关注，促使越来越多旨在解决美国监狱人口迅速老龄化的健康和刑事司法研究的文献出现。研究显示，近期被监禁的老年犯人是易患病群体，当医务人员治疗老年患者时，被监禁史是一个重要的人生事件。

二、流行病学

年龄≥55岁的犯人（"老年犯人"）是刑事司法人口中增长最快的一群人，这可能是由于20世纪80—90年代一波严格的量刑政策导致更多的老年犯人被捕。1993—2016年，被宣判的年龄≥55岁以上犯人增加了近300%，从1993年的占全国监狱总人口的3%增长到2016年的11.3%，如果保持目前的当前的量刑和释放政策不变，到2030年老年犯人会占全国监狱总人口的1/3。被监禁于当地监狱的犯人中大约有10%≥55岁。

新假释的老年犯人比例较以往也显著上升。1991—2012年，假释到社区的犯人比例由1.5%上升至接近6%。犯人如果在晚年从监狱过渡到社区，可能会经历糟糕的家庭和社交关系，以及面临无家可归和失业。此外，恢复监禁前的政府福利项目，包括医疗保险、医疗补助、社会保障险和退伍军人医疗救济金，可能需要几个月的时间，这给回归社区的老年患者造成了相当大的压力。那些在监狱中度过一生中大部分时间的老年犯人，"监狱化"或在狱中过度依赖监狱生活历程很常见，这增加了出狱生活的难度。

（一）身体健康

一般来说，被监禁的老年犯人往往在相对年轻的时候出现疾病和残疾。这通常被称为"过早"或"加速"衰老。许多监禁的老年犯人生理年龄都比实际年龄大10—15岁。这种加速衰老源于多种因素，包括监禁之前不健康的经历（如药物滥用障碍、危险的性接触、无家可归和未完成的预防卫生保健）、监禁时的不健康经历（如不良饮食，缺乏锻炼、由于对医疗行业不信任导致不良的健康管理和慢性压力）和监禁前后不合格的卫生保健。

平均而言，被监禁的老年犯人倾向于有早发和多发的多重疾病、老年综合征及功能障碍。与年轻犯人以及生活在社区的同龄人相比，老年犯人的糖尿病、丙型肝炎、高血压和慢性阻塞性肺疾病患病比例显著升高。因此，很多老年犯人服用多种药物治疗。老年综合征，包括视听障碍、慢性疼痛和尿失禁，在这类人群中也十分常见和具有独特的挑战。

举个例子，失聪的老年犯人如果无法回应其他狱友，或者不断激怒他们的狱友，就可能导致狱中身体对抗的风险增加。与同龄社区老年人相比，监狱老年犯人在传统日常活动（如洗澡和穿衣）残疾的患病率更高。当考虑到监狱中需要独立活动的特点，这群人日复一日的失能体验将更加强烈。这些监狱日常活动包括能够下到地上报警，爬上或爬下分配给自己的床位，排队领药。由于失能导致他们无法跟上监狱快节奏生活，这进一步导致这些老年犯人容易被其他犯人伤害，并处于更大的违纪风险中。

（二）心理健康

无论处于何种年龄段，因犯的精神疾病患病率均高于普通人群。与狱中的青年人相比，老年犯人更可能存在较高比例的酗酒和抑郁，这也是这些人群中最常见的精神疾病。与住在社区的老年人相似的是，监狱中的老年抑郁症往往没有被发现和治疗。抑郁症可能会被误诊为疾病、用药或衰老的正常反应，而且老年抑郁症患者很难从丧亲、疲倦和认知障碍中摆脱出来。这种趋势在社区老年人群中相反，老年犯人自杀率也是监狱犯人中最高的。

新的证据也表明，监禁的老年犯人认知障碍的流行率显著高于社区。有药物滥用障碍、创伤后应激障碍和创伤性脑损伤的老年犯人更可能导致认知障碍。然而，他们很难被发现处于认知障碍和痴呆的早期阶段，因为监狱的环境使他们没有很多机会做决策，制订计划或参与如使用交通工具这种复杂的任务。

三、临床经历

随着人口老龄化，越来越多的老年人接触到刑事司法系统，如被逮捕、被拘留、被监禁或刚刚被释放。临床医生应该把刑事司法事件的经历作为发现潜在的认知障碍、药物滥用障碍或精神疾病的提示。此外，由于监禁带来的健康风险，临床医生应该排查那些刚刚被从监狱释放并有身体和性伤害，抑郁症 / 自杀，乙肝、丙肝、HIV 等传染性疾病的情况。识别刑事司法系统中的老年人口的医疗漏洞对保障这群不断增长的老年人健康安全至关重要。表76-1 详细说明了临床接触时应当考虑刑事司法史。

这些考虑会在下文进一步讨论。

（一）拘留患者健康管理

2014 年，大于 641 000 宗逮捕发生在年龄 >55 岁人群。这些人包括首次被捕者和那些重新返回监狱的人，尽管其中许多人在其一生中只是短暂入狱。在这群人中身体和心理健康风险很常见（如认知障碍、药物滥用障碍、听力障碍或精神健康状况），这些因素对老年人有效参与法律程序或获得合理的法律支持产生不利影响，还可能使他们面临监禁的风险，并导致安全和健康状况恶化。尤其是对于首次被捕的老年犯人，导致被捕的事件可能表明存在潜在的医疗状况或行为健康风险。临床医生在评估酒精或药物使用、认知障碍、痴呆或谵妄等可能损害患者执行能力的诊断中发挥关键作用，这有助于司法公正。这样的诊断可能会对量刑和（或）监禁期间的安全产生关键影响。

（二）出狱回到社区患者的健康管理

越来越多的老年人从监狱返回到社区。老年人比年轻人更不容易被再次监禁。然而，考虑到需要自我照顾的慢性健康问题，与家人和朋友疏远的比例很高，以及在恢复被暂停的政府福利计划的过程中面临的挑战，晚年从监狱回到社区的过渡可能特别困难。

此外，无论监禁时间长短，健康问题都可能因重返社区的压力而加剧，这可能给保障就业和住房带来额外的困难。这些困难可能会危及患者避免再次入狱的能力。例如，患有痴呆的老年假释犯可能会因为忘记与他们的假释官见面的时间和地点而无意中违反假释规定。一般来说，卫生保健从业人员应该知道，最近从监狱或最近从监狱释放的老年人面临着不良健康后果的风险，包括住院、高比例的全因死亡率、自杀企图和自杀或吸毒过量死亡。这些风险在释放后不久到返回社区后的几年内持续存在。

理想的情况是，在释放前的计划阶段，惩教所的医生便与那些为获释老年人提供医疗服务的医生联系。然而这很难做到，即使那些在监狱中经历过严重疾病并有进一步医疗计划的患者，可能也不会带着他们的记录离开。因此，临床医生询问最近或既往的

表 76-1　初次接诊涉及刑事司法系统患者的注意事项

接诊情况	注意事项	解决办法
囚犯需急诊处理（如医院、急诊科、专科门诊）	• 患者可能在监禁期间没有得到治疗或治疗不足导致疾病 • 监禁的条件（如过度拥挤）是健康状况不佳的危险因素 • 第一次逮捕可能提示了潜在健康状况	• 优化临床评估患者的病史、拘留期间的受害行为，包括强奸、筛查抑郁/自杀和传染性疾病，如结核、获得性免疫缺陷综合征、耐甲氧西林金黄色葡萄球菌、乙肝和丙肝 • 排除疾病状态可导致的违法行为。对常见情况进行评估，包括危险性行为、传染病、酗酒、吸毒或无家可归
近期被逮捕的犯人门诊就诊	• 疾病状态可能会阻碍患者获得合理的法律支持，增加监禁期间的安全风险 • 监狱系统工作的医生可能会难以取得犯人之前的医疗记录和（或）调整囚犯的药物 • 患者可能没有得到治疗或治疗不足导致监禁期间身体状况欠佳	• 一旦患者被拘留，如果担心患者是否有能力参与法律程序或狱中安全，可考虑联系监狱长医务官或患者的法律顾问 • 联系监狱的医生确认一下重要临床记录的接收 • 从惩教机构获取临床记录优化临床管理
出狱返回社区的患者门诊就诊	• 监狱条件（如过度拥挤）是患者重返社区健康状况不佳的危险因素 • 一些困难可能会阻碍合理的健康管理	• 评估患者在监禁期间是否有受伤害史，包括强奸、筛查抑郁/自杀和传染性疾病，如结核、获得性免疫缺陷综合征、耐甲氧西林金黄色葡萄球菌、乙肝和丙肝 • 评估生活状况（如无家可归、与成年子女同住），确定可以得到社会支持

逮捕、拘留或监禁史是至关重要的。

四、结论

被监禁的老年人或在晚年被释放的人数正在增加。这类人群通常在医学上比较复杂。那些最近重返社区的人往往同时面临着巨大的社会压力，如住房不足、贫困、对其释放后缓刑或假释指示的要求、虐待和低健康素养。越来越多的社区机构向以前被监禁的人提供保健和社会服务援助。筛查患者是否参与过刑事司法事件，是识别这一易患病的迅速增长的老年人群体的第一个关键步骤，以便他们能获得成功重新融入社区所需的专门帮助。

参 考 文 献

Ahalt C, Stijacic-Cenzer I, Miller BL, Rosen HJ, Barnes DE, Williams BA. Cognition and incarceration: cognitive impairment and its associated outcomes in older adults in jail. *J Am Geriatr Soc.* 2018;66(1):2065–2071.

Barry LC. Mass incarceration in an aging America: implications for geriatric care and aging research. *J Am Geriatrics Soc.* 2018;66(11):2048–2049.

Barry LC, Steffens DC, Covinsky KE, Conwell Y, Li Y, Byers AL. Increased risk of suicide attempts and unintended death among those transitioning from prison to community in later life. *Am J Geriatric Psychiatry.* 2018;26(11):1165–1174.

Barry LC, Wakefield DB, Trestman RL, Conwell Y. Disability in prison activities of daily living and likelihood of depression and suicidal ideation in older prisoners. *Int J Geriatric Psychiatry.* 2017;32(10):1141–1149.

Ekaireb R, Ahalt C, Sudore R, Metzger L, Williams B. "We take care of patients, but we don't advocate for them": advance care planning in prison or jail. *J Am Geriatr Soc.* 2018;66(12):2382–2388.

Green M, Ahalt C, Stijacic-Cenzer I, Metzger L, Williams B. Older adults in jail: high rates and early onset of geriatric conditions. *Health Justice.* 2018;6(3):1–9.

Human Rights Watch. *Old Behind Bars: The Aging Prison Population in the United States*. New York, NY: Human Rights Watch; 2012.

Williams B, Abraldes R. Growing older: challenges of prison and reentry for the aging population. In: Greifinger RB, ed. *Public Health Behind Bars: From Prisons to Communities*. New York, NY: Springer-Verlag; 2007;56–72.

Williams BA, Lindquist K, Sudore RL, Strupp HM, Willmott DJ, Walter LC. Being old and doing time: functional impairment and adverse experiences of geriatric female prisoners. *J Am Geriatr Soc.* 2006;54(4):702–707.

Williams BA, McGuire J, Lindsay RG, et al. Coming home: health status and homelessness risk of older pre-release prisoners. *J Gen Intern Med.* 2010;25(10):1038–1044.

第 77 章　老年旅行者
Older Travelers

Leah Witt　Megan Rau　著
罗鹏程　译　　殷铁军　校

一、一般原则

1. 老年人由于生理储备降低，具有多种疾病共存、功能限制、认识障碍、药物管理、依从性困难等特点，这些因素会对寻求安全旅行造成障碍。

2. 虽然部分老年人和照护人员会在旅行前寻求医生和其他卫生专业人员的建议，但是大部分临床医生并未接受如何帮助老年人准备安全旅行的专业训练。

3. 老年人在旅行过程中由于各种因素的改变易导致慢性疾病加重发展，这也是老年人旅行过程中最重要的危险因素。因此，临床医生应根据老年人个体的健康和储备条件，预测可能在旅途中将会遇到的困难，并为此给予指导性建议，提前做好准备。

4. 健康顾问（照护人员）应该掌握不同地区的医疗资源知识，以便在旅行过程中遇到医疗紧急情况时帮助临床决策的制订。

二、旅行问题概述

无论是出于休闲或是社交，老年人都向往旅行这种生活方式，尤其是在退休后拥有了更多的空闲时光。即使是对于经验丰富的旅行者来说，也需要在旅行前进行充分的准备。对于患有多发病、功能或认知障碍的老年人来说，更加需要完备的旅行前准备。然而，医学教育过程中缺乏培养医师如何帮助老年人进行旅行前准备的课程，几乎没有数据进行分析以找到降低老年人旅行过程中将会遇到的风险和健康威胁的方法。

制订旅行计划和运用导航技术只是旅行者需要在旅行前准备的诸多项目的第一步。老年人需要对即将面临的更多挑战进行准备工作，包括对身体存在残疾的情况选择合适的住宿条件，整理旅行过程中需要携带的医疗文件和必备的医疗设备（如拐杖、氧气瓶、药物、医疗文件），寻找旅行过程中的换乘地点（机场、火车站、码头），面临旅行目的地存在的各种不便条件（不熟悉的医疗系统、有限的医疗资源、缺少残疾人便利设备、气候变化、食物卫生安全问题、时区改变）。

大部分人都感受过携带沉重行李在机场中穿梭、寻找正确的登机口、在有限时间内快速登机的压力。对于存在认知障碍的老年人来说，由于周围环境的巨大改变和时差的显著差异都会诱导不良事件的发生。对于那些需要使用医疗设备的老年人，如拐杖、携带式氧气瓶等，如何安排这些设备在旅行过程中进行运输和携带都会增加旅行的负担。对于绝大部分的老年人来说，旅行前的准备工作会更加的复杂，因此，几乎所有导致旅行风险的因素在老年人群中都被放大了。

三、旅行准备资源

目前已公布的资源对于大多数的老年人和医师来说缺乏指导意义，但学习这些资源对于规避国家地缘性风险有益，如提前接种疫苗或其他的保护措施。美国国务院建立了针对国际旅行的资源网站（http://www.travel.state.gov），旅行者可以根据计划的目的地寻求合适的医疗资源和国际医疗照护。此外，美国公民可以签署智能旅行者注册计划（Smart Traveler Enrollment Program，STEP），以接收有关目的地国家的最新信息，并在紧急情况下向大使馆表明自己的身份。

世界卫生组织也在相关网站上提供了根据国家有关的传染病疫苗接种清单，以及旅行前疫苗使用指南（https://www.who.int/ith）。CDC 也在建立网站，旨在提供用于国际旅行中所推荐的疫苗注射和涉及的相关疾病（http://wwwnc.cdc.gov/travel），这对即将进行国际旅行的人和需要提供旅行建议的医师来说具有重要的参考价值。CDC 还提供了来自船舶卫生项目的"绿皮书"报告，其中列出了大多数国际游轮和这些船舶的卫生检查结果（http://wwwn.cdc.gov/inspectionquerytool/inspectiongreensheetrpt.aspx）。

对于从美国出发的旅行者，运输安全管理局（Transportation Security Administration，TSA）为有健康问题的旅行者提供了一个资源，通过他们的 TSA 关怀热线或网站（1-855-787-2227，https://www.tsa.gov/travel/passenger-support）进行咨询能够获得旅行建议。大多数交通枢纽（如机场、邮轮公司、当地和国家铁路公司）已经创建了无障碍网页来帮助游客进行了解，这些资源都可以在旅行前进行查阅指导准备工作。

到目前为止，临床医生还没有为老年人准备旅行的循证指南。我们的专家意见是，临床医师应该让老年人积极为旅行进行准备，并为可能存在的医疗风险提供预期的指导。健康顾问人员应该鼓励老年人携带有效的医疗问题清单、服用的药物和紧急联系人清单（表 77-1）。对于任何存在认知障碍的旅行者来说，这些信息在旅行中遇到紧急情况时将会非常有用。老年旅行者应该携带足够的药物，还应提前考虑一旦在旅行中丢失药物，如何在外地找到获得药物的方法。

最后，老年旅行者还应该考虑到在旅行过程中可能需要支付的医疗保险费用。对于享受美国医疗保险的旅行者来说，除了在某些紧急情况外，医疗保险在美国境外通常没有覆盖范围。例如，参照医疗保险 B 部分内容规定，美国医疗保险有效范围只覆盖至靠近美国领土的有效领海范围内。在美国境外购买的药物不在美国医疗保险支付的药物范围内。Medigap 计划覆盖了美国境外的医疗保险范围，旅行者可以在旅行前进行购买。访问医疗保险旅行网址（https://www.medicare.gov/coverage/travel）以获得更多的细节和特例条款。表 77-1 列出了临床医生为旅

表 77-1　旅行前医师核查表

搜集形成资料

- 询问旅行的目的地，旅程长度和出行方式
- 查阅 http://www.travel.state.gov 网站，寻求针对旅行国家的出行建议
- 如果搭乘飞机出行，浏览机场网页了解信息并做好出行准备
- 对于美国旅行者：拨打 TSA 热线（1-855-787-2227）寻求旅行帮助或浏览 https://www.tsa.gov/travel/passenger-support 网页寻求机场帮助服务

准备健康信息

- 建议患者了解旅行相关的医疗保险制度，若计划国际旅行可考虑补充办理旅行医保计划

药物：

- 确保患者在旅行期间携带足够药物（可能需要联系药房，提前获得授权）
- 查阅旅行目的地提供紧急药物服务的药房地址
- 建议在旅程中随身携带药品
- 告知有无药物用量调整（如服药时间变化）

推荐携带的物品：

- 医疗问题主诉清单
- 药物清单
- 紧急联系人信息
- 医师及照护人联系信息，包括传真号码
- 新近的心电图检查单（如果已患有冠状动脉疾病/心律失常）
- 医保卡
- 预先指示（包括医疗代理和代码状态）
- 美国旅行者：可填写交通运输管理局信息卡片 https://www.tsa.gov/sites/default/files/disability_notification_card_508.pdf

旅行前预期指导

- 旅行前疫苗接种：按照旅行目的地进行查阅 http://wwwnc.cdc.gov/travel/page/vaccinations.htm
- 预防静脉血栓栓塞
- 吸氧（便携式氧气浓缩设备）
- 辅助设备（助行器、拐杖、轮椅）
- 认知障碍（给予照护人员有关建议，安全计划书）
- 尿路问题（尿失禁、尿频、尿潴留）

行者提供的有效"旅行检查表"。

四、船舶出行

搭乘邮轮是备受老年人青睐的旅行方式。根据国际邮轮协会（Cruise Line International Association）的数据，2017 年全球邮轮旅客数量突破纪录达到 2580 万人次。搭乘船舶是一种常规的旅行方式，除了少见的航线偏离之外，交通风险极小。碰撞、搁浅或海盗袭击等事件被高度警惕，但实际上并不常见。乘船旅行的主要风险实际上主要涉及游客上岸之后的危险事件（如交通事故、碰撞踩踏和跌倒），以上这些事件成为"巡航"期间发生的主要创伤性医疗问题。

老年人在搭乘船舶出行前，应积极准备疾病预防措施，确保及时接种疫苗，特别是流感疫苗。医师在开具抗胆碱能和抗组胺药物时，需特别注意预防尿潴留、谵妄发生风险。虽然由于胃肠型病毒或上呼吸道病毒所引起的流感在船舶旅行中并不常见，但是在相对密闭的生活空间内，疾病容易发生传播扩散。老年人尤其容易出现并发症，如胃肠炎引起的脱水。预防病毒感染暴发的最为有效的策略（如引发胃肠炎最为常见的诺如病毒）是保持良好的手部卫生，特别是在进餐前、如厕后清洁双手。良好的手卫生习惯和良好的流行病学监测可有效限制船舶出行中流行病的发生。

在政府机构实施严格监管下，具备标准公共卫生条件并注册的船舶（如美国和英国）发生传播性疾病的可能性较小。有关私人航线、私人船舶的数据资源可以登录 CDC "绿皮书"中进行查询。大多数大型游轮上都配备有医疗部门，可以为轻微疾病或创伤提供初步治疗，并在更为严重的情况下帮助安排医疗输送。

五、航空出行

"你会自愿向航班上的乘务人员表明自己是医师的职业身份吗？"一些统计表明，60%～70% 的医师曾在搭乘航班时遇到过突发医疗事件。由于缺乏强制性纪录和报告航班突发事件措施，航空公司在后期也很少进行跟进随访，导致航班中遇到的突发医疗事件被看作偶然性事件。据估计，每 604 次飞行任

务中就会有 1 次紧急医疗事件发生，并且这种粗略的估计可能是被严重低估的。一项研究显示，心搏骤停占飞行中突发紧急医疗事件的 0.3%，心搏骤停也占据飞行中死亡事件的 86%。

飞行中遇到的紧急医疗事件按照疾病进行分类，发生的概率如表 77-2 所示。很明显，老年人在飞行中遇到医疗事件风险显著增高。老年人更易发生心血管疾病，慢性阻塞性肺疾病，或由于自主神经功能失调引发晕厥，或经历药物不良反应。因为健康照护人员在面对飞行过程中紧急医疗事件时难以对最佳推测基础上做出诊断性的支持，所以表 77-2 中列举的疾病发生分类及频率能够对所遇到的问题提供一定的判断帮助。

表 77-2 飞行中急症种类	
种 类	所有急症（%）
晕厥 / 先兆晕厥	37%
呼吸系统	12%
消化系统	10.9%
心脏	8%
精神疾病	3.5%
脑卒中	2%
糖尿病及其并发症	1.6%
其他 [a]（耳鼻喉、创伤）	28.9%

a. 其他：无明确诊断，可引起疼痛、头痛、晕厥等症状

卫生专业人员应了解在飞行中发生紧急情况时，他们可以利用哪些资源。

1. 空乘人员接受了紧急程序方面的培训，并接受了相关紧急急救方面的培训。寻求空乘人员提供医疗资源，以帮助诊断和治疗患病的乘客。

2. 大多数美国航空公司都与当地的医疗机构签订了合同，其工作人员都是具备紧急医疗和航空航天医学处置能力的经验丰富的医生。这些医生可以通过空对地通讯进行咨询。作为一般规则，处理突发医疗事件的医师应告知空乘人员所遇到的医疗问题，事件的严重性、治疗的紧迫性、可能出现的结果。

最终，是否需要紧急着陆完全取决于机长的判断。

3.美国联邦航空管理局（Federal Aviation Administration，FAA）要求所有在美国执行任务的商用飞机都必须携带医疗包。这套工具包含诊断设备（如血压计、听诊器）、口咽气道、静脉注射设备、药物（口服、静脉注射、肌内注射）、吸氧和复苏设备。表 77-3 列举 FAA 的要求。

表 77-3　联邦航空局要求美国所有商业航空公司提供的机上急救医疗包内物品	
药　物	辅助物品
镇痛药（非阿片类），片剂	生理盐水 500ml
抗组胺药，注射用	静脉注射器
抗组胺药，片剂	静脉注射导管
阿司匹林，片剂	气囊阀口罩（3 种尺寸）
阿托品，注射用	CPR 面罩（3 种尺寸）
支气管扩张剂，吸入	口咽气道
50% 葡萄糖，静脉注射	手套，海绵，胶带
肾上腺素溶液 1∶1000，静脉注射	注射器和针头
肾上腺素溶液 1∶10 000，静脉注射	监护仪
利多卡因，静脉注射	血压计
硝酸甘油，片剂	听诊器

CPR. 心肺复苏

4.具备一个以上空乘人员的美国飞机上都装载有自动体外除颤器（automatic external defibrillator，AED）。AED 能够自动识别心律，并对造成休克的心律失常进行电复律。FAA 要求空乘人员每年接受一次使用 AED 和心肺复苏（cardiopulmonary resuscitation，CPR）的培训。

5.型号较大的飞机配备有便携式医用氧气罐，氧气罐的数量根据飞机型号各有不同。氧气罐只在紧急情况下启用。每个氧气罐能够供应大约 30min 的氧气，之后便不能继续使用。"通勤航班"的飞机不需要携带医用氧气。患有慢性肺部疾病和易发生缺氧的乘客应该在飞行前准备好单独的便携式氧气装置，以便在飞机上使用。

在美国、加拿大和英国，法律中并无强制规定医师需要在紧急情况下志愿提供帮助。然而，在一些欧洲国家和澳大利亚强制要求医师需要在紧急情况下提供协助。"强制性志愿"条款可能存在一些问题，如在国际航班上法律管辖权存在一定不确定性。

1998 年通过的航空医疗援助法案（Aviation Medical Assistance Act，AMAA）明确了在美国境内医师在航班上提供医疗服务的责任。具备卫生资格的医师在飞机上提供正确且符合医学规范的紧急救援行为受到法律保护。紧急救援措施"必须与其他接受过类似培训的人在这种情况下提供的措施相似"。如果接受治疗的乘客可以证明医师因"严重疏忽或故意"对其造成伤害，志愿提供救护的医师不能免除责任，AMAA 具备权力要求医师按照责任划分进行赔偿。

实施紧急援助的医师若能了解机舱内具备的医疗资源，做好充足准备在其职业范围内面对紧急医疗事件中不确定的局面，同时明确通常在距地面 35 000 英尺（10.7km）的机舱内所做的各项临床判断可能只是基于"最佳猜测"，那么此时此刻就是做了最佳的紧急援助。在救助后，救助者应及时记录提供的救助措施，在未取得患者同意的情况下禁止讨论患者的病情。

六、旅行相关医疗风险

（一）旅行禁忌

一些老年人因为身体疾病应禁止乘坐飞机出行，但是其中大部分的状况属于相对禁忌，能够通过推迟出行或做好前期准备来进行应对。以下情况属于相对禁忌证，若患者患有不稳定性冠状动脉疾病、新近发生的心肌梗死（延迟出行 2 周）、近期接受过手术（鼻咽喉手术、眼科手术、胃肠手术者需延迟出行 2 周，为避免增加深静脉血栓风险，接受骨科手术者需推迟更多时间再出行）、严重的神经功能障碍、新近脑卒中（延迟出行 2 周），其他的相对禁忌还有因认知障碍或精神问题引发的行动障碍。表 77-4 提供了诊断、恶化和（或）治疗后应推迟旅行的建议时间段。

表 77-4　因病延迟出行及出行前治疗方案	
旅行禁忌	**推迟出行（2～3 周）**
• 不稳定型心绞痛	• 轻度心肌梗死
• 严重失代偿性心力衰竭	• 气胸
• 高血压高危 / 高血压急症	• 脑卒中
• 难以控制的心律失常	• 新近手术
• 埃森曼格综合征	
• 心脏瓣膜疾病伴有严重症状	**推迟出行（24h）**
• 24h 内癫痫发作过	• 内镜检查后
• 脑脊液漏 [a]	• 潜水后
• 颅内出血	
• $PaO_2 < 70mmHg$	
• 严重贫血（血红蛋白<8g/dl）	
• 急性鼻窦炎	
• 急性中耳炎	

PaO_2. 动脉血氧分压；a. 直至神经学家 / 神经外科医生批准

（二）传染性疾病

大多数出行指导方案主要聚焦在对于传染性疾病的预防和管理。目前尚缺乏可靠的数据来记录旅行过程中可能出现的医疗安全问题，对于患有多种疾病和存在功能障碍的老年人来说，更是缺乏出行指导方案和建议。现有的数据表明，传染性疾病（如上呼吸道感染、胃肠炎）是最常出现的疾病。"最常见事最常发生"原则同样适用于旅行的路途中。一些监控系统，如 GeoSentinal 监测网络（https://www.istm.org/GeoSentinel），通过六大洲旅行诊所系统收集了全球范围内的传染性疾病数据。这些监控系统对评估旅行回归人员发热行疾病的病因了解、防范出行目的地相关的传染性疾病风险具有很大的帮助。

（三）血栓

静脉血栓栓塞症（venous thromboembolism，VTE）是一种常见的高危疾病，旅行过程中，乘坐飞机或汽车造成的久坐被认为是 VTE 危险因素。许多公认的 VTE 危险因素包括高凝状态、癌症和骨关节问题在老年人群中更为普遍。高龄是深静脉血栓（deep vein thrombosis，DVT）形成和 VTE 的独立危险因素。预防旅行过程中可能发生的 VTE 是旅行前需要考虑的重要环节。虽然旅行相关的 VTE 和 DVT 事件在早期已经被人们意识到，但是仍然难以进行量化。医师应该评估个体发生 VTE 风险的高低，以确定是否需要在旅行前进行风险干预。所有的老年旅行者应尽可能尝试减少可控危险因素，如避免脱水、避免久坐、减少下肢静脉血液淤积。对于高危个体，包括复发性 VTE、已知高凝状态、恶性肿瘤或活动受限的患者，可考虑采用 VTE 预防性治疗。

（四）呼吸道疾病

慢性肺病（如慢性阻塞性肺病）是一种常见疾病，给旅行带来了挑战。班机为了维持客舱内的气压压力会模拟 6000～8000 英尺（1.8～2.4km）处的高空氧分压。因此，患有肺部疾病的患者会经历类似缺氧的状况。静止时 $PaO_2 < 70mmHg$ 或动脉血氧饱和度<89% 通常是空中旅行的禁忌，除非航班上准备有备用氧气罐。金属氧气罐是不允许在飞机上使用的，但是 TSA 提供了一份 FAA 批准的能够在飞机上使用的便携式氧气罐（https://www.faa.gov/about/initiatives/cabin_safety/portable_oxygen/）的清单。旅客需要在旅行前获得医生的处方，租用或购买使用这些设备。乘客不应依赖机上的医用氧气，因为这些设备只能在紧急医疗情况下使用，不能用于日常使用。

在美国境内旅行时，旅客需要的其他辅助设备（如拐杖、药物、血糖检测用品）可以在 TSA 提供的页面上进行查找（https://www.tsa.gov/travel/security-screening/whatcanibring/medical）。

（五）尿失禁

尿失禁在老年人群中很常见，在旅行中造成沉重负担。尿失禁，定义为膀胱内的尿不能控制而自行流出，旅客应在旅行前学会处理这种问题。一线治疗措施包括行为改变，条件允许下安排定期如厕，限制液体摄入和盆底肌肉锻炼。二线治疗措施主要指使用药物以减少膀胱收缩和延迟排尿反射（如奥昔布宁和托特罗定），但是由于这些药物通过抗胆碱能受体发挥作用而增加老年人认知障碍的风险，应谨慎或避免使用。旅行者应该考虑购买靠近飞机走道上的座位，方便起身如厕。如果缺少厕所公共设施，尿失禁用品（如防护内裤和护垫）有助于防止衣物和财产浸湿，但通常需要自费购买。旅行者照护人员应该在尿失禁发生后及时更换用品，对于活动受限的患者还应使用隔离霜防止皮肤浸湿破损。

七、结论

旅行是许多老年人的愿望，也是增加老年人与社会联系和社会福祉的重要体现方式。由于老年人存在多病共存、功能受限、认知障碍或药物管理等困难，老年人可能会面临安全旅行的障碍。医生和其他保健照护人员应具备相应知识，评估个体的健康状况和功能储备以帮助他们减少旅行的潜在风险，并提供预期指导。如果在旅途需要着手处理紧急医疗事件，医师应该意识并明确职责，并了解如何获取医疗资源协助救治决策。

致谢：非常感谢本章的第 2 版著者 Gerald Charles 博士所做的努力。

参考文献

Butterfield S. A pre-flight check for patients. *ACP Internist*. 2019;39(5):8.

Chandra D, Parisini E, Mozaffarian D. Meta-analysis: travel and risk for venous thromboembolism. *Ann Intern Med*. 2009;151(3):180–190.

Flaherty GT, Rossanese A, Steffen R, Torresi J. A golden age of travel: advancing the interests of older travellers. *J Travel Med*. 2018;25(1). doi:10.1093/jtm/tay088.

Gendreau MA, DeJohn C. Responding to medical events during commercial airline flights. *N Engl J Med*. 2002;346(14):1067–1073.

Ko Y, Lin SJ, Salmon JW, Bron MS. The impact of urinary incontinence on quality of life of the elderly. *Am J Manag Care*. 2005;11:S103–S111.

Leder K, Torresi J, Libman MD, et al. GeoSentinal surveillance of illness in returned travelers, 2007–2011. *Ann Intern Med*. 2013;150(6):456–468.

Lee TK, Hutter JN, Masel J, Joya C, Whitman TJ. Guidelines for the prevention of travel-associated illness in older adults. *Trop Dis Travel Med Vaccines*. 2017;3(1):10.

Leung DT, Larocque RC, Ryan ET. Travel medicine. *Ann Intern Med*. 2018;168(1):ITC1–ITC16.

Marshall CA, Morris E, Unwin N. An epidemiological study of rates of illness in passengers and crew at a busy Caribbean cruise port. *BMC Public Health*. 2016;16(1):314.

McCabe T. "Doc, can I fly to Australia?" A case report and review of delirium following long-haul flight. *BJPsych Bull*. 2017;41(1):30–32.

Nable JV, Tupe CL, Gehle BD, Brady WJ. In-flight medical emergencies during commercial travel. *N Engl J Med*. 2015;373(10):939–945.

Pavli A, Maltezou HC, Papadakis A, et al. Respiratory infections and gastrointestinal illness on a cruise ship: a three-year prospective study. *Travel Med Infect Dis*. 2016;14(4): 389–397.

Peterson DC, Martin-Gill C, Guyette FX, et al. Outcomes of medical emergencies on commercial airline flights. *N Engl J Med*. 2013;368(22):2075–2083.

Ross AGP, Olds GR, Cripps AW, et al. Enteropathogens and chronic illness in returning travelers. *N Engl J Med*. 2013;368(19):1817–1825.

第78章 老年移民的独特需求
Unique Needs of Older Immigrants

Pei Chen 著

晏 丹 译 殷铁军 校

一、概述及一般原则

移民和移民人口近年来在美国公共卫生研究和政策领域受到越来越多的关注，移民是一个全球性的现象。尽管移民往往是经济、环境、社会政治和安全因素推动和拉动的结果，但由于相关的健康不平等和差异，它也是健康的社会决定因素，在老年移民的护理中发挥着重要作用。然而，几乎没有关于移民作为老年人健康的社会决定因素的文章。缺乏将移民作为健康的社会决定因素进行审查的高质量研究，严重影响了老年移民的健康政策。要为老年人提供全面的照顾，必须从结构、文化和行为框架的背景来看待移民问题。为了包容不同的老年人，美国老年医学会民族老年病学委员会于2016年制定了一份立场声明，概述了美国医疗保健的差距，并就质量指标提供了指导，以促进高质量的多元文化的老年护理的发展。本章概述了用于描述移民的常用定义、美国老年移民的人口统计、美国老年移民的医疗保险和获得护理的机会、常见障碍及其对老年移民护理的影响、干预措施和资源，以及未来改善老年移民护理的步骤。

参考文献

American Geriatrics Society Ethnogeriatrics Committee. Achieving high-quality multicultural geriatric care. *J Am Geriatri Soc.* 2016; 64(2):255–260.

Castaneda H, Holmes SM, Madrigal DS, Young ME, Beyeler N, Quesada J. Immigration as a social determinant of health. *Annu Rev Public Health.* 2015;36:375–392.

二、定义

明确定义有助于了解可能导致与健康有关的行为和风险的移民群体和特征。然而，在移民的定义、概念和类别方面缺乏正式的共识。联合国国际移徙组织对移徙者的宽泛定义是，越过国际边界或在一国境内离开原居住地迁移的人，而不论其法律地位、迁移是自愿还是非自愿、迁移的原因是什么、停留的时间是多长。无论移动方向如何，移民都是一个中性的术语。根据美国移民与国籍法案（US Immigration and Nationality Act）和本章的目的，移民是指在外国出生的人跨越国际边界移民到目的地国家。

从法律的角度来看，美国的移民有不同的类别（图78-1）。这些移民根据他们是否被授予在美国居留权利的法律地位被分为授权和非授权两类。在获得授权的合法移民中，一些人持有旅游、学术学习和培训、工作等临时签证暂时居住在美国，或持有临时保护身份（temporary protected status，TPS），而另一些人则永久居住在美国。永久居民有两种：有条件永久居民和合法永久居民（lawful permanent residents，LPR）（也被称为"绿卡"持有者）。有条件的永久居民和LPR都有可能成为入籍公民，这取决于他们的个人情况和在美国待的时间。永久居民可以通过家庭关系、就业资助、人道主义保护（如难民和庇护）和多元化签证抽签合法进入美国。

从社会和文化的角度来看，老年移民有两种类型：①较年轻移民，并在外国生活至老年；②移民年龄较大，在新的异国他乡"衰老不适应"的人。较早移民的老年移民有时间和机会通过教育和工作来适应文化，积累了更多的经济资源。而晚年移民往往有更有限的社会网络，往往生活在多代人的家庭，依赖于家庭，由于缺乏就业和有限的公共援助，财

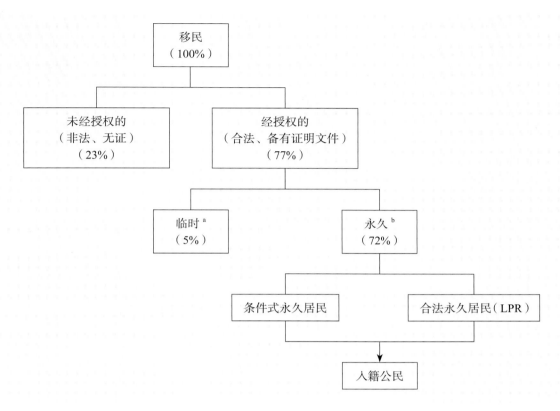

▲ 图 78-1　美国移民的类型

合法身份的百分比是基于 2017 年美国人口普查局的数据。a. 临时是指短期停留（如旅游、商务等）或特殊身份，通常没有在美国永久居住的意图。b. 永久居留指的是长期居留，目的是最终在美国永久居住和工作

务稳定性更有限。随着年龄的增长，这些不同类型的老年移民面临着不同类型的挑战。

参考文献

Douglas P, Cetron M, Spiegel P. Definitions matter: migrants, immigrants, asylum seekers and refugees. *J Travel Med.* 2019;26(2):taz005.

Sadarangani TR, Jun J. Newly arrived elderly immigrants: a concept analysis of "aging out of place." *J Transcult Nurs.* 2015;26(2):110–117.

USA.gov. Immigration and citizenship. https://www.usa.gov/ immigration-and-citizenship. Accessed April 21, 2019.

三、人口统计资料

截至 2016 年，美国有 4370 万移民，约占世界移民的 1/5，是世界上移民比例最高的国家。未婚人口约占美国人口的 13.5%。在所有移民中，几乎 45% 是入籍公民，27% 是 LPR，23% 是未经授权，其余都是合法移民。自 20 世纪 60 年代以来，移民人口从欧洲和加拿大向拉丁美洲和亚洲转移，其中近 50% 的移民来自中南美洲，27% 来自南亚和东亚。虽然

美国老年移民（65 岁及以上）占所有移民的比例从 1960 年的 32.6% 下降到 2016 年的 16% 左右，移民年龄中位数从 1960 年的 57.2 岁下降到 2017 年的 44.8 岁，但移民人口年龄中位数比在美国出生的一般人口年龄中位数（36.2 岁）要大。截至 2016 年，美国有近 700 万 65 岁及以上的老年移民，这些老年移民和其他移民人口预计将留在美国养老。

参考文献

Batalova J, Blizzard B, Boltar J. Frequently requested statistics on immigrants and immigration in the United States. 2019. https:// www.migrationpolicy.org/article/frequently-requested-statistics–immigrants-and-immigration-united-states#Demographic. Accessed April 21, 2019.

Radford J, Budiman A. Facts on U.S. immigrants, 2016: statistical portrait of the foreign-born population in the United States. 2018. https://www.pewhispanic.org/2018/09/14/facts-on-u-s –immigrants. Accessed April 21, 2019.

United Nations Department of Economic and Social Affairs, Population Division. *International Migration Report 2017: Highlight.* New York, NY: United Nations; 2017.

US Census Bureau. Foreign born. https://www.census.gov/topics/population/foreign-born/about.html#par_textimage. Accessed August 11, 2019.

四、老年移民的健康保险

拥有医疗保险是老年移民在新国家获得医疗服务的第一步。在美国，医疗保险是为 65 岁及以上的人、残疾的年轻人和需要透析的终末期肾脏疾病患者提供的联邦健康保险。社会保障局确定两个核心医疗保险福利的资格，其中包括：① A 部分为医院的急性护理，熟练的护理设施的急性护理后，家庭卫生保健，临终关怀；② B 部分用于门诊护理、精神卫生保健、特定类型的门诊处方药、特定类型的疫苗接种和特定类型的耐用医疗设备。医疗保险和医疗补助服务中心管理医疗保险 D 部分是通过私人保险公司提供的处方药福利。有一些获得 CMS 批准的私营保险公司可能提供医疗保险 C 部分，或医疗保险优势计划，提供医疗保险 A 部分和 B 部分，大多数情况下是 D 部分，有时还提供其他额外的保险，如视力、听力和牙科。要加入 C 部分，个人必须有医疗保险 A 部分和 B 部分。

在美国的老年移民在获得健康保险方面可能面临困难。为了符合医疗保险 A 部分和 B 部分的资格，个人必须是美国的公民或在美国连续居住 5 年的 LPR。如果有足够的工作学分（通常是 40 个季度或 10 年），个人或配偶通常会支付医疗保险 A 部分保费。对于那些没有足够工作时间的人，他们将需要支付高额的额外费用。联邦医疗保险 B 部分也要求支付保费，而联邦医疗保险 C 部分和 D 部分根据计划有可变的保费。虽然在保险计划方面，对 C 部分或 D 部分没有公民身份或居住时间要求，但 CMS 要求这些计划注销非法移民。换句话说，非法移民没有资格享受医疗保险。即使获得授权的移民，如公民或居住 5 年的 LPR，在技术上是可以接受医疗保险的，但他们可能实际上不能使用这种福利，因为在有限或没有工作学分的情况下，他们的经济能力有限或缺乏支付高额保费的能力。

在美国，由联邦政府和州政府资助并由州政府管理的医疗补助计划为残疾人和低收入者，包括低收入移民提供医疗保险。每个州对老年人和残疾人（Aged and Disabled，A&D）医疗补助计划都有自己的收入和资产限制，其中包括支付医疗保险 B 部分保费。个别州可以选择参与扩大医疗补助资格，以覆盖更多低收入个人。对于那些可能无法支付医疗保险保费和不符合 A&D 医疗补助资格的人，由州医疗补助机构运营的医疗保险储蓄计划（Medicare Savings Programs，MSP）为那些有较高收入和资产限制的人提供医疗保险保费救济。这些州的医疗补助计划有移民身份和居留时间要求，每个州都不一样。对于 A&D 医疗补助和 MSP，个人必须是合格的移民，包括 LPR（但不包括 TPS）。这意味着拥有 TPS 的符合医疗保险条件的移民不能从医疗补助计划中获得 B 部分保费或共同保险。

对于不符合医疗保险 A 部分免保费条件的移民来说，还有其他替代医疗保险覆盖选择。对于不符合医疗补助条件的移民来说，一个选择是从市场上购买合格医疗计划（Qualified Health Plan，QHP），同时申请以保费税收抵免和成本分担削减的形式提供财务援助。QHP 适用于 LPR 和持有非移民签证的个人（如工人签证、学生签证、犯罪或人口贩运受害者签证）和其他身份，如许多临时身份类别的个人。合格医疗计划没有住院时间要求。或者，有些人可能选择只参加联邦医疗保险 B 部分，而放弃联邦医疗保险 A 部分。有了联邦医疗保险 B 部分，他们就可以参加联邦医疗保险 D 部分。

老年非法移民的医疗保险选择有限，因为他们没有资格享受医疗保险或医疗补助。他们可以购买私人保险，但保费通常高得令人望而却步。根据地方和州一级现有资源，可提供和覆盖紧急服务。

缺乏适当的医疗保险是老年移民利用医疗保健的主要结构性障碍之一。由于医疗保险的资格标准，与本土出生的和早期生活的移民相比，老年移民享受医疗保险的可能性要小得多，享受医疗补助的可能性要大得多，拥有固定医疗来源的可能性也要小得多。然而，随着时间的推移，这些晚年移民可能有资格通过成为公民或在这个国家居住 5 年或更长时间获得保健，并建立一个定期的保健来源，如初级保健。

参考文献

Burke G, Kean N. Justice in aging issue brief: older immigrants and Medicare. 2019. https://www.justiceinaging.org/wp-content/uploads/2019/04/FINAL_Older-Immigrants-and-Medicare .pdf. Accessed May 1, 2019.

Choi S. Longitudinal changes in access to health care by immigrant status among older adults: the importance of health insurance as a mediator. *Gerontologist*. 2011;51(2):156–169.

Migration Policy Institute. State immigration data profile: United States demographics and social. 2017. https://www .migrationpolicy.org/data/state-profiles/state/demographics/ US. Accessed May 1, 2019.

Research and Analytic Studies Division. Medi-Cal's non-citizen population: a brief overview of eligibility, coverage, funding, and enrollment. Medi-Cal Statistical Brief. California Department of Health Care Services. 2015;2015–0142015:1–19.

五、常见障碍和对护理的影响

老年人在接受护理时面临着外部和内部的障碍（表78-1）。移民政策、保险资格和准入、护理费用构成了外在障碍。随着老年移民获得和接受护理，他们可能面临来自卫生服务提供系统的额外挑战。一个支离破碎的卫生服务提供系统对任何患者来说都是难以驾驭的，但对于老年移民来说，当这些资源使用的是不熟悉的语言或不敏感的文化时，就会更具挑战性。整合良好的以患者为中心的卫生服务提供系统纳入了老年移民的母语和对文化敏感方式的资源。其他外在障碍包括来往于社会活动和护理地点的交通，特别是在较偏远的城市和农村地区，以及有限的人力资源，如口译服务和双语或多语护理人员，他们接受过以文化敏感方式提供护理的培训。除了这些外在的障碍，老年移民在获得医疗服务时也会遇到一些内在的障碍。固有的障碍，如语言熟练程度、卫生知识、文化和卫生信仰，会进一步扩大本土出生的患者和移民之间的健康差异，并影响老年移民获得保健的机会和获得保健的质量。此外，这些障碍，以及与年龄相关的生理变化、老年综合征和许多老年人普遍经历的多病，会进一步

表78-1　老年移民遇到的常见护理障碍

外部因素	内部因素
成本	年龄相关的生理变化
健康保险和相关政策	文化信仰和实践
卫生服务提供系统	老年综合征
移民政策	健康信念
有限的语言和文化资源	健康素质
有限的人力资源	语言能力
交通	多种疾病

复杂化他们的护理。保健提供者了解这些障碍有可能改善对老年移民的护理。

虽然语言能力和卫生知识是截然不同的概念，但它们是相互关联的，是老年人获得所需卫生服务最常提到的障碍。在美国，只有大约50%的移民报告说他们精通英语，这意味着只有一半的人在家里只说英语，或者如果他们在家里说非英语语言，英语能说得很好。老年移民通常很少有机会学习和精通英语。除了语言能力之外，美国的移民人口受教育的年限也比土生土长的美国人少。语言能力和教育程度都可能影响卫生素养，卫生素养的定义是一个人有能力获取、处理和理解做出适当卫生决策所需的基本卫生信息和服务的程度。Sentell 和 Braun 发现，在英语水平有限（limited English proficiency，LEP）的人群中，健康素养较低普遍存在，而在不同种族和民族群体中，英语水平和健康素养均较低的人群自我感知健康状况较差。当老年移民的语言能力有限时，他们就更难获得健康信息、获得初级保健和心理健康、使用筛查服务。

移民带来了丰富的文化习俗和相关的健康信仰。最近的晚期移民从原籍国带来了他们的生活安排偏好和性别角色实践，这些偏好和实践会影响老年移民的社会支持和文化适应。例如，与来自西北欧的早期移民不同，来自中南美洲和亚洲的晚年移民可能更喜欢多代同堂的家庭和强烈的代际互动。由于多代同堂的家庭和较低的文化适应水平，家庭成员可能会承担额外的照护角色来照护晚年移民，反之亦然。除了生活安排之外，不同的移民群体可能带来不同的健康信仰。例如，年长的中国移民可能会根据他们对中医原理的理解来描述他们的症状和健康信仰，他们可能会尝试草药、针灸、推拿（一种按摩疗法）、气功（一种结合身体运动、呼吸和冥想的锻炼）或其他与西医同时进行的练习。此外，老年移民的文化和健康信仰也可能影响他们对医疗和心理健康服务的利用。因此，在讨论护理计划之前，探讨老年移民的文化习俗和健康信仰是很重要的。

由于外在障碍和内在障碍之间复杂的相互作用，与本土出生人口相比，老年移民更有可能推迟医疗、处方和预防保健，他们还认为整体健康和心理健康状况更糟。此外，年龄较大的移民，特别是由于语

653

言和文化障碍而更依赖他人的晚年移民，可能没有多样化的社会网络，增加了社会孤立、孤独和抑郁症状的易感性。在生命的最后阶段，年长的移民，特别是来自亚洲、非洲、中南美洲的移民，以及在新国家生活时间较短的移民，比土生土长或在新国家生活较长时间的移民更有可能接受积极的护理，并死于重症监护室。对于美国的非法移民来说，由于获得常规护理和临终关怀服务的途径有限，他们的临终关怀尤其具有挑战性。

阿尔茨海默病移民的护理问题就是一个例证，充分说明老年移民所面临的障碍的复杂性。年长的移民可能会被延迟诊断为痴呆，因为他们相信症状和体征与正常的衰老、因果轮回或上帝的意志有关。痴呆的延迟诊断也可能是由于羞耻、卫生专业人员缺乏持续的护理、老年移民的工作经验有限、卫生专业人员在做出诊断时缺乏信心、卫生专业人员在老年移民工作时所感受到的后勤方面的挑战。虽然家庭成员可能会支持和补偿痴呆的症状，从而延迟诊断，但也有一些老年移民因为家庭分离、社会孤立和与医疗保健系统的互动有限而延迟诊断。此外，筛查和诊断工具并不总是设计或调整以适应文化、语言和教育。例如，对于那些文盲或接受过不同教育系统的人来说，这使诊断更具挑战性。还有一个额外的挑战，即可能使用口译员进行筛选和诊断测试，口译员可能修改筛选和诊断测试的措辞和结果，以方便翻译，会导致诊断过程中的误解。

参考文献

Du Y, Xu Q. Health disparities and delayed health care among older adults in California: a perspective from race, ethnicity, and immigration. *Public Health Nurs.* 2016;33(5):383–394.

Garcia C, Garcia MA, Chiu CT, Rivera FI, Raji M. Life expectancies with depression by age of migration and gender among older Mexican Americans. *Gerontologist.* 2019;59(5):877–885.

Sagbakken M, Spilker RS, Nielsen TR. Dementia and immigrant groups: a qualitative study of challenges related to identifying, assessing, and diagnosing dementia. *BMC Health Serv Res.* 2018;18(1):910.

Sentell T, Braun KL. Low health literacy, limited English proficiency, and health status in Asians, Latinos, and other racial/ethnic groups in California. *J Health Commun.* 2012;17(suppl 3):82–99.

Wang L, Guruge S, Montana G. Older immigrants' access to primary health care in Canada: a scoping review. *Can J Aging.* 2019;38(2):193–209.

Wilmoth JM. Living arrangements among older immigrants in the United States. *Gerontologist.* 2001;41(2):228–238.

Yarnell CJ, Fu L, Manuel D, et al. Association between immigrant status and end-of-life care in Ontario, Canada. *JAMA.* 2017;318(15):1479–1488.

六、干预措施和资源

2016 年，世界卫生组织通过了老龄与健康全球战略与行动计划，指导各级政府如何创造友好的老龄环境，促进老龄相关知识的翻译与交流，改变人们对老龄的看法和行动。世界卫生组织建立了全球老年人友好城市和社区网络，以改善物理和社会环境，如交通的可达性和社会互动的公共空间的创造，使人们可以很好地进入老年。要成为该网络的一员，城市和社区必须分享并促进对多样性和公平的尊重，重视老年人的参与、贡献和权利。世界卫生组织鼓励政府和人民参与设计和创造适合老年人的环境，以响应和适应不同的老年人口的需求，包括老年移民。为了实现对老年人友好的环境，有必要收集关于种族、民族、语言、其他人口统计学和健康决定因素的信息，以帮助确定服务方面的差距，制订新的政策和干预措施，与社会和卫生服务的联系，并减少少数民族和老年移民面临的卫生不平等。与此同时，2016 年，卫生保健改善研究所（Institute for Healthcare Improvement，IHI）的一份白皮书提供了一个概念性框架，指导卫生保健组织在历史上与歧视或排斥有关的人群中减少健康差异，提供了实际建议，并提出了实现卫生公平的步骤。卫生保健组织的框架包括以下步骤：①优先考虑卫生公平；②发展结构和程序以支持卫生公平工作；③实施战略以解决健康的无数决定因素；④减少组织内的种族主义；⑤与社区合作。总之，世界卫生组织和 IHI 的这些指南一起为政策制订者、社会服务机构和卫生服务机构提供了全球方向，以改善来自不同背景的老年人的生活。

卫生保健专业人员在与老年移民者打交道时，应该了解几项关键的干预措施和资源。虽然不可能熟悉所有的文化信仰、习俗和传统，但对卫生保健专业人员来说，认识到老年移民的背景对他们的健康信仰和健康相关行为的影响是很重要的。卫生保健专业人士应该探索老年移民的信仰、价值观、目标和对他们的医疗问题和治疗的期望。此外，卫生保健专业人员在与老年移民工作时，必须学习并认识到他们个人有意识和无意识的偏见。无意识的偏见会导致无意识的行为，对老年移民和他们的医疗保健专业人员之间的治疗关系产生负面影响。一个公开的资源（https://implicit.harvard.edu/implicit/index.jsp）为那些有兴趣了解自己在种族、民族、宗教、年龄等方面的无意识偏见的人提供了不同的内隐联想测试，并提供了工具来使用这些知识来提高自己对多样性和包容性的理解。除了了解自己的偏见之外，文化能力和文化谦逊培训也是准备医疗保健专业人员为老年移民工作的重要方面。2014 年，美国医学学会出版了《门前思想》（*Doorway Thoughts*）系列，旨在解决与来自 15 个不同种族的老年人的临床接触中涉及的文化信仰、传统和习俗方面的问题。

由于语言能力是老年移民获得和接受高质量护理的主要障碍之一，因此，重要的是确定老年移民的主要语言，提供训练有素的专业医疗口译，并在与老年移民互动时配备训练有素的专业医疗口译，而不是使用未经训练的口译，如家庭成员或朋友。根据当地环境中资源的可用性，以及个人的需求和偏好，训练有素的专业口译人员可以亲自、通过电话或视频会议与老年移民见面。在使用电话或视频翻译时，重要的是要考虑到年长移民经历过的任何听力或视觉障碍。在与年长的移民们会面之前，向训练有素的专业中级口译人员简要介绍将要讨论的话题、会面的可用时间、沟通策略，以及可能因该话题而出现的可预见的挑战，特别是涉及情感的话题同样重要。在见面之初，要承认年长移民的感官问题，如视力和听力障碍，以及认知问题。会面还应该包括介绍会面中的所有不同成员，以及他们的角色或关系。在接触过程中，面对年长的移民直接用简短的句子说话并停顿一下是很重要的，这为训练有素的专业医疗口译人员提供机会进行口译。注意，在体检期间，请训练有素的医疗翻译转过身去，或有时走出门外，以保护年长移民的隐私。Teach-back 技术是用来确认年长移民对遭遇的理解的重要工具。如果有书面材料，应向年长的移民提供他或她自己的语言和适当的阅读水平。

影响老年移民获得护理和护理质量的类似障碍也会限制老年移民参与社区活动。在美国，老龄化地区机构是国家指定的公共或私营非营利性机构，在地方或区域层面解决老年人的需求，如在城市、县或多县的地区层面，并解决社会排斥问题，即无法参与社会关系和社区内发生的活动。该机构在社区一级协调为老年人和残疾成年人提供各种服务。其中一些服务可能包括但不限于老龄和残疾资源中心；老年人和活动中心；针对老年人的社区大使项目，培训资源专家为老年移民提供信息、推荐和咨询；成人日托项目。这些服务可能是为特定的民族老年人口量身定制的，而且美国移民协会通常可以就这些服务的细节向老年移民提供额外的指导。

参考文献

Brangman S, Periyakoil V. *Doorway Thoughts: Cross Cultural Health Care for Older Adults*. 2nd ed. New York, NY: American Geriatrics Society; 2014.

Neville S, Wright-St Clair V, Montayre J, Adams J, Larmer P. promoting age-friendly communities: an integrative review of inclusion for older immigrants. *J Cross Cult Gerontol*. 2018;33(4):427–440.

Periyakoil VS. Building a culturally competent workforce to care for diverse older adults: scope of the problem and potential solutions. *J Am Geriatr Soc*. 2019;67(S2):S423–S432.

Wyatt R, Laderman M, Botwinick L, Mate K, Whittington J. *Achieving Health Equity: A Guide for Health Care Organization*. Cambridge, MA: Institute for Healthcare Improvement; 2016.

七、结论和展望

今天，在新的东道国迁移和老龄化的人口比以往任何时候都多，不同的国家变得更加异质化。虽然老年移民面临着许多外在和内在的障碍，这些障碍可能会导致这一人口中的健康差距，但这些障碍正日益被认识到，并通过整合政策改进、社会服务和卫生保健服务来解决。随着社会寻求对老年移民更具包容性，将其作为社区自然组成的一部分，重要的是通过提供充分的社会支持和社会参与机会来解决社会排斥问题。当老年移民通过发展新的社会网络，提高社会地位，在社区内获得联系成为社区不可分割的一部分时，才能使他们体验到社会的包容。社区的积极参与，如宣传、对文化敏感的评估工具和干预措施的研究、文化能力和谦逊的教育、多样性和包容性，以及当地政府的支持，都是满足老年移民独特需求的必要条件。

第79章 老年友好卫生系统
Age-Friendly Health Systems

Stephanie E. Rogers　Leslie Pelton　著
杨艳　译　殷铁军　校

一、一般原则

根据最新人口普查数据推测，美国 65 岁及以上的人口数量在 2012—2050 年间将增加近 1 倍。美国现有 4600 万人年龄在 65 岁以上，占总人口数的 13%。每天接近 1 万人跨入老年（年满 65 岁），老年化的快速进展使公共卫生保健系统面临巨大的挑战。相应地将有更多的最高老龄人群（85 岁以上），随着西班牙裔及非白人老年人群的增加，民族与种族成分也在不断变化。据估计，70% 的老年人在某个时期需要长期护理，因此老年化社会对卫生保健服务的需求预计将增加 200%，公共卫生系统需重新调整以满足老年患者、家庭和社会的复杂需求。

二、改善老年护理质量的因素

（一）个性化需求

多病共存常见于老年患者，超过一半的老年患者患有 3 种或 3 种以上的慢性疾病。多病共存不仅增加老年患者机体功能障碍的发生率，而且使其对医疗保健的需求明显提高，从而大幅增加用于医院或疗养院的医疗护理支出。老年患者不仅在疾病临床表现上存在较大差异，而且在功能障碍程度、疾病预后和护理偏好方面也有很大的个体差异。这种个体差异不仅包括不同程度的机体功能、认知和感官能力，而且包括不同程度的社会接受度，部分老年人可能更喜欢在熟悉的环境（如家庭）接受医疗保健，或更接受简化易懂的医疗保健信息和药物治疗方案。建立一个更灵活、个体化和多样化的，旨在照护老年患者的卫生系统迫在眉睫。

（二）卫生体系的需求

目前已经存在多种针对老年患者的循证医疗护理模式（如老年患者危急重症护理和老年患者个人陪护等），然而，由于各种原因，现有卫生系统无法扩大以上模式的规模。因此，只有一小部分老年人可以得到以上方式的照护。

现有卫生系统已出台多项保障策略以减少临床护理的差异，从而保证医疗质量。然而，目前的改善策略更多是针对某种疾病的诊治，而较少关注长期预后，鉴于老年患者的多病共存和个体差异特性，现有卫生系统越来越难以满足老年患者个性化需求。

虽然部分地区卫生系统采用良好的全系统方法进行护理协调，但老年患者接受的大多数护理仍不理想。随着现代卫生体系的发展，规模较大的医院重点为急危重症管理而养老院的床位数量却在下降。通常情况下，患者在急危重症缓解后，其健康信息、护理指导并未得到应有的重视。然而，现在有一种趋势是将医院合并进老年健康管理系统，覆盖包括急性期后保健设施、初级保健、社会服务、家庭保健和临终关怀服务，这为卫生系统在不同环境中实施针对老年患者更友好更完善的医疗护理模式提供了机会。

（三）社会需求

联邦及各州卫生系统需要进行重大改革，以促进改善老年人的生活质量，以及老年患者及其照护者的健康状况。将激励措施从以数量为基础的护理改为以价值为基础的护理，从而获得更好的健康结果、减少浪费、简化协调和预防伤害，所有这些改进都将使老年人受益。最近的改革政策针对慢性病护理管理、过渡护理、老年综合评估、认知障碍评估和护理计划的报销都得到了一定程度的改善。然而，许多差距仍然存在，包括需要改进政策以加强预防性医疗保健和医疗保健协调，需要改进方案促进家庭护理和医疗保健的个体化选择，长期护理费用的报销，以及医疗保险和医疗补助改革。

大约 75% 老年人希望尽可能长时间居住在自己家里，但目前多数社区无法满足老年人的需求，如方便老年人到达的商店和娱乐中心，满足老年人的家人和朋友团聚的场地。目前正在倡议社区推动老龄化社会改建，如改善公共交通、住房结构对老年人身体状况和认知障碍的限制，加强针对老年人的社会服务。

三、老年友好卫生系统的定义

老年友好卫生系统旨在"保持健康的老年人健康，积极解决潜在的健康需求，防止可避免的危害，改善对危重老年患者和临终患者的护理，始终支持家庭照护者"。友好的老年卫生系统应确保对每一个老年人的家庭或专职照护者都进行了专业的指导，不会对老年人造成伤害。这是 2020 年底 John A. Hartford 基金会、医疗保健改善研究所（Institute for Healthcare Improvement，IHI）、美国医院协会（American Hospital Association，AHA）、美国天主教健康协会（Catholic Health Association of the United States，CHA）和超过 20% 的美国医院的共同倡议。同样重要的是，通过将社区与卫生系统相结合，重点解决卫生的社会影响因素，如粮食和住房的不安全因素。

鉴于成为老年友好的卫生系统的首要方面是在基本循证实践的指导下提供可靠的护理服务，医疗保健改善研究所通过分析 17 个老年循证护理模型，综合当前知识，确定了 90 个核心特征。这些特征有相当大的重叠，进一步聚集为 13 个核心特征。IHI 随后聘请卫生系统老年研究专家和临床老年专家，进一步针对老年友好卫生系统对核心特征进行总结为四个要素，被称为"4M"。

重要事项（What matters）：了解并将护理与每个老年人的具体健康预后目标和护理偏好保持一致，包括但不限于生命结束和跨护理专业。

药物治疗（Medication）：如果需要药物治疗，使用对老年人不良反应小的药物，并且不影响老年人的重要功能、活动能力或心理状态。

心理状态（Mentation）：预防、识别、治疗和管理痴呆、抑郁和精神错乱。

活动能力（Mobility）：确保每个老年人每天都能安全地活动，以保持身体功能和做重要的事情。

之所以选择这四个要素，是因为每一个都是照护老年人的重要方面。鉴于每一个之间有明显的重叠，联合推行 4M 可以扩大建立老年友好卫生系统的结果和影响。例如，调整药物可能会改善心理状态和行动能力，这可能对老年人保持独立性是非常重要的。部分卫生系统可能选择性按条件实现 4M，而其他系统可能试图将其嵌入到完整的战略计划中。通常地通过实施一个基于循证的老年医学护理模型是将这四个要素有效捆绑的最好方法。

2017 年，5 个试点中心（Anne Arundel 医疗中心、Ascension 医疗中心、Providence 健康和服务中心、Trinity 健康中心和 Kaiser 医疗中心）开始试验性实施老年健康友好理念。以上试点中心使用科学和变革理论，以确保循证护理在从医院到社区的整个连续体中得到持续应用。我们鼓励卫生系统在更广泛地实施变化之前，使用质量改进原则，如过程绘图和对变化的小规模测试。他们确定了数据测量目标（例如，老年人在家中度过和没有机构护理的天数，或报告接受符合他们目标的护理的患者的百分比），以帮助确定他们的变化是否由老年友好健康体系所致。利用他们所学到的知识，由另外 70 个卫生系统组成了一个年龄友好型行动社区，在一个虚拟社区中共享，以进行协作、数据共享和学习。

四、如何建立老年友好卫生系统

针对老年患者的循证护理模式与多数卫生系统目前提供的护理之间存在较大差距，实施一个对老年友好的卫生系统的目标应该是消除这一差距，以便将 4M 纳入到每个老年患者护理的每一步设置中。现提供以下数据，以帮助卫生系统明确是否适合老年患者。

- 老年人在家生活和未在医疗机构护理的天数越来越多。

657

- 急重症后出院在家或在社区护理患者与离院患者百分比。
- 急重症后在社区和在医院接受符合自身目标护理的老年患者或家庭百分比。

老年友好卫生系统还可以按年龄对老年人以下结果进行分层统计，通过深入分析这些统计结果了解老年人健康状况是否随着时间的推移而改善。

- 30 天再入院率。
- 急诊就诊率。
- 患者满意度评分［如医疗保健提供者和系统的医院消费者评估（Hospital Consumer Assessment of Healthcare Providers and Systems，HCAHPS）］。
- 住院时间。

有能力的卫生系统还应考虑另外三项措施。

- 按种族／民族分层的 30 天再入院率。
- 目标一致性护理。
- 精神错乱。

有五个组成部分是实现老年友好卫生系统的关键。首先，必须有行政部门的支持和承诺以便调整护理工作。其次，这种调整必须整合到卫生系统的战略计划和执行措施中。第三个组成部分是将循证临床模型（由 4M 指导）纳入一线临床实践。此外，第四个组成部分包括患者、家庭和护理者参与咨询委员会和管理委员会。最后，应与社区组织建立正式的伙伴关系。

五、社会支持和宣传

2018 年，我们成功在五个卫生系统中测试了老年友好型的卫生系统护理模式，重点是在实施和传播中学习可复制和可扩展的策略。2019 年，在我们的倡议下，由另外 70 个卫生系统成功组成了一个年龄友好型行动社区，他们致力于迅速扩大其机构中 4M 模型。到 2020 年，我们的目标是让 20% 的卫生系统开始实施灵活的老年友好卫生系统。建立一个对年龄友好的卫生系统的需要从未如此重要，而我们做的努力只是一个开始。

参考文献

Allen K, Ouslander JG. Age-friendly health systems: their time has come. *J Am Geriatr Soc.* 2018;66(1):19–21.

Fulmer T, Mate KS, Berman A. The age-friendly health system imperative. *J Am Geriatr Soc.* 2018;66(1):22–24.

Guiding principles for the care of older adults with multimorbidity: an approach for clinicians. *J Am Geriatr Soc.* 2012;60(10):E1–E25.

Harrington C, Carrillo H. Nursing facilities, staffing, residents and facility deficiencies, 2009 through 2016. https://www.kff .org/medicaid/report/nursing-facilities-staffing-residents-and –facility-deficiencies-2009–through-2016/. Accessed April 27, 2020.

Hollmann PA, Zorowitz RA, Lundebjerg NE, Goldstein AC, Lazaroff AE. Hard work, big changes: American Geriatrics Society efforts to improve payment for geriatrics care. *J Am Geriatr Soc.* 2018;66(11):2059–2064.

Keenan TA. Home and community preferences of the 45+ population. AARP. http://www.aarp.org/research/topics/ community/info-2014/home-community-services-10.html. Accessed February 7, 2019.

Lundebjerg NE, Hollmann P, Malone ML. American Geriatrics Society policy priorities for new administration and 115th Congress. *J Am Geriatr Soc.* 2017;65(3):466–469.

Mate KS, Berman A, Laderman M, Kabcenell A, Fulmer T. Creating age-friendly health systems: a vision for better care of older adults. *Healthcare.* 2018;6(1):4–6.

Ortman JM, Velkoff VA, Hogan H. An aging nation: the older population in the United States. Population estimates and projections. *Current Population Reports.* Issued May 2014. https://www.census.gov/library/publications/2014/demo/p25– 1140.html. Accessed April 27, 2020.

Pew Research Center. Baby boomers retire. http://www .pewresearch.org/fact-tank/2010/12/29/baby-boomers-retire/. Accessed February 5, 2019.

Robert Wood Johnson Foundation. Chronic Care: making the case for ongoing care. Published January 1, 2010. https://www.rwjf .org/en/library/research/2010/01/chronic-care. html. Accessed February 6, 2019.

Scharlach A. Creating aging-friendly communities in the United States. *Ageing Int.* 2012;37(1):25–38.

Tinetti ME, Bogardus ST Jr, Agostini JV. Potential pitfalls of disease-specific guidelines for patients with multiple conditions. *N Engl J Med.* 2004;351:2870–2874.